中国医药学术原创精品图书出版工程

麻醉学科管理学

DISCIPLINE MANAGEMENT OF ANESTHESIOLOGY

主　编　曾因明　姚尚龙　熊利泽

副主编　于布为　黄宇光　邓小明

人民卫生出版社

图书在版编目（CIP）数据

麻醉学科管理学 / 曾因明，姚尚龙，熊利泽主编. —北京：人民卫生出版社，2017

ISBN 978-7-117-24920-1

Ⅰ. ①麻…　Ⅱ. ①曾… ②姚… ③熊…　Ⅲ. ①麻醉学—学科建设　Ⅳ. ①R614

中国版本图书馆 CIP 数据核字（2017）第 175930 号

| 人卫智网 | www.ipmph.com | 医学教育、学术、考试、健康，购书智慧智能综合服务平台 |
| 人卫官网 | www.pmph.com | 人卫官方资讯发布平台 |

麻醉学科管理学

主　　编：曾因明　姚尚龙　熊利泽
出版发行：人民卫生出版社（中继线 010-59780011）
地　　址：北京市朝阳区潘家园南里 19 号
邮　　编：100021
E - mail：pmph @ pmph.com
购书热线：010-59787592　010-59787584　010-65264830
印　　刷：北京画中画印刷有限公司
经　　销：新华书店
开　　本：889×1194　1/16　印张：32
字　　数：991 千字
版　　次：2017 年 8 月第 1 版　2017 年 8 月第 1 版第 1 次印刷
标准书号：ISBN 978-7-117-24920-1/R·24921
定　　价：128.00 元
打击盗版举报电话：010-59787491　E-mail：WQ @ pmph.com
（凡属印装质量问题请与本社市场营销中心联系退换）

编委会名单

主　　编　曾因明　姚尚龙　熊利泽

副 主 编　于布为　黄宇光　邓小明

编　　委（以姓氏笔画为序）：

于布为（上海交通大学医学院附属瑞金医院卢湾分院）

王天龙（首都医科大学宣武医院）

王国林（天津医科大学总医院）

王保国（首都医科大学三博脑科医院）

邓小明（第二军医大学长海医院）

古妙宁（南方医科大学南方医院）

刘金东（徐州医科大学附属医院）

刘保江（山西医科大学第一医院）

朱　涛（四川大学华医院）

米卫东（解放军总医院）

严　敏（浙江大学医学院附属第二医院）

李天佐（首都医科大学附属北京世纪坛医院）

李文志（哈尔滨医科大学第一附属医院）

杨承祥（佛山市第一人民医院）

俞卫锋（上海交通大学医学院附属仁济医院）

姚尚龙（华中科技大学同济医学院附属协和医院）

类维富（山东大学齐鲁医院）

胡兴国（湖南省桃源县人民医院）

郭曲练（中南大学湘雅医院）

黄宇光（中国医学科学院北京协和医院）

傅志俭（山东省立医院）

曾因明（徐州医科大学附属医院）

熊利泽（第四军医大学西京医院）

主编助理

董海龙（第四军医大学西京医院）

曹君利（徐州医科大学）

杨　磊（华中科技大学同济医学院附属协和医院）

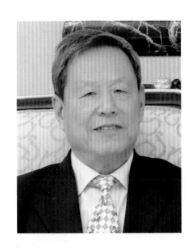

曾因明

1935 年 11 月出生于江苏省江阴市。现任徐州医学院终身教授、麻醉学院名誉院长、江苏省麻醉医学研究所所长。兼任江苏省麻醉科医疗质量控制中心主任、中华医学会《国际麻醉学与复苏杂志》名誉总编、中国医师协会及中国高教学会医学教育委员会特邀顾问等职务。

曾因明教授从事临床麻醉医学工作已 58 年，1983、1987 年分别破格晋升为副教授、教授；1989 年被评为江苏省优秀研究生导师；1990 年被国务院学位委员会评为博士生导师；1993 年获全国优秀教师称号；1993 年及 1998 年两次被江苏省教委授予"优秀学科带头人"称号；1997 年获国家级教学成果一等奖，在人民大会堂颁奖并受到党和国家领导人接见；2006 年被评为江苏省优秀医学重点学科带头人。2009 年荣获"第三届中国医师协会麻醉学医师终身成就奖"和中华医学会麻醉学分会突出贡献奖。

2011、2014 年"新世纪麻醉学人才培养模式的探索与实践"先后获得江苏省高校教学成果特等奖和国家级教学成果二等奖；2012 年"碳酸氢盐生理平衡液及其制备方法"（专利号：ZL 2009 1 0207561.8；专利号：ZL 2009 1 0204868.2）获国家发明专利 2 项。

2006、2011、2014 年分别担任《米勒麻醉学》第 6、7、8 版主译；2008 年担任《麻醉学》（第 2 版）（供临床医学专业用）主编，《麻醉学高级系列专著》（19 部）总编；2013 年担任《麻醉学》（第 3 版）（供临床医学专业用）主审；2014 年担任《现代麻醉学》（第 4 版）主审；2007、2009、2011、2013、2015 年分别担任《麻醉学新进展》主编；2017 担任《麻醉学科管理学》主编。

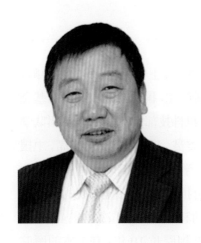

姚尚龙

安徽桐城人，华中科技大学同济医学院附属协和医院麻醉与危重病研究所所长兼麻醉科主任，教授，主任医师，博士生导师。2010年获卫生部有突出贡献专家，享受国务院特殊津贴。现任中华医学会麻醉学分会副主任委员；中国医师协会麻醉学医师分会第三任会长；中国高等教育协会医学分会麻醉学理事会副理事长；全国住院医师考核麻醉专业专家委员会主任委员，吴阶平基金会麻醉与危重病学部主任委员；湖北省麻醉质控中心主任；中华医学会麻醉学分会产科麻醉学组组长；全国卫生专业技术资格考试麻醉学专家委员会主任委员。

先后主持7项国家自然基金（其中一项国家自然基金重点项目）和10余项部省级课题，总科研经费为2000余万元。获各种科技奖励10余项，包括湖北省科技进步一等奖、湖北省技术发明一等奖，中华医学会科技进步三等奖、卫生部优秀教材二等奖、教育部提名科技进步二等奖和湖北省科技进步二、三等奖、武汉市科技进步一等奖、教育部优秀教材一等奖、武汉市科技进步二等奖等。主编和参编专著和教材三十余部，现任《现代麻醉学》主编、《临床麻醉学杂志》副主编、《中华麻醉学杂志》副主编、《国际麻醉与复苏》副主编、《实用诊断与治疗杂志》副主编、《中华生物医学工程杂志》副主编和其他十二本杂志编委。获国家级专利5项，其中便携式电子视频喉镜专利成功转让并生产使用。培养近150名博硕士生，获湖北省优秀博士论文奖。发表论文400余篇，其中70余篇被SCI收录。

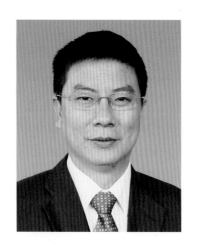

熊利泽

第四军医大学西京医院院长、教授、主任医师，博士生导师，长江学者计划特聘教授，973 首席科学家，国家杰出青年科学基金获得者、教育部长江学者创新团队和科技部重点领域创新团队学术带头人。现任中华麻醉学会主任委员、亚澳麻醉学会主席，中国研究型医院学会副会长，《中华麻醉学杂志》总编辑。曾带队赴北京小汤山抗击 SARS，赴汶川和玉树抗震救灾，获全国优秀共产党员和全国抗震救灾模范，荣立一等功和二等功各 1 次。

担任麻醉科主任 14 年，院长及副院长 10 年，有丰富的医院及科室管理经验，多次受邀在国内外介绍"西京模式"的医院建设经验。主要研究方向为围手术期脑保护，经过近 30 年的探索与研究，首次发现并报道了高压氧、低频电针、吸入麻醉药等三种非缺血预处理方法可诱导显著的围手术期神经保护作用。提出"针药平衡麻醉"新理念，利用针麻及西药麻醉的优点，改善术后患者的临床转归。

先后承担并主持 973、国科金重点、杰青、国际重大合作、国家新药创制等课题 21 项。以第一完成人获国家科技进步一等奖 1 项，陕西省科学技术一等奖 3 项。在 *J Clin Invest, Eur Heart J, Prog Neurobiol, Anesthesiology* 等国际权威杂志发表 SCI 论文 203 篇，单篇最高 IF=13.765（*J Clin Invest*，2013）。研究结果被 *Annual Review Immunology*、*Nature Neuroscience* 等杂志引用共计 3632 次，单篇最高引用 120 次，并写入了 Innate Tolerance in the CNS: Translational Neuroprotection by Pre-and Post-Conditioning 等 22 部国际专著，包括国外英文专著 2 部。

序

《中共中央国务院关于深化医药卫生体制改革的意见》中，明确提出了"为人民群众提供安全、有效、方便、价廉的医疗服务"的医疗卫生工作目标，"安全"是根本，是开展医疗服务的基本要求；"有效"是医疗质量，要保证患者能够看得好病；"方便"是服务，医疗服务要便捷，医疗流程要简化；"价廉"是保障，要让患者看得起病。其中，医疗质量安全是实现良好医疗服务的重要前提。

医院作为医疗服务的主体，是由临床各学科有机组合。各学科持续改进医疗质量，确保医疗安全，是一项复杂的系统工程，也是医院的立院之本，涉及人民群众的根本利益，是医院改革与发展永恒的主题。

行政主管部门始终高度重视医疗机构的学科建设，采取了一系列措施，引导医疗机构进一步加强学科建设。

一是在深化医改和公立医院改革新的历史背景下，以促进医院"三个转变、三个提高"为主题，通过医院评审评价体系，以重点学科建设和持续改进质量为主线，着力解决医院科学规范发展的问题，推进公立医院改革，推动我国医院和临床各学科走向科学规范发展的道路。

二是逐步加大政府投入，落实公立医院政府补助政策。主要用于基本建设和设备购置，并扶持临床重点专科发展。

三是开展医疗质量控制中心的建设和管理工作。指导各级卫生行政部门加强对医疗质量控制中心的建设和管理，逐步扩大医疗质量控制中心专业范围，规范建设与管理各专业医疗质量控制中心，逐步形成规范化、系统化、科学化、精细化、信息化的医疗质量控制工作制度和机制。

四是建立并进一步完善住院医师规范化培训制度。2013 年 12 月 31 日，国家卫生计生委等 7 部门联合发布《关于建立住院医师规范化培训制度的指导意见》，对建立住院医师规范化培训制度提出了总体部署和目标举措。结业考核作为住院医师规范化培训全过程管理的重要环节之一，对于保障培训质量，促进培训结果同质化具有重要意义。这一培训制度是加强卫生人才队伍建设、提高医疗卫生工作质量和水平的治本之策，是深化医药卫生体制改革和医学教育改革的重大举措。

麻醉学科作为手术的枢纽科室、平台科室，其学科建设管理水平将体现医疗机构的整体学科建设水准。依照国家卫生计生委对国家重点专科的要求，目前国内各医疗机构麻醉学科结合自身优势，对其学科建设管理进行了积极的探索。为进一步加强麻醉学科的建设，全国知名学者、专家，撰写了《麻醉学科管理学》一书。该书也是国内临床各学科关于学科管理的首部管理学术专著。

书中紧密结合我国麻醉学科领域的实际，就加强麻醉学科建设、促进学科发展、强化麻醉质量管理与控制等工作进行了深入阐述，并收集整理了国务院、国家卫生计生委等行政部门制定的相关文件，是一本科学性，知识性，实用性很强的麻醉学科管理大全。不仅对麻醉学科建设与发展有重要的指导价值,同时也值得其他学科借鉴。希望广大医护工作者能够从此书中获益,积累更多的经验,查找自身学科的不足,不断总结提高,进一步完善我国医疗服务,质量管理与控制体系,进一步加强麻醉学科建设,为保障人民群众身体健康和生命安全保驾护航。

2017 年 7 月

前　言

自 1846 年乙醚麻醉临床应用成功揭开近代麻醉学序幕，迄今已有 170 多年的历史。经过一代又一代人的不懈努力与探索，麻醉学在其自身发展过程中，汲取并集中了基础医学、临床医学、生物医学工程以及多种边缘学科中有关麻醉学的基本理论和工程技术，形成了麻醉学自身特有的理论与技术体系。迄今为止，麻醉学已发展成为一门研究临床麻醉、生命机能调控、重症监测治疗和疼痛诊疗的科学，是临床医学中重要的二级学科。

1989 年国家卫生部发布 12 号文件，决定将医院麻醉科从医技科室改为临床科室，在 [89]12 号文件的推动下，在经历了近 30 年艰难的发展历程后，我国医院麻醉科的现状已不可同日而语。现今麻醉科已成为医院中重要的一级临床诊疗科室，更是一个涉及医院运转效率的枢纽科室、舒适医疗的主导科室和医疗安全的保障科室。

当今，我国麻醉学科正面临着一场深刻的历史变革，这个历史变革的任务首先是要真正把我国医院麻醉科从医技科室发展成为独立的一级临床科室，并以此为基点，将麻醉学拓展为围手术期医学；二是要把我国从一个麻醉大国发展成为麻醉强国。古人云："不谋万世者，不足谋一时；不谋全局者，不足谋一域"，遵循现代管理学的基本原理，按照纲举目张的思维原则，为实现上述两个历史变革，我国麻醉学科的发展战略理应以学科的组织结构为前提、内涵建设为根本、人才队伍为关键。缺乏完善的一级临床科室的结构就难有一级临床科室的内涵建设，学科内涵建设乏力就难有强大的学科核心竞争力，而没有人才队伍就没有一切。

医疗安全与医疗质量是医院管理永恒的主题，医疗质量的管理至今仍以"三维"管理为基础，即结构管理、过程管理与终末管理，我们在落实"三维"管理时，必须理清三者之间相互依存的辩证关系：没有结构管理就没有内涵建设与过程管理，没有严密的过程管理就没有优秀的结果，没有结果就没有科学的评估与改进。

学科的核心竞争力应以技术为核心，资源为根本，管理为关键，因此，核心竞争力也可理解为"技术＋管理"，关键是人才。这正是我们撰写《麻醉学科管理学》（*Discipline Management of Anesthesiology*）的初心。我们将本书定位为我国麻醉学科建设与管理的大型、规范性参考书。本书的重点一是学科建设、二是学科管理，学科建设主要涉及组织结构、设施条件及资源配置，其中最关键的是人才资源；学科管理主要涉及流程、路径、规范与核心制度，其中最关键的是执行力。就学科管理学而言，至今在国内外尚无此等专著，因此我们在做前人未做过的事，正因为如此，使得本书具有鲜明的原创性，而这也是撰写本书的难度所在。为此，在国家卫生计生委医政医管局和医管中心的领导下，在人民卫生出版社的大力支持下，我们在全国范围遴选编委共 26 人，遍及全国 22 个单位，除知名医学院校附属医院外，还包括专科医院、县级医院及非公立医院。编委们都是资深麻醉科主任，具有丰富的科室管理经验，其中有 9 位担任院长或副院长等行政管理职务。但是，随着撰写时间的推进，撰写工作的不断深入，我们发现：撰写此书的实际难度比预计的更难，我们的编委绝大多数来自临床一线的医务人员，未经系统的管理学培训，与其说是在"写书"，不如说是在总结自己的经验与学习新知。此外，虽然我们天天在做行政管理，但"做"是一回事，要在国内外无参考专著的情况下著书立作、撰写成供全国通用的规范性大型参考书并非易事，再加上受主编的思维、调控能力与水平限制，因此，本书不尽人意之处将在所难免。

万事开头难，但最难也必须"开头"、必须迈出第一步。经过近 24 个月的反复审理与修改，在大家的共同努力下，今天本专著终于要与大家见面了，在此重要的时刻，我们清醒地意识到：本书出版之时应是再版修订开始之时，我们将因势而谋，及时安排下一阶段工作，既要"老马识途"，又要吸取新生力量，既要有整体布局，又要做到分工明确，以利编委们专注于某章，认真收集资料，深入调查研究，为再版作好准备，同时我们热情地期盼全国同仁从各个方面对本书提出意见与建议，以使本书能对我国麻醉学科的建设与发展起到积极的引领与推进作用。

谨对人民卫生出版社及各级卫生行政部门的理解与支持表示感谢。

敬启

2017 年 7 月 8 日

目　录

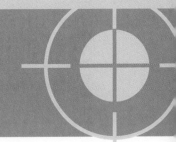

第一章 我国医院麻醉科建设概要

曾因明　徐州医科大学附属医院

自1846年乙醚麻醉临床应用成功揭开近代麻醉学序幕,迄今已有170多年的历史。经过一代又一代人的探索及历史的沉积,麻醉学在其自身发展过程中,汲取并集中了基础医学、临床医学、生物医学工程以及多种边缘学科中有关麻醉学的基本理论和工程技术,形成了麻醉学自身特有的理论与技术体系。迄今为止,麻醉学已发展成为一门研究临床麻醉、生命机能调控、重症监测治疗和疼痛诊疗的科学,是临床医学中重要的二级学科。现将当前我国医院麻醉科建设的几个根本问题概述如下。

一、学科及核心竞争力

学科是指由认识主体、认识活动和认识结果有机组成的统一体,因此,作为一个学科应当具有相对独立的知识体系、具有相对稳定的科学领域和相对独立规范的功能单位。麻醉学以其自身特有的理论与技术体系,相对稳定的工作任务与内涵,以及相对统一的建设与管理规范,成为一个独立的临床学科是顺理成章的、是历史的结晶。

在浩瀚的生命科学范畴中,医学只是其中的一个组成部分,医学是生命科学中的一个门类。2012年国家教育部在医学门类中设有11个一级学科,即基础医学、临床医学、公共卫生及预防医学、口腔医学、中医学、药学、护理学等。在基础医学、临床医学等一级学科中又设有二级学科,如临床医学中的内科学、外科学、麻醉学等,在二级学科中应根据学科的自身基础与发展需要设置三级学科。原国家卫生部在1994年发布医疗机构名录,麻醉科与内、外、妇、儿科等同是医院中的一级临床诊疗科目,即一级临床科室,但是麻醉科的二级诊疗科目至今未能列入到诊疗名录之中,这一点必须努力予以设置或补充。

学科存在与发展的基础是学科的核心竞争力,学科的核心竞争力是指学科必须具备的一种超越同行的实力,这种实力以科技为核心、以资源为根本、以管理为关键。科技的内涵主要是理论与技术体系,为此,必须构筑麻醉学科的核心技术体系,并在此体系的基础上构建高技术平台。资源涵盖人、财、物,但其中最重要的是人才;因此,以资源为根本也可以认识为以人才为根本。管理的关键是运行体制与机制。为提高学科的核心竞争力必须重视人才与技术的优势,这种优势应具有显著性、可持续性和独特性。显著性就是差异显著,尽可能做到人无我有、人有我优;可持续性是指能常规、持久开展,即可持续发展;独特性就是其他学科难以取代,独特性建立在人才及技术显著性的基础上。就本质而言,一个学科的独立存在与发展取决于学科整体的不可取代性,麻醉学科经过170多年的沉积已经具备这一特质,但面对未来,面对临床众多学科的竞争局面,要继续做到这一点必须坚持科技与体制创新发展的理念。为此,医院麻醉科的运行必须坚持以医疗为基础、以科研为先导、以教育为根本的指导思想,医疗要确保患者安全、提高医护质量、增进运行效益;科研要以问题为导向、以创新为核心、以引领学科发展为目的;教育应致力于培养卓越麻醉学人才,要努力形成医、教、研相辅相成、良性循环的发展格局。

二、学科发展战略

"不能谋全局者不足以谋一域,不能谋长远者不足以谋一时",说明战略思维对学科建设与发展至关重要,遵循现代管理学的基本原理,按照"纲举目张"的思维原则,我国麻醉学科的发展战略应以组织结构为前提、内涵建设为根本、人才队伍为关键。因为没有二级临床学科的组织结构就难有二级临床学科的建设与管理内涵,没有建设与管理内涵就没有学科的核心竞争力,而没有人才队伍就没有一切。我国麻醉学科是一个发展中学科,在学科建设与发展中,面临众多需要去解决的问题,过去已解决的问题需要完善与提高,长期未得到解决的问题迫在眉睫地要去解决,新形势带来的新问题也刻不容缓地需要去探索,这是学科建设与发展的困难,但也是创新与发展的源泉。因此,对于医、教、研运行中出现的形形色色问题,我们不能就事论事、头疼医头,要善于分析与梳理,抓住纲领性问题,只有解决了纲领性问题其他问题才能迎刃而解,否则难免事倍功半,甚至一事无成。因此,一个优秀学科带头人必须具备战略思维,必须紧紧抓住组织构架、内涵建设、人才队伍这三个战略性问题不放。

三、学科诊疗科目

在学科发展战略中,组织结构是前提,麻醉科的组织结构与医院麻醉科的工作任务相适应,麻醉科的组织结构必须列入国家卫生计生委医疗机构名录,因此,当前必须解决麻醉科二级诊疗科目的设置问题。

1. 麻醉科二级诊疗科目 在原国家卫生部卫医发[1994]第27号文发布的《医疗机构诊疗科目名录》中,已将"麻醉科"列为一级诊疗科目(代码:"26")。但与其他一级诊疗科目不同的是,麻醉科未能在该文件中设置二级诊疗科目。根据麻醉科的工作任务与未来发展,在麻醉科(一级诊疗科目)中设置二级诊疗科目已迫在眉睫、势在必行,麻醉科至少要增设4个二级诊疗科目,即:

26.01 临床麻醉专业

26.02 重症监测治疗专业(或称重症监护专业)

26.03 麻醉诊疗专业

26.04 体外循环专业

2. 麻醉科二级诊疗科目的执业范围 执业范围系指工作定位,是确定学科建设方向与工作任务的基础,简述如下:

[临床麻醉专业] 执业范围主要包括:①手术麻醉前对病情进行评估与准备。②手术室内的麻醉和手术室外的麻醉与镇静,包括日间手术麻醉、内镜诊疗的麻醉与镇静,以及介入手术麻醉等。要为手术及诊疗提供镇静(无不愉快记忆)、无痛、肌松和合理控制应激反应等必要条件。③对手术麻醉患者的生命机能进行监测、调节与控制。④麻醉后监护病房(post anesthesia care unite,PACU)的建设与管理,对麻醉后恢复期患者进行监护与处理。⑤预防并早期诊治并发症,保障围手术期患者安全,促进患者快速康复等。应当强调,临床麻醉应以精准麻醉为基础,生命调控为精髓,专科麻醉为重点,拓展领域(围手术期医学)为方向。

[重症监测治疗专业] 执业范围主要包括:①心肺脑复苏(CPCR);②围手术期急危重症的监护与治疗;③重大手术、术中严重并发症的诊治;④重要器官功能衰竭等患者的急救与加强监测治疗等,其中麻醉科重症监测治疗病房(AICU)的建设与管理是重点。应当强调AICU是专科ICU,AICU服务对象是围手术期危重病患者,要充分发挥麻醉科医师的理论与技术优势,致力于保障危重病患者医疗安全,提高抢救质量及成功率。

[麻醉诊疗专业] 执业范围主要是运用麻醉学的理论、方法与技术进行诊疗,主要包括:①疼痛诊疗,麻醉科疼痛诊疗应以急性疼痛为基础,慢性疼痛为特色,慢性疼痛主要包括神经病理性疼痛、晚期癌痛及各类慢性疼痛等,要因地制宜,"有所为有所不为"做出特色;②相关疾病(如自主神经功能紊乱性疾病)的诊疗;③药物依赖戒断治疗等。

[体外循环专业] 执业范围主要包括体外循环、体外膜肺治疗等。

3. 麻醉科二级诊疗科目设置的意义

(1)原卫生部[89]12号文件已明确将麻醉科从医技科室改为临床科室,并确认麻醉科一级临床科室的地位及其相应的工作任务,包括:①工作领域从手术室逐步扩大到门诊与病房;②业务范围包括临床麻醉，急救、心肺脑复苏，重症监测治疗，疼痛的研究与治疗；③临床麻醉的工作重点将逐步转向人体生理功能的监测、调节、控制及麻醉并发症的治疗等。为确保麻醉科工作任务的顺利展开，在麻醉科建立与工作任务相应的二级诊疗科目无疑将对麻醉科工作的规范化建设与运行起到重要的组织保证作用，二级诊疗科目的建设也将有力地充实与提高麻醉科的工作内涵。两者的良性循环将对患者、医院乃至社会作出更大的贡献。此外，设置二级诊疗科目也符合当今发达国家麻醉科和我国各临床科室二级诊疗科目设置的总趋势。

（2）麻醉科二级诊疗科目的建设势必推动我国资深麻醉科医师的专业分化，造就一批二级诊疗科目和临床专科麻醉的学术带头人，我国医院麻醉科将建成一支以主治医师队伍为骨干、以二级诊疗专业及临床专科麻醉学术带头人为中坚、以学科带头人为关键的强势的人才梯队，这是我国医院麻醉科持续发展的重要保证，也是提高医疗质量，保证安全医疗，适应不断发展的医疗卫生事业，更好地为患者服务的人才支撑。

（3）麻醉科二级诊疗科目的设置，也将为住院医师规范化培训提供坚实的组织保证，即可将4个二级诊疗科目列入"5+3+X"的培训模式，这对培养技术全面的麻醉科医师是至关重要的，也利于专科医师的规范化培训及其资格的认证与准入。

4．麻醉科二级诊疗科目的实施目前可在三级医院和部分条件成熟的二级医院实行。

四、以人才为本

时代在进步，科学技术在发展，医疗卫生事业从其服务模式到内涵也将与时俱进。因此，"因势而谋、因势而动、因势而进"将成为我国麻醉学科建设与发展的必由之路。对于一个学科而言，进步与发展是硬道理，麻醉学科更不能例外。因此，面对不断变化的新形势，我们不仅要善于谋事，还要善于谋成事，这是摆在全国麻醉工作者面前的一个重大议题。

历史的经验告诉我们：学科建设必须以人才为本。因此，要特别重视人才队伍建设，人才队伍建设必须坚持以规范化住院医师培训为基础、以主治医师队伍为骨干、以学术带头人（"专家"）为中坚、以学科带头人为关键的指导思想。与此同时，还必须认识到：学科建设领导是前提、学科带头人是关键。领导主要指国家、省（市、自治区）及院级行政领导，没有领导的理解与支持，没有学科建设的环境与条件，学科发展将是非常艰难的；但是，归根到底领导是外因，学科自身努力是内因，领导的理解与支持源于学科的努力与沟通，因此，关键还是学科带头人。应当强调的是，外因是条件、内因是基础，即使有较好的外因，若无充满发展活力的内因也于事无补，因此学科内在的能动性是至关重要的。此外，还应当认识到外因与内因的辩证统一，即内因与外因是不可分割而紧密相连的，内因与外因是相互影响而互为因果的。因此造就一支强大的人才队伍，特别是造就大批优秀学科带头人是我国麻醉学科发展的关键，因为只有优秀学科带头人才是这种内外因良性循环的关键人物。

一个优秀学科带头人必须有追求、有思路、有能力、有情商。一个优秀的学科带头人，无论任何艰难困苦，都能执着追求麻醉学事业的发展，没有这种追求与信念就没有奉献精神，要淡泊名利，弘扬"名利是事业的影子"的理念；优秀的学科带头人还要有战略思维，有清晰的学科建设思路，思路决定出路；优秀的学科带头人还要有谋事与成事的能力，没有这种能力就难能成事，能力是成事的保证；优秀的学科带头人还要有较好的情商，不能做到自控与宽容就不可能有优秀的团队，学科的发展也难成现实。

以人才为本、造就优秀学（术）科带头人是中国麻醉学科未来发展的希望。

（姚尚龙　熊利泽　邓小明　董海龙参编）

3

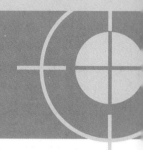

第二章 麻醉学科的发展与现状

姚尚龙　华中科技大学同济医学院附属协和医院

第一节　麻醉学发展史

1842 年 3 月 30 日，美国 Crawford Williamson Long 医生为一位实施颈部肿块手术的患者成功实施世界上第一例乙醚全麻，但遗憾的是，直到 1848 年他才将这些结果公布于众，发表在 Southern Medical and Surgical，与"现代医学全麻第一人"的称号失之交臂。1846 年，美国牙科医生 Wilian Thomas Morton 在麻省总医院成功演示了乙醚麻醉。乙醚麻醉的成功开创了现代麻醉学的开端。现代麻醉学经过近 170 年的发展，不仅在基础理论与临床实践方面，而且在麻醉学科的建设、麻醉学专业的发展以及麻醉学科队伍的建设等各个方面，取得了巨大发展。

一、古代麻醉学

回顾麻醉学的历史发展可以大致分为古代麻醉即麻醉的萌芽、近代麻醉即临床麻醉学的形成、现代麻醉即麻醉的飞速发展三个阶段。

古代的麻醉纯属偶然性和经验性的产物，仅仅以镇痛为主要目的。古人在日常生活或行医时，发现某种物质或措施具有睡眠或镇痛作用，就移用做麻醉，初始麻醉的萌芽阶段跨越了数千年之久。这些早期的镇痛技术和镇痛性物质尽管非常原始，使用也很盲目，有些甚至是利用某种物质的毒性作用，几无安全性可言，不符合今日麻醉的基本含义，但却能使患者在昏睡或无痛状态下接受手术，或消除患者的病痛，对医学、特别是对开展外科手术起到了重要的作用，也为后人进行有关麻醉药物的科学研究提供了丰富的基础。

从方法学而言，麻醉学是以使用麻醉相关的药物为基础的应用性技术学科。它的发展有赖于化学和药物工业的发展。18 世纪至 20 世纪初，随着西方化学工业的蓬勃发展，加之医学，特别是外科学迅速发展的迫切需要，先后发现和合成了大量的麻醉药，其中有些沿用至今仍有其独特应用价值。麻醉管理也从单纯的镇痛发展到从麻醉前、麻醉期间到麻醉后整个围麻醉期间的全面管理。至 20 世纪 30～40 年代逐步积累了大量的临床实践经验，逐步形成了近代麻醉学。

二、近代麻醉学发展

近代麻醉以吸入全麻药与吸入全麻技术、局部麻醉药及神经阻滞技术、静脉全麻药和其他特殊麻醉技术为主要标志。

1. 吸入全麻药与吸入全麻技术　吸入全麻药氧化亚氮、乙醚和氯仿这几种吸入麻醉药的发现和应用是近代麻醉学的开端。随着氟化学技术的发展，使用氟元素替换氯元素后可以提高药物的稳定性，减小器官毒性，同时降低药物的溶解性，因而起效快且苏醒亦快，因此相继开发出氟烷、安氟烷、异氟烷、地氟烷、七氟烷。现在，氟代醚类已经成为主流的吸入麻醉药物。

除了吸入麻醉药物的发现和应用，吸入麻醉的安全性和可控性是伴随吸入全麻技术的应用及改进才得以不断完善的。气管插管及气管内麻醉方法的问世，无疑是全麻发展的一大进步，它不仅扩大了手术范围，为开胸手术在内的多种外科手术创造了控制呼吸的条件，大大提高了安全性，也为救治呼吸循环衰竭提供了保障，同时还带动了吸入麻醉器械和麻醉机的研发。

目前，各种类型精密复杂的麻醉机，配合气管插管、气管内麻醉的各种技术操作方法已广泛应用于各种全麻及实施复苏术的患者，既能有效维护患者的呼吸功能，增强麻醉的安全性，还能对麻醉气体浓度进行监测，提高麻醉的可控性。

2. 局部麻醉药及神经阻滞技术　局部麻醉技术是伴随局部麻醉药物的发现而发展起来的。1884 年在海德堡举行的眼科会议演示了可卡因滴眼后产生局麻效果。20 世纪初，人工合成普鲁卡因成功。1928 年，人工合成丁卡因成功。以后相继出现的局麻药包括利多卡因（1943 年，）甲哌卡因（1956 年）、丙胺卡因（1960 年）、布比卡因（1963 年）、罗哌卡因（1996 年）等。由于新的局麻药不断涌现，使用方法不断改进，局部和神经阻滞麻醉，包括椎管内阻滞，已成为目前临床上应用较多的一种麻醉方法。

局部麻醉药物的发现和应用改变了全麻一统天下的局面，由此避免了全麻的某些缺点，也简化了麻醉操作和管理，提高了麻醉安全性，促进了许多新型局麻药的合成和应用，也促成了局部浸润、神经阻滞、椎管内麻醉等局部麻醉技术的形成和发展，也为后来利用局麻药施行静脉内麻醉及静脉复合全麻创造了必备的条件。

3. 静脉全麻药和其他特殊麻醉技术　静脉全麻药的发现较早。1872 年，发现静脉注射水合氯醛可产生全身麻醉。1903 年，人工合成巴比妥成功。1909 年，发现静脉注射普鲁卡因可产生镇痛作用。1932 年，开始使用环乙巴比妥钠进行静脉麻醉，同年人工合成硫喷妥钠成功。1933 年，开始使用硫喷妥钠进行静脉麻醉，自此掀开了静脉全麻的帷幕。随后相继出现的静脉全麻药包括普尔安（1956 年）、羟丁酸钠（1962 年）、氯胺酮（1965 年）、乙醚酯（1972 年）、丙泊酚（1977 年）等，这些静脉全麻药的发现极大地丰富了全身麻醉的用药选择。静脉全麻的开展，弥补了吸入全麻的某些不足，如静脉内麻醉加速麻醉诱导，可消除患者紧张不适感及操作简便等，因而扩大了全麻的适用范围。

肌松药的发现始于筒箭毒碱，于 1942 年首次用于临床，是临床应用最早的非去极化型肌松药。1948 年，人工合成十羟季铵。1951 年，合成短效肌松药琥珀胆碱，同年应用于临床获得良好效果。随后相继出现泮库溴铵、维库溴铵、阿曲库铵等肌松药，对增强全身麻醉期间的肌松作用和呼吸管理发挥了重大作用。肌松药的使用可使全麻药用量显著减少，不仅可避免深全麻的不良影响，更可主动控制肌松程度，给手术提供良好条件。现在，肌松药辅助下的呼吸管理和呼吸治疗已经走出手术室，扩大到危重症治疗的领域。

其他特殊的麻醉技术，包括低温、控制性降压、体外膜肺氧合等。

三、现代麻醉学的发展

随着麻醉药物的开发及辅助用药的配合应用、麻醉机的研发改进及监测技术的进步，麻醉的精确性和安全性不断得以提高，奠定了现代麻醉学的基础。迄今的现代麻醉学已涵盖临床麻醉学、复苏、重症监测治疗学、疼痛诊疗学等诸多重要组成部分，成为一门研究麻醉镇痛、急救复苏及重症医学的综合性学科，既要求有基础医学各学科中有关麻醉的基础理论，又需要广泛的临床知识和熟练的技术操作。

第二节　麻醉学科的发展

一、麻醉学科和麻醉专业组织的成立

从 1842 年乙醚麻醉出现到现在，一个半世纪以来，特别是在近半个多世纪，是近代麻醉学飞跃发展的时期，不仅麻醉学技术和理论得到空前进步和日趋完善，而且涌现出大批优秀的麻醉专业人才，兼医疗、科研和教学于一身，进行了大量的开拓性工作，麻醉学发展日新月异。麻醉学作为临床医学的一

个组成部分，已日益显示出其独特的学科特点和在医疗救治工作中的重要作用，20世纪中叶麻醉学逐渐从外科学中分化独立出来。随着医学科学的发展，建立起一支专科性更强的麻醉专业化队伍，既是临床医学发展的客观需求，也是临床医学发展的必然趋势。

1848年一位15岁的女孩死于氯仿麻醉，这是麻醉导致的第一例死亡报道，随后，有关麻醉药物并发症及麻醉相关死亡率逐步得到广泛关注，并推动了由专业人员来实施麻醉管理的共识。1893年英国医学杂志（British Medical Journal）提出，麻醉应该由专业人员，尽可能的是医生来做。1927年，美国第一个麻醉医生培训基地建立。随后，麻醉医生的需求越来越多。与此同时，麻醉护士还继续为患者提供麻醉服务，但是已经从外科医生指导下转换成在麻醉医生的指导下进行。最终，形成了麻醉护士和麻醉医生组成的麻醉团队（anesthesia care team）。1927年，Waters在Wisconsin大学建立了美国第一个麻醉住院医师培训基地，开始了麻醉医生的正规培养。世界上第一个麻醉科在纽约大学医学院设立，自此，麻醉学科终于正式从外科学中独立出来。随后世界各国诸多医院，以教学医院为主，也先后设立了麻醉科。

麻醉专业组织最早出现于19世纪末和20世纪初。1893年在英国出现了伦敦麻醉医学会。1905年在美国成立了第一个麻醉医师协会"长岛麻醉医师协会"，1911年更名为纽约州麻醉医师协会，1936年，再次改名为美国麻醉医生学会（American society of anesthesiologists）即ASA成立，1941年，美国医学专业委员会正式承认，麻醉为一个新的医学专业，自此麻醉学作为一个医学专业被美国医学会认可。之后在世界各国相继成立了麻醉专门学会。1955年，成立了世界麻醉医师联盟（WFSA），至今已有107个国家麻醉学分会参与组成，1956年开始，每四年举办一次世界麻醉学会。1962年，亚澳麻醉理事会（AARS）成立，并每隔四年召开一次亚澳麻醉学会（AACA）。其他麻醉相关的专业组织包括世界疼痛学会联合会（WFPS）、世界危重病医学会联盟（WFSICCM）等也定期召开学术会议。

麻醉专业的系统论著和杂志创立开始于20世纪。1941年Gwathmey出版了第一部比较全面介绍麻醉的专著《麻醉》（ANESTHESIA）。关于麻醉专业杂志，最早于1922年美国麻醉学会主编出版了麻醉与镇痛杂志（Current Researches in Anesthesia and Analgesia），1923年出版了英国麻醉学杂志（British Journal of Anaesthesia），1940年麻醉学杂志（Anesthesiology）出版，以后陆续在世界各国发行了英、德、法、日、中等语种德麻醉、复苏、重症监测治疗等杂志约50种。这些麻醉专业组织的成立以及麻醉专著和杂志的创立对于交流学术、发展麻醉学都起了积极的推动作用。这些发展也标明麻醉学作为一门新学科和医学专业已被普遍承认和接受，麻醉学专业已趋于成熟及良性的发展阶段。

二、麻醉理论范畴和工作范围的不断扩大

进入20世纪50年代，在临床麻醉学发展的基础上，麻醉的工作范围与领域进一步扩展，麻醉操作技术不断改进完善，麻醉学科和专业进一步发展壮大，迈进了现代麻醉学的发展阶段。伴随着麻醉理论和麻醉学科的范畴不断地更新，麻醉学又分支出若干亚学科，伴随新理论、新知识、新技术的运用，进一步丰富了现代麻醉学的内涵。

传统的麻醉工作仅仅局限于简单给予某些麻醉药，现在，麻醉不只是单纯解决手术止痛，工作范围也不单局限在手术室，麻醉临床工作者的足迹已涉及整个医院。1942年，创建了世界上第一个麻醉后恢复室，这是加强监护病房（ICU）的早期雏形，也是麻醉专业的最早分化。现今，麻醉学有了进一步的分化和综合，不仅分出了心血管、儿科、妇产科、神经外科等专科麻醉，而且工作范围已经扩大到手术室以外的心肺脑复苏、重症加强监护病房和急救医学。此外，麻醉医师还常规地承担起临床上诊断性和治疗性神经阻滞，以及输液、输血和氧疗等项工作，近年来疼痛门诊和呼吸功能不全的康复治疗门诊也开始在世界各地建立起来。现代麻醉还拥有许多新型的技术手段，例如低温体外循环技术、多功能多用途麻醉机和呼吸机的应用、电子技术和微电脑监测仪器以及质谱仪等先进设备的配置等，使麻醉工作迈入了现代化的发展阶段。

现代麻醉学科的概念不仅包括麻醉镇痛，而且涉及麻醉前、麻醉后整个围手术期的准备与治疗，

监测手术麻醉时重要生理功能的变化,调控和维持机体内环境的稳态,以维护患者生理功能,为手术提供良好的条件,为患者安全度过手术提供保障,一旦遇有手术麻醉发生意外时,能及时采取有效的紧急措施抢救患者。此外,还承担危重患者复苏急救、呼吸疗法、休克救治、疼痛治疗等临床诊疗工作。

三、麻醉学科在临床重要作用的不断延伸和麻醉学科建设的继续发展

麻醉学在临床医学中日益发挥着重要作用,为外科、妇产科、耳鼻喉科、眼科、口腔科等手术患者提供无痛、安全、肌松、无术中知晓、无不良反应和良好的手术条件以完成手术治疗。同时通过它所掌握的复苏急救知识和技术,对各临床科室患者,特别是危重症患者发生的循环、呼吸、肝肾等功能衰竭的处理,并在加强治疗病房(ICU)、疼痛诊疗门诊以及其他有关治疗诊断场合等方面,也都日益发挥着重要作用。

麻醉学科与其他学科的关系也日益紧密起来。麻醉学是一门基础医学与临床医学密切结合的学科。在基础医学方面以药理、生理、生化、病理生理学为基础。近年来麻醉学又以生物物理、分子生物、免疫、遗传、生物医学工程学密切联系,进一步探讨和阐明疼痛与麻醉对机体的影响和机制。在复苏和危重症医学方面研究机体死亡与复活的规律。反过来通过临床实践,验证和丰富诸如疼痛学说、麻醉药作用机制、麻醉对遗传的影响等。随着整个医学科学和麻醉学的发展,麻醉学与其他学科的关系将更加密切,相互促进,共同提高。

在科技高速发展、麻醉安全性和可控性不断提高的今天,麻醉医生仅仅关注于手术期间麻醉实施的传统工作已经无法适应新时代的需求了。麻醉医生必须思考如何发挥自身优势来改善患者的远期预后,这不仅是社会广大群众对麻醉医生提出的更高要求,也是麻醉学发展的大好契机。如何保障围手术期安全、减少麻醉对手术患者造成的长期影响,并积极参与到促进患者术后恢复的临床实践中,将成为麻醉管理质量优劣的新标准。为此,2016年的中华医学会麻醉学分会在年会中特别设立年会主题"从麻醉学到围手术期医学",就是为了引导麻醉学科更好适应围手术期医学发展的要求。因此,以患者为中心,通过实施精准麻醉、加强培训和学习、开展科学研究并在临床推广,使麻醉科成为医院临床安全的关键学科,舒适医疗的主导学科,未来医院的支柱学科,科研创新的重点学科、社会熟知的品牌学科,定然会为患者预后的改善带来最大的益处。

第三节 我国麻醉学科的现状

一、我国麻醉学科近百年发展史

(一)新中国成立前

我国麻醉学起步较晚。19世纪西方医学开始传入我国。麻醉药物方面的发展包括1847年(清道光27年),乙醚传入中国,Parker首次在中国使用乙醚全身麻醉。次年,即清道光28年,氯仿传入国内。1937—1945年的八年抗战期间,麻醉仍以乙醚、氯仿为主,间或使用氯化乙烷,至抗战末期美国大量援助以硫喷妥钠,静脉全麻得以大量使用。

19世纪末和20世纪初,外国教会在全国各地开办医院,进而招收学徒,创办医学校。最早有上海仁济医院(1844年),广州博济医学堂(1866年),上海同仁医院(1879年)、天津医学馆(1881年)、北京协和医学校(1903年)、济南齐鲁医学校(1904年)等。辛亥革命后陆续在北京、浙江、奉天等地建立了公立或私立医学专门学校,大部分均附设有医院,但这些医院创设之初都没有麻醉科,而从事麻醉专业的人员也是凤毛麟角。

新中国成立之前,国内的外科手术刚刚兴起,也只有少数几个大城市大医院才能实施较大的手术,如胃大部切除术,胆囊切除术等,尽管大部分手术的麻醉均有麻醉医师或护士负责,但整体都方法简单,设备简陋,技术水平不高,更缺乏创造性的成就。当时国内出版社的麻醉专著也非常少,有1931年

（民国二十年）亨利、孟合理摘译的《局部麻醉法入门》，1942年陶马利著《全身麻醉》等。我国麻醉学科在新中国成立之后，才得到迅速进步，出现了根本的变化并取得较大的成就。

（二）新中国成立初

尽管我国的麻醉学起步较晚，麻醉科于建国后才得以设立，但在老一辈麻醉学家辛勤耕耘及引领下，全国麻醉科的建设发展很快，至60年代初临床麻醉已能紧跟世界水平并有自己的创新。如针刺麻醉、中药麻醉以及从中草药中提制催醒药、肌松药和降压药等，曾引起各国同道们的关注和兴趣。70年代，正值国际麻醉学从三级学科向二级学科快速发展的时候，因为文革，麻醉学科建设全面中断。直至20世纪80年代初，我国麻醉科是外科学的分支学科，是三级学科，归属医技科室。

在此期间，我国麻醉学科发展历程中具有历史性的重要事件和里程碑包括：1964年在南京召开麻醉学术会议（以后定为全国第一次麻醉学术会议）；1979年在哈尔滨召开第二次全国麻醉学术会议，这是文革后相隔15年召开的全国麻醉学会议，会上成立了中华医学会麻醉学分会；1981年，《中华麻醉学杂志》创刊；1982年，《国外医学•麻醉与复苏分册》创刊；1986年，徐州医学院试办麻醉学专业（本科）；1987年，国家教委将麻醉学专列入专业目录等。

过去的半个世纪以来，我国麻醉学科的建设与发展是巨大的，凝聚了几代人的艰辛与心血。20世纪40年代末至50年代初，我国现代麻醉学的开拓者吴珏、尚德延、谢荣在美国中西部的几所医科大学学习麻醉的专业知识，前后回国在上海、兰州、北京等地教学医院建立了麻醉科，充实了麻醉设备，培养专业人才，逐步创建麻醉专业，构架起与美国相似的麻醉学临床与教学框架。这一期间还有李杏芳（上海）、谭蕙英（北京）、王源昶（天津）等也在创建麻醉科室、开展临床麻醉的工作中发挥了奠基作用。在这些先辈的努力下，培养了大批麻醉骨干力量，之后这批人员遍及全国各省市，进一步建立麻醉科室。迄今，在我国县级以上医院，大部分建立了科室组织，配备了麻醉学教研室和麻醉研究室。与此同时，还创办了麻醉专业杂志和各级麻醉学会，2006年并被世界麻醉医师联合会（WFSA）接纳为正式成员，使中国麻醉学科得以跻身世界麻醉学科之列。总之，这些麻醉学科先辈们通过麻醉医疗，教学和科研活动，为新中国麻醉学科的建设，麻醉专业的创立，人才的培养发挥了重大作用，对中国现代麻醉学的发展做出了不可磨灭的贡献。

在临床麻醉工作发展的同时，从50年代开始我国麻醉工作者开始参与手术、急诊室以及临床各科室心搏呼吸骤停患者的复苏急救工作，率先实施胸外心脏按压和头部降温等心肺、脑复苏等措施，积累了丰富的经验，成功地抢救了许多心搏骤停脑缺氧超过临界时限的病例。从50年代末国内有的医院建立麻醉恢复室，80年代重症监测治疗病室（ICU）在国内大医院普遍开展，集中训练有素的专业医护人员，采用先进的监测仪器和技术，对重大手术及危重患者的救治充分发挥了作用，70年代我国疼痛治疗工作有了新进展，在临床以神经阻滞为主，许多医院开设了疼痛诊疗门诊和病室，对某些疼痛的机制开展研究。麻醉科室的创建和健全，不断开展应用新的麻醉药物和方法，逐步扩大工作范围，使我国麻醉学科得到快速的发展。

（三）[89]12号文件确立一级临床科室地位

1989年5月，原国家卫生部（现国家卫生和计划生育委员会）[89]12号文件《卫生部关于将麻醉科改为临床科室的通知》。通知明确指出：近年来，我国医院临床麻醉学科有了较大的发展，其工作性质、职责范围已超出了原"麻醉"词义的范畴，为进一步推动麻醉学科的发展并借鉴其国内外发展经验，同意医院麻醉科由原来的医技科室改为一级临床科室。通知具体指出了我国麻醉学科发展的主要表现有三。

1. 麻醉科工作领域，由原来的手术室逐步扩大到了门诊与病房。

2. 业务范围，由临床麻醉逐步扩大到急救、心肺脑复苏、疼痛的研究与治疗。

3. 临床麻醉的工作重点将逐步转向人体生理功能的监测、调节、控制及麻醉并发症的治疗等。

通知希望"各级卫生主管部门和医疗单位根据本通知精神，结合各地医院具体情况，按二级学科的要求与标准，切实加强麻醉科的科学管理工作，重视人员培训，注重仪器装备，努力提高技术水平，使其不断适应医学发展的需要"。这一文件奠定了现代麻醉学在医院中的地位，麻醉学科因而得到了迅速发展。目前,麻醉学科的三级学科正在建立与发展,包括临床麻醉、危重病监护、疼痛治疗和急救复苏。培养高素质的后备人才,是新世纪麻醉专业的需要,也是医学发展的需要。这就要求麻醉科室从住院医师的培养抓起,规范培训,不断改进方法,为将来进一步培养高层次麻醉人才打好坚实的基础。

在学科建设的对外交流和国际协作方面,中华医学会麻醉学分会加入世界麻醉医师联盟曾是几代麻醉学人的夙愿。创立于 1955 年的世界麻醉医师联盟是全球公认的国际性学术组织,当时中国的麻醉学会还不是国际麻醉协会、亚太麻醉协会的成员,这一定程度上影响了我国麻醉学科与国际麻醉学科的交流与协作。1981 年谢荣教授赴德国参加第七届世界麻醉学会议以后,我国麻醉界与世界各国同行的往来逐渐密切,积极开展国际和海外麻醉学业会之间的学术交流,进行多场海外专题报告活动,同时邀请多名海外知名专家来华讲学或举办国际专题会议等。三十多年来,经过几代人多方积极地努力,中华医学会麻醉学会已于 2004 年底正式加入了 WFSA,迄今已有数千人先后成为美国麻醉协会(ASA)、世界疼痛医师学会中国分会(CCWSPC)会员、国际麻醉研究协会(IARS)等国际麻醉协会的会员或负责人,能在世界平台上展示中国麻醉事业的蓬勃发展,让世界了解中国,亦为世界麻醉学的发展贡献一份力量。

二、我国麻醉学科的现状与差距

(一)我国麻醉学科的现状

我国麻醉学科的发展,40 年代至 50 年代初期,只能施行简单的乙醚开放滴入法,气管内插管吸入麻醉及单次普鲁卡因蛛网膜下腔阻滞等几种麻醉方法。之后,随着我国医药卫生和工业的发展,麻醉条件逐步有了改善,从国产的吸入麻醉机施行循环密闭式吸入麻醉到轻便空气麻醉机,从单次硬膜外阻滞到应用导管法连续硬膜外阻滞麻醉。70 年代后期,随着改革开放,引进了许多国外新的麻醉药物,如安氟烷、异氟烷、七氟烷;洋库溴铵、阿曲库铵、维库溴铵等麻醉药与辅助药,以及先进的麻醉设备,包括配备精密流量计和挥发器以及监测报警装置的现代麻醉机和呼吸机和具有多方面监测功能的呼吸、循环、体温、肌松等生理监测仪等,进一步提高了中国麻醉水平,促进了我国麻醉学科的现代化。

经过中国麻醉工作者几代人不懈的努力,麻醉学科有了很大的发展。改革开放 30 年来,伴随我国经济的崛起,麻醉学科也得以迅猛发展,麻醉学专业无论在临床麻醉和基础研究方面都取得了长足的进步,麻醉学科的整体水平得到全面提高,主要表现在下列几个方面。

1. 麻醉学基础研究十分活跃,从细胞水平、基因水平等多层面研究了吸入麻醉药、静脉麻醉药和麻醉性镇痛药及局麻药的作用机制。随着国家对麻醉科研的投入力度也越来越大,在国际研究的热门领域,几乎都有中国麻醉学者涉足,麻醉学科已开始迈步走向世界麻醉学领域的研究前沿。另一方面,基础研究带动的新药物、新技术的不断投入和推广使临床麻醉更加方便、快捷、舒适。

2. 建立了现代化麻醉手术系统,麻醉学临床研究也取得了显著进展,包括微创外科的麻醉处理、"快通道"麻醉方案的实施、器官移植等特殊手术的麻醉,特别是进入 21 世纪以来,随着循证医学的快速发展,临床麻醉取得了长足的进步,麻醉学科的整体水平得到全面提高,与国际上发达国家的麻醉学发展水平之间的差距越来越小。

3. 围手术期监测、治疗和重要器官功能保护等方面在理论研究和临床实施方面开展了大量的工作,如麻醉深度监测、体温监测、血液稀释与血液保护等。监测技术和麻醉设备的更新换代使得中国麻醉学科的装备,尤其是在大城市和沿海开放地区迅速与国际接轨,增加了临床麻醉的可控性,大大提高了麻醉管理质量和麻醉安全性。

4. 亚专科不断发展,疼痛、重症监测治疗已成为麻醉学科的重要组成部分。疼痛机制得以深入研究,疼痛治疗正在广泛开展,规范化疼痛处理的逐步推广应用。我国目前已有 80% 以上的二级甲等医院麻醉科,开展了急慢性疼痛的治疗,较为普遍的建立了疼痛治疗门诊或病房,诊治领域包括术后镇痛、无痛人工流产、有创检查的镇静镇痛、慢性疼痛治疗、癌性疼痛治疗等。规范化疼痛处理是近年倡导的镇痛治疗新观念，已先后制定众多有关临床疼痛诊疗指南和技术操作规范。

5. 学科人才梯队建设有了长足的发展。大量本科生、研究生进入学科梯队，使麻醉学科的人才结构逐步趋于合理，梯队层次逐年提高。与此同时，原在麻醉队伍中的护士逐步过渡到麻醉的各种辅助工作岗位。伴随着医师法的颁布和执业医师制度的执行，麻醉学科已正式进入由医师执业的临床学科行列。近年来广泛实施的住院医师规范化培训工作，也为今后学科水平的进一步提升打下了基础。

（二）我国麻醉学科的差距

1989 年 12 号文件确定麻醉科为一级临床科室、二级临床学科以来，但总体而言，我国麻醉学科至今仍是一个发展中的学科，学科发展很不平衡，目前存在的问题包括下面几方面的问题：组织与管理方面、人力方面、设备方面以及安全隐患问题。

1. 外部环境和组织与管理方面的差距　在新一轮医药卫生体制改革的大背景下，我国医院麻醉学科的内外环境都发生了较大的变化，但目前我国大多数医院对麻醉学科的功能和作用尚缺乏准确的定位。但由于种种原因，多数医院尤其是基层医疗机构的麻醉学科尚未受到应有的重视，综合性医院麻醉学科的地位并没有得到相应的提高，医院麻醉科的发展相对滞后，其舒适化医疗、保障医疗安全等作用未能得到充分地发挥。

而这种对麻醉学科的轻视首先就体现在麻醉科与手术室的混合建制上。麻醉科是医院重要的临床科室，县级以上综合性医院都应成立麻醉科。所谓的麻醉手术科和手术麻醉科都是不符合麻醉发展要求的，这不仅阻碍了麻醉科的发展，也不利于手术室作为一个科室的建设。同时，麻醉科同样有繁杂、技术要求高的任务，因此配备护士编制以配合麻醉医生的工作非常必要，但很多医院麻醉科没有护士编制，或有护士从事麻醉医生工作，这都很不规范。

2. 人力方面存在的差距　主要表现在以下几个方面：

第一，人员数量配备不足。麻醉科人力资源数量不足是目前二、三级医院存在的普遍现象，也是麻醉安全的重大隐患。

第二，人员结构差异明显。表现在公私有别，即公立的医疗机构中，不论是医院，还是基层卫生机构，麻醉医师均以中青年人员为主，而民营医院的麻醉医师以 45 岁以上中老年为主，人员老化情况较为严重；城乡有别，即城市三级医院、二级医院和社区卫生服务中心的麻醉医师年龄梯队基本上符合老中青结合的梯形结构，但是农村乡镇卫生院麻醉医师出现断层现象，除了部分即将退休的麻醉医师外，普遍年龄结构偏年轻，35～44 岁人员力量较弱。

第三，人员素质高低不齐。从学历水平来看，麻醉医师学历的构成情况，三级医院较其他级别的医疗机构要好，农村基层医疗机构（乡镇卫生院）较城市基层医疗机构（社区卫生服务中心）麻醉人员的学历构成层次明显偏低。

第四，连续工作时间过长。麻醉医师，尤其是大型综合性医院的麻醉医师，连续工作的时间大大超过了工作极限，处于疲劳麻醉的边缘。

第五，麻醉医师的职业倦怠不容忽视。调查结果显示，麻醉医师整体情绪衰竭和情感疏离情况属于较轻水平或正常，与相关科室医师水平相当；但是在个人成就感方面处于中度水平，明显低于相关科室。其中，三级医院麻醉医师情绪衰竭情况最为严重，处于高度情绪衰竭和高度情感疏离水平的麻醉医师比例最高，三级医院麻醉医师工作量较大，面对的患者病情较其他二级医院和基层医疗机构的患者复杂，相对处于工作压力和竞争力都较大的环境中，容易产生身心疲惫感。

第六，收入情况不够乐观。在三级医院中，麻醉医师的奖金收入水平在院内处于中上等水平，在二级医院和基层医疗机构中，麻醉医师的奖金收入处于中等水平。

第七，基层医疗机构仍存在资质不够的问题。调查显示，部分麻醉医师的最后学历专业并非麻醉专业或外科专业，而是由其他专业转到麻醉专业经过一定培训转岗从事麻醉工作。执业医师法实施时，其中的"护转医"人员有一部分也取得了执业医师资格。随着执业医师的严格准入，这种情况目前已经基本不多见。

3．设备方面存在的差距　数据显示，90%以上的医疗机构麻醉配备数量都达到了国家的要求，无论是公立医疗机构还是民营医疗机构，无论是城市医疗机构还是农村医疗机构，麻醉设备配备的数量已不是麻醉科存在的主要问题。

目前存在的问题主要在于麻醉设备的检修维护、设备使用和设备质量等几方面。资料显示，90%以上三级医院的麻醉科未配备专门的设备维护工程师，所有的麻醉设备都是发生故障后才找厂家来修，而厂家维修的速度有快有慢，在一定程度上影响手术麻醉的正常开展。同时，90%以上的三级医院缺乏规范的设备定期检修制度，所有设备缺乏一个必要的检修和维护，在未出现故障之前几乎365天不停歇地运转，一旦麻醉机等关键设备在术中麻醉时出现故障，就会导致重大的安全事故，因此，麻醉设备的检修和维护是麻醉安全中的重要隐患。部分医疗机构虽然在麻醉设备的配备数量上达到了要求，但在麻醉设备的配备质量上还存在一定问题，尤其在民营医疗机构和基层医疗机构问题更为严重。出于成本考虑，民营医疗机构和基层医疗机构购置的多为功能较为单一的麻醉设备，甚至部分医疗机构为了应付上级的检查，购置一些废置或即将淘汰的麻醉设备以充数量，但实际上这些麻醉设备并不能正常运转，有些麻醉机只剩下给氧用途，真正要抢救患者时就会存在问题。

4．麻醉安全有待提高　麻醉安全一直是中外麻醉学关注和讨论的焦点，美国的麻醉死亡率大概20万～50万分之一。但我国缺乏麻醉相关死亡率的数据。麻醉事故的降低，既反映出麻醉医生的良好素质和训练，也和药物和仪器设备的改进和发展分不开，更是学科建设绕不开的核心问题。在现阶段及现有的医疗环境中，麻醉学科作为高风险临床科室，因为上述组织管理、人力及物力等多方面原因，存在一些重大安全隐患，需要特别关注及亟待相应措施加以防范。要在这一复杂的医疗过程中实现有效的质量控制，需要积极争取和利用各方面支持和资源，增加设备投入并注重人才培养，既要利用现代化的管理理念，又要结合自身特点，从多角度全方位保障麻醉科医疗质量管理，推进麻醉学科的不断发展。

总之，麻醉学科涉及多学科合作与共建，既是推动"舒适化医疗"的主导学科，又是保障医疗安全的关键学科，既是提高医院工作效率的枢纽学科，也是未来医院的支柱学科和科研创新的重点学科。通过不断努力，还要使之成为社会所熟知和认可的重要学科。麻醉学科的发展应顺应和适应医学各学科的需要，健全学科的合理结构，提升医疗技术水平，凝聚和形成优秀人才群体，进而促进医院建设与发展。麻醉学科发展的最核心要素是人才。科研学术水平的提高、技术的创新离不开人才，先进仪器设备的操作和诊治同样离不开人才，合理的人才梯队更是学科持续发展的动力。麻醉学科发展离不开人（才培养）、财（力支持）、物（资设备），其中人才培养是关键，领军人物对顶层设计和学科管理的把控是重中之重。

第四节　我国麻醉学科的发展

新时代背景下，麻醉学科应抓住机遇，直面挑战，从而促进学科发展。

一、机遇与挑战

（一）社会发展、医学发展以及医疗体制改革带来的学科建设的机遇

随着社会的发展、医疗模式的改变，医疗体制改革、竞争机制的引入和卫生改革工作的不断深入，人们对健康的需求在不断增长，给围手术期手术麻醉安全性、医疗服务效率以及社会的经济支付能力带来了巨大挑战。过去的医疗改革，主要是靠"以药养医"的政策来维持，随着社会发展以及医疗体制改革，医药的批零差价将逐步取消，今后医院的效益必须从手术、检查及介入等一系列的医疗活动里来，从医务人员的劳动价值来体现。而所有这一切，都离不开麻醉学科的工作。麻醉学科会逐步成为提高医院工作效率的枢纽学科。下一轮的医院竞争，前提是效益的竞争。所以，今后医疗的发展趋势必然会推动麻醉学科成为医院提高工作效率的枢纽学科，同时也是为医院赢得社会和经济效益的主要

科室，将是医改未来发展的支柱学科。

其次，先进的仪器、设备及许多新药、新技术在围手术期的使用，既提高了麻醉安全，又要求麻醉医师必须具备丰富广博的专业知识，且应熟练地掌握现代化仪器的使用。这些都对麻醉安全、服务模式、服务质量提出更高的要求。如何从麻醉学科发展的角度，通过调整专业定位、规范医疗行为、加强患者安全管理建设，来构建起围手术期手术麻醉的安全体系，是当下时代背景下的重大课题。

（二）麻醉质量管理与控制带来的学科发展的机遇

随着外科领域的纵深发展，外科专科化趋势明显快于麻醉学科的发展进程，许多外科手术已经打破人体禁区或非生理状况，加上手术数量和复杂程度与日俱增、人口结构愈趋老龄化，必然带来重大手术和危重患者逐渐增多的局面，给麻醉医师带来新的挑战。结合我国目前医疗改革现状，加强医疗质量、促进患者安全变得更为重要和紧迫。近年来，围绕麻醉质量管理与控制有一系列举措和革新，包括专注技术革新以解决客观问题、专注于管理革新以解决主观问题以及重视社会、媒体、舆论等外部环境问题。

其中，"建立系统化临床路径，消除个人的因素导致的错误"是近几年在管理策略方面的重要更新。临床医疗是临床特色学科的重中之重，是学科存在的前提。特色的麻醉学科来源于特色的临床麻醉病例的有效收集和利用。应改变多年来应付临床任务而缺乏临床病例的有效记录与利用的现状。建立麻醉临床路径，即针对某一疾病建立一套标准化麻醉方案与治疗程序，以循证医学证据和指南为指导来促进麻醉管理的规范化，最终起到规范医疗行为的目的，从而进一步建立信息化麻醉病例数据库。麻醉临床路径应区别于常规的临床路径，在 ICD 码对应的各种疾病或某种手术名称规范的基础上，强调麻醉前、麻醉中、麻醉后的围手术期医学概念，手术、麻醉、护理、检验、心理等学科结合起来，保证治疗项目精细化、标准化、程序化，形成单一病例的标准化与同类病例的规范化。因此，完善临床路径，尽量细化麻醉各项程序，以规范化操作防范麻醉意外是保障临床麻醉安全的重要举措。

（三）快通道麻醉、围手术期医学、加速康复医学等带来新的学科发展机遇

加速康复外科最早是 2001 年提出的，其核心思想是指在术前、术中及术后应用各种已证实有效的方法以减少手术应激及并发症，加速患者术后的康复。其运作涉及外科医生、麻醉医生、康复治疗师、护士，也包括患者及家属的积极参与，是一个多学科协作的过程。其中快通道麻醉和充分完善的术后止痛这两个环节是重要的组成部分，以尽量减少围手术期的各种应激反应。除此之外，近年来广受青睐的日间手术的麻醉，最早源自欧美发达国家，其实也属于快通道麻醉的工作范围之一。快速康复外科和日间手术都给快通道麻醉技术的实施和推广提出了更高的要求，核心要素在于需要建立一整套科学高效的管理体系和一系列严谨细致的安全保障措施。

进入 21 世纪以来，麻醉医生日益主导了患者合并疾病的围手术期评估与处理工作，对手术患者的围手术期安全承担的责任也与日俱增。现在一些欧美国家的麻醉科和我国西京医院等已经更名为"围手术期医学科"，麻醉学已经进入"围手术期医学"时代。

现代外科的理念也进行了更新。1997 年丹麦哥本哈根大学 Henrik Kelhet 教授提出加速康复外科（Enhanced Recovery After Surgery，ERAS）的概念，其本人被誉为"加速康复外科"之父。ERAS 指采用一系列有循证医学证据的围手术期处理措施，以减少手术患者的生理及心理的创伤应激，达到快速康复目，其核心理念是减少创伤和应激。促进术后康复的麻醉管理，是 ERAS 的重要组成部分。ERAS 要求采用遵循循证医学证据的一系列围手术期优化方案，促进患者术后尽快康复。促进术后康复的麻醉管理强调麻醉科医生在围手术期所起的作用，使麻醉科医生从提供最佳手术条件、最小化疼痛和保障围麻醉期患者生命安全，向确保患者的合并疾病得到最佳处理。促进术后患者康复转变。麻醉科医生应当在围手术期合理调节应激反应（内分泌、代谢和免疫），使用各种已证实有效的方法（优化术前、术中、术后患者管理等）来降低手术伤害性刺激反应，维持重要器官功能。最小化不良反应（如疼痛、恶心和呕吐等），减少并发症，提高康复质量，从而缩短住院时间，减少住院费用，提高患者满意度。

显然，伴随快通道麻醉技术、围手术期医学和 ERAS 的迅速发展和应用，将使麻醉学科面临许多新

问题的考量。学科必须顺应医学发展趋势，适应临床诊疗的发展需求，对新问题深入思考和研究，探索出行之有效和安全可靠的新技术与服务项目，以期在围手术期医学领域以及临床医疗实践中发挥自己应有的、独到的作用。

二、应对挑战

当前，麻醉学科正面临跨世纪学科发展的挑战，科技是这场挑战的核心，如何在原有的学科建设的基础上将麻醉学科推向新的台阶？疼痛诊疗和重症医学这些亚学科的独立发展和迅速剥离，麻醉学科如何应对？生命科学的高度繁荣带来的新技术的更新甚至颠覆性的改变，是否会边缘化麻醉学科？神经科学的迅猛发展，麻醉学科会不会掉队？摆在面前的是机遇，更是挑战。

（一）麻醉亚学科的独立发展，是否会从麻醉科剥离？

麻醉亚学科的兴起和发展丰富了麻醉学内容、将麻醉技术更多地为人类造福，其中疼痛诊疗和重症医学已经成为麻醉学比较成熟的亚学科，而正在兴起的毒瘾医学（主要代表技术为全麻下快速脱毒）也可能成为下一个麻醉学亚学科。然而，近年来疼痛和重症医学已逐渐脱离麻醉学科。

麻醉亚学科的独立发展不应脱离麻醉的整个学科体系。从历史沿袭而言，疼痛诊疗和重症医学都是麻醉科医生首创，都是麻醉学的重要组成部分之一。即使到今天，欧洲国家仍然是麻醉科在管理ICU。从麻醉前门诊、手术室临床麻醉、手术后恢复室及ICU，全部由麻醉科管理，这仍是目前整个国际麻醉界最通行的组织模式，因为这一模式，符合医疗流程的自然规律，符合患者的最大利益，也为医院带来最大的效益。在心内科、呼吸内科等都有自己专科ICU的现实情况下，医院综合ICU或外科ICU的收治对象，主要是围手术期间的危重患者。由麻醉科管理ICU，就可以将手术前对患者病情和机体生理功能的评估和准备、手术中患者生命体征的综合管理、手术后早期的病情判断和及时处理以及术后疼痛与术后并发症的处置连为一体，真正做到高效、安全的医疗服务。

其次，从规范化培训和人才培养的角度而言，没有麻醉科的工作基础，缺乏神经阻滞技术、危重患者急救和复苏技术，缺乏麻醉药、肌肉松弛药及麻醉性镇痛药的授权和使用经验，如何开展亚专科的临床工作？因此，亚专科医生的麻醉科工作基础是非常必要的。应当是从经过麻醉学科基础训练1～2年后的住院医师中选拔，再经相关亚专科的专业培训后，才可以胜任他们的本职工作。

总之，伴随科学技术的高速发展，必然出现学科越来越多，分工越来越细，研究越来越深入，但从更广阔的范围来看，学科间的联系越来越密切，相互渗透的程度越来越深，科学研究朝着综合性方向发展。未来，各个学科之间的交叉碰撞、知识和资源的整合重组将成为学科发展的总的趋势，在这样的时代背景下，结合历史沿袭、组织管理及人才培养几方面的客观现实，这些本来隶属于麻醉学科的亚专科，其未来发展不能脱离麻醉学科建设的这个大体系。

（二）新技术带来的精准医学，是否会使麻醉科边缘化？

随着计算机能力和人工智能的迅猛发展，自动化浪潮已经波及医学领域。以Nacrotrend为代表的麻醉深度监测，以靶控输注静脉麻醉、闭环反馈吸入麻醉及强生Sedasys麻醉机器人等为代表的计算机辅助麻醉，在提高麻醉精准度的同时，也在挑战麻醉学科的未来发展。

建立在电脑分析基础上的麻醉深度监测，具有安全、无痛，数字化麻醉管理的优势，在指导麻醉药物选用、反映意识状态、麻醉镇静深度等方面具有明显的优势，对提高麻醉安全性和促进术后恢复、减少住院费用等方面具有良好的临床价值。近年来，强生公司子公司Ethicon Endo-Surgery开发了麻醉机器人Sedasys，以静脉注射的方式将处方药注入血液，通过检测与镇静相关的体征信号，可以自动调整或停止输液。尽管美国食品和药物管理局于2013年批准了这一疗法，但目前该技术仅被允许在常规的结肠镜检测手术中使用。

如果麻醉自动化得以推广，将在医学界引发一场自动化改革浪潮。但以目前的技术水平来看，"靶控"并不是"全自动"，麻醉机器人也不是"全能"，即使使用闭环靶控系统或麻醉机器人，仍需要麻醉医生严密观察患者生命体征和把控系统的运行情况。机器能极大辅助人类医疗行为，但尚远未到达完全取代人的程度。麻醉医生仍然承担着患者围手术期生命体征监测和管理的全部工作，是手术安全的关键所在。麻醉医师应发挥围手术期管理的特长,让机器听命于人而非被其替代。

(三)脑科学的快速发展,是否会让麻醉科掉队?

全身麻醉离不开对人脑的研究。随着各种测量大脑活动与行为的新技术新手段的出现,脑科学研究得到了快速发展,脑科学正广泛渗透影响了自然科学各个领域,尤其是极大促进了医学、心理学、思维认知科学的发展。目前看来,神经元标记和大范围神经网络中神经环路示踪和结构功能成像技术,大范围神经网络活动的同步检测、分析和操控技术,具有高时间、空间分辨力的新型成像技术,以及电子探针、纳米技术等,都将令研究者们探索大范围的神经元集群功能状态及动态变化成为可能,由此积累的大量数据或许可助人类在探索大脑的路上跨越沟壑、走得更远。

在脑科学的研究过程中,麻醉学科有着悠久的历史,多年来曾围绕全麻机制、防范术中知晓和术后认知功能障碍等展开过一系列脑功能相关的临床诊疗和研究工作。除了前述的多种监测麻醉深度的新理论和新技术之外,得益于脑科学定量多导脑电图监控脑电活动以防范神经系统的损伤,影像学方法(如功能磁共振成像、经颅多普勒等)测定脑血流灌注,通过测定颈静脉球血氧饱和度间接测定脑血氧或直接脑组织氧测定整体脑氧合状态提供信息等这些领域都可能是今后麻醉学科获得突破或得以推广的脑科学相关工作。

伴随着全球脑科学研究的浪潮,麻醉学科必须迎头赶上,不能掉队。今后,围手术期脑功能保护意识的提高,围手术期脑功能监测进入快速发展阶段,从对麻醉深度的监测发展至直接对脑组织氧供需平衡的监测,从有创监测发展至微创监测甚或无创监测,提供的信息更加细致多样。麻醉学科应自始至终在这一领域扎根,发出学科的声音。

三、促进发展

目前跨学科时代,麻醉学科如何将围手术期管理与国家政策、基础建设、领导方式和医院文化相结合,对接高品质围手术期管理学术发展前沿,引领高品质围手术期管理跨学科合作的创新发展?

围手术期医疗模式的提出,强调以手术患者为中心,以围手术期医生和(或)麻醉科医生为主导,各专业之间互相合作,通过医患双方的共同决策和无缝连接的医疗服务,来实现改善医疗质量、改进医疗服务和降低医疗费用的目的。在中国倡导、推广围手术期医学和 ERAS 的观念需要结合国情来进行必要的本土化,结合我国目前的医疗现状,提高医疗质量、保障患者安全是构建围手术期医疗安全体系的根本要务。因此,麻醉医师应该顺应麻醉学科发展的历史使命,重新调整学科的专业定位,加强医学教育和培训,规范麻醉医疗行为和加强系统患者安全管理建设,在围手术期构建起手术麻醉的安全体系。

随着医学技术、社会经济的发展和对疾病、疼痛的深入认识和研究,舒适医疗应运而生。舒适医疗的核心是无痛医疗。疼痛治疗正是由麻醉学科开创的,是麻醉学的重要组成部分之一,是麻醉医生最擅长的技术。在这种新的医疗服务模式下,麻醉学科表现出无可比拟的学科优势,在保证医疗安全的前提下,已经广泛开展了以围手术期镇痛和无痛诊疗为核心的医疗服务,在一定范围内真正实现了舒适医疗。舒适医疗服务既是患者的一种诉求,也是临床医生立足以人为本,实现以患者为中心的诊疗思想的一种具体体现,同时又是促进临床医学多学科协作发展的必要条件。麻醉学科的自身特点决定了其在舒适医疗服务中的核心地位,麻醉学科未来发展方向也必然是由安全、无痛转向舒适医疗。

为此,除继续关注镇静镇痛和快速麻醉技术革新之外,还需开放视野,主动提升理念,主动占据高位,从人员编制、设备配置、医学人文、科室管理、运作流程等全方位、多层次适应临床医学对麻醉学科的发展需求。麻醉学科的主动参与和应对,必将在有利于推动医院相关学科发展的同时,自身资源会进一步优化与整合,学科建设将更大更强。

第五节 顶层设计是前提、自身建设是根本

[89]12 号文件以来,伴随着国家经济水平和医疗服务多元化、多层次需求的增长,麻醉学科发展的内外环境发生了深刻变化。如何适应新一轮医药卫生体制改革的要求,以舒适化医疗、个体化医疗、

围手术期医学等学科发展的大背景为契机,谋求麻醉学科建设的可持续发展,是当前学科建设有待解决的现实问题。

一、顶层设计

组织构架是基础,紧跟任务目标,实施长远发展战略。

顶层设计原本是一个系统工程学的概念,是指运用系统论的方法,从全局的角度,对某项任务或者某个项目的各方面、各层次、各要素统筹规划,以集中有效资源,高效快捷地实现目标。顶层设计先要考虑建立一个整体的框架和结构的规划,然后在子系统里组织起具体模块,这样可以保证资源共享,系统成本最低。以前解决问题的方法是从问题的表层开始,逐步推向深入,但现在学科的发展和变化深刻而复杂,需要有更高层面的统一部署与协调,要在宏观层面上有整体推进方案,不能再像之前摸着石头过河、靠自发的逐渐形成,否则难以取得突破。

(一)科学规划设计

顶层设计的整体方案包括今后学科建设的整体思路、基本方向、最终目标等,应该有整体设计、长远设计,也应该承前启后,上下衔接。在促进麻醉事业发展的大背景下,麻醉学科建设的顶层设计中,学科人员结构的顶层设计是重点,具体而言,就是指要统筹协调我国麻醉学科各类从业人员整体结构,形成今后我国麻醉学科的人员构架和主要模式。规划设计要树立全局意识,要有整体的观念,从大处着眼,从全局出发,高瞻远瞩,谋求长远,根据麻醉学科内外环境变革的需求和学科建设的特点、规律和周期,搞好学科发展定位,充分发挥好现有重点学科的龙头和辐射作用,拓展新业务领域和特色亚学科功能,拓展新业务领域,使麻醉各亚学科相互促进、相互渗透,形成优势学科群体。

(二)调整发展模式

学科生存法则的核心是适应整个医学发展和医院区域竞争的需求,优胜劣汰。为此,顶层设计时要注意建立完善的激励竞争机制。要强化竞争的意识,注重激发个人潜能,鼓励冒尖和"标新立异",形成争先恐后的竞争氛围和优胜劣汰的竞争格局。要创造竞争的环境,把竞争机制引入到临床医疗和学科管理工作的各个环节,建立一整套考核评估体系,量化考评标准,形成良性循环。走内涵发展的路子,以实现从数量规模型向质量效益型的转变。

(三)当下顶层设计中的不足

在麻醉学科进入现代化的飞速发展过程中,当下学科建设的顶层设计尚存在两点不足:一是未能抓住重大问题,二是未能树立全局视野,充分优化整合亚专业资源。

其一,顶层设计应抓住重大问题。既然是顶层设计,就必须从当前及今后一个时期影响科学发展、社会和谐的人民群众反映最强烈的重大问题出发,抓住现象背后的体制机制原因,不回避、敢碰硬、求突破。只有做到这一点,才具有"顶层"的意义。顶层设计必须把优化基层医院学历结构、不断提高整体素质放在第一位,包括建立规范化住院医师培训体系,大力推进麻醉学科亚专业发展,建立国家级麻醉住院医师晋升体系和认证系统,加强住院医师临床模拟培训,加强主治医师以上麻醉医师的继续教育系统与认证系统等。

其二,顶层设计应有广阔的视野,这包括两层含义,对内要有全局观念,对外要有国际视野,其中对内的全局观念是首要问题。整体关联性是顶层设计的主要特征之一。顶层设计强调设计对象内部要素之间围绕核心理念和顶层目标所形成的关联、匹配与有机衔接。近年来出现的麻醉亚学科的迅速剥离是麻醉学科建设中突出问题,也是现阶段有待解决的难点问题。亚专科的优化整合不仅有助于纠正麻醉专业分化的畸形发展趋势,同时从顶层设计的焦点也为学科建设的目标和重点任务的实现提供了路径。以疼痛亚专科为例,可从保障疼痛亚专业的组织地位、鼓励支持疼痛科研及临床研究、借鉴麻醉培训模式来完善疼痛培训基地、尝试建立"疼痛中心"等新型诊疗模式等,积极关注并大力扶持亚专科的学科建设,争取做到共谋发展、共享成果。麻醉各亚学科相互促进、相互渗透是形成整个麻醉优势学科群体的重要保障。

二、自身建设

内涵建设是根本,重点加强人才队伍建设,提高核心竞争能力。

人才队伍建设是自身建设的核心。学科发展必须以自身为主,自力更生、自主创新、科学发展。因此,学科建设首先是人才建设。学科是基础,人才是关键。以大健康产业发展为契机,在麻醉学科顶层设计的指导下,为麻醉专业人才培养提供坚实基础。人才是学科建设的主体,人才队伍建设的重点包括下面几方面。

1. 优化基层医院学历结构、不断提高整体素质。包括建立规范化住院医师培训体系,大力推进麻醉学科亚专业发展,建立国家级麻醉住院医师晋升体系和认证系统,加强住院医师临床模拟培训,加强主治医师以上麻醉医师的继续教育系统与认证系统等。应当有意识地强化麻醉专科、亚专科教育与学科建设的联系,充分认识和摆正基础教育的位置,否则优质资源不能地向科研和研究生培养领域集中,基础教育资源不断弱化,研究生教育后继乏人。初级人才培养是富有创新意识的高级专门人才培养的基础,应该充分重视。此外,要在基层医院推广、健全终身教育体系。

2. 强化麻醉专业人才培养,建立一支数量充足、素质较高、结构合理的人才队伍。要进一步完善学科培养机制,有计划进行专业培训,建立完善的人才成长新机制。学科建设的本质是发展学术,学科建设中的人才培养重点是指研究生培养,同时也为本专科人才培养工作提供条件与资源。创新研究生培养模式,营造良好的科技创新环境,全面提升研究生培养质量。与此同时,联合相关优势学科,开展协同创新,超前培养学科未来发展所需要的各类型、各层次复合创新型人才。未来的发展是综合实力的竞争,应该研究并重点发展多院校、多单位的跨学科交叉联合培养人才的新机制,积极推进协同创新,充分挖掘交叉学科给人才培养带来的"红利"。

3. 最重要的一点是加强优秀人才,关键是优秀学科(术)带头人。优秀的管理团队是学科建设的前提和保证。为此,需要大力打造管理素质高、统筹能力强、具有专业管理水准的人才管理队伍,提高决策层素质。本着引进与培养相结合的方式建设人才队伍。既能请进来,即大力引进麻醉或麻醉亚专业的学科带头人,聘请国内外知名专家担任首席专家、特聘专家,指导学科建设和技术引入;又要送出去,即加强自有人才的培养,住院医师原则上都要到接受规范化培训,注重基础人才的培养与成长,并充分发挥现有专家和骨干人才的作用推进学科建设与发展。

学科团队是现代学科建设和发展的基本形式和显著特点。要通过相应的激励政策和制度,努力形成学科建设的良性竞争机制,高度重视学科团队和人才梯队建设;按照学科建设标准合理组建人才队伍,形成拥有学科带头人、学科骨干、后备力量的学科团队。学科团队的专长培养、学科团队的组织运行机制、学科的文化建设是提高学科核心竞争力的三要素。因此,自身建设可以从这三要素着手,构建具有专业特色的人才培养框架,提高麻醉学科核心竞争力。

1. 重视学科团队的专长培养。"学科专长"是承载学科价值的无形资产,是学科形象识别系统的重要组成部分,也是学科优势和竞争力的直接体现。学科团队的专长培养是学科发展的象征,能够带动学科的整体发展,提高学科的核心竞争力。学科专长的形成是学科在发展过程中不断调整、凝练学科方向,进行长期培育逐步形成个性和亮点的历史过程。要通过各种渠道有计划地培养人才,使科室内每一个人都有发挥潜力的用武之地,最终建立起一支素质过硬、德才兼备的人才队伍。

2. 优化学科团队的组织运行机制。学科团队的组织运行机制是学科发展的根本。需要积极探索、建立科学、有效的组织运行机制,包括学科评价的长效机制,建立适合医院的学科评价指标体系和学科评价管理方法和激励机制,对于了解学科内各团队或组织的现状和存在的问题,明确各团队或组织的发展方向,合理分配资源、制定适宜发展规划和促进学科全面建设有着重要的意义。

3. 打造学科的文化建设。要抓好以价值观为核心的学科文化建设,形成具有本学科特色的文化观念、文化形式和行为模式,体现学科、亚学科整个人才队伍的价值准则、行为规范和共同信念,推动学科建设发展。

麻醉学科是推动人类文明社会进步的一个最重要的学科,是保证人们生命安全和健康的最重要的学科。麻醉学科建设,在遵循客观规律的基础上,既重视顶层设计自上而下的整体规划、宏观推进,重点加强人才队伍建设,提高核心竞争能力,又要紧密结合实际深入研究,加强部门之间、区域甚至地域及国家之间、亚学科之间的交流合作与资源整合,有效摸索出一条真正适合自己的特色发展之路,建设具有中国特色的现代化麻醉学科体系。

（伍　静　参编）

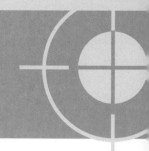

第三章 麻醉科的组织结构与工作任务

曾因明　徐州医科大学附属医院

麻醉学已是一门研究临床麻醉、生命机能调控、重症监测治疗和疼痛诊疗的科学,是临床医学中重要的二级学科,是医院中一级临床诊疗科目。医院麻醉科是外科等手术科室建设与发展的重要前提与支柱,也是无痛与舒适诊疗的重要平台。由于麻醉科对整个医院的安全体系、床位周转和运行效率起着关键性作用,因此麻醉科是现代医院中重要的枢纽科室,也是舒适医疗及无痛医院建设的主导科室。

在麻醉科的建设与管理中,组织结构是基础,没有组织结构就没有相应的内涵建设与过程管理。因此,规范麻醉科的组织结构,明确其工作任务是麻醉科建设与管理的重要前提。麻醉科的组织结构应涵盖:①麻醉科门诊;②临床麻醉;③麻醉后监护室(PACU);④麻醉科重症监护病房(AICU);⑤急救与生命复苏;⑥疼痛诊疗;⑦麻醉学教育;⑧麻醉学科研等。现分别叙述如下。

第一节　建　　科

根据卫生部发布的《医疗机构诊疗科目名录》,麻醉科是医院中的一级临床科室(代码:26)。因此,凡开展手术麻醉的医院均应设立麻醉科,为麻醉科的建设管理提供组织保证。麻醉科应设主任一名,视医院规模和工作需要配备副主任若干名。麻醉科主任在医院院长和机关领导下主持全科的医、教、研工作,副主任在科主任领导下分管临床麻醉、AICU、疼痛诊疗和(或)科研、教学等某一领域的工作。

科名一般称为麻醉科(Department of Anesthesia)或麻醉学科(Department of Anesthesiology),当麻醉科的工作任务除临床麻醉外,还承担危重患者及重大手术后的重症监测治疗,并建设有麻醉科重症监护病房(Intensive Care Unit),则可命名为麻醉与重症监护科(Department of Anesthesia and Critical Care Medicine)。随着现代加速康复外科(ERAS)理念的普及,以及围手术期内涵的延伸,麻醉科的工作任务已全面覆盖临床麻醉、重症监测治疗与疼痛诊疗,国内外一些麻醉学科已经更名为麻醉与围手术期医学科(Department of Anesthesia and Perioperative Medicine)。

医院手术室与麻醉科在同一场地工作,关系密不可分,国内的现状是手术室与麻醉科一体化和各自独立运行的情况并存,部分大型三甲医院的手术室与麻醉科已合并为一个行政单元,名称为麻醉手术中心或手术麻醉部,由麻醉科主任负责统一领导。实践证明,这一改革对统一领导、理顺关系、服务患者、提高效益均有积极的意义。考虑到学科发展的未来以及以患者为中心的良好合作平台,将手术室纳入麻醉科的行政管理范畴更为合理,即在行政管理上成为一个医疗、护理统一体。手术室护士长在麻醉科主任领导下分管护理工作,手术室护理业务工作接受护理部的业务技术指导。

第二节　组织结构与工作任务

遵照原卫生部[89]12号文件精神,医院麻醉科的工作内涵应包括临床麻醉、生命复苏、重症监测治疗及疼痛诊疗等方面,麻醉科的组织结构必须与其工作内涵相匹配。麻醉科的组织结构如图所示(图3-1)。

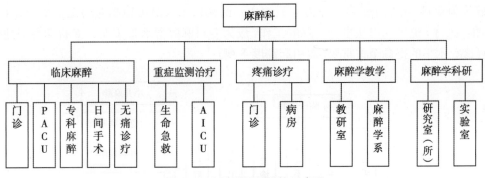

图 3-1　麻醉科组织结构示意图

　　麻醉科主任、副主任的分工应与组织结构相适应，麻醉科主任全面领导全科的医疗、教学及科研工作，在科主任领导下，可由一名副主任主持临床麻醉工作。若医院规模较大、临床麻醉工作内容齐全而丰富者，在临床麻醉中可设立专科组，如①门诊组；②专科麻醉组（小儿麻醉、脑外麻醉等）；③日间手术麻醉组；④内镜诊疗镇静与麻醉组；⑤PACU 组等，各组可设组长 1 人主持业务管理工作，组长应由资深主治医师或副主任医师及以上职称者担任，任期可相对稳定或定期轮转。另外可由一名副主任分管教学，一名副主任分管科研。教研室（或麻醉学系）主任及研究室主任（或研究所所长）原则上应由科主任兼任。这对统一领导、理顺关系，建立相互协调、相互促进的良性发展格局非常关键（图 3-2）。

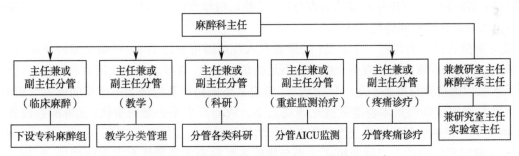

图 3-2　麻醉科主任、副主任分工负责示意图

一、临床麻醉

　　临床麻醉是麻醉科医疗工作的重要基础，临床麻醉的执业范围主要包括：麻醉门诊，麻醉与监测的实施，麻醉后监护室（PACU）的建设与管理等。

　　1. 麻醉门诊　麻醉科门诊的建设与规范化管理，对患者进行麻醉前检查、评估与准备，确保患者在最佳状态下接受手术麻醉。

　　2. 麻醉与监控的实施　为各类手术及内镜治疗提供镇静（无不愉快记忆）、无痛、肌松和合理控制应激反应等必要条件，对手术患者的生命机能进行监测、调节与控制，确保患者安全、医疗质量及手术麻醉后快速康复。

　　3. PACU 的建设与管理　对麻醉后恢复期患者进行监护与处理，预防并早期诊治并发症，保障麻醉恢复期患者安全等。

　　临床麻醉是由麻醉前、麻醉中及麻醉后三个各有重点而又相互衔接的阶段组成，其相应的组织结构包括麻醉门诊（或称麻醉前评估中心）、住院手术麻醉、日间手术麻醉、介入手术麻醉和内镜诊疗的镇静与麻醉以及麻醉后监护室等（图 3-3）。根据医院的规模和手术科室的诊疗水平，可在临床麻醉中建设专科麻醉，如小儿、产科、心血管外科、脑外科等，不宜称为亚专业或亚科，因为麻醉学是二级临床学科，麻醉科是医院中的一级科室，作为亚专业（或亚科）迄今有文件依据的只有 3 个，即临床麻醉、重症监测治疗及疼痛诊疗，属三级学科或二级临床科室，是麻醉学的亚专业或亚科。小儿麻醉等是临床麻醉中的专科麻醉，因此称为"亚专业"或"亚科"易造成学科分级方面的混淆，目前部分文献将小儿麻醉等专科麻醉称为亚科,应慎重斟酌。麻醉科资深主治医师以上人员可以相对稳定于某一专科麻醉,成为"一专多能"人才,也可专门从事专科麻醉工作,成为专科麻醉学术带头人。专科麻醉的建设与发展对临床麻醉诊疗水平的提高至关重要,需引起高度重视。

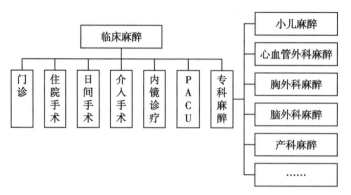

图 3-3　临床麻醉的工作结构图

(一)麻醉科门诊

麻醉科门诊是麻醉前对患者全面检查、对病情作出清晰评估及进行充分准备的场所,是国际成功而又成熟的经验。为缩短患者住院时间,凡拟接受择期手术的患者,在入院前均应在麻醉科门诊(或称"麻醉前评估与准备中心")进行必要的检查与准备,然后将检查结果、准备情况、病情评估及麻醉选择及处理意见等及时传送到麻醉科。

1. 设立麻醉科门诊的优点　主要是:①患者在入院后即可安排手术,可明显缩短住院日、提高床位周转率;②可避免因麻醉前检查不全或准备不足而延期手术,这种现象在我国目前还存在,甚至患者已送到手术室但因检查与准备不足再转回病房,给患者造成精神及经济上不必要的痛苦与损失;③杜绝手术医师与麻醉医师因对术前准备意见或观点不一致而发生不必要的争执;④麻醉前准备比较充裕,而且在患者入院前麻醉科医师已能充分了解到病情及麻醉处理的难度,便于恰当地安排麻醉工作。

2. 设立麻醉科门诊的必要性及模式　当今我国各医院手术数量均有大幅度增加,沿用手术前一天下午由麻醉科医师进行麻醉前访视与准备的方法已不适用,因为麻醉科医师当天手术结束已很晚,无法再去病房访视患者并进行准备,因此医院的麻醉前访视与准备的制度在很多医院实际上已形同虚设,目前普遍的状态是术前检查、评估与准备的责任实际上已落到无执业医师资质的实习医师或进修医师身上。正因为如此,术前检查不全、判断失当、准备不足等情况仍然存在,临时取消或推迟手术的事情时有发生,甚至发生医疗纠纷,这对患者极为不利,也违背保障患者安全、全心全意为患者服务的宗旨。为此,加强麻醉前评估与准备,稳步推进麻醉科门诊建设已势在必行。在当前阶段,各医院可根据自身条件选用下列模式之一进行麻醉前评估与准备。

(1)由资深麻醉科医师主持,组成专门评估与准备小组,坚持每日对每个患者进行评估与准备。

(2)可在手术室与病区之间设"麻醉前评估室"或"麻醉前评估中心",由资深医师主持就诊,主要对入院的选择性手术患者进行检查、评估与准备。

(3)建立麻醉科门诊。迄今我国多数医院尚未建立,确信随着医院运行机制的改革,这一工作必将在我国医院改革中提到重要议事日程,最终目标是要在所有医院建立麻醉科门诊。

3. 以点带面稳步推进　建立麻醉科门诊是医院现代化的必然,但宜稳步推进。从我国的实际情况出发,首先应在三级甲等医院及有条件的三级乙等及二级医院建立,麻醉科门诊的建设与管理要在医院的领导与支持下进行,要认真总结其运作与管理经验,形成建设管理规范,组织交流并逐步推广。

(二)手术麻醉

1. 住院手术麻醉　住院手术麻醉指的是在住院部手术室进行的手术麻醉。虽然随着住院部手术室以外的手术麻醉处理日益发展,如日间手术麻醉,住院手术麻醉所占比例有不断缩小的趋势,但就手术级别、病情及麻醉处理的难度而言,住院手术麻醉仍是临床麻醉工作的基础与重点,也是麻醉科教育与科研的重要支撑点。

现代临床麻醉的精髓已从麻醉操作技术转移到对患者的生命功能的监测、调节与控制，因此除提供手术的基本条件外，还必须做到：

（1）提供为保障患者安全所必需的特殊操作，如气管、支气管插管，困难气道管理，控制性降压，控制性低温，人工通气，体外循环等。

（2）对患者的生命机能进行全面、连续、定量的监测，并调节、控制在正常或预期的范围内，以维护患者的生命安全。应确保所有手术麻醉的患者均能达到下列五项最低监测标准：①血压（BP）；②心率（HR）；③心电图（ECG）；④脉搏氧饱和度（SpO_2）及⑤体温（T）等 5 项监测。全麻患者除上述 5 项外，应确保有呼气末二氧化碳（$P_{ET}CO_2$）及麻醉深度监测。并配备一定数量的 B 超，可视喉镜，血液回收机以及有创或无创血流动力学监测设备，以满足临床需求。对患者生命机能进行监测与调控不仅涉及麻醉科仪器与设备的先进以及麻醉科医师的知识、素质与能力，更是患者医疗安全的重要保证。

（3）严格工作流程，制定规范、指南或共识是加强科学管理的基础，努力学习、认真贯彻、提高执行力是保障医疗质量、预防并发症和意外的重要举措。

2. 日间手术麻醉　日间手术系指患者从入院、手术至出院在 24 小时内完成的手术，除外在医师诊所及门诊开展的手术。随着医学的发展，患者对医疗质量要求不断提高，国家对于医疗成本的控制也日益关注。由于日间手术能显著缩短住院日、减少院感风险、方便患者、减轻经费负担，近 20 年来国际上日间手术发展较快，部分发达国家日间手术已占到医院手术总数的 50% 以上。我国卫生计生委已明确提出至 2020 年日间手术要占医院手术总数的 30%。因此日间手术作为一种新的医疗模式越来越受到重视。

日间手术麻醉是在门诊手术麻醉的基础上发展起来的，但是决不能将日间手术麻醉简单地看成是将手术麻醉从住院部手术室搬到门诊手术室的问题。日间手术麻醉面临方便而又严谨、简单而又安全、减轻经济负担而又确保质量的挑战，因此是一项系统工程，涉及麻醉前评估与准备、麻醉与监控处理以及麻醉后恢复，因此要有严格医疗指征、严密的管理，否则医疗质量与患者安全均难以保证。对此，必须努力防患于未然，在我国日间手术麻醉发展正在起步之日就应未雨绸缪，制定科学的建设管理规范。倡导将"分散收治、分散管理"，"统一收治、分散管理"的模式向"统一收治、统一管理"的模式过渡。

3. 介入手术麻醉　介入治疗在近 30 年发展很快，已与内科治疗学、外科治疗学并列为第三个微创性治疗学科，称为介入医学（Interventional Medicine）。介入手术麻醉常在介入治疗室进行，由于受到场地、设备的制约可导致隐患与风险；由于受到手术难度及病情的限制，麻醉方法差异较大，可从镇静到气管内插管全身麻醉。因此，介入手术麻醉的主要任务是：①建设符合手术麻醉要求的环境与条件，特别是急救及复苏的设备与条件等。②确认实施深度镇静及麻醉处理的从业资格。应当强调：深度镇静的实施及麻醉药品的使用者必须具有麻醉科执业医师资格，否则属违规、违法医疗行为。③制定介入手术麻醉的流程与规范，确保患者的安全及医疗质量。

4. 内镜诊疗的镇静与麻醉　随着内镜诊断与治疗的发展以及患者对舒适医疗的需求，内镜诊疗的镇静与麻醉已成为日益普及并受到患者欢迎的麻醉科工作领域，麻醉科的主要任务是：①消除因侵入性诊治带来的痛苦与不适感，避免出现恶心、呕吐甚至呼吸困难等不良反应；②对患者生命机能进行监测与调控，确保患者安全；③确认实施深度镇静及麻醉处理的麻醉医师执业资格；④为利于科学管理，提高效率，确保医疗质量及患者安全，应将全院内镜诊疗进行集中或统一管理，做到管理规范、各科受益、患者安全。

（三）麻醉后恢复室

早在 1873 年，美国麻省总医院（Massachusetts General Hospital）就已开始建设麻醉后恢复室（post-anesthesia recovery unit，PARU 或 post-anesthesia care unit，PACU）。20 世纪初期，随着复杂外科手术的开展，PACU 在美国及其他国家医院中相继出现，又称麻醉恢复室（recovery room，RR）。从 20 世纪 50 年代末以来，PACU 得到快速发展，在发达国家几乎所有的医院均建有 PACU，PACU 的床位明显增加，PACU 与手术台的比例达到或超过 1:1。我国 PACU 的建设远不够普及，PACU 床位数较少。PACU 的建设与管理也有待进一步规范。

PACU 是患者在麻醉后继续进行麻醉和各生理功能恢复的场所,通过对患者继续观察和监测,及时发现问题并进行及时治疗,维持生命体征的稳定,保证患者麻醉后的安全。PACU 常常需要同时对常规手术后苏醒的患者、区域麻醉后恢复的患者、危重病术后苏醒的患者以及手术和麻醉后苏醒的患儿进行管理。PACU 必须配备经验丰富的人员,其人员和设备应可灵活调配,以保证患者麻醉苏醒后能早期恢复,并促进患者转移至病房或出院后的中期恢复。

PACU 的床位数及其管理与医疗水平是医院现代化的一个重要标志。

(1)能有效保障手术患者恢复期的安全,降低麻醉恢复期严重并发症的发生率。实践证明:PACU 的建立对预防麻醉后近期并发症和意外,保障手术患者的安全,特别是危重患者的救治有肯定的意义。

(2)能有效防止患者在术后转送途中或在普通病房中发生低级恶性医疗事故。

(3)能提高手术台的利用率:PACU 的建立可缩短患者在手术室内停留时间,加快手术台周转,提高手术台利用率,可充分利用人力物力资源,提高效益。

(4)改善麻醉恢复期对患者的监护:由于有集中的场所,连续定量的监护和训练有素的医护人员监护,可明显提高恢复期对患者监护的水平。

PACU 对保障患者安全、提高手术台利用率的重要作用已为国内外医疗实践充分证明,是成熟而又成功的经验,被认为是现代化、高效率医院的必然产物。因此,我国所有二甲以上医院,以及年手术麻醉超过 6000 例次的二乙医院,或每日每手术台的手术患者≥2 例次者,均应建有 PACU。PACU 应设在与手术室同一楼层的共同区域内,其床位占有面积不小于 6m²/床。PACU 的床位数与手术台比例一般以 1:4~1:2 为宜,应根据各医院的诊疗水平即危重疑难病例及重大手术在总手术(麻醉)病例中所占比例的不同作适当调整。PACU 的日常工作由麻醉科主治及以上医师主持,在麻醉科医师负责下由麻醉科护士进行具体的监测与护理,并按规范要求认真记录及书写医疗文件。

二、麻醉科重症监护病房

麻醉科重症监护病房(Anesthetic Intensive Care Unit,AICU)属专科 ICU,是麻醉科工作的重要组成部分。其主要执业范围是对围手术期危重症患者进行监测与治疗,主要包括:①术中发生的严重并发症和(或)重要器官功能衰竭;②心肺脑复苏(CPCR);③围手术期急危重症的术前准备与术后处理;④重大或疑难手术等患者的急救与加强监测治疗;⑤心肺复苏后及多器官功能衰竭的患者等。

原卫生部 1989 年[89]第 12 号文件明确指出重症监测治疗是麻醉科的重要工作范围。原卫生部 2009 年[09]第 9 号文件明确重症医学科不包含专科重症监护室(ICU),如心脏 ICU(CCU)及新生儿 ICU 等。AICU 属于专科 ICU,因此,建立 AICU 是符合卫生部文件要求的,与重症医学科是相辅相成的。

随着医学的发展,现代麻醉科工作的精髓已转移到对人体生命机能的监测、调节与控制,因此,AICU 的工作不仅是麻醉科工作的重要组成部分,而且是麻醉科工作的优势。尤其应当指出的是:围手术期危重患者的诊治,诸如术后不能脱离复苏器的患者,术中有严重并发症的患者,多发性、复合创伤以及 CPCR 患者等,是围手术期危重病诊治、保障重大手术安全、提高医疗质量的重要环节,是对手术科室开展重大及疑难手术治疗的有力支撑,更是保证术中、术后监测治疗连续性的必需。因此,麻醉科作为二级临床学科(一级临床科室),应充分发挥其理论与技术优势,加快人才培养,努力做好 AICU 的建设与管理工作。

三、麻醉科疼痛诊疗

疼痛诊疗(Pain Clinic,PC)是麻醉科工作不可分割的组成部分,因为麻醉与镇痛密切相关,是无法分开的。麻醉科疼痛诊疗(Anesthetic Pain Clinic,APC)的执业范围主要是运用麻醉学的理论、方法和技术进行疼痛诊疗。

麻醉科疼痛诊疗工作应以急性疼痛为基础,因地制宜地开展慢性疼痛,在研究与临床实践中形成麻醉科的技术特色。麻醉科是"无痛医院"、"舒适医疗"建设的主导科室,这项工作面广量大,可以发展学科、惠及医院、造福患者。在做好急性疼痛诊疗及无痛、舒适化医疗的基础上，要根据医院的条件有目的地开展慢性疼痛诊疗工作，建立麻醉科疼痛诊疗门诊与病房。

此外，还应努力开展除慢性疼痛以外的麻醉学治疗工作。在麻醉科的工作领域中，必须要坚持努力开展麻醉学理论与技术为核心的诊疗工作，这一举措对确保麻醉科工作的拓展，以及对学科建设的推动具有重要作用，是确保独立二级临床学科的重要支柱，是麻醉学科未来发展的重要基石。由于我国幅员辽阔，医院间差异明显，因此临床技术是否成熟与先进、疼痛诊疗能否牢固地附着于麻醉学领域是值得重视并必须解决的问题。

麻醉科疼痛诊疗的组织结构可因地制宜作如下抉择：

（1）建立"麻醉科疼痛诊疗中心"（The Center of APC，CAPC）。成立 CAPC 必须：①设有疼痛诊疗门诊及病房；②具备一支相对稳定于疼痛诊疗的人才队伍；③有较为丰富的病源及较为先进的技术平台与设备条件。CAPC 可在麻醉科主任领导下，由一名麻醉科副主任或资深医师分管，或兼任 CAPC 主任。

（2）设麻醉科疼痛诊疗门诊：暂无条件建立 CAPC 的麻醉科可先开设疼痛门诊，应配备主治医师以上人员定向于这一分支专业，当规模扩大及各方面条件成熟时，再开设疼痛病房并向 CAPC 过渡。

（3）建立以麻醉科为主，由神经内科、骨科和康复科等参与的多学科疼痛诊疗中心或多学科疼痛诊疗研究中心。

麻醉科疼痛诊疗应注重形成自身的特色，即要发挥麻醉科的理论与技术专长，在急性疼痛诊治及"无痛医院"建设的基础上，有重点地展开慢性疼痛诊治，并注重医疗质量与学术含量。

四、麻醉学教研室

现代医学教育已向终身医学教育体系发展，即学校基础教育（basic education schools，BE）、毕业后教育（postgraduate education，PGE）和继续医学教育（continuous medical education，CME），这是 3 个分阶段又连续统一的教育体系，因此，医学院校附属医院及承担教学任务的教学医院均应成立麻醉学教研室。

若医学院校有多个附属医院，可联合组建麻醉学系，以统一安排教学任务，统一合理使用教学资源，统一教学质量标准及其评估，统一师资队伍的有计划培训。教研室主任一般应由科主任兼任，麻醉学系主任应在各附属医院麻醉科择优遴选。

教学和科研是麻醉科的重要工作内容，教研室主任要制订教学计划，组织实施，定期总结。

麻醉学教研室的主要任务是：

（1）承担医学院（校）医学生《麻醉学》独立开课的讲课与实习任务。

（2）承担医学院（校）医学生的生产实习任务。

（3）承担毕业后教育即规范化住院医师培训及专科医师培训工作。

（4）承担研究生教学任务。

（5）承担进修医师的教学任务。

（6）开展继续医学教育。

五、麻醉学研究室

科学研究在麻醉学科的建设中具有重要地位，因为麻醉科不同于其他临床学科，麻醉科是基础与临床紧密结合的桥梁学科，在麻醉学科研究中，临床研究与基础研究占有同等重要的地位，基础研究主要在实验室完成，临床研究主要在临床进行，但两者必须紧密结合。要树立"临床工作向前一步就是科研"的意识，要在日常诊疗工作中做有心人，注意思考并发现问题，根据拟解决的问题确定课题、进行科研设计，完善记录、积累资料，经统计分析后撰写论文，这是提高临床医疗水平和麻醉科学术地位的重要途径。为更好地推进麻醉科的科学研究工作，在有条件的医院，麻醉科应成立麻醉学实验室和（或）麻醉学研究室。

麻醉科成立实验室和(或)研究室时,应由麻醉科主任(或副主任)兼任研究室(或实验室)主任。

成立研究室(或实验室)时一般应具备以下基本条件:

(1)要有学术水平较高,治学严谨,具有副教授或副主任医师以上职称的学科或学术带头人。

(2)已形成相对稳定的研究方向并有相应省(部)级或以上的研究课题及经费。

(3)配备有开展科学研究所必需的实验室,具有规范的实验室条件。

(4)配备有与研究方向相匹配的仪器设备及运行经费。

(5)配备有一定数量的专职实验室专职人员。

(6)要形成一支结构合理的相对稳定于研究方向的人才梯队。

麻醉学研究室(或实验室)是研究生、麻醉科医师进行科学研究的重要场所。实验室技术平台和管理水平的高低在很大程度上代表着研究室(或实验室)建设的整体水平,而技术与管理关键在人才,因此,必须以人才为本。在有条件的麻醉科,应积极建立并完善与科室规模相适应的麻醉学研究室(或实验室)建设,有条件的医院可考虑建立麻醉学研究所,对加强麻醉学人才的培养,推动麻醉学科发展具有重要意义。

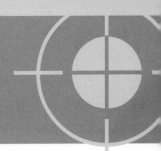

第四章

麻醉学科人员配置、职责与分级管理

姚尚龙　华中科技大学同济医学院附属协和医院

麻醉学科是临床一级科室，工作范畴涉及临床麻醉、疼痛治疗以及危重病治疗。麻醉学科是医院中推动舒适化医疗的主导学科和保障医疗质量与安全的关键学科；同时也是医院创新的重点学科以及医院的支柱学科。麻醉学科人员配置合理、职责分明和管理科学化是一个医院高效安全运转的重要保障。麻醉学科人员在数量及专业结构上必须：①与临床手术科室医师总数，开放的床位数以及床位周转情况相适应，以能保证医院临床各科手术的需要；②能满足手术室外麻醉、镇痛及镇静工作的需要；③能适应麻醉后恢复室（PACU）、麻醉重症监护病房（AICU）以及开展疼痛诊疗工作的需要；④能满足麻醉术前评估，麻醉门诊以及日间手术的需要；⑤教学医院还必须满足教学、住院医师规范化培训与科研工作的需要等。虽然各个地区及医院间差异较大，很难确定一个统一的人员配置标准，但是因地制宜、结合医院特点配备数量充足、结构合理、培训规范的麻醉学科工作人员，是麻醉学科正常开展临床、教学、科研等各项工作的基础。

第一节　麻醉学科人员配备

麻醉学科的人员配备应包括医师、护士、工程技术人员等，要按照不同医院、不同工作内涵配备人员。各级医院均应以临床麻醉为基础，综合考虑麻醉后恢复室（PACU）、麻醉重症监护病房（AICU）、麻醉门诊、疼痛诊疗以及教学、住院医师规范化培训和科研工作的需求，确定麻醉学科人员编制，以保障麻醉学科工作的规范实施。麻醉科医师及相关人员的数量需与麻醉学科开展业务范围、临床手术科室开放床位数、手术医师数量、手术台数、年手术总量和手术台周转等情况相适应。参照国外经验以及结合国内现状，既往以手术台数确定麻醉科人员编制的方法存在缺陷，而以医院手术医师数量按比例配备可能较为合适。

临床麻醉均应实行主治医师负责制，即每台麻醉至少应有1名主治医师或主治医师以上资质的医师负责；在有下级医师共同参与麻醉工作的前提下，每位主治医师或主治医师以上资质的医师可同时负责手术麻醉1~3台，二级及以下医疗机构麻醉科至少应有主治医师负责科室临床麻醉的质量和安全。

麻醉科应聘任足够临床医师，并聘用一定数量的助理医师、护理人员、工程技术人员以及相关的辅助人员。

1. 麻醉科医师和助理医师　同时具备以下两个条件方可聘任：①学历要求：麻醉科医师，应具有医学院（校）本科及其以上学历；麻醉科助理医师应具有医学院（校）大专及其以上学历；②通过住院医师规范化培训和执业医师考试并获得执业医师或执业助理医师资格证书。

2. 科主任必须同时具备以下条件方可受聘于科主任岗位　二级医院麻醉科主任原则上应具有：①医学院（校）本科及其以上学历；②主治医师及其以上职称。

三级乙等医院麻醉科主任原则上应具有：①医学硕士及其以上学历；②副主任医师及其以上职称；③具备临床麻醉、重症监测治疗或疼痛诊疗专长之一者。

三级甲等医院或省级临床重点专科的麻醉科主任原则上应具有：①医学硕士及其以上学历；②主任医师职称；③具备临床麻醉、重症监测治疗或疼痛诊疗专长之一者；④在教育及科研方面成绩显著者。

除以上条件，科主任应具备良好的安全质量控制管理能力，并定期接受培训提高。

3. 根据 PACU 床位及临床工作需要，配备足够的护理专业人员，从事麻醉科相关的护理工作。

4. 配备适量的工程技术人员。

一、病房（住院部）手术麻醉

（一）临床麻醉人员编制：可根据医院实际情况并参照下列标准之一执行。

1. 按手术间（台）数定编制　既往规定麻醉科医师与手术台之比为 1～1.5∶1；2011 年规定麻醉科医师与手术台比例不低于 2∶1。但是，2∶1 的编制标准尚不能满足所有医院的具体要求，所以要根据医院实际情况作适当调整：①凡手术难度和危重疑难患者的比重较高者，应增加人员编制至 2.5∶1；②当手术台每天利用率≥3 例次 / 台时应增加人员编制。③每日择期手术的手术室开放时间和急诊手术量也应考虑，但全国医院手术室实际开放时间差异较大，单纯用手术间确定麻醉科医师人员编制已经难以满足学科发展的需求。

2. 按手术科室床位数定编制　当手术科室床位多而手术台相对偏少时，应按下述比例进行校正，即手术间（台）数与手术科室床位数比例为 1∶25。由此计算出应有手术间（台）数作为人员编制的计算基数。这种方法的缺点是当手术科室床位利用率不高、周转率低或者短小手术占比较大时会造成麻醉科医师的人员事实上的超编。

3. 按手术麻醉例次数定编制　即约每 400～600 例次手术麻醉 / 年，定编临床麻醉科医师 1 人，这种方法能够保证麻醉科医师的工作量适度，其缺点是临床麻醉的工作量不单是由手术台数所决定的，手术麻醉有时间长短和难易程度的差别，所以麻醉科医师的编制要根据医院外科手术类别和患者 ASA 分级的情况适当进行增减，如果是以心血管、神经外科大手术为主的医院，麻醉人员编制需要适当增加。

4. 按手术科室医师数定编制　国外没有医师编制的习惯，但对麻醉科医师需求，一般按手术医师人数 2～3∶1 配备麻醉科医师；在我国现阶段，建议同一医疗机构内，手术科室医师与麻醉科医师比例 3～5∶1 较为合适。

另外，教学医院或学术性医院的麻醉科为适应教学和科研工作的需要，应在总编制基础上增加 10%；承担体外循环业务的麻醉科应视工作量酌情配备专职医师和技术人员。

由于全国医院的手术量和患者的麻醉状况千差万别，不宜强制规定采用某一种计算方式，而应根据医院的自身状况，采取多种方式进行评估衡量。建议麻醉学科人员配置时，要充分考虑各单位的具体情况，在保证医疗质量与安全的前提下，合理配备麻醉科医师的人数。

（二）麻醉科护士及辅助人员的配备

麻醉科的人员编制中除麻醉科医师外还应根据医院规模和手术数量配备麻醉科护士、工程技术人员及其他辅助人员，麻醉科医师、麻醉科护士和其他技术人员要有一定的比例，保持专业结构的合理性，具体安排根据各医院的情况酌定。

麻醉科护士是指具有护士资格证及注册证，并接受过专科教育和培训，有能力配合麻醉科医师进行麻醉前准备，协助监测并照顾麻醉患者的护士。麻醉科护士在国际上发展相对成熟，在培养体系、教育、管理上已形成一套完整的体系，在美国，麻醉科医师与麻醉科护士的比例约为 1∶1～2，我国中国台湾的麻醉科医师与麻醉科护士的比例目前达到 1∶4。而我国麻醉科护士尚处于起步阶段，工作的内涵及范畴尚未统一，麻醉护理人力资源明显短缺。据山东省 46 家三级医院调查，麻醉科护士与手术台的比例为 0.05∶1，麻醉科护士与麻醉科医师的比例为 0.03∶1，广东省调查数据为 0.11∶1 与 0.4∶1。据调查国内 122 家医院的研究报告，麻醉科共有麻醉科护士 391 人，医护比为 1∶0.33，由此可见我国的麻醉科护士的配置严重不足，根据我国的实际情况，现阶段建议三甲医院麻醉科医师与护士之比为 1∶0.8，三乙医院为 1：0.5，二级医院为 1：0.3，不包括 PACU、AICU、疼痛病房及日间手术中心等部门的护士编制。

二、日间手术麻醉

微创外科和麻醉学科的进步与发展以及医疗付费制度的改变促进日间手术问世，日间手术能够节约医疗资源，降低患者的医疗费用，减少患者发生医院交叉感染的几率。将患者从住院转为日间非住院手术模式，绝不是简单的技术移植，其所涉及的运行模式、流程、规范、技术、并发症控制、术后管理等均直接影响此项业务的开展。欧美发达国家日间手术已占总手术量的 60% 以上，形成了较为成熟的管理模式，而国内的日间手术麻醉正在起步与发展，其人员配备要从术前评估准备、麻醉处理、麻醉恢复及麻醉后管理等多方面综合考虑。

日间手术一般在门诊手术室或手术中心进行，一旦患者出现麻醉险情或意外时，可能因急救人员不足，护士配合抢救不默契，抢救设备使用频率低，加之麻醉前准备仓促，从而可能影响抢救的速度和成功率。因此，实施日间手术的麻醉科医师应安排具有丰富的临床和抢救经验的主治及主治以上资格的医师负责，人员可采取定期轮转管理。麻醉科医师与实际手术台之比不低于 1～1.5：1，由麻醉科主持的日间手术中心，至少要配备一定数量的麻醉科护士，以便协助麻醉科医师工作。

同时，日间手术麻醉设备配量不应低于中心手术麻醉配量；日间手术中心应常规开设麻醉恢复室，用于手术后患者术后观察及麻醉后监测治疗。麻醉恢复室护士和麻醉复苏床位之比不低于 1：2～4，麻醉科护士负责患者的生命体征的监护及患者的护理工作，并配合麻醉科医师急性疼痛的治疗与管理。麻醉恢复室的床位超过 3 张，应至少还有 1 名麻醉科医师专门负责患者的质量控制和安全管理。

三、介入手术麻醉

此处的介入手术麻醉是指患者在住院部手术室外进行介入诊断与治疗时所完成的麻醉，并非指 DSA 杂交手术间所进行的复杂手术麻醉。其医护人员配置要求可参照"日间手术麻醉"。

四、其他诊疗镇静与麻醉

随着舒适化医疗的逐渐普及，进行影像检查，窥镜诊疗的患者常需进行镇静麻醉，其医护人员配置要求可参照"日间手术麻醉"。

五、麻醉后监护室（PACU）

中心手术室 PACU 的床位设置与手术台按 1：2～4 配置。PACU 护士配备应根据床位及患者周转量而定，原则上每 5 张床至少配备 1 名麻醉科医师，即麻醉科医师与 PACU 床位数比例为 0.2：1。每 2 张床至少配备 1 名经过培训的麻醉科护士，即护士与 PACU 床位数比例应为 0.5：1；PACU 拔管管理模式的医院，PACU 床位与护士比应达 1：1。PACU 通常由一名主治以上职称的高年资麻醉科医师主持工作，麻醉科护士配合麻醉科医师工作。

六、麻醉科 ICU（AICU）

按照原卫生部《重症医学科建设与管理指南（试行）》（卫办医政发〔2009〕23 号）的要求，重症医学科必须配备足够数量、受过专门训练、掌握重症医学的基本理念、基础知识和基本操作技术，具备独立工作能力的医护人员。其中医师人数与床位数之比应为 0.8：1 以上，护士人数与床位数之比应为 3：1 以上；可以根据需要配备适当数量的医疗辅助人员，有条件的医院还可配备相关的设备技术与维修人员。

AICU 为专科 ICU，考虑到 AICU 的工作任务及其基本运转的要求，AICU 医师的配备可参照如下：4 张床以下为每床≥1 名；≥5 张床每增加一张床增加医师 1 名；≥8 张床每增加 2 张床增加医师 1 名；≥14

张床时每增加4张床增加医师1名。AICU护士与床位数比例为2～3∶1,即每床配备护士2～3名。

七、麻醉科疼痛诊疗

麻醉科疼痛门诊应根据开诊时间决定医师人数,全日开诊者编制麻醉科医师2人;每周开诊3个工作日者编制1人,每周开诊少于2个工作日者可在麻醉科总编制中调剂安排出诊,至少有1名医师具备中级以上职称。门诊护士不少于2人;可根据工作需要配备相关技术人员。

疼痛诊疗病房应视医院和科室的实际情况设置,凡床位设置超过20张者,可设独立护理单元。疼痛病房床位/疼痛病房人员配备比例可参考如下标准:①床位与医师的比例为1∶0.2,床位与护士的比例为1∶0.5;②在医师队伍中至少有2名本专业具有主治及以上职称的医师,在护理队伍中至少有2名具有护师及以上职称的护士。住院医师、主治医师和高级职称医师的比例应合理,能够满足三级医师查房和值班的需求。

八、麻醉学教学

根据担任教学工作量决定编制。麻醉学教学是为全国麻醉学科培育后备力量,应加以重视。建议教学医院中的麻醉科室以所培训的规范化培训医师、进修医师、实习医师等的总人数为基准,每20～30人配置一名主治医师或主治医师以上职称人员进行带教。

九、麻醉学实验室

麻醉学实验室或研究所是麻醉学科开展麻醉临床或基础研究的重要场所,由于全国各医院麻醉学实验室的开设情况差别较大,因此无法设置具体人员配置标准。原则上讲,实验室应配置至少一名全职管理人员,对实验室的日常工作进行管理,并可为实验室中进行研究的医师、学生提供实验技术支持。实验室具体所需人数,各医院可结合自身情况进行配置,例如最佳配置为每位PI.至少配置一名技师为组内提供实验技术支持,并协助组内日常管理。

十、麻醉学科技术辅助人员

麻醉学科设备仪器复杂,规模大的学科事务繁多,各地医院的管理方式相差较大,既有麻醉学科自身配备人员辅助管理模式,也有医院后勤设备保障部门统一服务模式,具体形式各地医院可因地制宜。

麻醉学科发生紧急事务时多半须争分夺秒进行处置,此时联络医院非常驻的后勤保障人员未必能及时解决问题,因而,麻醉学科自身配置技术辅助人员,特别是医学工程专业辅助人员是很有必要的。

麻醉学科的技术辅助人员可包括医学工程专业工程师、行政辅助人员和医学信息工程专业人员等,相关人员均应具有相应的专业资质,科室可结合自身特点和发展需要配置相应的专业辅助人员,以应对日常事务和紧急事务处理。

第二节　麻醉学科人员职责

一、医师

参照国内麻醉科医师资格分级授权管理制度,目前麻醉科医师职责仍按照职称分级进行管理,但是从国外的经验和发展趋势来看,主治医师负责制是未来医院管理的发展趋势。

(一)科主任

1. 在院长领导下,实行科主任负责制,负责全科的医疗、教学、科研、行政管理等工作。

2. 制定本学科发展规划及工作计划并组织实施,经常督促检查,定期总结汇报。

3. 主持疑难病例术前讨论,对手术准备和麻醉处理提出意见,必要时亲自参加操作。

4. 组织本学科人员的业务训练和技术考核。对本科人员晋升、奖惩提出具体意见。

5. 领导本学科人员认真执行各项规章制度和技术操作规程,严格按照质控要求,确保医疗安全质量,严防差错事故。

6. 组织并担任教学,安排规培住院医师、进修医师、实习人员的培训。开展科学研究工作,完善资料积累,完成科研任务。

7. 确定本科学人员轮换、值班、会诊、出差、休假等事宜。

8. 审签本科药品、器材的请领和报销,检查使用与保管情况。

9. 实施集体领导、分工负责的领导方法,合理分配副主任分管工作范围。

10. 按照安全质量控制要求定期召开质量管理会议,并不断改进提高,定期督促科室质控指标上报工作。

11. 领导手术室护士长开展手术室的日常工作,对手术室日常工作流程、规章制度、人员编制及变动、业务技术学习与进修等事宜负有领导和审批责任。

(二)主任医师

1. 在科主任领导下负责指导麻醉学科医疗、教学、科研、技术培训和理论提高工作。

2. 负责急、危、重、疑难病例的麻醉处理和抢救工作。担负特殊病例和疑难病例的会诊工作。

3. 组织危重、疑难病例的术前讨论,制定麻醉准备麻醉管理方案及应急处理方案并督促实施,必要时亲自参加麻醉实施。

4. 负责本科人员的业务学习和基本功训练。学习运用国内外先进医学经验,吸取最新科研成果,结合本科情况应用于临床。

5. 担任规培住院医师、进修医师、医学生、实习人员的教学培训工作。

6. 协助科主任做好住院医师培训和学科人才梯队建设,并积极开展科学研究。

7. 完成科主任安排的其他工作,如在科主任领导下分管或者负责临床麻醉、PACU、AICU 疼痛诊疗或者麻醉前评估中心等工作。

(三)副主任医师(参照主任医师执行)

(四)主治医师

1. 在科主任领导下,上级医师指导下,负责指导规培住院医师、进修、实习人员的麻醉处理,并承担一定教学工作。

2. 担任危重疑难患者的麻醉处理。

3. 在上级医师指导下,具体负责临床麻醉(含亚专科麻醉)、PACU、AICU 或疼痛门诊等工作。定期提出质量管理改进计划,促进科室质量管理工作不断改进。

4. 按科室统一计划协助课题负责人从事科研工作。

5. 其他职责与麻醉科医师相同。

(五)总住院医师

1. 在科主任直接领导下,上级医师的指导下,重点负责麻醉学科临床医疗的管理工作。

2. 根据本学科任务及人员情况进行科学分工,贯彻执行工作职责、工作程序及各项规章制度。

3. 按本学科计划安排进修、实习人员的培训工作以及本科人员的轮转、值班、会诊、出诊等项事宜。

4. 在上级医师指导下承担部分重大手术及危重患者急诊手术的麻醉。

5. 协助科室做好仪器设备、毒麻药品、耗材等管理工作。

6. 定期做好科室麻醉质量管理指标收集及上报工作。

(六)住院医师及助理医师

1. 在主治医师指导下,按住院医师培训计划承担本学科的日常医疗、教学、科研等具体工作。

2. 麻醉前认真做好术前访视及知情同意工作,严格遵守请示汇报制度;参加麻醉前讨论,提出麻醉方案和麻醉前用药,做好麻醉前药品、器材和技术准备。

3. 施行麻醉过程中,要认真细致地进行麻醉操作,密切观察病情,并及时判断、处理,认真填写麻醉记录单。如果出现严重意外情况,要积极处理,并立即报告上级医师。有麻醉信息管理系统的医院必须确保数据源准确无误。

4. 手术后应和术者、巡回护士共同护送患者,并向 PACU、AICU、病房医师与护士交代病情及术后注意事项。

5. 手术后进行随访,随访结果应按规定记录。如有麻醉相关并发症发生要继续随访,并将随访结果记入病历中。

6. 遇有疑难病例不能单独处理时,应及时报告上级医师。

7. 严格执行各项规章制度和技术操作常规,严防差错事故。

8. 积极开展临床研究,参加科研及教学工作,积极参加全院各科危重患者的抢救工作。

9. 参加 PACU、AICU 及疼痛门诊等工作,并参加全院各科危重患者的抢救工作。

二、护士

我国各地麻醉科护士的工作内容不统一,麻醉科护士的职能定位尚无统一标准。目前我国麻醉科护士的职能主要是指临床护理和辅助管理两个方面,麻醉科护士应具备以下多方面的技能与知识,担任的主要工作包括:①配合者:手术麻醉期间与麻醉科医师主动、密切配合护理患者;②围手术期护理者:即术前访视和术后的监护与随访;③协调者:指与患者、麻醉科医师、病区护士及其他人员间的协调;④咨询者:指为患者提供关于麻醉的信息,消除疑虑;⑤信息收集者:指围手术期收集关于患者的疾病相关信息,为麻醉科医师提供参考;⑥健康教育者:指提供麻醉实施前后的一些健康宣教知识,帮助患者更好的配合手术和术后的恢复;⑦管理者:麻醉科护士承担耗材、麻醉器具的请领、管理、准备与消毒处理;麻醉科日常文档记录及医疗费用记账工作。至于麻醉药品的管理,原则上应纳入药房药品管理的范畴,麻醉科护士可配合做好这一工作。

所以,麻醉科护士应在科主任、护士长领导下,在麻醉科医师指导下,从事围手术期临床麻醉、PACU、AICU 及疼痛诊疗工作中的护理工作,以及与麻醉相关的设备、药品、耗材、文档及电子信息系统等管理工作。麻醉科护士无麻醉的决策权,同时不得从事临床麻醉相关操作及诊疗工作。

三、技师(各类专业技术辅助人员)

1. 医学工程专业工程师的职责:负责麻醉科、手术室内所有仪器设备的维修和保养工作,以保证仪器设备的正常运行,并指导仪器设备的正确使用方法;每天手术开始前对主要监护和麻醉设备例行检查;定期对大型仪器进行保养。

2. 医学信息工程专业人员的职责:负责麻醉科整个信息网络的维护和管理,协助科主任做好麻醉相关信息的收集、查询及汇总统计分析,为科主任的决策提供数据支持。自动获取麻醉信息管理系统,配合科室科研工作开展及仪器设备效益分析。

3. 行政辅助人员的职责:协助科主任对科室具体行政事务进行管理,帮助完成科室管理各项文字资料汇总与分析,将科主任和临床医护人员尽量从繁重的行政事务中解放出来,使其可尽力专注于临床工作。

在大型的教学性医院,麻醉科设有自己的实验室,其中实验技术人员的主要职责是从事实验室的实验技术操作和日常管理工作。各级实验人员的职责可根据各单位的实际情况另定。

第三节 麻醉科医师分级管理制度

目前,麻醉科医师的分级管理制度尚无卫生行政部门的官方文件进行专门划定,现行的麻醉科医师分级管理制度,多以三级医师负责制、手术分级划分等为依据,进行相类似的等级划分管理。

一、手术分级

为加强医疗机构手术分级管理,规范医疗机构手术行为,提高医疗质量,保障医疗安全,维护患者合法权益,国家卫计委组织制定了《医疗机构手术分级管理办法(试行)》,见卫办医政发〔2012〕94号文件。

根据风险性和难易程度不同,手术分为四级:

1. Ⅰ级手术是指风险较低、过程简单、技术难度低的手术;

2. Ⅱ级手术是指有一定风险、过程复杂程度一般、有一定技术难度的手术;

3. Ⅲ级手术是指风险较高、过程较复杂、难度较大的手术;

4. Ⅳ级手术是指风险高、过程复杂、难度大的手术。

外科医师的职级不同,则可进行的手术等级也不相同。

该文件规定,医疗机构按照《医疗技术临床应用管理办法》规定,获得第二类、第三类医疗技术临床应用资格后,方可开展相应手术。三级医院重点开展Ⅲ、Ⅳ级手术。二级医院重点开展Ⅱ、Ⅲ三级手术。一级医院、乡镇卫生院可以开展Ⅰ、Ⅱ级手术,重点开展Ⅰ级手术。二级医院、一级医院、乡镇卫生院越级开展手术须经当地卫生行政部门审核与批准。

二、临床技术分级

为加强医疗技术临床应用管理,建立医疗技术准入和管理制度,促进医学科学发展和医疗技术进步,提高医疗质量,保障医疗安全,根据《执业医师法》、《医疗机构管理条例》、《医疗事故处理条例》等有关法律、法规和规章,原卫生部制定了《医疗技术临床应用管理办法》[卫医政发(2009)18号]。文件指出医疗技术临床应用应当遵循科学、安全、规范、有效、经济、符合伦理的原则。医疗机构开展医疗技术应当与其功能任务相适应,具有符合资质的专业技术人员、相应的设备、设施和质量控制体系,并遵守技术管理规范。

医疗技术分为三类:

第一类医疗技术是指安全性、有效性确切,医疗机构通过常规管理在临床应用中能确保其安全性、有效性的技术。

第二类医疗技术是指安全性、有效性确切,涉及一定伦理问题或者风险较高,卫生行政部门应当加以控制管理的医疗技术。

第三类医疗技术是指具有下列情形之一,需要卫生行政部门加以严格控制管理的医疗技术:

1. 涉及重大伦理问题;

2. 高风险;

3. 安全性、有效性尚需经规范的临床试验研究进一步验证;

4. 需要使用稀缺资源;

5. 原卫生部规定的其他需要特殊管理的医疗技术。

目前,麻醉科医疗技术尚无列入第二类医疗技术应用管理目录的项目,所有的麻醉临床技术基本上都属于第一类,包括局部浸润麻醉;神经阻滞麻醉;椎管内麻醉;基础麻醉;全身麻醉;支气管内麻醉;术后镇痛;硬膜外连续镇痛;椎管内药物治疗;心肺复苏术;气管插管术;特殊方法气管插管术;环甲膜穿刺;控制性降压;急危患者麻醉;体外循环;有创血压监测;呼吸末二氧化碳监测;肌松监测;血液回收技术等。这些医疗技术难易程度不一,混杂管理显然不利于麻醉科医师的分级管理制度的建立,因而尽快确立麻醉科医疗技术临床应用管理规范是很有必要的。

目前,全国各地医院麻醉科在麻醉技术分级上进行着不同的探索,拟将麻醉技术按难易程度进行分级,便于不同层级的麻醉科医师分级完成。江苏省麻醉质量控制中心将ASAⅢ~Ⅳ级全身麻醉技术、特殊神经阻滞治疗技术、体外循环技术、术中食管超声监测技术及ECMO技术列入麻醉科二类技术,并由省卫计委组织现场考核与审查,并定期符合检查,一方面促进了这些技术临床规范应用开展,另一方面使这些技术安全质量得到进一步提高。当然,麻醉学界需统一标准,避免不同省份的第二类医疗技术临床应用规定各自为政。

三、医师分级

目前医师分级主要以年资划分的方式存在一定缺陷，不同的医院层级和工作环境，可能导致不同医院的同级别麻醉科医师临床水平存在较大差异，或许麻醉科医师通过严谨的全国性麻醉亚专科资质考核来确定工作范围和职责，有哪类资质授权才能做哪类麻醉，采用责任麻醉科医师负责制是方向之一。

1. 醉科医师分级　麻醉科医师在依法取得执业医师资格后，应根据以下情况进行分级：①卫生专业技术资格及其相应的受聘职务与时间；②在本职岗位服务的年限。

（1）住院医师：①低年资住院医师：取得执业医师资格、实际从事住院医师工作不足 3 年、或获得硕士、博士学位，实际从事住院医师工作不足 2 年者；②高年资住院医师：取得执业医师资格、实际从事住院医师工作满 3 年、或获得硕士、博士学位，实际从事住院医师工作满 2 年者。

（2）主治医师：①低年资主治医师：实际从事主治医师工作不足 3 年，或获得博士学位后实际从事麻醉科主治医师工作不足 2 年者；②高年资主治医师：实际从事主治医师工作满 3 年，或获得博士学位后实际从事麻醉科主治医师工作满 2 年者。

（3）副主任医师：①低年资副主任医师：担任副主任医师工作不足 3 年；②高年资副主任医师：担任副主任医师工作满 3 年者。

（4）主任医师：资深主任医师：担任主任医师工作满 3 年者。

2. 各级医师麻醉处理范围　各级医师的工作任务与责任应当是有所区别的，但要清晰划分在实际工作中确有困难，因年资是可以区别的，但同年资的每个人的责任心与实际工作能力仍有差异。因此，下列各级医师麻醉处理范围仅供参考。各级医院可以根据医生职称及实际工作能力进行麻醉医疗技术授权制度管理，并逐步完善形成与科室管理相适应的麻醉医疗技术授权管理制度。

（1）低年资住院医师

在主治医师指导下可开展 ASA 分级Ⅰ～Ⅱ级患者的麻醉如神经阻滞麻醉、低位椎管内麻醉及部分全麻，Ⅰ、Ⅱ级手术（手术分级，下同）的麻醉，气管插管术等医疗技术及基本麻醉监测。

（2）高年资住院医师

在主治医师指导下可开展 ASA 分级Ⅱ～Ⅲ级患者的麻醉、Ⅱ、Ⅲ级手术麻醉、初步熟悉特殊手术麻醉及操作技术（心脏、大血管手术麻醉，巨大脑膜瘤手术麻醉，肾上腺手术麻醉，多发严重创伤手术麻醉，休克患者麻醉，脊髓手术麻醉，高龄患者麻醉，新生儿麻醉，控制性降压，低温麻醉，有创血管穿刺术，心肺脑复苏等）及特殊麻醉监测与治疗技术。

（3）低年资主治医师

可独立开展 ASA 分级Ⅱ～Ⅲ级手术患者的麻醉、Ⅱ、Ⅲ级手术麻醉、在上级医师的指导下初步掌握特殊手术麻醉及操作技术。

（4）高年资主治医师

可独立开展 ASA 分级Ⅲ～Ⅳ级手术患者的麻醉、Ⅲ、Ⅳ级手术麻醉、熟练掌握特殊手术麻醉及操作技术。

（5）低年资副主任医师

可独立开展 ASA 分级Ⅳ～Ⅴ级患者的麻醉、Ⅳ级手术的麻醉。

（6）高年资副主任医师

指导下级医师操作疑难患者的麻醉及处置下级医师麻醉操作意外。

（7）主任医师

指导各级医师操作疑难患者的麻醉及处置各级医师麻醉操作意外，开展新项目、极高风险手术麻醉等。

（杨　东　参编）

参 考 文 献

1. 邓小明,姚尚龙,于布为,黄宇光. 现代麻醉学. 第4版. 北京:人民卫生出版社,2014.

2. RonaldD. Miller. 米勒麻醉学. 第7版. 邓小明,曾因明主译. 北京:北京大学医学出版,2011.

3. 张红 周艳 赵书理等. 国内外麻醉科护士人力资源现状及研究进展. 国际护理学杂志 2014,33(8):1390-1392.

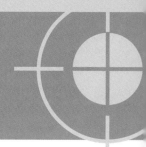

第五章 麻醉科护理工作

刘保江　山西医科大学第一医院

麻醉护理学是麻醉学和护理学的交叉学科,而麻醉护理是外科围手术期护理的重要内容。随着现代医学尤其是麻醉学的发展,麻醉科作为一级临床科室,其学科人才队伍的建设与管理越来越受到医院管理层以及麻醉界的重视。国际上,麻醉护理学的发展并不平衡,发达国家起步早,尤其是麻醉专科护士的发展已有150多年历史。而我国的麻醉护理学一直作为外科护理学的一部分纳入护理教育与培训,没有形成自己独立的学科特色和专业内容,尤其是麻醉科护士的培养与使用,由于历史原因,目前才刚刚开始,尚处于争议探索阶段。值得一提的是,为适应21世纪我国高等医学教育发展的新形势,进一步满足社会和医疗卫生事业发展需求,规范麻醉科诊疗常规和管理,加强麻醉学二级学科内涵建设,吸取国际上麻醉护理工作的成功经验和教训,我国必须尽快培养并使用具有中国特色的麻醉科护士,建立符合中国国情的麻醉护理学科体系,从而规范麻醉护理工作,为麻醉学科快速发展提供护理保障。

第一节　麻醉护理发展概况

一、国外麻醉护理发展概况

国际上,麻醉护理的发展较早,麻醉专科护士的出现可追溯到1861年。世界卫生组织的调查显示,目前全球有108个国家的护士为患者提供麻醉及相关护理,其中近1/3的国家开设有专门的麻醉护士教育或培训项目。国际麻醉护士基金会还建立了与麻醉护士管理相关的条例和标准,已经在许多国家实施,形成了较为完善的管理体系和较为成熟的教育培训模式。

（一）麻醉护理组织

1.美国护理麻醉师协会（The American Association of Nurse Anesthetists,AANA）是代表全美麻醉护士的专业组织。1931年6月17日,47位护理麻醉师在美国俄亥俄州克里夫市成立了美国麻醉护士协会（NANA）。并于1939年更名为美国护理麻醉师协会（AANA）,总部设在伊利诺伊州。1980年,AANA在指南中通过了认证注册护理麻醉师相关法案。目前,AANA的成员包括注册护士、二次注册护士和学生会员,全美将近90%的护理麻醉师都是AANA成员。

2.1989年,国际护理麻醉师联合会（IFNA）在瑞士圣加仑成立。

3.1951年,法国创办了法国护理麻醉师联盟（French Union of Nurse Anesthetists）,成为IFNA第一批成员国。

4.英国政府在20世纪70年代开始将手术室助手（Operating department assistants,ODAs）发展为麻醉助手,并于1993年加入国际护理麻醉师联盟。

（二）出版杂志

美国认证注册护理麻醉师（Certified Registered Nurse Anesthetists,CRNA）已经通过教育和研究撰写了许多专著和临床论文。专业刊物有 *The AANA Journal*、*CRNA：The Clinical Forum for*

Nurse Anesthetists、*Nurse Anesthesia*、*International Federation of Nurse Anesthetists*、*American Academy of Anesthesiologist Assistants*、*American Society of Perianesthesia Nurses*、*Journal of PeriAnesthesia Nursing*等。

（三）麻醉学科的护士培养

1. 美国 美国的护理麻醉师教育包括 109 门课程，全美有 1800 多个临床实习点。规定每个学生至少要具备 7 年的教育经历，1694 小时的临床实践经历。

（1）教学课程：护理麻醉师的教学课程方案是按照 COA 标准制定的，同步为学生提供临床和专业基础教学，是学生从事临床实践的基础。大多数护理麻醉师的课程方案中包括 45～75 分的与麻醉实践相关的毕业学分。护理麻醉师的研究生课程包括临床实践教学，如麻醉诱导、维持以及苏醒管理，气道管理，麻醉药理学等；特殊患者麻醉，如妇产科、老年医学及小儿科等；指导学生熟悉麻醉机及其他监测治疗设备的使用方法，并采用传统方法进行教学效果评估，如考试、做报告和写论文等。全麻患者模拟教具是一门新兴技术，是运用多个程序来开发护士的批判性思维技能，是护理麻醉师临床实践中必不可少的内容。

（2）学位获得：护理麻醉师资格认证教育计划要求所有课程具备研究生水平，学生毕业后授予硕士学位。护理麻醉师可以通过参加学位课程接受继续教育，获得科学学位博士（ph.D）、专业学位博士（DNAP）或者护士专业学位博士（DNP）。

2. 澳大利亚 澳大利亚麻醉学会规定，注册护士要经过 1～2 年，总时间不超过 3 年的在岗麻醉助理培训，内容主要有护理专业基础课程，麻醉专业课程，如通气辅助工具的应用、动静脉插管和麻醉监测的配合以及院内感染控制等。同时，澳大利亚要求麻醉护士工作后还要参加继续教育。

3. 法国 法国护理麻醉师的培养由卫生部直接承办。目前，法国共有 30 个护理麻醉师培训项目，项目的时间跨度为两年。

4. 韩国 韩国的麻醉护理始于 20 世纪 60 年代，现有 6 个护理麻醉师相关教育项目，历时 1 年，要求培训期间完成 200 学时的理论教育和 1480 学时的临床实践。

（四）麻醉专科护士资格认证

1. 美国

（1）美国认证注册护理麻醉师（CRNA）必须具备的条件：①护理学学士学位或其他相当的学士文凭；②在有效期内的注册护士许可证；③至少有一年的在紧急护理单元（如 ICU 等）临床工作经验；④从认可的护理麻醉师研究生院毕业；⑤接受的教育时间为 24～36 个月，获得硕士学位；⑥所有教育项目，包括临床培训是以大学或大型社区医院为基础，时间为 18～24 个月；⑦通过国家护理麻醉师认证考试后方可毕业。

（2）继续教育：CRNA 必须每隔两年进行一次资格再认证，其中包括要求参加的学术会议，在实践中至少要取得 40 个继续教育学分。在麻醉护理教育培训中，所有的麻醉认证培训规划都遵循由 COA 制定的认证标准。一旦通过资格认证，必须进行周期性的学习，从而确保达到认证要求。

（3）护理麻醉师资格认证考试：从 1978 年开始，美国等就强制性要求护理麻醉师参加认证资格考试。

2. 法国 法国的麻醉护士被称为认证注册护理麻醉师（Infirmier Anes thésiste Diplméd' Etat, IADE），是拥有国家颁发的麻醉护理专科证书的注册护士。要成为 IADE 需要满足以下条件：①护理专业本科毕业 3 年及以上；②两年的临床工作经验；③参加由卫生部主办的麻醉护理培训项目，申报麻醉护理培训项目前需具备至少 1 年的重症监护工作经历；④通过国家考试并获得国家级护理麻醉师证书。

3. 英国麻醉护理工作已广泛开展，但至今尚未有经过严格专科教育或培训的麻醉专科护士这一角色。

（五）麻醉护理执业情况

1. 美国根据 AANA 2007 年出台的 CRNAs 实践范畴与标准，分临床和非临床两部分。包括对患者进行麻醉前评估，制订并实施麻醉护理计划并在术后评价护理措施的落实效果等。

（1）临床部分：①麻醉前的评估与准备；②麻醉的实施；③麻醉维持及麻醉意外的处理；④麻醉后护理；⑤围麻醉期护理及其他临床支持等。AANA 于 2002 年对其成员所执行的麻醉操作进行了一项大规模调查，90% 以上的 CRNAs 为患者提供全身麻醉及术中的麻醉监测，一半以上的 CRNAs 为患者实施局部麻醉、蛛网膜下腔麻醉及硬膜外腔麻醉，还有神经阻滞、导管置入、疼痛管理等。

（2）非临床部分：承担着护理教育及科研管理工作，如人员管理、麻醉质量管理、物品器械的管理与维护，在职及麻醉护理专业实习护士的教育、监督及管理，参与或开展科研工作等。

（3）执业环境：CRNA 可在美国所有的 50 个州从业。在一些州的农村医院，CRNA 几乎是唯一提供麻醉的从业者。

2. 澳大利亚麻醉护士与手术间的比例为 1:1，即每台手术麻醉需要麻醉医生和麻醉护士共同完成，即使不需要麻醉医生的局麻手术，也必须配备麻醉护士。

3. 法国麻醉护士（IADE）在麻醉医师的监督下开展麻醉相关工作，通常一位麻醉主治医师需负责 2~3 位 IADE 的监督，每个 IADE 分别负责 1 个手术房间的麻醉。IADE 的工作范畴包括实施和（或）参与麻醉的实施，IADE 还参与院前急救与心肺复苏等。

4. 英国麻醉助手仅接受过基础麻醉知识的培训，在围麻醉期协助麻醉医师进行各项操作，但自身没有独立执行麻醉操作的决策及实践权力，其宗旨是为患者在麻醉及复苏期间提供高质量护理。

5. 德国麻醉医护比为 1:1，麻醉护士只能做辅助工作，不能操作和用药。主要职责包括：检查麻醉设备，抽取药物，准备耗材，开放外周静脉，辅助医生操作，麻醉后随访，麻醉过程记录，生命体征监护和恢复期患者护理等。

6. 新加坡麻醉科护士被称为麻醉助理护士，护士与手术间比为 1:3，主要负责麻醉辅助工作，如检查麻醉设备、抽取药物、准备耗材、开放外周静脉与辅助医生操作等。

二、国内麻醉护理发展史

我国的麻醉护理学一直属于外科护理学范畴，其作为独立专科的提出与发展起步较晚。近年来，国内一些专家，根据国外的情况，结合我国麻醉学的发展，提出开展麻醉护理学教育，目前尚处于起步阶段。由于历史原因，在我国麻醉学发展的早期，麻醉护理工作基本上由麻醉医师代替或由手术室护士兼任，麻醉医师承担着"亦工、亦技、亦护、亦医"的角色。20 世纪 50~60 年代，由于麻醉医生的缺乏，我国曾经培养了一批护士做临床麻醉，当时这些护士有的护改医，但大部分都没有医师执照，被称为"麻醉师"。随着麻醉学发展，麻醉科列入临床医学二级学科、一级临床科室，随着医疗法律、法规的不断完善，规定无医师执照者不能实施麻醉，麻醉学科人才队伍不断扩大，麻醉学专业本科、硕士、博士研究生的培养不断壮大，"麻醉师"从历史舞台上逐步隐退。20 世纪 80 年代末 90 年代初，由原徐州医学院首先创办了麻醉护理专业教育，随后一些学校也相继开展麻醉护理教育，为我国麻醉护理学发展奠定了基础。

（一）国内麻醉护理的产生

近年来，随着先进的麻醉设备及麻醉药械的引进，我国的麻醉学逐步与国际接轨，麻醉临床、教学、科研工作也日益繁重。作为临床一级科室，麻醉科护士的缺失，造成麻醉学科人才结构严重畸形。一方面是麻醉医师队伍中的本科、硕士、博士比例逐年增高；另一方面则是麻醉科医师"亦医、亦技、亦护、亦工"，集多重角色于一身，绝大部分医院的麻醉科医师"自管、自取、自用"药品，尤其是毒麻药品的管理完全不符合法律、法规要求。而这种严重违规、违法的医疗行为，潜在着严重的医疗隐患，对保障患者安全十分不利，有时甚至会引发恶性低级事件。因此，麻醉科配备专业的麻醉护士已是刻不容缓的任务。

（二）麻醉护理教育

创办麻醉专科、本科护理教育：1993 年，原徐州医学院麻醉学系和南京六合卫校在国内开设了第一个三年制麻醉与急救护理专业；继而 1997 年与福建闽北卫校合作开办了四年制中专麻醉护理专业；2001 年与福建医科大学联办了麻醉护理大专班，2002 年原徐州医学院成教院联办了成人麻醉护理大专班。由于学生毕业后在临床麻醉、急救复苏、疼痛诊疗护理方面有明显优势,麻醉护理毕业生深受医院欢迎,就业率100%。2004年7月21~24日,由全国高等麻醉学教育研究会主办,福建省闽北卫生学校承办,在武夷山召开了关于设置护理学专业麻醉学方向本科教育论证会,全国14所院校及医院的16位专家教授参会,经过充分讨论与研究,一致达成共识,于2004年由原徐州医学院率先开展麻醉护理本科教育。2007年,泰山医学院附属医院也开始了麻醉护理本科教育。随后相应的麻醉护理本科生实习已在全国部分省级及以上医院开展。

(三)召开麻醉护理专题教育会议

2005年始,在一年一度的全国高等麻醉学教育会及全国其他麻醉学术会议上,经常组织与麻醉护理发展及教育相关的专题讨论,主要针对麻醉护理本科教育、麻醉专科护士的培训、麻醉护理本科生实习以及麻醉科护士岗位职责等问题进行专题讨论,提出了许多建设性意见,在多方面达成一致共识。

(四)成立全国麻醉专科护士资格培训咨询委员会

在全国高等麻醉学教育研究会的倡导和支持下,2009年3月27日,在广州成立了全国麻醉专科护士资格培训咨询委员会并召开了第一次会议,明确委员会的职责任务,拟定在全国开展麻醉专科护士培训工作。本次会议的成绩是:明确麻醉专科护士培训的指导思想与培养目的;制定了麻醉专科护士培训教学计划与培训方案;提倡逐步在全国范围内建立麻醉专科护士培训基地,针对从事麻醉护理或者有志于麻醉护理工作的护士开展毕业后教育;同时组织编写麻醉专科护士培训教材和实习手册。

(五)组织召开在我国医院麻醉科设置麻醉专科护士岗位论证会

2009年7月18~19日,由全国高等麻醉学教育研究会主办,山西医科大学承办,在山西省太原市召开了《我国麻醉专科护士培训、资格认证及岗位职责》论证会,原国家卫生部、山西省卫生厅、国内麻醉学与护理学专业的领导和专家共38人参加了会议。大家通过广泛的讨论,就医院麻醉专科护士设岗设置及职责达成相应共识,尤其是对麻醉科护士的培训与资格认证等问题提出了原则性意见。

(六)麻醉护理学研究和论文发表

针对麻醉护理学发展问题,部分院校招收麻醉护理研究生,进行专题研究。为麻醉护理学发展及开展麻醉护理工作,提供了有力的证据。其研究成果在国内外学术会议上进行专题讲座,并在多种学术刊物上相继发表,受到国内及国外麻醉及护理界人士的关注,产生了很大影响。

(七)麻醉护理工作现状

目前,麻醉护理工作已在全国大部分医院展开。从1998年起,北京、广州、南京、上海、江苏、山西、新疆等地医院先后开展了麻醉护理工作,有的建立了麻醉护理单元,设置麻醉科护士长,完成了大量工作,取得了良好效果。但也存在一些问题,如工作范畴、工作内容和工作职责不规范,规模较小,人员不足,缺乏经验等。目前我国麻醉科护士工作范畴主要包括:物品和药品的管理、一次性耗材和院内感染管理、麻醉设备的维护与保养,临床麻醉主要负责术前准备、麻醉诱导期和恢复期护理以及麻醉操作的配合,术后物品的处理与疼痛诊疗护理等内容。随着麻醉专科护理工作不断深入,麻醉护理工作范畴还在持续拓展。

三、建设具有中国特色的麻醉护理单元

虽然我国的麻醉学科已经有了飞跃发展,但仍属于发展中学科。目前麻醉学科正从三级学科向二级学科、从医技科室向临床科室发展。国内某些麻醉意外事件也警示我国在麻醉学科的发展中还存在严重问题,并且这些问题在我国麻醉科还具有一定普遍性。为贯彻落实卫医政发[2009]6号文件,在我国麻醉学科的进一步建设发展中必须高度重视学科建设法规化、科室管理规范化以及医疗行为的路径化。麻醉界医护人员应注意参照国外麻醉护理的发展经验,结合我国麻醉学科的基本情况,建设具有中国特色的麻醉护理单元已经成为必然趋势。

(一)在我国医院麻醉科设置麻醉科护士岗位

1.我国医院麻醉科设置麻醉科护士岗位是非常必要的 它顺应了几个方面的需要:①我国医疗卫

生事业发展的需要：麻醉科作为临床科室，建立护理单元，设置护士岗位，有利于加强麻醉学作为二级学科的建设，是我国医疗卫生事业整体发展的需要；②我国护理学专业发展的需要：目前在国内正在开展优质护理，向专科化护理发展，作为国际上最早出现的专科护理——麻醉护理，在我国仍处于起步阶段，随着麻醉学和护理学的迅猛发展，建立具有国内特色的麻醉专业护理教育迫在眉睫；③规范麻醉科管理与诊疗工作的需要：没有护士岗位的麻醉科不仅不能称之为"临床科室"，还面临着管理不善，违法、违规等隐患；另一方面，由于麻醉医师身兼数职，所以在临床实践中，他们往往不能有充分的精力去思考和把控麻醉风险，解决复杂的麻醉管理和诊疗工作，因此，设置麻醉科护士岗位是规范麻醉科管理和诊疗工作的需要。

2. 国内制定医院麻醉科护理人员编制和职责的相关依据　虽然麻醉科护士岗位设置暂未形成文件，但在相应的医疗机构各项检查标准和专业书籍中不难找到有关麻醉科护士的编制建议和工作职责规定，如中国临床麻醉分级管理规定（中华人民共和国卫生部医政司）、三级综合医院评审标准规定（卫生部医政司指导，中国医师协会编写）中均对麻醉科护士应具备的条件和相应职责提出了明确要求。

《现代麻醉学》第4版较为明确的提出了麻醉科护士的编制和职责：①第1879页，"PACU日常的监测及治疗主要由麻醉科护士执行，护士的编制按护士与病床之比1:2～3。对常规病例，护士与患者的比例为1:2～3；对高危患者、既往有重大疾病史的患者、术中出现重要并发症的患者，护士与患者的比例为1:1"；②第2686页对于麻醉科护士的编制描述为"一般应按每张手术台配备0.5名护理或技术人员"、"在麻醉科的人员结构中，除麻醉医师外，保持一定数量的医辅人员是非常必要的，医辅人员包括工程技术人员、检验人员和护士等，具体应根据各单位的情况酌定麻醉医师和护士的比例。麻醉科护士的主要职责是麻醉科药品和器械的管理，在麻醉医师的指导下进行一般性技术操作和麻醉期间监测工作"；③第2689页规定麻醉科护士职责：从事麻醉恢复室、ICU和麻醉科门诊中患者的监测与护理工作；从事麻醉准备室工作，做好药品和器械的管理工作，根据医嘱进行麻醉前准备；负责麻醉登记、统计及资料保管等；协助科主任做好科室管理。

（二）确定我国麻醉科护士的编制与岗位职责的建议

1. 编制根据以上文件和专业书籍相关规定，建议麻醉科护士（位）与手术床位数比例为0.5:1，与PACU床位数比例为0.5:1，与AICU床位数比例为2.5～3.0:1。门诊及急慢性疼痛诊疗的编制根据各医院业务量酌定。临床麻醉的护士编制根据各医院的实际工作量，即麻醉手术数量、手术的重大复杂疑难程度决定，配置相应数量的麻醉护士。

2. 工作范围现代麻醉学是一门研究临床麻醉、重症监测治疗、生命复苏、疼痛机制和治疗的学科。医院麻醉科不仅是手术学科发展的重要前提与保障，而且是医院危重患者监测治疗、急救与生命复苏以及疼痛诊疗的关键部门。麻醉科护士的工作范围包括临床麻醉、麻醉科门诊、麻醉恢复室（PACU）、重症监测治疗病房（AICU）、麻醉与疼痛诊疗患者的监测与护理，麻醉前准备与健康指导，麻醉中监测和麻醉后处理，麻醉药品与器械的管理等工作。

3. 岗位职责三级综合医院评审标准中明确规定，所有从事麻醉护理的护士必须经过严格的专业理论和技术培训，并且考核合格后才能独立上岗，同时要求每年要参加一次继续教育学习班。

目前全国大部分三甲医院的麻醉科都有了麻醉护士，并以及开展了相应的麻醉护理工作。但是由于国内在麻醉科护士的岗位职责、工作范围及岗位设置等方面还没有明确规定，各医院工作职责也不尽相同。为了适应麻醉科评审指标的落实，应尽快开展全国麻醉科护士培训、资格认证和岗位职责认定，培养真正的麻醉科护士，明确岗位职责。参照其他临床科室护士岗位职责，麻醉科护士的岗位职责建议包括：

（1）在护理部、科主任的双重领导下，在护士长的直接指导下开展工作。

（2）严格执行护理部及麻醉科的各项规章制度及技术操作规程，防止差错事故的发生。

（3）严格执行院内感染管理制度，积极预防和控制交叉感染。

（4）严格管理麻醉药品、物品和仪器设备等，防止丢失短缺，造成不良后果。

（5）配合麻醉医师完成临床麻醉护理工作，包括：麻醉药品和物品的管理、麻醉恢复室患者护理、围麻醉期监测及护理、急救配合、镇痛泵的配制及镇痛回访以及疼痛诊疗护理等。

（6）麻醉科经济核算，包括计费、收支统计，协助仪器管理员进行麻醉科门诊、PACU、手术间仪器设备与资料的管理等工作。

（7）参加麻醉护理教学和科研工作，指导学生和进修生等学习和临床工作。

（8）参加护理部和科室的政治、业务学习以及危重、疑难病历的讨论等。

4. 工作内容随着护理学的持续发展及工作范围的不断扩大，为围麻醉期患者提供优质护理将是麻醉科护士的一项重要工作，临床麻醉护理工作内容包括：

（1）麻醉前护理健康指导：即护理程序的开始，提供高质量的个体化麻醉护理的基础，为确定每位患者的护理诊断、制定目标、实施护理计划和评价护理效果提供了依据，如患者知识缺乏、焦虑、紧张等，均可通过术前麻醉健康指导与交流，使患者获得知识，做好心理疏导，缓解紧张与焦虑。

（2）提出护理问题：通过术前对患者的了解与交流，获取患者既往史、现病史、用药史与家族史等，针对性地提出护理问题。

（3）制定护理计划：制订计划的目的是确保患者在围麻醉期间得到安全舒适的连续性护理。应根据医生的麻醉方案，针对患者具体的护理问题，制定护理方案，提出针对性护理措施。

（4）实施护理计划：是为达到护理目标而将计划中各项措施付诸行动的过程。包括对患者生命体征的监护、遵医嘱给药、配合麻醉医师完成麻醉操作与配合抢救等。

（5）组织护理评价：是将患者的健康状况与原先确定的护理目标进行有计划的、系统的比较过程，具体表现在评价麻醉护理效果，通过对术后患者的回访与针对性指导，帮助患者顺利度过术后恢复期。

（三）构建具有中国特色的麻醉护理学体系的建议

1. 吸取国际上麻醉护理工作的成功经验和教训，从国际上看，麻醉护理发展有成功的一面，也有失败的一面。具体表现在麻醉医师和麻醉护士的职责不明确，护士和医师工作混淆，尤其是在美国，护理麻醉师可以独立行使部分麻醉处理，不符合我国现行的法律、法规。我们在吸取其成功经验的同时也辩证分析其存在的问题，根据我国国情，建立具有中国特色的麻醉护理学体系。

2. 建立临床工作管理体系与规章制度建议根据麻醉科临床工作的具体情况，结合现行的法律、法规，经过科学论证，建立统一、规范、系统的麻醉科护士岗位职责、管理制度和工作流程，建立完整独立的麻醉护理单元，行政业务归属护理部及麻醉科双重领导，晋升职称从护理专业渠道进行。

西方发达国家麻醉科护士的发展经验告诉我们，在工作性质特殊的麻醉学专业培训并使用麻醉科护士是非常必要并紧迫的。国内麻醉界同仁，应努力借鉴国外的成功经验，紧密结合我国国情和学科的实际情况，在卫生行政部门的领导下，通过各级领导、专家、护理学会、麻醉学会、"培训基地"与广大用人单位的集体努力，建设具有中国特色的麻醉护理学体系，培养真正的麻醉科护士，为我国麻醉学科的发展作贡献，确保麻醉学与护理学交叉融合、协调发展；以期将麻醉科医师从"亦医、亦护、亦技、亦工"于一体的角色中脱离出来，麻醉医生与麻醉护士各司其职，为围麻醉期患者提供专业的医疗护理服务。

随着各学科专科护士的培养与使用已经成为现代护理学科发展的一种趋势，麻醉科护士在经过一段时间的发展后，可以借鉴国内其他专科护士的培养与使用模式，结合国外护理麻醉师培养与使用的经验，组织开展麻醉专科护士的培训、资格认证与使用管理等研究。

第二节　麻醉科护理单元建设与管理

一、护理单元的设置

现代麻醉学包含有临床麻醉、重症监测、急救复苏和疼痛诊疗，部分医院的体外循环也归属麻醉科。现代麻醉学集中了基础医学、临床医学、生物医学工程以及多种边缘学科中有关麻醉学的基本理论和工程技术，从而形成自身的理论与技术体系。麻醉科的基本任务包括为外科手术提供安全、无痛、肌松及合理控制应激等保障；维护患者在手术前、中、后各阶段的安全并防治并发症；麻醉恢复室及重症监护病房患者的监测与管理；急救与生命复苏；疼痛诊疗；麻醉学教育及科研等工作。基于以上工作范畴，麻醉科应建立相应的医生、护士、技术员与工勤人员团队，明确分工与相应岗位职责。

（一）护理岗位设置

1. 临床麻醉护理岗主要落实围麻醉期护理工作，即为患者实施针对性护理并协助麻醉医生实施麻醉，包括麻醉期评估与健康教育、手术间管理、麻醉期监测与护理、麻醉后回访等。

2. PACU护理岗主要为麻醉恢复期患者的监测与护理、用物和药品管理、仪器设备管理、感染管理以及急救配合等。

3. 日间手术护理岗对日间手术患者进行麻醉相关健康教育，协助麻醉实施、疼痛管理、术后麻醉恢复监护与指导等。

4. 手术室外麻醉护理岗包括内镜室、介入手术室、AICU、疼痛病房、MECT诊疗等，主要负责落实各项检查的麻醉前准备、协助麻醉医生实施麻醉，落实麻醉监测、麻醉恢复期护理与健康指导等。

随着现代化医疗水平的快速提高，麻醉工作范畴将不断扩展，将有更多的护理工作等待开展。

（二）工作职责

工作职责是指在各级各类人员在日常工作中所负责的业务范围和所承担的责任。在学科管理中，制定相对完善的各级各类人员工作职责，可以最大限度地对学科人才队伍进行科学配置，规范大家的日常行为，提高工作效率和工作质量，减少违规事件的发生。

1. 护士长职责

（1）在科主任业务指导下，根据护理部及科内工作计划制定本科室具体护理计划，并组织实施。

（2）督促护理人员严格执行各项规章制度及操作规程，加强医护配合，严防差错事故发生。

（3）参加科室院内感染管理小组，监督医护人员执行感染管理控制制度。

（4）负责本科室护理人员的思想工作，教育护理人员加强责任心，改善服务态度，遵守劳动纪律等。

（5）带领并指导护士完成科室护理工作，落实环节质量控制。

（6）组织开展护理新技术、新业务与护理科研工作。

（7）组织护理人员进行业务学习、护理查房与技术训练等，定期组织人员培训与考核。

（8）负责科室临床带教工作，结合科室特点制定带教计划，负责管理和指导实习、进修人员。

（9）协助科室做好仪器设备、药品、物品等的管理工作。

（10）参与科室经济核算，协助科主任做好经济收入与支出等的管理。

2. 麻醉科护士职责

（1）在护理部、科主任的双重领导下，在护士长的直接指导下开展工作。

（2）严格执行护理部及麻醉科的各项规章制度及技术操作规程，防止差错事故的发生。

（3）严格执行院内感染管理制度，积极预防和控制交叉感染。

（4）严格管理麻醉药品、物品和仪器设备，防止丢失短缺，造成不良后果。

（5）配合麻醉医师完成临床麻醉与护理工作，包括：麻醉药品和物品管理、麻醉恢复室患者护理、围麻醉期监测及护理、急救配合、镇痛泵的配制及镇痛回访和疼痛诊疗护理等。

（6）参与麻醉计费，经济收支统计，协助仪器管理员做好麻醉科门诊、PACU、手术间仪器设备、资料等的管理。

（7）参加麻醉护理教学和科研工作，指导学生和进修生等的学习和临床实践。

（8）参加护理部和科室组织的各类集体活动、业务学习与危重、疑难病历讨论等。

3. 总务护士职责

（1）每日早晨与值班人员交接值班期间的药品、物品等使用情况并按需补充，确保处于备用状态。

（2）根据麻醉医生出具的领药单正确发放药品及物品等。

（3）负责麻醉药品、精神药品以及高危药品等的请领、清点、保管与登记等工作。

（4）按照领药单核减麻醉药物等各类处方，收回剩余的药品及物品，根据实际使用情况落实收费工作。

（5）按照麻醉医生开具的处方到药房领取药品，检查药品的有效期并定点放置。

（6）做好科室一次性耗材的管理、出入库登记等工作。

（7）参与科室经济核算，每月统计收支并做好上报工作。

4. 临床麻醉监护护士职责

临床麻醉监护护士在主管麻醉医生和护士长的领导下工作。参与麻醉期患者的全程护理，主要负责术中患者的常规性监测并遵医嘱给药等。麻醉期间的特殊监测应由医生亲自完成，如遇到病情变化需要进行药物或仪器参数的调整时，必须请示医生，遵医嘱执行。气管插管是医护人员必须掌握的基本技能之一，但困难气道的处理应由医生完成。护士应配合医生完成动脉置管、中心静脉穿刺置管、椎管内穿刺和神经阻滞等超出护士执业范畴的有创操作。具体包括：

（1）麻醉前做好与麻醉相关的护理评估与健康宣教。

（2）领取当天麻醉所需的药品与物品。

（3）患者入室后，核对患者身份，核实禁饮禁食时间。

（4）连接监护设备，监测患者生命体征，发现异常及时汇报麻醉医生，做好麻醉相关文书的记录。

（5）根据患者病情及医嘱，准备好麻醉和急救药品，注意标识清楚，并提前准备好输液装置等。

（6）打开麻醉机，更换钠石灰，连接呼吸回路，检查麻醉机性能，添加吸入麻醉药确保备用状态。

（7）根据麻醉方式准备全麻插管用物、椎管内穿刺用物或神经阻滞用物等。

（8）椎管内麻醉时，协助麻醉医生摆放麻醉体位；全麻时配合麻醉诱导、插管和有创穿刺。

（9）术中协助麻醉医生监测患者的生命体征，观察麻醉机的运行情况；椎管内麻醉者，评估麻醉阻滞平面。

（10）留取动脉血气标本，根据血气结果遵医嘱调节麻醉机参数或药物剂量。

（11）严密监测，及时向麻醉医生汇报患者的病情变化，遵医嘱用药及管理液体，不擅自用药或做超出护士执业范围内的麻醉操作。

（12）书写各类麻醉医疗文书，根据医嘱配制术后镇痛泵。

（13）手术即将结束时，遵医嘱停止药物输注，在医生的指导下吸痰拔管或拔除椎管内导管。

（14）经麻醉医生同意后护送患者入PACU或病房。

（15）所有处方经麻醉医生检查无误后提交上传，麻醉、精神类药品处方医生签字后交负责护士以备领药，麻醉相关文书由医生签字后归入患者病历留档。

（16）根据次日手术安排，访视患者，告知患者及家属麻醉相关注意事项，做好麻醉前宣教。

（17）回访当日手术患者并向患者的主管麻醉医生反馈患者对麻醉工作的评价等。

5. 手术间麻醉护士职责

（1）负责一定数量手术间的辅助麻醉与麻醉护理管理工作。

（2）协助手术间监护护士做好麻醉前准备。

（3）辅助麻醉诱导及气管插管等。

（4）气管插管后整理麻醉车，收回喉镜并按医院规定送消毒中心进行统一的清洗灭菌处理。

（5）管理手术间的麻醉车，补充、清点并检查保存的麻醉药品、物品及急救用物，确保功能良好并在有效期内。

（6）术后清整麻醉车，擦拭清整所有的麻醉设备及物品，确保所有的监护导联线及电源线等干净整齐并放置稳妥易取。

6. 感染防控护士职责

（1）一般由其他岗位护士兼任，负责组织感染防控知识的学习、小组活动及记录。

（2）督查医护人员的感染防控、医疗器械的灭菌消毒与仪器设备的清洁等工作。

（3）监督工勤人员完成所有手术间、麻醉辅助间以及台面等的清洁维护工作。

（4）加强督查，确保手术间仪器设备做到无尘、无血迹、污渍等。

7. PACU护士职责

（1）在科主任和护士长领导下及PACU负责医师的指导下管理麻醉复苏期患者，了解患者病情及麻醉手术过程，常规监测生命体征，发现异常情况及时汇报，保证患者恢复期的安全。

（2）按照床护比2∶1（危重患者、术后严重并发症患者1∶1）配置，负责麻醉后患者的恢复期护理，做好医疗文书记录及PACU患者出入室登记。

（3）严格执行医嘱，做好输血、输液管理，严格落实查对制度。

（4）患者符合出室指征，经麻醉医师评估同意后，护送患者回病房。

（5）护送患者回病房后，与接班护士认真做好交接，如引流管、输液通路、皮肤等，妥善固定，确保患者安全和各引流管在位通畅。

（6）每日常规检查PACU内药品、物品、仪器，做好维护、保养，确保处于备用状态；仪器出现故障，注明原因，挂牌联系维修。

（7）负责PACU内的感染控制管理，严格执行清洁消毒制度。

（8）统计麻醉恢复室的患者收治量、收入、耗材支出等。

（9）必要时配合医生完成麻醉诱导工作。

8. 日间手术麻醉护士职责

（1）按照手术预约安排，电话联系患者，针对患者病情告知术前准备事项。

（2）核查患者身份及术前准备落实情况。

（3）按照麻醉计划做好麻醉前准备，协助麻醉诱导及气管插管等。

（4）做好术后麻醉恢复期患者护理。

（5）对出院患者，做好健康宣教指导。

（6）电话回访患者并做好记录。

（7）根据医嘱确定患者去向，必要时协助转运患者。

（8）管理手术间的麻醉车等仪器设备，落实麻醉药品与物品等的补充。

（9）感染控制管理、总务管理等。

9. 疼痛护士职责　负责镇痛知识宣教，镇痛泵配制，手术后镇痛随访；急性疼痛治疗配合；手术室外无痛诊疗配合等。

10. 手术室外麻醉护士职责　核查患者禁饮禁食时间；落实相关检查结果；准备麻醉药品、用物及仪器；生命体征监测并记录；特殊麻醉操作配合；辅助麻醉诱导；急救配合；术后麻醉恢复室护理；健康宣教及术后指导。

11. 术后重症监护室护士职责，国内已有统一的岗位设置和相关要求，请参考相关规定。

目前，国内争议较大的是临床麻醉监护护士岗位，国内麻醉学专家教授在大力支持与推进麻醉科护理队伍发展的同时，提出了护士应遵循执业范围和不能触及的红线：麻醉科护士不能做超出护士执业范围的麻醉相关操作，不能有处方权，不能独立决定患者的治疗性处置，不能脱离护理队伍等。总之，麻醉科护士的管理应该参照病房医护分工合作的工作模式，护士应遵医嘱执行治疗方案并和麻醉医生一起共同为围麻醉期患者提供专业、安全、优质的治疗护理服务。

二、麻醉科护理管理

明确行政与业务归属，制定相应的工作制度及岗位职责，是科学管理的基础，是各方面工作正常有序运行的保障。麻醉科护士根据其临床实践和专科特点，应该是在护理部和麻醉科的双重管理下开展工作。

（一）麻醉科护理单元管理

行政管理归属于护理部，专科业务管理归属于麻醉科，参加护理部和科室组织的各项学习、培训和活动，职称晋升、晋级、晋职纳入医院护理部的统一管理。

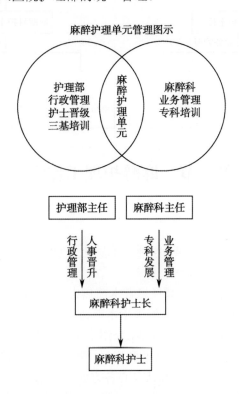

麻醉护理单元管理图示

（二）麻醉科护士的管理

目前，对于麻醉科护士的管理形式基本可分为两种：

1. 独立麻醉护理单元麻醉科拥有独立的护理单元，设置专门护士长，为围手术期患者提供围麻醉期监测与护理，进行麻醉相关的知识宣教及健康指导，协助麻醉医生实施麻醉，积极配合抢救。麻醉护理团队的工作围绕麻醉科开展，包括临床麻醉护理、手术后急性疼痛护理，手术室外麻醉护理等。

2. 麻醉手术部统一管理手术室及麻醉科的护理单元统一管理，设置一个总护士长，下设护士长分别对手术室及麻醉科进行管理。

（1）手术室护士进行术前访视时的同时进行麻醉前宣教。

（2）岗位分为手术间内及手术间外，手术室外岗位主要是麻醉恢复室。

（3）手术间内的麻醉护理由手术室巡回护士承担，做好麻醉前准备，协助麻醉诱导，配制术后镇痛泵等。

（4）术后巡回护士将患者送入 PACU 进行恢复期护理，病情稳定的患者可由恢复室护士送返病房，危重患者必须由麻醉医生亲自护送。

（5）麻醉用物由手术室回收集中处理。

（6）手术室护士进行术后镇痛回访，并将患者情况向责任麻醉医生汇报。

（7）麻醉药品、用物、计费与手术室统一管理。

（8）定时参加手术室的业务学习及护理查房等。

由于国内各医院麻醉护理管理模式不同，上述两种管理模式也各有优劣，统一管理可以有效协调各方面工作，避免人力资源的浪费和工作上的矛盾，但由于手术室护理和麻醉护理工作内容侧重点不同，一定程度上限制了麻醉护理专业的深入发展，无法追求精细和专业。建立独立的麻醉护理单元虽然可以促进麻醉护理专业快速发展，但是又一定程度上造成了人力资源的浪费，还存在很多手术室和麻醉科之间的问题。因此，目前更多的专家建议两个单元可以统一人事管理，但业务管理应分开，由各自的护士长管理。如下图所示。

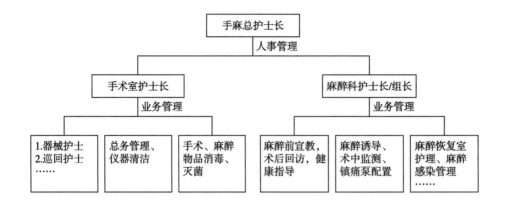

第三节 麻醉护理工作常规

一、临床麻醉护理常规

围麻醉期护理指从麻醉前访视患者开始，到手术后3天麻醉回访结束，围绕麻醉的实施而开展的麻醉前、麻醉中与麻醉后护理工作。

为使患者及家属更全面的了解麻醉，减轻患者术前焦虑，促进麻醉的顺利实施，减少术后并发症，麻醉科护士应进行术前麻醉护理访视。与麻醉医生术前访视不同的是，麻醉医生的术前访视注重对患者各系统功能状态、对麻醉的耐受能力进行评估，介绍术中可能发生的麻醉意外并进行麻醉同意书的签字；而麻醉科护士更注重除此之外的健康宣教和指导，帮助患者和家属了解麻醉，麻醉护士在的评估患者及家属的认知、精神心理状态后，指导其从身心各方面做好充分的麻醉前准备，指导其了解术中的麻醉配合及术后麻醉恢复和镇痛的注意事项等，帮助患者更顺利的度过围麻醉期。

（一）麻醉术前访视

1. 核查患者身份。

2. 说明访视目的，落实麻醉前护理评估，重视心理护理。

3. 做好麻醉相关知识和配合注意事项的介绍：针对不同的麻醉方式，宣教相关麻醉知识和配合要点；

4. 体格检查：针对不同的麻醉方式，作相应的体格检查。

5. 术前指导：包括禁饮禁食时间和术后的注意事项等。

6. 介绍麻醉恢复室，告知注意事项。

（二）麻醉中护理

1. 麻醉准备，包括药品、物品、仪器、急救用物等。

2. 核对患者身份，连接监护设备。

3. 监测术中生命体征和各项指标，书写麻醉记录单。

4. 遵医嘱用药，配合医生完成有创操作。

5. 配合麻醉医生实施抢救。

（三）麻醉恢复期护理

1. 遵医嘱调整输液泵参数和呼吸机参数。

2. 在医生指导下吸痰拔管。

3. 观察并记录麻醉恢复期患者的生命体征和各项指标情况。

4. 遵医嘱将患者转送入PACU，与PACU护士做好患者交接。

5. 整理麻醉仪器和物品等。

（四）麻醉后访视

1. 了解患者有无麻醉后并发症。

2. 进一步落实麻醉后健康指导。

3．进行疼痛评估并实施镇痛护理。

4．所有术后出现的与麻醉相关问题均应上报责任麻醉医师，护士不能擅作处理。

二、PACU护理常规

麻醉恢复室的主要任务是收治当日手术后的麻醉恢复期患者；保障患者在麻醉恢复期间的安全，监护和治疗在此阶段内出现的生理功能紊乱。

（一）清点恢复室药品、物品、设备，打开呼吸机、监护仪、负压吸引器并检查其功能，确保备用状态。

（二）麻醉医生预约床位，护士根据患者的具体情况准备用物。

（三）患者在麻醉医师和手术室护士监护下从手术间转入PACU。

（四）入室后固定床位，加床栏，并立即给患者吸氧或连接呼吸机辅助呼吸。

（五）监测和记录生命体征，至少每15分钟记录一次，如有病情变化随时记录。严密观察病情变化，出现异常立即向麻醉医师报告并遵医嘱处理。

（六）与手术室护士交接患者情况（包括输液通路、管道、皮肤、血制品、引流、伤口、特殊病情等）并填写交接单，双方签字。

（七）整理床单位，调节液体滴速，标识各种引流管路，注意不可互相缠绕，摆放合适位置，避免受压；观察引流物的颜色、性质及量，如有异常及时报告医生处理。

（八）评估患者神志、呼吸、肌力等，达到拔管指征后，遵医嘱吸痰拔管。

（九）监测并记录尿量、液体入量，观察液体滴入速度。

（十）记录还应包括如下内容

1．患者的姓名、年龄、手术方法、诊断、既往史、服药史、过敏史、术前生命体征以及患者的特殊情况，如聋症、性格改变或言语障碍。

2．气管内导管留置的位置、型号及深度。

3．麻醉过程，特别是可能影响患者术后早期恢复过程的问题，如静脉穿刺困难、插管困难、术前饱胃、术中血流动力学不稳定或心电图变化等。

4．出入量情况，包括输液量和种类、尿量和出血量等。

（十一）鼓励患者咳痰、深吸气、协助患者变换体位，协助麻醉医师及时治疗患者。

（十二）监测内容

1．呼吸系统　节律、潮气量、每分通气量、血氧饱和度，血气分析和呼吸的通畅程度、患者皮肤黏膜颜色和保护性反射（如呛咳、吞咽反射）等。

2．循环系统　血压和ECG，必要时应监测有创血压、中心静脉压、肺动脉压和心功能等。

3．体温　监测皮肤、鼻/口、直肠与食管等。

4．神志　观察瞳孔、意识等。

（十三）常用评分方法

1．手术麻醉所需要的镇静深度常用改良的OAA/S评分（The Observer's Assessment of Alertness/Sedation Scale）方法。

2．Steward苏醒评分，评分在4分以上方能离开手术室或PACU。

3．POR（Post Operative Recovery）苏醒评分。

4．Aldrete苏醒评分表，是氧饱和度、呼吸、循环、意识及活动度一系列量化分值的简单总和。患者评分达9分以上时，可转回普通病房。

5．肌力评分是通过机体收缩特定肌群来判断，一般分为6级。

三、手术室外麻醉护理常规

（一）麻醉前准备

1．仪器　检查各种仪器的功能，按照患者的具体情况准备麻醉机、监护仪、注射泵、吸氧装置、负压吸引装置、电子病历记录系统以及相关急救设备。

2. 物品　麻醉穿刺用物、插管用物、特殊监测用物、呼吸回路与吸氧导管等。

3. 药品　根据麻醉计划准备相关麻醉药品、液体和急救药品。

4. 患者　核查患者身份、心理护理、测量术晨生命体征、询问患者禁饮禁食时间、落实各项检查结果。

（二）麻醉期间的护理

1. 配合各种麻醉穿刺，协助摆放麻醉体位。

2. 严格遵医嘱注射麻醉药物或为患者实施面罩吸氧，托下颌，扣面罩，控制呼吸。

3. 协助气管插管，固定导管。

4. 严密监测患者生命体征并记录麻醉记录单。

5. 发现异常情况及时汇报麻醉医师，并积极配合抢救。

6. 遵医嘱调节液体的输入速度及药品用量。

7. 麻醉结束后，遵医嘱吸痰拔管。

（三）麻醉恢复期护理

1. 评估患者生命体征，监测各系统麻醉后恢复情况并记录。

2. 根据患者的情况合理吸氧，必要时控制呼吸。

3. 遵医嘱用药，调节液体的输注速度。

4. 将患者情况汇报给麻醉医生，及时发现并发症并积极处理，必要时配合抢救。

5. 评估患者达到出室指征，汇报麻醉医师并请其决定患者去向。

6. 门诊患者病情稳定后可由家属护送回家，住院患者返回病房，必要时由麻醉护士协助转运。

7. 做好麻醉相关健康宣教及康复指导。

（四）麻醉后处理

1. 药品与物品管理　根据麻醉医生开具的处方回收剩余药品及物品，合理计费。

2. 感染管理　所有用物按照消毒技术规范以及医疗废弃物管理条例处理。

3. 仪器管理　关闭所有仪器，拔去电源并归位，故障仪器及时报修。

四、特殊操作护理常规

麻醉科的特殊操作大致包括：椎管内穿刺、神经阻滞、中心静脉穿刺置管、有创动脉穿刺置管，气管插管及特殊方法的气管插管，其中有创动脉穿刺置管、中心静脉穿刺置管、椎管内穿刺、神经阻滞及特殊方法的气管插管必须由麻醉医生完成。一般的气管插管是医生和护士必须掌握的急救技能之一。

（一）动脉穿刺置管配合流程

由麻醉医生进行操作，护士配合：①准备工作：包括测压套件、肝素盐水、Allen 试验、穿刺部位和肢体体位的准备；②穿刺中配合：包括消毒、局麻、穿刺置管成功后连接和固定导管；③穿刺后工作：调零和测压、整理用物、处理医疗废物；④拔管：加压包扎穿刺部位，观察肢体末端血运情况。

（二）中心静脉穿刺置管配合流程

由麻醉医生进行操作，护士配合：①准备工作：包括测压套件、无菌穿刺包、生理盐水、穿刺部位体位的准备；②穿刺中配合：协助医生 B 超引导，定位，打无菌包，戴无菌手套，测试导管通畅度，各种用物处于备用状态，配合医生完成操作；③穿刺置管成功后连接和固定导管；③穿刺后工作：如需测压先调零、整理用物、处理医疗废弃物等。

（三）气管插管配合流程

气管插管是医务人员在全麻和急救中必须掌握的方法之一，一般气管插管如经口（鼻）气管插管要求护士熟练掌握，特殊方法的气管插管，如纤支镜、清醒插管、双腔导管、困难插管等技术由医生操作，护士配合医生完成。

1. 经口气管插管包括　①患者评估与用物准备：根据不同的患者准备合适的用物；②面罩通气：确保有效呼吸；③置入喉镜：包括正确手持喉镜手法、识别解剖标志；④暴露声门：掌握喉镜前端正确放置位置;⑤置入气管导管:掌握置入导管方法,避免暴力;⑥检查导管位置:听诊对比双侧呼吸音、观察 $P_{ET}CO_2$ 波形;⑦固定导管;⑧整理用物。

2．经鼻气管插管与经口气管插管不同之处在于做好鼻腔准备 ①清洁鼻腔;②选择通气较好的一侧鼻腔作为插管通道;③遵医嘱使用收缩鼻黏膜血管药物以防出血;④鼻腔内应用麻醉润滑剂;⑤准备插管钳;⑥导管通过鼻腔时切勿使用暴力。其余同经口气管插管。

3．特殊方法气管插管如纤维支气管镜插管、清醒插管、困难气管插管、双腔气管插管有一定的技术难度,由医生操作,护士配合医生完成。包括:①准备特殊用物;②准备吸引器和吸痰管;③遵医嘱用药;④医生操作时,护士在旁协助;⑤插管结束,按照医疗废物管理条例消毒处理用物。

第四节　麻醉科护士培养

随着我国护理事业的发展,对具有丰富专业知识、娴熟护理技能的应用型专业护理人才的需求不断加大。为顺应时代发展,促进麻醉护理与国际接轨,在国内开展麻醉科护士的教育非常迫切。麻醉护理专业具有较强的专科特性,临床教学着重培养护士的临床思维能力、实践操作能力和适应能力。因此,制定一套完整、全面的培训方案,保证培训顺利实施,对麻醉科护士的发展非常重要。

要建立系统的麻醉科护士培养、教育体系,必须协同中华护理学会,制定一套完整的培养方案及资格认证体系,建立相应的教学管理办法,培养出真正的麻醉护理专业应用型人才。麻醉科护士来源于医学院校正规护理专业毕业,经过一定的专科培训后从事麻醉护理工作。

一、基本原则

（一）培训目标

培养具备人文社会科学、医学、预防保健的基本知识及护理学的基本理论、基本知识及基本技能,能在临床麻醉、急救复苏、重症监测治疗及疼痛诊疗领域内从事临床麻醉护理、护理管理、教学和科研的应用型人才。

（二）培训模式

麻醉科护士建议采用毕业后继续教育模式。借鉴国内其他专科护理培训模式,结合麻醉科护士现状,采取不同的培训模式和分步走的方法。

1．培训顺序

（1）按层次分:首先培训在麻醉科护理岗位的高年资护士,其次为中低年资护士。

（2）按岗位分:先培训PACU护士,其次培训其他岗位护士。

（3）按培训时间:先以短期培训为主,时间3个月到半年,其次再考虑长期培训。

（4）按专业分:先培养麻醉护理方向本科毕业生,其次是在麻醉科工作五年以上大专以上学历的护士,最后是其他护士。

2．培训内容

确定教学内容和方法,制订计划;确定课程体系,制定教学大纲。包括:

（1）确定实习计划,制定临床实习细则。

（2）制定考试考核办法。

（3）建立统一题库及命题原则。

（4）制定资格证书细则及证书发放办法等。

二、教学培训基地管理规定

（一）申请教学培训基地条件

建议各省(市、自治区)卫生计生委根据实际需求建立麻醉科护士培训基地,培训基地必须符合以下所有条件:

1. 三级甲等医院。
2. 有多媒体等教学设备或教育中心。
3. 带教老师必须具有三年以上教学经验的麻醉科医师和护士。
4. 基地有一定数量的护士从事麻醉科护理工作。
5. 护士教育层次：要求为大专以上学历>50%。
6. 年工作量>8000 台例以上。
7. 教学培训基地应具有完整的临床带教计划并承担过教学任务。
8. 培训基地要具备教学中所需80%的麻醉与监护设备。

（二）培训基地申请办法

符合申报条件的单位向相关部门及当地卫生主管部门提出申请，对教学质量进行评审，且每3年复审一次，评审合格，可以开展麻醉科护士培训。

三、教学培训

（一）理论培训大纲

	掌握	熟悉	了解
临床麻醉护理学	1. 麻醉护理的概念、工作范围及发展动态； 2. 麻醉科护士岗位职责及专业素质要求； 3. 各种麻醉药使用剂量、并发症和处理原则； 4. 危重患者的抢救及配合要点； 5. CPCR的基本程序和技术要点； 6. 疼痛评估、治疗原则和护理。	1. 与麻醉有关的生理功能； 2. 熟悉与麻醉有关的解剖结构及特征； 3. 各种麻醉药使用的适应证与禁忌证；	1. 麻醉对生理功能的影响； 2. 麻醉药的药理作用及特点； 3. 各种麻醉设备的基本功能； 4. 心肺脑复苏的基本知识； 5. 疼痛的概念、分类，疼痛对患者各系统功能的影响；
临床麻醉护理专业技术	1. 各种麻醉前准备所需的设备、药品与物品； 2. 麻醉机与监护仪的使用及护理； 3. 有创动静脉置管术和测压术的配合； 4. 输液泵、微量泵、镇痛泵、麻醉机、人工呼吸机的临床应用和护理； 5. 围手术期严重并发症的防治与配合； 6. 重症患者抢救配合技术。	1. 围手术期呼吸、循环功能监测的指标及意义； 2. 水、电解质及酸碱平衡、血糖监测技术；	1. 患者麻醉前评估的标准及风险因素； 2. 围手术期其他功能的指标及意义；
麻醉科医院感染预防与控制	1. 一次性用物的管理和使用； 2. 各种内镜的使用和消毒； 3. 呼吸机管路的消毒和保养； 4. 无菌技术； 5. 医疗废弃物的管理。	1. 麻醉科医院感染控制的基本原则和措施； 2. 医务人员的职业安全防护；	1. 医院感染管理的文件及规定； 2. 麻醉科医院感染的发生状况与危险因素；
麻醉手术患者心理护理	1. 围麻醉期患者的沟通技巧； 2. 手术患者的心理护理。	1. 麻醉知识健康教育与患者的理解程度。	

（二）麻醉科教学内容

麻醉准备室	医院感染管理；
	贵重/特殊物品管理；
	麻醉仪器的清洁、保养、简单故障排除；
	急救插管箱管理
总务工作	药品管理；物品管理；库房管理；收费、统计；
麻醉恢复室	病情评估、患者交接；
	监测（循环、呼吸等各系统）、苏醒单记录；
	呼吸机的使用与维护；
	感染管理、应急预案、风险评估、并发症处理及护理；

临床麻醉护理	麻醉前准备：患者、药品、物品与仪器设备等；	
	各种麻醉方法的配合；	
	病情监测；	
	镇痛泵的配制与镇痛随访；	
	麻醉后护理与患者转运；	
常用仪器	麻醉机、呼吸机、监护仪、微量泵、除颤仪、血糖仪、纤支镜、血气分析仪、血液回收仪以及镇痛泵等仪器的使用和配合；	
生命抢救技术	心肺脑复苏术：基本生命支持、高级生命支持和复苏后护理；	
	突发缺氧患者的护理；	
	突发低血压患者的护理；	
	致命性心律失常患者的抢救、护理；	
	突发颅内压增高患者的护理；	
	意外拔管患者护理。	
心理护理	麻醉知识缺乏的支持；	
	患者的心理障碍及与患者沟通交流的技巧；	
	与家属的沟通交流。	
操作考核项目	呼吸机、麻醉机的使用与调试；	
	除颤技术；	
	徒手心肺复苏术；	
	微量输注泵的使用；	
	气管插管术；	
	简易呼吸器的使用。	

四、教学实习评价及考核

（一）实习评价及考核表

麻醉科护士临床实习评价表

内容	掌握	熟悉	了解	不了解
麻醉与精神类药品的管理				
麻醉物品的准备				
麻醉科医院感染管理、消毒隔离制度				
生命体征监测，常见并发症的判断				
无菌技术				
气管插管术				
动脉采血术				
监护仪、麻醉机的应用				
除颤仪、呼吸机的应用和护理				
PACU 患者的监护				

实习体会：（取得的成绩、尚需改进和提高的方面）

科室意见：（含医德医风、工作业务学习、基本技能、应用护理程序、临床查房等方面）

出勤情况：（病假天；事假天；迟到次；早退次）

医疗差错事故登记：

职业素质：分	理论考核：分	操作考核：分
教师签字		科室护士长签字	年月日

麻醉科实习考核表

项目		教学目标要求	标准分
职业素质 （20分）	专业思想	专业思想稳定,热爱护理工作,工作负责,踏实勤恳	5
	个人修养	语言文明,态度和蔼,穿着整洁,仪表端庄,注重职业形象	3
	组织纪律	遵守规章制度,遵守纪律	5
	学习态度	虚心好学,上进心强	4
	服务态度	关爱病员,服务热情,细致耐心	3
业务能力 （80分）	适应能力	较快的适应工作环境,进入相应角色	5
	评估能力	及时、准确、系统收集资料,及时发现问题	10
	分析能力	独立、正确地分析、判断问题,确定护理诊断	15
	解决能力	正确具体地制定护理计划,及时准确解决问题	15
	护理查房	态度认真,报告全面,制订计划恰当,护理效果满意	10
	基本操作	操作规范、熟练	15
	沟通交流	善于交谈,与患者沟通,开展心理护理和健康教育	10

（二）出科考核

（1）理论：采用笔试和口试的方法。

（2）技能：抽签选1～2个项目进行重点考核。

（3）能力：对危重患者的应急处理能力、人际交往和沟通能力等。

（马涛洪　参编）

麻醉科专科麻醉建设

熊利泽　第四军医大学西京医院

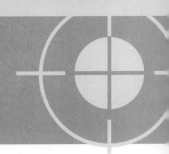

第一节　专科麻醉建设的重要性与必要性

一、专科麻醉建设的重要性

临床麻醉与危重病救治、疼痛治疗并称为麻醉学的"三驾马车",上述三者的同步发展对麻醉学科的全面建设至关重要,任何偏态发展最终都会影响学科的社会及专业地位,制约学科的后续长期发展。

二、专科麻醉建设的必要性

(一)中国麻醉面临管理方面的严峻形势

半个多世纪以来,中国麻醉,尤其是亚专科麻醉的迅速发展,特别是中华医学会麻醉学分会结合我国的实际情况推出的"中国版"各类专科麻醉指南的落地,使全国的麻醉水平有了大幅提高。但仍存在诸多问题,特别是麻醉安全问题在某些单位和个人的观念还不强,制度形同虚设,日常麻醉工作管理还不到位,导致手术麻醉的风险较大,麻醉意外及死亡仍时有发生。

临床麻醉技术分类的逐渐细化,使亚专业的发展初现端倪,也在客观上促使中国麻醉到了需要摒弃落后、陈腐的"师带徒模式"的时候,需要将全新、系统的现代麻醉管理概念植入中国麻醉队伍,建立全新的麻醉(亚专科、专科)管理体制,以缩小中国麻醉学科的管理水平与国际先进水平之间的差距。

(二)社会及专业要求

近年来国内频发的手术麻醉相关医疗纠纷和"医闹"事件,虽然有外部环境的问题,但在行业内部也警示我们:进一步提高临床麻醉工作水平已经到了刻不容缓的时刻。同时,降低围手术期并发症的发生率、提高患者生存率也是时代的要求。

(三)专科麻醉建设的动力

国内外麻醉学亚专科已呈现高速度、全面发展的态势。近十几年来国际麻醉专业的迅猛发展,使麻醉日常工作需要适应新的管理体系。另一方面,手术相关技术的快速发展在客观上也要求临床麻醉(尤其是专科麻醉——腔镜下手术、机器人辅助手术、肿瘤治疗、器官移植等)同步发展,这也是麻醉学发展的重要驱动力之一。

第二节　专科麻醉的布局与管理模式

从中外医院发展史来看,综合性大型医疗机构与专科特色明显的专科医院相辅相成。而随着综合医院中部分专业的短时、快速发展(当地社会要求、相关专家特长、医院长期的发展思路和目标为其发展提供支持),又出现了"院中院"的发展模式,给予其发展空间的要求,结果导致中外医院在麻醉科的管理布局上存在以下两种常见模式:

一、麻醉管理"院中院"模式

——Anesthetic management mode with multi—hospital in a general hospital，如图 6-1 所示：

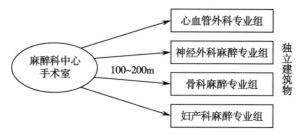

图6-1　麻醉科本部派驻临床经验丰富的组长负责各专业组

特点：有助于手术专科的快速发展，在人员、设备方面可给予手术专科充分的保障。同时，麻醉人员相对固定，也有助于增进与术者沟通和建立感情，便于掌握手术学科的新发展、新动态，以及新治疗技术与设备使用对麻醉的新要求，拓展新的麻醉理念、研究新型麻醉方法与技术，使麻醉更加专业化。

存在不足：设备药品重复配置，人力资源相对不够，响应迟缓，尤其是危重患者的抢救，在值班时间内很难在第一时间到达。

二、麻醉管理"单一中心与多区域"模式

——Anesthetic management mode of an center with more areas

在单一建筑内，根据医院整体规划及手术相关各学科的现阶段发展水平，划分相应空间区域予以保障，手术其他相关学科（麻醉、手术护理）集中配置，充分保障，是我国目前医院麻醉科的主要管理模式，如图 6-2 所示：

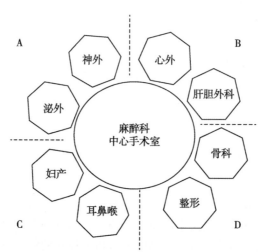

图6-2　单一建筑内"中心手术室"划分A、B、C、D等若干区域
麻醉科实行"主任指导下的区域负责人管理制度"

特点：人员、设备集中配置，平台广泛，响应迅速，安全高效，虽划分的区域人员相对固定，但与其他人员的沟通方便及时，适应麻醉学科的发展，也有利于新技术、新设备的掌握，安全性较高。由于避免了分散配置的资源浪费，可以有效的降低麻醉科的运行成本。

第三节　临床麻醉工作管理的实施方法（亚专业的建设方法）

不同医院根据其医院历史、社会性质及当前疾病发展特点，选择科室的特色发展方向，麻醉科作为

手术治疗的重要参与者,应予以鼓励、配合、侧重发展,设立如:妇产科麻醉、神经外科麻醉、心外麻醉、小儿麻醉、急性疼痛与慢性病理性疼痛治疗专业组等。专科麻醉管理建设在范围和内容方面,虽然较大差别,但在管理模式和目标上具有以下共同环节,需要密切关注,加以落实。

一、落实临床麻醉各级人员工作职责

专科麻醉管理建设:实行三级医师责任制,即主任(副主任)医师、主治医师、住院医师按职责开展诊疗活动。专科麻醉学科带头人主要负责医疗、教学、科研、技术培训和理论提高工作;领导急、危、重、疑难病例抢救处理工作及特殊病例和疑难病例会诊工作;组织疑难病例术前讨论,对麻醉前准备和术中处理做出决定,必要时亲自指导并参加麻醉实施过程;领导本专业人员业务学习和基本功训练。吸取最新科研成就、运用国外医学先进经验,根据亚专业情况应用于临床;同时学科带头人还负责开展临床或基础科学研究。

主治医师主要实施者及责任人,负责指导住院医师、进修医师开展麻醉工作;担任疑难病例麻醉处理工作;承担教学和研究工作;一般病例会诊工作等。

住院医师主要在主治医师指导下,完成日常临床麻醉工作,包括术前访视、术中监护及一般问题的麻醉处理、术后访视及临床麻醉操作;同时还可承担一部分教学、科研工作。

麻醉科护士主要负责麻醉药品、耗材及部分常用器械的申领、报关、准备、登记及其他管理工作。

二、优化麻醉方案与制度的落实

为降低患者围手术期麻醉风险,术前应根据物理诊断、辅助检查结果(影像学等),设计合理的麻醉方案,在控制合理的麻醉范围与程度的前提下,形成最终的麻醉方案。

三、科室领导指导下的住院总 / 麻醉秘书负责制

合理的麻醉科医师架构是保障临床麻醉工作正常开展与安全的重要基础。其基础是主任指导下的住院总 / 麻醉秘书排班制度,根据当前各手术专科发展水平和风险处理能力,在充分考虑当前麻醉科人员的基本条件基础上,遴选相应素质的麻醉工作人员予以配置。

四、麻醉药品管理的科学化

"零库存"不是麻醉药品、耗材管理的最高目标,而如何保障临床麻醉工作安全,最大限度的满足临床麻醉需要,不因麻醉药品、耗材的临时短缺影响麻醉及抢救工作的开展,才是其工作的终极目标。

五、麻醉设备的配置与管理

麻醉设备的配置要求应与临床开展手术治疗的内容相吻合,应制定开展不同手术的国家强制基础要求目录。对无法落实基础目录要求的单位,在开展超范围手术治疗工作中出现的问题,医院相关部门负责人和麻醉科负责人应承担各自相应的责任。同时,应落实麻醉设备的专人管理与备案制度,落实年检制度。

六、临床麻醉科医师的"再教育"与素质提高

应按要求开展住院医师规范化培训工作,年度汇报与考核需要专人负责,动态管理。根据考核结果"警示提醒机制",并及时通报全科人员,以持续提高临床麻醉工作人员的素质。

七、临床麻醉安全委员会与例会制度

科室专家与一线负责医师应共同组成临床麻醉安全小组,实行"月或季度例会制度",全面汇报、讨论科室目前在临床麻醉方面存在的主要问题和潜在风险,并应根据科室工作情况实际,制定新规或补充完善制度,并记录备案。

八、临床麻醉并发症的讨论分析与制度完善

采以每周制,选择代表性案例,对事不对人,通过讨论,及时提高本单位的认识水平,达成共识,并完善各项规章制度。

九、PACU 的作用与工作落实

由于患者年龄、性别、疾病对重要脏器的影响不同,各专科 PACU 工作重点也有明显不同,尤其是老年人、儿童、妊娠妇女患者,在工作中的管理尤其需要加强。

十、大数据的分析

大数据时代(Big date eve)的到来,已经影响临床麻醉亚专科管理建设的方方面面,应及时依据大数据的分析结果,不断完善亚专科的建设内容。

第四节　临床麻醉中相关专科的麻醉建设与管理

一、心血管外科麻醉的建设与管理

(一)心血管外科麻醉的设施与设备

1. 手术室配置　心脏及大血管外科手术应在百级层流手术间内进行,多数心脏外科手术在体外循环期间需要对患者进行降温和复温,手术间应具备大功率单间控制的温度控制系统。心脏外科术中涉及设备仪器较多,因此手术间应有足够的空间面积以保证麻醉相关仪器设备的布置与麻醉工作人员的正常工作不受限制。通常应在 60～80m²。

2. 设备配置　除外科配备相关设备外,每间心脏外科手术间均应配备高档麻醉机、多功能监护仪、除颤仪、ACT 监测设备、体外循环设备、麻醉设备车等。此外,还应配备一定数量的心排量监测仪、血气分析仪、经食管超声监测仪及相应数量的成人及小儿 TEE 监测仪。TEE 是目前实时动态监测心功能变化的最客观指标,应同时配有高频体表探头,以备血管穿刺引导之用。有条件的单位还应配备 TEG 检测仪、麻醉深度监测仪、脑氧监测仪等设备。

(二)心血管外科麻醉人员的配置与管理

1. 人员结构和配置　专科麻醉学科带头人应具备副高及以上职称,至少具有五年以上心脏外科麻醉工作经历,在复杂性先天性心脏病、心肌缺血性改变、心肌氧供需平衡等方面有深入研究;主治医师应具有三年心脏外科专业麻醉工作经历,熟练完成日常心血管麻醉操作及相关穿刺、TEE 技术;而住院医师则应至少保证心脏外科及其麻醉已轮转 6 个月。每个手术间需配备 2 名以上麻醉住院医师,其中一名主治医师以上人员。此外,为减轻麻醉科医生的临床工作强度,加快手术的衔接与周转,还需根据手术室规模配备一至两名麻醉科护士。

2. 人员培训　心血管外科麻醉的人员培训对象主要为麻醉科住院医师和进修人员。原则上心脏外科麻醉轮转周期不应少于 6 个月,可根据未来临床工作方向增减。与其他亚专业相比,心脏外科麻醉亚专业的特色培训内容包括:心血管外科疾病的病理生理及解剖、体外循环的基本原理、超声引导下各种麻醉穿刺技术、漂浮导管的放置及应用、术中经食管超声的应用、血管活性药物的药理知识及临床使用等。

轮转入员需基本掌握除术中食管超声以外的各项知识、技能。如需专职从事心血管外科亚专业麻醉工作,则应接受相应时间的术中食管超声培训。必要时,还应接受体外循环及心外 ICU 轮转。美国医学毕业后教育委员会(Accreditation Council for Graduate Medical Education,ACGME)和美国麻醉学委员会(American Board of Anesthesiology,ABA)已对胸心外科手术的麻醉科医师的规范化培训制定了标准,我国可予以参考。

（三）心血管外科专科麻醉的管理特色

根据病变的不同，心脏外科手术患者的病理生理变化也各异，需针对不同种类心脏疾病患者的高危因素，通过现行国际通用的心脏评估量表做出风险评估，如，缺血性心脏病患者手术麻醉的高危因素包括：年龄大于 70 岁；女性患者；不稳定心绞痛；冠状动脉左主干病变；伴心律失常；射血分数小于30%，半年内曾有心肌梗死发病史；左心室室壁瘤；行再次冠脉搭桥术；合并高血压、糖尿病、肾功能不全等。同时，也应对心功能不全患者的术前评估注意事项等进行归纳，包括病史，体格检查，心电图、胸部平片、超声心动图等实验室检查资料等。此外，为提高患者术前禁食禁饮的依从性，可采用术前禁食禁饮书面告知制度，根据手术台次安排，个体化规定禁饮食时间。这些都是为了使患者的术前访视、评估与准备尽可能精准化。

根据术前访视患者的状态及手术方式的不同，心脏外科麻醉的方案也不尽相同。三级医师检诊制度为安全有效的麻醉设计与实施提供了人员及技术保证。心脏手术术中知晓的发生率为 0.4%～1%[5, 6, 9]，较外科手术术中知晓总发生率 0.1%～0.2%[7]高出将近 10 倍，因此在术中可采用 BIS（Bispectral Index）、Narcotrend、墒指数、听觉诱发电位等监测来预防术中知晓[8, 9]。食管超声的应用，可辅助麻醉科医师对患者心脏功能及手术评估做出判断，为麻醉处理及方案的制订提供帮助。

二、神经外科专科麻醉的建设与管理

（一）神经外科手术麻醉的硬件建设

1. 手术室及麻醉科布局　神经外科专科手术大部分系大中型及疑难重症手术，急诊手术量占1/10～1/5，绝大部分在显微镜下完成，手术体位复杂、时间冗长，通常每个手术间一般每天仅能完成2～3 台择期手术；少数疑难复杂手术需时较长，一个手术间只能安排一台择期手术，这种复杂手术多需要颌面外科、耳鼻喉等相关科室协作，因此需要选择较大空间的手术室。

一个独立的神经外科亚专业组需要配置独立的专科介入手术室，专一对脑血管病（各种脑卒中、动静脉畸形、蛛网膜下腔出血等）进行微创介入治疗，此类手术室需要配备专业可透视床及大型医用影像设备。另外，部分大脑深部手术患者术后意识和呼吸恢复缓慢，为加快手术周转和保障麻醉安全，也需要配置专门的麻醉恢复室，行后续呼吸、循环支持。

2. 设备的配置与管理　有条件的神经外科手术间应配备具有双通道测压、呼气末二氧化碳浓度、体温等多参数监护仪，采取 Vigileo 等方法监测危重患者血流动力学指标变化。由于脑保护的需要，通过测温尿管监测体温变化及使用温液仪有助于维持术中体温的稳定。血液回收装置可用于动脉瘤等大出血患者的自体血回输。此外，还应配备血气检测仪、Narcotrend 麻醉深度监测仪、TCI 泵等设备，以完善麻醉与监测。

除了每个手术间均应配备 1 台麻醉机外，由于该专业区域某些手术时间冗长，存在机械故障风险，还应配置 1 台备用麻醉机以备不测。每个手术间至少应配备 2 个双通道微量泵，用于麻醉及抢救。每个手术间还应配备一个简易呼吸器（以备断电或断氧之需）和视频喉镜。该亚专业区域还需配备一台纤维支气管镜，以方便教学和临床应用（体位变动后气管导管位置确认）。在术后转运患者途中需携带便携式脉搏血氧监测仪和简易呼吸器及氧气筒或气袋。

（二）神经外科麻醉专业人员的配置与管理

1. 专科学术带头人　神经外科麻醉组应固定学科带头人一名，由副高以上职称、具有丰富临床麻醉经验的人员担任，且在脑保护、麻醉与神经功能关系等方面有深入研究，专职负责专科医疗、教学、科研、技术培训和理论提高工作，领导急危重疑难病例的抢救工作，负责组织特殊病例和疑难病例的会诊工作和亚专业组疑难手术的术前讨论，制定具体的麻醉方案，组织带领该亚专业组学习新技术、新业务，同时与外科专业组长保持密切联系，协调处理日常事务。

2. 主治医师　从事麻醉专业 5 年以上，负责住院医师、进修和实习医生的神经外科麻醉业务培训，担任日常及疑难病例的麻醉处理，承担临床教学课题和科研工作的落实。

3. 住院医师　负责本专科的临床麻醉工作。术前访视患者，认真了解病情，尤其是要了解高颅压、昏迷患者围手术期可能发生的风险。同时,应向患者及家属介绍麻醉相关的注意事项,做好麻醉前药品器材和技术的准备;遇有特殊疑难手术应及时向上级医生汇报。严格按规范执行麻醉技术操作,术中严密监护病情变化,并及时判断与处理。住院医师应该短期集中培训至少6个月,并由一名住院医师担负麻醉恢复室患者的术后安全保障工作,并定期轮换。

4. 麻醉药品和耗材管理护士　为了加强神经外科麻醉药品的管理,需要固定一位药品管理护士,其主要职责是:药品和耗材的管理;仪器设备的维护;麻醉账单的管理;每天负责毒麻药品的发放与回收。根据时代的发展趋势,麻醉科的药品管理工作,今后应当由药剂科负责,在麻醉科内设立麻醉专科药房。麻醉科护士只起辅助作用。

(三)神经外科专科麻醉特色及管理重点

1. 术前访视及麻醉前准备

(1)小脑幕上病变手术:要注意病变大小,病程长短;ICP增高程度;营养状况和水电解质失衡等。

(2)小脑幕下病变手术:关注病变的位置和血供来源;病变侵袭范围及与重要神经血管的关系;后组脑神经受累的程度(有无声音嘶哑,饮水呛咳等症状)。

(3)脑血管病变的手术:应关注发病的起始时间;患者症状、体征与危险性评估的关系;急性期与非急性期症状、体征;是否有血管痉挛及处理措施;是否有脑梗死及其部位和程度;体温的不稳定常提示丘脑受累。

(4)脑垂体病变手术:应关注肿瘤的大小、位置及对颅内循环的影响;气管插管是否困难(尤其以生长激素分泌增多为表现的);手术方式(经鼻蝶入路还是开颅);受累及的内分泌器官功能变化,激素变化种类及病理分型;是否潜在高血糖,嗜铬细胞分泌异常,有无冠心病等。

(5)功能神经手术:应了解术前服用的抗癫痫药物的种类、副作用及与麻醉药物间的相互影响;术前是否存在骨髓抑制和低血糖等情况。

2. 常用麻醉方法

(1)全麻气道的建立:绝大多数选择气管插管;术中唤醒手术则建议选择喉罩;全程清醒开颅手术则需保留自主呼吸,鼻导管吸氧。

(2)静脉麻醉:常用全凭静脉麻醉——丙泊酚靶控输注。

(3)吸入麻醉:易引起颅内压增高,慎用,目前多数学者认为小于1MAC的吸入麻醉药是安全的;七氟烷多用于婴幼儿手术的麻醉诱导维持或不需要电生理监测的脊髓内手术。

3. 术中监测

血压监测:对于高龄、大脑深部、脑干、术中唤醒、动脉瘤夹闭等手术应当选择有创血压监测;心电图监测:观察ICP增高对心脏的影响(心率、节律和冠脉供血);呼气末二氧化碳监测通气功能,指导通气效能(轻度过度通气),有助于改善脑循环状态,还可及时发现在头部密封条件下呼吸环路有无脱落发生。

体温和尿量监测有助于判断循环情况,了解组织灌注,指导利尿脱水和输液,以及术后复苏拔管;中心静脉压监测对指导液体的出入量平衡和血管活性药使用有一定帮助;动脉血气可用于判断氧合,指导过度换气和治疗水电解质酸碱失衡。脑电图监测:如选择全凭静脉复合麻醉,术中密切关注麻醉深度变化对脑电图的影响,在神经功能手术治疗中具有积极意义。

诱发电位监测脑干视觉、听觉和外周神经通路的功能完整性;经颅多普勒可监测脑血流;心前区多普勒可监测坐位、颅后窝手术时矢状窦、乙状窦意外破裂发生的空气栓塞;脑氧饱和度监测可反映脑氧供需平衡;颅内压监测可实时测量颅内压值变化,指导高颅压患者的脑保护治疗。

三、产科手术专科麻醉的建设与管理

产科大部分产妇是年轻健康的,但是妊娠导致其明显的生理改变,也可以影响妊娠妇女对麻醉的正常反应。产科麻醉最大特点是麻醉科医师要同时面对产妇和胎儿两个生命,而我国仍有很多经济落后地区的产妇缺乏有效的孕期保健指导,往往造成很多高危产妇围生期风险增加。随着我国"二胎政策"的落实,今后将有大量的新生儿出生,产科麻醉将面临新的考验,所以,如何科学有效地建设产科麻醉管理体系是新时代环境下保证围生期麻醉安全的关键。

(一)产科麻醉的硬件建设

1. 手术室及麻醉科布局 由于孕产妇病情变化迅速,产科手术室基本配置应包括各种气源、高低压氧源、负压吸引装置、独立温度控制系统等。最好与产房之间有快速通道,以便紧急情况可以快速转运,如无快速通道,至少应保证产妇可以由产房迅速进入手术室。

2. 产科麻醉设备的配置与管理 产科手术室的基础配备至少包括多功能麻醉机、监护仪、麻醉药物设备车等。除此之外,对于产妇,根据可能出现的紧急事件,应配备相应设备,以产科出血紧急事件为例,可配备大口径静脉留置导管、液体加温器、充气式体温保暖器、有库血资源、大通量快速输液设备、血气分析机甚至血栓弹力图(TEG)监测设备等。对于胎儿,应常规配备新生儿气道急救设备,包括相应型号的呼吸球囊、喉镜、气管插管及管芯等。

(二)产科麻醉人员的配置与管理

1. 人员的结构和配置 产科麻醉亚专业应有合理的人才梯队,包括亚专科学科带头人、数名主治医师以及住院医师。亚专科学科带头人至少一名,应具备副高及以上职称,有丰富的产科麻醉经验,尤其要擅长对子痫、前置胎盘、异位妊娠、先天性心脏病妊娠妇女的麻醉处理;主治医师应有各个亚专科轮转经历,且相对固定到产科麻醉工作区域;住院医师应根据培训计划轮转相应时间,一般至少 2个月。

2. 人员的职责与管理 产科麻醉亚专科实行三级医师责任制,学科带头人应作为产科麻醉亚专业的负责人,对日常医疗、教学、科研技术培训和理论提高工作全面负责,必要时应亲自参加疑难高危患者的麻醉实施及主持围生期严重并发症(羊水栓塞等)的抢救。主治医师在学科带头人的指导下负责具体临床工作,担任疑难病例的麻醉处理,每名主治医师可分管 1~2 个手术间。住院医师在主治医师的指导下完成日常临床麻醉工作及术后镇痛效果随访。对产房高危患者应做好主治医师或高年资住院医师随时予以支持的准备。

3. 人员的培训 产科麻醉亚专业培训对象以住院医师为主。轮转时间长短可以灵活安排。对于低年资住院医师要求熟练掌握妊娠期妊娠妇女和胎儿的生理及病理生理改变、椎管内麻醉技术、分娩镇痛临床管理等,对产科麻醉紧急情况有基本处理能力。对于高年资住院医师要求在此基础上掌握全麻剖宫产技术、新生儿急救技术、困难气道的处理、误吸的预防和处理、妊娠并发症的麻醉处理等技术。定期组织病例讨论及讲座以提高理论水平。

(三)产科麻醉组的管理

产科麻醉亚专业组应制定相应的规章制度来保障临床安全。这些规章制度应包括三级医师责任制、危重病例会诊制度、不良事件上报制度、产房管理制度等。同时应有各类规范管理流程,例如新生儿抢救处理流程、处理气道紧急事件的设备及处理流程、处理出血紧急事件的设备及处理流程等。以"凶险性前置胎盘"为例,术前应由麻醉科、产科、新生儿科共同访视会诊,制定各种预案,胎儿剖出后可能立刻需要急救甚至建立紧急气道,母体则需要大量输血来挽救生命。各种制度和紧急事件的流程是保障产科麻醉安全实施的基础。

(四)产科专科麻醉的管理特色

1. 术前访视与评估 对明确需要麻醉的产科患者,应该尽早进行产科麻醉的术前评估。麻醉科医师应了解妊娠妇女的健康状况、相关病史、孕期保健、血压监测、气道评估和行椎管内麻醉的腰背部检查。了解子痫患者术前血压水平、解痉治疗效果、是否存在高颅压颅内出血、心衰等征兆。所有产妇均应视为饱胃并有误吸风险,择期剖宫产麻醉应严格禁食水至少 6 小时。可在麻醉前给予枸橼酸钠注射液及 H2 受体拮抗剂(目前并不提倡常规给予)。实施麻醉前后应由专人检查胎儿心率是否正常。

2. 分娩镇痛的实施 分娩镇痛以硬膜外镇痛和腰硬联合麻醉为主。无论何种麻醉,第一产程阻滞平面应达到胸 10 到腰 2 平面,而第二产程要达到腰 4 到骶 4 平面。

3. 剖宫产麻醉 妊娠期麻醉风险加大,麻醉前应对产妇、胎儿做出全面评估。麻醉科医师应熟练掌握各种困难气道的插管技能和策略。应准备好面罩、喉罩或声门上通气装置,必要时建立人工气道。对麻醉技术的选择应该做到个体化。对于大多数剖宫产患者而言,因椎管内麻醉可避免麻醉药物通过胎盘循环对胎儿的影响,故较全麻安全。但需要术中抢救复苏时(如子宫破裂、严重胎盘早剥造成大出血等),应首选全麻。

由于妊娠导致待产妇腹内压增高,腰麻时应减少用药量及减缓注药速度。宜选择笔尖式脊髓麻醉针,以降低术后低颅压头痛、恶心等的发生率。术中应适度保持左侧倾斜体位直到胎儿取出时,以减轻妊娠子宫对下腔静脉的压迫,影响回心血流。麻醉前或麻醉时适当静脉补液可以降低剖宫产手术腰麻可能引起的低血压发生率。去氧肾上腺素和麻黄碱是治疗椎管内麻醉引起低血压的有效药物。

应始终高度关注胎儿娩出过程中发生羊水栓塞的可能。对已发生羊水栓塞的患者应积极开展抢救工作,由三线主任级医师负责组织落实。对顽固性出血病例,如果无法及时获取库血或患者拒绝输库血时,可考虑自体血回输,并行有创血流动力学的密切监测。

四、日间手术专科麻醉的管理要点

随着现代医学的发展和新技术的出现,降低社会医疗保险成本的呼声日益增高,20世纪50年代出现的"日间手术——Ambulatory surgery",作为新生事物开始引起人们的广泛关注。目前,在西方发达国家(尤其是美国),某些医院日间手术比例已经超过50%,成为未来手术治疗的主要方式,同时,日间手术也是国内外近期倡导的加速康复外科(ERAS)的重要突破口。麻醉学的进步、麻醉新技术的诞生与新药的普及应用,使得日间手术麻醉技术已经越来越成熟。

由于日间手术麻醉在我国开展的时间不长,目前在实际工作中仍然存在管理混乱、安全隐患严重的现象。为了更好地保障患者的生命安全,保护患者的利益,规范日间手术的麻醉管理,制定日间手术麻醉的管理规范已是非常重要的现实任务。适合开展日间手术的手术,应该是手术简单、创伤小,术后生理干扰轻、恢复迅速,发生并发症低的手术。

由于对日间手术的过度宣传,患者的病情已越来越复杂,故应更加重视术前评估和术前准备,以减少不必要的住院和并发症出现。

(一)日间手术间的硬件配置要求

根据日间手术的性质,日间手术间需要配置适合做成人以及小儿麻醉的麻醉机、氧气及备用气源、电源、吸引器、照明系统、废气排放系统、必要的通讯系统、能做快速通气的呼吸气囊、心电除颤器及各种抢救药品。监测系统则要求适应所有患者(成人以及小儿),如有各种型号的血压袖带。日间手术需要配备有足够供患者恢复的床位,以及在患者出院前供患者及家属休息的足够的座椅,使患者能在出院的时候全身状况恢复得更好。

(二)开展日间手术麻醉对医务人员的要求

人员结构的配置要求:根据三级检诊制度,在进行日间手术的区域必须由有执业医师资格的三级麻醉科医师主持麻醉工作,可由学术带头人整体负责全区域的麻醉工作,主治医师在学术带头人的领导下负责部分区域的麻醉工作,住院医师在主治医师指导下负责一个手术间的麻醉工作。

该区域的学术带头人要有丰富的临床经验、良好的与手术相关科室沟通能力,副主任医师或以上的临床职称,并能够对在日间手术区域工作的麻醉科医生进行专科培训。要求负责日间手术麻醉的主治医师掌握日间手术的麻醉,最好独立实施日间手术麻醉工作时间持续超过两年,并能在上级医师指导下带教、指导住院医师、进修医师、实习医师实施麻醉工作。能充分评估患者的术前状态。要求实施日间手术麻醉的住院医师必须具备心、肺、脑复苏的能力,最好经过其他关键手术区域的轮转,熟悉日间手术麻醉的基本技能和工作流程。

(三)日间手术麻醉前的评估和准备

1. 日间手术的患者选择标准

(1) ASA I～II,神志清楚患者。

(2) 年龄≤70岁。

（3）手术时间≤2小时。

（4）不进胸、腹、颅腔等的手术，腔镜手术除外。

（5）门诊腔镜手术或检查。

2．不适于日间手术的患者（手术禁忌证）主要有：

（1）ASAⅢ～Ⅵ级、有潜在术后并发症风险的内外科并发症，如未得到控制的严重高血压、糖尿病、不稳定型心绞痛、有症状的哮喘等。

（2）病理性肥胖伴有呼吸系统和（或）血流动力学改变。

（3）药物治疗：服用单胺氧化酶抑制剂患者、急性药物滥用者。

（4）在手术当晚没有成人负责照顾的患儿。

（5）术前访视发现其他特殊情况而不适合日间手术的患者。

3．日间手术的麻醉前评估和术前准备告知：术前访视在麻醉科门诊进行，可让麻醉科医生有充足的时间与患者进行沟通交流，既可以减轻患者对手术的紧张情绪，也可以对患者的整个生理病理状态等基本情况进行初步了解与判断，对患者是否能够进行日间手术有初步的预估，使不适合进行日间手术的患者转而入院进行更好的术前准备，以保证患者的安全。

访视内容与普通患者的术前访视相似，但是应留有全面的访视记录（可以用表格方式呈现），访视内容包括一般情况、外科疾病、并存的内科疾患、体格检查、必要的辅助检查结果，手术前长期服用的药物，如抗高血压药物，除利尿剂外，抗高血压药应继续服用至手术当日；阿司匹林或其他非甾体抗炎药，如果术中出血的可能性不大就不需要停服。

术前准备（由负责日间手术护理的护士指导患者完成）

（1）禁饮食准备：目的是为了减少胃内容物容量，防止胃酸pH值过低，避免出现围手术期胃内容物反流而导致的误吸；防止脱水，维持血流动力学稳定；防止低血糖；防止过度禁食禁饮所致的饥饿、恶心呕吐及烦躁不安等不适，具体时间见表6-1。

表6-1　术前禁饮食时间

食物种类	禁食时间（小时）
清饮料	2
母乳	4
牛奶和配方奶	6
淀粉类固体食物	6
脂肪类固体食物	8

（2）心理疏导：缓解精神紧张，增进信任。

（3）术前用药：抗胆碱药以及必要的镇静药均可以由麻醉科门诊的医生开具，在患者入手术室前根据情况给予。

（四）日间手术麻醉管理的重点内容

1．全身麻醉　①原则：诱导和苏醒迅速、平稳；②药物选择：优先选择代谢比较快、对生理状态影响比较小的麻醉药物。吸入麻醉药以七氟烷、地氟烷为主；麻醉性镇痛药如芬太尼、瑞芬太尼；静脉麻醉药如异丙酚、依托咪酯、氯胺酮；肌松药如维库溴铵、罗库溴铵、顺阿曲库铵等。

2．局部麻醉　①原则：使用最低有效浓度：所用局麻药浓度要能满足手术需要。长效作用时间：长时效局麻药除能满足手术需要外，也有助于手术后的镇痛；②药物选择：由于脂类局麻药有过敏之虑，所以优先选择胺类局麻药，如利多卡因、布比卡因、罗哌卡因、左旋布比卡因等。

3．深镇静下镇痛　①原则：麻醉过程中维持患者镇静在较深程度，消除恐慌与不良记忆，但维护循环和呼吸功能在稳定状态；②药物选择：芬太尼、异丙酚、氯胺酮、瑞芬太尼、咪哒唑仑、右美托嘧啶等。

4．气道管理　全麻的气管插管会导致术后喉痛、声嘶。除非有误吸的高危因素，一般日间手术不采取气管插管方法。而喉罩临床应用越来越多，而其并发症远少于气管内插管，使用喉罩与面罩或口咽通气道相比，能减轻麻醉科医师的劳动，有更多时间进行监护和用药。

喉罩可以在没有使用或较少使用肌松剂的情况下顺利放置，消除气管插管所需较大剂量肌松药后残留作用对日间手术患者早期离院的顾虑，尤其是对老年、肝肾功能差的患者更是如此。

与气管插管相比，喉罩对心血管的刺激小，咳嗽发生率较低，麻醉药的需要量减少，声嘶和喉痛也减少（此点不确切）。使用喉罩能使患者迅速恢复到基础状态，但喉罩不能保护气道防止异物进入，不能用于有反流、误吸危险及有上呼吸道出血的患者，控制正压通气会导致胃扩张而造成误吸，由于胃内充气，术后的恶心和呕吐发生率更高。

5. 预防误吸　是否预防性用药防止吸入性肺炎目前尚有争议。对于没有特殊风险的患者，误吸的发生率低，不主张常规应用预防误吸的药物。对于有明显的误吸危险的患者（比如妊娠、硬皮病、膈疝、放置鼻胃管和病理性肥胖等），术前应使用 H2 受体拮抗剂。

6. 术后镇痛原则　①最低有效浓度 / 剂量原则：在保证充分镇痛的基础上，使用最低浓度的麻醉性镇痛药或局麻药进行镇痛；②药物选择：推荐采用复合多模式镇痛如应用局部麻醉药物浸润阻滞、非甾体抗炎药、芬太尼贴剂等。

7. 麻醉或术后恶心、呕吐的防治　可能需要联合使用多种药物，对有术后恶心呕吐病史、有明确的发生恶心呕吐倾向的患者，应预防性使用药物，麻醉中尽量避免使用大剂量阿片类药物。

（五）日间手术患者离院标准

1. 患者清醒，无定向力障碍；

2. 呼吸、循环功能稳定，无异常出血，无手术专科异常情况；

3. 无严重恶心、呕吐等并发症；

4. 接受区域阻滞麻醉的患者在离院时必须符合全麻后患者离院的标准，还必须恢复感觉、运动、本体感觉以及交感神经功能。椎管内阻滞的患者还需确定运动功能已经完全恢复。由于残留的交感神经阻滞会导致尿潴留，患者在离院之前必须恢复排尿能力。

（六）日间手术麻醉的记录和随访

1. 患者有完整的术前访视记录；

2. 日间手术麻醉前必须签署术前知情同意书；

3. 术中必须有完善的麻醉记录单；

4. 必须有麻醉后注意事项的医嘱单；

5. 患者离开医院时，应该告知其麻醉科医师的联系方式，以便出现情况，及时处理。

五、耳鼻喉－头颈外科麻醉的建设与管理

近十几年来，耳鼻喉（ENT）专业飞速发展，业务范围、治疗领域不断扩大，形成全新的"耳鼻喉——头颈外科"专业，治疗范围扩展到上达颅底（前、中、后凹）、中含耳、鼻、咽、喉，下达甲状腺、气管及纵隔的范围，分别成立耳、鼻、喉专业组。由于疾病位于颅底及大血管周围，对气道存在较大影响，且病情复杂，故对各专业组麻醉提出了全新的要求。耳鼻喉——头颈外科麻醉在积极应对全新挑战的同时，也需加深对某些疾病的深刻认识，形成特色鲜明的麻醉理论和技术。

（一）硬件建设

1. 手术室及麻醉科布局　手术室按照国家统一标准设置，手术间格局空间和面积安排无统一标准，但需满足各专业组手术过程中所需的设备及麻醉使用的设备对空间的要求，并应遵循各工作团队互不影响，便于手术、麻醉、护理的原则。各专业组手术间应相对固定。由于手术部位特殊，紧邻气道，可根据实际情况，设立相应规模的"耳鼻喉——头颈外科"术后恢复室，配置必要的辅助呼吸设备，以保障术后安全。

2. 麻醉设备的配置与管理　麻醉设备除常用的麻醉车，麻醉机，监护仪（心电图，血压，血氧饱和度，呼气末二氧化碳，体温等），血气检测设备；抢救用除颤仪等外，还应具备解决睡眠呼吸暂停综合征

（OSAS）等患者困难气道的"气管插管车"设备（如纤维支气管镜、Airtraq、光棒等），Vigileo 严密监测 CI/SVI/SVV 变化，高频通气设备（如气道异物手术所需）。手术室及麻醉科相关设备应配备固定人员进行定期维护并制定严格的管理规程及交接制度。

（二）人员的配置与管理

1. 人员的结构和配置　应根据各医院不同的管理制度及手术室数量配备工作人员。头颈外科麻醉组应包括亚专业学科带头人 1~2 名，要求副高及以上职称，工作年限不少于 10 年，且应具有头颈外科麻醉工作经历 5 年以上，尤其具有高水平处理气道风险的能力。主治医师及 1~2 名，工作年限在 5 年以上，从事头颈外科亚专业麻醉工作经历在 3 年以上。住院医师数名，在进入亚专科麻醉前应进行 6 个月的专科培训。

2. 人员的职责　头颈——耳鼻喉外科同样实施三级医师检诊制度。亚专业学科带头人除常规医疗任务外还应负责教学，科研，理论技术培训，亚专业疑难杂症，特殊病例会诊，亚专业组人员管理等。对重点病例、特殊病例进行术前评估，选择麻醉方案，做好术前准备并对术中突发情况做出指示，必要时亲自指导麻醉实施。领导本专业工作人员定期进行业务学习及基本功训练，并指导本专业特色操作技能的培训（如纤维支气管镜清醒插管，鼾症患者经鼻插管，气道异物食管异物麻醉，等）。主治医师主要负责配合主任医师及指导住院医师完成日常麻醉工作和疑难杂症的麻醉处理工作，并担任一定的教学、科研及培训工作，处理一般的会诊工作。住院医师主要在主治医师的指导下完成日常麻醉工作，包括术前访视，特殊病例汇报，术前准备，术中一般情况处理，术后转运，同时还可以承担一定的教学（如实习同学带教）工作，参加临床科研工作（临床试验麻醉实施）等。

3. 人员培训　头颈——耳鼻喉外科麻醉的培训，包括住院医师、进修医师、实习同学的临床技能培训。可根据人员学习时长及人员数量进行分批次规划培训。人员性质不同需要培训的内容也不同，应定期进行分组培训。因头颈外科手术操作区域与麻醉气道管理在同一区域，所以其麻醉管理更具特色也更具风险，住院医师需掌握该亚专业特色麻醉方案的实施及相关技能，如：困难气道处理、纤维支气管镜清醒插管、支撑喉镜手术的气道管理、鼾症患者的麻醉管理、气道异物及食管异物的麻醉实施等。除相关麻醉培训外，住院医师还应进行简单的科研思维及工作培训。进修医师首先应了解并遵守本亚专业相关麻醉的规章制度及药品使用制度，掌握头颈外科麻醉的特色麻醉管理，了解特殊病例（气道异物，食管异物，喉乳头状瘤等病例）的麻醉管理及相关技能。

（三）头颈——耳鼻喉外科麻醉的管理特色

1. 术前访视与评估　耳鼻喉——头颈科疾病由于肿瘤、结构异常破坏/感染炎症，一定程度上会影响气道的完整性。访视时首先需要明确气道通畅情况，包括小儿腺样体、扁桃体肥大程度，是否造成气道梗阻、张口呼吸；舌癌、口咽或喉咽肿物的部位、大小、形状、生长方式（近中轴或外向性），清醒状态下或睡眠状态下对呼吸的影响，有无呼吸暂停、低氧发生，咽部囊性包块对会厌的压迫程度及与体位变动的关系等。麻醉设计时应充分参考患者的 CT、MRI 影像学改变。有条件者应采集纤维喉镜照片与 DV 等资料，可动态反映气道梗阻部位及程度。

对鼻出血患者术前应了解出血量、活动性，机体血红蛋白、血细胞比容、凝血状况。脑脊液鼻漏者术前是否存在低颅压症状。鼻腔疾患患者和电子耳蜗植入术患儿由于负压、缺氧、听力障碍等，术前有可能造成心理忧郁、自闭等问题，心理评估与访视交流很重要。同时还应了解鼻腔疾患者近期是否有哮喘、上呼吸道感染发生，以进行必要的抗感染治疗，避免在气道高反应期施行麻醉与手术。

乳头状瘤喉梗阻（Ⅱ、Ⅲ）程度患儿需通过手术解除梗阻，随手术次数增多，术后瘢痕导致喉部"皮革样改变"，增加后期气管插管难度；而术前喉梗阻排痰困难易引发肺部感染、通气灌流比值（$\dot{V}/\dot{Q}$）失衡、缺氧难以纠正等。

由于小儿喉部呈漏斗状结构，加之呼吸动力不足，2~4 岁儿童易发生气管异物，应关注异物的部位、大小、性质（有机、无机），术前是否有肺不张、肺部感染、哮喘存在，严重低氧增加围手术期风险。咽旁脓肿的部位、大小、范围、多层平面、周围组织肿胀程度都可造成气道严重压迫，导致发声、吞咽、呼吸困难，均提示该疾病的高风险。听神经瘤及颅底肿瘤与周围血管神经包裹压迫，警示术中有发生神经牵拉反射、脑缺血的可能。

术前还应掌握 OSAS 患者的其他相关信息：包括梗阻部位、程度、暂停次数、最低血氧饱和度水平、BMI 指数，多导睡眠监测结论，手术前心肺及肝肾功能状态、既往史（脑梗死、哮喘等）等。巨大甲状腺肿瘤对上呼吸道的压迫部位、长度、程度、有无气管壁软化（米 - 瓦实验结果）或已破坏气道壁突入气道内情况（纤维支气管镜检查）。

2. 表面麻醉　咽旁脓肿周围组织肿胀明显向内挤压，而"急性会厌炎"病情进展迅速肿大，均对气道造成严重压迫，尤其已出现呼吸、吞咽困难的患者，MRI 结果仅有参考意义，更多的需依据患者入室时的临床表现来决策麻醉。危重患者宜先在表面麻醉下行气管切开，建立牢固的人工呼吸通道后再行全麻。切不可盲目采取快速诱导气管插管方法，因为个别咽旁脓肿患者可能存在声门上下多个层面的气道压迫狭窄，快速诱导后将无法进行有效的人工通气。

3. 全身麻醉　吸入麻醉、全凭静脉复合麻醉、静吸复合麻醉可有选择地使用于不同的患者。小儿多采取吸入麻醉，不宜使用对认知有影响的安定、咪达唑仑等药物。小儿腺样体、扁桃体肥大者在吸入麻醉诱导后，可能出现急性呼吸道梗阻、反常呼吸、通气困难，应及时置入口咽导管解除梗阻；而乳头状瘤喉梗阻患儿在上述处理 + 加压面罩通气仍然不能解决缺氧问题时，可采取胸壁有节奏按压处理方法，效果以呼吸末二氧化碳波形复现为标准。

脑脊液鼻漏患者可采取全凭静脉复合麻醉，序贯诱导气管插管方法，避免面罩加压通气，造成"气脑"发生。因 OSAS 患者对镇静药物和阿片药物高度敏感，术中应避免使用安定、咪达唑仑等镇静药物，术毕前避免追加阿片药物和术后使用镇痛泵；利用变换体位改变"重力线方向"的方法，可大大降低口咽喉部肿物患者的插管难度。乳头状瘤所致喉梗阻病变分布不均，"右后联合"处是最佳的插管部位。

甲状腺肿瘤已破坏气管壁突入气管内的患者，可采取旷置病变部位，低位气管造瘘的方法或充分表面麻醉后经纤维支气管镜引导下插管。但需注意可能会损伤肿瘤而形成气管异物或出血。气管异物取出术麻醉，需保留自主呼吸，同时高频通气辅助呼吸，要有充分的表面麻醉做基础，并应密切关注术者在取出过程中利多卡因的使用浓度及剂量，以避免发生药物中毒。

其他各类手术都可采取静吸复合麻醉，喉罩的使用目前已较为广泛，大大减低了气管插管带来的痛苦。支撑喉镜的手术操作由于迷走——迷走反射，可导致心率骤降，易发生心血管意外，应引起高度重视。病窦综合征、房室传导阻滞的患者，应放置临时起搏器。

六、烧伤外科手术麻醉的建设与管理

烧伤泛指由热力、电流、化学物质、激光、放射线等所致的组织损害，通常所称的或狭义的烧伤，一般指热力所造成的烧伤。严重烧伤不仅造成皮肤的毁损，而且会引起剧烈的全身性反应，可出现各系统及器官的代谢紊乱、功能失调。手术是常用的处理烧伤创面的治疗方法，包括切痂、削痂、扩创、植皮等，较轻微的烧伤患者麻醉处理无特殊性，大面积严重烧伤除局部组织遭受严重的破坏之外，血流动力学、代谢及内脏功能均发生显著的改变，给麻醉带来严重挑战。

（一）烧伤外科麻醉的硬件建设

1. 手术室配置　烧伤患者术前都存在感染创面，手术多在百级层流手术间内进行。因多数烧伤患者创面暴露、烧伤面积大，手术实施过程中存在体液容量"隐形丢失"问题，手术间应具备单间控制的温度控制系统。手术间面积无具体标准，但手术间面积应保证仪器设备及团队成员的正常工作不受限制。同时，由于烧伤患者伤口（创面）感染的多重性，手术间要做好消毒隔离和自净工作，避免交叉感染发生。

2. 设备配置　由于烧伤患者的病情复杂，麻醉方式的多样，故每个烧伤手术间均应配备多功能麻醉机（适合婴幼儿和成人）、监护仪、体温监控装置、麻醉设备车等。此外，根据手术间的数量，还应配备一定数量的困难气道车、心排量监测仪、除颤仪、血气分析仪、加温输液装置、加压加温输血器、保（复）温设备、麻醉深度监测仪、神经刺激仪、超声装置等。

（二）烧伤外科麻醉人员的配置与管理

1. 人员结构配置　根据不同医院管理配置的不同，烧伤手术室可能是综合手术中心的某几个与其他手术间相隔绝的手术间，也可能是烧伤专科的手术室。但不论手术室的格局如何，其人员配备都应根据手术室的规模大小、治疗水平、手术量给予人员的充分保障。

具体应包括亚专业学科带头人一名，数名主治医师和住院医师。亚专业学科带头人应具备副高及以上职称，至少具有五年以上烧伤麻醉工作经历，熟悉烧伤患者创伤分期、休克表现特征及治疗重点，全身炎性反应、脓毒症、多器官衰竭与烧伤治疗的关系。主治医师应具有三年烧伤亚专业麻醉的工作经历。而住院医师则应至少保证烧伤科及麻醉轮转 6 个月。每个烧伤手术间需配备至少 1 名麻醉住院医师，每名主治医师可分管一至两间手术间。此外，烧伤麻醉科医生的临床工作量较大，还需根据手术室规模配备一至两名麻醉科护士。

2. 人员职责　烧伤科麻醉仍然履行三级医师责任制。由于烧伤患者病情较重复杂，工作强度大，该专业学科带头人需要拥有丰富的创伤救治、抗休克理论知识，能积极开展医疗、教学、科研、技术培训和理论提高工作，主持急、危、重、疑难病例抢救处理工作及特殊病例和疑难病例的会诊工作。

主治医师主要负责指导住院医师、进修医师开展麻醉工作；担任疑难病例的麻醉处理工作；承担基础教学和临床研究工作。住院医师主要在主治医师指导下，完成日常临床麻醉工作，包括术前访视、术中监护及一般问题的麻醉处理、术后访视及临床麻醉操作；同时还可承担一部分教学、科研工作。

麻醉科护士主要负责麻醉药品、耗材及部分常用器械的申领、准备、登记及其他管理管理工作。

3. 人员培训　烧伤麻醉的人员培训对象主要为麻醉科住院医师和进修人员。原则上烧伤麻醉轮转周期不应少于 6 个月，可根据未来临床工作方向增减。与其他亚专业相比，烧伤麻醉亚专业的特色培训内容包括，烧伤患者的病理生理特点、麻醉用药的选择、围手术期容量管理、血管活性药物的药理知识及临床使用、纤维支气管镜使用方法以及困难气道处理流程等。

（三）烧伤外科麻醉的管理特色

如果患者气道安全未受到威胁，血流动力学状态稳定，在满足手术需要的情况下，可选用局部麻醉、区域阻滞或椎管内麻醉完成。严重大面积Ⅱ、Ⅲ度烧伤患者行切痂植皮或异体皮覆盖，常采取全麻完成，行深静脉穿刺置管，建立通畅的静脉输血输液通路。以下问题术中应高度关注：

1. 呼吸管理　严重烧伤，尤其是头颈部及呼吸道烧伤患者，均有不同程度的呼吸功能受损。术前呼吸功能受损已行呼吸治疗（高浓度氧吸入）、人工辅助通气患者，手术麻醉期间应继续人工通气，以保证有效的气体交换。对发生肺水肿、低氧血症或急性呼吸窘迫综合征（ARDS）的患者，应加 5～8cmH$_2$O 的 PEEP 改善通气。

术中应及时清除呼吸道分泌物，保持呼吸道通畅，使 PaO$_2$>60mmHg。若存在下呼吸道烧伤，坏死物脱落堵塞而导致单叶或多叶肺不张及肺水肿，需及时行气道吸引，必要时在纤支镜下行支气管内坏死物清除。术中还应预防肺水肿及肺不张发生，补液时保持液体的负平衡，可酌情使用白蛋白加利尿剂。

2. 循环管理　术中输液需在有效循环功能监测下进行，必要时用心血管活性药物。烧伤后 24～48 小时为休克期，主要是烧伤创面大量血清渗出，引起低血容量、低蛋白血症，术中应继续补液，尤其是补充麻醉后血管扩张和术中失液、失血导致的循环血容量不足。维持血流动力学稳定和组织足够的血流灌注，术中尿量需维持于 0.5～1ml/（h·kg），烧伤患者的尿量监测极为重要。

烧伤后 36～72 小时，毛细血管的完整性重建，组织间质间隙中的液体重吸收，此期应减少输液需要。烧伤切削痂或取皮等手术，出血多而迅速，失血常隐藏在纱布、铺巾等上，难以确切判断失血量，术中应根据多项监测及时发现和判断血容量情况，及时予以补充。应避免或减少麻醉药对循环功能的抑制，休克期患者应选择对循环抑制轻的麻醉药物，并及时监测、纠正水电解质及酸碱平衡紊乱。特别要警惕严重烧伤患者术中变换体位（翻身后）可能出现血流动力学的巨大波动带来的危害。

3. 术中体温的变化及处理　大面积烧伤患者由于皮肤功能的丧失，体温受环境温度的影响较明显。加之麻醉后血管扩张，手术暴露面积大，机体热量大量丧失，以及大量输液、输库存血均可使体温下降，儿童更加明显。体温过低容易导致心律失常，组织灌注降低，且出血、感染风险增加，术中要注意保温，所输液体或血液可使用温液仪加热。

4. 镇静、镇痛、肌松药物的选择 大面积烧伤患者病情严重，多器官功能障碍，低蛋白血症，麻醉药物代谢消除降低，游离药物浓度升高，机体对药物耐受性降低，应适当减少用量。静脉麻醉药物可选择氯胺酮、咪达唑仑、依托咪酯等，镇痛药可选择芬太尼、瑞芬太尼、舒芬太尼等，吸入麻醉药是大面积严重烧伤手术患者的理想麻醉药物，用于烧伤患者麻醉有一定优越性，但如有严重感染、肠麻痹，已有肠胀气患者应避免使用。严重烧伤患者应用琥珀胆碱可引起短暂高钾血症，导致致命性心律失常、死亡，不宜使用。

很多麻醉药具有器官功能保护作用，丙泊酚具有强抗氧化及抗炎作用，可减轻再灌注损害，同时丙泊酚还具有直接扩张小血管作用而改善组织灌注；吸入麻醉药如七氟烷、异氟烷和地氟烷，以及阿片类镇痛药如瑞芬太尼等均可减轻再灌注损害。但丙泊酚、七氟烷的扩血管作用在烧伤早期患者中是否会加重血浆外渗，还有待更深入的研究。

5. 术后镇痛的治疗 术后镇痛治疗可减少患者体内的儿茶酚胺和其他应激性激素的释放，预防手术后高血压，防止心动过速，减少心肌氧耗，有利于患者康复。推荐采取复合镇痛方案。

6. 术后转送重症监护室治疗原则 有下列情况之一，应进入专科重症监护室继续治疗或观察：①无法拔除气管导管，需要继续机械通气；②大面积烧伤手术复杂且时间冗长，病情较重且麻醉（气道）管理困难；③术后全身情况不稳定，需要严密观察；④休克或心衰需行心血管功能支持疗法者；⑤败血症、中毒、水、电解质及酸碱平衡严重失调；⑥手术麻醉期间曾发生严重心律失常或心搏骤停。

七、整形外科麻醉亚专科的建设与管理

（一）整形外科患者的专科特征

整形治疗包括组织修复与再造两个内容。通常以手术方法进行自体的各种组织移植，也可采用异体、异种组织或组织代用品来修复各种原因所造成的组织缺损或畸形，以改善或恢复生理功能和外貌。

近年来，随着人们物质生活水平的提高，美容整形得到迅速发展，特别是一些高端整形医院如雨后春笋般发展起来。接受此类手术者通常为健康个体，但心理层面则多倾向于偏执类型，如手术效果不佳，往往引发医疗纠纷。此外，麻醉也不能有任何后遗症。故在选择麻醉方法上应特别注意。

整形麻醉以患者手术中无痛苦并平稳度过手术期为目的，对麻醉药的用量与用法无过多要求。而美容整形麻醉除了让患者无痛苦渡过手术外，还需提供手术中关于手术效果比较的沟通平台，如重睑成形术，术中常需要患者的配合，需要做到充分镇痛、适当镇静。此外还需关注整形患者的隐私问题，以及心理问题。

（二）整形专科麻醉的人员配置

整形外科手术种类繁多，手术医生操作精细，患者对手术成果及麻醉舒适度的期望值较高，这些特殊之处对麻醉水平也要求较高，更加要求实施整形手术麻醉的医生要知识全面、思路清晰、工作细致。

整形专科麻醉应依照麻醉科的统一标准，配置副主任医师职称以上的高年资医生作为亚专科学术带头人，主治医师协助日常工作，一线医生负责术前访视患者、术中管理和术后随访患者。实施三级医生负责制度，一线医生应认真访视患者，对围手术期可能发生的问题提出积极的防范措施，遇有疑难问题应向上级医师和科主任汇报。

（三）整形手术麻醉的特色

1. 术前访视 面颈部烧伤造成的口、颈部瘢痕挛缩，常导致患者张口受限，头颈活动受限，常存在通气困难和（或）插管困难；而颌面部畸形的患者多合并气道畸形，如咽喉部结构异常、气管狭窄等。术前需重点评估气道，X线片多能提示气管口径及走向，如怀疑气管畸形，可行颈部CT三维重建。这类患儿多合并先天性心脏病，通过听诊、心脏超声检查能提示病变位置及程度，一般单纯的室缺或房缺伴左向右分流者，心功能基本正常，患儿多能耐受手术和麻醉，而复杂的先天性心脏病则需请相关科室会诊决定。

2. **全麻诱导期困难插管发生率高**　小儿唇腭裂——（小颌 - 大舌畸形，Pierre-Robin 综合征）、颌面颅骨截骨手术患者、额颈胸瘢痕挛缩、下颌骨畸形患儿，张口度小，气管内插管极为困难。常规诱导插管常遭失败，甚至危及患儿生命。所以常需清醒气管插管。插管器械除常规可视喉镜外，尚需提供纤维喉镜或纤维支气管镜，以备不测之用。

3. **大剂量肾上腺素、局麻药在手术中的应用**　为了减少术野出血，整形手术中常需注射大量含肾上腺素及利多卡因的溶液到皮下，使皮肤结构产生肿胀、细胞组织间隙分离、压迫微小血管使之闭锁，达到局部麻醉止痛、止血及分离组织之作用。常被称为"肿胀麻醉"，或"超量灌注麻醉"，尤其是用于吸脂手术，目前已成为脂肪抽吸术不可或缺的组成部分。

但在一些血供丰富的位置如鼻黏膜等注射含肾上腺素及利多卡因的溶液可引起患者高血压、心动过速等危险征象。肿胀液的配方因人而异，不同医院的配方常不尽相同。对于肿胀液中加入的局麻药利多卡因的安全剂量，国内外诸多研究目前尚没有达成统一共识。所以，麻醉科医生在手术过程中应详细询问肿胀液配制方案，密切关注术中是否有局麻药过量导致的中毒症状发生。安全的做法是按照国家药典和麻醉学经典教科书的规定，即利多卡因的一次最大量为250mg。

全身多处抽脂时，手术时间长，患者体位变换复杂，且患者头部常常包裹在无菌单中，所以气管导管的固定需要十分牢靠，以防止术中脱管。术中术野暴露面积较大，患者热量散失增多，所以常常需要液体加温治疗，并严密监测患者体温（常采用鼻咽温），防止术中因长时间低体温对患者麻醉药物的代谢产生影响，以减少术后苏醒延迟的发生。

4. **隆鼻手术**　部分采用填充材料进行隆鼻的手术可以在局麻下完成，而需要取肋软骨进行塑性的隆鼻手术则需在全麻下进行。但为了美观减少体表瘢痕，取肋骨时的手术切口常常很小。易造成术野局限，增加术中操作不慎导致胸膜刺破引发气胸风险。所以，进行取肋骨操作时应密切关注患者气道压、脉搏血氧饱和度等生命体征变化，及时发现气胸并进行相应处理，缝合胸膜后常规膨肺，观察有无逸气。

5. **外耳再造手术**　外耳畸形常为先天性因素，长期外表异常会给患儿造成巨大的心灵创伤。所以麻醉科医生在术前访视时应注意与患儿的良好沟通，尽量减少麻醉创伤事件所造成的应激反应，使得患儿能够配合麻醉工作。外耳再造术也需要取肋软骨进行塑形，术中也应密切关注，防止气胸发生。

6. **微整形**　微整形手术，包括去除眼袋、激光祛疤、眼台（卧蚕）成形术、重睑成形术等，此类手术一般情况下不需要气管插管全身麻醉。但对疼痛敏感或对手术舒适度要求高的患者，则手术中需要一定程度的镇静与镇痛。常采用不插管的全身麻醉，仅予患者充分的镇静与镇痛，不予肌松剂，尽量减少阿片类镇痛药物对患者呼吸功能影响。

7. **术后包扎**　手术结束后的创面包扎常常多达半个小时以上，且包扎时常需要不断变换体位、推拉头部，导致气管导管对患者产生持续的强烈刺激。所以包扎时往往需要较深的麻醉深度，以保证患者可以充分耐受气管导管的强烈刺激，避免发生呛咳、躁动等不良反应。而头、面部全包或半包式包扎会造成拔管后通气和插管困难，胸腹部加压包扎则会影响患者腹式呼吸，所以需要充分包扎的患者应等到其完全意识恢复自主呼吸后，且达到拔管指征后方可拔除气管导管。

（四）麻醉后管理

1. **呼吸监护**　唇、腭裂术后的患者尤其是腭裂手术后的患者为减少气道梗阻的发生，应在患者意识清醒、神经肌肉功能恢复后拔管；我院这类手术拔管后常采用俯卧位，以便于引流。Pierre-Robin 畸形和 Treacher-Collins 综合征的患者在腭裂修复术后，特别是咽部手术后可发生致命的气道梗阻和睡眠中呼吸暂停，需特别注意，并备好再次气管插管和抢救的准备。

2. **术后镇痛**　手术后疼痛虽然是正常生理现象，但在现代麻醉学技术已充分发展的今天是可以避免的。对于手术麻醉舒适度要求高的整形手术，尤其应该采取相应的手段来减轻以致完全避免术后疼痛发生，提高医疗质量和水平。

3. **恶心呕吐等并发症的预防**　此类患者对手术成果期望值高，对麻醉的舒适程度也有较高要求。

麻醉科医生不仅要努力减少术中刺激对患者生理状态造成的影响,还应努力减少麻醉苏醒期患者的躁动、恶心、呕吐等诸多不良反应。移植皮肤和皮瓣转移是整形外科的特色技术,以上这些并发症不仅会造成患者舒适度降低,还会导致移植皮肤出血、移位、皮瓣断裂、再造器官损害等,情况严重的会导致手术失败。

（五）门诊患者离院的主要临床标准

接受美容整形手术的患者大多身体健康,加之整形手术的特殊性,门诊患者接受全麻手术后多当即出院。为了保证患者的人身安全和医疗安全,门诊患者手术后均需在恢复室内留观一段时间,由专职护理人员看护,给予患者吸氧、ECG、BP、SpO$_2$、监测,直到患者达到离院标准,经麻醉科医生评估合格后方可离院。

1. 门诊患者术后离院的主要临床标准:

（1）意识和定向力恢复正常。

（2）肢体的感觉和肌张力恢复正常。

（3）呼吸/循环功能正常。

（4）坐起或站立走动后无明显眩晕、恶心和（或）呕吐。

（5）闭眼站立时无摇摆不稳现象。

凡同时满足上述五条标准要求的患者方可离院。

2. 小儿门诊手术麻醉后的离院标准

（1）意识恢复,知觉状态良好,无呼吸抑制,无严重恶心/呕吐。

（2）咳嗽及咽喉保护性反射恢复。

（3）留院观察期间生命体征平稳。

凡同时满足上述三条标准要求者,患儿方可离院。小儿离院必须有家属护送回家。

第五节　麻醉科 ICU 的建设与管理

一、麻醉科 ICU 的硬件条件

（一）重症医学专业的布局

重症医学科病床数量应符合医院功能任务和实际收治重症患者的需要,三级综合医院重症医学科床位数为医院病床总数的 2%~8%,床位使用率以 75% 为宜,全年床位使用率平均超过 85% 时,应该适度扩大规模。重症医学科每天至少应保留 1 张空床以备应急使用。重症医学单元应位于方便患者转运、检查和治疗的区域,并宜接近手术室、医学影像学科、检验科和输血科（血库）等。麻醉监护室,通常与 PACU 紧密连接,或设置内走廊转运手术后危重患者,同时与手术室有直接连接的绿色通道。

重症医学科的整体布局应该使放置病床的医疗区域、医疗辅助用房区域、污物处理区域和医务人员生活辅助用房区域等各有其相对的独立性,以减少彼此之间的干扰和便于控制医院内交叉感染。对感染患者应当依据其传染途径实施相应的隔离措施,对经空气感染的患者应当安置负压病房进行隔离治疗。

重症医学科要有合理的包括人员流动和物流在内的医疗流向,有条件的医院可以设置不同的进出通道。

重症医学科应当严格限制非医务人员的探访;确需探访的,应穿隔离衣,并遵循有关医院感染预防控制的规定。

（二）设备的配置与管理

重症医学科应具备与其功能和任务相适应的场所、设备、设施和人员条件。重症医学科必须配置必要的监测和治疗设备,以保证危重症患者的救治需要。医院相关科室应具备足够的技术支持能力,能随时为重症医学科提供床旁 B 超机、血液净化仪、X 线摄片等影像学,以及生化和细菌学等实验室检查。

1. 每床应配备完善的功能设备带或功能架,提供电、氧气、压缩空气和负压吸引等功能支持。每张监护病床装配电源插座 12 个以上,氧气接口 2 个以上,压缩空气接口 2 个和负压吸引接口 2 个以上。医疗用电和生活照明用电线路分开。每个床位的电源应该是独立的反馈电路供应。重症医学科应有备用的不间断电力系统(UPS)和漏电保护装置;每个电路插座都应在主面板上有独立的电路短路器。

2. 应配备适合的病床,配备防压疮床垫,并能行温度调控。

3. 每床应配备床旁监护系统,进行心电、血压、脉搏血氧饱和度、有创压力监测等基本生命体征监护。为便于安全转运患者,每个重症加强治疗单元应至少配备 1 台便携式监护仪。

4. 三级综合医院的重症医学科原则上应该每床配备 1 台呼吸机,二级综合医院的重症医学科则可根据实际需要配备适当数量的呼吸机。每床配备简易呼吸器(复苏呼吸气囊)。为便于安全转运患者,每个重症加强治疗单元至少应有 1 台便携式呼吸机。

5. 每床均应配备输液泵和微量注射泵,其中微量注射泵原则上每床 4 台以上。另配备一定数量的肠内营养输注泵。

6. 其他必配设备 心电图机、血气分析仪、除颤仪、心肺复苏抢救装备车(车上备有喉镜、气管导管、各种管道接头、急救药品以及其他抢救用具等)、纤维支气管镜、升降温设备等。三级医院必须配置血液净化装置、血流动力学与氧代谢监测设备。

7. 建立防火和气电突然中断的应急预案及解决途径。

二、麻醉科 ICU 的配置与管理

(一)人员结构的配置

重症医学科必须配备足够数量、受过专门训练、掌握麻醉学和重症医学的基本理念、基础知识和基本操作技术,具备独立工作能力的医护人员。其中医师人数与床位数之比应为 0.8∶1 以上,护士人数与床位数之比应为 3∶1 以上;可以根据需要配备适当数量的医疗辅助人员,有条件医院还可配备相关的设备技术与维修人员。(护士的比例过高了)

1. 学术带头人 重症医学科至少应配备一名具有副高以上专业技术职务任职资格的医师担任主任,全面负责医疗护理工作和质量建设。

2. 护士长 重症医学科的护士长应当具有中级以上专业技术职务任职资格,在重症监护领域工作 3 年以上,具备一定的管理能力。

(二)人员职责与管理

1. 重症治疗医师

(1)科主任职责:①全面负责科内事物管理,负责本科医疗、教学、科研及行政管理工作,定期主持召开科务会议;②制定本科工作计划,组织实施,督促检查及时总结汇报;③领导本科人员,对病员进行医疗护理工作,完成医疗任务;④认真贯彻落实各项规章制度和临床技术操作规范,不断提高医疗质量,保证医疗安全;⑤定期查房,共同研究解决危重、疑难、重大手术等病例的诊治问题,组织临床病例讨论,参加会诊工作;⑥协调本部门人员及工作的统筹。负责专科急诊会诊、值班工作,统一安排进修、轮转、实习生的工作;⑦负责科内、科间各种关系的协调、处理;⑧提高本科室的业务水平,组织相应的业务学习,有计划的开展基本功训练;⑨安排教学活动,不断提高教学水平;⑩参加各类突发事件的应急救治工作,并接受医院各种临时指令性任务。

(2)主治医师岗位职责:①在科主任领导和主任医师的指导下,负责本科一定范围的医疗、教学、科研和预防工作;②按时查房,具体参加和指导下级医师进行诊断、治疗及操作;③掌握患者的病情变化,遇有急、危重、疑难、死亡及其他特殊情况时,应及时处理,并向上级医师或科领导汇报;④认真执行各项规章制度和临床技术操作规范,及时与患者沟通,确保医疗安全;⑤认真学习先进的医学科学技术,积极开展新技术、新项目,积累资料,⑥担任临床教学,指导进修、实习医师的工作;⑦按医院规定完成门(急)诊、院内会诊等工作。

(3)住院医师岗位职责:①在科主任领导和主治医师指导下,根据工作能力、年限,负责一定数量病员的医疗工作。新毕业的医师实行3年12小时留院制。担任住院、门诊、急诊值班工作;②对病员进行检查、诊断、治疗,开写医嘱并检查其执行情况,同时还要做一些必要的检查和检验工作;③书写病历。新入院病员的病历,一般应于病员入院后24小时内完成。检查和修改实习医师的病历记录。负责病员住院期间的病程记录,及时完成出院病员病案小结;④向主治医师及时报告诊断、治疗上的困难以及病员病情的变化,提出需要转科或出院的意见;⑤认真执行各项规章制度和技术操作常规,亲自操作或指导护士进行各种重要的检查和治疗,

2. 护理岗位职责

(1)护士长职责:①是本科护理质量与安全管理和持续改进工作的第一责任人,应对科主任、护理部负责,首先是对科主任负责;②督促护理人员严格执行各项规章制度,检查各项护理措施的实施,严防差错事故;③主持晨会交班及床头交接班,据患者病情需要,合理调配护士工作;④随同科主任、主治医师查房,参加科内会诊、疑难危重症及死亡病例讨论;⑤组织并参与危重患者的抢救。协助科室做好医疗纠纷的接待工作;⑥定期检查仪器、急救物品、贵重药品,保证仪器性能良好,药品齐全并记录;⑦定期检查各项表格记录,保证其完整性与准确性;⑧定期检查各种消毒与灭菌物品并记录;⑨负责护士继续教育的管理,制定各级护理人员的培训计划,负责组织护理查房,护理会诊;⑩组织本科的护理科研工作,积极参加学术交流;⑪积极听取医师及患者的意见,不断改进病房管理工作;⑫负责科室临床教学工作的管理和实施。

(2)ICU护士的岗位职责:①在科主任、护士长的领导下进行护理工作,自觉遵守医院和科室的各项规章制度;②严格执行各项护理制度和技术操作规程,准确及时地完成各项治疗和护理措施,严防医疗差错和事故的发生;③具备良好的职业道德和护士素质,贯彻"以患者为本"的服务理念,做好患者的基础护理和心理护理;④护理工作中要有预见性,积极采取各项措施,来减少护理并发症的发生;⑤参加主管患者的ICU医生查房,及时了解患者的治疗护理重点;⑥掌握常规监测手段,熟练使用各种仪器设备,密切观察病情变化并及时通知医生采取相应措施;⑦抢救技术熟练,能够配合医生完成各项抢救;⑧严格执行消毒隔离制度,防止医院感染的发生及扩散;⑨做好病房仪器、设备、药品、医用材料的保管工作;⑩及时了解患者的需求,经常征求患者和主管医生的意见,不断改进护理工作;⑪参与本科室的护理教学和科研工作。

(三)人员培训

1. 医师

(1)要经过严格的麻醉科和重症医学科的专业理论和技术培训并考核合格。

(2)掌握重症患者重要器官、系统功能监测和支持的理论与技能,并能对脏器功能及生命支持技术的异常信息具有足够的快速反应能力:休克、呼吸功能衰竭、心功能不全、严重心律失常、急性肾功能不全、中枢神经系统功能障碍、严重肝功能障碍、胃肠功能障碍与消化道大出血、急性凝血功能障碍、严重内分泌与代谢紊乱、水电解质与酸碱平衡紊乱、肠内与肠外营养支持、镇静与镇痛、严重感染、多器官功能障碍综合征、免疫功能紊乱。还要掌握复苏和疾病危重程度的评估方法。

(3)除掌握临床科室常用诊疗技术外,还应具备独立完成以下监测与支持技术的能力:心肺复苏术、颅内压监测技术、人工气道建立与管理、机械通气技术、深静脉及动脉置管技术、血流动力学监测技术、持续血液净化、纤维支气管镜等技术。

2. 护士

(1)需经过严格的专业理论和技术培训并考核合格。

(2)掌握重症监护的专业技术:输液泵的临床应用和护理,外科各类导管的护理,给氧治疗、气道管理和人工呼吸机监护技术,循环系统血流动力学监测,心电监测及除颤技术,血液净化技术,水、电解质及酸碱平衡监测技术,胸部物理治疗技术,重症患者营养支持技术,危重症患者抢救配合技术等。

（3）除掌握重症监护的专业技术外，还应具备以下能力：各系统疾病重症患者的护理、重症医学科的医院感染预防与控制、重症患者的疼痛管理、重症监护的心理护理等。

三、麻醉科 ICU 的临床管理

重症医学专业接受各级卫生行政部门对医院的指导和检查；医院应加强对重症医学专业的规范化建设和管理，落实其功能任务，保持患者转入转出重症医学科的通道畅通，保证医疗质量和安全，维护医患双方的合法权益。

（一）医院的感染管理

1. 重症医学科要加强医院感染管理，严格执行手卫生规范及对特殊感染患者的隔离制度。严格执行预防、控制呼吸机相关性肺炎、血管内导管所致血行感染、留置导尿管所致感染的各项措施，加强耐药菌感染管理，对感染及其高危因素实行监控。

2. 重症医学科的整体布局应该使放置病床的医疗区域、医疗辅助用房区域、污物处理区域和医务人员生活辅助用房区域等均有相对的独立性，以减少彼此之间的干扰和控制医院感染。

3. 重症医学科应具备良好的通风、采光条件。医疗区域内的温度应维持在（24±1.5）℃左右。具备足够的非接触性洗手设施和手部消毒装置，单间每床 1 套，开放式病床至少每 2 床 1 套。

4. 对感染患者应当依据其传染途径实施相应的隔离措施，对经空气感染的患者应当安置负压病房进行隔离治疗。

5. 重症医学科要有合理的包括人员流动和物流在内的医疗流向，有条件的医院可以设置不同的进出通道。

6. 重症医学科应当严格限制非医务人员的探访；确需探访的，应穿隔离衣，并遵循有关医院感染预防控制的规定。

7. 重症医学科的建筑应该满足提供医护人员便利的观察条件和在必要时尽快接触患者的通道。装饰必须遵循不产尘、不积尘、耐腐蚀、防潮防霉、防静电、容易清洁和符合防火要求的原则。

（二）监督管理

1. 接受各级质量控制中心对辖区内医疗机构的重症医学科进行质量评估与检查指导。

2. 配合卫生行政部门及其委托的重症医学质量控制中心开展对重症医学科的检查和指导，不得拒绝和阻挠，不得提供虚假材料。

（三）质量管理

重症医学科应当加强质量控制和管理，指定专（兼）职人员负责医疗质量和安全管理。医院应加强对重症医学科的医疗质量管理与评价，医疗、护理、医院感染等管理部门应履行日常监管职能。

四、重症医学专业的管理特色

（一）从学科带头人开始严格落实各级医护人员职责，保持对新技术新业务的主动学习和临床推广应用；

（二）创新临床治疗方案，积极参加并设计临床研究；

（三）积极开展重症医学各级医师的培养教学工作；

（四）积极进行重症医学专业关键领域的基础研究，确定本科室科研发展方向；

（五）落实临床规章制度，加强各级医护人员管理，确保对危重患者救治的技术稳定性与持续性；

（六）加强医疗道德作风建设，加强人文关怀，提高医疗护理人员的整体素质。

第六节　疼痛学专科的建设与管理

疼痛学在《医疗机构诊疗科目名录》中为一级诊疗科目，在医院属麻醉学分支亚专业，是麻醉学的临床治疗的窗口单元。

一、疼痛学机构设置

（一）医疗机构要求

开展临床疼痛诊疗工作的二级以上（含二级）医疗机构可向核发其《医疗机构执业许可证》的卫生行政部门申请登记疼痛科诊疗科目。医疗机构登记"疼痛科"诊疗科目录后，方可开展相应的诊疗活动。

（二）疼痛学内涵及业务范围

疼痛科是运用临床、影像、检验、神经电生理和神经生化学等方法诊断，并运用药物、微创介入、医疗器械以及其他具有创伤性或者侵入性的医学技术方法对疼痛性疾病进行治疗的临床科室。主要业务范围为慢性疼痛的诊断与治疗，为患者提供专业疼痛诊疗服务。

1. 门诊　疼痛学诊疗区域应相对集中，以保证临床安全。应设独立的诊察室和治疗室及疼痛治疗准备区域。疼痛科门诊的建筑面积应不少于 $80\sim200m^2$（含诊察室、检查室、治疗室、治疗准备室、储藏室、更衣室）；有创疼痛治疗操作应在符合相应标准的治疗室内进行；医师不少于 2 人，其中至少有 1 名具备中级以上职称；门诊护士不少于 2 人；可根据工作需要配备相关技术人员。

2. 病房　病房须独立管理，每床净使用面积不少于 $4\sim6m^2$，病区内应设有治疗室、办公室、值班室、会议室等。设置疼痛病房，一般在 6～20 张床。人员配备比例，床位∶医师∶护士为 1∶0.4∶0.4。至少有 2 名本专业具有副高及以上职称的医师，2 名具有护师及以上职称的护士。住院医师、主治医师和高级职称医师的比例应合理，能够满足三级医师查房和值班的需求。

二、疼痛学专业人员的配置与管理

（一）人员的结构和配置

从事疼痛诊疗的医师应具备麻醉科、骨科、神经内科、神经外科、风湿免疫科、肿瘤科或康复医学科等学科的专业知识和临床疼痛诊疗工作的经历及基本技能。独立从事疼痛诊疗的医师，应具有疼痛治疗临床工作经历 2 年以上，科主任一般应具备副高以上专业技术职称，从事临床疼痛工作 5～8 年以上。

（二）人员职责

疼痛学施行三级医师检诊制度，即主任（副主任）医师、主治医师、住院医师按等级开展诊疗活动。严格执行首诊负责制及岗位责任制，首诊接诊医生必须认真检查和处理，并在病历中详细记录，诊断明确。由于许多疾病以疼痛为首诊症状，对其他专科疾病的患者，可转他科诊治。诊断有疑问者，可请有关科室会诊，不得借故不给检查或自行处置。

1. 学科带头人　负责医疗、教学、科研、技术培训和理论提高工作；领导急、危、重、疑难病例抢救处理工作及特殊病例和疑难病例会诊工作；组织疑难病例术前讨论，对疑难病例的准备和术中处理做出决定，必要时亲自实施治疗过程；领导本专业人员业务学习和基本功训练。吸取最新科研成就、运用国外医学先进经验，根据亚专业情况应用于临床；同时学科带头人还负责开展临床或基础科学研究。

2. 科主任　科主任每周至少查房一次。查房前应准备好需提交科主任查房解决的疑难病例和问题，并提前一天向科主任报告。科室应建立专用科主任查房记录本，详细记录科主任查房情况。科主任查房应对查房结果进行小结和讲评。重点审查重危、疑难复杂病例的诊断、治疗计划。解决疑难复杂病例的诊疗问题，决定重大手术及特殊治疗。解决各诊疗小组提出的其他诊疗问题，检查医嘱、病历、护理质量和各项诊疗管理制度落实情况，并予考核讲评。发现和纠正质量偏差，分析质量偏差因素，采取相应的质量控制措施。认真听取医护人员意见，协调相关人员工作。注意抓住典型病例分析，进行临床教学，提高科内医护人员的技术水平。

3. 主治医师　每日上午带领住院医师对所管患者进行系统查房一次，接到下级医师或护士报告应随时到场重点查房。对新入院、重危、诊断未明及疗效不好的患者进行重点检查和讨论，必要时报告主任（副主任）医师或提交病例讨论。检查病历并纠正错误记录，检查医嘱执行情况及治疗效果，提出治疗及手术方案,决定出、转院问题。

4. 住院医师　密切观察病情变化,在诊疗计划原则下对病情作对症处理,遇疑难复杂问题及时报告上级医师决定。每日至少查房二次:有病情变化情况应随时查房。特殊情况应在病程记录中记载,并向上级医师报告。检查医嘱执行情况和报告单:分析检验结果,提出进一步检查或治疗意见。加强与患者的沟通:做好患者的思想工作,督促患者配合执行医嘱。做好上级医师查房前的准备:备好病历、影像检查片子、检验报告和所需检查器材,上级医师查房时要报告病情,提出要解决的问题,及时做好查房记录。

5. 疼痛科护士　负责药品的核对及配备,常用耗材及器械的申领、报备、准备、登记及其他管理工作。

三、人员培训

(一)常规医疗内容

接诊:与患者建立治疗性医疗关系,对患者初步分类。稳定患者生命体征。

问诊:掌握住要症状及特点,掌握伴随症状及特点,全面系统采集病史。

查体:全身 / 系统体格检查。有选择性的重点查体。施行常规穿刺检查项目。准确记录查体结果和体征。

分析:根据查体结果形成诊断。使用常规临床检验项目并解释意义,使用常规影像学检查并解释意义,根据辅助检查结果确诊,通过临床逻辑推理做出初步判断,综合应用多种方式做出诊断,说明和解释诊断与临床资料的关系。

病历书写:归纳、记录主诉及病史,书写住院病历 / 入院记录,书写首次 / 常规病程记录,书写其他医学文书。

治疗:施行常规治疗,药物不良反应的识别与处置,危重患者监护与抢救,预后判断。

(二)医患沟通

就治疗措施与方案与患者沟通,告知患者及家属诊断结果,结合诊治对患者进行健康教育,与患者及家属沟通以配合治疗,观察与调节患者心理状态。

(三)内部沟通

与上级医师沟通,获得指导;与本级医师沟通,提供或获得帮助;与护理、医技等沟通合作。

(四)日常工作

参加科室、小组业务活动,查房,评估分管患者情况。开写和复查医嘱,检查执行情况。查房,报告病历和需要解决的问题。值班时对病房常规情况的处置。住院患者突发情况的处置。

(五)素质培养

反思每日诊疗活动;结合病例查阅文献资料;有计划地学习、获取专业信息;充分利用操作机会,掌握临床技能。

(六)轮转培训

有计划有目的地组织住院医师或主治医师到相关科室进行轮转,有利于提高医生的整体素质及临床诊疗技能。

四、设备的配置及管理

(一)疼痛治疗室必备的基本设备、器材和急救药品

1. 监护仪　能够进行心电图、心率、无创血压及 SpO_2 等基本监测;

2. 麻醉机或呼吸机或简易呼吸器;

3. 吸氧装置或中心供氧装置;

4. 机械或电动吸引器;

5. C 形臂机或 CT、彩超等影像定位系统;

6. 铅墙或铅衣等防护设施；

7. 气管插管器具：喉镜、气管导管、导丝等；

8. 急救药品：肾上腺素、地塞米松、吗啡、异丙肾上腺素、多巴胺等；

9. 应急照明设施；

10. 消防灭火设施；

（二）具有与开展疼痛诊疗项目相应的设备

射频治疗系统、臭氧治疗系统、脊柱内镜系统、低温等离子治疗系统、C 形臂机或 CT 等影像定位设备、彩超定位系统、经皮电刺激系统以及其他疼痛治疗设备。

（三）设备的维护与管理

设备应指定专人定期巡视、检查，实行一用一登记制。对使用过程中出现的问题，应随时登记，随时汇报，即时解决，以确保设备的正常使用，保障临床安全。在仪器设备比较多的情况下，可建立成表格式登记法，每周进行核查及维护。

五、疼痛学亚专业的管理

疼痛学专业的管理包括了三级医师检诊制度、术前术后访视及汇报制度、会诊制度、不良事件上报制度、值班及交接班制度、毒麻药品管理制度、设备仪器使用管理制度等。

制定各项规章制度、人员岗位责任制（工作制度、医师职责、诊疗常规、查房制度、技术或治疗分级制度、介入治疗制度、感染管理规范、消毒技术规范、新技术准入制度、查对制度等核心制度）；开展"疼痛学"诊疗科目内的诊疗服务，应以卫生部委托中华医学会编写的《临床技术操作规范（疼痛学分册）》、《临床诊疗指南（疼痛学分册）》等为指导，确保医疗质量和安全。

（汪 晨 参编）

参 考 文 献

1. Shanewise JS，Cheung AT，Aronson S，et al：ASE/SCA guidelines for performing a comprehensive intraoperative multiplane trans-esophageal echocardiography examination：recommendations of the American Society of Echocardiography Council for Intraoperative Echocardiography and the Society of Cardiovascular Anesthesiol-ogists Task Force for Certification in Perioperative Transesophageal Echocardiography. J Am Soc Echocardiogr 12：884-900，1999

2. ACGME program requirements. Available at http://www.acgme.org/acWebsite/downloads/PRC_progReq/040pr703_u804.pdf. Accessed 12/03/2004

3. American Board of Anesthesiology. Available at http://www.abanes.org/booklet/BOI-2004.pdf. Accessed 12/03/2004.

4. AHRQ：Making Health Care Safer：A Critical Analysis of Patient Safety Practices. Evidence Report/Technology Assessment：Number 43.AHQR，2001，AHQR Publication No. 01-E058

5. Dowd NP，Cheng DCH，Karski JM，et al：Intraoperative awareness in fast-track cardiac anesthesia. Anesthesiology 89：1068，1998

6. Ranta S，Jussila J，Hynynen M：Recall of awareness during cardiac anesthesia：Influence of feedback information to the anesthesiologist. Acta Anaesthesiol Scand 40：554，1996

7. Sandin RH，Enlund G，Samuelsson P，et al：Awareness during anesthesia：A prospective case study. Lancet 355：707，2000

8. Ekman A，Lindholm M-L，Lennmarken C，et al：Reduction in the incidence of awareness using BIS monitoring. Acta Anaesthesiol Scand 48：20，2004

9. Myles PS，Leslie K，McNeil J，et al：Bispectral Index monitoring to prevent awareness during anaesthesia：The B-Aware randomized controlled trial. Lancet 1757，2004

10. Brosnan RJ，Steffey EP，LeCouteur RA，et al. Effects of isoflurane anesthesia on cerebrovascular autoregulation in horses. Am J Vet Res.2011 Jan；72（1）：18-24.

11. Gopalakrishna KN，Dash PK，Chatteriee N，et al. Dexmedetomidine as an Anesthetic Adjuvant in Patients Undergoing

Transsphenoidal Resection of Pituitary Tumor.J Neurosurg Anesthesiol.2015 Jul；27（3）：209-215.

12. Forsyth RJ，Raper J，Todhunter E.Routine intracranial pressure monitoring in acute coma.Cochrane Database Syst Rev.2015 Nov 2；11.

13. Sookplung P，Siriussawakul A，Malakouti A，et al.Vasopressor use and effect on blood pressure after severe adult traumatic brain injury.Neurocrit Care.2011 Aug；15（1）：46-54.

14. Hawthorne C，Piper. Monitoring of intracranial pressure in patients with traumatic brain injury.Front Neurol.2014 Jul 16；5：121.

15. Seule M，Muroi C，Sikorski C，Keller E. Monitoring of cerebral hemodynamics and oxygenation to detect delayed ischemic neurological deficit after aneurysmal subarachnoid hemorrhage.Acta Neurochir Suppl.2013；115：57-61.

16. Chui J，Mariappan R，Mehta J，et al. Comparison of propofol and volatile agents for maintenance of anesthesia during elective craniotomy procedures：systematic review and meta-analysis.Can J Anaesth.2014 Apr；61（4）：347-356.

17. Dahyot-Fizelier C，Frasca D，Debaene B. Inhaled agents in neuroanaesthesia for intracranial surgery：pro or con.Ann Fr Anesth Reanim.2012 Oct；31（10）：229-234.

18. Marhong J，Fan E. Carbon dioxide in the critically ill：too much or too little of a good thing?Respir Care.2014 Oct；59（10）：1597-1605.

19. Kulikova AS，Selkov DA，Kobyakov GL，et al. AWAKE CRANIOTOMY：IN SEARCH FOR OPTIMAL SEDATION. Anesteziol Reanimatol.2015 Jul-Aug；60（4）：4-8.

20. Shen SL，Zheng JY，Zhang J，et al. Comparison of dexmedetomidine and propofol for conscious sedation in awake craniotomy: a prospective，double-blind，randomized，and controlled clinical trial.Ann Pharmacother.2013 Nov；47（11）：1391-1399.

21. Finsterer J，Wahbi K. CNS-disease affecting the heart：brain-heart disorders.J Neurol Sci.2014 Oct 15；345（1-2）：8-14.

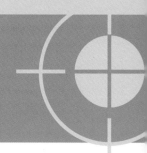

第七章 麻醉科医疗技术建设

邓小明　第二军医大学长海医院

医疗技术是学科核心竞争力的重要内容,麻醉科高技术平台是一个值得深思的问题。本章所立技术项目以三级医院为主,二级及以下医院可参考。

第一节　临床麻醉常用技术

一、麻醉技术

(一)表面麻醉(topical anesthesia)

将渗透作用强的局麻药与局部黏膜接触,使其透过黏膜而阻滞浅表神经末梢所产生的无痛状态,称为表面麻醉。

(二)局部浸润麻醉(local infiltration anesthesia)

沿手术切口线分层注射局麻药,阻滞组织中的神经末梢,称为局部浸润麻醉。

(三)神经阻滞麻醉(nerve blocking anesthesia)

神经阻滞麻醉指将局麻药注射至神经干(丛)旁,暂时阻滞神经的传导功能,使该神经分布的区域产生麻醉作用,达到手术无痛的方法。目前临床常在神经刺激仪引导和(或)超声引导下完成神经阻滞麻醉。

(四)椎管内麻醉(neuraxial anesthesia)

椎管内麻醉指将局部麻醉药物注入椎管内的不同腔隙,可逆性阻断或减弱相应脊神经传导功能的一种麻醉方法,包括蛛网膜下隙麻醉(subarachnoid anesthesia)和硬膜外麻醉(epidural anesthesia,EA),后者还包括骶管麻醉(caudal anesthesia)。

(五)基础麻醉(basal anesthesia)

对术前精神极度紧张而不能自控的患者或不能配合的小儿患者,麻醉前在手术室内使用导致患者镇静甚至意识消失的药物,以消除其精神创伤,这种方法称为基础麻醉。其中麻醉监控镇静(monitored anesthesia care,MAC)也是基础麻醉的一种。基础麻醉下患者的痛觉仍存在,故须加用其他麻醉药物或方法完成手术。

(六)全身麻醉(general anesthesia,GA)

GA 是指麻醉药物经呼吸道吸入、静脉或肌内注射进入体内,产生中枢神经系统的暂时抑制,临床表现为患者神志消失、全身痛觉消失、遗忘、反射抑制和骨骼肌松弛。为达到满足手术要求的镇痛和肌肉松弛程度,全身麻醉中除使用麻醉镇静药物外,还常常复合使用麻醉镇痛药和肌肉松弛药,以减少单一用药带来的副作用。

(七)非气管插管全身麻醉

非气管插管全身麻醉指全身麻醉时不需要气管插管控制气道,术中保留患者的自主呼吸或给予患者辅助通气,麻醉药物多使用静脉麻醉药物,常用于无胃痛肠镜、无痛(支)气管镜和无痛人流等操作的镇静镇痛。

（八）气管插管全身麻醉

气管插管全身麻醉指全身麻醉时需气管插管控制气道，多用于肌肉松弛程度要求较高的手术（需使用肌松药）、无法保留自主呼吸或术中发生反流误吸、气道阻塞等风险较高的手术。

（九）喉罩全麻

喉罩全麻指以喉罩为代表的喉上通气道替代气管导管用于全身麻醉中的气道保护和控制，患者可保留自主呼吸，或给予肌松药实施控制通气。喉罩麻醉对气道干预较少，患者对喉罩耐受较好，麻醉诱导和苏醒较平稳，但存在喉罩漏气等风险，因此目前多用于时间较短的手术。

（十）全凭静脉麻醉（total intravenous anesthesia，TIVA）

TIVA 指在静脉麻醉诱导后，仅以多种静脉麻醉药复合，以间断或连续静脉注射法维持麻醉，常选用短效麻醉药。

（十一）靶浓度控制输注给药系统（target controlled infusion，TCI）

以药代动力学和药效动力学原理为基础，以血浆或效应室的药物浓度为目标，由计算机控制给药输注速率的变化，达到按临床需要调节镇静镇痛深度的目的，称为 TCI。

（十二）联合麻醉

联合麻醉指联合应用两种或两种以上麻醉方法，取长补短，减少单一麻醉方法对患者的不利影响，而发挥多种麻醉方式联合的优势。目前联合麻醉一般指全身麻醉与椎管内麻醉或神经阻滞麻醉的联合。

（十三）麻醉后复苏监护（post anesthesia care，PAC）

PAC 是临床麻醉的延续，通过评估、监护、治疗等手段来确保患者的麻醉后安全，是患者从手术室转回病房的过渡。

（十四）术后镇痛（postoperative analgesia）

术后镇痛广义上是指为减轻患者手术后疼痛而采取的各种镇痛方法。临床麻醉中常用的镇痛技术包括手术切口局部麻醉药浸润，神经丛或神经干阻滞，术后硬膜外镇痛（postoperative epidural analgesia，PEA）和术后静脉镇痛（postoperative intravenous analgesia，PIA）。以上镇痛方法可以单独使用或联合使用。

（十五）患者自控镇痛（patient controlled analgesia，PCA）

PCA 是一种由患者根据自身疼痛的剧烈程度而自己控制给予（医师）预设剂量镇痛药液的镇痛方法。根据给药途径通常又分为患者自控硬膜外镇痛（patient controlled epidural analgesia，PCEA）和患者自控静脉镇痛（patient controlled intravenous analgesia，PCIA）。

（十六）单肺通气（one-lung ventilation，OLV）

OLV 指利用双腔支气管导管或支气管堵塞器进行一侧肺（非手术侧）通气的方法。其主要目的是隔离患侧肺，防止液性分泌物流入健侧。目前 OLV 的应用范围已经大大扩展，除用于肺内分泌物多的患者外，还经常用于食管、肺叶、全肺、胸腔镜等手术以方便手术操作，减轻手术侧肺损伤，防止两肺间的交叉感染。

（十七）控制性低血压（controlled hypotension）

控制性低血压指麻醉中通过药物或其他技术将收缩压降至 80～90mmHg，平均动脉压降至 50～65mmHg，或使基础平均动脉压降低 30%，同时不导致重要器官的缺血缺氧性损害，终止降压后血压可迅速恢复到正常水平的方法。降低血压的主要目的是减少失血、减少术中输血和提供良好术野以增加手术的安全性。

二、监测技术

（一）动脉压监测

又称血压监测，是围手术期最基本、简单的心血管监测项目，是反映后负荷、心肌氧耗与作功以及周围循环的指标。监测方法可分为两类:无创血压监测和有创血压监测,前者又可分为间断与连续无创血压监测。准确和及时监测血压,对了解病情、指导临床麻醉患者的管理和保障患者安全具有重要意义。

(二)心电图监测

持续动态显示心肌电活动,能监测心率和心律的变化,及时发现和诊断心律失常、心肌缺血、心肌梗死、电解质紊乱,并可评估心脏起搏器的功能,评估药物治疗的效果,观察特殊手术操作引起的心血管不良反应等。

(三)脉搏氧饱和度(pulse oxygen saturation, SpO_2)

SpO_2 指通过动脉脉搏波动的分析,测定出血液在一定的氧分压下,氧合血红蛋白(HbO_2)占全部血红蛋白(Hb)的百分比值。SpO_2 监测能有效地评价血氧饱和(或)氧失饱和状态,了解机体的氧合功能,为早期发现低氧血症提供了有价值的信息,提高麻醉和呼吸治疗的安全性。

(四)呼吸末二氧化碳分压(end-tidal carbon dioxide partial pressure, $P_{ET}CO_2$)

$P_{ET}CO_2$ 指呼气终末期呼出的混合肺泡气含有的二氧化碳分压。$P_{ET}CO_2$ 监测可用来评价通气功能、循环功能、肺血流及细微的重复吸入情况。

(五)体温监测

体温监测指通过测量身体不同部位的温度,及早发现低体温和恶性高热。体温测量的部位包括皮肤、鼻咽、食管、膀胱、直肠、腋窝、鼓膜和血液。身体不同部位体温有一定差别,特别多见于术中需控制性低温患者的降温及升温过程,因此为更加全面监测体温变化,临床中可监测多个部位的体温。

(六)中心静脉压(central venous pressure, CVP)

CVP 是测定位于胸腔内的上、下腔静脉或右心房内的压力,在临床上广泛应用,以评估右心前负荷和右心功能。

(七)肺动脉压(pulmonary artery pressure, PAP)及肺动脉楔压(pulmonary artery wedge pressure, PAWP)

通过 Swan-Ganz 导管或其他相似装置,经中心静脉穿刺后置入,其末端气囊充气后导管可随血流方向经三尖瓣和肺动脉瓣进入肺动脉,此时所测得的导管尖端压力即为 PAP,当导管尖端进入更细的肺动脉分支直至气囊将细小的肺动脉完全堵塞,此时导管尖端所测得的压力即为 PAWP。如无明显二尖瓣病变,PAWP 约等于左室舒张末压,成为评估左室前负荷和左心功能的重要指标。

(八)心排出量(cardiac output, CO)

CO 指心脏每分钟将血液泵至周围循环的血量,可反映整个循环系统功能状况,包括前、后负荷、心率及心肌收缩力。通过计算有关血流动力学指标、绘制心功能曲线,指导对心血管系统的各种治疗,包括血管活性药物、输血、补液等。临床麻醉中经典的监测 CO 的方法是通过 Swan-Ganz 导管温度稀释法,目前经胸或食管超声监测以及基于动脉搏动曲线分析技术的 CO 监测方法也逐渐在临床普及。

(九)每搏量变异度(stroke volume variation, SVV)

SVV 是一种功能性动态监测指标,与收缩压变异度(systolic pressure variation, SPV)和脉搏压变异度(pulse pressure variation, PPV)性能相似,反映患者容量状态及用于预测患者对液体治疗的反应性。其原理是基于心肺交互作用,在机械通气时,胸腔内压力的周期性变化导致左右心室前、后负荷的改变,从而引起每搏量的变化,产生 SVV(SPV 和 PPV)。当左心前负荷充足时,左室功能处于 Frank-Starling 曲线的平台段,由机械通气引起的每搏量变化不明显;当血容量不足(即左心室前负荷较低)时,左室功能处于 Frank-Starling 曲线的上升段,由机械通气引起的每搏量变化比血容量正常时显著。因此,可以根据 SVV 的大小来判断血容量情况,预测对容量治疗的反应性。SVV 预测液体反应性的临界值一般为 10% 左右。

(十)双频谱指数(bispectral index, BIS)

BIS 是围手术期用来替代脑电图进行麻醉深度监测的方法,其含有双频分析和传统的脑电图频率 -

功率分析,产生出优质的 BIS 参数和 BIS 值。随着镇静催眠深度的加深,脑电图波形由清醒状态下的小幅快频波转变至麻醉状态下的大振幅慢波频率以至等电的脑电图波形,BIS 也从 100 降至 0。BIS 值在 40～60 之间代表全身麻醉状态。

(十一)经食管超声心动图(transesophageal echocardiography,TEE)

TEE 指将超声探头置入食管不同深度(或胃底),通过二维或三维技术,在普通切面上显示心脏大血管的解剖和功能活动,从而对心脏大血管解剖、心脏节律、心脏充盈以及心脏舒张和收缩功能等进行实时监测,可以对心脏手术后的结构与功能以及围手术期不稳定血流动力学等做出诊断,指导治疗。

(十二)诱发电位(evoked potential)

诱发电位是对神经系统某一特定部位给予相宜的刺激,在该系统和脑的相应部位产生可以检出的、与刺激有相对固定时间间隔和特定位相的生物电反应。通常按照刺激模式分为体感诱发电位(somatosensory evoked potential,SEP)、视觉诱发电位(visual evoked potential,VEP)、脑干听觉诱发电位(brain stem evoked potential,BAEP)、听觉诱发电位(auditory evoked potential,AEP)和运动诱发电位(motor evoked potential,MEP)等。诱发电位监测对提高手术质量、防止和减少术后神经功能障碍有重要作用。可应用于颅底手术、小脑脑桥肿瘤、脑干占位、脊髓手术、动脉瘤手术、鞍区占位、颈动脉内膜剥除手术等,对感觉与运动区定位、指导手术切除范围、选择性神经切断、周围神经重建都可用诱发电位进行定位。

(十三)脑近红外线光谱仪监测

近红外光谱法监测脑氧供应情况最早用于新生儿脑重症监测,目前其技术日臻完善,可连续无创伤监测局部脑组织的氧饱和度(regional cerebral oxygen saturation,$rScO_2$)和脑血流动力学变化,具有便携、实时、连续、操作简单、相对廉价的特点。尽管目前对 $rScO_2$ 预测脑组织缺氧的临界值尚存争论,然而 $rScO_2$ 前后变化,特别是较基础值下降超过 15%,提示有脑缺血的发生。

(十四)激活凝血时间(activate coagulation time,ACT)

ACT 是改良的全血细胞凝集时间监测方法,其方法是向血样中加入硅藻土以激活内源性凝血系统,测定血块形成时间。ACT 正常值是 90～130 秒,主要用于监测体外循环术中及肝素化治疗者的肝素活性。

三、治疗技术

(一)中心静脉置管

中心静脉置管指将静脉输液导管由颈内静脉、锁骨下静脉、股静脉置入上腔静脉或下腔静脉,可通过导管监测中心静脉压或快速输注液体。

(二)动脉穿刺置管

动脉穿刺置管通常指将动脉导管穿刺置入桡动脉、足背动脉、肱动脉等外周动脉血管,可连续监测有创动脉压力,也可作为血气分析采血时用。

(三)漂浮导管置入

漂浮导管置入指将肺动脉导管由中心静脉穿刺鞘置入,沿血流方向,导管依次进入右心房,右心室,肺动脉,肺小动脉,直至肺动脉导管前端气囊嵌入肺动脉细小分支。

(四)容量治疗(volume therapy)

容量治疗是通过补充或限制机体体液的摄入,调控机体生理功能,维护机体有效灌注与氧代谢的治疗方法,是麻醉医师在围手术期管理患者的基础,是麻醉手术期间维持手术患者生命体征稳定的重要措施。

(五)新生儿复苏

因自身发育或出生时的意外情况而导致胎儿出生后不能适应外部环境的改变,需要对其进行呼吸、循环功能支持,称为新生儿复苏。新生儿复苏术是专科麻醉医师应当掌握的一项技术,包括新生儿气道的开放,人工气道的建立,心脏按压,复苏药物及液体的使用,以及对复苏效果的判断等。

（六）术中自体血液回收（intraoperative blood salvage，IBS）

IBS 是将患者术中收集起来的血液，进行过滤、分离、清洗、净化后再回输给患者的一项重要血液保护技术。根据病情和设备情况，IBS 可分为非洗涤法回收式自体输血和洗涤法回收式自体输血。

（七）术中输液输血加温

术中大量输入低于体温的液体和（或）冷藏的血液制品时可引起和（或）加重术中低体温，因此需通过输液加温装置给上述液体加温后再输入患者体内。

（八）气管插管术

气管插管术指将气管导管插入患者气管内，从而对患者实施辅助通气或控制通气。根据手术要求和患者情况，可以经鼻气管插管，也可以经口气管插管；一般在全麻后在普通喉镜或可视喉镜等设备辅助下完成，也可以在患者清醒镇静、保留自主呼吸、表面麻醉的情况下完成。

（九）环甲膜穿刺（thyrocricoid puncture）

环甲膜穿刺是临床上对于有呼吸道梗阻、严重呼吸困难的患者采用的急救方法之一。在全麻诱导期因"不能通气，不能插管"时可对患者进行环甲膜穿刺后通气，为气管切开术赢得时间。

第二节　麻醉科加强监护病房常用技术

（一）机械通气（mechanical ventilation，MV）

MV 是借助呼吸机建立气道口与肺泡间的压力差，给呼吸功能不全的患者以呼吸支持，即利用机械装置来代替、控制或改变自主呼吸运动的一种通气方式。MV 根据是否插入气管导管分为有创机械通气（invasive mechanical ventilation）和无创机械通气（noninvasive mechanical ventilation）。

（二）经皮扩张性气管造口术（percutaneous dilational tracheostomy，PDT）

PDT 指利用特殊设计的导引钢丝和扩张钳撑开气管，再将气切套管插入气管。扩张钳可将外力平均分布在钳臂上，尽量减少对气管壁定点伤害，减少对气管的伤害，PDT 较传统气管切开技术更简易、快速，且可在病床边实施。PDT 适应证与传统的气管切开相似，但是对于颈部条件不理想的患者，如颈部粗短肥胖，PDT 常较难成功。

（三）纤维支气管镜检查

将细长的支气管镜经口、鼻或气管导管置入患者的下呼吸道，即进入气管和支气管以及更远端，直接观察气管和支气管的病变，并根据病变进行相应的检查和治疗。在 ICU，纤维支气管镜检查主要用于肺内不明原因的病变，了解气道状态，难以解释的咯血、哮鸣、声带或膈肌麻痹、胸腔积液等的病因诊断，收集下呼吸道分泌物或支气管肺泡灌洗液进行病原学和其他检查，也可用于解除肺不张、钳取异物、注入药物、导入支架等治疗。在操作时应注意防止患者缺氧和血流动力学的过大波动。

（四）心脏电复律（electric cardioversion）

心脏电复律指对于除室颤（包括室扑、无脉室速）以外的快速心律失常采用患者自身的心电信号（R波）触发电脉冲发放，使其落在 R 波的下降支而非心肌易损期，避免引发室颤。故主要用于心动过速、心房颤动和心房扑动的复律。

（五）电除颤（defibrillation）

电除颤指当患者出现室颤（包括室扑、无脉室速）时，因无法辨认 R 波，只能通过非同步释放电能刺激心脏，使其转为窦性心律。在心肺复苏时，无心电图监测的情况下，建议尽早除颤。此外，当心电图显示室颤是细颤时，电除颤成功率较低，可在给予肾上腺素、持续胸外按压，细颤转变为粗颤时给予电击除颤，此时电除颤成功率较高。

（六）连续性血液净化（continuous blood purification，CBP）

既往也称作连续性肾脏替代疗法（continuous renal replacement therapy，CRRT），是对所有能够连续性清除溶质，并对脏器功能起支持作用的血液净化技术的统称。CBP 临床应用目标是清除体内过多水分，清除体内代谢废物、毒物，纠正水电解质紊乱，确保营养支持，促进肾功能恢复及清除各种细胞因子、炎症介质。可用于各种心血管功能不稳定的、高分解代谢的或伴脑水肿的急性与慢性肾脏衰竭以及多脏器功能障碍综合征、急性呼吸窘迫综合征、挤压综合征、急性坏死性胰腺炎、慢性心力衰竭、肝性脑病、药物及毒物中毒等的救治。

第三节　麻醉科疼痛诊疗技术

疼痛诊疗是麻醉学的重要组成部分，但疼痛诊疗与临床麻醉又有不同，疼痛诊疗尤其是慢性疼痛诊疗必然是多学科团队的联合诊疗，接受过疼痛诊疗培训的麻醉医师是该团队的核心成员，必须具备疼痛评估、病史采集、体格检查及综合利用影像检查、实验检查、神经功能检查等各种诊断技术的能力，还必须根据医院级别要求，掌握以下各项临床疼痛诊疗技术：

一、基本诊疗技术

（一）局部痛点注射治疗技术

痛点又称扳机点、触发点，是某些疼痛患者体表疼痛最敏感、最剧烈的部位，有明显压痛，常常是引发疼痛的根源所在或引起疼痛的重要环节。局部痛点注射治疗技术指将局部麻醉药或局部麻醉药与糖皮质激素混合的消炎镇痛液或其他药物注射入局部痛点的注射治疗技术，该疗法效果确切、见效快，不仅具有治疗作用，也常用来鉴别诊断。局部痛点注射治疗技术是疼痛治疗的基本技术，也是所有疼痛治疗医师必须掌握的技术。

（二）神经阻滞治疗技术

神经阻滞治疗技术是将较低浓度的局部麻醉药或局部麻醉药与糖皮质激素混合的消炎镇痛液等药物利用麻醉学的神经阻滞方法注射到疼痛相关神经附近，达到解除疼痛、改善血液循环、消除炎症的治疗目的。该疗法效果确切、见效快，不仅具有治疗作用，也常用来鉴别诊断。临床常用的神经阻滞治疗技术包括：①脑神经阻滞技术：三叉神经分支阻滞治疗技术、面神经阻滞治疗技术、舌咽神经阻滞治疗技术；②躯体神经干、神经丛阻滞治疗技术：枕大神经阻滞治疗技术、枕小神经阻滞治疗技术、颈丛阻滞治疗技术、臂丛阻滞治疗技术、肩胛上神经阻滞治疗技术、肋间神经阻滞治疗技术、坐骨神经阻滞治疗技术、股神经阻滞治疗技术、股外侧皮神经阻滞治疗技术等；③交感神经阻滞治疗技术：星状神经节阻滞治疗技术、腰交感神经节阻滞治疗技术。以上所列的神经阻滞技术是疼痛治疗的基本技术，也是所有疼痛治疗医师必须掌握的技术。

（三）硬膜外腔阻滞治疗技术

硬膜外腔阻滞治疗技术指将局部麻醉药或局部麻醉药与糖皮质激素混合的消炎镇痛液注入硬膜外间隙，消除椎管及神经根周围炎症、阻断脊神经根传导进而控制疼痛的治疗技术。硬膜外腔阻滞治疗是腰腿疼痛、颈胸部疼痛等常见痛症的治疗方法，疗效确切，也是疼痛治疗医师必须掌握的基本技术。

（四）骶管阻滞治疗技术

骶管阻滞治疗技术是硬膜外腔阻滞治疗的一种特殊类型，是经骶裂孔穿刺将局部麻醉药或局部麻醉药与糖皮质激素混合的消炎镇痛液注入骶管的治疗方法。骶管阻滞治疗多用于下腰痛、会阴部疼痛等痛症的治疗。骶管阻滞治疗技术是疼痛医师必须掌握的基本技术。

二、高级诊疗技术

（一）经椎间孔选择性脊神经根阻滞技术

经皮穿刺至椎间孔注射局部麻醉药或局部麻醉药与糖皮质激素混合的消炎镇痛液，从而达到消除炎症、控制疼痛的治疗方法。循证医学证明该方法疗效优于经硬膜外腔阻滞治疗。实施该技术需要影像学的引导，是三级医院疼痛医师必须掌握的疼痛治疗技术。

（二）椎间盘穿刺治疗技术

在影像引导下，根据治疗需要，经皮穿刺至椎间盘的治疗技术。椎间盘穿刺可做椎间盘造影来明确诊断，也可实施椎间盘消融治疗。该技术是三级医院疼痛医师必须掌握的疼痛治疗技术。

（三）鞘内药物输注镇痛技术（intrathecal drug delivery therapy，IDDT）

IDDT 是经皮穿刺将导管植入蛛网膜下腔，导管与置于皮下的具有程序调控输注速度功能的药盒相连接，按照患者的需要，把合适剂量的药物注入蛛网膜下腔。阿片类药物注入鞘内的镇痛效价是口服镇痛效价的 300 倍，因此采用 IDDT 技术给予阿片类药物可以为疼痛患者提供强大的镇痛疗效，同时又由于采用了程控自动给药技术，患者的生活质量会大大提高。目前 IDDT 技术已从最初的应用于顽固性癌痛患者扩展到顽固性慢性非癌性疼痛患者。IDDT 技术是三级医院疼痛医师必须掌握的疼痛治疗技术。

（四）经皮脊髓电刺激镇痛技术（spinal cord stimulation，SCS）

经皮 SCS 是通过穿刺将电极送入靶位脊髓节段的硬膜外腔，电极与置于皮下的脉冲发生器相连接，发出脉冲电流刺激脊髓，达到缓解或消除疼痛的目的。SCS 具有绿色、可逆的特点，近年来发展迅速，已成为腰椎术后失败综合征、外周神经损伤等顽固性神经病理性疼痛的重要治疗方法，是三级医院疼痛医师必须掌握的疼痛治疗技术。

三、疼痛介入治疗辅助技术

（一）超声引导介入治疗技术

超声引导介入治疗技术是指在超声引导下实施神经阻滞治疗、椎管内及局部注射治疗的技术。超声引导介入治疗技术近十年来发展迅速，是疼痛治疗技术可视化发展的重要里程碑，与放射引导技术相比，具有无辐射、对环境无特殊要求、移动方便、价廉的优点，而且对肌肉、筋膜、神经和血管都有良好的分辨率，可以显著提高疼痛治疗的安全性和有效性，超声还可以用于软组织疼痛治疗的疗效评价。在超声引导下实施疼痛介入治疗应是疼痛诊疗医师尤其是二级医院疼痛医师必须掌握的基本技能。

（二）C 形臂引导介入技术

C 形臂引导介入技术是指在 C 形臂引导下实施神经阻滞治疗、椎管内及其他介入治疗的方法。C 形臂引导技术目前仍是主流的疼痛介入治疗引导技术之一。C 形臂能较好的暴露骨性标志和穿刺针，采用 C 形臂引导技术可大大提高疼痛治疗的安全性。在 C 形臂引导下实施疼痛介入治疗是疼痛诊疗医师必须掌握的基本技能。

（三）CT 引导介入技术

CT 引导介入技术是指在 CT 引导下实施疼痛介入治疗的方法。CT 可以较好的显示各种组织层次，尤其深部的组织结构，包括椎管内和胸腹腔内结构，从而可以极大的提高治疗安全性，采用 CT 引导实施疼痛介入治疗也越来越普遍，有条件的二级、三级医院可以开展。

（刘　毅　参编）

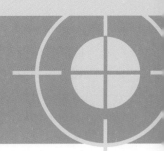

第八章 麻醉科信息管理系统建设

于布为　上海交通大学医学院附属瑞金医院卢湾分院

在信息化技术迅速发展的今天，医院信息化建设正在全面展开。医院信息系统（Hospital Information System, HIS）已经在各级医院中逐步普及。然而，在手术和麻醉方面，其信息化应用和管理的程度仍显著落后于其他临床学科。当其他学科在大数据的挖掘整理、病变部位的三维重建和手术入路的规划以及人工 3D 打印缺损骨骼的植入体、达芬奇手术机器人的应用已如火如荼时，麻醉科的信息化建设仍然停留在打印麻醉记录等各种单据、科室内部管理的相关数据的统计、分析、上报的办公自动化阶段。这在一定程度上限制了麻醉科室的发展。全面建设麻醉科信息管理系统（Anesthesia Information Management System, AIMS），加强对患者围手术期相关信息的收集和处理，是加强麻醉质控、保障患者安全的必要保证，也是提高麻醉临床工作效率的有效途径，更是发展现代麻醉科信息管理的必然手段。在信息化建设已进入到大数据、云平台以及人工智能快速发展的新阶段，有必要对麻醉科的信息管理系统的建设进行高端的思考和设计，以跟上时代发展的步伐。

第一节　信息管理的基本要求

信息管理，是人类为了有效开发和利用信息资源，以现代信息技术为手段，对信息资源进行计划、组织、领导和控制的社会活动。

简言之，信息管理就是人对信息资源和信息活动的统筹管理。人，是控制信息资源、协调信息活动的主体，而信息的收集、存储、传递、处理和利用等信息活动过程都离不开信息技术的支持。

信息管理的要求是控制信息的流向，实现信息的效用与价值。信息管理的目的是形成可以利用的信息资源。信息资源的形成，以信息的产生、记录、收集、传递、存储、处理等活动为特征。

第二节　麻醉科信息管理系统

一、麻醉科信息管理系统的产生

在传统方式下，麻醉科医生需要在忙碌的临床工作的同时，手工记录麻醉过程中的患者信息、各项生命体征数据、临床操作项目、围手术期用药等许多内容；手术结束后，再根据这些手工数据进行总结分析。这种传统手记的方式，不仅耗费麻醉科医生大量的时间和精力，而且很难保证所记录数据的完整性和准确性，往往导致大量宝贵信息流失，难以实现对围手术期数据的再分析与再统计。

麻醉科信息管理系统，其基本框架是一项以数字形式获取围手术期相关信息的计算机系统，术中麻醉自动记录系统（Auto-mated Anesthesia Record, AAR）是其核心部分。1972 年，美国杜克大学医学中心麻醉科首先开始对麻醉自动记录系统进行研究，并于 1980 年应用于临床。麻醉自动记录系统的应用，改变了手工记录手术患者术中信息的传统方式，是麻醉科信息管理方式的一项革命性的进步。

麻醉科信息管理系统的产生，顺应了当代麻醉科室的不断发展，是实现麻醉科室安全高效运作的必要保证。对麻醉科医生而言,它能够有效减轻手工书写医疗文书的压力,让麻醉科医生能够为临床麻醉管理投入更多的精力,提高麻醉管理的准确性和客观性;对临床护理人员而言,能够全面实现无纸化工作,包括接受手术申请、安排手术麻醉、手术麻醉计费、统计、总结等,从而让工作人员从繁琐的手工记录中解脱出来;对科研管理而言,能够支持各种临床信息的统计查询,自动生成各项单据、报表,便于手术例数的统计、工作量统计、麻醉质量统计等,使得科室的统筹管理更加便捷;对经济管理而言,手术麻醉患者的费用信息可以直接通过麻醉记录单自动生成,还可以补充录入,由系统自动划价产生总费用,提高了手术麻醉计价的实时性和准确性,有效减少了漏费和欠费的发生,方便医院进行成本核算。

二、麻醉科信息管理系统的基本内容

麻醉科信息管理系统是医院临床信息系统的一个重要组成部分,主要包括手术和麻醉的临床信息系统、数字化手术室部分、重症医学临床信息系统、围手术期护理信息系统、围手术期疼痛管理系统等相关子系统。麻醉科信息管理系统的信息采集应当覆盖患者围手术期各个方面的信息。要求以患者为中心,记录围手术期与麻醉相关的各项医疗信息,同时涉及麻醉工作流程中麻醉人员、手术信息、药品与耗材管理等相关内容(图 8-1)。

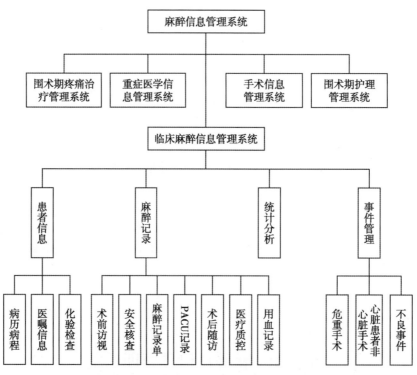

图 8-1　麻醉信息管理系统的主要组成部分和临床麻醉信息管理系统

按照信息流发生的时间顺序,可以将麻醉信息分为:术前信息、术中信息和术后信息。按照不同对象所产生的信息,又可以将麻醉信息分为:患者信息、麻醉人员信息、手术信息、药品与耗材信息。自患者被纳入手术计划开始,麻醉信息也随之开始。(此图中还应增加成本/效益分析内容和各级工作人员奖金分配内容)

第三节　麻醉科信息管理系统的建设

一、数据库的建设

麻醉科的信息管理系统主要由监护设备数据采集系统和信息管理系统两部分组成。采集的数据利用原有的医院信息管理系统主服务器的数据库,即在原有数据库的基础上,完成麻醉监护数据的初始化工作,进一步新建麻醉数据库所需的表格结构等,使麻醉监护的数据信息能够完全嵌入 HIS 系统中。通常由前台客户端通过麻醉监护仪端口采集患者数据,由采集系统适时写入后台数据库中,以保证数据的准确性和及时性,并通过中心监控设备进行实时展示。

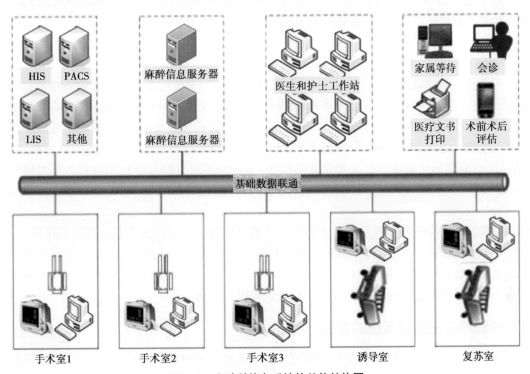

图 8-1　麻醉科信息系统的总体结构图

麻醉科信息数据库的建设,应以患者为中心,按照相同时间轴,整合患者的各项医疗信息,其内容具体包括:

1. 术前信息　患者基本信息(姓名、性别、年龄、体重、身高、住院号、床号、血型);病史信息(本次及历次)、术前各项化验检查结果;手术预约、术前诊断、拟施手术;麻醉计划、术前访视(ASA 分级)、三方核对清单等。

2. 术中信息　麻醉电子记录单是麻醉科信息数据库的核心内容。其内容必须包括患者基本生命体征(体温、脉搏、心率、血压、呼吸、氧饱和度等);手术时间、麻醉时间、麻醉方式选择、患者体位;麻醉前用药、诱导用药、维持用药、有创操作记录、特殊操作记录;术中输液总量、输血总量、失血量、尿量等。对于特殊类型手术,需记录各项相关数据:如心脏手术中记录体外循环时间、主动脉夹闭时间、心搏停止时间、体外循环过程中不同部位的体温、平均血压、ACT 数值、血气分析结果、自体血回输量等。

3. 术后信息　患者手术结束时间、麻醉结束时间、进入麻醉后复苏室时间;在复苏过程中,记录患者生命体征、用药情况、拔管时间;术后肌松恢复情况、咳嗽吞咽反射情况、意识情况、定向力情况、是否能抬头 5 秒、静脉是否通畅、疼痛评分、有无恶心呕吐、镇痛方式;椎管内麻醉患者记录术后麻醉平面;患者去向(ICU 或病房);术后访视记录。患者离开手术室后,根据患者的围手术期数据,自动生成药品单、耗材单、各项统计分析报告,并与计费系统连接,便于科室统筹管理。

麻醉科信息系统的数据存储应建立在线、近线、离线三级存储方案。在线存储方案,采用共享服务器的模式,遵循医院统一的存储方案和备份恢复机制。系统应具有梯级灾难备份的存储备份和恢复策略,当主服务器故障或者网络出现问题时,系统支持本地各终端脱机运行,以保证异常情况下的数据恢复。

二、麻醉信息管理系统的围手术期功能

麻醉科信息管理系统的建立，需覆盖麻醉科在患者围手术期所进行的所有业务流程，通常需具备以下功能：

1. 术前功能 患者围手术期工作的开端，其起点应该是麻醉科门诊或住院部病房，而非手术室。从递交手术申请的这一时间起，该患者的所有信息都应该能够由麻醉科医生获取并掌握，此点对于进行术前访视以及进一步制定麻醉方案具有至关重要的作用。目前的发展趋势是：通过麻醉科门诊，将此项工作前移，以缩短手术前的住院待手术日。

2. 术中功能 从患者进入手术室至出手术室，麻醉科信息系统应能够对患者的各项数据进行实时采集并描记，生成表单，及时打印，在手术麻醉结束后归入患者病历中。对于危重患者手术、老年患者手术、心脏病患者非心脏手术等特殊情况，还需能够根据患者病情的变化，及时启动相关麻醉预案。

3. 术后功能 手术麻醉结束后，麻醉科信息系统应能够对患者的随访数据进行整理和记录，并根据关键信息，对麻醉历史记录进行分类查找和检索，并进一步进行统计分析和存档。手术麻醉患者的费用信息通过麻醉记录单自动生成，还可以补充录入，由系统自动划价产生，有效减少漏费和欠费的发生。

麻醉科信息系统的最新功能是对于麻醉学科大数据库建立和使用的贡献。随着精准医学的发展，罕见病和特殊病例的围手术期管理和麻醉管理资料对于丰富完善临床麻醉管理实践指南和操作规范至关重要。这里需要通过信息系统对数据进行存储、积累、分析、对比、归纳，从而保证临床规范能够适用于这些特殊病例和罕见疾病，并不断校正，以达到精准的效果。

三、麻醉科信息管理系统的管理

1. 设备管理 科室或者医院计算机中心应安排专人进行麻醉科信息系统的日常维护，及时修补漏洞，进行软件更新。若出现系统无法使用的紧急情况，需有专人实时进行远程操作或现场操作，检查并修补出现的问题。对于信息系统中所采集的数据，应当由相关部门制定相应的规章制度，对数据的安全性和患者的隐私资料进行保密管理，认真落实。

2. 工作管理 科室应安排专人，在指定时间段内（一日、一周或一月），将麻醉科信息系统记录的相关数据进行导出、分析、统计、整理，制定日、周、月报，明确相应时间段内的手术量、麻醉费用等，以此进行手术查询、费用登记管理。此外，还应根据麻醉科信息管理系统记录、统计麻醉科医生及护理人员每日、每周、每月的工作量和工作时间，以此进行绩效统计和管理。

3. 科研管理 由科室负责临床科研的人员进行管理，根据麻醉科信息系统中的分类信息，整理ASA不同分级患者手术比例、重大手术麻醉患者比例等相关统计数据。在危重症患者的麻醉管理中，应能够提取典型病例的手术麻醉数据，进一步分析整理，总结经验和教训。麻醉科信息管理系统也能为麻醉科研提供大量的数据资源，对于临床回顾性分析总结提供了可靠的数据保障。在麻醉科信息系统成为区域性联网平台后，通过多中心医疗数据的整合，为大数据的研究也提供了可能。

4. 质控管理 基于地区范围内麻醉科信息管理系统的建立，可以对危重手术、老年患者手术、心脏病患者非心脏手术、围手术期不良事件等情况进行统计分析；可以从系统中直接读取阶段性数据，计算麻醉相关死亡率、麻醉失败率、麻醉不良反应发生率等；可以直接查询各麻醉方法所占比、择期手术量、急诊手术量、停手术原因、麻醉方式更改原因、同期手术量情况等。随着麻醉科信息系统在全国范围内的普及和推广，未来应进一步建立全国范围的不良事件报告系统、全国不良事件预警系统等网络质控管理系统平台，使得麻醉质控管理的范围更广，临床麻醉处理预案更加具有针对性，对危重患者的临床处理更加及时，这对提高临床麻醉的安全性无疑具有更为积极的意义。

5. 成本/效益管理和科室工作人员的奖金分配管理

6. 医联体平台管理 在麻醉科信息管理系统建设的基础上，可以将同一个地区内的三级医院、二级医院、社区医院以及乡镇村医院联合起来，组成一个医疗联合体，实现资源的整合与信息共享。医联

体建立之后，基于强大的网络信息管理平台，患者的各项医疗信息均可在医联体医院中进行共享，患者可以优先享受门诊预约、手术预约、住院转诊、出院康复等各项医疗服务。患者也可以选择在社区医院进行术前准备，在三级医院进行手术治疗，术后可以选择就近的社区医院或康复医院进行术后恢复，实现医疗、康复、护理的有序衔接，更好地发挥三级医院专业技术的优势作用，加强社区卫生机构的能力建设，构建分级诊疗、急慢分治、双向转诊的医疗模式，使得医疗资源的分配更加合理与高效。

第四节 麻醉科信息管理系统的未来与展望

随着互联网信息技术的飞速发展，麻醉科信息系统的覆盖面也会更加广阔，并有望成为传递与连接患者围手术期各项信息的重要枢纽，目前的趋势是正朝着集成化、CDSS 深度应用、行为规范化干预、管理智能化方向发展。

1. 集成化 新一代手术麻醉信息系统将针对麻醉科医师、手术室护士长、手术护士、手术室技术人员提供集成定制的角色工作站，工作站将集成所有相关子系统信息，如毒麻药管理、手术室消毒包追溯、消耗品管理、手术室可视化行为管理、手术室协同等。

2. CDSS 的深度应用 CDSS（临床决策支持系统：Clinical Decision Support System，CDSS）的深度应用表现在：①信息系统中融入实时监测和反馈系统。如二次手术监测系统、不良事件上报监测、等级医院评审质量指标监测等，特别是通过对临床数据的自动分析实现质量缺陷的自动预警，取得良好的管理效果。②集束化治疗成为 ICU 系统的重要应用。集束化干预的概念由美国医疗改进中心（Institute for Healthcare Improvement，IHI）首先提出，是指集合一系列有循证基础的治疗及护理措施来处理难治的临床疾患。目前临床应用较多的是 ICU 脓毒血症的集束化治疗、血糖管理的集束化方案、呼吸机相关性肺炎的集束化治疗、集束化护理方案等。

3. 行为规范化干预 行为规范化干预是医疗质量监管应用发展的另一形式，包括临床路径、手术分级管理、手术室行为管理、手术室可视化管理等。此外可将诊疗规范等知识库中的某些操作行为以 CDSS 或路径的方式植入信息系统，从而监控医疗行为的规范性。

4. 管理智能化 管理智能化是指以医院管理需求为核心重新组织数据，形成医院运营管理体系。管理智能包括总体管理和运营、医疗质量安全、成本分析、结构分析、服务效率和满意度 6 个维度，旨在帮助医院实现最佳资源配置，通过系统改进以提升医院运行效率和服务品质。新一代围手术期管理信息系统均将涉及一个专门的运营和质量监控的管理仪表盘，用以将管理者关注的数据以可视化手段实时展现，实现管理的及时性和高效性。

5. 麻醉学大数据库的建立和生物样本库的建成。通过有效的麻醉学科信息系统，并且与医院其他相关信息系统进行接驳，将属于麻醉与围手术期的信息与患者的生物样本进行一一客观对应，从而形成具有特异性的麻醉学科的大数据库与对应的生物样本库，在此基础上，促进与精准医学相关的科学研究工作的高效顺利开展。

6. 临床麻醉自动化管理（麻醉机器人）和围手术期智慧医疗。已经建立的信息管理系统，需要通过智能分析系统，进一步加工信息，从而完成临床决策方案，实施自动化的麻醉管理，形成真正的"机器人麻醉"时代。围手术期智慧医疗也是基于信息系统的建设，将诊断决策系统小型化，智能化，实现在移动终端上快速查阅资料，快速判断，确定医嘱，从而大大提高医疗质量。在其他非医学的信息储备中，本系统能够做到决策辅助与支持，提高临床工作效率与质量。

在临床实践方面，基于光纤的高通量数据的高速传输，麻醉科医生能够获取更多更有价值的患者资料，包括各类动态影像资料等，这将对疑难疾病患者、急重症患者的麻醉实施提供极为有效的帮助。

在麻醉科医生的信息更新方面，麻醉科信息系统也是一个潜在的平台。只需在其中输入若干个关键词，系统将会提供相应病种、相应手术方式、相应麻醉方案的最新参考资料和指南，便于麻醉科医生随时调用学习。

在精准医疗方面，麻醉科信息系统通过整合某一疾病患者的基因测序资料，基于遗传药理学数据库,帮助麻醉科医生选择最有效的麻醉药物和推荐给药剂量,为实现精准化医疗提供了可能。在临床麻醉实践中,对于典型的相关遗传性疾病患者,积极收集并输入该患者的遗传学信息,在全国甚至全球范围内建立相应的数据库平台,实现资源共享,为未来实现精准医疗贡献一臂之力。

参 考 文 献

1. 临床麻醉信息系统在麻醉科管理中的价值. 吕锬,陈蓓. 中国数字医学. 2013,8(12)

2. 麻醉信息系统在医院麻醉质量控制中的作用. 蔡靓羽. 中国数字医院. 2010,5(10)

3. 医院信息系统——麻醉信息系统. 北京大学肿瘤医院南郊分院麻醉科. 2013,10

4. 数字化麻醉科建设战略. 易春芳,陈世彪,马龙先,赵为禄. 南昌大学第一附属医院. 2014,10

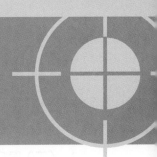

第九章 麻醉科医疗文书的书写规范

刘保江　山西医科大学第一医院

第一节　麻醉科医疗文书重要性及种类

一、麻醉医疗文书的重要性

麻醉医疗文书包括麻醉前、麻醉中、麻醉后三部分内容，以相应的文书形式加以记录，汇集成一份完整的资料，进入纸质病历或电子病历统一保存。麻醉医生应及时、详尽、全面、系统、确切、真实地记录麻醉的全部工作内容。完善的麻醉医疗文书是麻醉医生对整个麻醉管理过程的思维活动的客观记录，既是一份客观完整的病史记录，又将作为法律文书成为医疗过程的最有力证据。

二、种类

目前我国尚无统一的麻醉文书种类要求，公认的基本内容应该至少包括：麻醉知情同意书、麻醉记录单、麻醉前后访视记录单，其他麻醉相关文书还包括手术安全核查单、医保患者自费项目谈话卡以及药品处方。可以增补的内容还有麻醉计划单、麻醉总结单等。麻醉恢复室（PACU）还有监测记录单、护理记录单。重要或特殊的事件应书写病程记录。

本章节不包括疼痛、术后 ICU 等科室的文书。

三、电子病历

电子病历是使用医疗机构信息系统生成的医疗记录，是病历的一种形式，不包括使用文字处理系统编辑打印的病历文档。电子病历系统的输入方式增加数字化信息的输入、传输与共享，大大减少人工书写病历的工作量，提高准确性，便于统一规范管理。在分级管理的模式下，电子录入及修改的操作都有记录，维持了医疗文书的法律效力。

电子病历的设计一般遵循传统病历书写阅读的习惯，电子病历的填写也遵循一般病历书写的要求，电子记录单内容与纸质手写记录单要求一致。

第二节　麻醉医疗文书书写规范

一、麻醉医疗文书的一般要求

（一）麻醉文书的编排要求

我国麻醉医疗文书尚无统一的编排要求，可以自行设计符合本科室实际工作需求和习惯的模板。总体上，麻醉文书设计的一般要求包括：

1. 内容全面，没有遗漏；语言严谨，简洁明了，没有歧义；

2. 字斟句酌，删繁就简；

3. 尽量以勾选方式替代书写方式,减少工作量;

4. 页面条理清晰,布局合理,分区显著,重要内容设计醒目;

5. 字体大小适当,书写空间足够;

6. 版式设计尽量安排在一页内,或正反双面印刷;

7. 整体的内容和结构设计必须符合卫生主管部门关于病历书写规范格式的要求,具有法定的效力。

(二)医疗文书一般书写要求

根据卫生部《病历书写基本规范》(卫医政发〔2010〕11 号)的要求,麻醉文书书写也应遵循以下一般要求:

1. 墨蓝色钢笔书写,不应使用铅笔、圆珠笔等;特殊更改及记录单折线图可使用红色钢笔;

2. 所有填写内容均应遵循"前顶格,后划线"的原则;没有的内容填写"无",不能留空项;

3. 文字工整,字迹清晰,表述准确,语句通顺,标点正确;

4. 错字应用双线划掉,并保留原始字迹清晰可辨,并注明修改时间,修改人签名;不能刮擦粘涂等掩盖或去除原来字迹;

5. 使用规范医学术语,除通用的外文缩写和无正式中文译名的英文外,均应使用中文;

6. 药品使用中文通用名;

7. 电子文书在格式上与纸质文书应保持一致,确认保存的修改实施后台留痕处理,以便溯源。

二、麻醉前访视单

麻醉前访视单的主要内容是记录麻醉医生的麻醉前访视内容,结合患者的术前准备情况,通过了解患者的病情,评估麻醉的风险。麻醉前访视单可包含的内容列举如下:

(一)一般项目

1. 患者身份识别内容　姓名、性别、年龄、科别、床号、住院病历号等;患者身份识别信息与病历首页同;其中对年龄的填写新生儿精确至小时或天,婴儿精确到月,此后均精确到周岁;

2. 术前诊断、合并疾患、术前诊断与手术同意书一致;

3. 拟施手术与手术同意书一致;

4. 拟施麻醉方式;

(二)主要项目

1. 患者一般情况　身高(cm)、体重(kg);无法测量者应有粗略估计值,并注明无法测量的原因,例如:体重约 70kg(卧床);

2. 与麻醉相关的辅助检查阳性结果;

3. 既往手术麻醉史、特殊病史、既往用药史、目前用药、过敏史等;

4. ASA 分级、其他功能分级　Mallampati 困难气道分级、NYHA 心功能分级、GCS 昏迷评分等;

5. 总体评估患者与麻醉相关的系统问题及特殊关注点;

6. 麻醉计划　麻醉方式、麻醉监测、术后转运去向;

7. 术前麻醉医嘱;

8. 麻醉医师签名及日期。

三、麻醉计划单

麻醉计划单是麻醉医生通过对该手术麻醉风险的评估预判,统筹规划麻醉方案,并制定出可能的备选方案,便于麻醉实施前的充分准备、实施中特殊事件的应对。麻醉计划单可包含的内容列举如下:

(一)一般项目

1. 患者身份识别信息　姓名、性别、年龄、科室、床号、住院病历号等;

2. 术前诊断、拟施手术;

3. 患者一般情况：身高、体重，血型，ASA 分级，特殊阳性检查结果，过敏试验，特殊病史等；

（二）主要项目

1. 拟施麻醉方式、麻醉关注点及特殊注意事项；

2. 液体与途径　拟输注液体种类与总量，备选方案，液路选择，输血种类、量的计划；

3. 术前用药　种类、剂量、用药时间及途径；

4. 急救药品的准备　常规药品种类及备用浓度、特殊药品种类及使用方案；

5. 全身麻醉

（1）诱导前准备：一般用品的准备、特殊用品的准备、气道评估与准备；

（2）诱导用药种类及剂量、气管插管方案及备选方案；

（3）麻醉维持用药种类、剂量；

9. 椎管内麻醉　麻醉方式、穿刺间隙选择、药品浓度和体积，预计麻醉平面；

10. 其他麻醉方式的选择；

11. 麻醉监测项目；

12. 术后镇痛　镇痛种类、配方及参数设置；

13. 特殊注意事项；

14. 麻醉团队成员、分工，主管麻醉医师签名及日期。

四、麻醉知情同意书

根据麻醉前访视和拟实施手术及麻醉方法的要求和特点，向患者或法定代理人详细说明麻醉可能出现的风险及并发症，能够理解并同意麻醉的在麻醉知情同意书上签字。麻醉知情同意书可包含的内容列举如下：

（一）一般项目

1. 患者身份识别信息：姓名、性别、年龄、科室、床号、住院病历号等；

2. 术前诊断、拟施手术；

（二）主要项目

1. 用通俗易懂的语言描述麻醉的必要性、意义、风险等；

2. 说明患者拟施麻醉方式及特殊操作；

3. 逐条陈述患者与麻醉相关的并发症及风险因素；

4. 拟采取的对策及可能的后果；

5. 患者知情选择项目　是否愿意接受使用毒麻药品、接受输血、接受有创操作等项目；

6. 声明获得变更麻醉方式、紧急情况下按医学常规处理的授权及未给予无风险承诺等项目；

7. 可以根据实际情况附其他医疗服务的知情同意内容，例如：术后镇痛服务、医疗保险自费项目、有创操作等；

8. 患者本人或法定代理人 / 委托授权人的签名及日期；麻醉医生的签名及日期；

9. 注意，当变更麻醉方式时，应重新签署知情同意书，以兹证明。

五、手术安全核查表

手术安全核查是手术医生、麻醉医生、手术室护士三方在患者麻醉实施前、手术开始前、离开手术室前三个时间点同时核对患者身份和手术部位等内容，严格防止手术患者、手术部位及术式发生错误，确保准确识别患者、识别手术部位、识别有创操作而制定的核对制度。适用于各级各类手术，其他有创操作应参照执行。手术患者应佩戴有患者身份识别信息的标识，手术部位应标记以便核查。

手术安全核查必须按照要求时刻逐项落实，每次由手术医师、麻醉医师、巡回护士一方轮流主持诵读，分项填写《手术安全核查表》并共同确认，核查无误后方可进行后续操作，不得提前填写流于形式。无麻醉医师参加的手术，由手术医师、巡回护士填写相应内容。

六、手术风险评估表

手术风险评估分三个方面,分别由手术医生、麻醉医生和巡回护士进行评估打分,并汇总,将各项分数相加得出总分,对应 NNIS(National Nosocomial Infections Surveillance,NNIS)医院感染监测系统分级。

(一)手术切口清洁度

1. 手术风险分级标准中将手术切口按照其清洁程度分为四类:Ⅰ类手术切口(清洁手术)、Ⅱ类手术切口(相对清洁手术)、Ⅲ类手术切口(清洁-污染手术)、Ⅳ类手术切口(污染手术)。

(二)麻醉风险评估

1. 手术风险分级标准中根据患者的 ASA 分级将麻醉分为 6 级:

P1:正常的患者;

P2:患者有轻微的临床症状

P3:患者有明显的系统临床症状

P4:患者有明显的系统临床症状,且危及生命

P5:如果不手术患者将不能存活

P6:脑死亡的患者

2. P1-P2 对应 0 分;P3-P6 对应 1 分;

3. 由麻醉医生签名;

(三)手术持续时间

1. T1:手术在 3 小时内完成,对应 0 分;

2. T2:手术超过 3 小时完成,对应 1 分;

3. 手术风险评估总分的计算:手术切口清洁程度(分)+ 麻醉 ASA 分级(分)+ 手术持续时间(分)= 分;

4. 手术风险评估分级:0 分为 NNIS-0 级,1 分为 NNIS-1 级、2 分为 NNIS-2 级,3 分为 NNIS-3 级。

七、麻醉记录单

麻醉记录单是麻醉过程的如实、全面记录,是麻醉过程最重要的医疗法律文书。我国出台的《麻醉记录单行业标准》是强制性卫生行业标准,是目前唯一的法律依据。但是与行业标准相比,传统的记录单凝聚了几辈麻醉工作者对麻醉记录的思考总结和优良传统,本文仍列举较为详尽的格式样本,以供读者参考。

麻醉记录单的设计应该简洁明了、信息密集条理。一般的麻醉记录单分为 3 个区域,上部的区域为患者的一般情况、诊断、并发症、ASA 分级、手术、麻醉方式、术前用药等内容;中间的区域一般使用时间轴的方式画写主要的生命体征、术中事件、用药医嘱等;下部区域一般为麻醉总结、术后医嘱等。

一页不够可续页,时间连续,每页标注第几页、共几页,每页都有麻醉医生签名。

因抢救等原因未能及时书写者,应于抢救结束后 6 小时内补记并加以注明。

以下分别描述麻醉记录单可包含的内容:

(一)一般项目

1. 患者身份识别信息 姓名、性别、年龄、科室、床号、住院病历号等;

2. 患者一般情况总结 身高、体重、是否禁食等;

3. 手术时间、手术间号,记录单页码/总页码;

4. 术前诊断、拟施手术、并发症、手术体位;

5. 拟施麻醉方式、ASA 分级、是否急诊;

6. 术前用药 种类、剂量、途径、时间;

（二）麻醉记录单主要项目

1. 时间轴的标记

（1）描画时间横轴，贯穿记录单；每 5 分钟一小格，15 分钟一大格；用 24 小时制标注起止时刻及整点时刻；

（2）描画纵轴刻度及单位，一般左侧主坐标轴为血压（mmHg）、心率（bpm）、呼吸频率（bpm）、中心静脉压（cmH_2O）等，刻度从 0 至 250，每小格为 10 个单位；

（3）右侧纵轴可标记次坐标，规定其他重要参数，例如体温等，并标注单位及刻度；

2. 生命体征的描记

（1）可用不同记号和颜色描画监测指标：例如：收缩压 v 舒张压 ^ 心率 • 自主呼吸频率 ○ 机械呼吸频率 ● 中心静脉压 ▲ 体温 × 等；可用直线将符号连成折线图；

（2）情况稳定时可以每小格或每大格描记一次；要求至少 15 分钟记录一次；病情变化较大时随时记录；

（3）有必要时可以更改时间轴坐标，将每小格定义为 1 分钟或更短，以便清晰展现麻醉中的细节；

（4）特殊危急值应以事件的形式专门描述记录；

（5）一些监测指标可以以具体数值方式记录在折线图上方，例如血氧饱和度、呼气末二氧化碳、体温、气道压、血气分析等；

（6）记录应从麻醉开始记录直至麻醉结束；

3. 用药医嘱

（1）一般在左侧留出药品名称栏，记录药品通用名、浓度、单位及途径；

（2）在同一行时间轴的相应时刻记录用药的剂量；

（3）持续用药的记录样式为 ↓———↓；线段的起始点对应起止时刻；剂量标注在线段上；更改剂量应用 ↓ 标注新剂量的起始时刻；

（4）某些单次用药可在事件中记录；

（5）输注液体参照持续用药的记录方式；

（6）多液路途径应标注；

（7）输血单独标记，并注明血液制品的种类、单位、血型（ABO 血型及 Rh 血型）等信息；

（8）出液在相应时刻单次或持续标注，并记录出液种类及量；

（9）吸氧持续标注，并注明吸入氧浓度；

4. 重要事件记录

（1）一般在折线图下方留出专门事件的标记区和记录区域；

（2）在标记区相应时刻依次标注事件序号，在记录区顺次写出事件内容；

（3）常用事件可用符号标记并示例：例如患者麻醉开始 ×，麻醉结束 ×，手术开始 ⊙，手术结束 ⊗，气管插管 ⊖，气管拔管 ⊌ 等。

（三）麻醉记录单总结项目可包含

1. 术后诊断、已施手术；

2. 已施麻醉方式　全麻 / 椎管内 / 神经阻滞 / 局麻强化 / 复合麻醉等；

3. 已施麻醉方法　全麻方法有全凭静脉麻醉 / 吸入麻醉 / 静吸复合麻醉等；椎管内麻醉有蛛网膜下腔阻滞 / 连续硬膜外腔阻滞 / 腰硬联合阻滞等；神经阻滞有颈丛 / 臂丛 / 腰丛等；复合麻醉有全麻复合椎管内 / 全麻复合神经阻滞等；

4. 术者、麻醉医生、器械护士、巡回护士；其他参与人员，例如体外循环医生、超声科医生等；若有交接，应将所有人员及交接时间注明；

5. 手术时长、麻醉时长；

6. 麻醉辅助措施　控制性降压、人工低温等；

7. 术中出入量　总入量、总晶体液、总胶体液、输血种类及总量；总出量：种类（尿液、腹水、出血等）及总量；

8.患者出室情况　神志、肌力、呼吸等；患者去向；椎管内麻醉：平面、导管是否拔出等；

9.术后麻醉医嘱：常规及特殊护理项目等；

10.术后镇痛治疗：种类、方案、参数等；

八、麻醉总结单

麻醉总结单是麻醉医生记录麻醉效果、更改情况等信息，总结麻醉过程，分析原因，便于以后讨论和提高。麻醉总结单一般以较简单形式作为麻醉记录单的构成部分。单独列出，病历书写规范尚未对此作出要求，虽如此，这项工作对麻醉质量控制有益，配合不良事件免责上报，意义更大。一般不入病历归档，可以麻醉科自行存档管理。麻醉总结单可包含的内容有：

（一）一般项目

1.患者身份识别信息：姓名、性别、年龄、科室、床号、住院病历号、费别等；

2.患者一般情况总结：体重、总入量、总出量、尿量等；

3.麻醉时间，麻醉时长；

4.拟施麻醉方式、已施麻醉方式。

（二）主要项目

1.全身麻醉内容

（1）诱导方式　快速/慢速/清醒/紧急；诱导效果：满意/呛咳/发绀/呕吐/喉痉挛/心律失常等；

（2）气管插管　经口/经鼻（左/右）、明视/盲插；导管类型：普通/加强/双腔/异型/喉罩；插管用具：普通喉镜/可视喉镜/关节喉镜/纤支镜/光棒/引导管芯等；插管后双肺呼吸音等；

（3）麻醉维持期　特殊事件及处理；

（4）麻醉苏醒及拔管　躁动/寒战/舌后坠/二次插管/呕吐/疼痛等；

2.椎管内麻醉内容

（1）穿刺体位、穿刺点：第一点、第二点；

（2）直入法/侧入法、斜面朝向；

（3）黄韧带感觉、硬膜外负压、注射阻力；

（4）出血：穿刺/置管、淡/全血/冲洗后仍有；

（5）硬膜外置管：是/否/顺利/困难/折断、皮肤至硬膜外深度＿＿＿cm、导管置入＿＿＿cm；

（6）麻醉平面：上下、出室平面；

3.神经阻滞内容

（1）颈丛神经阻滞：浅丛/深丛；单侧（左/右）/双侧；

（2）臂丛神经阻滞：肌间沟/锁骨上/锁骨下/液路；

（3）其他神经阻滞；

（4）穿刺情况：顺利/反复多次/出血/异感；超声引导/神经刺激仪/盲穿；

（5）局麻药物：种类、浓度、每一穿刺点体积、总量；

（6）阻滞效果：满意/不全/失败

4.更改麻醉方式原因及效果；

5.特殊事件及描述；

6.麻醉效果评定；

7.麻醉总结和分析。

九、麻醉后访视记录单

麻醉后访视单是记录麻醉后患者转运、交接情况，以及麻醉后72小时内回访的内容。麻醉后访视记录单可包含的内容有：

（一）一般项目

1. 患者身份识别信息：姓名、性别、年龄、科室、床号、住院病历号等；

2. 术后诊断；已施手术；已施麻醉方式；

（二）主要项目

1. 转运情况　出室时间，是否拔除气管导管，途中情况，有无特殊事件；

2. 交接情况　交接时间、地点；患者一般情况，包括神志、呼吸、肌力、椎管内麻醉平面等；交接时监测生命体征；其余交接内容，包括术后镇痛泵运行情况等；有交接双方即麻醉医生及主管医生的签名及日期。

3. 回访情况　回访时间，患者一般情况，神志、呼吸、肌力等；椎管内麻醉平面消退情况、运动感觉功能恢复情况等；床旁监测；术后镇痛泵运行情况，患者反馈，硬膜外镇痛泵要记录拔除硬膜外导管的时间。

4. 有特殊麻醉相关并发症，应客观记录回访时间，并发症情况，处理意见及结果；需多次回访观察处理的依次记录，直至麻醉相关处理完毕。

5. 每次回访均有责任麻醉医生签名及日期。

十、麻醉恢复室（PACU）记录单

麻醉恢复室（PACU）记录单分为三部分：手术室与 PACU 交接记录、PACU 观察记录和 PACU 与病房交接记录。患者离开手术室进入 PACU 至回到病房之间的记录，也可视为麻醉记录单的延续。

（一）一般项目

1. 患者身份识别信息　姓名、性别、年龄、科室、床号、住院病历号、手术间号等；

2. 术后诊断、已施手术、已施麻醉方式、并发症；

（二）手术室与 PACU 交接内容

1. 交接时生命体征、神志、肌力、反射等；

2. 各种管路：液路/气管导管/胃管/引流管/尿管等，型号/深度/通畅/引流液颜色/引流液量等；

3. 其他：皮肤、体位等；

4. 责任麻醉医生、PACU 麻醉医生、巡回护士、PACU 护士四方签名及日期。

（三）PACU 观察记录内容

可以参照麻醉记录单设计成时间轴的折线图，也可以用表格方式；

1. 观察指标除外一般监护项目，还应该描述呼吸、神志、疼痛、肌力、伤口渗液、用氧方式等内容；

2. 可以借助一些评分量表量化观察指标：例如神志用 steward 苏醒评分；疼痛用 VAS 评分等；也可以自行规定赋值：例如呼吸情况 0= 机械通气；1= 面罩加压给氧；3= 自主呼吸；

3. 重点描述一些手术麻醉并发症：例如寒战、躁动、坠床、疼痛、伤口渗液等；

4. 有特殊事件应注明事件、内容、处理方式及转归；

（四）PACU 与病房交接内容

1. 交接时交接时生命体征、神志、肌力、反射等；

2. 各种管路及其他交接内容（参照上文）；

3. 责任麻醉医生、PACU 麻醉医生、病房主管医生、病房护士、PACU 护士五方签名及日期。

十一、麻醉电子病历

我国电子病历方兴未艾，随着加大对医院电子化信息系统的投入和建设，逐步覆盖到医疗活动中的方方面面，麻醉科作为医疗信息最密集的科室，国内许多医疗机构已经在手术室麻醉科电子信息系统上实施对麻醉科电子病历的现代化管理。根据《电子病历基本规范（试行）》（2010）的要求，简要叙述麻醉相关电子病历的填写规范：

（一）电子病历的系统设计要求

1. 满足国家信息安全等级保护制度与标准；

2. 具有资格的麻醉医生取得使用病案系统专有的身份标识和识别手段；

3. 操作人员对本人身份标识的使用负责;

4. 使用有注册的身份登录方可对电子病历实现阅读、修改、复制等操作;

5. 对不同管理人员按级别设置有相应审查、修改的权限和时限;

6. 登录电子病历系统完成各项记录等操作并予确认后,系统应当显示操作人员电子签名;

7. 对所有登录后的操作后台均有记录;

8. 为患者建立个人信息数据库(包括姓名、性别、出生日期、民族、婚姻状况、职业、工作单位、住址、有效身份证件号码、社会保障号码或医疗保险号码、联系电话等),授予唯一标识号码并确保与患者的医疗记录相对应;

9. 为病历质量监控、医疗卫生服务信息以及数据统计分析和医疗保险费用审核提供技术支持;

10. 专门的管理部门和人员负责电子病历系统的建设、运行和维护;

(二)麻醉电子病历系统的使用要求

1. 电子病历录入应当遵循客观、真实、准确、及时、完整的原则;

2. 录入要求同《病历书写规范》;

3. 及时开始麻醉相关信息的采集,一般指患者进入手术室,有条件者对特殊危重患者的转运过程仍需记录;

4. 核对患者一般信息;

5. 围手术期明显失真数据应予以及时修改或纠正;

6. 麻醉中特殊事件应及时录入;

7. 纸质版必须由主管麻醉医生执笔签名方可视为有效;

8. 病案归档后不得修改;

9. 依据电子病历的客观实时的信息,对麻醉质量进行追踪管理。

第三节 麻醉科处方书写规范

处方是指由医师开具的、由药师审核、调配、核对,并作为患者用药凭证的医疗文书。根据《处方管理办法(试行)》的规定,处方书写应遵循以下要求:

一、普通处方基本要求

(一)一般书写要求

1. 处方属于医疗文书,按医疗文书的一般书写要求填写;

2. 一张处方不得多于两人和(或)两种笔体;

3. 处方上所有项目都必须填写完整,不留空项;没有内容的填"无";不需要填写的项目打"/";

4. 处方不得涂改,少量修改的部分,需要处方医生在修改之处签名和日期;

5. 统一书写一种文字,不得中文、拉丁文、英文等混写;

(二)处方书写主要要求

1. 每张处方仅限一名患者用药;

2. 按要求开具专用处方,例如普通处方(中 / 西医)、麻醉、精神、医保、公费、儿科、急诊等处方;

3. 西药和中成药可以分别开具处方,也可以开具一张处方,中药饮片应当单独开具处方;

4. 每张处方不得超过 5 种(规格)药;

5. 临床麻醉一般仅开具当日 / 当次使用的剂量;

6. 处方开具药品名、剂量、给药途径与数量要与麻醉记录单保持一致;

7. 患者年龄应当填写实足年龄,新生儿、婴幼儿写日、月龄,必要时要注明体重;

8. 应注明临床诊断,并与病历内容一致;

9. 处方医师的签名式样和专用签章应当与院内药学部门留样备查的式样相一致,不得任意改动,否则应当重新登记留样备案。

二、麻醉和精神药品处方特殊要求

根据我国《麻醉药品和精神药品管理条例》(2005 年)和《麻醉药品、精神药品处方管理规定》(2005 年),对麻醉精神药品处方的开具,除遵循以上普通处方开具要求,还有如下要求:

(一)处分书写格式

1. 麻醉药品及精神类药品必须开具专用处方;

2. 麻醉药品处方和精神一类处方为淡红色,右上角标注"麻"、"精一";精神二类处方为白色,右上角标注"精二";

3. 麻醉药品、精神药品在包装上均有相应标示;具体分类参照卫生部《麻醉药品品种目录》(2007 年)、《精神药品品种目录》(2007 年)开具相应处方;

(二)处分书写要求

4. 麻醉、精神药品处方需登记患者和(或)代办人的身份证号(或其他相关身份证明编号)、详细住址;代办人与病历中委托代办人信息一致;

5. 麻醉、精神药品处方需登记所用药品的生产批号,并回收使用完的安瓿,登记废弃药品的去向;

6. 每张麻醉药品、精神药品处方仅限一种(规格)药品;

7. 每张麻醉药品、精神药品的最大限量参照相关规定,临床麻醉一般为当日/当次剂量;

8. 麻醉药品、精神药品的使用须征得患者的知情同意;

三、药品开具要求

(一)药品名称的要求

1. 药品名称应当使用规范的药品通用中文名书写;

2. 没有中文名称的可以使用规范的英文名称书写;

3. 不得自行编制药品缩写名称或使用代号;

4. 药品名称后应写明药品剂型,例如注射液、注射粉剂、片剂、贴剂等;

(二)药品单位的要求

1. 剂量应当使用法定剂量单位　重量以克(g)、毫克(mg)、微克(μg)、纳克(ng)为单位;容量以升(L)、毫升(ml)为单位;国际单位(IU)、单位(U);中药饮片以克(g)为单位;

2. 注射剂以支、瓶为单位,应当注明含量;溶液剂以支、瓶为单位;软膏及乳膏剂以支、盒为单位;片剂、丸剂、胶囊剂、颗粒剂分别以片、丸、粒、袋为单位;中药饮片以剂为单位;

3. 规格一般要求以 g、mg、μg 等单位,以 ml、L 为单位需要标明浓度;例如:

10% 葡萄糖酸钙注射液　1g:10ml

可以简写成:10% 葡萄糖酸钙注射液　10ml 或:葡萄糖酸钙注射液　1g

4. 某些液体剂型可以使用 ml 为单位,如聚明胶肽注射液、七氟烷等;

(三)药品用法的要求

1. 药品用法包括使用剂量、给药途径和方法;

2. 不得使用"遵医嘱"、"麻醉用"等含糊不清字句;

3. 药品用法用量应当按照药品说明书规定的常规用法用量使用,特殊情况需要超剂量使用时,应当注明原因并再次签名;

4. 临床麻醉常用给药途径和方法举例　静脉推注和入小壶的统一为"静注";静脉点滴的写"静点";持续泵注"静脉持续输注";肌内注射写"肌注";吸入麻醉药写"吸入";

5. 局麻用药写明注射部位,例如蛛网膜下腔注射、神经周围注射等;

6. 其他常见用法举例:(丁卡因)气管喷雾、(肝素)预充管路、(麻黄碱)滴鼻等;

7. 给药方法可以辅以"分次"、"缓慢"等标明;

8. 未使用的可以注明"备用";

9. 同一种(规格)药有多重用法的,应逐条列出;

10. 药品剂量与数量用阿拉伯数字书写;

(四)药品开具书写格式

1. 紧接"R"右下角开始写;

2. 药品名称规格剂量为一行,用法剂量途径方法另起一行;

3. 每一种药品应当另起一行;

4. 相同内容上下对齐,版式安排合理美观;

5. 开具处方后的空白处划一斜线以示处方完毕。

基本格式:通用名　　　　　　　规格×剂量

　　　　　　用法:剂量　给药途径和方法

用法中多种给药途径要分别列出。例如:

　　　　丙泊酚注射液　　　200mg×3 支

　　　　　　用法:　150mg 静注　　　　　　　　　(诱导用)

　　　　　　　　　300mg 静脉持续输注　　　　　(维持用)

再以利多卡因为例:

　　　　2% 利多卡因注射液　　　0.4g:20ml×3 支

　　　　　　用法:　1ml 局部注射

　　　　　　　　　10ml 喷喉用

　　　　　　　　　100mg 分次静注

附相关表格

1. CHA 手术安全核查表 - 试行

日期:_____科别:_____住院号:_____实施手术名称:_____

1. 患者麻醉手术前(开始)	2. 皮肤切开之前(暂停)	3. 患者离手术室之前(结束)
■ 手术医师、麻醉医师及护士共同确认 ➢ 患者身份 □ ➢ 手术部位 □ ➢ 手术方式 □ ➢ 知情同意 □ ■ 手术部位标识 ➢ 是 □ 否 □ ■ 麻醉安全检查完成 □ ■ 血氧监测建立 是 □ 否 □ ■ 患者过敏史 有 □ 无 □ ■ 气道障碍或呼吸功能障碍 ➢ 有 □ 设备/提供支持 □ ➢ 无 □ ■ 静脉通道建立完成 ➢ 是 □ 否 □ ■ 皮肤完整性检查 ➢ 是 □ 否 □ 1. 计划自体□/异体输血□ ➢ 是 □ 否 □ ■ 假体□/植入物□/金属□ ➢ 有 □ 无 □ ■ 其他:有 □ 无 □	■ 手术医师、麻醉医师及护士共同确认 ➢ 患者身份 □ ➢ 手术部位 □ ➢ 手术方式 □ ➢ 手术体位 □ ■ 手术风险预警: 手术医师陈述:预计手术时间 □ 　　　　　预计失血量 □ 　　　　　强调关注点 □ 麻醉医师陈述:强调关注点 □ 　　　　　应对方案 □ 手术护士陈述:物品灭菌合格 □ 　　　　　应对方案 □ 　　　　　仪器设备完好 □ 2. 术前 60 分钟内给予预防性抗生素 ➢ 是 □ 否 □ ■ 需要相关影像资料 1. 是 □ 否 □ ■ 其他:有 □ 无 □	2. 手术医师、麻醉医师及护士共同确认 ■ 记录实施手术的名称 □ ■ 清点手术用物 □ 　数量正确 □ 　数量不正确 □(X-ray 和签名□) ■ 手术标本确认 □ 　患者姓名 □ 病案号 □ ■ 皮肤完整性检查 　是 □ 否 □ ■ 引流管 有 □ 无 □ ■ 尿管 有 □ 无 □ ■ 其他管路:_____ ■ 仪器设备需要检修 　是 □ 否 □ ■ 患者去向: ➢ PACU □ ➢ 回病房 □ ➢ ICU □ ■ 其他:有 □ 无 □ 在与核对项目相应的框内"□"打钩"√"即可完成!
手术医生签名:	麻醉师签名:	巡回护士签名:

2. CHA 手术风险评估表（试行）

日期：_____ 科别：_____ 住院号：_____ 实施手术名称：_____

1. 手术切口清洁程度		2. 麻醉分级（ASA 分级）		3. 手术持续时间	
Ⅰ类手术切口（清洁手术）	0	P1：正常的患者；除局部病变外，无系统性疾病	0	T1：手术在 3 小时内完成	1
手术野无污染；手术切口周边无炎症；患者没有进行气道、食管和(或)尿道插管；患者没有意识障碍。	0	P2：患者有轻微的临床症状；有轻度或中度系统性疾病	0	T2：完成手术，超过 3 小时	1
Ⅱ类手术切口（相对清洁手术）	0	P3：有严重系统性疾病，日常活动受限，但未丧失工作能力	1	随访：切口愈合与感染情况 切口甲级愈合□ 切口感染——浅层感染 □ 深层感染 □ 在与评价项目相应的框内"□"打钩"√"后，分值相加即可完成！	
上、下呼吸道，上、下消化道，泌尿生殖道或经以上器官的手术；患者进行气道、食管和(或)尿道插管；患者病情稳定；行胆囊、阴道、阑尾、耳鼻手术的患者。		P4：有严重系统性疾病，已丧失工作能力，威胁生命安全。	1		
		P5：病情危重，生命难以维持的濒死患者。			
Ⅲ类手术切口（清洁-污染手术）	1	P6：脑死亡的患者	1		
开放、新鲜且不干净的伤口；前次手术后感染的切口；手术中需采取消毒措施的切口		4. 手术类别			
		1. 浅层组织手术	□		
Ⅳ类手术切口（污染手术）		2. 深部组织手术	□		
严重的外伤，手术切口有炎症、组织坏死，或有内脏引流管。					
		3. 器官手术	□		
		4. 腔隙手术	□	急诊手术	□
手术医生签名：_____		麻醉医师签名：_____		巡回护士签名：_____	

手术风险评估：手术切口清洁程度（ 分）+ 麻醉 ASA 分级（ 分）+ 手术持续时间（ 分）= __分，NNIS 分级：0-□ 1-□ 2-□ 3-□

（郭志佳　参编）

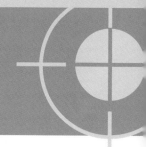

麻醉科的文化建设

黄宇光　中国医学科学院北京协和医院

第
十
章

现代医学中的麻醉科往往是由一批各年龄段的优秀人群组成，学科的管理除了专业能力的培养和团队建设，科室文化建设是高级白领团队的重要内涵，而工作环境和彼此之间的人文氛围是一个优秀团队品质的具体体现，是职业素质的表现。所谓科室文化，既是科室在建设和发展过程中逐步形成的物质文明与精神文明的总和，又是科室员工在长期工作生活过程中创造出来的物质成果和精神成果的集中表现。作为社会文化和医院文化的一部分，科室文化是在一定社会文化基础上形成的具有科室自身特征的群体文化，是一个科室管理理念、技术水平、员工素质、集体精神的深层次展示，科室员工彼此之间能够达成共识、形成心理默契，因此科室文化也是科室成员思想、行为的依据和准则。

第一节　科室文化的基本内涵

科室文化建设是一项涉及价值观念的整合、经营理念的创新、管理流程的再造和团队精神体现的系统工程，其基本内涵包括价值观念、道德情感、生活信念、审美情操、思想作风、思维方式和行为规范等。"以人为本"、"以员工为本"、"以患者为本"的良好文化建设可激励精神、鼓舞斗志、凝聚人心、提高素质，不断激发员工的潜能和创造力，具有导向、激励、凝聚、育人的作用，是医院可持续发展的重要动力。一个优秀的科室团队，除了优秀的个体之外，很重要的是科室的文化和人文氛围，看一个团队是否优秀，更重要的是看其氛围和内涵，所谓三流的管理靠"人治"，二流的管理靠"制度"，一流的管理靠"文化"。

第二节　人文氛围和文化建设的重要性

人文氛围和文化建设是科室在长期发展过程中形成并且为科室人员普遍认可和遵循的价值观念、集体意识、行为规范、外在形象和思维模式的总和。良好人文氛围和科室文化的营造与形成，是科室生存与发展的必要手段和必需条件。切实加强科室文化建设，对于造就一支高素质的员工队伍，增强员工的向心力、凝聚力、创造力，塑造科室的良好形象，发展科室业务具有重要的意义。优秀的科室文化建设，可以减少医患矛盾、提高科室效益、促进和谐科室的建设，相反，不重视科室文化建设的作用，在很大程度上将会影响科室的综合建设，甚至影响到医院的持续发展。优秀的科室文化可以最大限度地发挥科室人员的主观能动性，随着科室的发展而日益强化，最终能成为集体取之不尽、用之不竭的精神源泉。

第三节　人文氛围和文化建设的作用及目标

具备优秀专业素养的员工才能打造出优秀团队，而优秀团队所营造出的环境氛围又激励着每一位热情工作的员工。二者相辅相成，便可逐步形成利于科室发展的良性循环，促使优秀人才脱颖而出，使科室成为人才辈出的摇篮。

一、文化积累，品牌塑造

医院各科室文化是医院文化的体现。科室要不断加强自身整体素质提高的建设，塑造独具特色的优秀形象，提高医疗服务质量和文化品位，将科室文化作为纽带，广泛传递科室的经营理念、服务宗旨、价值取向等，从而树立并提高在医院、社会公众心目中的良好形象。

二、明确目标，敬业自律

科室文化把员工引导向预定的目标，将使科室逐步成为一群由有着共同价值观、精神状态、理想追求的人凝聚起来的单位共同体。成文的规章制度或约定俗成的规矩、习惯以及医院和科室倡导的价值观、理念，对每一个员工的思想、行为起着有力的规范和约束作用，增强员工的个人自律性。

三、保持队形，增强凝聚力

凝聚力是科室人员为实现科室目标而实施团结协作的程度，表现在于个人对科室目标任务所具有的信赖性、协作性、依从性以及服从性。科室文化建设的目标之一就是要建立命运共同体，用共同的价值观和信念使全科人员团结一心、众志成城。科室文化塑造了科室的凝聚力及向心力，科室人员的凝聚力决定了科室的团结与否，成为科室发展进步的重要影响因素。

四、完善个体，激发潜能

良好的科室文化氛围，可源源不断地提供激励力量。优秀的科室文化，可以在形成良好外在形象的同时，形成让人感到无处不在、催人奋进的内在动力。在共同文化观念形成的群体意识驱动下，逐步加强员工的事业心、责任感，使员工能够自觉地激发产生出高昂情绪和进取精神。

五、人文关怀，注重品质

医疗质量是医院永恒的重要工作。科室文化在医疗质量工作中发挥着重要作用。通过良好的医院文化和科室文化引导，规范医疗流程、提高医疗艺术、改善医疗环境、满足患者需求，能够激励医务人员为患者提供更安全、有效、便捷、价廉的医疗卫生服务。

第四节　麻醉学科的科室文化建设

一、科室文化建设的传统核心

麻醉学科的优秀科室文化应坚持以"以人为本"为核心，通过"以员工为本"来激发员工的主人翁意识、提升创新力及向心力。与其他行业相比，麻醉科医生应定位为特殊岗位的高级白领，在这一特殊而充满挑战的行业中发挥着神圣而异常重要的作用。通过"以患者为本"进行换位思考，以建立科学合理的流程、完善的硬件设施，通过注重医疗细节以提高患者的舒适度及满意度。同时，优秀的麻醉学科的科室文化应在当今学科快速发展的浪潮中不断调整优化，努力适应社会环境及医疗发展趋势。与时俱进、提倡团队精神应最终成为麻醉学科科室文化的传统核心。

二、搭建平台，学术引领

学术及学科建设是团队建设的原动力。为优秀人才提供必要的管理机制、宽松的学术环境、公平的竞争机制，搭建施展才华和成就事业的平台，激发人才的最大效能和创造力，才能真正留住人才，形成具有创新活力的团队，才能保持和谐科室的持久发展。

在医学领域中，麻醉学是一门新兴学科，然而发展迅速，从170年前单纯的临床麻醉，逐渐发展成为集疼痛诊疗、危重病监护治疗、急救复苏为一体的临床专科，如今的麻醉学科更肩负模拟教学、临床医师培训、跨界科研等多项重任，麻醉学科也从过去只关注围麻醉期发展成为关注整个围手术期的综合学科。作为新一代的麻醉科医师，我们应努力进行学术及学科建设，根据世界麻醉学科的发展特点，找出差距、展望未来，积极进取。而学科建设、科室发展的关键是人才队伍的建设。真正优秀、和谐的团队，应是在具有极强亲和力和组织能力的团队领导人和学术及学科带头人带领下的团队。强有力的合作意识、规范有序的团队管理，才能适应麻醉学科的不断发展。紧密围绕团队的战略目标，不断补充新的优秀人才，始终保持团队的创新活力，形成凝聚力强、蓬勃向上的团队文化，才能在激烈的竞争中立于不败之地。

三、高风险平台更需要良好的人文氛围

医生是高风险职业，而在医院中，麻醉科更是成为一高风险平台。日前，我国麻醉医师人员紧缺和工作疲劳日益引起业界和社会的重视。整体而言，现代外科学的飞速发展使得麻醉医师成为刚性需求，麻醉医师长期的工作疲劳导致职业耗竭，超长时间的工作显著增加麻醉医生的疲劳感，并危害临床安全。

2015 年 6 月至 8 月，京津冀麻醉一体化联盟在北京、天津、河北进行了麻醉医师执业状况调查，211 家医院的 2873 名麻醉医师参与了调查。统计学结果表明，高度情绪衰竭的发生率为 57.3%，高度去人性化的发生率为 49.4%，低成就感的发生率为 56.7%。发生职业耗竭的独立危险因素有：年龄 30～39 岁、就职于三甲医院、周工作时间长于 60 小时、每日麻醉例数较多、收入较低、经常遇到有挑战性的病例，以及睡眠质量较差。

在高强度的劳动压力下，如何从医院及科室文化层面减少医务人员的职业耗竭，如何借力抱团取暖，使麻醉科医生能从容、阳光地面对职业压力？对此，2011 年美国医疗机构联合评审委员会提出以下几点建议：

1. 评估医院内所有与疲劳相关的危险因素。包括对下班时间和连续轮班工作的评估，以及对人员配备和相关政策的评估，以确保实现适宜的延长工作时间和轮班制度。同时要完善患者交接流程和程序，以确保患者受到充分保护。

2. 邀请医务人员参与工作时间表的确定，使疲劳的发生降至最低。

3. 对医务人员进行疲劳影响医疗安全的培训，并提供让其表达对疲劳状况担忧的机会，鼓励团队合作。

4. 审查所有不良事件时，应将医务人员疲劳作为一个潜在的诱因考虑。

5. 医院应有保障医务人员充足休息和睡眠的政策，包括评估提供休息和睡眠的环境，不被打扰的充足休息时间，以及授权接替者对患者实施持续治疗的权利。

麻醉专业是一个充满挑战的职业，麻醉科医师职业耗竭发生概率之高，已成为这个行业不容忽视的问题。上述五点有助于形成优秀的麻醉科科室文化，从科室层面将麻醉科医生的职业耗竭率降到最低，增加员工的生活幸福感，显著提高临床医疗安全，提升医疗质量。因此，构建良好的麻醉科科室文化是不容置疑的客观需求。

四、科室文化建设的体会

中国作为发展中国家，特征为地区发展不均衡，在医院管理层面也并不例外。全国各家医院的麻醉学科越来越重视文化建设，具有各自的经验和体会。

（一）建章立制，参与管理

组织机构的运行离不开规范管理，卓越的管理源于科学的制度。在完善规章制度的基础上将文化融入其中，是科室依法治理、持续发展的必要条件。由于临床工作繁忙，必须制定严格的加班登记补休制度，由临床主管统计每位员工每日八小时工作制以外的加班时间，根据个人意愿予以补休或补薪，并鼓励员工补休，强调休息的重要性。此外，建议定期于每月第一个周三举行科会，员工参与科室管理，对于医教研的计划和举措以及仪器招标等与临床工作密切相关的事物进行民主讨论，结合民主讨论结

果制定下一步行动计划。另外，在员工晋升、优秀员工等评选时，进行全科民主测评，作为评选的重要依据。

当收治患者中复杂疑难危重病例较多时。要完善相关制度并贯彻执行，使得每位医生、每次操作都是按照流程和制度来完成。每个工作日清晨"早交班"要成为传统予以坚持。当日危重、特殊病例在麻醉前讨论，并集中集体的智慧，实施最合适的麻醉方式和麻醉用药。这既可以保证临床医疗安全，也可以使青年医师增长经验、学习知识。术前评估、术前会诊制度、主治医师负责制、特殊病情、突发问题如困难气道、大出血、抢救等，应建立相应的制度和流程，并定期培训和更新。

（二）注重个体职业前景

在科室建设过程中，良好的情感氛围和科室文化的形成起着至关重要的作用。关心员工、关心集体要成为科室员工的自觉行动。不论生病还是妊娠分娩员工，科室都应给予关爱。对长年外派人员，每逢传统节日，科室领导及学科带头人都应予以探视与慰问，让他们身处异乡仍能感受到集体的温暖。要经常播放外出员工发来的视频资料及邮件信件，给留守人员带来他们的思念以及问候。为活跃员工的业余生活，要经常组织有益于员工身心健康的文体活动。

（三）创造舒适的工作环境

舒适的工作环境建设彰显了一个单位的外部形象，是传播科室文化的主要途径之一。除配置必要的办公室、交班室以及值班室外，要根据具体条件酌情配备休息室、咖啡屋、健身房、小型图书馆。可供员工休息小憩、举办小型会议、聚会等活动。健身房内应设有多种健身器材。科室要重视员工的健康状况，除室内锻炼身体外，还定期组织户外拓展训练，鼓励员工积极参加，强壮员工体魄。

要关注年青医师的生活困难，为青年医师解决后顾之忧。此外，科室从每月的奖金中拿出相当一部分金额作为进修医生的加班费，按月发放给参与加班工作的进修医生，鼓励每一位进修医生为科室作贡献。

（四）人才培养，梯队建设

重视学科梯队建设和人才储备，充分发挥每个人的特长和能力，积极推荐和鼓励年富力强的高年资医生参与麻醉学会和协会工作，使他们尽快成长为麻醉相关领域具有较深造诣的专业人才。优秀人才的突颖而出不仅为麻醉学发展做出了大医院应有的贡献，也培养和锻炼了队伍。科室以发展亚专业带动学科进步，并由专业能力强、极具亲和力的学科带头人带领，术业专攻、不断进步，以适应麻醉学科的高速发展，在激烈的竞争中立于不败之地。

建立和谐科室的关键因素之一是人才梯队的培育。努力培养大批具有创新活力、国际化交流能力、高效率科研能力的优秀人才，才能适应麻醉学科的快速发展。要为基地住院医师、研究生制定详细、周全的培养计划，并根据个人安排及意愿进行调整。要为每一位住院医师、进修医生分配指导老师，关心青年医师及进修医师的身心健康、给予生活及工作上无微不至的帮助、照顾，保证青年医师能够茁壮成长。

（五）人文环境造就安全文化

人文氛围的培育需要长期的积累，而科室品牌的建设反映了科学发展健康理念的可持续发展。人文环境造就安全文化，对医疗安全起到保证作用。由于质控小组每月对不良事件上报分析、整改，组织相关人员学习和培训，以 PDCA 的形式不断改进，不断提高。不良事件类别涵盖医疗、护理、门诊、医技、药剂、器械及其他，事件性质广泛，涵盖不良事件、患者安全隐患等。在上报医院管理系统的同时群发每位员工电子邮箱，让每一位员工知晓，并不断调整改进科室相关管理制度，实现不断进步、持续改进的科室文化。

（陈　思　张秀华参编）

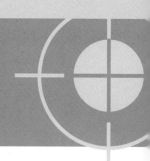

第十一章 麻醉科临床医疗技术管理规范

刘金东　徐州医科大学附属医院

第一节　医 疗 技 术

医疗技术是指用于卫生保健领域和医疗服务系统的特定知识体系，包括医疗方式、流程及相关的组织系统。医疗技术是医学科学和其他科学知识应用于医疗实践的产物，是人类为了认识、调整、控制人自身及其生存环境的设备、工具、技巧、能力、方法的总合。医疗技术是由技术硬件（设备、手段）和技术软件（技能、知识）构成的有机统一体，也是由诸多因素组成的动态系统和动态过程。构成医疗技术的各要素只有在医疗实践活动中，才能实现其技术目的。构成医疗技术有两个要素：一是客体要素，包括药物、医疗器械、仪器等；二是主体要素，即技术能力，包括各种知识、经验、技能、技巧等。客体要素和主体要素是相辅相成的，并且诸多构成因素共同发生作用，例如主体要素的技术能力包括临床思维能力、发明创造能力、临床各种操作技能和技巧，以及其他实践能力，是医疗技术活动的主体，同样的物质技术条件，医务人员的技术能力不同，医疗技术水平也有高低之别，这也恰是对医疗技术实行规范化管理的意义所在。

一、医疗技术的定义

2009年3月2日，原国家卫生部颁发卫医政发〔2009〕18号文《医疗技术临床应用管理办法》，对医疗技术作如下定义：医疗技术是指医疗机构及医务人员以诊断和治疗为目的，对疾病作出判断和消除疾病、缓解病情、减轻痛苦、改善功能、延长生命、帮助患者恢复健康而采取的诊断、治疗措施。

二、医疗技术的分类

按临床医学专业及医学特征不同医疗技术可以分为不同的种类。

1. 按照临床医学专业不同可分为：内科、外科、妇产科、儿科、麻醉科等临床技术，并根据上述二级学科进一步细分到三级学科，形成临床医学专业亚专科临床技术，如内科可分为呼吸内科专业、消化内科专业、神经内科专业、心血管内科专业、血液内科专业、肾脏内科专业、内分泌科专业、风湿免疫科专业、老年病科专业等临床亚专科技术；外科可分为心血管外科专业、胸外科专业、泌尿外科专业、骨科专业、普外科专业等临床亚专科技术；同样，麻醉科可分为临床麻醉学专业、疼痛诊疗学专业和重症监测治疗专业等临床亚专科技术。这种分类对医疗技术准入制度有重要意义，它有利于医疗技术的分类评估与管理。

2. 根据医学特征，医疗技术可分为5大类：①诊断技术，帮助鉴定疾病及患病程度；②预防技术，保护个人免受疾病侵害；③治疗和康复技术，减缓病情或根治疾病；④医学组织管理技术，保证业务活动的高效率；⑤医学后勤支持技术，为患者特别是住院患者提供后勤服务。

3. 按照医疗技术的发展程度和应用范围进行划分，将医疗技术分为3类：①探索使用技术，指医疗机构引进或自主开发的在国内尚未使用的新技术；②限制使用技术（高难、高新技术），指需要在限定范围和具备一定条件方可使用，其技术难度大、技术要求高，国家卫生行政部门公布的技术项目；③一般诊疗技术，指除国家或省级卫生行政部门规定限制使用外的常用诊疗项目。

4. 按照医疗技术对于人体有无创伤划分，医疗技术可分为有创性医疗技术和无创性医疗技术。例如在产前诊断方法中，羊膜腔穿刺和绒毛取样属于有创性技术，而超声检查属于无创性技术。

5. 2009年原卫生部发布《医疗技术临床应用管理办法》，是按照医疗技术的安全性、有效性和风险高低进行划分，将医疗技术分为三类：

（1）第一类医疗技术：是指安全性、有效性确切，医疗机构通过常规管理在临床应用中能确保其安全性、有效性的技术。

（2）第二类医疗技术：是指安全性、有效性确切，涉及一定伦理问题或者风险较高，卫生行政部门应当加以控制管理的医疗技术。

（3）第三类医疗技术：是指具有下列情形之一，需要卫生行政部门加以严格控制管理的医疗技术，如①涉及重大伦理问题；②高风险；③安全性、有效性尚需经规范的临床试验研究进一步验证；④需要使用稀缺资源；⑤卫生部规定的其他需要特殊管理的医疗技术。

三、我国临床医疗技术的管理办法

医疗技术的管理主要采用准入、评估的办法，在20世纪60年代首先兴起于美国。1972年，美国国会众议院制定并通过技术评估条例，成立技术评估办公室，负责对包括医疗卫生技术在内的各类新技术进行评估管理，严格实行技术许可证制度。20世纪80年代，英国、法国、荷兰和瑞典等一些发达国家相继成立了技术评估机构，开展卫生技术评估、准入，为医疗卫生决策提供了依据。英国非常注重评估结果的推广和应用，并不断加大投入。20世纪90年代，亚洲泰国、马来西亚、菲律宾和印度尼西亚等一些发展中国家也相继建立了国家卫生技术评估中心，在推动卫生技术评估和评估成果传播与应用等方面做了大量工作，为卫生技术的开发、应用、推广和淘汰提供了客观可靠的依据。

我国对于临床医疗技术的管理起步较晚，20世纪90年代，才建立了真正意义上的准入管理制度。对"医疗机构准入"的管理有《医疗机构管理条例》（1994年）；对"人员准入"的管理有《中华人民共和国执业医师法》（1998年）、《中华人民共和国护士管理办法》（1994年）。20世纪初，我国对"医疗技术准入"有《人类辅助生殖技术管理办法》（2001年）、《人体器官移植条例》（2007年），对医疗技术准入法规层面的管理只是针对专项技术的特别规定，没有系统性的规定。在相当长的时期，我国临床技术管理领域准入管理比较滞后，很多新技术新项目，处于医院自行开展状态，缺乏国家卫生行政部门和行业协会的严格监管。

由于医疗技术在临床应用上出现了诸多危及生命安全的问题，国家开始着手完善医疗技术监管法律体系，从2005年开始，在反复征求意见的基础上，于2009年3月2日颁布卫医政发〔2009〕18号文件《医疗技术临床应用管理办法》，建立了医疗技术分类分级管理制度，对第二类、第三类医疗技术施行准入管理。《医疗技术临床应用管理办法》的制定，旨在保证各类医疗技术活动在有效的监督管理下规范化开展，避免未成熟、违背伦理或已淘汰医疗技术的滥用，从而保障医疗安全。为贯彻落实《医疗技术临床应用管理办法》，加强医疗机构手术管理，规范手术技术临床应用，2012年8月3日，原国家卫生部办公厅颁发卫办医政发〔2012〕94号文出台了《医疗机构手术分级管理办法（试行）》。

因此，围绕各个临床专科制定全面系统的临床医疗技术管理规范已势在必行，它可以成为目前临床医疗技术监管法律体系尚未健全的空窗期医疗机构执行医疗技术进行自我管理的行业标准，也可成为卫生行政主管部门事中事后监管和受委托方进行评估的重要依据。

第二节　麻醉科临床医疗技术

一、麻醉科临床医疗技术的特点

麻醉科临床医疗技术包括麻醉操作技术、管理技术和监测技术，具有以下特点：

1. 麻醉科临床医疗技术的临床专科特征显著，具有不可替代性；

2. 绝大多数的麻醉科临床医疗技术不具有直接的诊断和治疗作用，但可确保手术患者的安全及手

术的顺利实施而发挥间接作用;

3. 麻醉科许多经典传统的临床医疗技术如椎管内神经阻滞麻醉技术、全身麻醉技术、区域神经阻滞技术、控制性降压技术等,其安全性和有效性被长期大量的临床实践所检验和证明;

4. 为达到某些治疗目的,与绝大多数外科临床医疗技术形成不可分割的统一体,因为除了局部麻醉外,所有的外科手术都必须在麻醉科临床医疗技术支撑下才能完成,因而与绝大多数涉及外科手术治疗的临床专科医疗技术形成非常紧密的相互依赖关系;

5. 许多麻醉科临床医疗技术如椎管内麻醉阻滞术、臂丛和颈丛等神经干阻滞术、深静脉穿刺术、逆行气管插管术等,但因其是有创的,可能发生对人体有害的并发症,甚至有时涉及伦理问题需要医院伦理委员会审批;

6. 有些麻醉科临床医疗技术如困难气道处理技术、体外循环灌注技术、椎管内神经阻滞麻醉技术等,具有高风险性,可能导致患者致残或死亡,操作者必须经过严格的培训或长期临床实践及经验的积累才能独立进行;

7. 某些麻醉科临床医疗技术如神经阻滞麻醉技术、全身麻醉技术等,涉及毒性较大或国家立法管制的药品,需要对技术操作本身安全性实行严格管理;

8. 依据 2009 年国家卫生计生委(原卫生部)出台的《医疗技术临床应用管理办法》,按照医疗技术的安全性、有效性和风险高低进行划分,目前麻醉科临床医疗技术基本属于第一、二类医疗技术,麻醉科迄今尚无第三类医疗技术。

二、麻醉科临床医疗技术管理的实践

关于医疗技术临床应用管理,江苏省是全国最早也是唯一将麻醉临床医疗技术列入第二类临床医疗技术的省份。根据原国家卫生部《医疗技术临床应用管理办法》,江苏省于 2009 年发布苏卫办医〔2009〕112 号文件,《省卫生厅办公室关于指定江苏省医院协会为全省医疗技术临床应用能力技术审核机构的通知》,为规范和促进医疗技术审核工作的开展,确保审核质量,2010 年 5 月发布了《江苏省医疗技术临床应用能力技术审核办法(试行)》、《江苏省医疗技术临床应用能力技术审核工作制度》、《江苏省医疗技术临床应用能力技术审核工作流程图》和《江苏省医疗技术临床应用能力技术审核申请书》等相关文件;2011 年对上述文件进行了全面系统修订,并正式出台《江苏省医疗技术临床应用能力技术审核办法》(苏医协评〔2011〕37 号),分四批次公布第二、三类(现为限制性临床医疗技术)临床医疗技术项目共 62 项,参照二类临床技术管理项目 19 项,共计 81 项。其中包括麻醉临床医疗技术 5 项:①全身麻醉技术;②疼痛诊疗技术;③经食管超声心动图监测技术;④体外循环术灌注技术;⑤单肺通气技术。2011 年,江苏省全面启动针对全省所有申请接受第二、三类医疗技术审核的医疗机构进行现场审核工作,截至国家卫生计生委发布《关于取消第三类医疗技术临床应用准入审批有关工作的通知》以及关于第二类临床医疗技术管理的指导意见出台,共现场审核通过 6 项第三类临床医疗技术和 59 项第二类临床医疗技术,总体通过率 81.18%,其中①全身麻醉技术;②疼痛诊疗技术;③经食管超声心动图监测技术;④体外循环术灌注技术 4 个麻醉临床医疗技术通过了现场审核。2015 年 8 月份江苏省卫生计生委下发了"取消Ⅱ类临床技术(事前)审核"的通知,单肺通气技术项目采取新的管理模式,即医疗机构作为责任主体进行医疗技术应用与管理、卫生行政部门进行临床应用事中事后监管的管理模式。近些年,以可视化技术为代表的麻醉临床医疗技术的发展带动了其他一些技术的发展,未来麻醉临床医疗技术将不断增多,不断丰富,技术水平不断提高,在这样的发展趋势下,麻醉临床医疗技术的管理模式也将随之而改变,必将依据更高的科学标准实行更加严格的规范化管理。

第三节　麻醉科临床技术管理规范

从麻醉科的现状出发,江苏省已对 11 项临床医疗技术进行规范化管理,包括:①全身麻醉技术管理规范;②椎管内麻醉技术管理规范;③颈丛及臂丛神经阻滞麻醉技术管理规范;④术中唤醒技术管理

规范；⑤单肺通气技术管理规范；⑥控制性降压技术管理规范；⑦深静脉穿刺技术管理规范；⑧自体血回收技术管理规范；⑨体外循环转流技术管理规范；⑩神经阻滞治疗技术管理规范；⑪经食管超声心动图监测技术管理规范等，现从中选择部分规范举例叙述如下，其他技术管理规范可参照制定。

一、全身麻醉技术管理规范

全身麻醉技术是指将麻醉药通过吸入、静脉注射等方法进入患者体内，使中枢神经系统受到抑制，患者意识消失、无疼痛感觉，同时需要对患者建立人工气道实施控制呼吸，并对患者的生命体征进行实时连续监测和调控的一种临床技术，主要包括：以气管内插管和声门上喉罩置入方式进行控制呼吸的全身麻醉技术。不包括保留自主呼吸（必要时借助放置口咽通气管或鼻咽通气道保持气道通畅）的全身麻醉技术。

（一）医疗机构基本要求

1. 医疗机构开展全身麻醉技术应当与其功能、任务相适应。

2. 二级及其以上医院，具有卫生行政部门核准登记的外科、麻醉科等诊疗科目，麻醉科应具备与开展全身麻醉技术相关的设施设备和器材。

3. 开展全身麻醉技术的医疗机构在设施设备、器材方面的基本要求：

（1）具备实施全身麻醉技术的基本设施与器材。

（2）具备实施全身麻醉技术的基本设备：氧气源，负压吸引装置，能提供吸入麻醉、手控和机控通气并具备潮气量和气道压力监测的全能麻醉机，具备监测血氧饱和度、心电图、无创血压及呼气末二氧化碳等监测功能的监护仪，麻醉药车（含各类麻醉药物和全身麻醉器具或者辅助用品）及微量注射泵，通气或者辅助通气工具如面罩、呼吸回路、口咽通气道或者鼻咽通气道、简易呼吸囊，建立人工气道的辅助工具如喉镜、喉罩和（或）气管导管、负压吸引管。

（3）具有实施全身麻醉技术所需的药品，如诱导、维持的基本药品，还应具有处理麻醉意外或并发症的应急药品与心肺复苏设备如除颤器等。

（4）具备完善的满足实时全身麻醉技术所需的消毒灭菌设施和医院感染控制与管理系统。

（5）具备实施困难气道处理技术的临床工作的基本设备：①基本气道工具：面罩、口咽通气道、胶带、简易呼吸器，各种型号的气管导管；②喉镜类：直接喉镜，视频喉镜；③声门上气道工具：各种喉罩、插管喉罩，喉管（Laryngeal Tube）等；④管芯（可视管芯）类：管芯、插管探条、光棒、视可尼（纤维光导硬镜）等；⑤纤维光导支气管镜或视频可调节弯头插管喉镜；⑥声门下工具：紧急气管穿刺套件和简易喷气通气机，逆行气管插管套件、气管切开套件。

4. 实施全身麻醉技术的责任医师必须经过麻醉科住院医师培训≥3年、具备全身麻醉技术临床应用能力的麻醉科执业医师。

5. 拟开展疑难危重病例的全身麻醉技术，如困难气道、患者 ASA 评分Ⅳ级或Ⅳ级以上的病例，高龄、1岁以下婴儿和大型手术，在满足以上基本条件的情况下，须同时满足以下要求：

（1）二级甲等（含二级甲等）以上医院。

（2）麻醉科具备处理高危患者包括困难气道的特殊设备。

（二）人员基本要求

1. 实施全身麻醉技术的医师

实施全身麻醉技术的责任医师必须符合以下条件：

（1）已获得《医师执业证书》，执业范围为麻醉学。

（2）经过 3 年规范化住院医师培训并考核合格，或经过省级或以上卫生行政部门认定的全身麻醉技术培训基地规范化培训并考核合格，或者是获得各省市麻醉学科住院医师资格证书的医师。

（3）具有麻醉药品处方权。

（4）拟开展疑难危重病例全身麻醉技术的麻醉医师应同时满足以下要求：

1）具有主治医师以上专业技术职务任职资格或麻醉专科医师证书。

2）在上级医师指导下或经上级医疗机构进修、培训完成疑难危重病例≥50例。

（三）技术管理基本要求

1. 严格遵守全身麻醉技术操作规范和操作指南，严格掌握全身麻醉的适应证和禁忌证。

2. 实施全身麻醉技术必须使用经国家食品药品监督管理部门注册的专业设备、耗材及药品。

3. 实施者术前应当全面评估患者的病情，制定完善的麻醉方案及预防并发症的预案。

4. 实施全身麻醉技术前，应当向患者或其法定监护人、代理人告知全身麻醉风险、术后注意事项、可能发生的并发症及预防措施等，并签署麻醉知情同意书。

5. 建立健全全身麻醉术前访视、术后随访制度，并按规定做好记录。

6. 医疗机构和人员应当接受卫生行政部门对开展该项技术的监督管理，包括人员资质、设施设备、围手术期麻醉管理、并发症和医疗事故情况等。

7. 麻醉医师实施全身麻醉技术应按规定及时填写、签署医疗文书，不得隐匿、伪造和销毁有关资料。

8. 对于已预料的困难气道，应确保至少一位对困难气道有经验的高年资主治医师和一名助手。对于未预料的困难气道，应尽快请求帮助。

9. 其他管理要求：

（1）建立全身麻醉器材登记制度，保证器材来源可追溯。

（2）不得重复使用实施全身麻醉技术所需的一次性医疗耗材。

（3）严格执行国家物价、财务政策，按照规定收费。

（四）培训

拟从事全身麻醉技术工作的医师应当接受规范化住院医师培训，在上级医师指导下完成气管插管或喉罩下全身麻醉≥250例。

二、椎管内麻醉技术管理规范

本规范所称的并列入临床技术准入的椎管内麻醉技术是指通过特殊的穿刺技术，将局部麻醉药注入蛛网膜下腔间隙，暂时使脊神经前根和后根的神经发生传导阻滞，或通过硬膜外导管将局部麻醉药注入硬膜外间隙（包括骶管），暂时或连续阻断脊神经根的神经传导的麻醉方法。主要包括蛛网膜下隙阻滞（简称腰麻），硬脊膜外隙阻滞（简称硬膜外阻滞），骶管阻滞，蛛网膜下隙与硬脊膜外隙联合阻滞技术（简称腰硬联合阻滞）。

（一）医疗机构基本要求

1. 医疗机构开展椎管内麻醉技术应当与其功能、任务相适应。

2. 原则上二级及其以上医疗机构，具有卫生行政部门核准登记的外科、麻醉科（组）等诊疗科目，麻醉科（组）应具有与开展椎管内麻醉技术相关的设施设备及技术。

3. 具备对开展椎管内麻醉技术的设备、设施基本要求。

（二）人员基本要求

1. 椎管内麻醉实施医师

实施椎管内麻醉技术的医师必须符合以下条件：

（1）取得《医师执业证书》，执业范围为麻醉学或外科学专业，执业地点为申请单位。

（2）经过第一阶段规范化住院医师培训并考核合格，经评估具备独立从事椎管内麻醉技术的能力。

（3）具有毒麻类药品处方权。

（4）拟开展疑难危重病例椎管内麻醉技术或高位硬膜外阻滞的麻醉科医师应当具有主治医师或以上专业技术职务任职资格。

2. 其他相关卫生专业技术人员

配合实施椎管内麻醉技术的相关护理人员需取得《护士执业证书》，并经椎管内麻醉技术、相关专业系统培训并考核合格。

（三）技术管理基本要求

1．严格遵守椎管内麻醉技术操作规范和操作指南，严格掌握椎管内麻醉的适应证和禁忌证。

2．实施椎管内麻醉技术必须使用经国家食品药品监督管理部门注册的专业设备、耗材及药品。

3．椎管内麻醉技术的实施及其实施者应由具有椎管内麻醉技术临床应用能力，具有主治医师或以上专业技术职务任职资格的本院麻醉科医师决定。实施者术前应当全面评估患者的病情，制定完善的麻醉方案和预防并发症的措施。

4．实施椎管内麻醉技术前，应当向患者或其法定监护人、代理人告知椎管内麻醉风险、术后注意事项、可能发生的并发症及预防措施等，并签署知情同意书。

5．加强椎管内麻醉技术质量管理，建立健全椎管内麻醉后随访制度，及时进行随访、记录。

6．医疗机构和医师应当按照规定接受省级或其委托的市级卫生行政部门对开展该项技术情况进行的技术监督，包括病例选择、严重并发症、医疗事故发生情况、随访情况等。

7．医师实施椎管内麻醉技术需按规定及时填写、签署医学文书，不得隐匿、伪造、销毁医学文书及有关资料。

8．医师不得出具与自己执业范围无关或者与执业类别不相符的医学证明文件。

9．其他管理要求

（1）建立椎管内麻醉耗材、药品登记制度，保证耗材、药品来源可追溯。

（2）不得重复使用一次性椎管内麻醉耗材。

（3）严格执行国家物价、财务政策，按照规定收费。

（四）培训

拟从事椎管内麻醉技术工作的医师应当接受系统性的规范化培训。

三、单肺通气技术管理规范

本规范所称的单肺通气技术是指麻醉中使一侧肺或部分肺叶萎陷不通气，亦称为肺隔离技术。通常有三种方法，即放置双腔支气管导管、单腔气管导管加支气管阻塞器、单腔支气管导管插入一侧支气管。

（一）医疗机构基本要求

1．医疗机构开展单肺通气技术应当与其功能、任务相适应。

2．二级及其以上医院，具有卫生行政部门核准登记的胸外科、麻醉科等诊疗科目，麻醉科具有与开展单肺通气技术相适应的设备和设施。

3．开展单肺通气技术的医疗机构设施设备的基本要求

（1）具备实施单肺通气技术临床工作的基础设施：麻醉准备室、手术室、麻醉后恢复室（RR 或 PACU）。

（2）具备实施单肺通气技术临床工作的基本设备：实施单肺通气的手术间必须同时具备以下设备，包括支气管插管设备、全能麻醉机（PCV，PEEP）、监护仪（监测参数包括脉搏血氧饱和度、心电图、无创及有创血压、呼气末 CO_2 分压）、处理困难气道的设备、用于双腔支气管或阻塞导管定位的纤支镜或电子镜，血气分析仪及除颤器等。

（3）具有实施单肺通气技术的耗材，以及处理意外或并发症的应急药品和器具（如简易 CPAP 系统）。

（4）具备完善的内镜消毒设施和医院感染控制与管理系统。

4．实施单肺通气技术的医师必须经麻醉科住院医师规范化培训、具有 5 年以上全身麻醉工作经验，并取得单肺通气技术相关知识和技能培训的高年资住院或主治医师。

5．拟开展疑难危重病例的单肺通气技术，如上腔静脉置换术、袖套式肺叶切除术、支气管或隆突成形术等，在满足以上基本条件的情况下，同时须满足以下要求：

（1）二级甲等（含二级甲等）以上医院，开展相关外科手术及单肺通气技术 2 年以上，近 2 年完成单

肺通气技术病例 200 例以上。

（2）麻醉科具备处理高危者各种监测治疗设备，如动脉及中心静脉测压装置以及用于双腔支气管或阻塞导管定位的纤支镜或电子镜（有条件可备有直径 2.8mm 或 2.5mm 的纤支镜或电镜）等设备。

（3）麻醉科至少有一名具备副主任医师或以上专业技术职称的任职资格的医师。

（二）人员基本要求

1. 实施单肺通气技术的医师

实施单肺通气技术的医师必须符合以下条件：

（1）取得《医师执业证书》，执业范围为外科专业或麻醉学专业。

（2）经过麻醉科住院医师培训并考核合格，取得执业医师资格且具有 5 年以上全身麻醉工作经验，经过单肺通气技术相关知识和技能的培训，经评估具备独立实施单肺通气技术的能力，并考核合格的麻醉科执业医师。

（3）拟开展疑难危重病例单肺通气技术麻醉科医师应同时满足以下要求：

1）具有副高级或以上专业技术职务任职资格。

2）经省级或以上卫生行政部门认定的单肺通气技术培训基地系统培训并考核合格，具备独立实施单肺通气技术的能力，近 2 年指导和独立完成单肺通气技术 100 例次以上。

2. 其他相关卫生专业技术人员

配合实施单肺通气技术的相关护理人员需取得《护士执业证书》，并经与单肺通气技术相关专业系统培训并考核合格。

（三）技术管理基本要求

1. 严格遵守单肺通气技术操作规范和操作指南，严格掌握单肺通气技术的适应证和禁忌证。

2. 实施单肺通气技术必须使用经国家食品药品监督管理部门注册的专业设备、耗材，严格执行医院感染管理条例和《内镜清洗消毒技术操作规范》。

3. 单肺通气技术的实施及其实施者应由具有单肺通气技术临床应用能力、5 年以上高年资住院医师或以上专业技术职务任职资格的麻醉科医师决定。实施者术前应当全面评估患者的病情，制定完善的实施方案和预防并发症的措施。

4. 实施单肺通气技术前，应当向患者或其法定监护人、代理人告知实施单肺通气技术的目的、风险、可能发生的并发症及预防处理措施等，并签署知情同意书。

5. 加强单肺通气技术质量管理，建立健全单肺通气后随访制度，并按规定进行随访、记录。

6. 医疗机构和医师应当按照规定接受省级或其委托的市级卫生行政部门对开展该项技术情况进行的技术检查，包括病例选择、成功率、严重并发症、医疗事故发生情况、随访情况等。

7. 医师实施单肺通气技术需按规定及时填写、签署医疗文书，不得隐匿、伪造、销毁医疗文书及有关资料。

8. 医师不得出具与自己执业范围无关或者与执业类别不相符的医学证明文件。

9. 其他管理要求：

（1）建立单肺通气器材使用登记制度，保证器材来源可追溯。

（2）不得重复使用一次性单肺通气耗材。

（3）按照内镜清洗消毒技术进行感染控制监控。

（4）严格执行国家物价、财务政策，按照规定收费。

（四）培训

拟从事单肺通气技术工作的医师应当在胜任全身麻醉技术的基础上接受至少 3 个月的单肺通气技术的系统培训。

四、神经阻滞治疗技术管理规范

为规范神经阻滞治疗技术的临床应用，确保医疗质量和医疗安全，根据《医疗技术临床应用管理办法》,(卫医政发〔2009〕18号),制定本规范。本规范是临床技术应用能力卫生行政监管部门和评估机构对医疗机构开展全身麻醉技术进行监管和评估的依据,是医疗机构及其医师开展此项技术的最低要求。

本规范所称的神经阻滞治疗技术是指采用化学或物理的方法作用于神经末梢、神经干、神经丛、神经根、交感神经节等神经周围,诊断和治疗疼痛性及非疼痛性疾病的技术。

（一）医疗机构基本要求

1. 医疗机构开展神经阻滞治疗技术应当与其功能、任务相适应。

2. 具有卫生行政部门核准登记的外科、麻醉科、疼痛科等科目,有与开展神经阻滞治疗技术相关的辅助科室和设备。

3. 神经阻滞治疗技术的实施须经医院伦理委员会批准,并有对该项临床技术开展与实施的审核意见。

4. 开展神经阻滞治疗技术的医疗机构设施、设备的基本要求:

（1）设施要求:具有符合实施神经阻滞技术所需的无菌治疗室、门诊手术室、手术室或介入治疗室等。

（2）设备要求:具备生命体征监测设备（血压、心率、呼吸、脉搏、脉氧饱和度）、氧源以及应急救治设备,并需符合国家食品药品监督管理部门要求。

（3）具有实施神经阻滞治疗技术的基本药品以及处理意外或并发症的应急药品。

（4）具备完善的消毒灭菌设施和医院感染控制与管理系统。

5. 独立实施神经阻滞治疗技术的医师必须是经麻醉科或疼痛科规范化住院医师培训≥3年,只经麻醉科规范化住院医师培训者必须具有疼痛诊疗工作经历（疼痛诊疗医师）≥1年,并取得相关知识和技能培训,考核合格。

6. 拟开展风险高、过程复杂、难度大的特殊类型神经阻滞治疗技术,如:脊神经后支阻滞术、三叉神经半月神经节阻滞术、胸腰交感神经节阻滞术、内脏神经丛阻滞术等的医疗机构,在满足以上基本条件的情况下,须同时满足以下要求:

（1）二级以上医院。

（2）实施特殊类型神经阻滞治疗技术还需具备以下条件:①医疗机构具备满足实施特殊类型神经阻滞治疗技术所必需的神经刺激器、超声仪、C型X线透视机、计算机断层扫描仪（CT）等影像设备及相关辅助技术人员。②疼痛诊疗专业具有所属开放床位。

（3）疼痛诊疗专业至少有一名具备高年资主治医师（专职从事疼痛诊疗工作≥3年）或以上专业技术职务任职资格的医师。

（二）人员基本要求

1. 实施神经阻滞治疗技术的医师

（1）取得《医师执业证书》,执业范围为外科学、麻醉学或疼痛学专业,执业地点必须包括实施该项临床技术所在的医疗机构。

（2）有1年以上疼痛诊疗工作经验的高年资住院医师及以上专业技术职务任职资格。

（3）经过省级以上卫生行政部门认定的疼痛诊疗技术培训基地系统培训并考核合格。

（4）拟开展以上特殊类型神经阻滞治疗技术医师还应当满足以下要求:

1）实施神经阻滞治疗技术的医师必须具有2年以上临床疼痛诊疗工作经历,累计完成神经阻滞治疗病例500例以上。

2）经已开展该技术的三级医疗单位系统培训并考核合格。

2. 其他相关卫生专业技术人员

配合实施神经阻滞治疗技术的相关护士需取得《护士执业证书》,并经与疼痛诊疗相关专业系统培训并考试合格。

（三）技术管理基本要求

1. 严格遵守神经阻滞治疗技术操作规范和操作指南,严格掌握神经阻滞治疗技术的适应证和禁忌证。

2．实施神经阻滞治疗技术所使用的专业设备、耗材及药品，必须符合国家食品药品监督管理部门要求。

3．神经阻滞治疗技术的实施及其实施者，应由相应主治医师或以上专业技术职务的本院在职医师决定。较高难度神经阻滞治疗技术的实施方案及其实施者，应由相应的高年资主治医师（从事临床疼痛诊疗工作≥3年）或以上专业技术职务的本院在职医师决定。实施者应当在治疗前全面评估患者的病情，制定完善的手术方案，预防可能的并发症，并制订好术后管理预案。

4．实施神经阻滞治疗技术前，应当向患者或其法定监护人、代理人告知治疗目的、风险、注意事项、可能发生的并发症及预防措施等，并签署知情同意书。

5．加强神经阻滞治疗技术质量管理，建立、健全神经阻滞治疗术后随访制度，并按规定进行随访、记录。

6．医疗机构和医师应接受省、市级卫生行政部门对该项技术开展情况的监督和检查，包括病例选择、治疗有效率、严重并发症、医疗事故、术后患者管理、随访情况等方面。

7．医师实施神经阻滞治疗技术，应按规定由实施者及时填写、签署相应医学文书，不得隐匿、伪造、销毁医学文书及有关资料。

8．医师不得出具与自己执业范围无关或者与执业类别不相符的医学证明文件。

9．其他管理要求：

（1）建立神经阻滞治疗所用器材登记制度，保证器材来源可追溯。

（2）不得重复使用一次性神经阻滞治疗耗材。

（3）严格执行国家物价、财务政策，按照规定收费。

（四）培训

拟从事神经阻滞治疗技术工作的医师应当接受不少于6个月的系统培训。拟从事特殊类型神经阻滞治疗技术工作的医师应当接受不少于12个月的系统培训。

1．承担培训医疗机构

由省级或以上卫生行政部门组织审核认定。培训基地须具备下列条件：

（1）三级甲等医院，或床位≥1500张的三级乙等医院。

（2）每年完成各类神经阻滞治疗1000例以上。其中，完成特殊类型神经阻滞治疗不少于200例。

（3）已常规开展3种以上特殊类型神经阻滞治疗技术。

（4）至少有2名具备特殊类型神经阻滞治疗临床应用能力的指导医师，其中具有高级专业技术职务的指导医师不少于1名。

（5）具有完备的与开展特殊类型神经阻滞治疗培训工作相适应的人员、技术、设备和设施等条件。

2．对医师的培训要求

（1）从事一般神经阻滞治疗技术工作的医师应当接受不少于6个月的系统培训。在培训医生的指导下，应累计完成不少于200例的神经阻滞治疗。

（2）拟从事特殊类型神经阻滞治疗技术工作的医师应当接受不少于12个月的系统培训，除上述一般神经阻滞外，在培训医生指导下，每种特殊类型的神经阻滞治疗完成不少于10例。

（3）学员接受对神经阻滞治疗技术全过程的管理的培训，包括疾病诊断、治疗前评估、适应证和禁忌证的掌握、介入引导设备的使用与解读、神经阻滞治疗技术的操作及记录、治疗后效果和不良反应观察和记录，以及治疗后随访等。

（4）在境外接受神经阻滞治疗技术培训6个月以上，完成规定病例数的医师，有境外培训机构的培训证明，并经卫计委指定培训基地考试，考核合格后，可以认定为达到规定的培训要求。

3．培训医疗机构其他要求

（1）使用经省级或以上卫生行政部门认可的培训教材和培训大纲。

（2）保证接受培训的医师在规定的时间内完成规定例数的培训内容。

（3）培训结束后，逐一对接受培训的医师进行考试、考核，并出具是否合格的结论。

（4）为每位接受培训的医师建立培训及考试、考核档案。

（五）其他管理要求

本规范实施前，具备下列条件的医师可以不经过培训开展特殊类型神经阻滞治疗技术工作。

1. 职业道德高尚，同行专家评议专业技术水平较高，并获得 2 名以上疼痛专业副主任医师以上技术职称的任职资格医师的推荐，其中至少 1 名为外院医师。

2. 拟从事脊神经后支及三叉神经半月神经节阻滞技术的医师应同时具备以下条件：

（1）在三级医院从事临床疼痛诊疗工作 2 年以上，具有主治医师以上专业技术职务任职资格≥1 年。

（2）每年独立完成三叉神经半月神经节阻滞术不少于 30 例。

3. 拟从事三叉神经半月神经节阻滞治疗、胸腰交感神经节阻滞治疗及内脏神经丛阻滞治疗技术的医师应同时具备以下条件：

（1）在三级医院从事临床疼痛诊疗工作 3 年以上，具有主治医师以上专业技术职务任职资格≥2 年。

（2）每年独立完成胸腰交感神经阻滞治疗术不少于 30 例。

4. 神经阻滞治疗适应证、有效率、并发症发生率和死亡率等与神经阻滞治疗质量相关指标符合卫计委医疗质量管理与控制的有关要求，近 5 年内未发生过二级以上与开展神经阻滞技术相关的负主要责任的医疗事故。

（曾因明　参编）

参 考 文 献

1. 李大平. 医疗技术准入的概念及其与相关制度的关系. 中国医院管理, 2006, 26（4）: 10-12

2. 吴伟刚, 张京京, 汤传芹等. 医疗技术监管面临的问题与对策. 中国医院, 2012, 16（12）: 66-69

3. 孙国荣. 我国医疗技术及其伦理的探讨. 卫生软科学, 2014, 28（3）: 152-154

4. 陈飞, 杨国斌, 邵加庆等. 如何加强医疗技术临床应用管理. 中国卫生质量管理, 2014, 21（3）: 28-30

5. 邓小明, 曾因明主译.《米勒麻醉学》第 7 版[M], 北京: 人民卫生出版社

6. 黄剑峰, 俞淑华, 钱依雯. 上海市医疗机构第二、三类医疗技术准入情况分析. 中国医院管理, 2013, 33（2）: 36-37

7. 盛颖, 顾怡勤. 上海市某区第二、三类医疗技术应用管理中存在的问题及对策. 医学理论与实践, 2014, 27（6）: 839-840

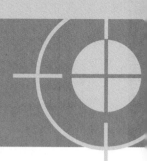

第十二章

临床麻醉的仪器设备

米卫东　北京解放军总医院

第一节　仪器设备配备原则

一、麻醉实施所需仪器设备

麻醉实施应在符合规定的、具有抢救条件的手术间、治疗室或麻醉准备室内进行，这些场所必须配备麻醉机、监护设备、安全装置及其他辅助设备。

（一）麻醉机

麻醉机是实施麻醉最为基本的设备之一，在实施麻醉的场所，至少每个麻醉实施单元均应配备一台普通麻醉机，并可根据不同手术需要，如小儿、心血管手术、脑外科手术、术中磁共振、术中CT、术中放疗、杂交手术等选择不同类型的麻醉机；特别是在磁共振环境下运行的麻醉机，需具备磁兼容特性。若有麻醉诱导间或PACU，还需要额外配备麻醉机。麻醉科医师应熟悉麻醉机的结构、性能、操作要点及其可能出现的故障和危险。每次麻醉开始前，应对麻醉机进行严格的、完整的安全检查，其中以氧浓度监测、低压系统的泄漏试验和呼吸回路系统试验为重。除麻醉机外，辅助和控制呼吸时所需的其他器具也应齐备，如口咽通气道、鼻咽通气道、螺纹管、贮气囊、面罩、导丝、吸引器、吸痰管、牙垫、简易呼吸囊、喉镜、喉罩及气管导管等。根据患者气道情况，还应准备相应的困难气道工具，如特殊喉镜、光棒、可视喉镜、硬纤维喉镜、纤维支气管镜等。

（二）监护设备

为麻醉实施的另一基本设备。每个麻醉实施单元必须配备一组监测设备，其可实现的功能种类因需而异。基本的监测内容应包括呼吸和循环功能的监测。其中，基本的呼吸参数如气道压力、潮气量、呼吸频率和氧浓度的监测，在现代麻醉机上均可实现。而另外配备的多功能监护仪，其基本监测参数应包括：无创血压、心电监测、脉搏氧和度、呼吸末CO_2监测和体温监测。无创袖带式血压监测为最基本的功能配置；心电监测多为三导联或五导联配置，但从及时发现心肌缺血的角度讲，五导联监测要远优于三导联监测。应根据患者状况、手术种类及麻醉方法，选择不同的功能插件以实现其他附加监测需求。包括有创血压（动脉、静脉）、吸入麻醉药物浓度、麻醉深度（如脑电双频指数，也可单机监测）、肌松监测（可单机监测）以及心功能监测（有创、微创或无创，可单机监测）。多功能监护仪应具备打印记录功能的扩充能力，需要时安插打印插件即可实现打印记录功能，以打印记录心电图、脉搏容积波形、心率、动脉血压、呼末二氧化碳浓度、体温数值等各类指标。有条件时应将区域内的监护仪连接在中央监护系统，实现中央监护、网络化和隔床监护功能，并和麻醉信息系统对接。

（三）安全配套装置

为实施麻醉的必备条件，包括：①吸引器，可为中央吸引系统或单机吸引器，麻醉实施前，需确认其功能状态；②氧源，可为中心供氧或单置氧气筒供氧系统，无论何种供氧模式，在一个麻醉单元（3～5个手术间）内应配备备用氧气瓶；氧源需有精确的压力指示器和警示系统；③电源系统，手术室应设置两路电源供电系统；④麻醉残气排污系统，原则上，各手术间应在设计建设时，将标准的排污装置考虑在内，如果没有标准的系统排污装置，也应采取其他有效措施，实现有效排污。

（四）其他辅助设备

①除颤仪，一个麻醉单元应配备一台；②输液泵，根据麻醉需求进行配备；③温箱和冰箱；④输血输液加温器；⑤患者保温装置；⑥超声机，用于血管穿刺或神经阻滞时血管神经定位；⑦神经刺激器，根据各医院手术麻醉特点，酌情配置；⑧各类气道处理和气道定位设备，如纤维支气管镜等。

二、循环管理所需仪器设备

维护循环功能稳定是麻醉管理的基本内容。根据患者状况、手术种类、麻醉方法不同，围手术期选择的循环监测及功能调控的设备各有不同。目前的多功能监护仪均可满足要求，其配备原则是每个手术间（操作间）或麻醉诱导间均必须配备一台。

危重手术患者、出血量大、创伤大导致血流动力学波动剧烈、时间较长或手术中存在强烈干扰循环状态（如使用骨水泥）时，有创动脉压监测非常重要。所以，手术间配备的功能监护仪应常规带有有创压力监测功能，或具有有创压力监测功能的扩充能力。另外，中心静脉压监测对于循环管理也非常重要，多功能监护仪应具备双有创压力监测功能以满足动、静脉压监测的需求。

对于危重患者进行某些复杂疑难手术，可置入肺动脉漂浮导管（Swan-Ganz 导管）测定肺动脉压、肺动脉楔压、心排出量，可选配热稀释心输出量测定插件的多功能监护仪或带有热稀释心功能测定的单机。肺动脉导管还可抽取混合静脉血进行血气分析，反映全身氧供需平衡的综合情况。此类仪器或插件可以根据医院级别及危重患者的比例合理选配。

随着医学技术的发展，一些微创或无创循环功能监测仪器正广泛应用于临床，如连续无创血压监测仪、脉搏轮廓分析心功能监测仪、PiCCO、Vigileo&FloTrac 或经食管心功能监测等，这些监测设备仅通过外周动脉置管，或辅以中心静脉导管，就可进行多项循环指标的测定，动态连续监测心输出量、每搏量（SV）、每搏量变异指数（SVV）以及全心血液容积、血管外肺水等诸多循环相关指标，指导心功能调控和液体治疗。

经食管超声心脏监测仪是麻醉科需配备的重要设备，特别是在大型综合医院或接收危重疑难手术患者的医院更为需要。条件许可时，可按 1 台 /5～10 个手术间配备。条件受限情况下，整个科室也应至少配备一台，心脏外科、血管外科、开展复杂脏器移植的科室（如肝胆外科）等手术分区应重点装备。

三、呼吸管理所需仪器设备

现代麻醉机可实施的呼吸功能监测项目很多，如气道压、潮气量、呼吸频率和吸入氧浓度、呼吸环。对气道压过高、过低或回路压升高持续时间大于 15 秒应有报警。对无呼吸 1 分钟、通气量过低、低 FiO_2、供气压过低、电源断开、通气机设置或连接错误、回路气流方向颠倒、通气零件损坏应有报警配置。麻醉机系统内可包含吸入麻醉药浓度、呼吸气体中 CO_2 浓度、吸入氧浓度（FiO_2）、氧化亚氮浓度（N_2O）的联合检测，可增加临床呼吸监测的安全性。呼气末和吸入氧浓度差（$I\text{-}EtO_2$）监测可用于观察氧耗的情况。

脉搏血氧饱和度仪（pulse oximeter）：用脉搏血氧饱和度仪可无创、连续地监测血氧饱和度（SpO_2）和脉搏容积图。目前的监护仪均配备脉搏血氧饱和度监护模块。

呼气末二氧化碳监测仪（$P_{ET}CO_2$）：可实时测定呼气终末期呼出的混合肺泡气含有的二氧化碳（$P_{ET}CO_2$）分压，用来指导调节呼吸模式及评价肺泡通气、气道及呼吸回路的通畅情况、通气功能、循环功能、肺血流及重复吸入情况。其正常值为 35～45mmHg。全麻时建议列为必备监测，对每个全麻患者实施呼气末二氧化碳监测。

经皮氧及二氧化碳分压测定仪：血液中 O_2 和 CO_2 经毛细血管到皮下组织，再弥散到皮肤表面，通过测量电极和微处理器，直接显示经皮 O_2 分压（$tcPO_2$）和经皮 CO_2 分压（$tcPCO_2$）。为了增加测量局部血流量，使毛细血管动脉化和氧合血红蛋白解离曲线右移，并使皮肤角质层的脂类结构发生变化以加速氧向皮肤表面的弥散，所用的经皮氧测量电极内含有加热装置，将皮肤加热到 44℃左右，可以简便、快速、无损伤、连续地监测局部的 O_2 和 CO_2 分压变化，其重点在于了解组织灌注的动态变化。可根据患者情况和手术需要选择配备。

血气分析仪：是评判机体内环境状态、自主通气、辅助通气或控制通气效果以及判定肺脏功能状态的监测仪器。通过血气分析可以：①判断通气充分程度，指导呼吸机的合理调节；②判断机体的酸碱平衡情况；③与呼吸监测结合判断肺气体交换情况。一般主要监测动脉血气分析，必要时可进行混合静脉血或中心静脉血的血气分析，判断机体氧供需平衡情况。在每个麻醉单元区域内，应至少配备一台血气分析仪。

四、其他仪器设备

1. 凝血功能监测设备　对于原有凝血功能异常或术中出血或某些因素可能造成凝血功能紊乱的手术患者，及时了解各凝血相关功能，包括凝血因子、血小板、纤溶状况等非常重要。血栓弹力图仪（TEG）或血小板功能检测仪（Sonoclot）等设备可在这方面发挥良好的作用，建议在每个麻醉区域予以配备。

2. 血液回收机　为术中血液保护的重要仪器，对于减少异体血输入以及减少相应并发症，具有非常重要的意义。建议配备 1 台 /2～3 个手术间。特别在出血量大、容易发生出凝血异常的肝胆外科、心血管外科、骨科、神经外科手术分区应重点装备。

3. 困难气道管理设备　特殊喉镜、光棒、可视喉镜、硬纤维喉镜、纤维支气管镜等。

4. 血红蛋白测定仪　采用光电测量系统检测血红蛋白含量的仪器，目前临床上已经有便携式的 Hb 光电比色仪，检测 Hb 浓度只需 40 秒左右，便于血红蛋白的动态观察。

5. 麻醉肌松监测仪　分为直接或间接监测肌肉收缩力的 MMG（mechanomyography）型肌松自动监测仪和监测诱发肌肉复合动作电位的 EMG（electromyography）型肌松监测仪。

第二节　临床麻醉基本仪器设备

一、麻醉机

麻醉机是用于实施全身麻醉、供氧及进行控制或辅助呼吸的装置，要求提供的氧及吸入麻醉药的浓度应精确、稳定和容易控制。优良的麻醉机对于减少装置故障所造成的麻醉意外及对患者的安全起着十分重要的作用。

麻醉机按功能分类为全能型、普及型、轻便型。全能型具备彩色大屏幕显示、全功能呼吸机（各种呼吸模式）、气体泄漏补偿和顺应性补偿功能、肺功能环、动态顺应性等呼吸动力学参数监测及集成式 CO_2 监测、报警功能；同时有完整的循环监护仪和麻醉信息管理系统。普及型和轻便型一般只具备 LED 数码管显示方式、有容量、压力及 SIMV 呼吸模式和常规监测报警参数。麻醉机按潮气量分为成人麻醉机、小儿麻醉机和成人 / 小儿 / 新生儿兼用麻醉机，目前新型麻醉机一般为成人 / 小儿 / 新生儿兼用麻醉机。在使用麻醉机和呼吸机前，应对机器性能进行系统的检查，以保证安全使用。在机械通气期间也应持续监测麻醉机和呼吸机的工作状态。

（一）现代麻醉机的工作原理及性能要求

麻醉机的功能主要是用以输出麻醉气体，使患者在麻醉状态下接受手术，因而首先要有供气装置，所供气体为氧气（O_2）、空气、空氧混合气或氧化亚氮（N_2O）。过去大多用贮气筒贮存经压缩的氧气或空气以及液态的 N_2O 进行供应。目前多数大型医院均建有中心供气系统，需注意中心供氧采用制氧机制备时，氧含量常低于 95%。临床麻醉中应用都需经过降压，保证恒定的低压和安全。麻醉机将气体输入到呼吸环路还需经流量计，精确计算气流量至每分钟的毫升数才能用于患者。环路内设有单向活瓣和钠石灰罐，故呼吸环路内吸入或呼出气体按一定方向流动进行正常呼吸，即吸入氧或麻醉气体，呼出气体内的二氧化碳流经钠石灰罐时被吸收。

现代麻醉机的蒸发器采用了一些专门的结构，以排除温度、流量、压力等因素的影响，能精确地稀释麻醉药蒸汽浓度。蒸发器都是为特定的吸入麻醉药设计的，不能混用。为了保持比较恒定的麻醉药气体浓度，现代蒸发器都具有完善的温度补偿、压力补偿和流量控制等装置。新一代麻醉机挥发罐采用电子喷射方式，精度得以极大提高。

为了防止麻醉机输出低氧性气体，麻醉机的安全保障系统和使用麻醉机前的安全检查显得格外重要。一般麻醉机对于 O_2、N_2O 等不同气源的接口有不同的轴针及口径以防止接错。现代麻醉机还增加一些装置，如流量表联动装置、氧比例装置，以控制气体的输出比例。准确测定混合气中麻醉气体的浓度可有效预防意外发生，质谱仪可同时测出混合气体内每种气体的浓度，是目前最先进的气体浓度分析仪，能迅速地测出每次呼吸中各种气体浓度，如 O_2、N_2O、CO_2 及挥发性麻醉药的气体浓度。

低流量循环紧闭麻醉具有麻醉平稳、麻醉用药量少、不污染环境、有利于维持气道湿度等优点。但同时对麻醉装置也提出了较高的要求：麻醉机低压系统和呼吸回路的密闭性能要良好，泄漏量不得超过 200ml/min；要具有精准的气体流量计，在低流量情况下，送气亦要精确；要有高质量的蒸发器，能在低流量时也能准确地输出麻醉药浓度；麻醉呼吸机送出的潮气量要精确；二氧化碳吸收罐应有足够的容积，至少容纳 500g 以上的钠石灰；呼吸回路以聚乙烯管为好，因其对麻醉药的吸收量小。

（二）麻醉呼吸机的使用和临床意义

1. 潮气量的设置　理论上真正完全紧闭式环路，只需补充机体代谢消耗的氧量[4ml/(kg·min)]即可，但难免存在程度不等的潜在漏气，故必须注意使用足够的新鲜气流量。使用麻醉呼吸机时，麻醉与通气两者之间互相影响，由麻醉机提供持续新鲜气流，同时供患者通气和麻醉，其潮气量不单与风箱上下移动度有关，而且也与许多其他因素有关。输入环路的潮气量取决于预设定的风箱上下移动度与吸气相进入环路内的新鲜气流量。正常情况下，因新鲜气流量的改变引起潮气量轻微改变对于成人影响不大，但对小儿则可导致严重后果，因新鲜气流量的增加可能引起小儿过度通气甚至气压伤。麻醉中可通过多种方法评估预置潮气量是否合适，如听诊肺部、观察肺部活动幅度、使用潮气量计、环路内气量计、吸气峰压和呼气末 CO_2 监测等。单凭观察风箱移动度容易发生差错。使用容量监测仪可连续监测呼出气潮气量、分钟通气量或同步监测两参数，但最重要的呼吸监测仍为呼气末 CO_2 监测。

2. 通气压力和呼吸频率　间歇正压通气的通气压力，气道峰压一般应低于 $15cmH_2O$，通气频率 8~40 次/分，可根据患者需要、通气效果及代谢状态进行调整，成人常为 10~20 次/分。需要使用呼气终末正压通气（PEEP）时，通常于呼气末保持的气道正压为 5~15cmH_2O。为选择最佳通气压力，可逐渐增加呼气末正压，并根据治疗反应寻找最佳 PEEP 值，把其对循环的干扰尽可能减少到最低程度。应用高频通气，一般选用 60~100 次/分的通气频率即可维持满意的肺部气体交换，但以静脉麻醉为宜，当用吸入麻醉时则对吸入麻醉药的输出有较大影响。气道压力监测是麻醉呼吸机所必需的，可监测通气功能，了解是否有足够正压；监测肺内或环路内压力变化，特别是吸气峰压的变化，吸气峰压增高常见于气管导管扭曲、气管导管开口于隆突附近或进入支气管、螺纹管受压不通等。

随着近几十年来医学工程技术的发展，人们对麻醉呼吸机的不断研究和改进，通气模式几乎与重症治疗用的专用呼吸机相同。多功能现代化的麻醉呼吸机与高水平的临床技能相结合，可大大提高麻醉和机械通气治疗的有效性和安全性。

二、多功能监护仪

多功能监护仪指可连续监测患者心率、血压、脉搏、呼吸，以及血流动力学、血液生化变化的电子监护系统。当发生超出正常范围变化时，可自动发出报警，使医务人员及时发现，采取措施进行处理，以协助诊断，提高及时处置率。多功能监护仪一般包括心电监测模块、无创或有创血压监测模块、血氧饱和度监测模块、呼气末二氧化碳监测模块、体温监测模块等。各个模块的性能要求和临床意义分别进行阐述。

心电监测一般是通过三个导联或五个导联来监测心电，其电极包括右上（RA）、中间（C）、左上（LA）和右下（RL）、左下（LL）。传统的心电图电极通过带有黏合剂的按钮来放置。这个电极片增加了电子信号从心脏到皮肤的传导性。在一些皮肤烧伤的患者中，导联可以通过皮下放置针式的微型电极来测定。既往无器质性心脏病患者可选择Ⅱ导联，显示 P 波，对房性和室性心律失常的监测相当有用。有器质性改变的根据全导心电图情况选择有变化的导联显示在屏幕上。调节报警限，设定报警范围。正常心率 60～100 次 / 分，但麻醉中应控制在 50～80次 / 分。经典的胸导联的位置的腋前线第五间隙 V5 导联的位置，可监测 S-T 段的变化，来判断心肌的供血情况。同时监测Ⅱ导联和 V5 导联，能够监测出 90% 以上心肌缺血的发生。从临床实践经验来看，应逐步推广五导联心电监测。

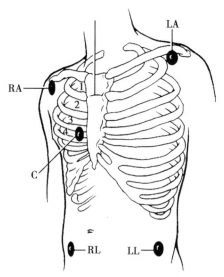

图 12-1　典型心电图监测五个电极的位置

　　无创血压监护应将袖带缠绕在患者肘关节上 1～2cm 处，松紧程度应以能够插入一指为宜。袖带橡胶部分紧贴肱动脉，缚好后启动机器。测压时，手臂上袖带的位置应和心脏保持平齐，患者应避免肢体活动。测压手臂不应打点滴或受手术干扰，否则会造成血液回流或伤口出血。设定自动测量或手动测量模式。自动测量应设定间隔时间，同时根据患者目前血压和正常血压值设定报警限。自动的袖带压示波仪已广泛应用于麻醉科。目前，还有超声连续无创血压监测系统。

　　有创血压监护需要外周动脉置管，通常是在桡动脉、足背动脉或肱动脉穿刺置管后，连接在有采样口的充满抗凝液体的硬质管子上与换能器相连后接入监护仪，另外需要一个加压输液袋输注小剂量肝素抗凝。心室射血的压力波通过液体传到传感器，传感器通过换能器将电流和压力转化为波形。压力换能器大部分放在平右心房的水平进行大气调零。随着血液从左心室强有力的排出，一个以 10m/sec 速度运动的连续压力波形产生并且传导到整个动脉血管系统，通过有创方法可实时描记及测量波幅获得动脉压。自动麻醉记录单通常记录动脉血压三个测量数值：收缩压和舒张压以及平均动脉压。但如手写麻醉记录单，一般仅需记录收缩压和舒张压即可。部分监护仪在建立有创血压监测后，可调出动态的脉搏压变异指数（PPV）。

　　血氧饱和度及脉率测量模块：原理是通过置于手指末端、耳垂等处的红外光传感器来测量氧合血红蛋白的含量。所测的血氧饱和度（SpO_2）和 SaO_2 的相关性很好，其绝对值十分接近。从脉搏容积图也可以观察末梢循环的灌注及脉率。成人脉搏血氧饱和度正常值≥95%；90%～94% 为氧失饱和状态，<90% 为低氧血症（$FiO_2 = 0.21$）。血氧探头的插头和主机面板的相应插孔一定要插接到位。指套应套在指床处。要求患者指甲不能过长，也不能有染色物、污垢或灰指甲。血氧探头放置位置应与测血压手臂分开，同时设定报警限（一般大于 92%）。

　　呼气末二氧化碳监测模块：肺的通气效果是通过二氧化碳的排出，即由呼气末二氧化碳和二氧化碳曲线图的分析来评估的。动脉血中二氧化碳与肺泡二氧化碳及呼气末二氧化碳水平通常存在 3～5mmHg 的递减值，这归因于生理分流和 V/Q 失调，全麻时下降的幅度高达 5～10mmHg。二氧化碳浓度通过红外光谱来测量，波长 4.28μm 的光的吸收率和采样中二氧化碳的浓度成正比。穿透样本的红外辐射波通过光电监测仪测量并且转化成电子信号和曲线。患者呼出气体的采集主要有旁流式气体采集和主流式气体采集。旁流式检测传感器位于气体监测仪内，在患者气道出口处接采气三通管，采气泵持续采集患者的呼吸气体送入监测仪完成检测。主流式检测传感器位于患者气道出口处，直接测量通过的呼吸气流。目前普遍采用的是旁流式采集技术。对于机械通气的患者，在气管插管的近端取样。有自主呼吸患者的呼吸周期中的二氧化碳可以通过附在鼻导管或者上唇及鼻子上的导管等装置来测量。

　　不同患者呼气末二氧化碳的波形是有差异的，如慢阻肺的患者在描记二氧化碳的波形图上是倾斜上升的平台，患者如果存在大量的通气无效腔量（肺栓塞）或者肺的血流量下降（严重低血压，休克）会有低的呼气末二氧化碳。二氧化碳波形还可以提供直观的呼吸频率，特别是患者盖着外科铺单，如眼科手术。高或低二氧化碳的报警与呼吸频率一样很重要。呼气末二氧化碳的监测还可应用于预测体外循环断开后的心排出量和心搏骤停复苏后的结果。呼气末二氧化碳的浓度显示与心排出量相关,直接反映肺灌注。自主循环恢复时呼气末二氧化碳迅速上升。

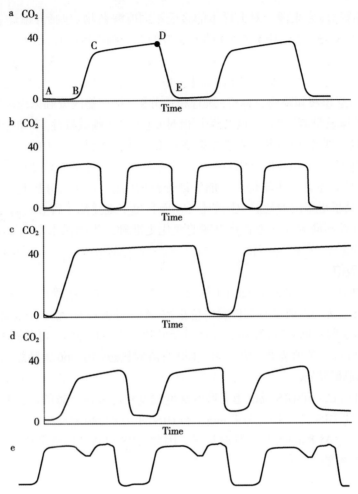

图12-2　a. 正常的二氧化碳波形图,线 A-B 代表 0 基准线。线 B-C 代表含有无效腔量及肺泡气的呼出气体的上升支。线 C-D 代表测量呼气末二氧化碳的肺泡平台期。线 D-E 代表吸气开始二氧化碳浓度降低的下降支。b. 轻度过度通气,此时呼气末二氧化碳水平小于 40mmHg,这种允许性低碳酸血症可用于脑外伤患者降低颅内压。c. 轻度通气不足,时呼气末二氧化碳水平大于 40mmHg,该病例是使用阿片类药物造成的自主呼吸频率不足。d. 复吸入,二氧化碳基线未归零,往往是由于呼吸回路中钠石灰失效。e. 平台期出现裂口、切迹,提示机械通气中自主呼吸恢复

三、麻醉深度监测仪

手术麻醉中,麻醉深度的调控是一动态复杂的过程。麻醉过程中,一般讲麻醉深度分为意识消失水平(镇静深度)和伤害性感受水平(临床麻醉深度)。在手术过程中,手术刺激强度不断地变化,需要临床麻醉深度也要随之做相应的改变。仅通过临床征象(血压、心率)进行判断难免出现偏颇。特别在全凭静脉麻醉时,如果没有麻醉深度的客观监测,患者术中知晓的发生率较高。因此,借助麻醉深度仪器的监测,可以保证维持一定深度的麻醉,避免术中知晓,并能对麻醉深度变化做出预测,从而及时进行调整,以满足不同刺激强度对麻醉深度的需要。目前常用的麻醉深度监护仪有四种,其性能要求和临床意义如下所述。

(一)脑电双频指数监测仪

脑电双频指数(Bispectral Index,BIS)主要反映大脑皮质的兴奋或抑制状态,BIS 值的大小与镇静、意识、记忆高度相关,不仅与正常生理睡眠密切相关,还能很好地监测麻醉深度中的镇静成分,而对镇

痛成分监测不敏感。BIS 与主要抑制大脑皮质的静脉麻醉药如硫喷妥钠、丙泊酚、依托咪酯、咪哒唑仑的镇静或麻醉深度有非常好的相关性,而与氯胺酮、吗啡类镇痛药无相关性。因此,BIS 用于麻醉深度监测的临床价值与麻醉方法和麻醉用药密切相关,最适合监测与 BIS 有很好相关性麻醉药为主进行的麻醉方式。

　　BIS 是一个统计数值,它来源于对大样本的接受不同麻醉药物(包括异氟烷、丙泊酚、咪达唑仑和硫喷妥钠、辅以阿片类药物、氧化亚氮)输注的受试者的双额脑电图的记录,所有被记录的脑电图及其相联系的意识状态和镇静水平(临床麻醉目标点)组成数据库。计算数据库中脑电图的双频谱和能量谱参数(傅里叶转换),并与相关的临床资料(临床麻醉目标点,1.0 版本采用 MAC 和血流动力学为目标点,2.0 以上版本采用意识和知晓为目标点)进行相关分析,将最能区分临床麻醉目标点的双频谱和能量谱参数如脑电图的爆发抑制比例(时域特性)、相对 α/β 比例(频域特性)和单个脑电图间的相干性组合起来,并使用多因素回归模型将每个特性参数在达到临床麻醉目标点中的相对作用转换为线性数字化指数即为 BIS,范围从 0(等电位脑电图)到 100(完全清醒)。BIS 的算法是随原始脑电图的样本量的增加不断更新的,软件版本升级也较快。与能量谱分析相比较,双频谱分析利用傅里叶分析中得到的信息更充分,不仅包括了更多的原始脑电图的信息,而且更多地排除了许多对脑电图信息的干扰因素,因此在临床麻醉中分析不同条件下患者脑电图的变化更准确。为确保术中无知晓、术后无记忆,麻醉深度宜维持于 BIS<50。

(二)听觉诱发电位

　　听觉诱发电位(auditory evoked potential, AEP)是指听觉系统在接受声音刺激后,从耳蜗毛细胞至各级中枢产生的相应电活动。通过听觉诱发电位指数(AEP index)使 AEP 形态数量化,不仅可反映皮质兴奋或抑制状态用于监测麻醉的镇静成分,而且反映皮质下脑电活动,可监测手术伤害性刺激、镇痛和体动等成分。AEP index 数值为 0~100,60~100 为清醒状态,40~60 为睡眠状态,30~40 为浅麻醉状态,30 以下为临床麻醉状态。

　　麻醉诱导期 AEP index 和 BIS 反映患者麻醉深度的变化趋势是一致的,而麻醉诱导、气管插管、切皮时 AEP index 反应比 BIS 快。术中 AEP index 和 BIS 的改变与临床反应一致。苏醒期 BIS 的变化稍缓慢,数值逐渐升高,而 AEP index 则是瞬时反应。因此,BIS 可预测麻醉苏醒过程中意识的恢复;AEP index 则是测定麻醉清醒的可靠指标。

(三)麻醉熵

　　麻醉熵(entropy)测定的是脑电图(EEG)和额肌电图(FEMG)的不规则性,与患者的麻醉状态相关。熵的值高则提示采集的 EEG 和 FEMG 的电信号呈高度不规则性,患者处于清醒状态。电信号越规则,麻醉熵越低,有意识的可能性越低。麻醉熵有两个参数:快反应熵(fast reacting entropy, RE)和状态熵(state entropy, SE)。RE 对面肌的活动敏感,即 FEMG。它反应时间快(<2 秒),清醒时 FEMG 尤其活跃,但在手术期间 RE 也可激活,常是镇痛不足的信号;当 RE 快速升高时,表明麻醉恢复。SE 值总是低于或等于 RE,反映麻醉药的镇静效应。由于 SE 是根据 EEG 的信号经熵的方法计算而来,故其不受面肌突然反应的影响。熵值为 100 表示患者完全清醒,反应灵敏;60 为临床意义麻醉深度;40 则有意识的概率很小;0 表示皮质脑电抑制。但不同患者个体间会有差异。麻醉熵的本质是监测 EEG 和 FEMG,只是对电信号的采集和处理方法不同。因此,它在麻醉深度监测中的应用价值与 BIS、AEP 等类似。

(四)Narcotrend 监测仪

　　Narcotrend 监测仪是一种新的以脑电分析为基础的麻醉深度监测仪,可用于临床麻醉和催眠深度监测。它是应用 Kugler 多参数统计分析方法,对脑电信号进行计算机处理,基于大量处理过的脑电参数进行脑电自动分级,将脑电图(EEG)分为从字母 A(清醒)到 F(伴有暴发性抑制增多的全身麻醉)6 个阶段 14 个级别的量化指标,即 A、B 0~2、C 0~2、D 0~2、E 0~1、F 0~1,重新形成从 0(清醒)到 100(等电位)的伤害趋势指数(Narcotrend index, NI),并同时显示 α、β、γ、δ 波的功率谱变化情况和趋势。阶段 A 表示清醒状态;阶段 B 表示镇静状态(0 级、1 级、2 级);阶段 C 表示浅麻醉状态(0 级、1 级、

2级)；阶段 D 表示常规普通麻醉状态（0级、1级、2级）；阶段 E 表示深度麻醉状态（0级、1级、2级）；阶段 F 表示脑电活动的消失（出现脑电图的等电位和暴发性抑制）（0级、1级）。适宜的麻醉深度应维持在 D～E 阶段。伤害趋势指数类似于 BIS，范围从 10（苏醒）至 0。Narcotrend 监测仪通过检测分析患者的脑电波，显示患者的麻醉和镇静深度；可指导个体化麻醉药/镇静药用量调节。对静脉麻醉和吸入麻醉的 EEG 可进行自动分类，可显示 24h 的 EEG 趋势。采用连续电极测试来确保持续高质量的脑电信号。目前有两种配置：单通道版本，用于一般麻醉的脑电监护；双通道版本，用于两个大脑半球功能比较（如大脑半球和颈动脉手术等）。

四、肌松监测仪

肌松监测仪适用于对手术麻醉及 ICU 患者的肌松效应监测，可连续实时监测肌肉松弛程度的改变，客观反映肌肉松弛的程度，正确指导肌松药的应用和进行肌松药药效学的研究。另外有利于实施深麻醉下拔管，避免了患者的不适反应及肌松药的个体化给药。

肌松监测仪的原理可分为肌收缩的机械效应、肌收缩的电效应和肌收缩的加速度效应。常用的肌松效应监测包括单次肌颤搐刺激、四次成串刺激（TOF）、强直刺激后单次刺激的肌颤搐记数、强直刺激以及双短强直刺激，其特点、优缺点各异，目前临床最常用的是四次成串刺激（TOF）。

四次成串刺激（TOF）的基本方法是连续给予四个波宽为 0.2ms，频率为 2Hz 的电刺激，并记录肌颤搐强度。电流强度为 50～70mA。T_1 的价值等同于单次肌颤搐刺激，TOF 比值用来评价肌松残余。临床应用意义是 TOF 比值评定肌松药的残余作用方面较单次刺激更敏感。决定是否可以拔管，对清醒患者可以用 20～30mA 的电流强度测定；TOF 可以进行连续肌松监测，每两次的间隔为 12～15 秒；去极化肌松药只有在演变为 II 相阻滞时，才出现 TOF 衰减。TOF 监测中 T_4 肌颤搐消失，证明 70%～75% 的神经阻滞效应；T_3 肌颤搐消失，证明 85% 的阻滞效应；T_2 肌颤搐消失，证明 85%～90% 的神经阻滞效应；T_1 肌颤搐消失，证明 90%～95% 的阻滞效应。

TOF 肌松监护仪由神经刺激器、温度传感器、表层加速度传感器组成。根据刺激模式不同，产品分为三种，TOF-Watch、TOF-Watch S、TOF-Watch SX。神经刺激器应用于外科手术麻醉过程中，是通过刺激外周神经引起患者的肌肉颤搐来观察肌松药效的一种仪器。肌松药有较大的个体差异，且全身不同肌群对肌松药的敏感性不一样，监测肌张力可以指导麻醉期间肌松药的合理应用，可以保证麻醉不同阶段的肌松要求，有利于把握插管和拔管的时机，并减少术后肌松药残余作用的发生率，确保患者安全。

不同 TOF 水平的提示体征包括：TOF=0.7 时，抬头 5 秒，说明可伸舌、握力好；TOF=0.7～0.9 时仍有吞咽无力、复视、咬肌无力等不适；TOF<0.9 时，食管上端肌肉未完全恢复；TOF≥0.9 时，"压舌板试验"良好，可认为基本无肌松残余。

多年来认为拇内收肌肌张力测定 TOF 达 0.7 时，肌张力已恢复到保证患者术后有足够的通气量，但是临床观察到这对残余肌松的诊断标准是不够精确的，尚不是神经肌肉功能充分恢复的标准。研究证明拇内收肌 TOF<0.9，咽肌的正常功能尚未恢复，TOF<0.9 时人体对低氧的通气调节功能受到损害，咽部功能不协调，有发生误吸及气道阻塞的危险，导致术后一些患者发生肺部并发症和肺炎，从而增加住院时间和增加患者的医疗费用。因此目前认为残余肌松的肌张力恢复标准应该定为 TOF≥0.9。

五、神经刺激仪

神经刺激仪用于神经阻滞过程中监测穿刺针是否接触目标神经。

机制及性能要求：神经刺激仪是利用电刺激器产生脉冲电流传送至穿刺针，当穿刺针接近目标神经时，就会引起目标神经去极化，而其中运动神经较易去极化出现所支配肌肉颤搐，这样就可以通过肌颤搐反应来定位，不必通过穿刺针接触神经产生异感来判断。

组成：包括电刺激器、穿刺针、电极及连接导线。

（1）电刺激器：电刺激器要求电压安全、电流稳定、性能可靠。理想的电刺激器采用直流电，输出电流在 0.1~10.0mA 间，能随意调节并能精确显示数值，频率为 0.5~10Hz。

（2）两个电极，负极通常由鳄鱼夹连接穿刺针，使用前须消毒，正极可与心电图电极片连接，粘贴于肩或臀部。

（3）穿刺针最好选用带绝缘鞘的专用穿刺针，以增强神经定位准确性，一般穿刺针亦可应用。

临床意义：外周神经刺激器的问世，对神经阻滞的麻醉是一突破性的进展。此法改变了传统异感法的盲探式操作，可精确定位所要阻滞的神经，大大提高了麻醉阻滞的成功率，最大限度的减少了发生神经损伤的可能。

六、静脉输注泵

静脉输注泵能精确控制所输送药液的流速和流量，并能对输液过程中出现的异常情况，如气泡、阻塞等进行报警。输注泵的应用有助于减轻医护工作强度，提高安全性、准确性和工作效率。

（一）静脉输注泵的结构原理及性能要求

输液泵系统主要由以下几个部分组成：微机系统、泵装置、检测装置、报警装置和输入及显示装置。微机系统是整个系统的"大脑"，对整个系统进行智能控制和管理，并对检测信号进行处理，一般采用单片机系统；泵装置是整个系统的"心脏"，是输送液体的动力源；检测装置主要是各种传感器，如压力传感器（负责堵塞及漏液的检测）和超声波传感器（负责对气泡的检测）等，它们可感应相应的信号，这些信号经过放大处理后，送入微机系统进行信号处理，并得出控制指令，然后进行相应的控制操作；报警装置是传感器感应到的信号经微机处理后，得出报警控制信号，再由报警装置响应，引起人们的注意，同时进行正确的处理。主要有光电报警（发光二极管）和声音报警（扬声器和蜂鸣器）等；输入及显示装置的输入部分负责设定输液的各参数，如输液量、输液速度靶控浓度等，而显示部分负责显示各参数和当前的工作状态等，多采用数码管显示或液晶显示。

（二）静脉输注泵的临床意义

临床应用输注泵一般是麻醉药物的持续静脉输注，包括按一定量和速度以微量泵静脉持续输入或靶浓度控制静脉输注（TCI）。静脉恒速滴注需 4~5 个半衰期才接近血药浓度的稳态，给药后一段时间麻醉深度不够，随输注时间延长，清除速率减慢，血药浓度逐渐升高产生蓄积作用，引起麻醉深度过深，不能满足临床麻醉诱导和维持，仅适用于半衰期短的药物，以免药物蓄积。

TCI 是以群体药代动力学与药效动力学为基础，通过输入患者的体重、年龄和所需的药物血中浓度（即以 µg/ml 为单位的靶浓度），调节目标药物浓度控制麻醉深度的给药方法，与以往静脉麻醉给药习惯不同，TCI 通过以血浆或效应室的目标浓度为调控指标而不是以给药速率为调控指标，给药的同时屏幕可以显示目标血药浓度、效应室浓度、给药时间和累积剂量等。麻醉科医师可以像转动挥发器那样方便地控制静脉麻醉，提高静脉麻醉控制水平。TCI 是智能化连续控制输注系统，可使血浆药物浓度快速达到所设定的目标浓度，并可根据需要随时调整的给药技术。目前根据靶控环路的不同分为开放环路和闭合环路，开放环路无反馈装置，由麻醉科医生根据临床需要设定目标浓度；闭合环路通过反馈信号（如 BP、HR、BIS）自动调节给药系统。因为靶控输注（TCI）是基于群体药代动力学参数建立数学模型设计的系统指导个体患者的临床应用，所以难免存在个体差异，在临床应用中应根据临床监测不断调整。

七、围手术期体温维护设备

术中适度的低温可以在低血流状态下对脑组织提供保护，但更深度的低温会抑制生命器官的功能与药物代谢，使低血压、心律失常、心肌缺血与呼吸性酸中毒等并发症的危险性大大增加，并延长了术后的恢复期，当患者体温低于 36℃时，谓之低温症。围手术期体温维护常用设备的性能要求和临床意义如下：

（一）辐射加温器

使用特制的白炽灯泡或热源来产生红外线。主要优点是加温器与患者没有接触，其他所有体表加温装置必须接近皮肤表面,因此它比较适合儿科手术。

(二)热量 - 水分交换滤器(人工鼻)

用于为吸入气体加热和加湿,由于经呼吸道散热仅占不到10%,因此吸入气体加温维持核心温度的作用可以忽略(小儿除外)。

(三)循环水床垫

是经典的术中主动加温装置,但因约90%的代谢产热是通过身体前表面丧失的,所以效率有限。另外背部的毛细血管受患者自身的压迫限制了血流,所以这种方法还可能导致"压力 - 热损伤"。

(四)充气加温装置

是目前认为最有效而可行的方法。由电热充气装置和温毯组成。加热器加热空气,由鼓风机将加热后的热空气吹入保温毯,保温毯为中空的医用薄膜,与患者皮肤接触的一面有大量均匀分布的微孔,吹入保温薄膜的热空气从微孔中流出并围绕在患者身体的周围,温暖而流动的热空气增加了热传导的效率,从而有效地保持患者的体温。远比单纯被动隔热和循环水床垫有效。对四肢加温比对躯干加温更有效。充气式保温毯操作方便,重量轻,复温效率快;分为4个不同温度档次,可根据不同程度的体温,给予低体温手术患者最佳的保暖措施。充气式保温毯的设定合理,能持续维持所设定的温度,不会造成烫伤或温度不够影响效果等不良反应。

(五)液体加温

对输人体内的液体和血液制品加温至37℃,可以预防低体温的发生,目前临床上使用的输液加温泵对预防低体温起到了较好的疗效。研究表明,液体或血液制品加温至36～37℃是安全、舒适的,且对药液成分无影响。体腔冲洗可带走大量热量,应使用温箱将冲洗液加温至37℃左右,避免体内过多热量散失,防止术中体温下降。

(六)有创加温装置

包括腹膜透析和动静脉分流加温,其中最强有力的是体外循环,但这种方法不仅需要昂贵的设备和专门的技术训练,而且操作本身也有一定的危险性。因此仅适应于ICU内危重患者低体温下顽固心室纤颤、心搏停止的患者,无法用来预防和处理围手术期轻度低体温。

(七)热水袋

通过将热水袋放置在血流丰富的部位(如腋窝)来为患者加温。这种方法简单但缺乏效率而又危险。缺乏效率是因为作用面积太小,危险的是,如果组织不能将热量充分地播散到身体其余部分,则意味着热量将在局部蓄积引起组织损伤。因此手术患者应该禁用。

(八)恒温湿化器

呼吸机多配有恒温湿化器,可将吸入气体加温到32～38℃。若湿化器内的水耗干,气道温度可升高,所以一般要监测吸入气体温度,并设报警限,以防气道灼伤。

(九)复合保温护理

临床实践表明,单一的保温方法并不一定能起到保温作用。术中采用复合保温护理方法(如术中非手术区的四肢和躯干用棉被覆盖合并使用加热毯、输血输液加温、冲洗术野液体加温等)可有效地维持患者正常体温。采取复合保温护理措施,其低体温的发生率为20%,且未出现体温低于35℃的情况。

围手术期低体温已引起医务人员的高度重视,麻醉科医生应严密观察体核温度,及时发现低体温现象,还应积极主动采取保温措施,并以采用复合保温的护理措施为佳,保证围手术期患者的安全,减少各种并发症的发生。

第三节　临床麻醉特殊仪器设备

一、困难气道处理设备

用于困难气道的器具有百余种之多,临床推荐最常用的和被公认最有用的几种。将这些工具分为处理非急症气道和急症气道的工具。处理非急症气道的目标是微创，而处理急症气道的目的是救命。

（一）非急症气道工具

在维持通气的条件下，麻醉医师应当选择相对微创和自己熟悉的方法建立气道。推荐以下七类工具：

1. 常规直接喉镜及各种型号和尺寸的镜片　包括弯型镜片（Macintosh）和直型镜片（Miller）等。成人最常用的是弯型镜片，选择合适的尺寸号码最重要；直型喉镜片能在会厌下垂遮挡声门时直接挑起会厌显露声门。

2. 可视喉镜　均为间接喉镜，通过显示器或目镜看到声门。这些镜片的可视角度均比常规喉镜大，因此能很好地解决声门显露问题，但插管时一定要借助管芯，以防止显露良好却插管失败。

3. 管芯类（Stylets）　包括硬质管芯，可调节弯曲度的管芯以及插管探条。插管探条需在喉镜辅助下使用，当喉镜显露在Ⅱ～Ⅲ级时，可先行插入插管探条，确定探条进入气管内后，沿探条导入气管导管。优点是方法简便，提高插管成功率，减少损伤。

4. 光棒（Light Wand）　光棒前端有光源，插管不需喉镜显露声门，事先将气管导管套在光棒外，光棒尖端的光源位于气管导管前端内，诱导后直接将光棒置入喉部，光源到达喉结下正中，光斑集中并最亮时置入气管导管。优点是快速简便，可用于张口度小和头颈不能运动的患者。

5. 可视硬质管芯类（Rigid Fiberoptic Stylets）　能通过目镜看到声门，可模仿光棒法结合目镜观察辅助插管，也可模仿纤维气管镜法辅助插管。优点是结合了光棒和纤维气管镜的优势，快捷可视。

6. 喉罩（Laryngeal Mask Airway，LMA）　是被广泛接受的最主要的声门上气道工具，常用的有经典喉罩、双管喉罩、一次性喉罩和免充气喉罩等。喉罩操作简便，不需喉镜辅助，对患者刺激小，对患者体位的要求也低，置入成功率高，在困难气道处理中的地位逐步提高。插管型喉罩已经塑成弯型并自带辅助置入的手柄，便于迅速置入到位，优点是只要插管型喉罩置入成功（在气管导管插入前）就已建立了气道，即刻开始通气，并为进一步的气管插管提供了便利，既可解决困难通气，也可解决困难插管。缺点是患者的张口度须大于3cm并且咽喉结构正常，插管成功率受到医生熟练程度的影响。

7. 纤维气管镜辅助插管　此方法能适合多种困难气道的情况，尤其是表面麻醉下的清醒插管，并可吸引气道内的分泌物；但一般不适合急症气道，操作需经一定的训练。

（二）急症气道工具

发生急症气道时要求迅速建立气道，即使是临时性气道也是如此，以尽快解决通气问题，保证患者的生命安全，为进一步建立稳定的气道和后续治疗创造条件。推荐以下四种工具：

1. 面罩正压通气　置入口咽或鼻咽通气道后面罩加压通气；双人通气，一人扣紧面罩托起下颌，另一人加压通气。

2. 喉罩　既可以用于非急症气道，也可以用于急症气道。训练有素的医师可以在几秒内置入喉罩建立气道。紧急情况下，应选择操作者熟悉并容易置入的喉罩。

3. 食管与气管联合导管　是一种双管道（食管前端封闭和气管前端开放）和双套囊（近端较大的口咽套囊和远端低压的食管套囊）的导管，两个套囊之间有8个通气孔，可通过食管或气管的任何一个管腔进行通气。特点是不需要辅助工具，可迅速将联合导管送入咽喉下方，无论进入食管或气管，经简单测试后都可进行通气。缺点是尺码不全，易导致损伤。现在，喉管（Laryngeal Tube）也是很好的急症气道工具，可以取代联合导管。

4. 环甲膜穿刺置管和通气装置　环甲膜穿刺是经声门下开放气道的一种方法，用于声门上途径无法建立气道的紧急情况。时间是最重要的因素，另外穿刺针的口径以及与通气设备的连接也很关键，要事先准备妥当。如果穿刺口径过小，只能用于供氧或接高频通气机，而且必须经口腔排气，需要口咽通气道和托下颌，这种情况维持短暂，需要后续方法。如果穿刺口径较大（≥4mm）并可连接通气设备，即可进行通气，但易致气道损伤。

每个麻醉科都应该准备一个困难气道设备车或箱,内容包括上述急症和非急症气道工具,可以结合本科室的具体条件有所调整,但应当至少有一种急症气道工具。设备车内还应备好各种型号的气管导管、面罩、通气道以及简易呼吸器;另外还有牙垫、注射器、胶带等辅助物品。设备车应由专人负责,定期检查并补充和更换设备,使各种器具处于备用状态并定位摆放。

二、纤维支气管镜

纤维支气管镜除常规适用于做肺叶、段及亚段支气管病变的观察、活检采样、细菌学、细胞学检查外,目前在麻醉科常用于辅助困难气道的气管插管、经鼻气管插管、双腔支气管插管的定位(主要解剖标志包括气管隆嵴的位置、右上肺叶开口等来确定左、右支气管的正确位置)以及对支气管哮喘的哮喘持续状态的给药治疗。配合电视 TV 监测系统可进行摄影、示教和动态记录,便于实习医生、进修医生、规培医生和医学研究生的教学和科研。

纤维支气管镜引导下气管插管可以在全麻快诱导或在咽喉腔充分表面麻醉及环甲膜穿刺表麻后行健忘镇痛慢诱导下进行。操作者应熟悉纤支镜的使用流程,经口或经鼻至咽部寻找会厌这一解剖标志,进行气管插管。操作应轻柔、耐心,避免粗糙操作损坏纤支镜内的导光纤维。

三、微创循环功能监测设备

(一)连续温度稀释心输出量测定仪(continuous cardiac output,CCO)

采用与 Swan-Ganz 相似的导管(CCO-PACs)置于肺动脉内,在心房及心室这一段(约 10cm)有一加温系统,使导管周围血液温度升高,然后由热敏电阻测定血液温度变化,加热是间断进行的,每 30 秒一次,获得温度 - 时间曲线来测定 CO。开机后 3～5 分钟即可报出心排出量,以后每 30 秒报出以前所采集的 3～6 分钟的平均数据,成为连续监测。

1. 原理方法及性能要求　　CCO 测定 CO 是将传统的肺动脉导管进行改进,在相当于右心室部位装入一热释放器,热释放器在安全范围内(不超过 40℃)连续地、按非随机顺序将热能释放入血,经右心室血稀释后,随右心室收缩,血液流到导管顶端,由于该处被稀释后血温下降而使传感器产生一系列电位变化,形成与冷盐水相似的温度稀释曲线,从而计算出肺动脉血流速度和 CO。装入肺动脉导管的温度释放器有开和关两种状态,在关的状态没有热能释放入血,而在开的状态,温度释放器以 7.5W 的能量释放热量。开和关状态轮流交换,仪器内有自动监控释放温度装置并自动进行调节,因此监测 CO 不需人工校正。

2. 临床意义　　由于 CO 的变化往往发生在 MAP 等变化之前,故对危重患者来说,连续动态观察 CO 能及早发现病情变化,采取措施,阻止其进一步发展。CCO 监测适用范围包括心脏压塞、冠心病合并心肌梗死、心力衰竭和低心排出量综合征、危重患者行大手术、肺栓塞、ARDS、严重创伤和脓毒性休克、心脏手术及指导心血管用药、选择药物和调节计量等。

CCO 不仅可动态显示 CO,还可自行计算 MAP、CVP、肺动脉楔压(PCWP)等,获得全套血流动力学指标。由于 CCO 还可连续显示混合静脉血氧饱和度(SvO_2),因此可判断呼吸功能和微循环状态。同时,输入 PaO_2,可计算氧输送(DO_2)、氧消耗(VO_2)、氧摄取率(OER)等氧供需平衡指标。

CCO 测定心排出量准确可靠。减少了仪器定标和注射盐水带来的许多影响,同时由于它应用随机或扩展光谱信号技术,有效地减轻噪声、温度基线漂移和呼吸、心动周期不规则对测定 CO 的影响,在临床上有较大的实用价值,被认为是血流动力学监测的里程碑。但由于 CCO 系统操作比较复杂,仪器和导管价格昂贵,在一定程度上限制其在临床上的广泛使用。

(二)温度稀释结合动脉搏动曲线分析的心排出量监测系统(PiCCO)

是一种较新的微创心排出量监测方法(PiCCO),通过持续的测量脉搏曲线来测定心排出量,并能对心脏前负荷以及肺水进行监测,是经肺温度稀释技术和动脉搏动曲线分析技术相结合的监测方法。

1. 性能要求　　通过计算脉搏曲线下面积的积分值而获得心排出量,这个面积与左心排出量在比例上相近似,心排出量就是由心每搏量乘以心率而得。计算的过程需要一个标准值(calibration factor),再通过以下公式:CO=A·HR·cal。(A:脉搏曲线下面积;HR:心率;cal:标准值)。要获得最初的标准值,PiCCO 使用动脉热稀释法以方便此测量,不需置入肺动脉导管,只要由一条中央静脉导管快速注入一定量的冰生理盐水或葡萄糖水(水温 5～10℃约 10ml),再由另一条动脉热稀释导管(置于股动脉)得到热稀释的波形,此步骤重复三次,PiCCO 仪器将自行记录这几次的结果并算出一个标准值,PiCCO 以此标准值,再根据患者的脉搏、心率通过上述公式而持续算出心每搏量。

2. 操作方法 ①中心静脉置管;②放置 PULSIONCATH 动脉导管;③将 PULSIONCATH 动脉导管与 PiCCO 心排量模块相连;④作三次经肺温度稀释法测量对脉搏曲线心排出量测量进行校正,然后根据脉搏曲线变化可以持续监测。

3. 临床意义 由 PiCCO 能直接提供前负荷数据(确切的 ml 数)及肺水情况,是创伤相对小、并发症少又经济的监测技术。但由于受到血管充盈程度、心肌收缩性、血管顺应性和胸膜腔内压的影响,用 CVP 和 PAOP 监测心脏前负荷有较大局限性。另外如果校零不准确、患者体位、呼吸方式或导管放置位置等都会影响测量结果。

(三)心排出量监测系统

该系统又称为动脉波形分析心排出量(arterial pressure-based cardiac output,APCO),是通过分析外周动脉压力波形信息连续计算 CO、心排指数(CI)、每搏输出量(SV)、每搏输出量变异度(SVV)等血流动力学指标,操作简便,创伤性小,并发症少,使用安全并且不需要通过其他方法来校准。心排出量监测系统是基于动脉压力波形监测 CO 的微创技术,由主机、光学模块和 FloTrac 传感器等组成。通过连接患者桡动脉或股动脉产生的压力信号,再输入患者的身高、体质量、年龄、性别等一般资料,即可连续计算出 CO、SVV 等以上指标。SVV 是监测循环相关指标中的一项重要指标,SVV 在反映患者前负荷状态的同时,还可通过及时、准确地反映液体治疗反应,预测输液反应成为功能性血流动力学监测的重要指标之一。SVV 反映患者前负荷状态必须满足以下三个条件:①机械通气;②潮气量大于 8ml/kg;③无严重心律失常。

四、经食管超声心脏监测仪

TEE 是监测心室活动和容量的优良的监测仪。TEE 的逐渐成熟不仅引起了心内科专家的注意,几乎同时也吸引了麻醉科医师的极大兴趣。由于 TEE 检查有一定的侵袭性,在有些医院,术中 TEE 发展较心内科更加迅速和成熟。有趣的是 TEE 的早期临床应用侧重点在欧洲与美国略有不同。欧洲主要是侧重于各种心脏病的诊断,而在美国,TEE 开始时主要侧重于术中心功能的监测。目前术中 TEE 的大部分工作是由麻醉科医师完成的。心血管麻醉医师已成为术中 TEE 监测的主要使用者,麻醉科医师有必要掌握这一新技术以适应术中监测的发展。

(一)术中 TEE 的性能要求

一台完整的配备了 TEE 的超声仪包括 TEE 探头(换能器)、主机和与之配备的图像记录系统。换能器是超声检查的关键部件,它通过特定的压电晶片将电信号换成超声信号发射至人体心脏,然后将经过心脏反射回来的超声信号转换成电信号。主机主要是控制发射超声频率和接收反射回来的超声信号,以灰阶图像或多普勒频谱等显示出来。主机配备有强大计算机功能的图像处理系统。

TEE 探头是 TEE 的必要设备。最初使用的是机械式扫描二维探头,后来采用相控阵式等各种类型的二维 TEE 探头,扫描形式也从单平面、双平面发展到多平面等类型。目前的 TEE 探头,种类很多,根据用途分为成年用、儿童和婴儿用等类型,主要差别在于换能器大小和管体长短、粗细等。

目前使用的探头均具有二维、M 型、彩色、脉冲和连续多普勒检查的功能。TEE 探头基本结构由发射和接收超声的换能器、管体和操纵连接装置三部分组成。

1. 换能器(探头) 是 TEE 探头的核心部件,均位于管体顶端,其扫描功能、体积大小、扫描平面和内部结构等已经历了多个发展阶段,同时,也是今后继续改进的主要目标,包括缩小体积、改善图像质量、增加检查功能、增加操作的灵活性和简便性等。目前换能器所采用的超声发射频率为 3.75～7.0MHz。

目前 TEE 探头主要有下列四种：

（1）单平面 TEE 探头：早期的成人 TEE 探头是单平面，频率多为 5MHz 或 7.5MHz，安装在直径约 10mm 的胃镜的前端。只能作水平扫描，不利于显示心脏解剖结构。该探头有两个操作控制钮来控制换能器的前后倾斜和左右位移。

（2）双平面 TEE 探头：该探头由水平扫描和纵向扫描两组换能器上下排列组成，其中心点相距约 1cm，由计算机控制两组晶体片交替互相垂直方向发射扫描，能方便显示主动脉弓横断面、心脏长轴切面。

（3）多平面 TEE 探头：采用了相控阵晶片旋转装置，可使发生声束从 0°～360°范围连续扫查心脏和大血管结构，最大限度地提高了 TEE 显示心脏解剖结构、尤其是相互关系的能力，使操作者从切面解剖信息构思其立体三维结构变得相对容易。同时，多平面 TEE 也促进了动态三维超声心动图的迅速发展。目前，对体重大于 20kg 的患者多平面 TEE 探头几乎完全取代了单平面和双平面探头。

（4）3D-TEE 探头：采用面阵探头，直接采集三维体数据，目前由于受到探头技术的限制，成像角度较窄，且探头体积较大，今后若能真正突破三维多普勒的数据采集和显示的难题，实现三维血流多普勒成像和三维组织多普勒成像，将极大地拓展术中超声心动图的应用空间。

2．管体　管体为类似于胃镜的管体，直径 5～10mm，长度 70～110cm。管体一般由制作消化道内镜的类似特殊材料制成，表面光滑、柔韧，带有深度标尺，顶端安装换能器，靠近顶端处管体较柔软，可通过操纵连接装置做一定范围的左右、前后摆动。

3．操纵连接装置　管体后端连接操纵器，有控制钮操纵管体尖端在一定范围内前后左右活动，其中大轮为控制尖端前后移动，小轮控制左右移动。多平面探头的发声束调控按钮也位于此处。

（二）临床意义及发展趋势

由于心室前负荷对血压的稳定特别重要，因此需要对重症手术患者的血容量和液体负荷进行测量。TEE 比 PA 导管植入更能准确地评估心室前负荷。TEE 在创伤患者其他的临床应用包括评估心室功能，室壁运动异常，瓣膜疾病，心包积液，心脏压塞，主动脉损伤，房内分流和肺栓塞。但因为存在加重食管破裂的可能性，对已明确或者怀疑食管损伤的患者不能放置 TEE。通过应用高分辨率的食管探头，可以使 TEE 更广泛、迅速地用于临床。

目前已经有商品化的经食管三维超声（3D-TEE），具有如下优点：①成像形象直观，容易被手术医生所理解；②可以提供常规二维切面所没有的视觉角度，如从心房面观察房室瓣膜启闭的动态立体结构；③对获得的三维图像进行任意角度的解剖二维切面，更有助于观察心脏、大血管情况；④可用于心室容量和射血分数的三维测量；⑤全麻下图像不受吞咽的影响，人工控制呼吸频率，可显著缩短 3D-TEE 的图像采集时间，提高图像质量。目前许多国内、外重要的心血管病中心纷纷开展 3D-TEE 的术中应用研究。

五、超声定位仪器

目前麻醉科使用超声来进行神经和血管定位已越来越普遍，其避免了原有凭解剖结构寻找神经穿刺异感的盲目性，也降低了神经损伤的发生率。超声多普勒技术可以清楚地观察到血管、神经，提高了对于局部解剖的可观察性。且现在的新工艺和技术可以制造出高性能有完整检查功能的小型化超声诊断设备。这些仪器的设计、重量、电池寿命、探头的选择、性能和模式的变化多种多样。更有一种系统，将超声处理系统整合在一个探头之中，仅联接到个人计算机或笔记本电脑即可。尽管研究认为便携式设备的显示性能略逊于大型超声设备，但是其应用于麻醉医生进行血管超声定位、超声引导神经穿刺的市场潜力是巨大的。

（一）超声定位仪器的基本原理和性能要求

超声成像是由特别设计的发射电路给探头施以高频交变电场,由探头的压电晶体产生超声波。经技术处理的单向声束传入人体各种组织,遇有组织密度和含水量不同所产生的大小各种界面而引起反射回波,反射回波作用于压电晶体使其产生电位变化。对回波电信号进行时相性、空间性、幅值性及频率变化等多种形式的显示即形成各种类型的超声影像。

1. M 型超声心动图（M-mode echocardiography） 当把辉度信号加在示波器的垂直方向输入,而给其水平方向输入施加 25mm/s 或 50mm/s 等速度时基信号时,示波器上出现的是某一声束所经组织界面回声辉度与距离信号随时间变化的线条样运动图像,即 M 型回声显像。

2. 二维超声心动图（two-dimensional echocardiography） 当探头发射多条声束时,将有一定角度的组织界面的超声信号反射至探头,仪器将不同角度的声束与单一声束的辉度信号分别施加给显像管的水平与垂直输入极板,就构成了组织的回波信号的二维声像图。当这种二维图像的更替频率达到一般电影或电视的速度时,就能够看到连续活动的心脏影像。

3. 脉冲波多普勒（pulsed wave Doppler, PW） 其探头超声波的发射与接收由同一晶体片完成,并且依次交替进行。对回声信号出现的早晚与组织器官距探头的距离有关,所以应用脉冲式多普勒技术的真正目的是测距式定位能力的应用。只要对回声脉冲超声进行时间上的选择性截获并计算频移加以频谱显示,即可对声速通道上的血流进行定位取样分析。

4. 连续多普勒（continuous wave Doppler, CW） 探头发射与接收超声波的晶体片是分开的,发射晶体片连续不断地发射超声波,而接收晶体片则连续不断地接收超声波,仪器快速计算出多普勒频移并给予一维频谱显示。其特点为所接收的是整个声束通道上所有血流信息的总和,但因接收晶体片接收到的回波脉冲频率实际上与超声发射频率相同,一般在 2MHz 以上,故以频谱方式显示的频移信息量极大,也即能较真实地测出高速血流。

5. 彩色多普勒（color Doppler） 彩色多普勒血流显像是在脉冲波多普勒技术的基础上发展起来的。彩色多普勒血流显像是多条声束上进行多点取样,并且将不同的多普勒频移信号（转换成速度信息）按照国际照明委员会的规定,显示为红、绿、蓝三种基本颜色及其混合色,这些彩色信息点即构成血流状态的二维影像。一般以红色规定为正向多普勒频移（朝向探头的血流）,而将蓝色规定为负向多普勒频移（背离探头的血流）。当血流仍朝向探头但为湍流时显示为黄色（红与绿的混合色）,而反向湍流编码为深蓝色（蓝与绿的混合色）。彩色的亮度显示血流速度,颜色越明亮,血流速度越高。

（二）临床意义

使用超声成像方法引导中心静脉、动脉穿刺和神经丛穿刺麻醉。超声引导的优势包括确定目标血管和神经、确定尺寸位置、明确异常解剖结构、节约成本、减少穿刺失败率和相关并发症、减少患者的痛苦和焦虑等。

六、血气分析仪

血气分析仪是指利用电极在较短时间内对动脉中的酸碱度（pH）、二氧化碳分压（PCO_2）和氧分压（PO_2）、血电解质（Na^+、K^+、Ca^{2+}）、血细胞比容（Hct）等相关指标进行测定的仪器。具有自动定标、自动进样、自动检测及故障自诊断等功能,具备简便、分析速度快、准确度高等特点。

（一）工作原理和性能要求

在管路系统的负压抽吸作用下,样品血液被吸入毛细管中,与毛细管壁上的 pH 参比电极、pH、PO_2、PCO_2 四支电极接触,电极将测量所得的各项参数转换为各自的电信号,这些电信号经放大、模数转换后送达仪器的微机,经运算处理后显示并打印出测量结果,从而完成整个检测过程。

仪器结构:主要由电极系统、管路系统和电路系统三大部分组成。

1. 电极系统 电极测量系统包括 pH 测量电极、PCO_2 测量电极、PO_2 测量电极。①pH 测量电极是一种玻璃电极,由 Ag-AgCl 电极和适量缓冲溶液组成,主要利用膜电位测定溶液中 H^+ 浓度,参比电极为甘汞电极,其作用是为 pH 电极提供参照电势。②PCO_2 测量电极主要结构是气敏电极,关键在于电极顶端的 CO_2 分子单透性渗透膜,通过测定 pH 的变化值,再通过对数变换得到 PCO_2 数值。(3)PO_2 测量电极是基于电解氧的原理,由 Pt-Ag 电极构成,在气体渗透膜选择作用下,外施加一定电压,血液内 O_2 在 Pt 阴极处被还原,同时形成一稳定的电解电流,通过测定该电流变化从而测定血样中的 PO_2。

2. 管路系统　是为完成自动定标、自动测量、自动冲洗等功能而设置的关键部分。

3. 电路系统主要是针对仪器测量信号的放大和模数转换,显示和打印结果。近年来血气分析仪的发展多体现在电路系统的升级,在电脑程序的执行下完成自动化分析过程。

(二)血气分析仪的临床应用意义

1. 麻醉患者　麻醉期间患者由于疾病、麻醉、手术以及术中出血和输血、输液的影响,很容易出现血气变化和酸碱失衡,而发生在麻醉中和麻醉恢复期间的心搏骤停约有 60% 与低氧血症和高碳酸血症有关,这一期间血气分析仪的应用能全面了解患者的呼吸功能,及时发现和准确诊断低氧血症与高碳酸血症,为正确处理麻醉患者所出现的血气变化和酸碱失衡提供依据。从而可以避免由此造成的麻醉意外的发生,保证患者在麻醉和手术中的安全,降低手术风险,减少术中和术后的并发症的出现。

2. PACU　麻醉后监测治疗室作为患者严密观察和监测,直至患者生命体征恢复稳定的重要单元,血气分析对患者的恢复状况评估具有重要的意义,有利于麻醉医生及时判断患者的内环境状况。

3. 重症监护室(ICU)　ICU 中的危重患者因机体内环境紊乱,常伴有多脏器功能损害,特别是肺和肾功能障碍,极易并发动脉血气异常和酸碱平衡紊乱,严重的酸碱平衡紊乱又可影响重要脏器的功能,有时往往成为患者致死的直接原因,因此及时正确地识别和处理常是挽救危重患者的关键因素之一。抢救危重患者时不但应争分夺秒,而且在救治过程中动态检测动脉血气变化对危重患者的治疗更具有指导作用。

七、血栓弹力图仪

血栓弹力图仪(Thrombelastography,TEG)是一种从整个动态过程来监测凝血过程的分析仪。血栓弹力图仪于 20 世纪 80 年代开始广泛用于临床指导术中输血,并取得了良好效果,现已成为当今围手术期监测凝血功能的最重要指标。同时也是世界上先进国家进行血制品管理的重要工具,它在临床的广泛使用可以节约 20%～50% 的血制品,这已被国内、外临床文献大量证明。该设备在 1995 年开始在心脏外科使用。目前以 TEG 为主要监测手段的体外循环术中凝血监测方案已经在世界上 40 多个国家使用。2004 年,该设备上市了抗血小板药物疗效监测的方法——即血小板图试验,从而为临床带来了快速、准确的监测血小板聚集功能的技术。

近年来,它在肝移植及心肺转流术中对凝血功能监测得到广泛应用与肯定,展示出明显的优越性,不仅可提供而且能全面地分析凝血形成反应时间及快速的 ACT 测定时间、血块溶解的全过程以图形表示、数字量化指标,而且可分析凝血异常的原因、能动态地评估血小板与血浆凝血因子的相互作用以及其他细胞成分(WBC、RBC 等)对血浆因子活动的影响,具有动态性、及时性、准确诊断的特点,这是传统的实验室检查所不及的。通过 TEG 分析仪的电脑数字化处理系统自动显示出 TEG 图形,血细胞凝集块形成及溶解等五个主要参数判断凝血异常原因,作为临床判断,拟定诊治指导性计划,具有很强的实用价值。

(一)凝血弹性图仪的工作原理及性能要求

TEG 监测凝血的物理特性基于以下原理:一只特制的盛有血液(0.36ml)的圆柱形杯,以 4°45′ 的角度旋转,每一次转动周期持续 10 秒。通过一根浸泡于杯内的血液中由螺旋丝悬挂的针来检测血液的凝固状态。杯旋转时,如杯内血液未凝固,血液呈液态,针与血浆无任何旋转切应力产生,一旦纤维蛋白与血小板复合物产生并与针黏合在一起,旋转切应力产生并不断增加,纤维蛋白-血小板复合物的强度能影响针运动的幅度,针与血液之间形成的切应力随着血细胞凝集块的强度而变化,这种针与杯旋转产生力的变化通过传感器放大描出 TEG 图形。当红细胞凝集块回缩或溶解时，针与血细胞凝集块的切应力又减少，图形也出现相应改变。

（二）TEG 图形及其相应参数

1. R（R-time） 凝血反应时间，即从加血样至开始记录到第一次切应力的时间，正常为 6～8 分钟（普通杯），即开始形成凝血所需的时间；R-time 能因抗凝剂及凝血因子缺乏而延长，因血液呈高凝状态而缩短。

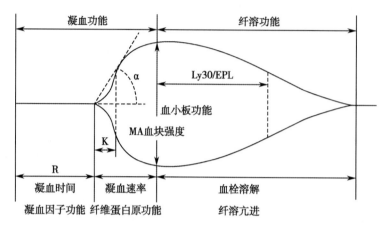

图 12-3 血栓弹力图波形及意义

2. K（K-time） 凝血形成时间，即形成血细胞凝集块所需的时间，即从测量凝血开始记 TEG 扫描图振幅为 20mm 的时间。因此，K-time 可用来评估血细胞凝集块强度达到某一水平的速度（凝血速度）或动力学特性。增加凝血因子 I 和血小板功能可缩短 K 时间值，而影响血小板功能及凝血因子 I 水平的抗凝剂能延长 K 时间值。

3. R+K 值为凝血时间 正常为 10～12 分钟。

4. Alpha 角度（α°） 血细胞凝集块形成速率，正常值为 50°～60°，代表血细胞凝集块形成的动力学特性。又与 K-time 密切相关，因为两者都是血细胞凝集块聚合速率的函数。在血液处于低凝状态时尤其是纤维蛋白缺乏时，血细胞凝集块的牢固程度小，最终振幅达不到 20°。

5、MA TEG 最大振幅，正常值为 50～60mm，为 TEG 扫描图上最大宽波幅度。用来评估正在形成的凝块的最大强度或幅度（最大切应力系数）。影响血细胞凝集块强度的因素有两个，即纤维蛋白及血小板，其中血小板的影响要比纤维蛋白大。

6. A60 从 TEG 最大振幅 MA 后至 60 分钟，正常值 =MA-5mm。测量凝血块的溶解或退缩，A60 下降预示着存在纤溶亢进。

7. LY30 指 MA 达到后 30 分钟的 TEG 振幅减小百分数，用来评估血细胞凝集块的溶解程度。用 A60 除以 100 之余，即为血栓溶解指数。正常血栓溶解指数为大于 85%，纤溶亢进时血栓溶解指数减小，若患者应用凝血药或抗凝药上述各参数均可改变。

TEG 能从一份血样完整地监测从凝血开始，至凝血块形成及纤维蛋白溶解的全过程。对凝血因子、纤维蛋白原、血小板聚集功能以及纤维蛋白溶解等方面进行凝血全貌的检测和评估，结果不受肝素类物质的影响。15～20 分钟即可出结果，且带有自动诊断功能。而常规实验室检查凝血酶原时间（PT），部分凝血酶原时间（PTT）或 D-Dimer 等只是检查离体血浆和凝血级联反应中一个部分。即内或外源性凝血旁路这部分或纤维蛋白溶解部分的情况，是凝血全过程片段的、部分的描记，且结果常常受肝素类物质的影响。

（三）临床意义

麻醉科中的凝血监护已经越来越受到广大麻醉科医生的重视，在目前实施的很多麻醉手术中，患者的凝血都会发生不同程度的变化，无论是术中出血、药物及血制品的使用、术中纤溶亢进的出现以及预防术中血栓发生等方面,都给我们的麻醉科医生提出了很多值得探讨的课题。

TEG在围手术期的主要临床用途:

1. 判断患者出血原因,鉴别是由于凝血系统异常引起,还是外科原因引起;

2. 准确诊断患者的凝血异常的类型,鉴别凝血因子缺乏、血小板功能不良、纤溶亢进等;

3. 指导成分血使用,明确成分血给予的时间、种类、剂量;

4. 判断患者高凝状态,指导抗凝治疗,预防术中血栓;

5. 鉴别原发纤溶亢进和继发纤溶亢进;

6. 检测和评估成分血和(或)与凝血相关药物的治疗效果;

7. 监测手术中其他治疗对凝血系统的影响,如输液、药物使用等;

8. 判断肝素的效果和鱼精蛋白中和肝素的效果。

八、血生化分析仪

自动生化分析仪采用程序控制的自动分析。分析程序一经确定,工作时只要简单地输入测定项目或编码,仪器即可按编制程序自动完成测定、计算和报告。具体的控制程序因仪器而异,一般分为固定程序和自编程序两种。固定程序为仪器厂家预先设定,常与指定试剂配套;有的不能更改,有的也可由用户修改。它与配套试剂一同使用时,既方便工作,质量也比较可靠,但成本较高。自编程序灵活实用,便于开发新项目,强调程序的灵活性。比如,成批测定过程中应可随时插入急诊标本测定而不打乱原有程序;单个急诊标本测定操作简捷、消耗少,可灵活预稀释或重复测定。

(一)性能分类

按照反应装置的结构,自动生化分析仪主要分为流动式(Flow system)、分立式(Discrete system)两大类。

1. 流动式　指测定项目相同的各待测样品与试剂混合后的化学反应在同一管道流动的过程中完成。这是第一代自动生化分析仪。

2. 分立式　指各待测样品与试剂混合后的化学反应都是在各自的反应杯中完成。其中有几类分支:①典型分立式自动生化分析仪。此型仪器应用最广;②离心式自动生化分析仪,每个待测样品都是在离心力的作用下,在各自的反应槽内与试剂混合,完成化学反应并测定。由于混合,反应和检测几乎同时完成,它的分析效率较高;③袋式自动生化分析仪是以试剂袋来代替反应杯和比色杯,每个待测样品在各自的试剂袋内反应并测定;④固相试剂自定生化分析仪(亦称干化学式自动分析仪)是将试剂固相于胶片或滤纸片等载体上,每个待测样品滴加在相应试纸条上进行反应及测定。具有操作快捷、便于携带的优点。典型分立式自动生化分析仪基本结构,包括样品(Sample)系统、试剂(Reagent)系统、条形码(Barcode)识读系统、反应系统、清洗(Wash)系统、比色系统和程序控制系统。

(二)血生化分析仪的临床意义

围手术期血液生化检查意义包括:①血红蛋白和血细胞比容的变化可以判断有无血液浓缩或消化道出血的发生;②电解质的检查对于围手术期综合治疗有很大的指导意义;③肌酐、尿素氮对判断肾功能及血容量有价值;④长期用呼吸机者应查肝功能。

九、血液回收机

自体血液回收机(简称血液回收机),是利用现代化医学成果和高科技手段,从患者术中收集起来的血液,进行过滤、分离、清洗、净化后再回输给患者,可创造良好的社会效益和经济效益。

血液回收机通过负压吸收装置,将创伤出血或术中出血收集到储血器,在吸引过程中与适量抗凝剂混合,经多层过滤后再利用高速离心的血液回收罐把细胞分离出来,把废液、破碎细胞及有害成分分流到废液袋中,用生理盐水对血细胞进行清洗、净化和浓缩,最后再把纯净、浓缩的血细胞保存在血液袋中,回输给患者。

物品准备包括血液回收机1架及其一次性使用的配套物品1套,包括吸引管、抗凝药袋、储血器、血液回收罐、清洗液袋、浓缩血袋、废液袋；肝素 2 支，生理盐水数瓶，负压吸引装置 1 套。血液回收机的人工操作流程包括物品准备、失血的收集与抗凝、进血、清洗、排空、浓缩和回血步骤。

血液回收机的配备原则是在出血量较大的心血管、神经外科、肿瘤外科、肝胆外科手术间等每间配备一台，在科室设备库内备用 2~3 台。

十、心脏除颤仪

心脏除颤器又称电复律机，主要由除颤充/放电电路、心电信号放大/显示电路、控制电路、心电图记录器、电源以及除颤电极板等组成，是目前临床上广泛使用的抢救设备之一。它用脉冲电流作用于心脏，实施电击治疗，消除心律失常，使心脏恢复窦性心律，它具有疗效高、作用快、操作简便以及与药物相比较为安全等优点。

（一）主要功能

1. 除颤功能　仪器上有能量选择开关，医生根据患者的体重选择适当的放电能量。一般体内除颤所用能量不能大于 50J，体外除颤在 200~300J 之间。

2. 心电监护　显示患者心率、心电波形。带有诊断功能的除颤器，对心动过速、心动过缓、心脏停搏等心律异常能自动报警，并自动记录数秒的异常心电波形。

3. 充电电路　选好能量档位后，按下充电按钮，即对除颤器高压电容充电，达到预定值后，有声光指示。

4. 放电电路　除颤电极左右手柄上各有一个放电按钮，除颤电极安放好后，压下放电按钮，储存在高压电容器上的能量通过高压继电器和电阻抗向患者释放高压电脉冲，终止纤颤。

5. 同步除颤、使除颤脉冲与心电波形中的 QRS 波群同步，当 R 波出现时才能有放电脉冲出现。一般适用于室性或室上性心动过速、房扑、房颤等的治疗。

（二）除颤器的分类

1. 按是否与 R 波同步来分　可分为非同步型和同步型除颤器两种。非同步型除颤器在除颤时与患者自身的 R 波不同步，可用于心室颤动或扑动。而同步型除颤器在除颤时与患者自身的 R 波同步，它利用人体心电信号 R 波控制电流脉冲的发放，使电击脉冲刚好落在 R 波下降支，而不是易激期，从而避免心室纤颤的发生，主要用于除心室颤动和扑动以外的所有快速性心律失常，如室上性及室性心动过速等。

2. 按电极板放置的位置来分　包括体内除颤器和体外除颤器。体内除颤器是将电极放置在胸内直接接触心肌进行除颤，早期体内除颤器结构简单，主要用于开胸心脏手术时直接对心肌电击，现代的体内除颤器是埋藏式的，其结构和功能与早期除颤器大不相同，它除了能够自动除颤外，还能自动进行监护、判断心律失常、选择疗法进行治疗。体外除颤器是将电极放在胸壁处间接进行除颤，目前临床使用的除颤器大都属于这一类型。

（三）适应证

1. 心室颤动是电复律的绝对指征。

2. 慢性心房颤动（房颤史在 1~2 年以内），持续心房扑动。

3. 阵发性室上性心动过速，常规治疗无效而伴有明显血流动力学障碍者或预激综合征并发室上性心动过速而用药困难者。

4. 呈 1:1 传导的心房扑动。

（四）禁忌证

1. 缓慢心律失常，包括病态窦房结综合征。

2. 洋地黄过量引起的心律失常（除室颤外）。

3. 伴有高度或完全性传导阻滞的房颤、房扑、房速。

4. 严重的低钾血症暂不宜作电复律。

5. 左房巨大，心房颤动持续一年以上，长期心室率不快者。

（五）性能要求

新一代心电除颤器具有体积小、功能多的特点，在进行心电数据处理时，它可以捕捉长达 8 小时的持续心电波形和事件（包括药物和治疗标记）并在其内存中或是一张选配的可拆卸的数据卡上存储 50 幅 12-导联心电图报告。并可以将"事件"总结报告打印出来，同时可传输到一个计算机上运行的数据管理软件中对数据进行汇编、编辑等工作，并可以共享和归档。新的除颤器可以在多种环境下使用，患者电缆线与除颤器相连就会自动开始进行心电监护，数字的测量结果，波形和报警指示可以快速找到医生所需的信息，测量结果和波形可以由医师自由定制。同时新的心电除颤器具有双相波形这种新技术，新一代的电除颤器是用双相波来显示心电波形信号的，无论是在除颤效果还是在减少除颤后心功能不全方面，都具有非常重要的作用。并且新的心电除颤器还具有阻抗补偿的功能。测量胸壁阻抗时能根据患者个体化的物理条件发出低能量的电击。并且可以进行快速充电，在 3 秒之内完成快速充电至最高能量 200J 来对危重的心脏患者进行心电除颤。另外新的心电除颤器还具有无创起搏的功能，采用的是单相截顶指数波起搏。起搏器 40ms 脉冲宽度是恒定的，但频率和输出电量是可调的。

随着医疗设备高新技术的不断进步，心电急救设备得到了很大的发展；心电除颤器现在采用的技术日趋先进，目前的心电除颤器功能较多，归纳起来有以下一些特点：①配件众多，但重量还是很轻，便于携带。②除颤器提供了自我掌握节奏的培训项目，可以运行实际操作的模拟程序，并测试自己理解掌握的程度。③提供了快速参考卡片，使设备的关键功能和操作一目了然，便于医师快速掌握操作事项，使心电除颤器向智能化、多功能化方向得到了进一步的发展。

十一、脑氧饱和度监护仪

以近红外光谱仪（near infrared spectroscopy，NIRS）监测局部脑氧饱和度，能够及早发现脑区的氧供需平衡状况和脑血流变化情况，对脑组织缺血缺氧的程度、脑功能变化等做出判断，及时对麻醉计划做出调整，有助于麻醉管理，从而降低术后认知功能障碍的发生，缩短住院周期，提高患者术后的生活质量。

（一）基本原理和性能要求

近红外光（650～1100nm）对人体组织有良好的穿透性，可穿透头皮组织和颅骨进入脑组织几厘米深处。组织中的一些特殊物质如血红蛋白、肌红蛋白、细胞色素等有依赖于波长的吸收特性，其中血红蛋白是近红外光在颅内衰减的主要色基，当体内氧化状态变化时它的吸收光谱会改变，从而导致穿透生物体的光强度发生变化。近红外光频谱仪采用的是双探测器本体感受器的工作原理，包括一个近红外线的发射器和两个反馈信号探测器，利用监测头颅闭合状态下的氧合血红蛋白（HbO_2）与还原血红蛋白（Hb）的混合透射强度，通过 Beer-Lamber 定律：$OD=lnI/I_0=aCLB+G$（OD：光密度；I_0：入射光强度；I：反射光强度；a：色基吸收系数；C：色基浓度；L：光线射入和射出组织两点间的实际距离；B：光路径常数，表示光在组织中的散射作用；G：与光通过组织路径几何形状有关的常数），从而得出局部血红蛋白的氧饱和度（$rScO_2$）的。$rScO_2$ 的实质是局部脑组织混合氧饱和度，由于脑血容量中动静脉血流比为 15：85，所以它主要代表了脑部静脉氧饱和度，完全不受低氧血症、低碳酸血症的影响，较好反映了脑部氧供和氧耗的平衡变化。

（二）临床意义

NIRS 对于脑缺氧非常敏感，且不受动脉搏动的影响，即使在体外循环下也能对 rSO_2 进行无创、持续性地监测。有报道称 rSO_2 低于 50% 或者较基础值下降 20% 以上者预示存在脑缺血的可能，而该结论已通过听觉诱发电位测试得到证实。此外，有研究显示 rSO_2 与有创监测颈静脉窦血氧饱和度（$SjvO_2$）间存在较好的相关性，而通过测定 $SjvO_2$ 监测大脑氧饱和度是已被美国食品与药品管理局（FDA）所认可的临床监测方法，可见以 rSO_2 值来反映和评估脑氧供需平衡是具有可行性的。NIRS 作为一种持续、无创、简便、灵敏度和特异度高的脑氧监测手段，能实时反映脑氧供氧需变化，对术中麻醉管理具有指导作用。然而，由于个体间 rSO_2 基础值的差异较大，目前还尚未明确评估神经系统功能损害的 rSO_2 临界值。

第四节 仪器设备使用管理制度

一、日常使用维护制度

（一）仪器使用和培训制度

1. 科室应制定医疗器械使用和维护管理制度，指定专人分管器械使用和安全工作，防止错误使用、资产损坏、丢失和被化学品或微生物污染。

2. 仪器设备管理和使用应当统一标识码、操作规程，大型医疗设备有使用管理登记本，科室设备管理员应当掌握全部设备资产信息、使用和维护方法。

3. 大型医疗设备有配置许可证、临床应用许可证，强制计量检定设备有周期质检合格证书，禁止使用无配置许可证、故障、质检不合格或超过有效期的医疗设备。

4. 食管超声大型医疗设备设施使用人员应经专业培训，获得上岗证书，操作范围不得超过授权范围，设备型号更新应重新培训并授权。

5. 遵守说明书或操作规范，使用前应进行性能验证，使用过程中应进行安全监测和护理，使用后清洁、维护和整理，接触患者的部分按要求消毒，防止交叉感染。

6. 建立器械、耗材和试剂使用制度，明确科室采购申请、领取、转运、安全存储和计价收费等方面的相关职责及要求，保证质量，节约成本，减少漏费和浪费。

7. 科室可自行组织急救医疗设备、通用医疗器械临床使用培训与考核，内容包括临床和医学工程方面的基本知识与技能，考核合格后授权其使用范围或由相关机关发放使用操作许可证书，培训与考核记录存档。

8. 新员工入职、新设备启用、新病区成立等应由相关管理部门和器械处共同组织培训考核，培训率100%、考核合格率100%，培训考核记录由管理部门存档。

二、故障报修制度

1. 设立维修呼叫中心，统一受理维修任务，工程师接到通知后5分钟内电话联系报修单位，科室设备维护人员提前到场，紧急抢修10分钟到场，普通维修30分钟到场。

2. 维修申请、维修记录实行信息化管理，维修任务完成后3日内录入信息系统。

3. 重大、疑难维修实行三级检修制度，大型医疗设备发生故障停机当日向管理部门报告，并及时提出解决方案。

4. 维修配件采购由工程师提出申请，经科室签字后（计划性采购除外），逐级审批后执行，所有配件出入库信息录入管理系统并计入科室成本。

5. 纸质维修记录由使用单位负责人和维修工程师签字，每周汇总提交审核1次。

6. 每月对维修任务完成情况进行回访，比例不少于10%，重大、疑难以及大型医疗设备维修每例次回访，每月形成回访报告、统计满意率、上报并存档。

7. 一般故障排查时间不超过8小时、复杂故障不超过36小时、疑难故障不超过72小时，故障修复或更换配件的医疗设备，经检测合格后方可用于临床。

8. 医疗器械故障、维修和配件情况按月度统计报表，每月提交1次成本核算信息。

9. 按季度制定预防性维护计划并执行，大型医疗设备、接近服役期限或高风险设备适度增加预防性维护频次，预防性维护记录应审核归档。

三、仪器计量和质量控制制度

1. 计量检定人员取得检定员证书，持证上岗，每年组织1次技术能力考核。

2. 制定年度计量检定计划并实施，检定落实率100%，新购设备检定率100%。

3. 计量室每周组织 1 次安全检查，每月组织 1 次质量监督，质量负责人每年组织 1 次内部审核，实验室主任每年组织 1 次管理评审。

4. 计量检定、校准和测试方法、自定方法采用现行有效版本。

5. 计量检定原始记录、检定证书、校准证书等记录齐全，保存期限 5 年。

6. 强制计量检定设备，应在其明显部位粘贴"合格"、"限用"或"停用"等质量标识，注明检定机构、检定人员和有效期，未经检定的设备不得擅自粘贴标识。

7. 建立质量管理体系，质量控制程序、计量检测规范完备，每年进行 1 次复审。

8. 质控人员经过质量控制方法学培训，每年组织 1 次技术能力考核。

9. 按强制质量控制目录制定质控计划并实施，年度质控落实率 100%，新购设备质检率 100%，未经检测或检测不合格的设备不得用于临床。

10. 质量控制检测原始记录存档，保存期限为设备退役后 2 年。

四、仪器设备清洗消毒制度

1. 每日手术结束后，需卸下流量传感器模块及患者呼吸管路做维护保养。建议使用高温高压方式对硅胶呼吸管路进行消毒。

2. 使用中性洗涤剂擦拭主机各表面的污垢。

3. 流量传感器在使用后，需使用低压流量的纯氧将其吹干，以保持干燥。如果去除积水后仍不能正常工作，而更换了流量传感器即工作正常，说明原流量传感器需报废。

4. 定期检查麻醉机的各项检测与报警功能是否能有效工作。

5. 室内消毒时务必使麻醉机远离紫外线的直射，防止加速管路等附件的老化。

6. 每月对主机呼吸机内置的蓄电池进行完全的充放电一次，并再充电，以保持正常使用状态。

（傅　强　参编）

参 考 文 献

1. Plachky J, Hofer S, Volkmann M, et al. Regional cerebral oxygen saturationis a sensitive marker of cerebral hypoperfusion duringorthotopic liver transplantation. Anesth Analg, 2004, 99(2): 344-349.

2. Blas M, Sulek C, Martin T, et al. Use of near-infrared spectroscopy tomonitor cerebral oxygenation during coronary artery bypass surgery in apatient with bilateral internal carotid artery occlusion. Cardiothor VascAnesth, 1999, 13(6): 732-735.

3. Kim MB, Ward DS, Cartwright CR, et al. Estimation of jugularvenous O_2 saturation from cerebral oximetry or arterial O_2 saturation during isoeapnie hypoxia. Clin Monit Comput, 2000, 16(3): 191-199.

4. 佘守章, 岳云主编. 临床监测学, 北京: 人民卫生出版社, 2005, 809-820

5. 田鸣, 邓晓明, 朱也森, 左明章, 李士通, 吴新民. 困难气道专家共识, 中华医学会麻醉学分会.

6. Dehouwer A, Carette R, De Ridder S, et al. Accuracy of inhaled agent usage displays of automated target control anesthesiamachines, J Clin Monit Comput. 2015 Aug 7. [Epub ahead of print]

7. Closhen D, Berres M, Werner C, et al. Influence of beach chair position on cerebral oxygen saturation: a comparison of INVOS and FORE-SIGHT cerebral oximeter. J Neurosurg Anesthesiol. 2013; 25(4): 414-419.

8. Vaglio S, Prisco D, Biancofiore G, et al. Recommendations for the implementation of a Patient Blood Managementprogramme. Application to elective major orthopaedic surgery in adults.Blood Transfus. 2015; 15(1): 1-43.

9. Spaeth J, Ott M, Karzai W, et al, Double-lumen tubes and auto-PEEP during one-lung ventilation. Br J Anaesth. 2016; 116(1): 122-130.

10. Pellis T, Sanfilippo F, Ristagno G.The optimal hemodynamics management of post-cardiac arrest shock.Best Pract Res Clin Anaesthesiol. 2015; 29(4): 485-495.

11. Saraghi M. Intraoperative Fluids and Fluid Management for Ambulatory Dental Sedation and General Anesthesia. Anesth Prog. 2015; 62(4): 168-177.

12. Lee BR，Oh IJ，Lee HS，et al. Usefulness of Rigid Bronchoscopic Intervention Using Argon Plasma Coagulation for Central Airway Tumors. Clin Exp Otorhinolaryngol. 2015；8（4）：396-401.

13. 邓小明，姚尚龙，于布为，等. 现代麻醉学. 第4版. 北京：人民卫生出版社，2014，771-802.

14. Qiang Fu，Feng Zhao，Weidong Mi，et al. Stroke volume variation fail to predict fluid responsiveness in patients undergoing pulmonary lobectomy with one-lung ventilation using thoracotomy，BioScience Trends. 2014；8（1）：59-63.

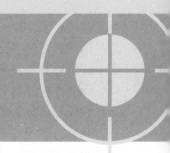

第十三章

麻醉科药品管理

严敏　浙江大学医学院附属第二医院

药品管理是医院管理工作中的一个重要组成部分,医院必须根据临床医疗、教学、科研的实际需要,遵守国家相关法律法规的规定,加强药品监督管理,健全药品质量保证体系,强化药品质量意识,保障临床用药安全。医院药品管理工作一般由医院药事管理委员会(组)或其他部门统一管理,监管医院药品的选择与采购、储存、准备与配制、临床合理使用,负责全院用药计划的审批,指导医院药品管理的全过程。医院药剂科一般负责医院药品管理工作的具体组织和实施,负责医院处方集的编制、药品采购、储存与养护、处方与医嘱的合理性审核、药品调剂与配置、用药监测等,并会同临床科室做好药品的科学管理和合理使用。

麻醉科的药品管理应纳入医院药剂科的统一管理之下,但作为药剂科之外的药品调剂部门,麻醉科与其他科室的药品管理有所不同,具有特殊性:药品种类繁多、消耗大、麻醉药品及抢救药品占较大比重,且需适应手术中取用便捷等特点。根据麻醉科用药特点,制定相宜的、安全有效的药品管理制度,有助于提高医疗质量,确保手术、麻醉和抢救工作的顺利进行。麻醉科常用药品中,麻醉药品和精神类药品都是具有潜在依赖性的药品,滥用或不合理使用易产生成瘾性和精神依赖性;若流入非法渠道则有可能成为毒品,将对公共卫生、社会经济、治安秩序等造成严重危害。因此,为保证患者正常医疗需求,一方面需保障麻醉药品和精神药品等药品的供给及处方,另一方面必须加强医疗机构和使用部门对药品,尤其是麻醉药品和一类精神药品的使用及处方管理,严禁因为管理不善,导致药物的滥用及流入非法渠道。

第一节　科室制度与岗位职责

麻醉科储备药品种类和数量繁多,是医院麻醉药品和精神药品的主要集中地,因此必须高度重视药品管理工作,自觉加强相关法律法规和规章制度的学习,严格遵守中华人民共和国《药品管理法》、《执业医师法》、《麻醉药品和精神药品管理条例》(国务院令第442号)、《处方管理办法》和《医疗机构麻醉药品、第一类精神药品管理规定》等法律、法规。要提高法律意识和安全管理意识,认真落实相关管理制度,严防麻醉药品和精神药品出现管理漏洞。

作为麻醉科医务人员,应该充分意识到麻醉药品和精神药品的危害性,科室应定期开展麻醉药品、精神药品使用与管理知识相关培训,学习相关法律法规、学习毒品相关案例教育。科室内部应加强自我监督、相互监督,发现异常情况应及时报告科室或医院相关部门负责人。

麻醉科要针对科室药品流通使用中的各个环节,建立健全相关的规章制度和岗位职责,要完善领用、储存、发放、使用、回收、报损、丢失、不良反应监测等各环节的精细管理,完善被盗案件报告、值班巡查和专项检查等制度,健全岗位人员职责,加强日常监管,形成以制度规范环节管理,以岗位职责保证制度落实的管理体系。

药品管理应专人专岗管理,明确药品管理过程中各个环节管理人员的职责,并经常进行监督检查。麻醉药品和第一类精神药品应实行"五专"管理,即专人负责、专柜加锁、专用账册、专用处方、专册登记；同时，麻醉药品和第一类精神药品的储存保管、调配发放人员应相对稳定，人员调整时应办理严格的书面交接手续。

麻醉科内应设立药品专用存放库房或区域，可称之为麻醉科药品间，应配备工作责任心强、业务熟悉的专业技术人员（药学专业人员或者取得相关资质的医护人员），负责麻醉科药品的日常领用、储存保管及管理工作，并接受医院药剂科定期检查；药品间内有条件的还应配备 24 小时监控装置。负责人员应当掌握与麻醉、精神药品相关的法律、法规等规定要求，熟悉麻醉药品、第一类精神药品使用和安全管理工作，并保持相对稳定。

科室药品管理总责任人为麻醉科主任，在科主任领导下，科室应制订相关管理制度和岗位职责。

一、岗位职责

（一）科室责任人职责

科主任全面负责麻醉科药品管理制度，并监督相关制度的执行。

（二）药品管理人员职责

1. 负责麻醉科药品间所有药品的基数管理。

2. 负责麻醉科药品间所有药品的领发。

3. 负责每个星期对麻醉科全部药品进行盘点；对进、出麻醉科药品间的麻醉、第一类精神药品建立专用账册，逐笔记录，做到账物相符。

4. 检查药品处方是否符合规定，检查各项记录是否正确，内容是否完整。

5. 负责回收药品及空安瓿的保管并及时补充。

6. 负责麻醉科药品间药品的安全管理。

7. 对麻醉科药品间药品管理中出现的问题及时向科主任报告。

（三）药品间调剂人员职责

1. 处方的调配人、核对人应仔细核对药品处方的医师签名，并仔细审查处方是否符合规定，对不符合规定的处方，调配人、核对人应当拒绝调配发药。

2. 负责填写《麻醉药品、第一类精神药品使用登记》。

3. 发放麻醉药品、第一类精神药品注射剂时，负责收回与处方开具药品名称、规格、数量相等的空安瓿。

4. 回收患者剩余的麻醉药品、第一类精神药品时应详细填写《麻醉药品、第一类精神药品回收记录》并双人签字。

5. 负责清点麻醉药品、第一类精神药品数量，并填写《麻醉药品、第一类精神药品交接班记录》。

6. 对发放药品中出现的问题应及时向科室负责人或药剂科主任反映。

（四）处方医师职责

1. 根据要求对不同药物开具专用处方，如普通药物处方用白色处方；麻醉药品和第一类精神药品处方用粉红色处方，右上角标注"麻"或"精一"字样；第二类精神药品处方用白色处方，右上角标注"精二"字样。

2. 根据医疗需要，按照《麻醉药品和精神药品临床应用指导原则》及药品说明书中的药品适应证、药理作用、用法、用量、禁忌、不良反应和注意事项等开具处方。处方书写及用量应当符合《处方管理办法》的规定。

3. 不得为他人开具不符合规定的处方或者为自己开具麻醉药品、第一类精神药品处方。

4. 开具麻醉药品、第一类精神药品处方时，应当在病历中记录。

5. 门诊癌症疼痛患者和中、重度慢性疼痛患者需长期使用麻醉药品和第一类精神药品的，首诊医师应当亲自诊查患者，建立相应的病历，要求其签署《知情同意书》。病历中应当留存下列材料复印件：

（1）二级以上医院开具的诊断证明；

（2）患者户籍簿、身份证或者其他相关有效身份证明文件；

（3）为患者代办人员身份证明文件。

（4）《知情同意书》原件。

6. 除需长期使用麻醉药品和第一类精神药品的门诊癌症疼痛患者和中、重度慢性疼痛患者外，麻醉药品注射剂仅限于医院内使用。

7. 为住院患者开具的麻醉药品和第一类精神药品处方应当逐日开具。

8. 盐酸哌替啶处方为一次常用量，仅限于院内使用。

9. 应当要求长期使用麻醉药品和第一类精神药品的门诊癌症患者和中、重度慢性疼痛患者，每3个月复诊或者随诊一次。

10. 除治疗需要外，不得开具麻醉药品、精神药品处方。

11. 未取得麻醉药品和第一类精神药品处方资格的医师擅自开具麻醉药品和第一类精神药品处方的，以及具有麻醉药品和第一类精神药品处方医师未按照规定开具麻醉药品和第一类精神药品处方，或者未按照卫生部制定的麻醉药品和精神药品临床应用指导原则使用麻醉药品和第一类精神药品的，给予相应的处罚。

12. 妥善保存领取的麻醉药品和第一类精神药品专用处方，对领取编号范围内的处方丢失负责。

二、人员培训和考核制度

（一）医院组织各类合理用药知识培训，包括麻醉药品、精神药品知识培训；抗菌药物知识培训等。

（二）培训和考核对象为科室内的执业医师、药学专业技术人员及护理人员。

（三）培训和考核内容包括：

1. 《药品管理法》、《执业医师法》、《麻醉药品和精神药品管理条例》、《处方管理办法》、《麻醉药品、第一类精神药品购用印鉴卡管理规定》和《医疗机构麻醉药品、第一类精神药品管理规定》等相关法律、法规、规定；

2. 医院内麻醉药品和精神药品使用及管理制度；

3. 麻醉药品、精神药品临床应用指导原则；

4. 高警示药品的安全使用；

5. 医源性药物依赖的防范与报告；

6. 癌痛、急性疼痛和重度慢性疼痛的规范化治疗；

7. 药品不良反应的防治及上报。

（四）培训方式采用集中授课的方式进行

（五）培训结束后应当对执业医师、药学专业技术人员、护理人员进行考核，考核方式为笔试。

第二节　药品分类及相关定义

一、药品定义

药品指用于预防、治疗、诊断人的疾病，有目的地调节人的生理机能并规定有适应证或功能主治、用法和用量的物质，包括中药材、中药饮片、中成药、化学原料药及其制剂、抗生素、生化药品、放射性药品、血清疫苗、血液制品和诊断药品等。

二、麻醉科常用药品分类

麻醉药品及精神药品；急救药品；高警示药品及普通药品。

（一）麻醉药品

是指对中枢神经有麻醉作用，连续使用、滥用或者不合理使用，易产生身体依赖性和精神依赖性，能成瘾癖的药品。主要是阿片类，大麻类，可卡因类药物。

（二）精神药品

是指直接作用于中枢神经系统，使之兴奋或抑制，连续使用能产生成瘾性的药物。依据精神药品使人体产生的依赖性和危害人体健康的程度，分为第一类和第二类，各类精神药品的品种由国家卫生计生委确定。

（三）急救药品

指用于抢救急危重症患者所用药品，包括心血管活性药物、镇痛药、解毒药等。

（四）高警示药品

指当使用错误时，有很高的风险可引起明显的患者伤害的药品。常见高警示药品包括胰岛素、高浓度电解质溶液、静脉用肾上腺素能受体拮抗剂药物、静脉用强心药物等，麻醉科最常见的高警示药品为全麻药（包括吸入和静脉用药）。

（五）普通药品

指除了上述特殊药品之外的药品。

第三节　药品储存管理制度

一、医院药库的药品管理

（一）医院药品由药剂科统一采购管理，其他科室或个人不得自购、自制、自销。科室申请购买新药，需经药事管理与药物治疗学委员会讨论同意后方可实施采购。因患者抢救或疾病治疗的需求，可申请临时用药，但需完成审批流程。

（二）国家规定的特殊管理药品的采购如麻醉药、精神类药等，医院应办理麻醉药品及第一类精神药品购用印鉴卡，并严格按有关文件规定执行。

（三）医院药库应分设：麻、毒、精神药品专用柜（库）、常温库、阴凉库、冷库（冰箱）、危险品库（应符合消防管理条例要求）等，同时明确划分合格品区、待验区、待发区、不合格品区、退货区。

（四）库存药品应按照药品性质及剂型分类上架存放，注意温度、湿度、通风、光线等条件。设置温湿度计，每天上下午定时记录一次，发现报警，应及时查看情况，并采取开空调、通风等措施或汇报分管主任、联系工程师等。防止过期失效、霉坏、变质、虫蛀鼠咬，不同品种混杂等，药品失效期和有特殊要求的药品应有明显标记。

（五）临床科室向药库领用药品应生成请领单，交财务做账务用。药品领出必须做到先进先出、近效期先出。领药时应按实发数量当面点清，如有不符及时解决。

（六）临床科室因工作需要或医务人员因科研需要购买试剂或药品，应做好相关采购、验收、供应和记账等工作。

（七）医院药库负责破损药品的退货工作，并协助各调剂部门近效期药品的部门调剂。

二、麻醉科药品定位储存

（一）设立麻醉科药品间

麻醉科储备药品应以保障供应，精简适用为原则，结合本科室临床需要的常用药品种类，制订药品清单，不宜过多过滥。麻醉科应向医院提出书面申请，包括需储备的药品种类、名称、规格、数量等，经医院审核，药剂科备案，方可在麻醉科内储备药品。储备药品应根据药品种类与性质，定位放置、定量储存，落实专人负责保管。

麻醉科应设立药品专用存放房间或区域，即麻醉科药品间。药品间的设施环境应符合药品存放的相关要求，药品间应上锁，建议实行数字化门控系统，设权限管理，应有视频监控系统。药品间内至少要有保险箱（柜）、药品柜、冰箱、温湿度仪等。

根据常用药物性能类别，对药品应实行分区、分类储存管理，内用药和外用药严格区分管理。药品间应分别配备精麻药品保险柜、二类精神药品柜、全身麻醉药品柜、局部麻醉药品柜、吸入麻醉药品柜、抢救药品柜、常用药品柜、酒精专用储存柜等,并应配备外用手拎式药箱或外用麻醉药车。外用手拎式药箱内设抢救药品,适用于麻醉科医生在手术室外其他科室实行抢救或麻醉时紧急使用。冰箱和药柜应定期进行清扫和消毒,保持整洁,做好防盗、防火、防潮、防腐、防污染等工作。

根据手术需求,麻醉科药品间需配备麻醉药品、精神药品、全麻用药、硬膜外麻醉用药、局麻用药、麻醉辅助用药、抢救用药等药品。每个药品按每天的手术需求以及周转率,制定相应的储备基数。

(二)其他药品定位放置点

除麻醉科内专用药品间外,可根据手术需求设立其他药品定位放置点,并固定储备基数,专人负责。每个需要储备药品的位置,药品种类和基数由药品间负责人员和科室负责人根据医院规定和实际应用制定。放置点应定期进行清扫和消毒,保持整洁,做好防盗、防火、防潮、防腐、防污染等工作。

1.普通平诊手术间:每间手术室配备 1 辆药品车,药品车内配备抢救药品和麻醉辅助用药,药品车应上锁。

2.特殊手术间:如体外循环手术间,根据手术间的布局,为了方便术中用药,合理设置药品橱,药品车,冷藏式冰箱等。除普通平诊手术间配备的基础药品外,配备体外循环手术常用药品以及如鱼精蛋白,肝素钠,胰岛素等需冷藏的药品。

3.急诊手术间:根据医院急诊数量确定急诊房间数量,在急诊房间放置急诊药品车,药品橱,冷藏式冰箱等。药品车内放置麻醉常用药品及抢救药品。

4.抢救药品车:术前准备室和麻醉复苏室可配备 1 台抢救车;若手术房间不在同个楼层,则每个楼层需配 1 台抢救车。抢救车内应按同一标准配备急救药品,以备临时抢救所需。

三、药品的储存养护制度

(一)药品间及各药品放置点应定期进行清扫和消毒,保持清洁、整齐、通风及适宜的温湿度,做好防盗、防火、防潮、防腐、防污染等工作。

(二)药品储存条件对应的具体环境要求如下:

1.常温:温度 10~30℃。

2.阴凉处:温度不超过 20℃。

3.冷藏处:温度 2~8℃。

4.凉暗处:避光且不超过 20℃。

5.相对湿度应保持在 35%~75%。

6.药品说明书有特殊要求的按说明书要求执行。

(三)药品间负责人员要熟悉药品的性能及储存要求。

(四)药品按规定的储存条件及药品性质定点存放,按药品批号和有效期分类,相似药品要分开存放。麻醉药品、第一类精神药品按相关规定执行。

(五)药品间负责人员应当做好药品间温度、湿度的监测和管理,每天两次记录存药冰箱的温度。需要避光保存的药品尽量使用原包装盒或使用深色遮光纸遮光。零散储存或临时使用的避光药物用避光袋包装送入手术间待用。需冷藏的药物临用前来药品间领取,多余的药物及时归还并存入冰箱。保证冷藏药物在外的时间最短化。温度、湿度超出规定范围时,应当及时采取调控措施,并做好记录。

(六)建立药品质量养护档案,每季度汇总、分析和上报质量检查情况、药品效期信息。

(七)药品出库遵循"近效期先出"原则。对储存温度有要求的药品,运输过程中应采取保温或冷藏措施。

(八)过期或需要报损的药品,见《第六节 报损销毁制度及丢失被盗处理流程》。

(九)麻醉药品、第一类精神药品的储存制度见《第八节 麻醉药品和精神药品的管理》。

四、药品标签管理

为提高药品的辨识度，减少用药差错，可对药品使用不同的标签加以提醒和警示。

药品标签应由医院药剂科统一负责设计、印制和发放，并监督各部门规范使用药品标签。麻醉科应在药剂科指导下进行药品标签管理。

（一）高危药品采用红底白字标签，普通药品采用粉底黑字标签，口服药品采用白底黑字标签。

（二）麻醉药品在标签上方带有麻字标识；精神药品带有精字标识；高浓度电解质在标识上方印有感叹号等。

（三）高警示药品统一集中放置，在安瓿瓶身上粘贴高危标识，与普通药品加以区分。

（四）在放置相似药品的地方可粘贴相似药品总汇以示提醒。

（五）常备小针剂药物存在字体小、形态相同、大小一样、颜色一致、名称相近、含量相同等特点。需将这些药品按药理学分类摆放，高警示药品在安瓿瓶身上粘贴高危标识，摆放不同数目的药量以及不同颜色的药盒对相似药品进行区分，便于麻醉医生与护士辨认，提高工作效率，减少取药时间，减轻医护人员的劳动强度，减少差错。

不同标签的使用使药品可识度提高，减少药品用错的概率，方便管理。

五、药品效期管理

药品有效期是指该药品被批准的使用期限，表示该药品在规定的储存条件下能够保证质量的期限。药品有效期应以药品包装说明书上标明的有效期限为准。

（一）麻醉科药品间负责人员每月对所有药品进行药品有效期查看，严格按照先进先出、近效期先出的原则管理药品。

（二）认真核对相关内容：一对"药名"、二看"数量"、三对"剂型"、四看"有效期"、五观察"药品澄清度和颜色"。

（三）储备药品应按药品批号和有效期远近依序放置，近效期药品靠外摆放。

（四）对药品有效期在 6 个月以内的药品一般不得接收入科，确属紧张或临床必需的有效期在 6 个月以内的药品，需经科主任批准，方可接收入科。

（五）发现药品效期在 3～6 个月之内的药品，填写麻醉科近效期药品更换申请，到药剂科更换远效期药品，杜绝药品的浪费。

（六）对近效期药品（一般指有效期在 3 个月之内）进行登记，包括药品名称、规格、数量、批号、有效期、经手人及处理情况等。

（七）发现药品有效期在 3 个月以内，应及时退回药库。不能退药的且有效期已短于 1 个月，或已经失效的药品，则统一交由药库报损、销毁处理。

（八）若发现效期在 3 个月以内，但药库也无远效期药品的紧缺药物，则在药品安瓿上粘贴近效期药品标签，应每周检查其使用情况。

六、智能药柜的应用

数字化医院的迅速建设发展使移动医疗、远程医疗、中心药房的自动配药系统等都有了长足的进展，药品的自动化管理逐渐受到各级医院的重视。智能药柜是真正实现智能化的软件、硬件相结合的管理系统。方便管理、存储安全、防盗性强，取药快速、准确、方便，能自动生成电子化文档报告，可存放于药剂科、手术室、病房等地方。国内少数医院在手术室配备了上述药柜，并与 HIS 系统等连接，实现了麻醉药品的智能化管理。

（一）智能药柜组成及设置

1. 智能药柜组成 智能药柜由六大模块组成：人机交互模块（触摸屏和指纹录入仪）、主板模块、机电控制模块（I/0 模块）、通讯模块（打印机、HIS、麻醉监护仪、麻醉机）、抽屉储药模块（放置药品）、手术麻醉信息系统模块。

2. 智能药柜设置　厂家可根据医院的特定需求,在出厂前设置控制类药品的抽屉数量和抽屉的大小规格、非控制类药品抽屉的数量、摆放位置的硬件,再设置与硬件对应的软件界面和系统结构文件。每台设备将通过一个特定的网关(Gateway)与 HIS 等系统实行连网。网关是一个独立的拥有数据库(Database)的软件,通过网络服务(Web Service)将各个分散设备中的信息与 HIS 交互通讯。交互数据将在网关的数据库中得到备份。药学人员或麻醉护士根据先前设置的软硬件系统,填充控制类药品、非控制类药品、耗材。

(二)安全性管理

智能药柜使用指纹录入系统,不同的用户有不同的授权级别,只有麻醉医生有权获取控制类的麻醉药品,护士只能获取非控制类药品或耗材。系统也配置了不间断电源、非电控双门锁,可以在临时断电等紧急状态的情况下,由双人用不同的钥匙打开药柜,继续提取使用药品。

(三)日常维护

药学专业人员事先在智能药柜上设定好每个药品的库存标准,根据智能药柜每天生成的补货报告到药剂科领药后进行补充,药柜上的指示灯可清楚地指引需要补货的位置及数量。

七、日常盘点管理制度

麻醉科药品间负责人员每个星期对麻醉科全部药品进行盘点,并检查药品柜,药品橱,药品车,抢救车,外用手拎式药箱的清洁。要求药品数量与库存基数保持一致。需特别注意平时不常用但必备的药物,是否有缺药现象。如发现药品数量与库存基数不符的,需及时自查,并向科室负责人报告,分析原因,找到问题所在,提出解决措施,防止再次发生,及时改进。

八、急救药品管理

(一)急救用药品为抢救急危重症患者所用,必须妥善严格管理,保证做到随用随取,不能延误抢救应用。

(二)急救药品要有专车专柜、固定地点存放,设置固定基数。

(三)急救药品要有清晰的药品目录。

(四)急救药品要齐全,要满足临床抢救患者的需要。

(五)急救药品要有专人负责和保管。

(六)急救车和柜内急救药品的存放要有相对固定的存放位置,以便紧急时以最快的速度取用。

(七)急救药品要注意防潮、防晒,放置在通风、干燥、避光处。

(八)要定期对急救药品进行清点,对用过的药品要及时补充。对过期药品要及时更换。

第四节　药品发放管理制度

麻醉科用药多为高危药品、抢救药品,药品消耗量大,给药途径多为静脉注射或肌内注射,一旦出现给药错误,即可能导致严重差错,甚至引起医疗事故的发生。因此,建立规范的麻醉科药品发放管理制度至关重要。根据《处方管理办法》,制定以下麻醉科普通药品的管理制度。

(一)麻醉药品间负责人员每天早上给每个手术间药柜发放药品,内设常规麻醉用药和需冷藏的肌松药物。麻醉医生领取时,与药师或麻醉护士当面核对清点发放药品,核对正确后在《药品领取本》签署领药人姓名。

(二)手术进行过程中,如遇到常规备药不足时,麻醉医生需要药品间补领药品,在双方核对药品正确后,在《药品领取本》上增加补领药品的数量。

(三)手术结束后,麻醉医生需到药品间归还未用的药物以及手术患者的常用药物处方。药品间药师或护士对照处方核对药物,并对每个手术间的备药进行补充。如发现处方与实际用药不符则拒不接受,由麻醉医生改正后,签署药品归还者姓名方可接收。

(四)急诊手术所用药物同样纳入药品间管理。值班人员交接时需核对急诊手术用药量,并记录在相应表单上,如《急诊交接本》,核对无误后签名并注明日期时间。交接人员之后将《急诊交接本》和常用药品处方带到药品间,双方核对无误后药品间发放消耗的药品,由急诊值班人员对急诊药品车进行药品补充。

(五)药品间负责人员核对麻醉医生术中用药收费,是否与麻醉常用药品处方登记一致,准确无误后提交药房。

(六)药房汇总麻醉科一日用药后,统一发放药物。药品间负责人员核对药房发放药物是否与麻醉科一日用药数量相符。核对无误后按效期前后入库。

(七)高危药品的单剂量调配应实行双人复核,由发药人、复核人签署姓名,确保发放准确无误,避免调配环节的临床用药失误发生。

(八)发放麻醉药品和第一类精神药品时应实行双人双锁制度,发放时双人复核,具体内容见《第八节:麻醉药品和精神药品的管理》。

(九)智能药品管理系统药柜的发放环节

1. HIS即时推送患者信息至设备数据库,麻醉医生用指纹录入仪或用户名/密码登录该设备,通过选择患者,再选择需要获取的药品和耗材以及数量,系统认可后麻醉医生就可在对应的位置获取其申请的麻醉药,系统将信息即时传送至HIS收费。

2. 控制类药品是一小格存放一个最小剂量的药品,未用完的非控制类药可退回。控制类药则要回收,通过操作界面自动完成退费。在紧急情况下,医护人员可以通过界面上的紧急取药按钮,先取药,事后再输入患者信息。医生也可预先生成多个常用的药单,在选择患者后可直接选取该药单,不需挨个选取药品和数量,即可直接快速提取药品。

3. 药柜还可采用手术麻醉信息系统软件,通过无线ZigBee的方式连接监护仪、麻醉机,获取以上仪器的实时数据,生成麻醉记录单。医生在术前、术中、术后的信息文字,图表处理也可以在这台机器上一并完成,采集设备不受厂家、型号限制。

第五节 药品使用及处方管理制度

一、药品使用管理制度

(一)麻醉科医师应熟练掌握常用药品的剂量,药理作用,适应证,使用方法,毒副作用等。

(二)在使用各种药品时,应仔细核对药品的名称,规格,批号,有效期。检查药品有无变色,混浊,瓶口有无松动。在用药前,用药时,用药后均做到双人核对,并保留空安瓿至术后双人核对无误后方可丢弃。

(三)麻醉医师手术中使用麻醉常用药品时应有使用登记。

(四)麻醉医师使用麻醉常用药品注射剂时,应对未用完的最小包装剩余药液进行销毁。麻醉药品、第一类精神药品注射剂未用完的最小包装剩余药液销毁应有两人在场,并做好销毁记录,详见《第八节:麻醉药品和精神药品的管理》。

(五)开具常用药品处方,处方格式按医院麻醉科统一规定。麻醉药品、一类精神药品使用专用处方,处方格式及处方用量按照《处方管理办法》的规定。

(六)药品间负责人员应当仔细核对麻醉常用药品处方,处方是否合格,处方数量是否正确,有无涂改和漏项,是否有麻醉医师签名。对不符合规定的常用药品处方,拒绝接收。并由麻醉医生重新书写签署姓名,双方核对无误后,方可回收并交由药剂科。

二、麻醉药品、第一类精神药品专用处方管理制度

(一)麻醉科按医院规定对麻醉药品、第一类精神药品专用处方按照《处方管理办法》实行统一格

式、统一印制、统一编号、统一计数管理。

（二）专用处方实行专人领取、专人保管。有处方权的麻醉医师领用时，应做好记录，包括领用时间、处方类别、数量、处方编号、领用人及保管人签字。

（三）处方书写内容包括患者（代办人）姓名、性别、年龄、身份证明编号、病历号、疾病名称、药品名称、剂型、规格、数量、用法用量、处方医师、处方编号、处方日期。

（四）专用处方因书写错误或其他原因造成不能使用时，要将该编号专用处方退回药剂科，由药剂科作报废处理并通告全院。

（五）麻醉药品、第一类精神药品专用处方发生失窃时，应迅速向院保卫科报告，并向药剂科报告失窃处方的起止号码，药剂科监控处方的流向。失窃处方自失窃之时起作废，在院内通告。

（六）麻醉药品和第一类精神药品处方保存期限为3年，第二类精神药品处方保存期限为2年。处方专册登记保存期限应当在药品有效期满后不小于2年。

三、普通药品处方管理制度

（一）麻醉科按医院规定对麻醉常用药品处方实行统一格式、统一印制管理。

（二）常用处方书写内容包括患者姓名、病历号、药品名称、规格、数量、处方医师、处方日期。

（三）常用处方书写错误时，麻醉医生修改后需在修改处签署姓名和日期。

（四）麻醉常用药品处方保存期限为2年。

第六节　药品回收报损制度及丢失被盗处理流程

一、药品回收制度

（一）麻醉药品、第一类精神药品注射剂使用后，应将空安瓿回收，并核对批号和数量。残余药品需由双人在场，立即销毁处置、登记。并将药品空安瓿交药剂科统一销毁处理。

（二）普通残余药品按照医疗废弃物处理。

二、药品报损与销毁制度

（一）报损药品范围：抢救车、储备药的基数药品因接近有效期或因字迹模糊无法使用的；药品接近有效期，平时用量较小但又是必备的药品，如解毒药；由于意外事故（如水管爆裂）、不可抗力（如地震）等导致药品损坏；储存中发生难以避免的破损、变质、过期或其他质量问题；工作人员因工作原因发生药品破损时。

（二）麻醉科内发现需要报损的药品时，应及时联系药剂科，由药剂科先行与供货单位或厂家协商退换，如无法退换则按流程报损。

（三）由药品间负责人员填写报损单，说明药品名称、数量、规格、价格、产地及报损原因，过期药品或破碎安瓿报麻醉科主任审核，科主任审核签字后将报损单交由药剂科，由药剂科主任审核后方可作报损处理。大批药品或特殊情况药品报损应上报医院分管领导批准。

（四）药品间负责人员应每天3次清点麻醉、第一类精神药品基数，并检查药品有效期。如发现过期、损坏的麻醉药品、第一类精神药品需要报损时，由药品管理人员填写报损单，并将过期药品或破碎安瓿报麻醉科主任审核，科主任审核签字后将报损单交由药剂科，由药剂科主任审核后，经医院麻醉、精神药品管理小组、主管领导、医院主要负责人审批，方可作报损处理。

（五）麻醉药品、精神药品、毒性药品的销毁应集中到药库，由药库联系当地卫生行政管理部门，在其工作人员现场监督下销毁。销毁处理应符合环保原则。

（六）药品销毁后的废弃物应由具有环保行政机关许可的，具备医疗固体废弃物收集、处置资格的单位，根据相关法律法规进行固体医疗废弃物的安全收集及处置。

（七）每月应将报损单装订成册，交医院财务部门做账。

（八）科室主任应经常分析药品报损的原因，及时制订相应的措施，以进一步降低报损率。药品是医院财产，应做好药品的养护工作，减少医院损失。发现质量不合格的药品，科室应及时检查同一产品、特别是同一批号产品的质量，必要时经科主任同意暂停该药品的使用，甚至启动药品召回程序。

三、药品丢失与被盗处理流程

（一）所有涉及药品使用、配送与管理的部门应加强管理，防范药品丢失与被盗事件的发生。药品存放区域应有门禁、视频监控措施。药品按规范运送，做到"人与药不分离"、"所有药品密封运送"。

（二）麻醉药品、第一类精神药品须实时库存管理，做到账物相符，如有误差应及时查实，遇失窃应保留现场，迅速向分管院领导、院保卫科汇报，并向当地卫生行政管理部门、公安机关、药品监督管理部门报告。

（三）科室内若发现普通药品账物不符，需要及时自查，并向科主任、护士长报告，若发现药品被盗或疑似被盗，应向保卫科报告。

（四）保卫科接到药品丢失与被盗事件报告后，应立即展开现场调查，消控中心协助调取药品丢失与被盗区域的监控录像，进行监控录像备案。必要时保卫科应报警处理。

（五）凡因管理失职造成药品被盗者，应追究当事人责任。

（六）发生药品丢失与被盗事件，均应上报医院不良事件上报系统。

第七节　高警示药品管理制度

药物使用错误是医疗机构中最常见的对患者健康造成危害，但又可能避免的原因之一。美国安全用药实践研究所（Institute for Safe Medication Practices，ISMP）在 1995—1996 年的一项研究标明，大多数导致患者死亡或严重伤害的用药错误案例仅涉及少数较特殊的药物；ISMP 将这些若使用不当，会对患者造成严重伤害或死亡的药物，称为高危药品。高危药品引起的差错可能不常见，但一旦发生则后果非常严重。

为了加强高危药品的管理，防范相关临床用药失误，中国药学会医院药学专业委员会用药安全专家组借鉴了 ISMP 高危药品目录，结合我国医疗机构用药实际情况，于 2012 年 3 月制订了《高危药品分级管理策略及推荐目录》，并于 2015 年 6 月更新了我国《高警示药品推荐目录 2015 版》（24 大类和 14 品种），将"高危药品"更名为"高警示药品"。现根据这些目录，结合麻醉科实际用药情况，制订本制度。

一、相关定义

（一）高警示药品：是指若使用不当，有很高的风险会对患者造成伤害的药品，包括《高警示药品推荐目录 2015 版》内所列药品、高浓度电解质、相似药品及出现错误和（或）涉及警讯事件频率较高的药品。

（二）相似药品：是指外形相似、读音相似、同一通用名高低剂量的药品。

二、管理流程

（一）医院药事管理委员会（组）作为医院药品管理的最高机构，应负责审核并确定医院内高警示药品的目录，监督高警示药品的使用及管理。

（二）医院药剂科应根据相关文献资料，结合医院实际用药情况，拟定高警示药品目录，提交医院药事管理委员会（组）讨论。对确定的高警示药品，做好相关信息维护，及时监督检查及培训，统一印制与发放高警示药品标签，定期分析汇总用药差错并提交医院药事管理委员会（组）讨论。

（三）医院相关职能部门如医务科、护理部等，应做好高警示药品临床使用时的管理督查工作，以及进行高警示药品相关用药差错的分析、改进工作。

（四）医护人员应规范执行医院高警示药品相关管理制度，落实相关知识的培训宣教，合理、规范开具执行处方或医嘱，执行双核对制，做好用药监测，规范记录，参与用药差错的分析总结改进工作。

（五）高警示药品的存放：麻醉科药品间所储备的高警示药品应在医院药剂科的统一管理下进行管理。

1．高警示药品　麻醉科储备高警示药品（《高警示药品推荐目录2015版》内所列药品）应遵循"精简"和"满足临床"的原则。根据科室特点和临床需求确定储备种类和数量，并向药剂科和医务科上报审核、备案，日常严格执行高警示药品管理措施，需专区或专柜存放，并加以明显标识，建议将药品名以红底白字标出。

2．高浓度电解质　高浓度电解质需专区或专柜存放，并标高浓度电解质注射液专用标识。如10%氯化钾注射液须做到：专柜加锁，粘贴高浓度电解质注射液专用标识，并在药品上显著标示"须稀释后使用"。

3．相似药品　相似药品在摆放时应尽量拉开距离，不得将相似药品相邻摆放；相似药品储存位置应粘贴统一印制的包含药品照片和文字信息的"相似药品"警示标签，建议黄底黑字显示。

（六）高警示药品的处方和使用

开具处方（医嘱）时需要慎重，应保证处方适宜性，严格把握禁忌证、相似性，避免处方环节的临床用药失误发生。

高警示药品的调配：要实行双人核对制，确保发放准确无误，避免调配环节的临床用药失误发生。

高警示药品的配制、给药：实行双人核对制，避免配制、给药环节的临床用药失误发生。某些特殊的高警示药品，如静脉用胰岛素（胰岛素和葡萄糖混合液除外）、静脉用肝素、化疗药物、麻醉药品和第一类精神药品的给药，应执行独立的双核对制。独立的双核对制是指：给药时，两名医护人员同时到达患者身边，各自独立完成给药所需的核对步骤，确认无误并记录后，方可给药。核对内容包括患者姓名、病案号（住院号）、药名、剂量、浓度、时间、用法（给药途径、给药速度、频率等）、药品效期、患者过敏史等，如有疑问，及时查清后方可执行。

给药时要按各品种药物使用的特别注意事项执行，如对于稀释后仍是高渗的电解质静脉输液，应尽可能采用中心静脉给药。

高警示药品在使用时，须做好用药监测，包括疗效、不良反应及特别注意事项（包括监测指标、监测频率），并做好记录。若发生用药差错时，应及时上报科室负责人、药剂科、医院医务科、护理部等部门，若医院建有不良事件上报系统，则通过系统上报。药剂科和医务部、护理部应定期进行用药差错的分析汇总，开展相关的指标监测和持续质量改进，同时上报医院药事管理委员会（组）。

（七）高警示药品目录：

当医院更新高警示药品目录时，由药剂科及时发布，麻醉科药品间负责人员应及时将药品信息告知临床医护人员，促进临床合理应用。

附：中国药学会医院药学专业委员会用药安全专家组《高警示药品推荐目录2015版》

编号	名称	举例
药品种类		
1	100ml或更大体积的灭菌注射用水（供注射、吸入或冲洗用）	500ml的注射用水
2	茶碱类药物，静脉途径	氨茶碱
3	肠外营养制剂	
4	非肠道和口服化疗药	苯丁酸氮芥、雌莫司汀、环磷酰胺、异环磷酰胺、顺铂、奥沙利铂、替莫唑胺、甲氨蝶呤、氟尿嘧啶（片、注射液）、长春新碱、吡柔比星、表柔比星、阿柔比星、丝裂霉素、放线菌素D、门冬酰胺酶等
5	腹膜和血液透析液	

续表

编号	名称	举例
6	高渗葡萄糖注射液（20% 或以上）	50% 葡萄糖注射液
7	抗心律失常药,静脉注射	胺碘酮、利多卡因、苯妥英钠、普罗帕酮、伊布利特、维拉帕米、地尔硫䓬
8	抗血栓药	华法林、低分子肝素（速碧林、法安明、克赛）、磺达肝癸钠（安卓）、肝素（静脉用）、阿替普酶、阿加曲班、替罗非班
9	口服降糖药	格列齐特、格列吡嗪、格列喹酮、罗格列酮、格列美脲、二甲双胍、阿卡波糖、伏格列波糖、吡格列酮、瑞格列奈、那格列奈、西格列汀
10	氯化钠注射液（高渗,浓度>0.9%）	10% 浓氯化钠注射液（10ml）
11	麻醉药,普通,吸入或静脉用	丙泊酚、硫喷妥钠、氯胺酮、依托咪酯、异氟烷、七氟烷、地氟烷
12	强心药,静脉注射	米力农、地高辛、毛花苷丙
13	神经肌肉阻断剂	氯琥珀胆碱、罗库溴铵、维库溴铵、阿曲库铵、顺阿曲库铵、哌库溴铵
14	肾上腺素受体激动药,静脉注射	肾上腺素、麻黄碱、多巴胺、多巴酚丁胺、去氧肾上腺素、去甲肾上腺素、间羟胺、异丙肾上腺素、注射用右美托咪定
15	肾上腺素受体拮抗药,静脉注射	普萘洛尔、艾司洛尔、美托洛尔、乌拉地尔、酚妥拉明、丁咯地尔
16	小儿用口服的中度镇静药	水合氯醛口服溶液
17	心脏停搏液	
18	胰岛素,皮下或静脉注射	
19	硬膜外或鞘内注射药	两性霉素（鞘内给药用）、局麻药（利多卡因、丁卡因、罗哌卡因、布比卡因）（硬膜外给药用）
20	对育龄人群有生殖毒性的药品	阿维 A 胶囊、异维 A 酸片
21	造影剂,静脉注射	泛影葡胺、碘海醇、碘比醇、碘帕醇、碘佛醇、碘普罗胺、碘克沙醇、荧光素钠、碘化油
22	镇痛药 / 阿片类药物,静脉注射,经皮及口服（包括液体浓缩物,速释和缓释制剂）	硫酸吗啡缓释片、盐酸吗啡片、盐酸吗啡注射液、磷酸可待因、盐酸羟考酮缓释片、盐酸哌替啶注射液、盐酸布桂嗪注射液、芬太尼注射液、多瑞吉贴片、注射用瑞芬太尼、注射用舒芬太尼
23	脂质体的药物和传统的同类药物	两性霉素 B 脂质体注射液、两性霉素 B 去氧胆酸盐
24	中度镇静药,静脉注射	咪达唑仑

药品品种

编号	名称	举例
1	阿片酊	
2	阿托品注射液（规格 5mg/ml）	
3	高锰酸钾外用制剂	
4	加压素,静脉注射或骨内	
5	甲氨蝶呤（口服,非肿瘤用途）	
6	硫酸镁注射液	25% 硫酸镁注射液（10ml）
7	浓氯化钾注射液	10% 氯化钾注射液（10ml）
8	凝血酶冻干粉	
9	肾上腺素,皮下注射	
10	缩宫素,静脉注射	
11	硝普钠注射液	
12	依前列醇,静脉注射	
13	异丙嗪,静脉注射	
14	注射用三氧化二砷	

第八节　麻醉药品和一类精神药品管理制度

一、处方权及调剂权管理

麻醉科的执业医师、药师／麻醉护士经医院组织的麻醉药品和精神药品使用知识培训和考核合格后，分别授予院内麻醉药品和第一类精神药品的处方资格、调剂资格。将取得麻醉药品和第一类精神药品的处方资格、调剂资格人员名单报送卫生计生行政部门备案，并抄送省食品药品监督管理局。同时将麻醉药品和第一类精神药品处方资格的执业医师名单及变更情况及时报医务办和药剂科备案。取得麻醉药品和第一类精神药品处方资格的执业医师名单及签名留样在麻醉手术部和药剂科备案。

二、麻醉药品、第一类精神药品管理制度

根据《处方管理办法》、《麻醉药品和精神药品管理条例》、《医疗机构麻醉药品、第一类精神药品管理规定》等法律法规，制定以下麻醉药品、第一类精神药品管理制度。麻醉药品、第一类精神药品管理应列入科室年度目标责任制考核。

（一）储存制度

1. 麻醉科应配备专用库房、专用保险柜储存麻醉药品、第一类精神药品，并配备无死角监控和必要的防盗设施。

2. 麻醉科对麻醉药品、第一类精神药品的固定基数做出规定，在药剂科备案并建立红色基数卡。当固定基数需改变时应经医院麻醉、精神药品管理小组批准。

3. 麻醉科药品间储存麻醉药品、第一类精神药品应保持合理库存基数，入库实行双人验收，清点验收到最小包装，验收记录双人签字，双锁保管，建立交接班制度，交接班有记录。

4. 麻醉科药品间负责人应对麻醉药品、第一类精神药品消耗量进行专册登记，登记内容包括发药日期、患者姓名、用药数量及药品批号。专册的保存应当不少于3年。

5. 麻醉药品、第一类精神药品储存各环节都应当指定专人负责，明确责任。

（二）领发制度

1. 麻醉科药品间麻醉、第一类精神药品实行双人双锁制度。两个人各自一人一把锁，双人同时到场方可开启保险柜。

2. 麻醉科发放麻醉药品和第一类精神药品时应双人复核，由发药人、复核人签署姓名。麻醉医生领取精麻药品时应凭借有麻醉药品处方权医生签名的领药单并与药师或麻醉护士当面核对，并在登记本上签署姓名和工号。

3. 麻醉科医师归还精麻药品时，需将空安瓿和有医生签名的处方一同交由药品间。与药品间药师和麻醉护士双人核对无误后，在登记本上签署姓名和工号。

4. 药师和麻醉护士凭麻醉药品、第一类精神药品的空安瓿和专用处方到药库领取麻醉药品、第一类精神药品。麻醉药品、第一类精神药品的空安瓿和专用处方由药房统一保管。领取后的麻醉药品、第一类精神药品数量不得超过固定基数。

（三）使用管理制度

1. 麻醉科医师应熟悉掌握麻醉药品和第一类精神药品的剂量，药理作用，适应证，使用方法，毒副作用等。

2. 麻醉科医师手术中使用麻醉药品、第一类精神药品时应将使用情况登记在《麻醉药品、精神药品使用登记簿》上。

3. 麻醉科医师使用麻醉药品、第一类精神药品注射剂时，应对未用完的最小包装剩余药液进行销毁，销毁应有两人在场，并做好销毁记录。

4. 麻醉、第一类精神药品销毁记录应登记在《麻醉、第一类精神药品残余液废弃登记本》，内容包

括患者姓名,病案号,家庭住址,联系方式,手术名称,术中用药,药品名称,药品规格,药品批号,药品数量,药品用量,药品残余量,麻醉医生签名,核对医生签名。

5. 开具麻醉药品、一类精神药品使用专用处方。处方格式及处方用量按照《处方管理办法》的规定。

6. 药品间药师和麻醉护士应当仔细核对麻醉药品、一类精神药品处方,处方是否合格,处方数量是否正确,有无涂改和漏项,是否有麻醉医生双签名。处方上患者的姓名,病案号,身份证号,药品数量是否与麻醉药品、第一类精神药品使用登记一致。对不符合规定的麻醉药品、一类精神药品处方,拒绝接收。并由麻醉医生重新书写签署姓名,双方核对无误后,方可回收并交由药房。

(四)安全管理制度

1. 麻醉科从药房领取麻醉、第一类精神药品处方时,应当对麻醉药品、第一类精神药品处方统一编号,计数管理,建立处方的保管、领取、使用、退回、销毁管理制度。

2. 对麻醉药品、第一类精神药品的发放、调配、使用实行批号管理和追踪,必要时可以及时查找或者追回。

3. 麻醉科药品管理人员在储存、保管过程中发生麻醉药品、第一类精神药品丢失或者被盗、被抢的、发现骗取或者冒领麻醉药品、第一类精神药品的,应当立即向科主任汇报,科主任再向医院办公室、卫生行政部门、公安机关、药品监督管理部门报告。

(五)麻醉药品、第一类精神药品专项检查制度

1. 麻醉科对麻醉药品、第一类精神药品管理每月定期进行自查。

2. 检查内容包括:

(1)麻醉药品、精神药品处方开具是否符合规定;

(2)麻醉科的麻醉药品、第一类精神药品管理是否规范;

(3)麻醉药品、第一类精神药品账物是否相符;

(4)麻醉药品、第一类精神药品各种记录是否规范;

(5)麻醉药品、第一类精神药品的安全管理情况。

3. 医院麻醉、精神药品管理小组每季度对麻醉科麻醉药品、第一类精神药品进行检查,检查内容向负责人报告,并要求科室限期整改。

三、麻醉药品、第一类精神药品使用和安全管理实施细则

为进一步规范麻醉药品、一类精神药品管理工作,加强麻醉药品、一类精神药品使用和安全监管,根据《处方管理办法》、《麻醉药品和精神药品管理条例》、《医疗机构麻醉药品、第一类精神药品管理规定》等法律法规,制定本实施细则。

(一)有麻醉药品、一类精神药品储存基数的,要根据消耗情况及时补充库存基数。

(二)对麻醉药品、第一类精神药品实行双人双锁保管。

(三)由麻醉药品、第一类精神药品保管责任人凭空安瓿及麻醉药品、第一类精神药品专用处方到药库领取麻醉药品、第一类精神药品补充库存基数。

(四)当从药房领取麻醉药品、第一类精神药品回来后,要即时在《麻醉药品、精神药品使用登记簿》中的"领进"行下填写相关记录。

(五)当使用麻醉药品、第一类精神药品时,要当天及时填写《麻醉药品、精神药品使用登记簿》,最迟不超过24小时。

(六)使用注射剂型的麻醉药品、第一类精神药品时,要留存空安瓿,不得丢弃。

(七)当使用麻醉药品、第一类精神药品时,使用剂量不足1支,剩余药液要即时销毁。销毁时要2人在场,并作记录、签名。

(八)调配发出麻醉药品、第一类精神药品时,要仔细核对麻醉药品、第一类精神药品专用处方,审查专用处方各项目是否填写齐全、清晰,用量、书写是否符合规定。缺项、书写和用量不符合规定的,不得调配。

第九节　药物不良反应监测制度

为加强麻醉科使用药品的安全监管,规范药品不良反应报告和监测的管理,保障患者用药安全,根据《中华人民共和国药品管理法》、《药品不良反应报告和监测管理办法》(卫生部令第81号),可制定以下药品不良反应监测制度。

(一)有关定义

1. 药品不良反应:是指合格药品在正常用法用量下出现的与用药目的无关的有害反应。

2. 药品不良反应报告和监测:是指药品不良反应的发现、报告、评价和控制的过程。

3. 新的药品不良反应:是指药品说明书中未载明的不良反应。说明书中已有描述,但不良反应发生的性质、程度、后果或者频率与说明书描述不一致或者更严重的,按照新的药品不良反应处理。

4. 药品严重不良反应:是指因服用药品引起以下损害情形之一的反应:

(1)导致死亡;

(2)危及生命;

(3)致癌、致畸、致出生缺陷;

(4)导致显著的或者永久的人体伤残或者器官功能的损伤;

(5)导致住院或者住院时间延长;

(6)导致其他重要医学事件,如不进行治疗可能出现上述所列情况的。

5. 群体不良反应/事件:是指同一药品在使用过程中,在相对集中的时间、区域内,对一定数量人群的身体健康或者生命安全造成损害或者威胁,需要予以紧急处置的事件。

同一药品:指同一生产企业生产的同一药品名称、同一剂型、同一规格的药品。

(二)应设置科室联络员负责监督本科室向医务科及药剂科呈报药品不良反应情况。

(三)发现疑似药品不良反应,应及时处理,并将不良反应记录于病历中,记录内容包括不良反应表现、可疑药品、处理、结果等;并向药剂科或其他相关部门上报。若出现严重的、群体的或产生纠纷的药品不良反应,应及时报告至医务部和药剂科。

(四)药品不良反应报告可由科室联络员每月集中填写报告,其中新的或严重的药品不良反应应于发现之日起15日内报告,死亡病例须立即报告;其他药品不良反应应当在30日内报告。有随访信息的,应当及时报告。

(五)国家规定:新药监测期内的国产药品应当报告该药品的所有不良反应;其他国产药品,报告新的和严重的不良反应。进口药品自首次获准进口之日起5年内,报告该进口药品的所有不良反应;满5年的,报告新的和严重的不良反应。临床上报原则一般为"疑似则报":即凡临床使用的药品,若出现疑似不良反应,一律鼓励上报。

(六)不得瞒报、缓报药品不良反应。

(七)疑似药品质量引起的药品不良事件的处理也按照本制度执行。同时采取有效措施,防止不良后果扩大,并积极配合有关部门的调查。

(八)不得随意泄露本单位不良反应病例有关的信息,注意隐私的保护。撰写相关不良反应论文前,须征得相关负责人同意。

第十节　试验药物管理制度

由于科研、教学需要,麻醉科医护人员进行临床试验时,常会遇到试验药物的使用。试验药物也应纳入医院统一的药品管理制度之下。医院应有专门的机构如临床试验机构办公室或医院药剂科等,负责对临床试验药物的接收、保存和回收等管理,各试验项目研究人员负责对试验药物的分发、给药和用药指导。

试验药物是指临床试验过程中使用的由申办方或合同研究组织（Contract Research Organization，CRO）公司提供的药物，此指申请注册上市的药物。

一、试验药物的接收

（一）试验药物应由医院专门机构进行统一接收。

（二）接收试验药物时要求逐一核对药物外包装、剂型、规格、有效期、批号、数量以及药检报告等项目。

（三）核对无误后，在临床试验药物接收记录表单上签字并注明日期时间。

（四）如发现有缺损或不符合运输条件等，试验药物管理人员应立即告知申报方或CRO公司，进行调换或退回处理。

（五）为保证试验药物运输过程的安全，必须由专门的药品物流公司进行药物运输（或者由申报方或CRO公司直接转交），试验药物管理人员有权拒收经普通快递运输或经其他无法保证安全的途径运输的试验药物。

二、试验药物的保存

（一）由医院专门机构的药物管理人员负责试验药物的保存，试验药物应单独存放于专门的药物储存场所，与医院药剂科等临床正常使用的药物区分开。

（二）试验药物应依照申报方提供的贮藏条件合理保存。

（三）若无特殊贮藏要求，应将试验药物按项目进行分类，单独存放于带锁的专用储藏柜中，标明项目号，防止混淆。

（四）对于周期较长的试验，应针对特殊气候条件定期查看药物，做好防潮、防霉、防虫工作，定期查看试验药物有效期。

（五）试验药物应进行定期清点，做到账物相符。试验药物如有破损、丢失，应及时登记，注明理由并及时通知申报方或CRO公司。

（六）一些根据试验方案要求，需要入组后立即使用的试验药物，可根据实际情况存放于麻醉科内，但必须符合中国GCP对临床试验药物的存放要求，且该试验项目负责人应对试验药物负责并定期接受医院专门机构的检查和申报方或CRO公司的督查。

三、试验药物的领用和分发

（一）试验项目研究人员根据试验方案确定所需领用试验药物的名称（编号）、规格和数量，通过处方或医嘱领取，并填写临床试验药物领用表。

（二）试验项目研究人员凭领用表向医院专门机构药物管理人员领取试验药物，双方签名，并注明日期时间。

（三）所有试验用药必须有符合程序的处方或医嘱记录，以备查对。

（四）双盲对照药物的随机分组编号，必须在发药前严格检查无误后，方可发放。

（五）试验药物应严格按照试验要求由试验项目研究人员分发给受试者，不得转交和转卖，不得作其他试验使用，更禁止给非受试者使用。研究人员还应做好受试者的用药教育。

（六）分发试验用药物不得向受试者收取任何费用。

四、试验药物的退回

（一）根据试验要求，受试者未用完的试验药物应先由受试者归还给试验项目研究人员，由研究人员做好剩余药物的清点工作。检查剩余药物数量与病例观察表记录已使用药量的总和，是否与领取总量相符，如有偏差，应写明原因。

（二）试验项目研究人员将清点后的剩余试验药物返还医院专门机构管理人员，经办双方均需在临床试验药物退回记录表单上签字并注明日期时间。

五、试验药物的回收

医院专门机构的试验药物管理人员清点所有剩余试验用药物,含未用及过期的药物,退还申报方或CRO 公司,相关人员均需在临床试验药物回收记录表单上签字。医院各部门均不对试验药物进行销毁。

第十一节　药品质量控制及检查监督管理

一、监督管理机构

(一)2011 年卫生部《医疗机构药事管理规定》规定:医疗机构应设立药事管理委员会(组)或药事管理组,负责监督、指导科学管理药品和合理用药。因此,医疗机构药事管理委员会(组)(组)是本单位药品质量管理的最高领导机构,药事管理委员会(组)主任或药事管理组组长对医疗机构药品质量负领导责任。

(二)药品的日常管理工作由药剂科负责,药剂科主任负责医疗机构药品质量管理工作。

(三)麻醉科应设专人(应具有相应的技术职称)负责日常的药品质量管理工作,建立药品质量档案及处理有关药品质量问题和收集信息等。

二、相关制度制定

应制定符合麻醉科工作特点的药品质量管理制度,并能定期检查和考核各项药品质量管理制度的执行情况。制度内容包括:有关人员的药品质量职责;药品验收、储存、养护和出库的管理;药品放置点药品存放的管理;特殊管理的药品的购进、储存、保管和使用的管理;不合格药品的管理;药品质量事故的处理和报告的管理;有关记录和凭证的管理;人员教育、培训的管理规定等。

三、专项检查制度

(一)麻醉科药品质量管理人员对麻醉科药品管理每月定期进行自查。

(二)检查内容包括:

1. 药品储存是否规范;

2. 处方开具是否符合规定;

3. 药品管理是否规范;

4. 药品账物是否相符;

5. 药品各种记录是否规范;

6. 药品的安全管理情况。

(三)医院药剂科每月对麻醉科药品进行检查,检查内容向负责人报告,并要求科室限期整改。

四、质量控制记录

药品质量控制及检查监督应具备相应目录、档案和记录表单。

(一)相应目录包括:质量管理制度目录;质量监控要点;药品信息目录;有关环节设施设备配置标准等。

(二)相应档案包括:药品入库记录;药品质量养护档案;麻醉药品、第一类精神药品使用登记;麻醉药品、第一类精神药品回收记录;人员培训记录;过期、损坏药品报损记录;制度执行情况检查记录;药品不良反应监测记录;仪器设备与计量器具校验记录等。

(三)相应记录表单:近效期药品登记表;温湿度条件记录表;仪器设备与计量器具使用记录表;安全卫生检查记录表;基数与有效期记录表等。

第十二节 罚 则

麻醉科对以下药品相关事件应制定相应的惩罚制度：

（一）未按规定对麻醉药品、第一类精神药品进行验收入库、调拨出库并作验收、出库记录；

（二）未按规定对麻醉药品、第一类精神药品专用处方进行专册登记；

（三）医师开具麻醉药品、第一类精神药品未按规定使用专用处方；

（四）麻醉药品、第一类精神药品处方的调配人、核对人，未按规定对处方进行核对；

（五）未按规定登记《麻醉药品、精神药品使用登记簿》；

（六）造成麻醉药品、第一类精神药品空安瓿丢失；

（七）麻醉药师麻醉常用处方开具不合格、不签名、涂改乱记；

（八）药品领取归还没有对药品进行当面核对导致药品基数严重不符的；

（九）以上未尽事宜按有关法律法规及医院有关规定处理。

第十三节 国内麻醉科药品管理中存在的问题及对策

一、药品管理过程中存在的问题

（一）药品管理专业知识缺乏

麻醉科的药品具有其特殊性，有些药房人员、护理人员对药品缺乏了解，或是疏忽了药品摆放位置而造成药品失效等，给医院造成了不必要的经济损失。若是不能及时发现而给患者使用，则会造成相当严重的后果。同时，药品管理人员忽视麻醉药品的批号、剂量、忽视麻醉药品处方是否合理等，也会导致十分严重的危害。

（二）监控力度不够

药品有效期的管理是至关重要的，但实际工作中药品管理人员对药品有效期的监控缺乏重视，常由于人为管理不当导致药品失效。如果只重视药品的供应而忽略有效期的监控，又没有定期检查药品有效期，会给医院增加经济损失。

（三）质量保障问题

麻醉药品的质量直接关系到患者使用药物的安全，是药品管理的关键。药品管理应该由药品来源抓起，必须确定药品生产商的合法性，是否符合国家质量检测的标准。

药品的保存也非常重要，特别是麻醉药品，切勿在应用前预先拆除外包装。因为包装、储存条件发生改变，药品很容易变色、潮湿从而失效。例如医用的吗啡，很容易溶于水，必须严格密封保存，放置在阴暗、通风、干燥的地方。如果忽视任何一个细节均会导致药品变质，产生药品安全隐患。

（四）信息管理系统不健全

信息化管理模式可以为临床诊疗系统提供有力的数据，也为麻醉药品的管理创造方便、快捷的条件，还可以避免药品丢失，提高医务者的工作效率。但是有些医院计算机系统落后、医务者计算机水平较低、不能有效利用及时更新系统，对药品管理十分不利。

二、麻醉药品管理相应的对策

（一）增加业务培训

麻醉药品管理涉及护理人员、药师、医生、患者等多个环节。医疗机构应定期安排科室人员参与有关麻醉药品使用安全，管理流程的培训。同时以讨论、汇报等方式积极开展医德医风、法律法规等知识交流活动，增强药师的法律意识、职业责任。每周不定期进行岗位业务再培训，重视工作人员的综合素质，加强业务操作，增强自身业务能力及责任心，提高业务水平。推行麻醉药品专人管理、专柜加锁、专用专册、专册登记以及专用处方的管理制度。制订合理的管理流程、值班表,让相关职责落实到每个工作人员,每天交接班。在药品负责人监督下执行交接班制度,麻醉药品入库及领取应该按照双人验发制度执行,药品数量明细必须明确记录、交点清楚,同时具备双人签名。

(二)加强有效期的监控力度及质量管理

药品有效期是保证患者用药安全的前提,加强有效期管理至关重要,监控的要点在于:

1. 发药、出库时,应该遵守先进先出、近效期先出、按批号出库的原则,必须严格根据药品批号的远近使用,补充药品,防止人为所致药品过期。

2. 保证麻醉药品的质量,安排专人负责动态监控。

(三)完善药品的信息管理系统

通过现代化计算机管理系统构建主管药房结合各科室部门共同参与建立网络化药品管理模式。配备软件、引进设备、加强相关操作人员、专业网络维护人员的技术培训。简化日常工作流程,推动药品流动的速度,动态监控药品的循环,有效提高工作效率,确保药品的存放,应用及发放的安全性。

总　　结

麻醉手术药品的安全管理与使用是患者医疗安全的重要保障,尤其是麻醉药品的管理不仅是合理用药的问题,还是重要的社会问题。由于其属于特殊管理药品,在临床治疗中无法取代,如果管理不当可能导致十分严重的后果。因此建立严密的麻醉科药品管理制度,加强对麻醉科药品的管理与使用,能确保药品的正常转运,减少丢失、遗失现象。设立麻醉科药品间标准操作流程和工作制度,加强麻醉药品和高危药品的管理,强化麻醉手术工作人员对麻醉药品管理的法律意识,能极大地减少麻醉药品在使用过程中的安全隐患,使麻醉手术用药处于科学、有序的动态化管理状态,提高管理效率。在日常管理过程中存在的相关问题还需医务人员在实践工作中探寻合理的解决措施,不断提高医务人员的职业责任感,加强管理制度的完善,确保患者用药的安全性。

参 考 文 献

1. 中华人民共和国卫生部令第 53 号,处方管理方法,2007 年 5 月 1 日施行.

2. 中华人民共和国主席令第 45 号,药品管理法,2001 年 12 月 1 日施行,2015 年 4 月 24 日修订.

3. 中华人民共和国国务院令第 442 号,麻醉药品和精神药品管理条例,2005 年 11 月 1 日施行,2013 年 12 月 7 日修订.

4. 黄慧,罗露明. 手术室麻醉药品管理的方法与体会[J]. 检验医学与临床,2009,6(4):310-311.

5. 李蓓,葛卫红,梁毅. 国内外医疗机构手术室麻醉药品管理之比较[J]. 中国现代药物应用,2009,3(3):208-209.

6. 陈金梅,杨欢喜. 手术室麻醉药品的管理[J]. 现代医药卫生,2007,23(10):1572-1373.

7. 阚全程. 麻醉药品和精神药品的管理与临床应用[M]. 北京:人民卫生出版社,2015.

8. 王标. 智能麻醉药品管理系统药柜的研究进展[J]. 中国医院管理,2013,33(4):43-44.

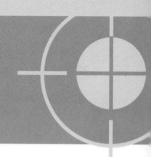

麻醉科门诊的建设与管理

第
十
四
章

李天佐　首都医科大学附属北京世纪坛医院

原卫生部卫医字[89]第12号文件将麻醉科定义为一级临床诊疗科目,麻醉学科由此进入了良性发展的轨道。二十多年来,麻醉专业在诸多方面发生了令人瞩目的变化。但是,麻醉学科建设仍没有形成完整的体系,作为一级临床诊疗科目所应设置的门诊业务尚未普遍开展,更没有被纳入到常规设置。随着临床麻醉业务量的迅速增加,手术室外麻醉的业务拓展,临床麻醉的工作节奏逐步加快,特别是日间手术(非住院手术)和加速康复外科(ERAS)带来的患者诊疗流程的变化,以及对麻醉安全、质量和效率的标准提升,麻醉科门诊的作用越来越引起关注。

第一节　麻醉科门诊的发展与现状

外科手术历经上千年的缓慢发展过程,直到十九世纪中叶乙醚出现后手术治疗才开始真正兴起。此后的一个半世纪,外科与麻醉相互促进进入现代医学发展阶段。随着住院手术逐渐成为了主要的手术治疗模式,麻醉专业便趋向于将手术室作为工作的主要场所,并逐步从外科分离出来形成独立的学科。然而,住院手术从未完全取代非住院手术,各种手术室外的检查和治疗,以及ERAS也不断对麻醉学科提出新的需求,单纯手术室内工作范畴早已被麻醉学科所突破。

一、国外发展历史及现状

20世纪50年代,由于医院病床的缺乏和住院手术治疗的费用偏高,加上医疗商业保险对非住院手术的倾斜,人们对门诊手术的兴趣日益浓厚。20世纪60年代,以医院为基础的非住院手术室开始出现。20世纪90年代,以诊室为基础的手术模式逐渐兴起,并显现出很大的经济潜力。随着非住院手术的规模化发展,日间手术以其有别于住院手术和传统门诊手术的特点业已形成了完整的新式外科治疗模式。除了资源紧张和医疗保险这两大始动因素外,微创手术的开展和麻醉技术的进步直接促进了日间手术的迅速发展。在欧美等发达国家,非住院手术比例已经大大超过住院手术。与此同时,手术患者相关的安全问题也引起人们共同的关注。集中表现在适应证的掌握、麻醉前评估的实施,以及如何降低临时取消手术等方面。在此背景下,对麻醉科门诊的依赖性越来越大,并逐步形成了完整的麻醉科门诊建制与体系。

麻醉门诊的概念(anesthesia-based outpatient clinic)最初于1949年由LEE JA提出,主要是针对住院手术患者的麻醉前评估需求。当时人们就认为麻醉医师在患者一开始计划手术时就应该介入,而不是手术前一天晚上。麻醉科门诊最初起源于优化患者手术麻醉前的状况。20世纪50年代,麻醉科门诊多为每周开放一次,并在提高患者的安全和满意度方面显现出良好的效果。

此后,麻醉科门诊在国际上普遍开展,其职能也不断扩增和演变,但主要工作仍然是术前患者的评估,所对应的名称各式各样,如Anesthesia Preoperative Evaluation Clinic(APEC)(术前麻醉评估门诊);Preoperative Evaluation & Education Center(PEEC)(术前评估与宣教中心)等。

二、国内麻醉科门诊概况

我国麻醉学科的建设起步于20世纪50年代初,非住院手术则是在60年代末开始出现。当时医院数量较少,特别是较大型的综合医院可提供的床位有限,患者住院很困难,而且住院后的花费也比较高。为此,一些较为简单的手术和全身麻醉开始在门诊完成。当时条件比较简陋,操作流程也不规范,基本上由各手术科室的医师预约手术,在各科的门诊手术室进行麻醉。由于没有麻醉科门诊,麻醉医师只在手术前很短暂的时间内会诊患者,没有充足的时间对患者的情况做全面系统的了解。因此,患者的安全得不到切实保障,手术当日取消手术的情况经常发生。

进入20世纪80年代,随着门诊手术量的进一步增加,相应的配套管理规范开始形成。建立了初步的术前检诊制度,确定术前基本实验室检查项目,并于20世纪80年代末开始筹建出现麻醉科门诊,以保证麻醉医师在术前充分了解患者全身情况。患者在相关手术科室首诊,由手术医师开具各种术前检查项目,患者持检查结果到麻醉门诊就诊。由麻醉医师根据情况决定是否可以进行手术或做进一步检查,并初步拟定麻醉方案。手术当日实施麻醉的医师再次检查患者,进行门诊手术。术毕留观,直到患者完全清醒,无特殊并发症方可离院。

国内的麻醉科门诊主要是针对拟实施全身麻醉的日间手术患者,尚未将住院手术患者的麻醉前或住院前评估纳入系统管理。近年来,国内对于麻醉科门诊的需求更多来源于麻醉前评估的压力。现行的模式通常是手术科室医师于术前一天递交手术通知单后,麻醉医师到病房对患者进行术前访视与评估。随着手术量的增加,这种模式面临如下问题,①由于日手术量增加,许多麻醉前评估在临近下班时实施,甚至发生在下班后时间。另外,一个麻醉科医师常在短时间内同时会诊多名患者,术前评估往往流于形式;②当出现术前检查不全面或术前准备不充分的情况,增加新检查项目很难协调,可能会延迟手术;不按要求完善检查则承担风险,影响麻醉的安全性,这种矛盾状况常使麻醉科医师陷入两难。

目前我国实行的医保体系,是由门诊支付系统和住院支付系统两大板块组成。门诊支付系统的医保支付比例低,预存经费少,患者支付比高。所以很多患者希望住院后再做大型检查,医师也往往会满足患者的这个要求,但无形中增加了患者的术前住院天数,延长了总的住院时间。显然,患者手术前并发症的诊治和相应的准备工作如能在住院前完成,则不仅降低围手术期患者风险,也能合理利用有限的病床资源,提高工作效率。因此,麻醉科门诊便是满足这些需求最可行的手段与环节。

第二节　建立麻醉科门诊的意义及任务

一、建立麻醉科门诊的意义

门诊对于一个完整的临床二级学科来说,是其重要的组成部分,仅此就足以说明建立门诊对麻醉学科意义。随着麻醉学科业务发展以及所承担角色的扩展,对麻醉科门诊的需求日益迫切,且时机逐步成熟。其对保障患者安全、提高医疗效率、合理利用资源,以及更好地发挥麻醉学科在围手术期医学的作用意义重大。

(一)提高患者安全,降低围手术期风险

术前评估是麻醉科门诊最主要的工作。通过系统设计的评估流程能够客观掌握患者的身体状况,及时发现并存或潜在的并发症,并针对性干预,力争在术前将患者身体状况调整到最佳,以降低围手术期风险。另外,对患者客观的评估也为术中针对性的预防和处理提供依据。除评估外,麻醉科门诊还承担着指导患者完成麻醉前准备的任务,包括身体、心理,以及其他相关的准备。麻醉科门诊为术前对患者的评估以及麻醉前的准备提供了时间上、空间上和流程上的保证,其所形成的技术规范使得评估更加科学可行,弥补了传统上多在术前一天接触患者带来的评估不充分,甚至流于形式的不足。

(二)缩短术前住院日,提高工作效率

当一个患者被决定接受手术治疗后,手术本身便成为最核心的治疗内容,其他所有的努力均是为

手术创造各种条件。缩短术前等待手术的住院时间便成为提高工作效率的核心目标之一。将一些基本的实验室检查以及对并发症的控制安排在住院前完成，患者住院后可很快完成必要准备并达到接受手术状态。因此，麻醉科门诊便承担了院外评估和准备的角色，以使患者住院后很快能够接受手术治疗。

（三）麻醉科门诊的建立对日间手术的开展至关重要

作为一种新的诊疗模式，日间手术最显著的特征就是将手术和术后短期恢复安排在同一个 24 小时内完成，而其他环节均在院外进行。因此，术前一天下午进行麻醉前访视无法满足日间手术的需求。术前患者的筛选、术前评估、术前准备与宣教，以及患者告知等均应在麻醉科门诊完成。经过麻醉科门诊后再预约安排手术，不仅降低围手术期风险，也减少因术前准备不充分等原因而临时取消或推迟手术的几率。麻醉科门诊成为开展日间手术必设的机构，其在保证患者安全和高效有序实施日间手术方面至关重要。另外，ERAS 的兴起也有赖于麻醉科门诊的作用，麻醉前的针对性评估和准备是设计和实施 ERAS 的重要的环节。

（四）为患者麻醉后并发症的诊治提供就医途径

患者术后离院后出现疑与麻醉相关的不良反应或并发症时，麻醉科门诊便承担了咨询和诊治的角色。

二、麻醉科门诊的任务

麻醉科门诊的主要任务是对拟接受手术麻醉的患者进行检查、评估和准备，其服务对象为：部分需要在住院前进行评估患者；拟接受日间手术的患者；未来还可能承担住院患者术前一日的麻醉科会诊任务，当然，这有赖于配套的政策和机制。

（一）对患者的身体状况进行检查

对患者进行病史询问、体格检查、完善实验室检查。

（二）对患者进行麻醉前评估

评估的重点是重要脏器的储备功能以及麻醉专业评估，如气道评估。必要时请相关学科会诊，以进一步明确专科疾病的诊断并提供处理意见。

（三）麻醉前或住院前麻醉相关准备

主要是患者方面的准备。对于需要干预处理的并发症提出处理意见，将患者状况尽可能调整到最佳或稳定状态。通过对患者/家属的宣教和沟通，对患者进行心理方面的准备。告知麻醉前和麻醉后相关的注意事项和准备工作，主要内容涉及指导患者继续或暂停平时长期服用的药物、戒烟、避免术前感染、呼吸训练、特殊体位适应、术前禁食水等。在充分沟通基础上，签署麻醉知情同意书。其次，对一些特殊情况的患者还需要进行特殊设备、耗材等方面的协调和准备。必要时针对性地配备技术力量。这些均通过将患者信息及时传递给麻醉科、手术室，并有效沟通协调来完成。

另外，一些出院患者发生与麻醉相关并发症时，也可通过麻醉科门诊进行诊治。

第三节　麻醉科门诊的建设

建立麻醉科门诊需要医院多个部门参与和支撑，包括医疗/护理主管部门、人力资源部门、财务部门、信息部门等。建立初期，寻求多个部门的支持对于缩短磨合期，保证运转顺利非常重要。如果已经建立了日间手术中心，则相关配套的管理可作为借鉴和共享。

一、麻醉科门诊的选址

麻醉科门诊属于医院门诊业务的有机组成部分，其对医院门诊管理体系的依赖性很强。因此，选址上应优先考虑在医院门诊区域内，与手术科室门诊区域毗邻则更佳。这种选址基于如下考虑，①患者经过手术科室门诊就诊后很容易发现并到麻醉科门诊就诊；②医院门诊区域内的分诊、候诊、叫号、护理、各检查室、收费、各项服务设施、信息系统，以及患者的流向等均对麻醉科门诊起到很好的支撑作用；③方便各种流程的设计；④合理利用资源，利于成本控制。

麻醉科门诊的诊室应独立设置，以确保门诊业务的正常有序开展。特别应规避两种设置情况：①与其他科室共用同一诊室；②诊室不固定，被临时安排在机动诊室。麻醉科门诊为常设机构，需有固定独立的诊室。

二、麻醉科门诊人员配备

最基本的麻醉科门诊单元的人员配备为麻醉科主治医师（含主治医师以上）和麻醉科护士各一名，随着工作量的增加，可考虑补充相应人员。麻醉科医师主要负责患者的手术麻醉前检查评估和知情告知，麻醉科护士负责接诊和文档管理工作。有条件的麻醉科，可为麻醉科医师配备一名助手，协助其工作。

三、麻醉科门诊的分区和设备设施

理想的麻醉科门诊应分为接诊区、候诊区、麻醉科诊室、检查区、治疗区。

（一）接诊区

接诊区域为患者到麻醉科门诊就诊的第一环节，一般设置在邻近诊室门口区域。接诊台的设置需满足沟通引导、文档书写、各类宣教资料摆放要求。除可供医疗文书书写外，还需配备测量身高、体重设备，及网络计算机。

接诊区的功能为：①接诊患者，并引导后续就诊流程；②提供简单的咨询和帮助；③协调候诊和就诊秩序；④由工作人员指导患者填写基本情况表，包括患者的自然状况和既往病史等，即在此区域内完成对患者健康状况的初筛；⑤负责患者与麻醉科医师的沟通和衔接工作。

（二）候诊区

候诊区应在麻醉科门诊区域内，视野内能够很容易看到诊室的叫号显示，以方便按序就诊。该区域内应设置同时能供多名患者和家属候诊的座椅。

在接诊区、候诊区可设置相应的宣教媒体设备。

（三）诊室

诊室为麻醉科医师实施术前评估的主要区域，在此进行病史了解和评估，同时进行洽谈和知情同意签字。通常在诊室内设置会诊桌椅、网络计算机、X线片阅读装置、血压计、听诊器、咽部检查器具等基本的门诊配备。会诊区应有各类文档存放地方，并随手可得且易于保存。

（四）检查区

诊室内应有相对分隔的检查区，通常放置诊床以备需要针对性的体格检查。诊床应配有移动式隔帘或屏风，以保护患者隐私，同时可方便患者整理穿戴。有条件者可另设检查室供简易肺功能等进一步评估。

（五）治疗区

治疗区可与外科治疗室共享，主要用于一些并发症的处置，如术后静脉炎等。该治疗室应满足基本的消毒隔离标准，同时配备相应的设备设施。

第四节　麻醉科门诊管理

一、组织管理

麻醉科门诊为全日制运行业务，应设立组织管理机构。可安排一名麻醉科副主任或高年资麻醉科医师兼管门诊业务，以保证质量持续改进和各项工作的有序进行。门诊工作量较大以及日间手术中心的麻醉前评估业务通常需要专人负责麻醉科门诊运行。麻醉科门诊负责人的职责是在麻醉科主任授权下全面负责门诊的运行和质量控制。至少需要一名长期固定的麻醉科护士负责门诊相关事务处理。

麻醉科门诊应全日制开放,以方便患者就诊。每日安排麻醉科医师出诊,根据情况合理协调出诊医师的技术力量。业务量较大或有条件时,应安排一名相对固定的麻醉科医师出诊,其他医师可每周按次出诊。麻醉科门诊医师应为主治医师(含主治医师)以上人员,并经过相关培训。

从建立到常态运行,麻醉科门诊需要多个平台和多个部门的支撑。在运行中还会不断遇到各种各样的新问题和特殊情况。因此,麻醉科门诊负责人应具有良好的沟通和协调能力。一个基本的思维就是,只有良好的沟通协调才能为麻醉科争取更多资源,并保证门诊业务健康发展。需要沟通协调的管理工作包括如下几个方面。

1. 与主管院领导保持畅通的沟通,以确保麻醉科门诊的合理定位,同时争取软硬件资源、人力资源和薪酬方面的更大支持。

2. 与医疗和护理主管部门密切沟通,以确保门诊的有序运行和持续质量控制,并在科室间协调上获取支持。

3. 与兄弟科室间保持及时有效沟通,以提高每一例患者麻醉前评估的有效性和高效性,并不断在相关问题上趋于共识。

4. 与信息部门保持友好沟通,以使对信息系统不断增长的需求能够及时得到满足。

二、流程管理

建立并不断优化各种流程,包括(但不限于)手术科室转诊患者流程、麻醉科就诊流程、麻醉前评估流程、相关科室会诊流程、预约流程、评估结果反馈流程等。(麻醉科门诊参考流程见附图14-1)

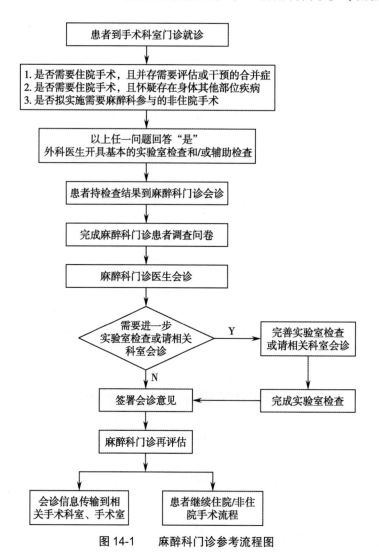

图 14-1 麻醉科门诊参考流程图

三、建立规章制度

建立麻醉科门诊配套的各项制度，并根据具体情况不断修订和完善。现将常用制度介绍如下。

1. 麻醉科门诊工作制度 该制度主要对麻醉科门诊的总体要求和流程进行原则性规定。

2. 排班制度 通常情况下，麻醉科门诊医师是不固定的，需要排班制度保证门诊正常有序进行。同时，每月的门诊排班表应上报医院门诊部备案，以接受监督管理。

3. 考勤制度 因出诊时间有严格的规定，为确保每天按时出诊，以及应对出诊医师临时调整情况，需制定相应的考勤制度。

4. 接诊制度 主要针对接诊麻醉科护士的工作进行制度管理，并与相关流程配套实施。

5. 会诊制度 重点对麻醉科医师在会诊时的医疗行为进行制度管理，包括工作内容、文档书写要求等。

6. 特殊患者上报制度 针对特殊人群、特殊情况应制定上报制度，以确保重要信息及时有效地沟通和掌握。

四、建立各种规范

各种规范主要指与麻醉科门诊业务相关的专业技术规范和标准，包括：病史询问、针对性实验室检查/辅助检查适应证、重要脏器及气道评估、知情同意签署等。

五、特殊患者处理

经过麻醉科门诊评估后筛选出来的特殊患者是指：①合并复杂疑难并发症；②合并少见病症；③需特殊干预患者；④特殊职业患者（歌唱演员、运动员等）。除了对这些患者进行有效沟通外，应按照相应流程将此类患者的完整医疗文档通过约定的途径（计算机系统或纸质版文档）传递给麻醉科负责安排每日麻醉的负责人，即将此类患者及其特殊情况进行备案，以便于安排相应的技术力量确保患者安全和针对性制定麻醉方案。必要时需向麻醉科门诊负责人汇报，同时将特殊情况反馈给手术科室。

六、麻醉科门诊的文档管理

麻醉前评估相关文档属于永久保存的法律文件，因此，应简洁清晰。另外，麻醉科门诊建立的相关文档供多个环节的医务人员阅读参考，包括手术医师、实施麻醉的医师、手术室护理人员等，因此，除在设计文档方面应使阅读者迅速能发现重要信息外，还需要有流程保证患者信息能够及时有效地传递给相关人员。在信息化的辅助下，每一例患者的信息能够在会诊结束后迅速归档保存。

（一）麻醉科门诊文档分类

1. 通用文档 各学科门诊通用基本医疗文书和文档。如收费单、化验检查单、会诊单、药品处方、门诊病历、患者登记表等。

2. 专用文档 专门为麻醉科门诊设计的各类文书和文档。

（1）病史初筛表：就诊时患者首先填写的病史调查表，用于了解病史的初筛（参考附表14-1）。

（2）麻醉预约单。

（3）麻醉宣教资料。

（二）麻醉科门诊文档的作用

1. 麻醉前评估的客观依据。

2. 医疗过程的痕迹管理。

3. 医疗行为的法律文书。

4. 学科之间会诊的依据。

5. 麻醉科门诊与手术室信息传递与沟通作用。

6. 临床资料积累与分析的基础。

表 14-1 手术前病史调查表（麻醉科门诊）

姓名		性别		年龄		身高		体重		职业	
家庭住址			联系电话				填表日期		年 月 日		
当地住址			联系电话								

您对自己健康情况的评估（请打钩）

1 剧烈活动，爬山、跑步等不受限制	3 轻微活动，上两层楼气喘
2 一般活动，不停歇可上三层楼	4 不能活动，走路即气喘

您以前住院病史（请填写）

	时间（年月）	医院名称	疾病名称	手术	麻醉
1	_____	_____	_____	_____	_____
2	_____	_____	_____	_____	_____
3	_____	_____	_____	_____	_____

您是否患有或曾患有以下疾病（请打钩）

1 心脏病或心力衰竭	6 糖尿病	11 关节炎
2 脑出血或脑梗死	7 血液病	12 肺病（肺炎、肺气肿、哮喘）
3 肾或膀胱疾病	8 癌症	13 其他
4 肝病或肝炎	9 抽搐或癫痫	
5 高血压	10 风湿病	

您近期服用的药物（请填写）

1_____	2_____	3_____	4_____
5_____	6_____	7_____	8_____

您对哪些药物过敏（请打钩）

1 碘酊	2 酒精	3 医用贴膏	4 药物（请填写）_____

近期您是否有以下症状（请打钩）

1 运动后胸痛或胸闷	2 晕厥	3 心跳不规则	4 下肢水肿
5 慢性咳嗽、咳脓痰	6 痰中带血	7 夜间有时觉气短	8 大便发黑
9 刷牙时经常牙龈出血	10 受伤后不易止血		11 一过性视物模糊
12 一过性肢体无力或麻木	13 尿频、尿急、尿痛		14 颈背部疼痛
15 体重明显减轻	16 直系亲属中曾否有过手术麻醉意外		17 妊娠
18 近期有无感冒	19 吸烟，每天____支		20 饮酒，每天____两

您向麻醉科医师提出的问题

1_____	2_____
3_____	4_____

（三）麻醉科门诊文档管理模式

基于信息化的文档管理应是未来的主流模式，目前国内大型医院均建立了依赖 HIS 系统的门诊工作系统。信息化系统在文档管理方面的特点为，①信息趋于标准化；②资料共享；③快速、准确；④智能化辅助录入功能；⑤便于长期保存；⑥即时准确完成信息传递；⑦利于总结和分析；⑧节省资源，提高效率。

文档管理方面应关注几个问题：①按照各上级主管部门的要求设计和管理各类文档；②必要的纸质版文档作为法律文书需附在病历中；③部分文档需个性化设计，特别是用于日间手术的麻醉科门诊文档，如各类宣教资料、不同麻醉方法告知、术后注意事项等；④患者重要的基本信息应造册存储。

第五节　麻醉前评估

麻醉前评估的目的是通过术前评估减少围手术期的发病率和死亡率，减轻患者的焦虑，并增加患者的依从性。其主要内容涉及几个方面：①了解外科疾病的诊断及手术方式；②掌握患者是否存在并发症及治疗控制情况；③决策是否需要进一步检查及相应的干预措施；④拟定围手术期麻醉管理策略；⑤与患者及其家属建立融洽的关系，并签署麻醉计划的知情同意；⑥完成相关医疗文档的记录。在综合评估基础上对是否近期可安排住院手术或实施日间手术提出建议。

科学、有效地设计和实施麻醉前评估，可使患者、术者、麻醉科医师和医院均从中受益。麻醉前评估所依赖的信息来源于多种渠道，包括患者的病历资料、与患者及家属当面的交流、体格检查、实验室检查和辅助检查、相关科室的意见等。

手术的总体风险取决于患者的因素和手术的类型。并发症是影响安全的重要因素，而伴随年龄增长潜在疾病的发生率增加。因此，随着年龄的增加围手术期并发症的风险性增加。

对患者状况的评估由三大部分组成：病史、体格检查和实验室及辅助检查，其中最重要的是病史。有资料表明86%的诊断来自病史，6%的诊断通过体检进一步明确，而其余8%的诊断需依靠实验室检查。

就术前评估而言，心肺功能评估以及感染等并发症是最基本的，心肺并发症是最常见的需要进一步评估的问题，特别是冠心病、哮喘和COPD，这些并发症加上手术麻醉的打击很可能引起不良后果。

一、了解病史

较短时间内获得有价值的病史信息不仅需要麻醉医师具备全面的知识和丰富的经验，也依赖于门诊流程的设计。全面系统详实的询问病史能够很好地掌握患者的全身情况，但对于门诊的工作流程和节奏显然不适合。通常的做法是以问卷方式进行初筛，并通过与患者访谈进一步佐证。这项工作一般由麻醉科护士实施。

二、体格检查

麻醉科门诊进行的体格检查不是全身查体，而是在了解病史的基础上实施有重点和针对性的体格检查。气道、心血管系统和呼吸三个方面是任何麻醉前评估中体格检查必有的。其他系统的体检主要依据病史和手术类型。麻醉科门诊会诊记录单的设计应涵盖重要的体格检查项目，以确保重要的体格检查不被遗漏。

三、实验室检查及辅助检查

常规的实验室检查用于筛选疾病的阳性率没有多大的帮助，只有0.2%的化验检查异常有可能影响术前治疗。根据病史和体检必要时可作一些有针对性的实验室检查。

四、术前患者状况优化及麻醉方案制定

术前应尽可能将患者状况控制稳定，一些并发症需要干预，或调整患者的常规用药。必要时可请相关学科会诊，以进一步明确诊断和干预方案。麻醉科门诊所初定的麻醉方案对手术日麻醉的具体实施有重要的参考价值，因此，有特殊情况时，麻醉方案应尽可能具体说明，以使麻醉前评估的结果真正发挥作用。

五、与患者的讨论沟通

因患者对手术和麻醉的恐惧，造成心理压力很大。很多时候接诊的麻醉医师并非手术当日实施麻醉者，应使患者放心，告知会有制度和程序确保患者的信息能够有效传递给麻醉实施者。

患者最关心的问题就是：麻醉有多大风险。对这个问题的准确回答涉及复杂的因素，麻醉的安全有赖于手术、麻醉、患者状况等。许多研究探讨了增加围手术期发病率和死亡率的因素，并试图发现哪些因素与麻醉相关。但是制定随机对照试验找到与麻醉直接相关的导致发病率和死亡率增加的因素很困难，大多数为回顾性分析。因此，回答上述问题重点应放在告知可能出现的问题及发生率，并提高患者对你的信任。向患者展示你对他／她的情况非常熟悉，且具备丰富的临床经验和应对突发事件的能力非常重要。任何的麻醉前评估的目的均是缓解患者的紧张焦虑，而不是增加患者的恐惧和疑惑。

六、知情同意

麻醉计划需要获得患者本人（或监护人／委托代理人）的知情同意，包括备选麻醉方案和潜在并发症。不同麻醉方法涉及的问题有所差异，应针对性进行告知。告知麻醉的备选方案，以及最常见和最严重的并发症。

第六节 麻醉科门诊展望

麻醉科门诊是麻醉学科重要的业务组成部分，对其需求的迫切性越来越强。随着学科发展，其所发挥的作用终将得到广泛认可。然而，目前我国在开设麻醉科门诊方面仍面临许多问题和困难。

一、对麻醉学科的重要性尚未达成共识

医疗机构本身，从管理层到各临床科室对麻醉学科的认知仍以传统观念占主流。尽管麻醉学科已经走出手术室发挥重要作用，但人们仍然认为麻醉科的工作只是集中在手术这一环节，没有认识到麻醉学科在围手术期医学中的价值。历史上，麻醉学科既无门诊也无病房，其工作场所主要在手术室内，对患者的术前评估以及对手术实施的决策影响多局限在术前一日短暂的床旁访视。这种长期的工作模式在客观上淡化了麻醉学科在疾病的诊断和治疗上的作用。因此，从机构设置上就没有将麻醉科门诊作为常规开展的业务。如果在这一问题上难以达成共识，则影响麻醉科门诊的建立和运行。因此，需要坚持不懈的宣传和沟通，特别需要借助日间手术发展的良好势头，推进麻醉科门诊的建立。

二、医疗付费机制限制了麻醉科门诊发展

目前，患者术前的各项检查和会诊多在住院等待手术前完成，其所发生的费用一并纳入医疗保险报销。如果这些检查于住院前在麻醉科门诊实施，则影响患者的报销比例，甚至有些项目无法在门诊报销。一些患者更愿意住院后在病房接收各项检查。这样付费机制对于麻醉科门诊的开展不利。因此，建立麻醉科门诊需要相关政策上的支持。

三、如何界定基本实验室检查和辅助检查项目

患者在到麻醉科门诊前通常已经获得实验室和辅助检查的结果，这些检查项目是由手术科室的门诊医师开具，其内容事先与麻醉科约定好。基本的检查项目可满足大部分需求，麻醉科医师根据评估情况决定是否需要增加项目。界定基本实验室检查和辅助检查项目需考虑年龄、手术大小，以及基本的手术需求。国际上认为 ASA I 级、小手术没有必要进行任何术前化验，显然这并不符合国内目前的医疗习惯。应结合各医院具体情况与各手术科室共同商议决定。

四、预约住院时间的不确定性影响麻醉科门诊评估结果的时效性

经过麻醉科门诊评估后，如果患者等待很长时间才收住院，一些评估的结果可能会受到质疑。特别是高龄和儿童，以及一些并发症较多的患者，等待住院时间过长可能会发生身体状况的变化。国际上也有一些指南可以参考，主要是一些辅助检查的时效性。在此方面需要更多的临床研究，以提供国人的资料作为参考。

五、如何鼓励外科医师将患者转诊到麻醉科门诊

外科医师最初不情愿将患者送到麻醉科门诊，他们对麻醉科门诊的作用持怀疑。手术科室的医师会认为患者是他们的资源，是否能手术治疗应该由自己来决策，如果首诊医师已经明确患者需要手术治疗，那么患者就自动地适合麻醉和手术。转变这一观念需要过程，麻醉科必须为此付出努力，包括不断的协调沟通、优化流程，以及通过麻醉科门诊使手术科室获益等。国外有些医院的麻醉科为提高门诊量尝试对外科作出非正式的保证，即如果患者被送到麻醉科门诊且身体状况可以，将不会因为麻醉而推迟手术，除非在评估到手术之间的时间出现新的问题。

六、是否需要建立麻醉科门诊的专用检查项目

医院所配备的各项实验室和辅助检查能够满足基本需求，但麻醉科还关注一些专项的检查，如自主神经功能状态、运动肺功能的评估等。一些简易的通用设备（如可视化设备）如能在麻醉科门诊配备，则更加方便患者，也极大提高效率。因此，有条件者可在麻醉科门诊设立专用的麻醉科检查室，所需的检查设备可逐步添置，以丰富麻醉前评估的综合条件，可选择的设备包括：简易肺功能检查或运动肺功能检查、无创心功能检查、便携式超声设备、纤维支气管镜检查等。

七、医疗用房的紧张增加了建立麻醉科门诊的难度

目前，医院建设标准中并没有提出麻醉科门诊设置，加上各个学科的快速发展已将医院的医疗用房资源占尽。为麻醉科门诊腾挪出空间并非垂手可得，客观上为设置门诊增加了难度。如果等待所有条件成熟，则建立门诊可能被无限期拖延。因此，应结合医院的具体情况，因地制宜地开展门诊工作。关键是先把门诊的功能单元建立，可以由小到大、由简至繁逐步开展。

八、资源与利益分配问题

麻醉科门诊对医院整体门诊体系的依赖性较大。各科室门诊经过多年的运转已经自成体系并形成了界限明显的资源配比，其门诊量的规模足以支撑其独立的门诊单元或区域。麻醉科建立门诊，特别是在医院现有的空间格局上建立，势必会造成空间资源的调整划分。除此之外，在建立门诊初期，门诊规模尚不能全面支撑整体运行。因此，很多空间、人力，以及物品资源需要与其他学科共享，如治疗室、候诊区域，甚至分诊护士站等。这些可能带来一些问题，如资产的归属、物品的领用、人力成本的分摊等。同时，一些针对性检查由麻醉科医师开具，潜在地影响其他科室的绩效。这些问题如果处理不好会影响麻醉科门诊的运转，甚至导致科室之间的矛盾。因此，在运行前应在医院的支持下妥善解决。

小结：麻醉科门诊的建立需要一整套规划、制度、流程和规范，同时，涉及多个学科和部门的支持和协作。加强麻醉学科自身建设，规范开展门诊工作，将会使患者、医院、麻醉科和手术科室从中获益。同时，通过优化门诊流程、提高评估质量来展示麻醉学科在降低围手术期风险、合理利用资源、提高工作效率方面所发挥的重要作用。当然，建立并不断完善麻醉科门诊工作是一项需要长期摸索和完善的工作。但尽快建立门诊并投入运行是必须迈出的第一步。

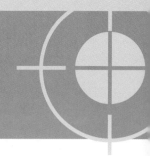

第十五章　临床麻醉管理规范

于布为　上海交通大学医学院附属瑞金医院卢湾分院

第一节　临床麻醉工作流程

当代临床麻醉学科的基本任务是：①保障患者的医疗安全；②保证手术和创伤性检查或治疗等医疗活动的顺利开展；③对围手术期危重患者的抢救与治疗；④为患者提供舒适化的医疗服务。除此以外，麻醉学科在临床麻醉的基础上，在医疗安全、质量控制、急救技能、疼痛管理等方面也一直都在承担着繁重的医疗、教学和培训任务，发挥了积极的引领和示范作用。上述基本任务和与临床麻醉密切相关的学科工作都极大的促进了患者的术后优质转归，达到了降低术后死亡率和并发症发生率、缩短患者术后住院时间、节约医疗耗费、支持兄弟学科发展、保障临床医疗安全的目标与要求。

为完成上述基本任务和实际临床工作，临床麻醉需要建立科学规范的工作流程，通过目标控制和运行管理，来避免和预防人为失误，以保证安全高效地实施临床麻醉，维护患者安全，促进术后转归，实现舒适医疗，提升医学品质。

临床麻醉的工作流程根据工作场所的不同，可以大致分为手术室内和手术室外两大类；而根据工作任务和性质的不同，又可以再细分为手术麻醉、疼痛管理、后勤保障（药品管理，设备维护，耗材更新等）、会诊评估、院内急救、教学培训、质量管理等工作流程。随着临床麻醉工作任务和服务对象的延伸拓展，其工作流程也在不断的增加与完善，这就需要麻醉科医生和医疗管理工作者认真总结，建章立制，从而使得临床麻醉的质量管理达到科学化、精细化和标准化的要求，才能保证临床麻醉工作的安全高效，才能保证麻醉学科的稳步发展。

一、手术室内临床麻醉工作流程

临床麻醉是手术室内最重要和繁重的工作，其工作流程一般由术前评估、术中管理和术后随访治疗三个方面构成，具体内容可参照围手术期管理制度。

在术前评估方面需要建立以下工作流程：①系统和组织脏器功能评估与治疗；②知情同意，风险告知和医疗文书的签署；③麻醉和手术方案的协商修改和再谈话制度；④重大事项的通报和备案；⑤对于特殊手术、新型术式、特殊患者等需要建立术前讨论、多学科会诊的工作流程。

为了提高临床医疗工作的效率，节约患者的等待时间，提升患者的满意度，提高病床周转率，保证评估质量，促进患者手术后的优质转归，上述工作流程最好能够在术前麻醉门诊（评估中心）内完成。

术中管理的工作流程涵盖患者从进入手术室至手术结束出手术室（含麻醉恢复室或麻醉后监护室PACU）期间，具体内容包括：①麻醉准备：麻醉仪器和设备的准备，麻醉药品和耗材的准备，特殊仪器和抢救设备的准备与核查；②安全核查：重点是世界卫生组织推行的"手术安全核查制度"，具体内容包括术前核对患者信息，麻醉科医生与手术医生和手术室护士的信息核对，突发事件的应对预案与核查；③麻醉管理：麻醉科医生和（或）麻醉科护士的职责安排，规范化的麻醉操作和标准化的麻醉监测流程，麻醉相关不良反应的预防和处理流程，对应于特定患者和手术方式的麻醉管理方案，以及紧急突发事件的应对预案；④术后恢复管理：术后恢复室规范化的工作流程，患者转运交接流程，术后恢复室常见并发症处理流程,特殊患者恢复室管理方案,以及患者恢复期间突发事件的应对方案。

术后随访的工作流程一般是指患者从出手术室到术后出院期间,需要麻醉科医生或其他有资质人员观察或处置相关并发症的管理方案。随着微创手术和快速康复外科学的发展,更多的患者术后恢复从院内移至家庭,或者进入康复中心,麻醉科医生的术后随访和治疗管理也需要延伸扩展到这些区域,从而保证手术患者能够得到优质的转归保证。术后随访处置的工作流程包括定期的随访制度,术后急性疼痛管理的查房和治疗制度,术后麻醉相关并发症的预防和处理方案,与麻醉相关的不良事件汇报、讨论和备案制度,术后院内死亡和严重并发症的分析总结制度。

二、手术室外临床麻醉工作流程

手术室外的临床麻醉工作主要是为需要在镇静和(或)麻醉下接受创伤性检查和(或)治疗,以及为一些开展诊室内侵入性操作的科室及患者所提供的医疗服务。随着学科的发展与整合,这种手术室外的麻醉需求也越来越多,患者及其家属、兄弟学科的医务人员,以及社会对于麻醉科所提供的镇静、镇痛、麻醉,以及安全和舒适保障的需求也越来越迫切。然而,由于存在对于麻醉安全性的忽视和手术室外麻醉场所装备与人员等硬件软件的先天不足,以及对于手术室外检查和操作的预案的缺乏,对于患者合并疾病的轻视甚至是无视,这些都决定了手术室外麻醉的风险实际上要远远高于手术室内麻醉。因此需要制定比手术室内麻醉更为严格的工作流程和规章制度,以保障手术室外麻醉患者的安全和创伤性检查、治疗工作的顺利开展。

手术室外临床麻醉的工作流程主要包括以下内容:①麻醉方案的准备和实施麻醉的诊间麻醉装备的标准化配置;②患者评估与核查制度,知情同意和告知制度;③检查和操作方案与突发事件预案;④麻醉相关并发症的预防和处理预案;⑤麻醉后的恢复管理。

三、其他相关流程

(一)后勤保障

后勤保障是临床麻醉工作流程中的重要内容,科学规范的后勤保障流程能够提高临床麻醉工作效率,降低人为因素导致的失误,减少麻醉相关并发症,从而有利于患者的治疗和康复,也有利于降低医疗耗费,节约医疗资源。

后勤保障的工作流程主要包括以下内容:①麻醉科药品管理制度和工作流程,这里重点是毒麻药物的领用、储存、登记以及双人双锁管理制度、双人或多人的核查制度和规章;今后的趋势是由医院药剂科派驻手术室,建立麻醉科和手术室的专用药房;②麻醉科设备的维护与检测:临床麻醉相关的医疗设备需要专人管理,定期检测,以确保设备处于正常备用状态;③麻醉科耗材的登记与使用、消毒。

(二)会诊评估,院内急救

由于历史的原因,麻醉科目前仍然承担着大量的院内会诊和急救复苏重任,这方面工作也需要建立规范合理的工作流程,以保证会诊质量,提高急救复苏的成功率。

(1)麻醉科会诊评估的相关流程:麻醉科会诊评估包括普通会诊和紧急会诊,对于普通会诊的工作流程主要包括:应由有相应资质的麻醉科医生(通常为住院总医生或主治医师以上人员)承担院内会诊任务,并在规定时间内完成会诊工作,建立书面的会诊意见,并告知相关医务人员和患者或其家属。对于紧急会诊者,需要尽快完成会诊任务,以利于患者救治方案的完善。

(2)院内急救复苏的相关流程:急救复苏是临床麻醉工作的一项重要内容,麻醉科医生不仅承担了手术室内的抢救工作,也肩负着整个医院内的危重患者的急救复苏工作。快速准确且规范化的开展急救复苏工作,治疗临床急诊病患,保障医疗安全是这方面工作的基本要求。因此,其工作流程也需要科学、高效和便捷。其主要内容包括:急救复苏物品(设备和药物)准备,急救复苏方案(标准流程)的制订和培训,院内急救复苏绿色通道识别系统的建立以及紧急呼救系统的设置等。

(三)教学培训,质量管理

教学培训是临床麻醉的一项重要任务,麻醉科医生不仅需要保证患者的安全与舒适的需求,也需要配合手术和检查治疗等医疗工作的有效开展,因此针对麻醉科和兄弟学科以及所有在临床工作的医护人员的教学培训工作,特别是急救复苏与重要脏器功能维护的培训,一直都是临床麻醉的重要任务。也只有积极有效地开展了与临床麻醉相关的教学培训工作,才能够更好的保证临床科室和医院安全文化的建立,确保患者的医疗安全。

教学培训工作流程的主要内容包括:规范化的理论教学和床旁培训材料和项目,教学培训的师资核定,教学培训效果的考核与评估。

医疗质量控制管理是将临床麻醉质量与医院医疗安全管理系统相连接的重要桥梁,临床麻醉管理也是医疗安全的管理,因此需要建立规范的工作流程。其主要内容包括:麻醉科医务人员的设置、分工、和工作与休息制度,麻醉医疗质量的定期讲评工作,围手术期医疗差错登记和预防管理,不良事件的主动上报管理,医疗质量控制指标的监测管理,麻醉手术患者的满意度调查等。

第二节　临床麻醉管理规范

临床麻醉管理规范主要是指建立各项规章制度,并且严格按照制度要求完成临床麻醉工作,确保医疗安全,提升医疗水平,切实做好临床平台学科建设。随着麻醉学服务范围的扩展,临床麻醉项目的增加,临床麻醉管理规范也在不断的修改和完善。

临床麻醉管理规范主要包括管理的规章制度和操作标准。

一、规章制度

规章制度主要包括以下内容:①麻醉质控制度;②岗位责任制度;③麻醉审批制度;④麻醉前访视制度;⑤麻醉前告知制度;⑥术前患者查对制度;⑦术后随访总结制度;⑧差错事故防范制度;⑨会诊制度;⑩药品管理制度;⑪仪器、设备保管制度;⑫麻醉物品消毒制度;⑬麻醉操作无菌原则;⑭麻醉科各级人员职责;⑮坚持医德规范、加强医德医风建设等。

(一)麻醉质控制度

建立麻醉质量的标准化、规范化管理制度,坚持以患者为中心,以医疗质量为生命。

科室成立质控小组,在科主任领导下,按照质控标准,完成质量监控任务。

强化质量意识,定期开展基础质量、环节质量和终末质量的分析、评价或结合典型病例、差错事故等进行质量意识教育,提高思想政治素质。

对进修医师、轮转医师和新上岗医师,必须进行岗前教育和培训,重点是医德规范、规章制度和工作质量保证。

按照麻醉质控要求,每月进行麻醉质量统计、分析,每季度进行一次全面的麻醉质量检查、评价,并通报全科。

对麻醉质量存在的突出问题,要抓紧时间调查、处理、纠正,并提出整改意见,除在科室及时贯彻执行外,还应向医务处报告。真正做到问题已调查清楚,当事人已接受教训,整改措施已完全落实,思想认识已得到提高。

提高麻醉前访视单和麻醉记录单的书写质量,保证麻醉记录单的准确性、及时性、完整性、整洁性和一致性。推荐使用电子麻醉记录单和随访单。

各级麻醉科医师实施规范化培养,其资质和能力由各类级别的考核、科主任考核、科室成员的鉴定和相关手术科室医师的评价等界定。

(二)岗位责任制度

麻醉前要详细了解患者病情,认真准备麻醉器械、用具和药品。

严格执行麻醉操作规程和消毒灭菌制度。

麻醉期间不得擅自离开工作岗位,不得兼顾其他工作和谈论无关事宜。

麻醉期间要严密观察患者的病情变化,做好术中监测和麻醉管理,如突然发生病情骤变,应及时向上级医师报告，并迅速判断其临床意义，同时告知术者，共同研究，妥善处理。

认真填写麻醉记录单，记录要全面、及时、清晰、准确。

麻醉结束，须待患者全麻苏醒和病情稳定后，方可送回病房，并认真做好交接班。

及时准确的写好麻醉小结及随访记录。

（三）麻醉审批制度

急诊患者需手术治疗而需麻醉者，一般应由住院总医师或主治医师以上职称的麻醉科医师访视过患者后方可决定是否可行麻醉方案；如遇疑难、危重等情况应及时通知住院总医师，并请示科主任，有关处理决定，应同时向医务处（院行政值班）汇报。

一般择期手术或限期手术患者的麻醉方案由主治医师决定。

对于重大手术、疑难手术的麻醉必须先在科内进行讨论（情况特殊时可请院内外专家会诊），由科主任决定方案。讨论情况要有书面记录和协同家属书写的手术申请，报医务处审批后方可进行手术。

采用新技术时，须待操作熟练后才能在临床进行，麻醉前必须详细组织讨论，制定出麻醉方案，充分估计手术中可能发生的情况，并拟订出具体的抢救措施，经科主任同意后报医务处审批、备案。

在麻醉、手术开始实施前，应先实施安全核查的"三方核对"程序，由麻醉科医师、手术者、手术/巡回护士在执行最后确认程序后，方可开始实施麻醉、手术。

每台麻醉必须由主治医师以上职称的麻醉科医师负责。

（四）麻醉前访视制度

麻醉前一天麻醉科医师应到病房访视手术患者，详细阅读并询问现病史、过去史、烟酒嗜好及既往麻醉史、药物过敏史等，包括年龄、性别、发育、营养、精神状态、活动情况、体温、血压、脉搏、呼吸等。了解患者与麻醉和手术有关的情况，过去是否有神经、呼吸、循环及其他系统的重要疾病，以及其严重程度和目前对机体的影响等，包括血、尿、粪常规、心电图、血液生化、X线检查、肝、肾功能及其他特殊检查。确定患者的 ASA 分级。

认真复查呼吸、循环及其他系统，根据麻醉方案进行特殊检查，如椎管内麻醉需检查脊柱、腰背部皮肤、下肢运动感觉等，全身麻醉需注意有无缺齿、松动牙齿、义齿，张口程度和头颈活动度等。需作桡动脉穿刺者，可先用 Allen 试验法判断尺动脉掌浅弓的血流是否足够等。

了解患者的精神状态和对麻醉的要求，做好术前解释工作，消除患者的顾虑，增强患者对手术、麻醉的信心。交代麻醉前禁食禁饮时间，婴幼儿应适当缩短禁食禁饮时间。

根据患者情况、手术要求和麻醉条件选择麻醉前用药、麻醉方法，拟定麻醉方案。

应有的检查尚未进行或需复查，以及麻醉有较大困难和危险时，应向病房经治医师提出，共同协商解决，并向本科上级医师汇报。

全面了解病情和手术方式，认真填写麻醉前访视单并签字。

与患者或患者家属做麻醉前谈话，详细介绍麻醉方法、麻醉前准备、麻醉过程、可能出现的麻醉风险与处理对策和患者必须注意与配合的事项，解除患者的思想疑虑以取得患者的信任和合作、获得家属的理解和支持，并让患者或授权的家属在麻醉访视单上签字。

特殊患者的麻醉应向上级医师及科主任汇报，并及早准备好所需器械、监测仪和药物等。

麻醉前进行病例汇报，访视医师负责向全科报告患者情况和麻醉方案，遇有疑难危重患者的麻醉，应作重点讨论，并将讨论情况记录在册，必要时向医务处报告、备案。

患者术前各项生命体征准备不足时，应予调整手术时间，以确保患者的医疗安全。必要时协助手术医师进行围手术期的治疗。

目前由于手术节奏越来越快，此种传统术前访视模式已不能适应医院的实际工作情况，因此推荐在医院门诊部建立麻醉科门诊（即麻醉科麻醉与手术前评估中心），统一完成上述工作。

（五）麻醉前告知制度

所有接受麻醉的患者均需做到术前访视，并对患者或者其家属（被委托人）实施告知，使其充分了解麻醉方法和可能发生的并发症和（或）意外，并且获得他们的同意，签字为据。具体如下：

告知患者和（或）其家属（被委托人）麻醉方式和选择的依据。

告知患者和（或）其家属（被委托人）全身麻醉可能出现的并发症：如气管插管困难、门齿脱落、反流误吸、气道痉挛、声音嘶哑、声带损伤、术后咽喉痛等。

告知患者和（或）其家属（被委托人）椎管内阻滞麻醉可能出现的并发症：如穿刺损伤、脊髓损伤、马尾损伤、全脊麻、术后头痛、术后腰痛、下肢感觉异常等。

告知患者和（或）其家属（被委托人）麻醉药可能产生的过敏反应，以及中毒反应，甚者可致休克、呼吸心搏骤停。

告知患者和（或）其家属（被委托人）静脉穿刺可能出现的并发症：如血肿、疼痛、静脉炎、深静脉血栓、血气胸、心律失常、误穿入动脉、外周神经损伤、感染等。

告知患者和（或）其家属（被委托人）术中输液输血可能出现的并发症：如输液反应、过敏反应、过度低温、休克、心搏骤停等。

告知患者和（或）其家属（被委托人）术中可能会发生低血压、高血压、心律失常、心肌缺血、心搏骤停等。

告知患者和（或）其家属（被委托人）术后疼痛管理方式和可能需要的药物以及副作用等。

告知患者和（或）其家属（被委托人）手术过程中可能因为手术和患者的原因而改变麻醉方式。

告知患者和（或）其家属（被委托人）麻醉中使用的药物为国家监管药物，需要其签字后使用。

告知患者和（或）其家属（被委托人）手术结束麻醉恢复后，患者可能出现的情况和应对措施。

对于参加临床研究的患者，告知患者和（或）其家属（被委托人）临床研究的目的和方案、价值和可能的情况，取得其同意，并在知情同意书上签字。

以上告知事项应在麻醉手术前就需完成，并且获得患者和（或）其家属（被委托人）的签字同意。

实施告知的医务人员应为从事麻醉学专业的具有资质的医师。

告知过程中应尽可能的回答患者和（或）其家属的疑问，并考虑其合理要求，以获得他们的理解和支持。对于无法解释的问题，应请示上级医师，以进一步完善告知工作。

（六）术前患者查对制度

严格执行手术麻醉前患者的查对制度，杜绝相关医疗差错的发生。

患者进入手术室后，麻醉科医师应该通过麻醉前访视单、病历首页、患者腕带、直接交流等至少两种以上方式，核对患者的姓名、性别、年龄、体重、身高、血型、病区床位号、手术部位、拟行的手术方式等。

查对患者的既往病史、既往手术麻醉史、药物过敏史等。

查对患者术前药物使用情况，术前禁饮禁食时间，牙齿活动脱落程度，胃管、导尿管通畅程度，穿刺部位皮肤组织状况。

检查术前访视记录完整程度，患者和（或）其家属的知情告知和签字情况。

检查患者麻醉手术前存在的损伤部位和程度，并且告知相关医护人员，避免加重患者的损伤，同时采取相应的保护措施。对于急诊危重患者，需明确患者的生命体征。

对于婴幼儿、不能合作的患者或者是聋哑人可以核对患者手腕带上的信息，或者询问患者家属。

对手术患者建立基本生命体征的监测（血压、心电图、经皮脉搏血氧饱和度），检查患者的生命体征指标与患者自述和病历记载的符合程度。

查对随患者同时带到手术室中的药品和器械，对于需要麻醉科医师术中使用的药品，在使用前需与手术医师核对用法和剂量。对于不需要使用的物品，在与患者和（或）手术医师交流协商后，在患者手术结束后，一同带回病房。

对于查对中发现与术前访视记录不相符合的问题，需要请示上级麻醉科医师，并询问病房主管医师或手术医师，以确定信息的准确性。

对于查对中发现的重要信息可能会影响患者的手术操作者，需要请示上级麻醉科医师，并协同手术医师，共同决定麻醉手术是否继续，对于可能出现的新情况需要向患者和（或）其家属告知者，需要及时联系,必要时应于病历中记录并由家属签字以示告知。

完成对患者的信息核对后,在麻醉记录单上需要准确记录患者的相关信息。

(七) 术后随访治疗总结制度

对于所有接受麻醉的患者均需要完成术后随访,及时观察患者麻醉后的反应,及时处理可能出现的并发症,并对麻醉方案进行回顾总结,以促进麻醉质量的提高。随访内容如下:

对神经、呼吸、循环、消化、泌尿和血液系统进行逐项观察和检查。

随访结果应详细记录在麻醉记录单上,发现不良情况应继续随访。

遇有与麻醉相关的并发症,应会同病房主管医师共同处理或提出处理意见,且随访至病情痊愈。

如发生麻醉意外事故、差错时,应分析病情、及时处理,必要时请相关科室会诊讨论并向医务处报告。

术后随访原则上由实施麻醉的医师进行,或由有资质的麻醉科医师进行。随访应该在术后 24 小时内完成,并且根据病情需要而跟踪随访。对于短小手术早期出院的患者或危重患者应根据需要,及时完成随访工作。

随访过程中对患者和(或)其家属需耐心解释麻醉相关的并发症和注意事项。

对每例麻醉患者,均要认真总结,要有麻醉前、麻醉中和麻醉后的完整记录,以积累资料和总结经验、教训。

(八) 差错事故防范制度

麻醉科医护人员应定期认真学习《医疗事故处理条例》等卫生行政法规。经常开展安全医疗教育,谨记"只有小手术,没有小麻醉"的警句,树立预防为主的思想,全心全意为患者服务。实行医疗安全责任制,要坚守岗位,集中精力,疑有意外先兆,应立即妥善处理。

加强科室人员的业务培训,制定新职工阶段性培训计划,并由专人负责对其进行操作技能的阶段性考核,定期进行全科业务学习及新知识介绍,不定期地进行新技术、新设备操作演示,鼓励科室人员参加国内外业务学习班、进修班和学术会议,提高自身的职业素质及职业技能。

加强对进修医师、轮转医师、实习医学生的管理,定期进行业务及操作技能的指导培训,在日常医疗工作中遵循本院医师负责制。

按照各级医师职责充分做好麻醉前的病情判断,严格检查各种麻醉器械设备,确保抢救器具完好和抢救药品齐全。

严格遵守各项操作规程和消毒隔离制度,定期检查实施情况,防止差错事故。

严格查对制度。麻醉期间所用药物及输血输液要做到"三查七对",对药品名称、剂量、配制日期、用法、给药途经等要经两人查对,特别要注意最易搞错的相似药物或相似安瓿。用过的安瓿等应保留到患者出手术室后再丢弃,以便复查。

对于手术期间需要输血的患者,麻醉科医师和巡回护士需共同核对输血申请单和血型配对单,并且与患者的住院病历首页相符一致。在两者都签名确认后才能予以使用。除非是现场采集的新鲜血液,否则输血均应采用加温方式。输血前、输血过程中、输血后均应定时严格观察血压、呼吸指标、尿量和颜色以及皮肤颜色,及时发现潜在的输血反应。输血袋应保存至手术结束、患者未发生输血反应为止。

使用易燃易爆麻醉药时,要严防起火爆炸,各种麻醉气体钢瓶颜色要有差异并有醒目标志。建议推广不同气体钢瓶应有不同接口的体制,以从根本上杜绝接错气体的事故。

在没有麻醉机设备和高压氧气的区域,严禁开展任何诊疗的麻醉工作,施行椎管内麻醉的人员必须能掌握气管插管术。上岗工作不到一年或尚未取得执业医师资格和执业注册者不能担任主麻;严禁非麻醉专业医师和未经过专业培训的人员独立担当麻醉工作,也不允许一位麻醉科医师同时实施两台手术的麻醉。

新技术的开展,新方法的使用和新药品的引进,必须经科主任同意并经医院批准,并按照认真讨论后的预定方案实施。

严格交接班制度，坚持"接班不到，当班不走"，坚持岗位交班、手术台旁交班，病情危急和疑难病例的手术一律不准交班，直至患者病情稳定。交班内容包括患者情况、麻醉经过、特殊用药、输血输液等。

围麻醉期的重大问题，应及时向科主任汇报，并根据主任意见采取处理措施。医疗事故、医疗差错、麻醉意外和严重并发症均应进行全科讨论，吸取教训，认真整改，并须向医务处报告。

（九）会诊制度

院内会诊主要涉及麻醉处理、急救与复苏、呼吸管理、重症监测、休克抢救和麻醉与疼痛治疗等，由住院总医师或主治医师负责，必要时向科主任或主任医师汇报，讨论后处理。

急会诊由住院总医师或值班医师负责，如有疑难病例请上级医师协同会诊。

院外会诊须按医务行政管理部门的会诊制度办理。

（十）药品管理制度

参照《贵重药品、麻醉药、毒药、精神类药品使用管理制度》，麻醉药品实行"专人负责、专柜加锁、专用账册、专用处方、专册登记"的管理办法，定期清点、登记。麻醉药柜应实行双人双锁制度，进出药品均应随时记录。推荐尽快推广使用智能药柜（车）。

麻醉当日，必须由具有医师执业证书和麻醉处方权的本院麻醉科医师，持统一规范的麻醉药品专用处方，至麻醉药品管理人员处统一领取麻醉用药。麻醉结束后，应将麻醉药、镇痛药、肌肉松弛药的安瓿及剩余完整安瓿的药品统一交回药品管理人员。

麻醉药品管理人员应做好麻醉常用药物及抢救药品的添加和检查工作，必须认真检查药物的有效期，并按要求存放药品，做到先进先出，坚决杜绝一切事故的发生。每天除做好麻醉药品的发放和核对工作外，必须按有关规定详细严格的核对每一张麻醉专用处方，剂量不得超过当天的用量，麻醉及精神类药品要做到帐物符合率100%。每月作好药物的库存清点工作，发现过期变质的药品后，经科主任同意，一律上缴药剂科由药剂科统一处理。

麻醉药品哌替啶、吗啡、芬太尼、舒芬太尼、阿芬太尼、瑞芬太尼等麻醉镇痛药应严格管理制度，各级医师必须坚持医疗原则，正确合理使用。凡利用工作之便为他人或自己骗取、滥用麻醉药品者，其直接责任者由医院予以行政处罚或移交公安机关处理。

使用药品时应注意检查，做到过期药品不用、标签丢失不用、瓶盖松动不用、说明不详不用、变质混浊不用、安瓿破损不用、名称模糊不用，以确保用药安全。

（十一）仪器、设备保管制度

各手术间的麻醉物品管理由当日在该手术间实施麻醉者负责，并实行麻醉前后的检查核对工作，如有丢失或损坏，应及时报告、处理或补充。

贵重仪器设备应由专人负责保管，定期维修和校准，并详细登记和建档。

麻醉机用后应关闭各种开关，取下各种衔接管、螺纹管、呼吸囊，彻底用清水冲洗后晾干并消毒，特殊感染患者使用后应按特殊感染的常规处置。

（十二）麻醉物品消毒制度

所有麻醉物品均应按照相关部门制度进行管理。

一次性使用的医疗用品严格参照《卫生部关于加强一次性使用无菌医疗用品管理的通知》进行管理。

所有插管用品严格执行一次性使用和无菌操作原则。推广一次性使用麻醉穿刺包，用后销毁。

非一次性使用物品如咽喉镜片等应遵循一用一消毒灭菌原则。包括压力蒸汽灭菌、环氧乙烷灭菌、2%戊二醛浸泡消毒（20分钟）、灭菌（10小时）、煮沸消毒（20分钟）等。化学消毒灭菌后，应以无菌蒸馏水彻底冲洗后晾干后备用。

非一次性螺纹管、呼吸囊等用后送供应室消毒。

（十三）麻醉操作无菌原则

对于所有有创性麻醉操作，均应严格按照无菌规定，认真执行。

抽取麻醉药物的注射器应做到专人专用，不能给多个患者交叉使用。剩余的麻醉药物应弃之不用。

对于患有传染性疾病的手术患者，所有麻醉耗材均应采用一次性物品（尤其是螺纹管、喉镜片、人工鼻等）。

在决定实施麻醉诱导前，再拆开气管导管包装，以避免导管头端污染。

（十四）麻醉科各级人员职责

请参阅本书第四章及第五章相关内容。

（十五）坚持医德规范，加强医德医风建设

医德，即医务人员的职业道德，是医务人员应具备的思想品质，是医务人员与患者、社会及医务人员之间关系的总和。医德规范是指导医务人员进行医疗活动的思想和行为准则。其医德规范如下：

救死扶伤，实行社会主义的人道主义。时刻为患者着想，千方百计为患者解除病痛。

尊重患者的人格和权利，对待患者不分钟族、性别、职业、地位、财产状况，都应一视同仁。

文明礼貌服务，举止端庄，语言文明，态度和蔼，同情、关心和体贴患者。

廉洁奉公，自觉遵纪守法，不以医谋私。

对患者实行保护性医疗，严守患者隐私与秘密。

互学互尊，团结协作，正确处理同行同事间的关系。

严谨求实，奋发进取，钻研医术，精益求精，不断更新知识，提高技术水平。

为使医德规范切实贯彻落实，必须把医德规范教育和医德医风建设作为质量控制的重要内容，作为质量考核与评估的重要项目，并作为衡量和评价一个麻醉科的重要标准。

二、临床麻醉操作标准

临床麻醉操作标准内容繁多，主要涵盖了临床麻醉中的各项技术操作和药物与监护设备使用，因此这方面的标准规范内容也非常庞大，对于新的技术和设备操作更是缺乏标准性操作，这些需要在临床工作中不断的总结完善。

目前临床麻醉操作标准的内容可以参考中华医学会麻醉学分会第十届和第十一届委员会，分别由于布为教授和邓小明教授主持制定的《中华医学会麻醉学分会临床麻醉快捷指南》以及《中华医学会麻醉学分会临床麻醉专家指导意见》，其中有近30项操作标准和专家意见及快捷指南。这些都是指导临床麻醉操作的标准或规范。

第三节　临床麻醉台账及信息化管理

临床麻醉台账主要包括上述工作制度中涉及的，需要书面撰写留存的材料，其中涉及手术患者的医疗信息，这类资料需要留存副本，并且副本保留至少两年以上，而原件的保存也是按照医疗记录像关的法律规定存档并妥善保管。随着麻醉学科信息化建设的逐步开展，越来越多的台账资料都能够做到了电子化和无纸化，这些电子信息同样需要备份并妥善保存，并且由专人管理，确保其真实性不被修改。

根据工作制度内容，临床麻醉台账的种类如下：

1. 在麻醉质控制度建立方面需要有：麻醉质控报表（月报和年报），麻醉管理（或围手术期管理）差错汇报表和整改表，麻醉科医生临床操作资格准入考核表，麻醉质控小组工作记录，疑难病例讨论记录，危重病例抢救记录，死亡病例讨论记录等。

2. 在麻醉审批制度方面，需要建立的台账有：重大手术汇报记录，新型手术或麻醉操作报告表，临床手术安全核查表。

3. 在麻醉前访视制度方面，需要建立的台账有：术前访视患者评估记录单，术前特殊谈话记录单，术前麻醉相关特殊检查记录单，术中麻醉所需特殊药物和（或）设备使用的记录单，有关术前访视的台

账可以在麻醉学科新开展的麻醉评估中心(门诊)内完成。

4．在麻醉前告知制度方面，需要建立的台账有：患者知情同意签字文书，特殊药物和(或)设备耗材使用的同意签字文书(如术后镇痛知情同意文书)等，这些内容同样可以在麻醉门诊里完成。

5．在术后随访总结制度方面，需要建立的台账有：术后随访记录单，术后镇痛治疗记录单，麻醉相关并发症治疗或处理记录单。

6．在差错事故防范制度方面，需要建立的台账有：麻醉交接班记录，麻醉急诊记录，抢救记录，早交班记录，麻醉人员培训记录，围手术期相关不良事件记录等。

7．在麻醉科的会诊制度方面，需要建立的台账有：会诊请求，会诊登记和记录表格，多学科会诊记录，急会诊记录等。

8．在药品管理制度方面，需要建立的台账有：麻醉药品申请表，麻醉药品使用记录表，特殊药物使用登记，麻醉药品的核查记录表，毒麻药的保存记录和核对记录等。随着电子化技术的发展，目前麻醉科更多的在采用智能麻醉药品管理系统来进行麻醉药品的临床管理，这些智能麻醉药柜为临床工作带来很多的便利，也在台账记录方面更加电子化和简便科学化，使既往许多记录表做到了无纸化，这些都是台账记录方面的重要进展。

9．在仪器、设备保管制度方面，需要建立的台账有：仪器设备的定期检查记录，保养记录，保修和维修记录，特殊大型设备的使用记录等。

10．在麻醉物品消毒制度方面，需要建立的台账有：麻醉设备或物品消毒记录，过期物品处理记录，消毒核查记录等。

11．在麻醉科各级人员职责管理方面，需要建立的台账有：各级麻醉医护人员资格认定记录表格，临床业务培训记录，继续医学教育及毕业后职业教育的记录表格，学科人才培养发展规划表格等。

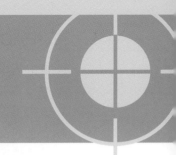

第十六章 PACU 的建设与管理

郭曲练　中南大学湘雅医院

麻醉恢复室（recovery room，RR）又称麻醉后监测治疗室（postanesthesia care unit，PACU），是麻醉医师和麻醉护士对麻醉手术后患者集中严密监测，继续治疗直至其麻醉不良反应消除、生命体征恢复稳定的医疗单元。在麻醉恢复过程中，由于麻醉作用、手术创伤的影响和病情因素，患者易出现生理功能紊乱，严重时可能危及患者的生命，需要加强监测和治疗。麻醉后监护（postanesthesia care）是指患者在麻醉或深度镇静诊疗后，在麻醉/深度镇静恢复期对患者继续进行监测与治疗，以保障患者顺利康复的医疗活动。麻醉恢复室最早可以追溯到 1801 年在英格兰为进行过大手术或危重患者准备的五张"一对一双床"的病房，PACU 仅仅在近 50 年才开始普及。PACU 已成为手术患者麻醉管理流程中不可缺少的一环，是现代医院麻醉科必备的医疗单元。它具有以下基本特性：①靠近手术室或其他实施麻醉或镇静镇痛的医疗场所，以减少手术后不稳定患者转运时间；②配备专业的麻醉恢复室医疗护理人员及相关医疗仪器设备；③为刚结束麻醉/镇静和手术的患者在转入普通病房、特护病房或 ICU 或者直接出院之前提供监测与治疗。

第一节　PACU 任务及意义

一、麻醉后监护和建立 PACU 的必要性

随着医疗技术的进步和老年化社会的到来，婴幼儿、老年患者和危重疑难手术患者增加、复杂手术量增加，全麻所占比例增加。手术结束并不意味着麻醉作用的消失和麻醉手术导致的重要生理功能平衡紊乱完全恢复。麻醉/镇静恢复过程中，由于麻醉/镇静的作用、手术及诊疗操作以及患者并存基础疾病的影响，患者易出现生理功能紊乱，常易发生呼吸道梗阻、通气不足、恶心呕吐、误吸或循环功能不稳定等各种并发症，影响患者术后早期快速康复，严重时可危及患者的生命，需要加强监测和治疗。据统计通过严密监测和治疗，50% 术后 24 小时内死亡病例可以避免。1949 年，纽约手术委员会率首次提出 PACU 应成为麻醉科的标准配置。PACU 的建立提高了围手术期患者安全和手术室工作效率，提高了医疗资源的利用率，显著减少了围手术期并发症发生率。麻醉恢复室卓有成效的工作，使得术后早期并发症及死亡率大大降低，PACU 在围手术期患者管理中日益发挥着重要作用，是现代化医院麻醉科的重要组成部分。

二、PACU 的基本任务

PACU 的基本任务：

1. 收治全麻后患者、麻醉监测处理（Monitored anesthesia care，MAC）和区域麻醉手术后生命体征不稳定的患者。

2. 监测和治疗患者的生理功能紊乱，保障患者在麻醉恢复期间的安全。

3. 改进麻醉后监护质量，促进患者术后快速康复，改善预后。

三、PACU 的功能

1. 麻醉后患者的苏醒和早期恢复。

2. 减少患者麻醉恢复期各种并发症，包括麻醉和手术后并发症，使得患者顺利过渡到普通病房。

3. 改善重症手术后患者情况，以利于其在 ICU、特护病房进一步治疗。

4. 评估和决定患者转入 ICU、特护病房、普通病房或者是直接出院回家的指征和时间。

5. 特殊情况下（如需要紧急再次手术时）对患者状况进行术前处理和准备。

四、PACU 的重要性

1. 提高麻醉后患者的苏醒质量，保证麻醉手术后患者的安全。镇静 / 麻醉后恢复期由于患者的基础状态、手术结束后数小时内，麻醉作用并未终止，麻醉药、肌松药和神经阻滞药的作用尚未消失，保护性反射尚未恢复，诊疗或外科手术的对生理功能的干扰，在麻醉恢复期易出现病理生理紊乱，严重时危及患者的生命。麻醉恢复期患者处于不稳定状态，需要医护人员精心观察，有必要对镇静 / 麻醉后恢复期患者进行适当监测与必要的干预，防止患者发生意外。

2. 减少麻醉恢复期的并发症与不良反应，提高医疗质量。镇静 / 麻醉后恢复期可能出现镇静 / 麻醉或诊疗操作 / 手术导致的并发症，通过及时的监测、评估、处理与反馈，有助于提高和持续改进患者围手术期诊疗质量。

3. 促进快速康复，改善患者预后。通过对并发症的早期发现和及时干预以及系统反馈，改善手术患者的预后。

4. 加快连台手术间的衔接，提高手术室利用率，减少 ICU 床位的需求和病房医护人员的工作量，提高医疗体系效率。

需要强调的是，我国地区间的经济发展及医疗水平参差不齐，各医疗机构软、硬件条件差异较大，目前的临床麻醉和 PACU 的医疗实践也不尽相同。随着各相关专业学科的发展和不同所有制形式医疗机构的蓬勃兴起，分散的诊疗地点和小型医疗机构的麻醉后恢复问题和 PACU 的建设与管理问题已经引起卫生行政管理部门和专业学会的高度重视。有必要就 PACU 的建设和管理提出可操作性的原则和指导意见。

第二节　PACU 的建设

一、PACU 的位置和建筑设置

（一）位置

1. PACU 应处于紧邻手术室或邻近手术室出口处的半洁净区域，既便于麻醉医师或外科医师对患者的观察及处理，如发生紧急情况也便于送往手术室进一步治疗，又便于向病房的转出。如有多个独立的手术室或其他需要麻醉医师参与工作的诊疗区域，可能需要设置多个 PACU 并配备合适的医护人员和设备（如日间手术中心的 PACU、介入手术或内镜中心的 PACU 等）。医院在建设和改造过程中，应考虑将需要麻醉医师参与的内镜检查 / 治疗室、介入治疗中心等集中在同一区域，以提高麻醉科及PACU 人员工作效率和设备利用率，保障患者的安全。

2. 与手术等候区 / 麻醉准备区、麻醉科临床实验室、麻醉科库房等的位置关系：为提高人力资源利用效率，可以因地置宜地将以上功能区域与 PACU 进行适当整合。

此外 PACU 的位置还应考虑：①便于血库快速供血；②便于相关临床试验检测的支持；③能够得到快速的 X 线检查；④尽可能与 AICU 或 SICU 相毗邻，便于在病情发生恶化时及时转送 ICU 救治。

3. 小型医疗机构的麻醉后监护与麻醉恢复室建设与管理问题：所有开展麻醉科诊疗科目的医疗机构都应该保证麻醉或中 / 深度镇静后患者最基本的安全的麻醉后监护服务；小型医疗机构可以根据

不同医疗机构的实际情况整合 PACU 和 ICU 或 HDU 的功能，但应该确保相关的医护人员接受必要的培训。

（二）PACU 的建设与配置

1. 麻醉恢复室应是环境安静清洁，光线充足。温度保持在 20～25℃，湿度 50%～60%，应定期行空气细菌监测和处理，维持环境洁净。

2. 采用大房间集中安排床位，以护士站为中心，可以圈状设置复苏床位；也可以对面扇形设置复苏床位。

3. 床单位数量确定：PACU 床位与手术 / 诊疗床匹配比为 1.5～2∶1，日间手术室 PACU 床位与手术 / 诊疗床匹配比为 2～4∶1。PACU 所需的床位数与平均手术时间相关，如果以长时间手术为主、患者周转缓慢则所需床位较少，如以短小手术或日间手术为主则所需床位较多。

4. 监测与治疗设备　具有监测和处理术后常见并发症的基本设施。每张床位应有生命体征监护仪，包含无创血压、有创血压、脉搏血氧饱和度（SpO_2）、心电图（ECG）、体温和呼吸末二氧化碳分压等监测。配备呼吸机、人工气道器具与设备、心电图记录仪、神经肌肉刺激器，且应处于备用状态。根据个体化评估原则，有些患者或有些特定手术后可能需要特殊监测设备，如直接动脉测压、中心静脉测压、心排出量测定、血气及血生化检测。应配备足够的便携式监护仪和呼吸机用于转运患者。中心监护站可用于资料的记录和储存。

5. 其他设备和设施　心电除颤仪、急救车、困难气道车、超声仪及软性支气管镜、强制加温装置、空气净化装置和消毒装置、管制药品保存设施等。麻醉信息系统也可根据各自医院的条件予以配备。

6. 有必要的生活、休息、办公和物品储存区域。

二、标准床单位设置

应采用可移动式的转运床，有可升降的护栏和刹车并能调整体位；配备输液架或天花板滑轨输液挂钩；每一床位周围应有一定的空间，一般床与床之间距大于 1.2m，以方便工作人员、急救推车及便携式 X 线机无障碍通过；床头应配备一定数量的电源插孔、氧气管道接口、医用空气管道接口、抽吸管道接口、信息接口、紧急呼救按钮系统、手卫生消毒设施及生命体征监护仪；床头应该常规配备口 / 鼻咽通气道、吸痰管、简易呼吸囊 - 面罩通气装置、人工气道器具；床头应保留适当的空间以方便紧急状态下抢救操作；开放式的床位可以更方便观察患者，但应配备床帘在必要时能保护患者隐私。

三、PACU 的功能分区

可以根据医院的外科特色，建立专科化旳 PACU 区域（如神经科区域）及儿童 PACU 区域；也可以根据风险级别和对医疗监护强度要求的不同划分高风险区、低风险区等。

四、药物

麻醉复苏室内应备有各种急救药品，并分门别类放置于急救车内，药品应有明显标记。常规准备镇静药、麻醉性镇痛药物、血管活性药物、抗胆碱酯酶药、利尿脱水药、中枢神经兴奋药及平喘药、凝血药及抗凝药、预防术后恶心呕吐药物、肌肉松弛药、抗心律失常药物、激素及其他各种急救药品和相关治疗用药。

五、PACU 开放时间

PACU 开放时间取决于择期和急症手术各自所占的比例、ICU 和 HDU 的收治能力及各医院的人力资源。一般为日间开放，晚间可在一定时间内关闭，职责由 ICU 或 HDU 部分替代。长时间开放的PACU 应保证医护人员适当的休息时间。

六、PACU 的人力资源架构和配置要求

1. PACU 由麻醉科管理，医护人员在合作的基础上，应该明确各自的专业范围和职责。由分管的主管医师与护士长或责任护师共同管理。必要时，其他麻醉医师和上级医师应给予紧急支持和指导。麻醉科主管 PACU 的主任决定特殊情况下的协调与决策。

2. PACU 主管麻醉医师或护士长 / 主管责任护师应对其团队进行职责划分，明确各类人员岗位责任。

3. 实际人力资源需求取决于各医院的实际情况和 PACU 的转入标准：①当 PACU 只有一位患者时、应有 2 名有资质的医护人员在场；② PACU 主管麻醉医师应没有 PACU 外的任务；③允许接收带（支）气管导管患者的 PACU，需要更多的医护人员监护；如果进入 PACU 的患者拔除了人工气道处于清醒或可唤醒状态时，护士管理的床位可适当增加；④进行 PACU 分区时各功能区应配备经过培训且相对固定的护士。

4. 大型医院的 PACU 设立独立护理单元，较小的 PACU 也可由数名护士管理，但应指定一名负责人。根据情况决定护士人力资源配置，护士∶患者 =1∶1～2。护士的日常工作包括：① 护理单元内医疗设施、设备、床位以及药品、急救车、急症气道工具车的准备与日常维护；② 接收转入 PACU 的患者，连接监护设备及给氧装置或呼吸机；检查和妥善固定各种导管；③ 根据医嘱为患者进行血气分析、血糖检测或其他快速实验室检查；④ 对患者重要生命体征的监测和危急值的识别、报告，对疼痛的评估；⑤ 对患者是否适合转出 PACU 进行初步评估；⑥ 医疗文书的记录与保管。

5. 人力资源培训　所有 PACU 工作人员均要获得相应的资质、接受相关的人文和专业技能培训和继续教育。

第三节　PACU 管理

一、患者转入标准

PACU 收治的患者主要包括：中 / 深度镇静或全身麻醉后苏醒期的患者；区域阻滞麻醉手术后全身情况尚未稳定或阻滞范围过广的患者；术后生命体征（呼吸、循环、体温等）不平稳或内环境严重紊乱的患者；生命体征极度不稳定的危重患者一般应直接转入 ICU。麻醉患者由麻醉医师、诊疗操作 / 手术医师和手术室护士共同护送至麻醉恢复室，麻醉医师是转运过程中的第一责任人。根据各医院 PACU 设置的不同，全身麻醉患者可以拔除人工气道后转运，也可以带管转运。应保证患者离开手术间时，能够进行充分的通气和氧合，保持血流动力学相对稳定等。搬运与护送过程中应密切观察病情、防止躁动、预防坠床、防止各种导管脱出，保持呼吸道通畅，注意患者保暖等。

应避免输注异体血液制品时转运患者至 PACU。罹患呼吸道传染性疾患、特殊感染、多重耐药菌感染的手术患者不建议转入 PACU，除非有相对独立的隔离区域并接受相关培训。

二、从诊疗操作区域 / 手术室转运至 PACU

手术室工作人员告知 PACU 人员必要的患者信息和预计至达时间以及特殊要求。应根据患者情况准备便携式监测设备和通气设备，如便携式呼吸机或简易呼吸囊、氧气钢瓶等。转运人员应包括麻醉医师、手术医师，手术室护士或麻醉护士等。转运过程中应注意患者的保护，包括预防坠床，避免缺氧，保护人工气道，防止引流管及导尿管移位及意外脱出，注意保温等。

三、转运中的监测和呼吸管理

1. 转运距离较远和特殊患者转运时应该配备移动便携式监护仪以确保患者安全。

2. 转运距离较远和呼吸储备功能受损患者转运时应该配备移动氧源持续供氧并进行必要的呼吸支持以确保患者安全。

四、到达 PACU 和交接

1. 应该明确交接责任人和交接内容（明确纸质、电子还是口头交接），推荐使用交接单。

转入 PACU 后手术室医护团队成员（包括麻醉医师、手术医师和护士）应该与麻醉恢复室医师、护士详细交班。交接的基本内容包括：患者在进入 PACU 后，麻醉实施医师和护送护士应在患者床旁和 PACU 主管医师和床位护士进行交接，共同对患者的状态进行评估，按 PACU 记录单要求完成第一次病情及监测结果记录，并签字确认。手术室医护团队还需要做到：①提供完整的麻醉记录；②对术前重要病史、重要的内科并发症及其处理、困难气道、留置导管、术中输血、输液量、特殊用药等情况特别提醒；③外科医师需提供重要的手术细节、开出术后早期医嘱，对特殊外科情况观察如引流量等进行交班；④恢复室医护人员确定安全接管患者后，手术组麻醉医师方可离开；⑤责任手术医师提供联系方式。

2. 交接步骤和形式

（1）患者到达 PACU 后，PACU 工作人员应该通过目视、触诊和连接监护仪快速识别患者基本状态、保证氧供和呼吸支持的连续性。

（2）责任麻醉医师和 PACU 主管医师 / 责任护士交接：到达 PACU 后，应对患者病情再次进行评估。责任麻醉医师提交完整的麻醉记录单；应就特别事项和 PACU 主管麻醉医师 / 责任护士进行口头或书面交接。麻醉组成员要在 PACU 主管医师 / 责任护士接纳了对患者的管理责任后方可离开。

（3）手术医师和 PACU 医师 / 护士交接：患者到达 PACU 时，诊疗操作 / 手术责任医师应该提供诊疗操作 / 手术记录；并就术后特殊注意事项和 PACU 主管麻醉医师 / 责任护士进行口头或书面交接。

（4）手术室护士和 PACU 护理人员的交接：通常应该交接皮肤情况、输液通路、引流管、患者标志、输血相关资料、患者携带物品等。

（5）常规获取诊疗操作 / 手术责任医师和为患者实施麻醉的责任医师的联系方式。

（6）可以使用针对特殊操作或手术（如中心静脉穿刺、神经外科手术）的专用交接单。

五、PACU 的监护与评估

进入 PACU 的患者应得到持续评估，应以适合其病情的方法对患者进行观察和监测。必须对生命体征和生理指标进行全面的监测，重点是意识、呼吸、循环和体温，常规监测项目 / 指标包括意识状态和镇静水平、呼吸状态、心率、心电图、血压、体温、脉搏氧饱和度等。根据病情需要，可增加相应的监测项目，如呼气末 CO_2 监测、血气分析、血糖、血乳酸监测等。PACU 的监护内容主要包括以下方面：①呼吸功能状态监测及维护；②循环状态监测及维护；③苏醒期躁动的预防和处理；④苏醒延迟的监测和处理；⑤体温监测和干预；⑥术后恶心呕吐的评估和治疗；⑦术后疼痛的评估与治疗；⑧容量监测及评估与处理；⑨手术并发症的监测与处理。

（一）通常由责任护士 / 主管麻醉医师进行重要生命体征的快速评估，并记录入室时的"基础值"；重要的生命体征应该每 5～10 分钟记录一次并对趋势评估和分析。麻醉苏醒和恢复早期患者应观察与记录的基本信息包括：意识状态和镇静评分、瞳孔大小和对光反射、气道是否通畅、呼吸频率和通气量、给氧情况、脉搏血氧和度、血压、心率和心律、疼痛评分、恶心和呕吐情况、静脉输液、创面出血情况、患者用药情况、体温、尿量和排尿功能、中心静脉压、呼末二氧化碳、引流量。椎管内麻醉还应观察麻醉平面、下肢感觉运动恢复情况。转入和转出 PACU 时应该常规评估意识状态和镇静分级；同时评估呼吸功能，包括自然气道状态和人工气道使用、氧合、通气量（呼吸频率和潮气量）、气道危险因素等；注意输液通路、容量、循环功能等。

（二）其他需要评估的内容

1. 常规检查导尿管和引流管、留置镇痛导管。

2. 体温　低体温是苏醒和恢复早期常见情况，应注意监测体温，尤其应该警惕小儿体温异常（包括低体温和体温升高）。推荐快速鼓膜温度测定或其他非接触式快速体表温度测量方法。

3. 常规检查敷料和切口区状态　敷料的干湿，引流量的观察。

4. 患者苏醒后和转出 PACU 前应该常规进行疼痛评估，对疼痛进行预防性处理和个体化的治疗。

5. 恶心、呕吐评估　恶心呕吐的危险因素、严重程度及止呕药的效果。

6. 排尿状态　膀胱括约肌的恢复程度，膀胱充盈度；必要时行床旁超声判断是否需紧急导尿。患者对导尿管的不耐受，可能是术后躁动的原因之一，应积极主动处理。

7. 神经肌肉功能　对使用了肌肉松弛剂和合并神经肌肉功能障碍相关疾病的患者，应评估神经肌肉功能。评估神经肌肉功能首选物理检查，必要时可以使用肌松监测仪。

（三）并发症的防治

1. 术后躁动和谵妄状态　术后躁动和谵妄患者应该注意预防坠床、筛查可能的致病因素并予以对症和对因治疗。

2. 容量不足　应常规动态监测和评估围手术期的容量状态和液体管理情况。必要时行经胸心脏超声监测心脏收缩功能，心室及腔静脉充盈度，进行目标导向的个体化液体治疗。

3. 呼吸功能不全　PACU 患者易发生低氧血症（原因包括舌后坠、喉痉挛、反流误吸等），需紧急处理。常用的处理措施：吸氧、保持气道通畅、支持呼吸和循环功能，及时纠正存在的低氧状态。

4. 疼痛　应该对患者进行疼痛评估并进行个体化的治疗，推荐多模式镇痛措施。医护人员应熟悉患者自控镇痛装置的使用，对患者术后留置硬膜外或区域阻滞导管镇痛应进行交接和加强管理（详见相关章节）。

5. 低体温与寒战　低体温是寒战的首要原因，除对患者进行加温处理以外，必要时，可采用药物治疗，曲马多、哌替啶和 5-HT3 受体拮抗药可以作为治疗寒战的一线药物，应该注意其导致呼吸抑制、恶心呕吐、意识抑制等副作用。

6. 恶心与呕吐　女性、术后使用阿片类药物、非吸烟、有 PONV 史或晕动病史是成人 PONV 的主要危险因素。对于高危患者选用合适的麻醉方法，选用不同作用机制的防治 PONV 药物单用或联合用药，用药应考虑药物的起效时间和作用时间，常用药物包括：糖皮质激素，氟哌利多，5-HT3 受体拮抗药，三类药物联合应用时效果最好。（评估、联合预防）

7. 凝血功能障碍　加强对血压、心率及引流量的监测；对术中大量出血患者，可行凝血功能检查（如：TEG 检查等），进行血液制品和凝血药物的补充。

8. 需要再次外科干预　对可能需要进行再次紧急外科干预的患者进行必要的准备和协调、优化患者的术前状态。

六、转出 PACU

确定患者达到转出 PACU 至普通病室或直接回家的标准；明确哪些患者需要转送至 ICU 或特护病房（High Dependency Unit，HDU）。PACU 应建立明确评判将患者转出至 ICU、特护病房、普通病房或直接出院回家的标准。

（一）通常由 PACU 责任医师或授权有资质的 PACU 责任护士决定。

（二）转出标准确定

1. 转至 ICU　在 PACU 发生器官功能障碍的患者或罹患严重内科并发症的患者需要转入 ICU 治疗。

2. 转至 HDU　重大手术、具有高危因素可能发生器官功能障碍的患者或罹患严重内科并发症的患者需要转入 HDU 治疗。

3. 转至普通病房 / 日间病房　生命体征稳定，术后发生严重并发症可能性低的患者可以转入普通

病房 / 日间病房。可以使用改良 Aldrete 评分系统和 Steward 苏醒评分表来辅助判断是否满足转运标准（表 16-1，表 16-2）。患者 Steward 苏醒评分达到 4 分以上或改良 Aldrete 评分 9 分以上，观察 20 分钟无神志，呼吸，循环变化，可转出 PACU。PADS 评分主要用于日间手术患者麻醉后是否可以出院回家时的标准。

表 16-1　改良 Aldrete 评分标准

改良 Aldrete 评分		分值
活动	自主或遵嘱活动四肢和抬头	2
	自主或遵嘱活动二肢和有限制的抬头	1
	不能活动肢体或抬头	0
呼吸	能深呼吸和有效咳嗽，呼吸频率和幅度正常	2
	呼吸困难或受限，但有浅而慢的自主呼吸，可能用口咽通气道	1
	呼吸暂停或微弱呼吸，需呼吸器治疗或辅助呼吸	0
血压	麻醉前 ±20% 以内	2
	麻醉前 ±20%～49%	1
	麻醉前 ±50% 以上	0
意识	完全清醒（准确回答）	2
	可唤醒，嗜睡	1
	无反应	0
SpO_2	呼吸空气 $SpO_2 \geq 92\%$	2
	呼吸氧气 $SpO_2 \geq 92\%$	1
	呼吸氧气 $SpO_2 < 92\%$	0

注：患者改良改良 Aldrete 评分 9 分以上，观察 20 分钟无神志，呼吸，循环变化，可转出 PACU。

表 16-2　Steward 苏醒评分表

患者状况	分值
1. 清醒程度	
完全清醒	2
对刺激有反应	1
对刺激无反应	0
2. 呼吸通畅程度	
可按医师吩咐咳嗽	2
可自主维持呼吸道畅通	1
呼吸道需予以支持	0
3. 肢体活动程度	
肢体能做有意识的活动	2
肢体无意识的活动	1
肢体无活动	0

注：达到 4 分以上者，可离开 PACU

4. 直接出院 生命体征稳定，术后发生严重并发症可能性极低的日间手术或内镜诊疗操作等患者在获得严格评估、有具有完全民事行为能力的监护人陪同、可以快速获得社区医生服务的情况下可以考虑从 PACU 直接回家；应该提供紧急情况下责任外科医师和麻醉医生的联系方式、以获得必要的指导；不建议使用公共交通工具。

转运中应有医护人员全程监护患者。转运到病房后与病房医师和护士交接，确认生命体征稳定。特殊急危重患者转至 ICU 等医疗场所过程中应有麻醉医师、外科医师和护士等监护。医疗机构要明确接送 PACU 患者的要求；必须至少有一位合格的有资质医护人员接送患者；要采取措施保证高危患者接送过程的安全；接送过程中的交接责任人、交接内容必须明确；推荐使用交接卡 / 单，并附交接方双签名。

七、小儿的麻醉后监测

1. 最好设小儿患者早期苏醒和恢复的专门 PACU 区域，并营造相应的周围环境。

2. 可考虑允许父母 / 其他监护人在患儿苏醒后在 PACU 陪伴患儿。

3. 应配备适合小儿的各种型号气道工具和监护设备，可以配备单独的儿童急救车。

4. 因小儿术后更容易躁动和失去定向力，应注意预防坠床及其他意外伤害。

5. 小儿更容易发生心动过缓、喉痉挛、体温异常，小儿术后低氧血症常常比成人发展更快，应迅速处理。

6. 对小儿的疼痛评估较为困难，应采用适当的评估方法，及时处理小儿术后疼痛，而不应该因为担心副作用而忽视小儿的术后镇痛。

八、非全身麻醉的麻醉后监测

1. 并非只有实施全身麻醉或镇静镇痛术的患者才需要进入 PACU。

2. 接受区域麻醉或复合全身麻醉 / 镇静镇痛的部位麻醉患者也应该接受麻醉恢复期监测与治疗；接受局部麻醉的患者，如病情需要，在手术医师或麻醉医师认为有必要时也应转入 PACU 观察；门诊手术患者，病情不稳定者、需短期观察者也可转入 PACU 观察。

3. 实施麻醉的医师向 PACU 医护人员提供的信息应包括：部位麻醉的部位、方法、药物、剂量、用药时间，椎管内麻醉应提供麻醉平面、循环状态、膀胱功能等。PACU 医护人员与普通病房医护人员交接班时应交代对体位的特殊要求，进一步的镇痛措施等建议；对患者应交代感觉、运动功能恢复的大致时间及其他应注意的情况。

九、PACU 信息化管理系统规范

1. 应记录所有麻醉后恢复患者的苏醒质量（表 16-3）和转归数据。

2. 记录患者在 PACU 的临床不良事件，并反馈到相关科室 / 人员和管理部门，通过内审总结会（audit presentation）和多学科团队（MDT）进行讨论、评估、总结，提出改进措施并加以实施（PDCA 循环）。不良事件包括：苏醒延迟、心搏骤停、严重的气道并发症、苏醒后中重度疼痛、术中知晓、低体温和寒战、术后认知功能障碍、意外坠床、需要心血管支持、再次手术等。

3. 建议对转入和转出 PACU 的患者进行表格式的项目交接以提高工作效率。

4. 建议对麻醉苏醒和恢复早期患者评估选择合适的评分表或公认的评估标准：如疼痛的 VAS 评分、检测术中知晓的标准化问卷等。

5. 自动的生命体征数据采集、记录系统。

6. 建立管制药品管理台账或信息化管理系统。

7. 消耗品领用和收费管理系统。

8. 出勤、人员培训和继续教育信息管理系统或台账。

表 16-3　麻醉后监护室（PACU）记录单

_____医院

麻醉后监护室（PACU）记录单

姓名_____ 性别_____ 年龄_____ 体重_____公斤　病区_____ 床号_____ 住院号_____

疾病诊断：_____ 手术名称：_____ 入室时间：_____年___月___日

时间														
T　　B_P														
RR　 HR														
80　200														
60　160														
40　120														
20　 80														
10　 40														
0　　 0														
累计尿（ml）														
CVP（cmH$_2$O）														
SpO$_2$（%）														
P$_{ET}$O$_2$（mmHg）														
输（ml）														
输（ml）														
治疗序号														

治疗 用药 记录	
转出 评估 记录 ☑	1. 意识　□清醒（无嗜睡，能按指令张口、伸舌或说出自己姓名、年龄） 2. 活动　□能按指令活动四个肢体 3. 呼吸　□能进行深呼吸，咳嗽吞咽反射恢复，咳嗽有力 4. 循环　□血压能维持在麻醉前 ±20% 水平之内 5. 氧合　□呼吸空气 15 分钟后 SpO$_2$>90% 6. 其他

床位医师_____ 床位护士_____ 主管医师_____

注：（1）记录符号：血压∧∨　入室>　出室<　呼吸○　心率•　体温△　拔管 ⊖　插管 Φ

（2）在判定意识时，要排除术前意识不清，或因病理因素导致意识不清的患者

（3）在判定 SpO$_2$ 时，要注意少数患者因慢性疾患术前 SpO$_2$ 维持较低，宜与术前值对比而判定

（胡　浩　参编）

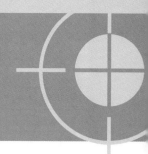

第十七章 体外循环管理

熊利泽　第四军医大学西京医院

体外循环基本概念和专业范围

广义上讲,体外循环是指将人体血液由体内引至体外,经过物理和化学处理后再注入体内,达到生命支持,器官替代和功能调控等目的。狭义上,体外循环(又称心肺转流)是指将人体血液由体内引至体外进行气体交换和(或)循环,从而代替或辅助循环和呼吸功能的技术。

体外循环的主要作用为:保障心脏手术患者的安全;为心脏手术提供良好的手术条件。另外体外循环还可为患者提供心肺支持,延长生命,在心肺复苏,生命支持,脏器移植的方面发挥一定的作用。

2003年中国生物医学工程学会体外循环学分会的专家经讨论达成共识,体外循环的专业范围应包括:心血管手术的体外循环;非心血管手术的体外循环;急诊体外循环;体外膜肺支持疗法(ECMO);植入循环支持及辅助装置的管理;主动脉内球囊反搏;围手术期心肌保护;器官移植的脏器保存;血液保护技术与自体输血;术中血液成分分离技术;血液稀释;血液净化(体外循环中血浆置换/血液超滤);抗凝与血液学监测与分析;血气与血液生化监测与分析;电生理监测与分析;全身低温与复温管理;体外循环热疗技术;通过体外循环管路加入药品、血液制品和麻醉药物;根据所在医院规定需要的其他职责以及本章节未述及的本专业其他工作。经过体外循环专业技术培训,获得体外循环技术许可的专门技术人员称为灌注师。

第一节　体外循环的人员管理

一、国内外的概况

(一)国外概况

国外灌注师培养与管理情况各异,以美国最正规,欧洲其次。

1. 美国　美国灌注师为高级临床技术人员,大部分灌注师有医学预科学习背景,如护理,药学,生物医学工程等。在灌注学校进行1～3年的学习,取得学士或硕士学位。参加美国灌注教育授权委员会(ABCP Accreditation Committee for Perfusion Education,ACPE)的考试,考试包括两部分:一是体外循环灌注学基础知识考试(PBSE);二是临床应用考试(CAPE)。只要申请者通过这两部分考试就可以通过资格认证。如今,想要获得PBSE的考试资格,申请者必须是从正规灌注学校毕业,实习时至少完成75例临床灌注,拥有自己培训机构的推荐信,不能申请CAPE考试。应试者除了符合PBSE的条件外,还必须持有被雇佣证明以及毕业后完成另外50例灌注的证明。ABCP要求灌注师每年通过临床灌注实践来维持自己的执业资格,必须每年完成50例患者的临床灌注或相关性工作,并且每3年至少获得45个继续教育学分。1987—2001年ABCP资格认证的灌注师约为3500人。进入21世纪后,新毕业的体外循环培训机构学生以及新获得认证的灌注师的数目都在减少,灌注教育机构的数量也相应减少,1993年全美有32个教育机构,而2003年初仅剩下19个。发生这种变化的主要原因是心血管内科介入技术的发展使得美国已经多年心血管外科病例总数保持稳定甚至稍有下降,心血管外科专科医生培训招募数量都出现下降,也直接影响了对体外循环灌注师的需求。

2. 欧洲　尽管欧盟建立多年,欧盟内部各国的文化和教育体系多元化,职业培训及医疗卫生体系存在显著的差异,灌注师教育更是如此。由于篇幅所限,本节仅介绍代表性的法国、德国的体外循环教育现状。

法国对灌注师资格的要求很简单,具备医学博士学位(学制 8 年)就可以进行灌注工作,持护士文凭(学制 3 年)者也可以在医生的监督下进行灌注工作。在获得灌注师资格前必须在临床进行为期两年的培训,依据其教育背景不同,在此期间还必须完成一定量的临床和理论学习。

1988 年德国柏林心脏中心(German Heart Institute Berlin)成立灌注学院(Academy of perfusion),形成制度化的灌注学教育及培训体系。德国 1/3 以上的灌注师都是由这里培训的。在德国,正规的灌注教育与授权都是强制性的,"灌注师"头衔受到法律保护。柏林灌注学院学制为两年,其中理论学习时间 1200 小时,临床灌注培训 1600 小时,这种课程设置是由柏林州法案(Berlin State Act)确定的。毕业生的考试资格认证由柏林州卫生行政当局负责,合格后才有权使用"灌注师"这个头衔。申请入学的条件为注册护士、医疗技师或持有同等学力者(必须完成 3 年培训期),同时具备 2 年工作经验。

(二)国内概况

我国心脏外科发展迅速,2014 年总手术量为 209,756 例,为世界第二。2014 年我国有 733 家医院开展心脏手术,其中年手术量超过 50 例的医院为 365 家,占医院总数的 50%。从事体外循环工作体外循环人员 2100 人,其中医生占 55%,技术员和护士为 45%。整个体外循环的从业人员 41% 为专职,其他兼职人员来自于外科 13%,麻醉 31%,护理 15%。中国体外循环的从业人员职称构成比为:高级职称 5%,副高职称 21%,中级职称 47%,初级职称 27%。目前徐州医学院的麻醉系每年培养体外循环方向的本科生 20 余名。每年从各大医科院校的麻醉,外科培养有关体外循环研究生 10 余名。

体外循环的从业人员的学历不一,专业归属不一,中国生物医学工程学会体外循环学分会对体外循环从业人员制定了技术考核体系。其简单可概括为:任何有医疗背景的人员都可从事体外循环,但必须完成一年的体外循环基地培训,必须通过中国生物医学工程学会体外循环学分会组织的资格考试。

对于 2010 年 12 月前从事体外循环工作的体外循环专业技术人员,体外循环专业技术合格证采取个人申报,学会审核发放的方式。此后由中国生物医学工程学会体外循环学分会定期审核,审核合格的标准为每年参加体外循环临床工作 50 例以上,六年内参加体外循环学会举办的专业学术会议一次以上。对于本单位年体外循环不足 50 例的体外循环专业技术人员,应到体外循环数量较多的单位通过参与体外循环工作补足 50 例。对于 2010 年 12 月以后从事体外循环工作的体外循环专业技术人员,要求在生物医学工程学会体外循环学分会认定的培训中心学习一年,再参加体外循环专业技术的全国考试,考试合格后颁发体外循环专业技术合格临时证书。一年后领取正试证书。2013 年至今在中国体外循环年会期间,已进行了 3 次体外循环专业技术的全国考试,150 位经四个全国体外循环培训基地培训合格的学员参加考试,全部考试合格,取得了体外循环合格证。2015 年体外循环合格证的重新认证工作已在北京,广州,上海等地进行。

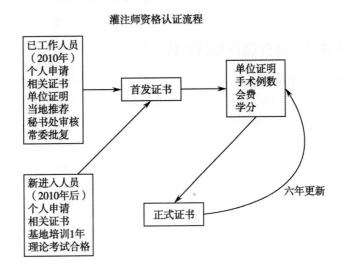

灌注师资格认证流程

二、纳入麻醉管理的必要性

中国体外循环队伍中医生占大多数，其中尤以麻醉医生为主体。他们是中国体外循环质量保证的中坚力量，也是体外循环发展的主要动力。目前在国内体外循环界已经感觉到由于住院医师规范化培训制度的全面推行，在麻醉或大外科规范化培训结束后愿意从事体外循环专业的医师数量在下降。由于不可能将体外循环作为心血管外科（三级学科）的次级（四级）学科进行专科医师培训，可以参照目前做法将体外循环继续作为临床技能培训，在医师完成大外科住院医师培训和心血管专科医师培训后，按照"体外循环专业技术合格证"要求，进入全国体外循环培训基地满一年，通过考试后，即可从事体外循环专业，一些医院职称晋升还是依照外科路径。

2002年中国医师协会麻醉学分会，提出体外循环医师的培养路线图：争取将体外循环列为麻醉（二级学科）以下的三级学科，在完成三年麻醉住院医师规范化培训后，将体外循环作为三级学科进行专科医师培训，职称晋升依然通过麻醉医师路径，此方案需要从政府层面和学会层面共同商议其可行性。

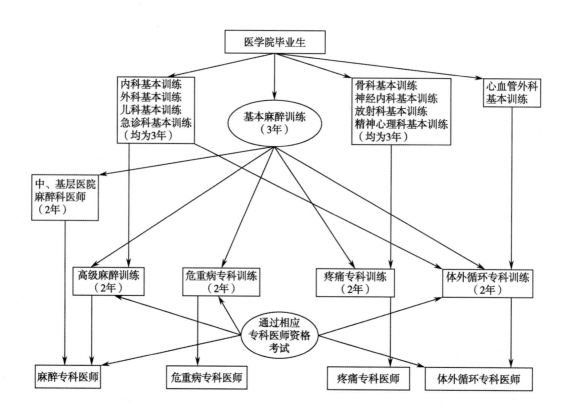

三、如何成为灌注师和体外循环专科医师

（一）申请体外循环执业资格的条件

须具有卫生行政部门和教育部门认定的医学专业专科及以上学历；须每年参与体外循环50例以上；修满学会制定的学分；按时缴纳学会会费。

（二）体外循环执业人员的基本标准

热爱体外循环工作，具有高度的工作责任心；理论及临床考试合格；经资格认证委员会评定，达到专业标准要求。

（三）体外循环执业要求

经体外循环专业培训基地培训1年，考试合格，综合要求达标，即可申请体外循环执业资格；体外循环学会对取得体外循环执业资格的专业人员进行监督管理，并负责对证书的颁发和校验；凡取得体外循环执业资格的专业人员应自觉接受行业协会的督查和政府主管部门的监督；凡持有体外循环执业资格的专业人员须参加行业协会规定的继续教育，不断提高业务水平。

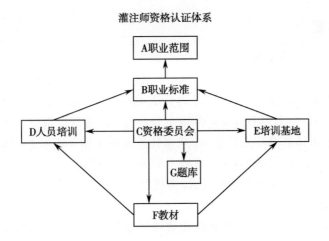

灌注师资格认证体系

（四）体外循环专科医师

体外循环专科医师首先应是一名麻醉医师，在麻醉学科住院医师培训基地进行进修医师和住院医师训练期间，应对其受训进行严格的量化考核，训练结束后颁发进修医师量化考核证明和三年住院医师规范化培训结业合格证书，以及心肺复苏合格证书。根据医院需要和个人意愿从事体外循环工作。经体外循环专业培训基地培训 1 年，考试合格，综合要求达标，即可申请体外循环执业资格；每年参与体外循环 50 例以上即可获得相应证书。

第二节　体外循环技术管理规范

为规范心血管手术体外循环（extracorporeal circulation，ECC）技术的临床应用，保证医疗质量和医疗安全，根据《医疗技术临床应用管理办法》，[卫医政发（2009）18 号]，制定体外循环技术管理规范。本规范为医疗机构及其医师开展体外循环技术的基本要求。

本规范所称的体外循环技术：主要指围心血管手术体外循环人工心肺支持期间的诊疗管理专业技术。

一、医疗机构基本要求

（一）医疗机构开展心血管手术体外循环技术应与其功能、任务相适应。

（二）三级医院，具有卫生行政部门核准登记的心脏大血管外科或者胸外科的诊疗科目，包括①麻醉手术科；②重症监护室（ICU）等，有与体外循环手术相适应的临床科室与设备。

（三）具备开展体外循环技术的基本条件

1. 设备类　①人工心肺机；②变温水箱；③变温毯；④空气压缩机；⑤空气氧气混合器；⑥氧饱和度仪；⑦泵压表等。

2. 仪器类　①多功能心电监护仪；②心脏除颤仪；③激活全血凝固时间监测仪（ACT）；④血气分析仪；⑤经食管超声心动图仪等。

3. 耗材类　①氧合器；②动脉微栓过滤器；③心肌保护停搏灌注装置；④插管和管道；⑤血液超滤器等。

4. 药品类　体外循环常规药品：①肝素；②鱼精蛋白；③急救药品等。

5. 设施类　①具有专用的体外循环准备室；②具有百级层流设备的手术室。

6. 其他条件　①具有 1 名以上体外循环专业执业医师，1 名以上体外循环专职护士。②心脏大血管外科或者胸外科病房,开放床位数不少于30张。③每年完成体外循环心脏手术不少于50例。④具备救治危重患者的重症监护室。⑤具有相关的诊疗、医学影像科室等。⑥具有设备器械消毒灭菌设施以及医院感染管理系统。

二、人员的基本要求

(一)开展体外循环技术人员要求

1. 取得《医师资格证书》,《医师执业证书》执业范围为体外循环学专业,麻醉学专业,外科学专业。

2. 开展三级心脏手术体外循环人员要求:具有2年以上体外循环技术临床应用经验,每年独立开展体外循环技术不少于50例,且具有住院医师以上专业技术职务任职资格。

3. 开展四级心脏手术体外循环人员要求:从事体外循环工作3年以上,每年累计独立开展体外循环技术不少于50例,且具有主治医师以上专业技术职务任职资格。

4. 经过体外循环技术培训基地学习并考试、考核合格。

(二)对体外循环相关人员的要求

1. 体外循环专职护士必须取得《护士执业资格证书》,经过体外循环相关技术培训学习,考核合格。

2. 体外循环技师应取得执业《技术资格证书》,负责相关设备仪器的检查、维修、保养。

3. 从事体外循环的麻醉医师和其他专科医师,先要完成3年专科住院医师培训,再进行一年的体外循环培训,考试合格。

三、技术管理基本要求

(一)严格遵守体外循环技术操作规范和诊疗指南,严格掌握适应证和禁忌证。

(二)必须使用经国家食品药品监督管理部门注册的专业设备仪器,耗材药品,严格执行《设备仪器和耗材的清洗消毒技术操作规范》。

(三)实施者资格与人员安排及管理要求

1. 三级心脏手术的体外循环,如心脏单瓣膜置换术、房间隔缺损修补术、室间隔缺损修补术等。适应证和方案选择,须由主治医师以上专业技术职务任职资格的医师决定,并由符合上述条件的住院医师以上人员(含住院医师)实施操作。

2. 四级心脏手术的体外循环,如婴幼儿心脏手术、复杂心内畸形矫治术、心脏多瓣膜置换术、大血管手术及深低温停循环等。体外循环计划及方案选择,须由副主任医师以上专业技术职务任职资格的医师决定,并由符合上述条件的主治医师以上人员(含主治医师)实施操作。

3. 实施体外循环前须应与手术医师充分沟通,制定体外循环灌注计划及方案(含血液保护、脑保护、心肌保护、肺保护、肾保护等),以及作好并发症的防治措施及预案等。

4. 操作管理:①每台体外循环由1名医师和1名护士组成实施操作管理。②两台以上体外循环心脏手术同时进行的医院,应配备1名体外循环技师。

5. 应加强质量管理,建立体外循环后随访制度和定期总结讨论制度。

(四)实施体外循环前,应向患者或其法定监护人,代理人告知体外循环目的,可能发生的并发症以及预防措施等,并签署知情同意书。

(五)加强质量管理,建立体外循环后随访制度。

(六)医师实施体外循环技术应及时填写、签署医学文书,不得隐匿、伪造、销毁医学文书等相关资料。

(七)医师不得出具与自己执业范围无关或者与执业类别不相符的医学证明文件。

(八)接受市级以上卫生行政部门,对体外循环技术诊疗情况进行的检查。

(九)已经开展体外循环技术的医院,自本规范实施时起连续3年仍未达到规范要求的,将由省级卫生行政部门吊销其开展体外循环技术资格。再次开展此项技术时须重新通过省级卫生行政部门组织的临床应用能力评估认定后,再开展此项技术。

（十）新开展体外循环技术的医院,在通过省级卫生行政部门组织的临床应用能力评估后,并须由取得体外循环技术临床应用资质的三级甲等医院,派具资深专业人员进行技术帮扶和指导1年以上,符合上述条件后方可独立开展。

（十一）其他管理要求

1. 建立体外循环设备仪器使用登记制度,并定期维修保养。

2. 不得重复使用一次性体外循环耗材,并要保证耗材来源可追溯。

3. 建立体外循环病例档案登记管理制度。

4. 严格执行国家物价、财务政策,按照规定收费。

四、体外循环工作流程

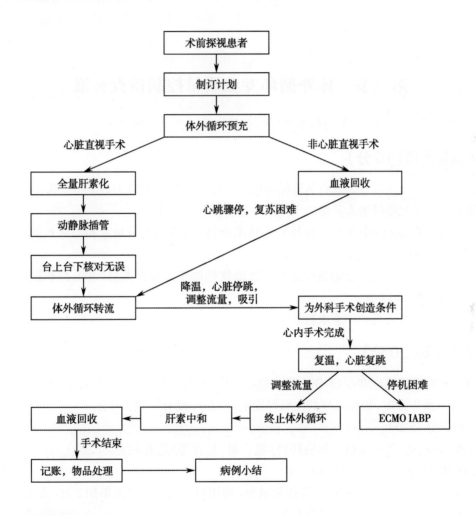

五、体外循环技术培训

（一）培训基地要求

培训基地由中国生物医学工程学会体外循环分会组织审核认定,省级及以上卫生行政部门备案。且须具备以下条件:

1. 有专门的体外循环科室建制。

2. 有培训必需的各级教学人员。

3. 有足够的临床病例满足临床教学需求（年手术>1500例）。

4. 能提供完善的教学设施和教学场地。

5. 有能力完成学会下达的教学计划。

(二) 培训要求

1. 培训目的为通过体外循环培训, 能独立地实施常见心血管外科手术体外循环, 并为其他科室提供相关的专科咨询。

2. 培训计划符合中国生物医学工程学会体外循环分会制定的培训大纲, 培训时间为一年, 参与各类体外循环不少于 200 例。

3. 培训基地须至少开设学会要求的 25 次基本理论课, 学习结束应进行考核。

4. 培训结束后参加由中国生物医学工程学会体外循环分会每年组织的统一考试, 考试合格后方可获得"体外循环专业技术合格证书"。

5. 体外循环专业技术人员应进行继续教育学习, 并对体外循环专业技术合格证书定期更新。

6. 在境外接受体外循环技术培训人员, 且具有住院医师以上专业技术职务任职资格, 有境外培训机构出具的培训证明并经中国生物医学工程学会体外循环分会考核合格者, 可认定为达到规定培训要求。

第三节　体外循环专业质量控制检查标准

本标准由中国生物医学工程学会体外循环分会常务委员会讨论通过。

一、人员和资质(10分)

(一) 每台手术应至少有一名具有体外循环执照的灌注师作为主灌人员全程操作。(2分)

(二) 每台手术应配备辅助人员协助主灌人员进行操作。(2分)

(三) 具有灌注师资格(中国体外循环专业技术合格证书)的人员数量和心肺机的比例(2分); >1.3:1 为满分, 每减少 0.1 扣 1 分。

(四) 体外循环专业人员(含无执业证书但协助体外循环专业的人员)和心肺机的比例(2分); >2:1 为满分, 每减少 0.1 扣 1 分。

(五) 体外循环专业人员和年手术数量的比例<1:250;(2分)每增加 10% 扣 1 分。

二、规章制度(20分)

(一) 具有体外循环操作常规(5分), 至少包括温度、流量、心肌保护、神经系统保护、改良超滤(儿童)等必需的技术操作方案, 根据常规的完整程度酌情扣分, 没有常规为 0 分。

(二) 耗材选择(5分)

1. 按照体重(儿童)等标准制定相应耗材(氧合器、插管等)选择规定。(2分)

2. 严格按照标准选择耗材。(3分)

(三) 记录单形式(5分): 采用统一质控记录单, 采用自行设计的记录单扣 2 分, 并根据记录单涵盖内容酌情扣分(最少扣 0.5 分), 无记录单为 0 分。

(四) 制定紧急情况(如停电、心肺机、氧合器失灵等)下的应急预案, 并对灌注人员进行培训和考核。(5分)

三、设施设备(30分)

(一) 手术室(10分)

1. 需要在心肺转流下进行心内直视手术的手术室面积应不低于 40m²;(3分)

2. 手术室的空调系统能够独立调节温度于 20~25℃, 并保持湿度于 40%~60%;(3分)

3. 手术室中应在合适的位置安装监护仪, 可保证灌注入员随时观察患者的生命体征。(4分)

（二）心肺机（10分）

1. 应配备质量可靠的人工心肺机，每台心肺机应有专门的操作规程；完备的心肺机及辅助设备（4分）：每台心肺机（儿童不少于 5 个泵，成人不少于 4 个泵）需包括平面报警，压力报警（2 个），静脉氧饱和度，空氧混合装置，升降温水箱和水毯或空气加热装置。（每缺 1 项扣 1 分）

2. 仪器的保养和维护，定期（每半年）进行心肺机维修保养并有记录或操作规程。（5分）

3. 保持心肺机的日常清洁维护。（1分）

（三）变温系统（5分）

1. 变温水箱的数量不低于实际使用的心肺机数量；每半年由专业人员进行维护保养。（3分）

2. 变温水箱应至少有两路变温通道分别供应氧合器和变温毯 / 心肌保护液变温。（2分）

（四）一次性耗材（3分）

有固定的储存位置且按类放置，储存环境整洁；储存物品上标明有效期且没有过期物品（发现过期物品每件扣 0.1 分）；要求拆开未使用而准备重新消毒的物品另行置放并作标。

（五）其他

获得血气检测报告不超过 15 分钟，获得 ACT 检测结果不超过 10 分钟（>400 秒）。（2分）

四、临床操作（30分）

（一）技术培训（5分）

1. 在使用任何新设备、新技术之前，应对所有操作人员进行必要的培训，并有相应的记录和考核。（2分）

2. 具有体外循环执照的人员每年应至少参加当地体外循环专业委员会的学术活动两次，接受继续教育培训。（2分）

3. 根据全国学会要求，每位灌注师每 6 年必须至少参加一次全国体外循环年会（以注册为准）。（1分）

（二）心肺转流（10分）

1. 使用当地体外循环质控委员会制定的心肺转流记录单，有操作及生理指标变化时应予以记录，平稳转流时两次记录的间隔不应超过 20 分钟，两次 ACT、血气检查的时间间隔不应超过 40 分钟；有缺项酌情扣分 0.5～1.5 分，无记录单者为 0 分；（6 月内手术不足 10 例，该项作为缺项，直接扣除 20 分）。（2分）

2. 转流中使用动脉压力，灌注压力，温度，平面监测，静脉氧饱和度监测。（3分）

3. 术中维持 ACT 超过 480 秒。（2分）

4. 术中维持血细胞比积 22% 以上，发绀患儿 24% 以上，胶体渗透压保持 12mmHg 以上。（血制品供应紧张时可适当放宽标准）。（2分）

5. 10kg 以下患儿实施心内直视手术应常规使用膜式氧合器和改良超滤技术（成人手术不作要求）。（1分）

（三）预充（10分）

1. 使用醋酸林格液作为预充基础液。（2分）

2. 儿童预充血制品时应计算血制品使用保证术中血细胞比积达到 22% 以上，发绀患者达到 24% 以上，胶体渗透压不低于 12mmHg。（2分）

3. 尽量科学合理安排术中设备的位置，以减少管道长度，尽可能减少预充，减少用血量。（2分）

4. 无菌操作：按照无菌操作原则进行体外循环管道的安装。（2分）

5. 废弃物处理：使用后的氧合器等一次性耗材按照医用废弃物处理条例进行处理；使用后的针筒，药物等按照相关规定进行处理。（2分）

（四）药物管理（5分）

1. 配备心肺转流中的常用药物（如肝素、碳酸氢钠等），可随时取用，能较容易的获得心肺转流中

所需要使用的任何药物。（2分）

2. 按照无菌操作原则进行药物抽取和存放，当天开瓶的药物要有时间标示。（2分）

3. 主灌人员应了解所使用药物的剂量和使用方式。（1分）

五、观看手术（10分）

由评审专家抽取当日手术进行现场观看。

附加分：10分

1. 手术室面积不低于55m²。（1分）

2. 建议每台手术配备两名体外循环从业人员。（2分）

3. 心肺机、水箱使用年限不超过10年或不超过8000小时。（1分）

4. 在心肺转流中采用神经系统实时监测手段，尽可能减少神经系统并发症的发生；（2分）

5. 对于二次手术患者使用血液回收装置减少血制品使用。（2分）

6. 使用VAVD装置改善静脉回流，减少预充量。（2分）

体外循环专业质量控制检查评分表

单位：

项目	得分	备注
一、人员和资质（10分）		
1. 为主灌人员具有资格证书（2分）		
2. 配备辅助人员协助主灌人员进行操作（2分）		
3. 资格证书人员数量和心肺机的比例（2分）		
4. 体外循环专业人员和心肺机的比例（2分）		
5. 专业人员和年手术数量的比例（2分）		
二、规章制度（20分）		
1. 体外循环操作常规（5分）		
2. 耗材选择（5分）		
3. 体外循环记录单（5分）		
4. 应急预案（20分）		
三、设施设备（30分）		
1. 手术室（10分）		
2. 心肺机（10分）		
3. 变温系统（5分）		
4. 一次性耗材（3分）		
5. 其他（2分）		
四、临床操作（30分）		
1. 技术培训（5分）		
2. 心肺转流（10分）		
3. 预充（10分）		
4. 药物管理（5分）		
五、观看手术（10分）		
六、附加分（10分）		

备注：

总分＿＿＿＿＿＿＿＿＿＿　　　填表人＿＿＿＿＿＿＿＿＿＿＿＿＿＿＿＿　　　日期＿＿＿＿＿＿＿＿＿＿

第四节　体外循环日常管理规范

一、工作总则

1. 体外循环专业各项工作,必须由临床医生按规定认真填写申请单,经体外循环科有关人员审核后方可安排手术。

2. 重要及特殊的患者,应由负责医师、技师在术前详细了解病史、各种临床资料,并检查患者,确定是否要进行特殊的检查和选择最佳的体外循环的方法。

3. 建立完善的规章制度,对原有的常规进行切实的修改和补充以提高临床质量。

4. 将计算机技术引进管理,带动专业学术水平的发展。

5. 体外循环专业人员应以满足患者安全性和积极配合手术为原则,对具体的技术问题应和有关医生进行良好协商。

6. 定期举行临床讨论会,并邀请有关科室人员参加,以满足手术需要。全体人员和进修人员不得无故缺席。

7. 健全各种规章制度,实行专业主管负责制。全专业的人事、财务、医、教、研指定专人具体管理。加强安全保卫,注意四防(防火、防盗、防爆、防电击)。

8. 严格各种资料(机器档案、医、教、研资料)管理。未经允许不得个人复制、外借。

9. 定期召开专业组长及全员会议,总结和布置工作,传达有关职能部门的工作部署、安排等。

10. 加强在职人员的继续教育和更新知识。组织专业人员对专业人员的晋升实行全面考核,提出书面意见。

二、体外循环各级人员职责(按职称)

(一)主任灌注师(相当主任医师)、主任技师

为灌注专业学科带头人,掌握国内外体外循环进展,指导并组织体外循环的临床工作,不断提高业务水平,根据临床需要提出研究方向。指导并参加体外循环教学科研工作,培养选拔优秀人才。

(二)副主任灌注师(相当副主任医师)、副主任技师

为灌注专业学科带头人,掌握国内外体外循环动态,指导并组织临床工作,参加并帮助解决各种疑难或急症手术的体外循环工作,指导及参加体外循环教学工作,培养选拔干部。

(三)主管灌注师(相当主治医师)主管技师

负责体外循环医疗,教学及科研具体工作,除亲自参加外,应承担指导改进体外循环工作。对进修生及下级医生理论讲课或实际操作的带教。参加科研工作,遇到重大疑难问题及时向上级反映,共同研究解决。

主管技师参加体外循环的临床、教学及科研工作。除承担主机、副机外,还参加巡回工作和带教工作。对技术员,技师进行讲课和实际操作的辅导。

(四)灌注师(相当住院医师)、技师

在上级医生指导下具体执行医疗、教学、科研工作。工作中如遇到疑难问题,及时请示主管或主任灌注师协助解决。临床医疗工作中,对手术患者病史与体检结果作详细了解,做好术前计划,准备所需物品,承担体外循环的操作。对进修医生进行辅导。

技师在上级医生指导下具体参加体外循环工作。术前了解病情制定计划,准备物品。承担主机、副机、巡回工作。对技术员进行辅导。

（五）技术员

1. 在医生的指导下担任巡回，主机及副机的操作。

2. 负责人工心肺机的保养和检修工作。

3. 认真做好术前各部件的准备、消毒及心肺机的安装和手术后清理工作。

4. 定期进行灭菌液及清洗液的更换和过滤。

5. 负责库房管理，对各类人工肺，管道等，保持一定无菌基数，建立请领、消耗、登记簿，精密仪器，心肺机及其附件登记定期清点。

三、当班人员职责

1. 所有当班灌注师应按时上班签到、交班，不得无故迟到；当日无手术者，应该按照所在医院的管理规定，不得随意离开医院，应该随叫随到。

2. 晚班者应按照医院规定时间到岗。完成本部门手术后，需告知当日值班者，经同意方可离开医院。

3. 按照医院管理规定，当日正常班超过和晚班工作超过一定时间应该适当报销车费。

4. 全科人员每周一次按时学术活动。授课者按照课程表讲课。

5. 进修医生经评分合格后，视情况可主机操作。

6. 工作日按照医院规定按时进入手术室，装机严格遵守无菌操作，熟悉当日手术患者病情；体外循环转流前，亲自领取相应的插管等耗材，开包，核对体外循环记录单。

7. 转流前及时到岗，并按照常规做好转前准备，管道上台时主机必须到场。

8. 管道不下台，灌注师不能离岗。

9. 转流中每10～15分钟记录一次技术参数，特殊情况及时记录。

10. 转流中给胰岛素后，密切注意血糖的变化，并向麻醉医生和ICU护士交代病情。

11. 体外循环结束后：①收费；②要检查核对表、记录单、记账单、输血单、处方单、化验单等，要求收费与单据数相；③擦拭、保养体外循环设备，并在记录本上登记；④将剩余插管、管道返还库房。

12. 血液回收机进行时，向本院值班人员交接后方可离开。

13. 回收血液袋上，注明患者姓名、血型、病案号及回收时间等信息。

14. 每月的月末亲自对体外循环设备进行彻底清洗。

15. 遇到疑难病例，要及时向临床总管汇报。

16. 遇到机器问题，当天记录在案并向专人及时汇报、修理。

17. 保持办公场所整洁，不得在办公室内吸烟。

18. 下班最后离开者，注意关好水、电、门窗等。

四、值班人员职责

1. 坚守值班岗位，不能脱岗。

2. 按照医院规定时间及时接班。

3. 负责全科晚班手术的交接工作。

4. 当日值班结束后，及时写值班记录；次日与接班者交接值班钥匙。

5. 值班时来急诊较多，应接不暇时，通知住院总，由住院总协调。

6. 值班者及临床主管，手机应保持畅通状态；如离开本地，需找人接替并通知上级。

7. 值班者第二天休息，因工作原因不能休息者，应在一周内补休。

8. ECMO每3小时巡视一次，并记录、签字，危重病例加大巡查密度。当天完成记录。

9. ECMO 建立或撤出，将所有物品及时收回，交到库房。

10. 周六、周日有急诊手术，值班医师必须迅速到岗。

五、主管医生职责

1. 协助科主任管好临床工作。

2. 协助总住院医安排好每天值班和体外循环。主管医生有权改变排班。

3. 负责病例讨论和当月的 ECMO 总结。

4. 负责早交班，并完成记分。

5. ECMO 的建立和撤离等重大事件，临床主管医生应在场。ECMO 平稳期间，每天至少巡视一次。

6. ECMO 结束，收回病例交给专人。

7. 每届主管医师由副主任医师担任，任期 1 个月。

六、总住院医师职责

1. 协助主管医师每日晨交班。

2. 负责每日手术排班。负责安排科室的全月值班。

3. 按时将非正常交班人员的去向记录在签到本。

七、急诊值班（夜班）制度

1. 值班医师应和有关科室密切配合，负责急症患者的体外循环工作。

2. 主管医师全面负责体外循环工作，包括与临床医师的讨论会诊。对疑难病例应请主管医师协助、指导。未设主管医师或当时无上级医师可待次日请示主管医师。

3. 有急诊手术，值班医师和技术员必须迅速到岗，在接到正式通知 20 分钟后开始体外循环工作。

4. 值班人员必须认真负责。发现问题及时处理，并向院总值班报告，次日向科主任汇报。

5. 完成体外循环后，在 24 小时内将总结报告完成并进行相应登记。

八、库房工作职责

1. 每天按照医院规定时间按时上班，准备体外循环中使用物品；按时参加早交办。定期检查无菌物品有效期，发现过期物品及时消毒，以备以后使用。

2. 及时补充各种接头（按基数补充）及液体等。

3. 及时补充各种动静脉插管及各种药品等。

4. 负责测游离血红蛋白和胶渗压（周末根据需要），以及仪器的保养，24 小时为正常工作状态（以排班为准）。

5. 每天上午要核对前一天手术的收费情况，发现问题及时联系当事人作相应的修改。

6. 每天检查请领物品的登记和机器清洗情况，如体外循环机等设备出现问题要及时联系相关人员。

7. 每周一、周四更换复写纸，以保证记录单书写清楚。

8. 个人职责：指派专人负责维护收费系统、设备维修和管理、整理病历、无菌物品的检查和各办公室的计算机维护。

9. 库房管理人员工作时应坚守仓库岗位。

九、记录单

体外循环记录单

病案号_____ 病房_____ 编号_____ 第___页

姓名_____ 性别_____ 年龄_____岁 体重_____kg 身高_____cm BSA_____M²	急□ 再□
术前诊断_____ 手术日期_____年___月___日	非转体 □
手术名称_____ 术者_____麻醉师_____	停□ 澳□

术前情况 Hb_____g%，血小板_____×10⁶/L，血型_____，血糖_____mmol/L，BUN_____mmol/L，Cr_____mmol/L，

白蛋白_____g/L，LVEF_____%，C/T_____，药物过敏史_____，既往史_____

	悬红	血浆	白蛋白	血定安	勃脉力	乳林	甘露醇	5%SB	15%KCl	5%CaCl₂	10%MgSO₄	停跳液	总量
预充													
转中													
药物	肝素	呋塞米	利多卡因	甲泼尼龙	抑肽酶								

机器类型_____ 变温水箱_____ 氧合器类型_____ 微栓滤器_____ 回流室_____

超滤器_____ SvO₂监测_____ ACT测定仪_____ Cellsaver_____ ECMO_____

灌注方法 浅低温灌注，深低温低流量，深低温停循环，上下分灌，左心转流，辅助循环，血液回收，_____

插管方法 升主A，股A，腋A：（进/国）F_____，上下腔V，腔房管，股V：（进/国）F_____＋（进/国）F_____

体外耗材 成人搭桥/血管/常规/儿童/婴儿A/B/C；左心引流管（进/国）_____，右心吸引管（硬/软）_____

（血液/晶体）灌注装置_____，冠脉直视灌注管（进/国）_____，多头连接管（进）_____，冠状静脉窦逆行灌注管_____

血气__次，ACT__次，氧饱和度接头（进/国）___个，输血器___个，三通___个，

	pH	PCO₂	PO₂	SO₂	HCT	Hb	K⁺	Ca²⁺	Mg²⁺	血糖	乳酸	BUN	BE	SB	
转前															
转中															
转中															
复跳															
转后															

转机时间___min，阻断时间___min，辅助时间___min，低流量T___min，停循环T___min，阻侧壁T___min

总液量_____ml，滤液量_____ml，余血量_____ml，回收量_____ml，处理量_____ml，尿量_____ml

备注：

体外循环前检查 □ 完成时间_____ 灌注师签字： / /

续表

转机时间	动脉流量 ml/min	通气 L/min	F$_i$O$_2$ %	泵压 mmHg	MAP mmHg	CVP mmHg	SvO$_2$ %	鼻温 ℃	肛温 ℃	体内肝素 IU ACT 机内肝素 IU
转前	/	/	/							尿量_____ml,放血_____ml

续表

体外循环前检查单

病房＿＿＿＿＿＿＿＿＿　病案号＿＿＿＿＿＿＿＿＿　　　　　手术日期＿＿＿＿＿年＿＿月＿＿日

姓名＿＿＿＿＿＿＿　性别＿＿＿＿　年龄＿＿＿＿岁　体重＿＿＿＿kg　身高＿＿＿＿cm　体表面积＿＿＿＿M^2

术前诊断＿＿＿＿＿＿＿＿＿＿＿＿＿＿＿＿＿＿＿＿＿手术名称＿＿＿＿＿＿＿＿＿＿＿＿＿＿＿＿＿＿＿＿＿＿

体外循环前检查项目：

□ 主电源	□ 氧合器安装排气	□ 台上物品
□ 备用电源	□ 漏水试验	□ 核对药品 / 血制品
□ 备用摇把	□ 排气口开放	□ 机内肝素
□ 气体压力平衡	□ 压力监测	□ ACT>480 秒
□ 空氧混合器	□ 氧饱和度监测	□ 术前血气
□ 氧气管连接	□ 左右心吸引管连接方向	□
□ 主泵运转	□ 水箱运行	□ 管道扎带加固
□ 流量校正	□ 水箱水量	□
□ 停跳液灌注情况	□ 水管连接	□ 转前核对管道

补钾公式：15%KCl(ml)＝(4.0－实测钾值)×0.3×体重(kg)/2

补碱公式：5%NaHCO$_3$(ml)＝BE 纠正值×0.3×体重(kg)

转中流量：

体重 （kg）	x	流量 ［ml/(kg·min)］	=	实际流量 （ml/min）	体表面积 （M²）	x	流量 ［ml/(kg·min)］	=	实际流量 （ml/min）
	x	30	=			x	1200	=	
	x	40	=			x	1400	=	
	x	50	=			x	1600	=	
	x	60	=			x	1800	=	
	x	70	=			x	2000	=	
	x	80	=			x	2200	=	
	x	90	=			x	2400	=	
	x	100	=			x	2600	=	
	x		=			x	2800	=	
	x		=			x	3000	=	
	x		=			x	3200	=	

灌注师＿＿＿＿＿＿＿＿＿

（龙　村　参编）

参 考 文 献

1. Mulholland JW The Great Britain and Ireland perspective: current perfusion safety issues, preparing for the future. Perfusion. 2005 Jul; 20(4): 988-992.

2. Kurusz M Standards update on perfusion equipment and practice 2005(04)205-2088.

3. 金振晓. 毕生辉. 郑奇军. 等. 欧洲各国体外循环灌注学教育简况. 西北医学教育, 2007, 15(6), 988-992.

4. 李欣. 徐凌峰. 郭震. 等. 体外膜肺氧合临床应用与团队建设——附 17 例临床报告. 中国体外循环杂志 2005, 3(4)239-242.

5. Hill AG，Kurusz M.Perfusion. Perfusion standards and guidelines. 1997 Jul；12（4）：251-2555.

6. 朱德明．王伟．我国小儿体外循环发展五年的调查．中国体外循环杂志，2005，3（4）195-198.

7. 黑飞龙．龙村构建体外循环继续教育体系．中国体外循环杂志，2011，09（1），4-6.

8. 严敏敏．李欣．宋扬．等．灌注师从受训到独立的成长体会．中国体外循环杂志，2012（4）224-226.

9. 李欣．胡克俭．朱德明．等．上海市2010年体外循环专业质量督查回顾．中国体外循环杂志，2010（4）200-203.

10. 朱德明，龙村，黑飞龙．2014中国心脏外科和体外循环数据白皮书[J]．中国体外循环杂志，2015，（03）：129-131.

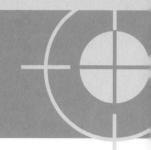

第十八章 机器人及杂交手术的麻醉管理

米卫东　解放军总医院

第一节　机器人手术的麻醉管理

现代外科发展与追求的目标是微创乃至无创,外科学发展有三个重要的标志性事件:1846年麻省总医院实施乙醚麻醉,标志着现代外科手术的开始;1987年Moure报道腹腔镜胆囊切除术,标志着微创外科手术时代的到来;而机器人辅助外科手术完全有别于传统胸腔镜、腹腔镜手术,被视为21世纪微创手术的革命性标志。

达芬奇手术机器人系统(Da Vinci robotic surgical system)是目前为止最为成熟的手术机器人系统,尽管还存在诸多不足,如系统技术复杂、体积庞大、使用过程中故障率较高、准备及装配时间较长(一般需30～45分钟)、触觉反馈体系的缺陷、成本昂贵等,但也有其特有的技术优势,除微创,出血少等优点之外,它借助其Insite立体放大的三维手术视野及其灵活稳定的EndoWrist手术器械,突破了人眼和人手的极限,极大地提高了腹腔镜手术在深部、狭小空间内操作的精确性和灵活性,尤其在精细的手术解剖和稳定准确的缝合操作方面优势明显。此外,术者采取坐姿进行手术操作,也减少了手术疲劳。

达芬奇机器人手术系统主要由三个子系统组成:医生操作平台、床旁机械臂手术系统及3D成像系统。实施手术时,术者不与患者直接接触,通过三维视觉系统和动作定标系统操作控制,术者手臂、手腕、手指的动作通过传感器在计算机中记录下来,并同步翻译给机械手臂,机械手臂的前端安装有各种特殊的手术器械,能模拟术者的技术动作,完成手术操作,达到通过微创的方法实现复杂外科手术的目的。目前主要应用于胸腔、腹腔、盆腔和心肺等部位的精细手术操作。

机器人手术系统本身的特殊性,从麻醉角度而言,必须有与手术相适应的麻醉管理理念和方法。

一、机器人手术的管理

(一)人员资质

机器人手术组人员(手术医生和护士)必须到国际或国内专门的培训机构参加规范的培训,通过相关考核,取得相应的资质,才能上岗参与机器人手术,并各司其职。

(二)管理流程

要建立明确具体的手术管理流程:主要包括机器人手术安排流程;机器人手术器械发放流程;器械交接与核查流程;镜头、双头光缆线等相关设备的清洗、灭菌与存放流程;保养、维护、故障快速排除流程;感染控制流程等。要明确各自工作职责,做到"无缝衔接",保障手术顺利开展。

(三)感染控制管理

1. 手术环境管理:机器人手术应安排在专用的层流净化手术间内进行,室内空间要足够宽敞。由感染检测科室对手术间进行定期感染检测,严格控制手术间内人员数量。

2. 严格规范外科手术无菌制度:台上辅助操作的医生护士,仍应按照常规手术的要求,对手臂进行洗刷、消毒;而在操作台进行操作的术者,因不接触手术患者,可不进行刷手消毒。

3. 术中物品无菌管理:除常规的消毒检查措施外,应特别注意术中手术间内台下医护人员在进行各项操作时避免接触到无菌器械台及无菌床旁机械臂系统。另外，若手术时间超过 12 小时，暴露在手术间内的无菌器械及物品应全部更换，以确保器械及物品的无菌状态。

4. 机器人手术器械的清洁及保养：手术结束后应立即将机器人手术器械按相关规范标准要求进行严格的清洁和灭菌处理，并按规定妥善保存备用。

5. 手术设备的摆放：医生操作平台是达芬奇机器人的控制中心，应放置在无菌区之外，确认术者能够看到手术区域并能够与床旁机械臂系统操作人员清晰对话，床旁机械臂系统要放置在无菌区域内，3D 成像系统的位置应在床旁机械臂系统附近的无菌区域外，并尽量靠近床旁机械臂系统，以便在手术期间影像电缆能够自由移动。

6. 床旁机械臂系统的准备：手术开始前，刷手护士将机器人手臂无菌保护罩覆盖到床旁机械臂系统上，使其处于无菌状态。覆盖过程中，要求护士从机械臂的左侧开始逐个进行，防止污染机械臂，在完成覆盖后，刷手护士将机器人手臂收拢到最小状态，减少空间占用，用无菌大单将罩好的机械臂遮盖，防止人为因素造成污染。

（四）麻醉管理

由于机器系统复杂、体积庞大，机器人主体、机械臂及显示器占有较大的空间，将手术患者团团包围，拉远了麻醉医生与患者的距离。患者的头与手臂常常被机器阻隔，当机器人入位并固定后，可能导致麻醉医生难以接近患者，难以完成近距离操作，从而增加了麻醉风险。因此，必须在患者最终体位固定前，完成所有麻醉操作，包括中心静脉通道的建立、有创动脉压的置管以及确认肺隔离等。

麻醉管理通常应用较长的输液管道，选用可调控注射给药途径（三通阀的位置以可直视为标准）。同样，监护仪导线及呼吸机回路也必须相应延长，以便麻醉医生远距离工作。以集束、可见的方式固定监护仪导线及呼吸环路，有助于避免因床位移动引起的管线脱落。如果患者头部位置被机器人主体占据，不便使用麻醉头架，较长的螺纹管也会增加气管导管脱落的风险。此时，应该将气管导管与呼吸回路连接好并固定确实，在不影响机器人手臂工作的情况下使用专用麻醉管道固定架为宜。

首先，应在体位摆放时，在肩部及身体侧部安放充分的体托，可避免在重度倾斜体位时出现身体滑动，一旦机器人设备和支臂安装完毕，要求患者不能有任何身体移动或滑动，特别在重度头低截石位时，显得尤为重要。否则可能引起意外的胸腹腔内脏器及血管损伤，造成严重后果；体位移动可能导致机器人放大镜视野的漂移或丧失，直接影响手术操作甚至给手术带来不良后果。

其次，麻醉管理中需着重注意保证完全可靠的肌肉松弛，必要时，术中进行肌松监测，要注意受压部位神经保护，较常见的损伤为臂丛神经拉伤；此外，应特别注意面部皮肤及眼部保护，必要时加海绵垫予以保护，以防止面部的压伤及眼部的损伤。

二、机器人手术的麻醉管理

（一）机器人心胸手术的麻醉管理

机器人心胸手术麻醉管理主要涉及单肺通气（one-lung ventilation，OLV）和 CO_2 气胸（CO_2 pneumothorax）对呼吸和血流动力学的影响。其中包括胸腔压力增大引起的心排出量下降和肺血管阻力增大以及 CO_2 吸收产生的影响。

1. 麻醉前评估　与常规心胸手术相同的是，术前应充分了解患者术前状况和手术方案，与常规心脏手术不同的是，机器人心胸手术患者均需要双腔气管插管和单肺通气，术前访视要注意检查患者插管条件，评估是否存在困难气道问题，确定气管导管的类型和型号、麻醉诱导方法及诱导中可能出现的不利情况。术前应完善肺功能检查、动脉血气分析、胸部 X 线片和 CT 检查，评估患者对单肺通气的耐受能力和术中发生缺氧的可能性。

（1）病例选择：常规心胸手术的禁忌证在机器人心胸手术均适用。患有严重慢性阻塞性肺疾患（COPD），肺气肿或哮喘的患者不宜长时间单肺通气，易出现缺氧、高碳酸血症及肺脏气压伤的患者，不适于此种手术。如有高碳酸血症（>50mmHg）和低氧血症（PaO_2<65mmHg 吸空气），左室射血分数 <40%，严重的胸膜粘连或心包粘连等均应排除。中等程度的慢性阻塞性肺疾病患者，须经支气管扩张

药、肾上腺皮质激素及物理治疗予以纠正,待肺功能改善后方可考虑行机器人胸腔手术。对于术前有长期吸烟史的患者,应于手术前1~2周戒烟。

对于机器人二尖瓣手术,要重视患者心功能状况,因为此类患者在手术中可能会因为单肺通气、CO_2气胸以及体外循环影响,出现中重度心功能异常和重度肺动脉高压。其他的术前排除标准包括体重指数>35.0kg/m^2、充血性心力衰竭(NYHA CLASS Ⅲ~Ⅳ)、急性肺水肿、凝血功能障碍、急性心肌梗死后30天之内等。

肥胖患者对单肺通气的耐受能力减低,应鼓励患者在手术前尽量减轻体重。对于低龄患者,由于身高和体重较小,不宜行单肺通气,因而不宜作为机器人胸腔镜手术对象。

应充分考虑到术中可能出现的大失血风险。对诊断为纵隔肿瘤或重症肌无力的患者,应根据《美国重症肌无力基金会临床分类标准》进行评估并制定相应麻醉方案。对于患有脊柱疾病的患者,尤其当合并有神经根性症状或相应神经功能受损时,必须注意尽可能降低侧卧位时发生体位性神经-肌肉并发症的风险。

(2)麻醉前用药:所有心脏患者的心血管用药应沿用到手术日,如治疗高血压药物、治疗心肌缺血药物,特别是β-受体阻滞药应持续应用,以降低心肌的应激性,并维持较慢的心率。对β-受体阻滞药异常敏感的老年患者应慎用。有些药物在手术当日应停用,如胰岛素和其他口服降糖药。如非特殊情况,抗血小板药物阿司匹林或氯吡格雷应在术前停用5~7天。

术前使用咪达唑仑、阿托品(东莨菪碱)以及右美托咪定,应当根据患者具体情况选用,注意可能带来的呼吸及循环方面不良反应。

2. 术中麻醉管理

(1)麻醉监测:对于机器人胸腔镜手术麻醉,麻醉医生必须充分考虑到患者状况、手术创伤大小、预计手术时间、外科团队手术经验以及可能带来的风险,以此为依据制定围手术期监护策略。

1)常规监测指标:包括5导联心电图、脉搏血氧饱和度、呼气末二氧化碳、连续有创动脉压、中心静脉压、脑电双频指数、神经肌肉阻滞程度和体温监测等。

需要特别注意的是,当手术切口位于患者左侧胸部时,对心电图监测会产生一定的影响,特别是对诊断前外侧壁心肌缺血较为敏感的V4~V6导联无法使用。人工气胸可以改变心电图电轴和波幅,进一步影响到对心肌缺血和心律失常的判断。因此,有必要同时监测导联Ⅱ侧胸导心电图ST段的变化。

$P_{ET}CO_2$主要反映的是通气情况,而不直接反映机体的酸碱和氧合状态,尤其在机器人胸腔手术中多种因素的综合影响下,不同时段$P_{ET}CO_2$变异很大,但多数时间$P_{ET}CO_2$与$PaCO_2$存在良好相关性,应动态监测$P_{ET}CO_2$的改变。$P_{ET}CO_2$可常规用于机器人胸腔镜手术监测,但不能完全替代血气分析,特别是在单肺通气后、长时间单肺通气复合二氧化碳气胸时,应定期进行血气分析,及时进行相应处理。

2)经食管超声心动图(TEE)监测:采用TEE监测是机器人心脏手术的特殊需要,TEE在机器人胸腔镜手术中对双腔气管导管定位、动态监测左室心肌缺血及心脏功能状态、指导容量治疗等方面,可为麻醉医师提供参考。

(2)麻醉诱导:通常采用静脉诱导方式,双腔管气管插管后行机械通气。

(3)麻醉维持:可采用静脉麻醉或静吸复合,重点是维护呼吸功能和血流动力学的稳定。

1)呼吸管理:呼吸管理策略是机器人辅助心胸手术麻醉的关键,包括单肺通气和CO_2气胸的管理。

单肺通气的管理:目前常用的方法是双腔气管插管,优点是可以给任何一侧肺进行吸痰或行CPAP。应综合考虑患者的性别、身高、体重等因素选择合适的气管插管型号。在不增加气道损伤的前提下,尽量选用较大型号的导管。插管过程中利用纤维支气管镜帮助确定导管位置、评估有无气道解剖异常或气道异物。也可以使用带有支气管封堵套囊的单腔管(如Univent导管),通过充盈气囊阻断非通气侧肺达到单肺通气的目的。对于困难气道患者,应用支气管封堵导管较双腔管插管容易。

单肺通气在胸壁肋间插入器械前即可开始,应确保肺隔离效果,使手术侧肺完全塌陷。通气过程中要持续观察气道压力和气道二氧化碳波形变化,以便及时发现导管移位。一旦机械臂进入患者体内，患者在手术台上不能有任何体位变化。麻醉医生和手术医生应始终保持密切沟通，以保证机器人手术系统正常工作。

单肺通气时，维持气道压力在 20～30mmHg，$P_{ET}CO_2$ 在 40mmHg 左右，如果发生严重缺氧或气道压显著升高，首先要立即用纤维支气管镜检查气管导管位置是否正确。给予非通气侧肺持续气道正压（CPAP 5～10cmH_2O，5L/min）有助于减少分流，驱使血液流向通气侧肺而改善氧合。高频通气也是一种可以采用的技术。当各种措施无效时，麻醉医生应要求手术医生停止操作，临时改为双肺通气，待氧合改善后再继续手术。

CO_2 气胸的管理：机器人胸腔镜手术中不仅需要单肺通气，还需要向术侧胸腔内持续充入 CO_2 建立人工气胸，其作用为排除空气，增加电凝器安全性，减少气栓的风险，并促使肺塌陷显露术野。CO_2 气胸的压力通常为 5～12mmHg，这可能会引起血液中 CO_2 的含量增高，加上单肺通气引起体内 CO_2 的蓄积，对于病情严重的患者，有可能造成明显的影响。如果不能严格监测和控制充注 CO_2 的压力，人工气胸可能会引发张力性气胸，造成静脉回流明显下降和低血压。CO_2 气胸的风险还包括静脉气栓、右心回血量减少以及急性心血管系统崩溃（低血压、低血氧、心律失常等）。另外，还应注意 CO_2 气胸可能引起双腔管气囊位置的改变。

术中应实时连续监测 CO_2 充注压力、气道压、呼出气潮气量和中心静脉压。中心静脉压监测有助于评估人工 CO_2 气胸的影响。直接监测胸膜腔内压可避免压力过高导致张力性气胸。为了最大限度地减少 CO_2 气胸的影响，推荐在胸腔开放 30～60 秒后，才开始以 1L/min 的速度缓慢充气，并依据血流动力学变化调整充气速度。适当降低 CO_2 充注压亦可减轻 CO_2 气胸的影响。

近来，允许性高碳酸血症（permissive hypercapnia）的概念越来越被临床医生所接受。在减少了潮气量和分钟通气量情况下允许 CO_2 分压适度增加，以防止肺泡过度膨胀或破裂。气道压过高会增加通气肺的肺血管阻力并增加非通气肺的血流。所以，要通过仔细调整潮气量、呼吸频率和 $P_{ET}CO_2$ 防止气道压过高。

循环管理：机器人胸腔镜手术通常采用限制性液体治疗策略，以保证中心静脉压略低于患者术前水平为佳。

术中尽量维持心率稳定在较慢的水平，联合应用硝酸甘油和 β 受体阻滞剂能够降低靶血管阻断时发生心肌缺血的可能性。如果发生低血压，可以选择去氧肾上腺素或去甲肾上腺素增加血管阻力使血压恢复。

慢性二尖瓣疾病，左房压会升高进而引起肺动脉压和中心静脉压升高。CO_2 气胸和单肺通气也会升高中心静脉压和肺动脉压。CO_2 气胸引起的胸腔内正压会减少静脉回流而产生血容量相对不足。另外，瓣膜病患者对于心室前负荷的依赖性和敏感性是增加的。维持充足的血管内容量对于保持理想的心率和心脏前负荷均有好处。快速心率对于二尖瓣狭窄患者不利，因为减少了舒张期充盈时间。对于二尖瓣关闭不全的患者，特别是左室扩张者，正性肌力药（多巴胺或肾上腺素）对于保持循环稳定有效。

在外周 CPB 建立时，需要 TEE 引导插管。TEE 能够明显减少股动、静脉插管的并发症，麻醉医生颈内静脉穿刺时使用超声引导同样很有必要。TEE 可以帮助在停机前心腔内排气，减少冠脉气栓的机会，并可用来评价手术的效果和心脏整体状况。

体温管理：长时间机器人胸腔镜手术须关注体温问题，避免术中低体温带来的不利影响。应常规监测鼻咽温。一般以维持患者体温 36℃ 以上为宜。为防止体温过低，应注意保持适宜的手术室内温度，在摆放体位过程中尽可能减少身体暴露时间，必要时可采用保温装置。

体位管理：机器人心脏手术时患者的体位是一种不完全侧卧位，手术侧抬高 30° 左右。手术侧手臂需包裹屈曲置于躯干侧后方，避免干扰机械臂的活动，同时注意不要将上肢向后过度伸展以免引起臂丛神经损伤。

紧急情况的处理：从术前准备开始，麻醉医生及整个手术团队就必须随时做好紧急中转为开放手术的准备，这一点与传统胸腔镜手术有所不同。无论是心、肺、食管还是纵隔机器人胸腔镜手术，胸内血管突然、大量、难以控制的意外出血是机器人手术过程中的严重并发症，后果可能是致命性的。必须做好应对大失血、心血管意外的应急方案。在机器人胸腔镜手术中,解锁并移开机器人是紧急状态下要采取的第一步措施。团队的每一名成员都应熟练掌握这一操作,并保证危机发生时在60秒内解锁并移除机器人。同时,要做好心肺复苏基本技能的培训及高级生命支持的知识储备。特别要指出,在撤除人工气胸、恢复双肺通气前,体外除颤很难成功,因为胸腔内的空气和CO_2是电的不良导体,会增加经胸电阻抗和除颤阈值。有报道称,在经胸除颤无效时,恢复双肺通气消除气胸后,除颤方获成功。在机器人解锁并移除前不应进行体外除颤。

3. 术后麻醉管理

(1) 麻醉恢复:胸科机器人手术可在预计手术结束前30min,停止吸入麻醉药,以血流动力学指标为导向,逐渐提高静脉麻醉药丙泊酚和麻醉性镇痛药瑞芬太尼的泵注速度,以维持适宜的麻醉深度。此间,可单次静注舒芬太尼(5~15μg)或非甾体类抗炎镇痛药,至手术结束时停止输注静脉麻醉药和麻醉性镇痛药。由于此种麻醉方法诱导和苏醒阶段均采用静脉用药,而维持阶段采用的是静吸复合,故称之为"三明治麻醉方法"。此种方法可保证患者迅速恢复和早期拔管。

机器人心脏手术后一般不要求手术结束即苏醒拔管,可在监护下返回ICU,此后,患者仍需要保持镇静,直到患者血流动力学完全稳定并且引流量很少。血液制品一般不需要使用,因为术中失血很少。但严重的失血有时会很隐匿,所以术后早期应密切监护患者。

(2) 术后镇痛:机器人胸腔镜手术后疼痛与传统胸外科手术相比程度较轻,但同样存在一定程度的疼痛应激,对患者术后康复不利。通常,此类手术后明显疼痛约持续48小时。可供选择的镇痛方法有持续性经多孔导管行创口浸润麻醉、肋间神经阻滞、椎旁阻滞、胸膜腔内镇痛、硬膜外阻滞、鞘内注射吗啡、患者自控静脉镇痛(PCIA)等,均可获得高质量的镇痛效果。椎旁阻滞复合全麻是术中和术后镇痛的重要方式,是多模式镇痛方案的组成之一。持续经皮椎旁阻滞可提供安全有效的术后镇痛。亦有采用鞘内麻醉(intrathecal anesthesia)行术后镇痛者,同样可以取得满意的镇痛效果。患者自控静脉镇痛是目前临床上最常用的术后镇痛技术,而且镇痛效果满意。机器人心脏手术后镇痛应依据患者的具体情况选用,一般采用局部浸润加PCIA能很好满足镇痛需要。

(二) 机器人腹部手术的麻醉管理

机器人腹部手术麻醉管理不但要解决人工气腹(Artificial pneumoperitoneum,APP)对手术患者生理功能的干扰,还要结合机器人手术本身的特点和要求,对围麻醉期可能出现的特殊情况进行预防和及时处理,保障患者安全。

1. 麻醉前评估 机器人手术麻醉前应对患者的一般情况,重要脏器功能状况进行评估,还要衡量伴随疾病、气腹和机器人手术本身的影响,以及综合因素的效应。

(1) 伴随疾病及危险因素:机器人腹腔镜手术中,中年以上患者占绝大多数,这类人群伴随的系统性疾病应予以高度关注以保障手术安全,包括肥胖、高血压、糖尿病、冠状动脉疾病、周围血管疾病等。

1) 肥胖:肥胖本身会直接从物理和生理双重角度对机器人腹腔镜的手术及麻醉管理产生影响。首先,由于腹腔内脂肪等内容物增多、顺应性较差,此基础上气腹将加重对肺呼吸动力不良的影响。其次,肥胖患者的高血压、冠心病、糖尿病等系统疾病发病率远高于非肥胖人群;与欧美国家相比,我国肥胖患者所占比例偏低,但随着人们生活和饮食习惯的变化,肥胖正逐渐成为我国医疗领域重要课题,这也对机器人手术麻醉管理提出了新的挑战。

2) 高血压:高血压的病理生理特点是血管的弹性减弱,血管内容量降低,而心脏后负荷增加。对于高血压患者不仅要关注血压本身,更要关注高血压引起靶器官的受累程度,特别是高血压Ⅲ期,患者是否并存心绞痛、心肌梗死、左心衰、脑出血、高血压脑病、夹层动脉瘤、肾功能不全、眼底出血等。

此外,气腹状态下,腹内压增高,影响下腔静脉回流,CO_2气腹可造成高碳酸血症,尤其是在steep Trendelenburg's position(重度头低截石位)时,循环波动的程度可能会加重。

因此,术前应充分控制血压,以利于循环容量的恢复。麻醉诱导及维持中,应尽量避免循环的剧烈波动,同时考虑到患者的年龄、有无病态肥胖、糖尿病以及抗高血压药物疗效等。

3）糖尿病：麻醉前了解糖尿病患者的血糖水平、用药情况、有无糖尿病并发症及严重程度非常必要。关于围手术期血糖控制，尽管目前尚缺乏一致的意见，但大多数学者推荐的血糖浓度为120～180mg/dl。麻醉医生还必须了解糖尿病患者自主神经的病变，包括体位性低血压、心动过速及较少见的肠麻痹等。机器人手术中，气腹和体位的变化常会对伴有自主神经病变的糖尿病患者的血流动力学产生剧烈影响。对患有糖尿病肾病的患者要充分重视保护患者肾功能，注意及时发现纠正酸中毒及电解质紊乱。

4）高龄：虽然年龄不是机器人手术的禁忌证，但高龄是腹腔镜手术后出现并发症的危险因素之一。腹腔镜手术需要人工气腹，CO_2充气及其产生的腹腔内高压对机体的生理功能有一定的影响，表现在呼吸、循环、中枢神经等各个系统。尤其是高龄患者往往合并高血压、冠心病、糖尿病等多种疾病，对创伤的应激、代偿及修复能力下降，手术和麻醉后并发症多，风险大。采用达芬奇手术机器人进行一些复杂的肝、胆、胰腺手术时，手术及气腹时间长，更应对手术风险进行评估。

以下情况的患者实行机器人手术需要慎重：①重度肥胖患者；②术前合并严重心肺疾病或功能障碍患者；③青光眼及颅脑病变患者（CO_2气腹和头低体位增加眼内压及颅内压，可能恶化基础病变）；④合并血栓性疾病者（气腹及体位影响可能使已存在的血栓脱落，严重者发生肺栓塞）。

（2）气腹所致病理生理变化：目前临床最为常用的气腹气源为CO_2，其优点在于不可燃不助燃，可跨膜吸收，可为血液成分的有效缓冲并可经肺排出。

CO_2气腹对患者所产生的病理生理变化源于腹内压的升高和CO_2吸收双重因素。长时间的气腹可对患者的呼吸、循环、中枢神经系统等产生明显影响。

1）对呼吸系统的影响：气腹致患者腹内压增高，从而导致患者胸廓及肺顺应性降低、功能残气量减少、肺不张及肺内分流增加等。可能产生的主要并发症包括皮下气肿、气胸、气栓以及膈肌上移，后者可导致气管插管进入（右）支气管。CO_2气腹后CO_2吸收还可导致高碳酸血症、血管扩张（包括脑血管）、代谢增加以及易恢复自主呼吸等。

后腹腔镜手术中CO_2吸收的速度更快，造成患者高碳酸血症的几率更高，程度更严重。由于后腹膜腔是一个潜在的间隙，正常情况下充满脂肪和疏松结缔组织，其间血管丰富，气腹时需要持续充入CO_2气体分离腹膜与后腹壁，建立人工后腹膜腔，获得手术操作的空间。另外，与腹腔相比后腹膜腔由于没有腹膜的限制，CO_2吸收面积更大，吸收速度更快，更容易引起高碳酸血症和呼吸性酸中毒，严重时可引起纵隔气肿，气胸等严重并发症。

气腹时机体耗氧量并没有增加，CO_2排出增加并非机体产生过多所致，此时发生高碳酸血症主要是由于腹内CO_2跨腹膜吸收所致。增加机体对CO_2吸收量的因素包括后腹腔手术途径、皮下气肿、手术时间长、高CO_2灌注压力及侧卧体位。

气腹开始注气阶段，脑、肝、肾、心脏等血流丰富器官组织迅速吸收CO_2，当吸收速度超过血液的缓冲能力时，肌肉及皮下组织等血运较少的组织则成为CO_2的临时储库，这是机体的一种保护性调节机制，这也导致了较长时间手术气腹时动脉血二氧化碳（$PaCO_2$）的延迟增高。近期研究提示，典型的气腹过程是在气腹初期（15～30min）$PaCO_2$存在一个持续的上升，之后则相对平缓，这一特点在后腹腔气腹时表现的更为明显。

2）对循环系统的影响：气腹对循环的影响包括心排出量（CO）减少、外周血管阻力（包括肺血管阻力）增加和引发心律失常等。

心排出量减少幅度与腹腔内压力大小呈正相关，当腹内压超过10mmHg时，患者CO即开始下降，腹腔内压力控制在8～12mmHg时，气腹对循环系统的影响不明显，但当腹内压增至16mmHg时其影响显著增加，CO明显降低，在临床常用腹腔压力（10～15mmHg）条件下，无论何种体位，CO都有所下降，下降幅度为10%～30%。下降的主要原因在于高腹压引起静脉回心血量减少。

腹腔镜手术时人工气腹压力因素是影响循环的主要因素，同时患者体位改变、CO_2溶解吸收等因素也对循环产生影响。可能的机制是：①气腹后腹内压力增高，下腔静脉及腹腔内脏器血管受压，减少心脏的前负荷，同时，膈肌抬高，胸内压力增高，回心血量减少，导致心排出量降低。②气腹后腹内压力增高，这种压力直接刺激腹膜和腹主动脉引起血浆儿茶酚胺、血管加压素、肾素 - 血管紧张素等增加，后者又导致患者外周血管阻力（SVR）增加和动脉压升高，增加心脏后负荷。③腹腔内快速充气，腹膜膨胀，刺激腹膜牵张感受器，兴奋迷走神经，导致心动过缓及房室传导阻滞。气腹引起的高 CO_2 血症可扩张末梢血管，抑制心肌收缩，诱发心律失常。④ CO_2 气腹可造成高碳酸血症，直接刺激交感神经系统，增加交感神经活性，使儿茶酚胺释放增加，兴奋心血管系统。

CO_2 气腹引起心脏交感神经活性增加，导致心脏电生理改变，增加患者尤其老年患者心血管不良事件的发生率。近期研究提示，对老年患者而言，长时间高气腹压的 CO_2 气腹可能引起患者 QTd 增大（QT 间期是代表心室肌除极和复极的总时间，QTd 为不同导联最长 QT 间期与最短 QT 间期之差值），QTd 的意义在于代表心室肌复极的不同步性和电不稳定程度，正常值 <50ms，其值增大是产生致命性心律失常和猝死的危险因素。

3）对中枢神经系统的影响：气腹和体位（尤其是截石头低位）对颅内压和神经系统的影响是麻醉管理中另一个需要关注的重点问题。在有脑室 - 腹腔分流的患者，这一问题显得尤为突出。由于气腹减少脑的灌注（减少了脑血流量），又升高中心静脉压（增加了脑血容量），从而使颅内压升高。故术前存在高颅内压的患者不适于接受机器人腹腔镜手术。

（3）麻醉前用药：机器人腹部手术麻醉前用药参照前文"机器人心胸手术麻醉"所述。值得一提的是对于高龄患者麻醉前使用抗胆碱药物及苯二氮䓬类药物需要谨慎，对于衰弱患者使用阿片类药物更应谨慎。

2. 术中麻醉管理

（1）麻醉监测：常规监测患者无创血压、心电图、脉搏血氧饱和度、体温及呼气末二氧化碳浓度。必要时，行肌松监测以预防术中体动。有学者认为有创血压监测并不能降低机器人手术的风险，但对于初行机器人手术的团队（技术尚不熟练，手术及气腹时间较长），应建立有创动脉监测。另外，患者一般情况较差、预计手术创面大（出现高碳酸血症、皮下气肿的机会和严重程度增大）、术中可能失血较多或气腹时间较长，建立有创动脉监测利于及时了解患者的病情变化，利于及时进行干预。需要注意的是，麻醉诱导后、手术开始前，应将所需行监测穿刺布置到位，手术开始后，由于覆盖和机器位置阻挡的原因，很难再进行动静脉穿刺等近距离操作了。

正常情况下，$P_{ET}CO_2$ 与 $PaCO_2$ 的差值比较恒定，一般为 3～6mmHg。全麻状态下，$P_{ET}CO_2$ 可以间接反映 $PaCO_2$，但气腹情况下，尤其是后腹腔 CO_2 充气后患者动脉 - 呼气末 CO_2 分压差（△ a-ET CO_2）明显增大。许多患者术中△ a-ET CO_2 可以高达 15mmHg。因此，术中长时间气腹，即使 $P_{ET}CO_2$ 正常，也应行动脉血气检查，以便及时发现和纠正高碳酸血症。对二氧化碳气腹者，术中须监测呼气末二氧化碳浓度，以指导调节通气参数。

（2）麻醉方式选择：腹腔镜手术所需 CO_2 气腹以及患者的特殊体位变化（头高位或头低位）均可引起患者呼吸循环功能的显著变化，因此，腹腔镜手术应以全身麻醉为宜。而全身麻醉气管内插管的方式在大多数情况下应视为首选。其优点在于，能够提供良好的肌松以及确切的通气与气道保护。

喉罩全麻存在如下不足：当气道峰压超过 20mmHg 时，即有可能出现反流及误吸的风险，气腹情况下，出现上述情况的可能性会增加。另外，一旦术中出现气道问题，由于机器人设备的阻碍，麻醉医师难以迅速接近患者头部进行及时有效的调整。

区域麻醉如硬膜外麻醉也是可能备选方案，然而患者常是清醒的并带有鼻胃管，让其在机器人所要求的特殊体位上长时间保持不动并非易事，另外，气腹使得患者的颅内压增高，产生不适。若在镇静状态下，反流误吸的风险会增加。

机器人手术麻醉方法选择，建议以气管插管 - 全身麻醉为主。美国疾病控制中心曾进行过统计，在早期腹腔镜手术的死亡病例中，近 1/3 是由于麻醉管理过程中气道管理不到位所致。

（3）麻醉药物选择：关于麻醉用药无更多特殊点。不过，氧化亚氮的使用值得关注，有学者认为它可能导致术中腹内压升高和术后腹胀，但目前为止，没有临床证据证明它会带来更多的不利影响。

虽然许多麻醉肌松药物都适用于机器人手术，但阿曲库铵及顺阿曲库铵有一定的优势，特别是对于肝肾功能较差的患者。二者均是经由霍夫曼分解（Hoffmann elimination），作用时间适中，可控性强。

（4）麻醉中可能出现的特殊情况及处理

1）皮下气肿：后腹膜腔手术患者术后皮下气肿发生率达45%，充气压力过高，气腹时间长、腹壁打孔部位松弛致较多气体漏进皮下被认为是皮下气肿发生的原因。出现皮下气肿一般不需要特殊处理，可自行吸收，但严重的皮下气肿会压迫胸廓和上呼吸道，有导致呼吸困难低氧血症的可能，需要引起重视，依据具体情况进行处理。

2）气胸：麻醉中发现皮下气肿，应密切观察患者呼吸情况，首先鉴别是否存在气胸，一旦发现气胸，若伴有心血管系统的不良反应，应立即解除气腹，施行胸腔穿刺或胸腔闭式引流以策安全。

3）气栓：腹腔镜手术中，CO_2气栓虽然罕见，却是极其严重的并发症。应特别引起警惕。发生的原因可能是CO_2气体意外直接注入血管所致，注入的位置及气体量决定气栓的严重程度。大量气体栓塞对患者而言是致命性的。临床表现为心动过速、低氧、低血压及短暂的呼气末CO_2降低。经食管超声（TEE）有助于明确诊断。

一旦确诊，应立即停止CO_2输注，纯氧吸入，迅速将患者置于头低左侧位或头低仰卧位（Trendelenburg position），大的气泡可能堵塞右房，使心排出量降低，小的气泡可能滞留在肺内，引起肺动脉高压、右心衰和肺水肿。治疗主要采用支持治疗：包括液体治疗，使用升压药物以及置入Swan-Ganz导管。从右侧颈内静脉置管抽去右心室内的气体。

4）高碳酸血症：气腹状态下，大量外源性CO_2吸收入血后机体无法代偿时，可产生高碳酸血症，这种高碳酸血症一般不伴有低氧血症。形成高碳酸血症的可能原因有：① CO_2在血液中有高度溶解性。②气腹状态下，CO_2压力梯度可导致CO_2经腹膜迅速吸收，后腹腔因其创面较大，血管丰富，CO_2吸收速度更快。③ CO_2气腹导致腹腔内压力升高，膈肌抬高，胸廓及肺顺应性下降，肺内分流增加，易引起CO_2蓄积导致高碳酸血症和呼吸性酸中毒。④肾脏若长时间暴露于压力增高的后腹腔，肾血流量和肾小球滤过率下降，其排泄酸性代谢产物功能降低可导致高碳酸血症和酸中毒。伴有皮下气肿者易出现高碳酸血症，原因在于CO_2蓄积于皮下组织，当面积较大时意味着较多的毛细血管暴露，CO_2吸收的量增加而导致高碳酸血症。

研究提示，达芬奇机器人肝胆及胃肠手术，气腹压力保持在12～15mmHg，血气分析pH值在气腹6h后明显降低，接近失代偿状态。提示长时间CO_2气腹使机体的稳态调节作用效果减弱。此时是否需要干预机体的酸碱平衡，取决于pH值及BE（碱剩余）值是否失代偿及失代偿的程度，如果气腹所致的呼吸性酸中毒并发代谢性酸中毒失代偿，则有必要输入适量碳酸氢钠进行调整。

5）高钾血症：长时间CO_2气腹导致高碳酸血症及酸中毒，促使钾离子向细胞外转移产生高钾血症，在机器人及普通腹腔镜手术中有报道血钾达到7.0以上水平。部分患者有高钾典型的心电图表现，也有患者心电图表现并不明显（部分与麻醉中能监测导联较少，电极片放置位置不标准有关）。因此，机器人手术术中应及时监测血气，注意高钾血症的防治。

6）心律失常：增高的腹内压可刺激迷走神经兴奋，气腹可导致心律失常，最为常见的是窦性心动过缓，严重时甚至导致心搏骤停。应对措施是立即减缓或暂停注气，加深麻醉，必要时静注抗胆碱药如阿托品。特别是对高龄（心力储备差）或有心脏病病史的患者尤其应该注意。

7）血栓形成：由于机器人手术时间较长，加之体位特殊，下肢血流不畅，可能会导致深静脉血栓形成或原有血栓的脱落。严重者发生肺栓塞危及生命。预防措施包括下肢使用弹力袜或连续间歇的机械压迫，对于血栓形成的高危患者可预防性使用低分子肝素。

8）术中输液问题：不但要考虑因进行术前准备而丢失的体液量，手术中丢失的体液量，还要考虑患者年龄、手术体位、心肺及肾脏功能状况。制定出个体化的输液方案。较为普遍的观点认为术中适量控制输液可减少术野渗出，输液应量出为入，在无大量出血的情况下，不需要输入过多液体。

9）制动问题：机器人手术中，绝对制动非常重要。原因如前文所述，在初行机器人手术的单位，行肌松监测非常必要。肌松药的使用，推荐持续静脉输注，药物可选用顺阿曲库铵或阿曲库铵（对高龄及肝肾功能不全患者有利）。使用剂量：有肌松监测的条件下，顺阿曲库铵可以 $1\sim2\mu g\cdot kg^{-1}\cdot min^{-1}$ 的速率持续静注；在没有肌松监测的条件下，用量在 $2.5\sim3.0\mu g\cdot kg^{-1}\cdot min^{-1}$ 可更好地保证充分的肌肉松弛。一旦机器人启动后，患者肢体不能有任何活动。当发生紧急气道梗阻或麻醉意外时，必须快速解除机械臂的连接，启动紧急处理程序。

10）低体温：机器人手术后患者苏醒延迟可能与低体温有关，一例患者术后苏醒延迟，因伴有广泛皮下气肿，明显的高碳酸血症，初始时麻醉医生怀疑苏醒延迟的主要原因在于高碳酸血症，然而之后发现患者体温为 32.8℃，复温至 35℃ 时患者意识恢复。引起低体温的原因很多，但长时间气腹时不能忽视一个原因是气体本身，手术时常规注入患者体内的 CO_2 为室温气体，在腹腔内长时间的热量交换，可引起体内热量的大量丢失，特别是高龄、幼儿、一般情况较差、手术出血较多（体液交换量大）而保温措施不够完善的患者容易出现。故此，对上述患者术中应行常规体温监测。

11）意外损伤：手术过程中，患者体位不当，可能造成外周神经损伤，其中尺神经是最易受到损伤的。截石位时要注意保护腓总神经，避免其受压损伤；妇科手术时要注意保护坐骨神经及股神经；而侧卧位需要上臂上提时要注意避免臂丛的过度牵拉，最好将患者手臂置于最舒适的姿势，以避免神经麻痹的发生。泌尿外科前列腺手术常取头低脚高位以利手术操作，但有卒中病史或脑动脉瘤患者禁忌长时间头低位。手术时间较长的，患者身体每个着力点均需放置硅树脂凝胶垫以防压伤。

达芬奇机器人系统有多个固定于机械臂的套管（trocar），trocar 穿透腹壁并被固定，在 trocar 打孔固定过程中有可能造成血管损伤，作者单位早年曾有一例患者麻醉诱导后手术开始前出现严重低血压，最后明确是 trocar 损伤腹壁动脉出血所致。术中若出现不能用其他原因解释的心动过速，低血压，应虑及腹腔内大出血的可能（出血有时隐匿在后腹膜腔而不易被发现）。在实施生命支持的同时，尽快明确诊断，必要时立即转为开腹，迅速探查止血。

长时间的机器人手术，加之头低位时，可能会出现胃液反流，胃内的酸性液体会灼伤口腔黏膜、眼结膜及角膜，若没有预防或未能及时发现，有可能对上述部位造成损伤。避免这类损伤的方法：术中尽可能暴露患者头面部，便于观察及时发现，另外，应进行可持续胃肠吸引减压、眼睛封闭保护等。

3. 术后麻醉管理

（1）麻醉恢复：机器人腹腔、盆腔手术结束后，绝大多数患者可以在 PACU 早期实现顺利恢复拔管。但对于手术时间长、体位特殊（尤其是过度头低位）的患者要注意，若患者存在明显的眼周组织肿胀，可能会同时存在气道水肿、声门及舌体的水肿，拔管需要特别注意。另外，长时间的机器人手术患者术后躁动的几率较高，部分原因可能与 CO_2 大量溶解在组织中，其排出速度相对缓慢有关，可以通过控制通气或辅助通气，将体内过多的 CO_2 排出。

（2）术后镇痛：无论是机器人腹腔镜还是常规腹腔镜手术，患者术后疼痛程度较普通开腹手术为轻，但同样存在一定程度的疼痛应激，对患者术后恢复不利。

术后疼痛有两方面来源，一方面的疼痛来自于躯体痛如放置 trocar 引起的腹壁损伤等，另一方面，某些腔镜手术，包括机器人腔镜和常规腔镜手术中，腹内的创面仍然会引起较大程度的术后疼痛（内脏源性），特别是术后第一个 24 小时，故充分的术后镇痛仍非常重要。常用药物仍是阿片类药物，包括静脉注射（PCIA 常用）、肌内注射和口服等；并可同时辅以其他非阿片类镇痛药。术后镇痛需注意患者的个体差异，选择适合于该患者的药物及药物组合。椎管内镇痛也是可供选用的方法之一，但在实际应用中，要注意其并发症的发生。

对于放置 trocar 导致的腹壁损伤引起的疼痛，阿片类药物有效，也可以于术终局部使用罗哌卡因浸润镇痛。

另外，需要注意的是腹腔镜术后肩痛，气腹压力引起膈肌张力增加是造成术后肩痛的重要因素。高气腹压使膈肌上抬，膈下穹隆扩张，对三角韧带及膈肌本身产生扩张牵拉作用，分布于膈肌中央部腹膜上的膈神经受到刺激，于是产生肩部反射性疼痛。此外，术中患者体位对术后患者肩痛产生影响：术中采用头低足高位的患者术后发生肩痛的概率较高，这种体位术终腹腔内积液及残余 CO_2 气体聚集于上腹部刺激膈肌及膈神经产生肩痛。预防的办法：术中手术医生应避免过度牵拉腹壁，合理调节 CO_2 气腹压力，术终头低足高位改为平卧位之前，将吸引器头置于膈下，尽量吸净腹腔内残余液体及 CO_2 气体。

（3）术后镇吐：术后恶心呕吐（PONV）被认为是"The big little problem in anesthesia"。下列四个因素被认为是导致术后恶心呕吐的独立因素：①女性患者（尤其是盆腔手术患者）；②不吸烟者；③有 PONV 病史或运动眩晕病史者（尤其是眼、耳手术者）；④围手术期使用阿片类药物。另外，腹腔镜手术会对术后 PONV 产生影响，气腹牵拉腹膜，刺激经传入神经通路兴奋位于脑干的化学性呕吐中枢而导致术后恶心呕吐。

治疗措施：对存在 PONV 危险因素的患者可采用预防措施，一般选用 5-HT$_3$ 激动剂如昂丹司琼、托烷司琼等。疗效不满意者可加用氟哌利多、地塞米松进行治疗。

第二节　杂交手术的麻醉管理

随着医学科学技术与医疗器械设备的更新进步，近年来国内外对一些疑难、复杂、急危重症疾病除内、外科治疗手段外又开展了介入治疗。对疾病的治疗除应用单一方法外，可采用两种方法结合应用。其中，外科开放手术与介入治疗同时或先后结合在一起应用的被称作"Hybrid Operation"或"Hybrid Procedure"，译为"杂交手术"、"复合手术"或"复合杂交手术"。把同时能开展这类手术的手术室，叫做"杂交手术室"或"复合手术室"（Hybrid Operating Room），或一站式杂交或复合手术室（One-Stop Hybrid Operating Room）。这类手术室可以同时进行外科手术、介入治疗和影像检查。开展的手术类型涉及心胸外科、血管外科、神经外科、肝胆外科等临床领域。目前，"一站式"Hybrid 手术已经在心脏病外科治疗中逐渐显示出优势，如乳内动脉桥保护下的左主干经皮冠状动脉造影（PCI）治疗冠心病，经胸球囊扩张治疗婴幼儿肺动脉闭锁和严重肺动脉狭窄，经心尖主动脉瓣置入，以及冠脉支架植入和搭桥手术联合治疗等。在血管外科应用于开放式切开取栓术，血管旁路术，主动脉夹层腔内修复、胸主动脉瘤腔内修复、腹主动脉瘤腔内修复、动脉取栓术、周围及内脏动脉瘤的腔内治疗，同时还用于治疗下肢动脉狭窄、内脏动脉狭窄、颈动脉狭窄或闭塞性疾病等。

"杂交手术"的优点很明显，不仅能有机地将传统的外科手术室和介入治疗室整合在一起，实现了多学科同步联合的最佳治疗方式，充分实现了优势互补，而且还降低了二者各自的不利因素，使一些非常复杂的手术得到简化，降低了手术损伤，扩大了手术治疗的范围，尤其是为不能耐受传统手术的高危患者提供了新的治疗策略。杂交手术是在最大限度减少创伤和并发症的同时，实现疗效最大化的一种全新治疗模式。"杂交手术室"的建立使得医护人员不需要在影像学科室和手术室之间多次转移患者，而在同一手术室即可完成全部操作，从而避免患者的多次麻醉和转运可能带来的风险，降低患者损伤程度，缩短患者住院时间，提高医院的医疗效率。更为重要的是，在这样一个"一站式"手术室可以即时对手术的疗效进行评价，从而指导手术实施。如果腔内技术操作出现并发症，可迅速通过外科手术的手段解决。

一、杂交手术室建设的基本要求

杂交手术室简单的看是将血管造影机（DSA）安装在手术室内，实际上并非如此。将现代手术室与 DSA 这样大型的医疗设备有机地结合起来，既要考虑各种设备的安装和使用条件，又必须考虑层流净化、放射防护和多种图像信息融合的要求。具体来讲，主要包括以下内容：

（一）平面布局

完整的杂交手术室组合应包括洁净杂交手术室、控制室（与手术室隔开，通过铅玻璃窗观察。配有数字化传输系统和摄像监控系统）、设备间以及体外循环准备间各一间。杂交手术室面积应该大于等于 60m^2，整个杂交手术室组合的面积不应小于 110m^2。

（二）一般设备需求

"一站式杂交"手术室具备外科手术的一切设备，包括麻醉机、手术床、无影灯、电外科设备、除颤仪、手术器械、吸引装置、手术吊塔等，可同时开展常规外科手术。其中麻醉吊塔通常安置在手术床的右上方，以保持麻醉机和麻醉医生工作台始终处于患者平卧位的右上方位置，可以最大限度地避免对C形臂移动和旋转的影响。手术吊塔可安置在手术床的左上方，便于放置电刀等台下手术设备。

（三）特殊设备需求

配备介入治疗所需的数字平板血管造影机、高压注射器、数字化工作站及血管超声仪，可以实时采集、储存、处理各种医学影像图像。还需有放射线防护设备。

（四）对洁净度的要求

杂交手术室需要的空气质量要求达到每立方尺空气中大于等于0.5μm的尘粒数，小于等于100颗。百级层流保证了手术间的空气净化质量，为患者提供了一个适宜的温度、湿度的手术空间环境，使人体组织受到尽可能少的损伤，并大大降低感染率。

二、杂交手术的麻醉管理

（一）术前准备

1. 术前评估 患者多为高龄，且常伴有冠心病，糖尿病，慢阻肺等。麻醉前详细了解病史，包括是否有造影剂过敏史。分析各项检查结果，充分掌握术前患者治疗药物的种类及疗效，全面评估患者各脏器功能状态及麻醉耐受力，对各脏器功能不全及内环境紊乱者进行必要的治疗，并尽可能调整到最佳状态。

（1）血管病变情况：详细了解血管病变的性质、部位，脏器受累情况，手术方式，体外循环方式等。

（2）冠心病：冠心病是血管外科围手术期死亡的主要原因，高发病率的心脏事件是严重限制此类患者术后长期存活的主要因素。术前要详细了解有无心绞痛、心肌梗死病史。在对心脏并发症的风险度进行术前评估时，如何既能维持合理的医疗成本，又能保证所采用的检查措施恰到好处，是对临床医生的挑战。完成风险度评估后，应对围手术期管理措施进行相应调整以减轻风险。外科、麻醉科和心内科等不同专业的医生对风险度的评估有各自不同的标准，故应加强各专业间的合作，对疑难危重病例进行术前联合会诊和讨论。所有患者术前常规进行心电图、超声心动图检查。有不稳定、变异型或静息心绞痛者，或冠状动脉造影证实冠脉存在较严重病变需行冠状动脉旁路移植（CABG）手术的患者，应先行冠状动脉旁路移植手术或经皮冠状动脉成形术（PTCA）治疗，再行血管手术。一般在CABG术后10周、PTCA术后2周可行大动脉手术。

（3）高血压：现已明确高血压是动脉粥样硬化性疾病的风险因素，但多项研究显示中等程度的高血压并不是围手术期心脏并发症的独立风险因素。高血压患者可能更容易出现术中和术后血流动力学波动。要注意高血压的程度，术前积极控制血压，并根据患者术前血压、心率控制程度及是否合并相关症状（如血压低到何种程度会出现黑蒙，血压高到何种程度和心率多少次时会出现心绞痛等），制定术中循环控制指标。患者入院时可能因焦虑发生血压急剧升高，尤其手术日晨更明显，诊断和控制高血压时应考虑这些因素，反复多次测量血压以确定患者血压的基础水平。如果患者平日血压控制满意，根据药物类型，围手术期可让患者继续服用原来的抗高血压药物至术晨，术后不能口服期间通过肠外途径给药。目前认为，β-受体阻滞剂和可乐定不应随意停药，以免发生反跳性心率加快和血压升高。有研究显示β-受体阻滞剂能够降低围手术期心肌缺血和心脏并发症的发生率；可乐定能够减少麻醉药的需要量，降低血中儿茶酚胺水平，并减少血压波动。钙通道阻滞剂是否改变围手术期心脏发病率尚无报道，但有证据显示其对心肌缺血的发生率没有影响。由于血管紧张素转换酶抑制剂可能导致术中低血压，已有建议术前近期避免应用。如有需要，术中和术后早期阶段可选用速效且短效药物控制血压。

（4）中枢神经系统：当血管病变累及头部血管时可导致脑供血不足，有些患者可能由于斑块脱落而有过脑卒中病史。颈动脉内膜剥脱术患者常合并高血压、糖尿病及全身动脉粥样硬化。术前评估与麻醉管理的重点，除了调整患者病情到最佳状态外，还应判定患者既往是否有神经系统功能障碍。术前高血压未经控制可使术后发生新的神经系统病变，也因其加重缺血性脑损伤而导致死亡率增加。

（5）呼吸系统：血管外科手术患者可能有严重的呼吸系统并发症。此类患者中许多人有吸烟史，合并慢性阻塞性肺部疾病（COPD）和慢性支气管炎很常见。某些胸主动脉瘤可压迫左主支气管导致气管移位变形，挤压左肺组织导致肺不张和肺部感染，有些夹层动脉瘤的患者还可由于瘤体周围的炎性渗出出现大量胸腔积液，这些均可导致患者呼吸困难和呼吸功能不全。当临床评估提示有肺部损害时，应常规行肺功能检查。术前还应进行血气分析，指导纠正酸碱失衡和电解质平衡紊乱，且便于与术后比较。

（6）糖尿病：外周血管疾病患者20%～40%以上伴有糖尿病。术前控制血糖对于保障手术的安全、防止并发症的发生尤其防止感染有重要意义。术前应控制空腹血糖在8～10mmol/L，但不宜低于6.6mmol/L。口服药物控制血糖不理想或实施大手术的患者，应改用短效胰岛素控制血糖。

（7）内脏器官：病变累及2支以上的内脏主要血管时可出现肠麻痹和肝功能不全。血管外科疾病患者常合并潜在肾脏疾病。高血压本身可导致肾功能不全或肾衰竭，糖尿病肾病也很常见。病变累及肾动脉时也可致肾功能不全或肾衰竭。术前动脉造影可能出现急性肾损害，因为造影剂对肾脏有直接毒性和引起渗透性利尿，可进一步产生低血容量，尤其是有脱水的患者，故术前应输液以维持正常血容量。

（8）血液系统：当出现大范围夹层时，夹层内血栓形成可消耗大量的血小板和凝血因子。如同时伴肝功能不全，则使凝血因子的生成减少，患者可有出血倾向。大量血栓形成也会引起贫血。

（9）其他：有脊髓缺血高风险的患者在手术前应放置腰部脑脊液引流管；另外，肾功能不全的患者在术中有发生肾功能进一步受损的风险，有外周血管疾病的患者存在穿刺点并发症增高的风险，术前都应做好相应准备。

2. 物品准备　麻醉诱导前应充分准备，包括麻醉及急救物品。手术中有时需移动造影手术床，应使用足够长的呼吸环路，避免导管脱落。

（二）术中麻醉处理

1. 监测　患者入室后采用多功能心电监护仪监测心电图（ECG）、无创血压（NIBP）、脉搏血氧饱和度（SpO$_2$）、体温。吸氧，常规开放静脉，局麻下动脉穿刺行有创血压监测。穿刺部位应考虑病变及手术需要，例如主动脉瘤破裂破口累及左锁骨下动脉开口时，应避免左桡动脉穿刺置管，因为覆膜支架置入时必须覆盖左锁骨下动脉开口，会影响术中血压监测。根据病情及手术情况可经右颈内静脉穿刺置入双腔中心静脉导管用于监测中心静脉压（CVP）和注入血管活性药物控制循环。术中持续监测呼气末二氧化碳分压（P$_{ET}$CO$_2$），并维持在35～40mmHg，监测每小时尿量，必要时监测血气、电解质及血糖等。有脊髓缺血高风险的患者术中应进行神经监测如体感诱发电位（SSEP）和运动诱发电位（MEP）的监测。有条件的医院可以在全麻后实施经食管超声心动图（TEE）监测，心肌缺血发作时节段性室壁运动异常可能早于ECG改变。在胸主动脉瘤腔内治疗时，TEE还可以用来确定主动脉夹层的起始和终止位置，以及核实支架型导管的位置是否正确，在鉴别支架型人工血管两端的附着区、夹层的入口及出口、真腔及假腔和动脉瘤的隔绝等方面均极有帮助。

2. 麻醉方法选择　进行血管腔内覆膜支架置入术时，可采用气管插管全身麻醉、非插管全身麻醉和区域阻滞麻醉下进行。

（1）局部麻醉：浅表、术野较局限的手术可在局麻下进行。其主要优点是术中可以随时检查患者意识水平、言语以及运动能力等，以及时发现术中新发生的神经系统症状。但是局部麻醉仅仅浸润局部组织，对支架释放后胸背部疼痛没有抑制作用，容易引起血压急剧波动，增加了夹层动脉瘤破裂的风险。

（2）非插管全身麻醉：术中可能发生呼吸抑制和舌根后坠，需要麻醉医师在介入操作室管理呼吸而增加暴露于X线下的时间。

（3）气管插管全身麻醉：容易控制气道，麻醉效果满意，麻醉深度易调控，手术过程中血流动力学相对稳定，控制性降压易实施。复杂的杂交手术大部分使用全身麻醉。

（4）椎管内阻滞麻醉：覆膜支架置入术中需静脉注射肝素抗凝，硬膜外麻醉有形成硬膜外血肿的风险，另外高位硬膜外麻醉容易导致呼吸循环的不良变化，临床上已较少应用。心脏手术时，有作者认为复合持续硬膜外麻醉可以大大减少术中全身麻醉药的用量，术中易于维持生命体征平稳，术毕能尽快清醒拔管，有利于改善心肺功能；术后硬膜外镇痛可以避免术后疼痛引起的不适，利于康复，还能改善心肌缺血。硬膜外穿刺置管患者应注意预防硬膜外血肿，应选择在肝素化前至少 1 小时进行，拔管在肝素化后至少 4 小时；使用低分子肝素时，硬膜外操作应在末次使用后 10～12 小时进行，硬膜外导管拔出 2 小时后方可再次使用。同时严密观察有无运动功能障碍、背痛、膀胱或肠功能障碍，一旦出现上述症状立即行影像学检查明确诊断，及早（6 小时内）行手术探查，以利神经功能恢复。

（5）坐骨神经与腰丛神经阻滞：两者联合应用可以用于下肢血管外科手术的麻醉，其优点是对全身状况的影响较小，一些抗凝治疗的患者可以使用。

3. 全身麻醉的实施　术前充分镇静镇痛。选择何种麻醉诱导药物和诱导方法取决于患者的年龄和全身状况，可以复合气道内表面麻醉。麻醉诱导应达到足够的麻醉深度，以确保气管插管时血流动力学稳定。气管插管建议选择带钢丝的加强型气管导管，一方面其柔韧性好不易打折，另一方面在释放主动脉覆膜支架时，此类导管在气管内显影良好，可以为主动脉弓上方之血管的定位提供部分参考。对于相对简单，手术时间较短的杂交手术也可以采用喉罩通气。某些降主动脉手术需使用双腔气管插管单肺通气以便于术野暴露良好，并减少牵拉引起的肺损伤。麻醉维持可以采用"静脉麻醉药（丙泊酚）+ 阿片类药物（芬太尼，舒芬太尼或瑞芬太尼）+ 肌松药"的用药方案，也可以选择静吸复合麻醉。为了减少喉镜置入和气管插管造成的心血管反应，可予短效 β 受体阻滞剂，但有哮喘病史和心功能失代偿的患者慎用。

维持稳定的血流动力学是该类手术麻醉管理的核心。麻醉医生要能够准确判断解释复杂的血流动力学监测结果，并能够娴熟地应用药物对患者的血流动力学状态进行干预和控制。要同时兼顾心肌氧供需平衡，防止出现心肌氧耗增加。术中严密监测血流动力学指标，综合评定进行输液管理及血管活性药物的使用。根据术中血液丢失情况，结合中心静脉压、尿量等指标，静脉输注林格液、少量的人工胶体液或血液制品。预计出血量较大的手术使用血液回收机进行自体血回收。若尿量偏少，可用小剂量呋塞米，以利于造影剂的排出。麻醉维持中高血压不能控制时可用微量注射泵经中心静脉给予硝酸甘油、硝普钠或乌拉地尔。心率快时可用艾司洛尔。术中持续监测鼻咽温，采取有效措施维持患者正常体温，例如提高手术间温度，使用变温毯及输液加温装置等。

麻醉医生应该对相关病理生理知识有深入了解，熟悉手术操作的程序和步骤，配合手术医生的操作过程。例如，在血管造影时，应短暂停止呼吸机机械通气，模拟患者屏气，这样可减少伪影的产生，提高标记、测量的准确性。麻醉管理中尚需注意术中常需移动手术床和造影球管的位置，既要做好个人防护，又要时刻注意保护好气管导管及螺纹管，防止脱落。也要注意避免麻醉吊塔上气体管道及电源脱落，保证患者安全。

4. 控制性降压　在覆膜支架置入术中，支架释放时，主动脉内气囊充胀、覆膜支架自动膨胀的瞬间，主动脉血流阻断会导致近端压力迅速增高；若此时血压太高，有可能对血管内支架产生巨大推动力，导致支架脱落或移位，也可能导致夹层动脉瘤破裂。因此在释放支架时应适当加深麻醉，并持续快速静脉推注或泵注硝酸甘油、硝普钠等，使收缩压控制在 70～90mmHg 左右。一旦收缩压降至目标值，即刻释放覆膜支架。某些复杂手术患者需要置入多个覆膜支架或者反复多次球囊扩张，患者可能对硝酸甘油产生耐受，这时可辅用 β 受体阻滞剂和钙离子拮抗剂。在支架释放成功后，由于血管梗阻的消失及心功能的恢复，患者血压可能迅速升高，为避免脑血管意外，应及时给予血管活性药物控制血压。

5. 并发症的处理

（1）低血压：主动脉支架术中或术后均可能发生与控制性降压无关的低血压，其主要原因有：①急性主动脉破裂；②造影剂过敏；③术中扩血管药物的残留作用；④凝血功能障碍和使用肝素抗凝导致穿刺或切开部位大量失血。术中应严密监护，出现非预期的低血压，及时查找原因，对症处理。

某些手术存在术中主动脉破裂的可能，麻醉医师应随时做好实施快速大量液体复苏的准备，包括静脉通道、加压输液装置、有创动脉血压监测，准备好血管活性药物。

（2）肾功能损伤：术前肾功能异常的患者，术中术后可能出现肾功能损害。其原因主要包括术中应用造影剂、控制性降压、覆膜支架的释放与球囊扩张等影响血流动力学。围手术期肾功能损害常表现为术中少尿、肌酐明显升高等。预防措施有：尽量减少造影剂的使用，尽可能选用对肾功能影响较小的造影剂；对术前已有肾功能损害且血压偏低的患者，术中可使用小剂量多巴胺持续静脉输注。如无低血容量引起的低血压，出现少尿时可以使用小剂量呋塞米或甘露醇。

（3）脊髓缺血：胸主动脉腔内隔绝术或开胸主动脉修补术都可能发生神经损伤。对于可能引起术后截瘫的高危患者，可以采用在围手术期相对提高血压增加脊髓血液灌注，脑脊液引流降低脊髓静脉流出阻力以及静脉给予甘露醇和大剂量激素等预防措施。

（三）术后管理

全身麻醉有潜在的呼吸道并发症和残余麻醉药物引起术后中枢神经系统抑制的可能。多数升主动脉、主动脉弓或胸主动脉手术的患者术后应保留气管插管辅助呼吸2～24小时，腹主动脉手术患者的气管导管多在手术结束时拔除。术后早期着重维持血流动力学稳定以及监测术后出血，并做好术后镇痛管理。术后患者需在PACU进行监护，绝对卧床，持续时间依据手术类型而定。记录生命体征，观察穿刺部位，一旦出现并发症，立即通知主管医师进行相应处理。

作为当前微创外科的重要发展方向，杂交技术是现代影像学技术、材料科学、血管腔内技术和传统外科技术融合的结晶，也是对现有治疗方式的重要补充和完善。杂交手术室的设立提供了一个新的平台，有助于一些创新的手术设计，也促进了各科医师协同手术，减少了创伤，提高了治愈率，避免了资源浪费，是实现疗效最大化的全新治疗模式。麻醉医生作为这个平台的重要组成部分，对提高围手术期安全，改善患者长期转归起着至关重要的作用。

（刘 靖 王 红 参编）

参 考 文 献

1. 李扬，贺晶. 达芬奇手术机器人系统的技术应用与管理建议. 性能评测，2009，24：132-134.

2. 许晓晓，李丽霞，赵悦等. 450例机器人手术中感染控制的管理. 中华医院感染学杂志，2011，21：1190-1191.

3. 银彩霞，赵悦，董薪等. 达芬奇手术机器人手术器械规范化管理的效果观察. 中华医院感染学杂志，2011，21：1166-1167.

4. Wang G，Gao C，Zhou Q，et al. Anesthesia management of totally endoscopic atrial septal defect repair with a robotic surgical system. J Clin Anesth，2011，23：621-625.

5. Wang G，Gao C，Zhou Q，et al. Anesthesia Management for Robotically Assisted Endoscopic Coronary Artery Bypass Grafting on Beating Heart. Innovations：Technology & Techniques in Cardiothoracic & Vascular Surgery，2010，5：291-294.

6. Waheedullah K，Konrad S. Hypoxemia during one-lung ventilation: prediction, prevention, and treatment. Anesthesiology，2009，110：1402-1411.

7. Chauhan S，Sukesan S. Anesthesia for robotic cardiac surgery: an amalgam of technology and skill. Ann Card Anaesth，2010，13：169-175.

8. Lehr EJ，Rodriguez E，Chitwood WR. Robotic cardiac surgery. Curr Opin Anesthesiol，2011，24：77-85.

9. Pandey R，Garg R，Chandralekha，et al. Robot-assisted thoracoscopic thymectomy: perianaesthetic concerns. Eur J Anesthesiol，2010，27：473-477.

10. Campos JH. An update on robotic thoracic surgery and anesthesia. Curr Opin Anaesthesiol，2010，23：1-6.

11. Vernick WJ，Woo JY. Anesthetic considerations during minimally invasive mitral valve surgery. Semin Cardiothorac Vasc

Anesth，2012，16：11-24.

12. Goswami S，Nishanian E，Mets B. Anesthesia for Robotic Surgery. Miller RD，Eriksson LI，Fleisher LA，et al. Miller's Anesthesia. 7th edition. Philadelphia: Churchill Livingstone，2009. 2389-2403.

13. 张铁铮，周锦，John Murkin，等. 机器人辅助心脏手术的麻醉. 国外医学·麻醉学与复苏分册，2005，26（4）：235-239.

14. Lee P，Mathur PN，Colt HG. Advances in thoracoscopy: 100 years since Jacobaeus. Respiration，2010，79：177-86.

15. Brad S，Ralph L. Advancements in Robotic-Assisted Thoracic Surgery. Anesthesiology Clin，2012，30：699-708.

16. Cerfolio RJ，Bryant AS，Minnich DJ. Starting a robotic program in general thoracic surgery: why，how，and lessons learned. Ann Thorac Surg，2011；91：1729-1737.

17. Ku CM，Slinger P，Waddell TK. A novel method of treating hypoxemia during one lung ventilation for thoracoscopic surgery. J Cardiothorac Vasc Anesth，2009；23：850-852.

18. Kim SH，Jung KT，An TH. Effects of tidal volume and PEEP on arterial blood gases and pulmonary mechanics during one-lung ventilation. J Anesth，2012；26：568-573.

19. Ross AF，Ueda K. Pulmonary hypertension in thoracic surgical patients. Curr Opin Anaesthesiol，2010；23：25-33.

20. Unzueta C，Tusman G，Suarez-Sipmann F，et al. Alveolar recruitment improves ventilation during thoracic surgery: a randomized controlled trial. Br J Anaesth，2012；108：517-524.

21. Ishikawa S，Lohser J. One-lung ventilation and arterial oxygenation. Curr Opin Anaesthesiol，2011；24：24-31.

22. Fischer GW，Cohen E. An update on anesthesia for thoracoscopic surgery. Curr Opin Anaesthesiol，2010；23：7-11.

23. Jens Lohser. Managing Hypoxemia During Minimally Invasive Thoracic Surgery. Anesthesiology Clin，2012，30：683-697.

24. Ishikawa S，Griesdale DE，Lohser J. Acute kidney injury after lung resection surgery: incidence and perioperative risk factors. Anesth Analg，2012，114：1256-1262.

25. Breandan S，Ferenc P，Ana FB. Transesophageal Echocardiography in Noncardiac Thoracic Surgery. Anesthesiology Clin，2012，30：657-669.

26. Wilson EB. The evolution of robitic general surgery. Scand J Surg，2009，98：125-134.

27. Wolf JS Jr，Monk TG，McDougall EM，et al. The extraperitoneal approach and subcutaneous emphysema are associated with greater absorption of carbon dioxide during laparpscopic renal surgery. J Urol，1995，154：959-963.

28. Johannsen G，Andersen M，Juhl B. The effects of general anaesthesia on the haemodynamic events during laparoscopy with CO2-insufflation. Acta Anesthesiol Scand 1989；33：132.

29. 李冠华，隋波，王维等 达芬奇机器人手术中长时间二氧化碳气腹对老年人 QT 离散度的影响。中国医师进修杂志 2012 35：26-28.

30. Roizen MF，Fleisher LA. Anesthetic implications of concurrent diseases. In Miller，ed. Anesthesia. Philsdelphia: Elsevier；2005：1028-1034.

31. Ozturk T，Kaya H，Aran G，et al. Postoperative beneficial effects of esmolol in treated hypertensive patients undergoing laparoscopic cholecystectomy. Br J Anaesth，2008，100：211-214.

32. Leighton TA，Liu SY，Bongard FS. Comparative cardiopulmonary effects of carbon dioxide versus helium pneumoperitoneum. Surgery，1993，113：527-531.

33. Chiesa R，Tshomba Y，Melelissano C et al. Hybrid approach to thoracoabdominal aortic aneurysms in patients with prior aortic surgery. J Vasc Surg，2007，45：1128-1135.

34. Biasi L，Ali T，Loosemore T，et al. Hybrid repair of complex thoracoabdominal aortic aneurysms using applied endovascular strategies combined with visceral and renal revascularization. J Thorac Cardiovasc Surg，2009，138：1331-1338.

35. Patel R，Conrad MF，Paruchuri V，er al. Thoracoabdominal aneurysm repair: hybrid versus open repaie. J Vasc Surg，2009，50：15-22.

36. Donas KP，Lachat M，Rancic Z，et al. Early and midterm outcome of a novel technique to simplify the hybrid procedures in the treatment of thoracoabdominal and parerenal aortic aneurysms. J Vasc Surg，2009，50：1280-1284.

37. Kon ZN，Brown EN，Tran R，et al. Simultaneous hybrid coronary revascularization reduces postoperative morbidity compared with results from conventional off-pump coronary artery bypass. J Thorac Cardiovasc Surg，2008，135：367-375.

38. Zhao DX，Leacche M，Balaguer JM，et al. Routine intraoperative completion angiography after coronary artery bypass grafting and 1-stop hybrid revascularization results from a fully integrated hybrid catheterization laboratory/operating room. J Am Coil Cardiol，2009，53：232-241.

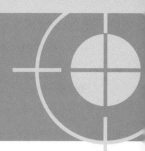

第十九章 麻醉科重症监护病房的建设与管理

邓小明　第二军医大学长海医院

自 20 世纪 50 年代美国麻醉医师 Peter Safar 创建真正现代意义上的重症监护病房（intensive care unit，ICU）以来，ICU 就成为了麻醉学重要临床基地之一，为围手术期各种原因导致一个或多个器官或系统功能障碍或具有潜在高危因素的外科手术患者提供及时、系统、高质量的医学监护和救治技术。麻醉医师通过应用先进的监测设备与技术，对病情进行连续、动态监测，从而及时发现危重患者病情变化，并进一步通过及时有效的治疗干预措施，维持危重患者生命体征平稳和内环境的相对稳定，从而达到挽救生命并改善生存质量的目的。ICU 与麻醉手术室整体上密不可分，是保证外科手术患者围手术期生命安全的重要救治平台，其技术水平不仅仅直接反映麻醉学科的水平，也是医院的综合救治能力，体现医院整体医疗实力，是现代化医院的重要标志。

我国 ICU 建设整体晚于欧美国家，近十多年有长足的进步，但由于重症医学本身是一门新兴学科，ICU 发展方向目前在依然在全科化与专科化之间摸索，且由于我国各地区经济发展不均衡，各地域 ICU 发展建设水平也参差不齐，ICU 的建设与管理标准仍需逐步完善。

第一节　组　织　管　理

麻醉科重症监护病房（ICU of anesthesiology，AICU）作为麻醉学分支学科临床实践基地之一，为利于危重症患者围手术期的全程高效救治流程，医疗资源（包括仪器设备和人员）的合理有效调配，同时促进麻醉学科的发展进步，倡导麻醉科行政主任兼任 AICU 主任。AICU 隶属于麻醉科不仅仅是学科发展需要，这种布局一方面有利于保证围手术期高危患者安全，提高社会效益，另一方面可以保证 AICU 患者来源，提高 AICU 床位使用率，从而提高经济效益。但若因 AICU 开放床位较多，收治病患多，也可由专职麻醉科行政副主任或由麻醉科主任指派专职高级职称医师担任 AICU 主任，负责 AICU 日常临床工作，协助麻醉科主任管理病区相关行政、医疗及科教工作，其业务质量向麻醉科行政主任负责，主要工作职责包括：

1. 负责组织 AICU 业务建设规划、年度工作计划和质量监测控制方案的制订、实施、检查和总结。

2. 组织领导 AICU 人员做好各项医疗工作，完成各项质控指标。

3. 负责审签药品、器材的请领和报销，检查器材的使用和保管情况。昂贵或新型仪器设备的购置，由 AICU 进行学科专家论证后提出申请，经麻醉科设备委员会讨论批准后上报医院。

4. 负责组织 ICU 业务训练、人才培养和技术考核。安排进修、实习人员的培训，并担任一定的教学任务。

5. 在麻醉科主任领导下，组织学习、运用国内外先进理论及其经验，开展新业务、新技术和科研工作，总结经验，撰写学术论文。

6. 督促检查 AICU 各诊疗组人员履行职责，执行各项规章制度和技术操作常规，预防事故和差错。

7. 负责 AICU 医德医风建设。掌握所属人员的思想、业务能力和工作表现，提出考核、晋升、奖惩和培养使用意见。

8. 及时上报各项医疗指标和重大事件,如医疗质量或院内感染暴发流行等。

AICU 行政主任下可设若干医疗小组,实行主诊负责制度,各医疗小组长由副高级别以上医师担任,主持管理相应床位的临床业务工作,包括临床诊疗,指导下级医师临床操作,主诊查房与教学查房,与相关学科医师对患者诊疗的分析讨论,院内会诊及病情交流等。主诊医师下可有 1～2 名主治医师及若干住院医师等,整个 AICU 医师与床位的比例达 0.8～1∶1。各级医师均严格执行相应医疗规章制度,保证医疗质量。

其中主诊医师可为 AICU 专职医师,主治医师以下则由麻醉科根据麻醉医师的职称、技能以及学科发展需要等由麻醉科统一调整轮转,其中麻醉科低年资(3 年以下)主治医师及住院医师必须到 AICU 参加专科轮转。主治医师一般在 AICU 轮转 1 年,住院医师则轮转 0.5～1 年,规范化培训医师至少在 AICU3 个月以上。AICU 的住院总医师由 3 年以上主治医师担任,负责床位的协调,院内会诊以及协助 AICU 主任督查医疗文书、保证医疗质量等。

AICU 护士长由专职护士担任,编制隶属于麻醉科。AICU 护士则固定编制,所需人数与床位数之比为 2.5～3∶1 以上。若有条件还可配备呼吸治疗医师、血液净化专职护士等。因 AICU 的仪器设备由麻醉科统一配置,故可共享相关的技术支持与维修人员。

AICU 病区应当组建由医护人员共同组成的医疗质量控制小组,包括医疗／护理质量监督控制小组、感染控制小组、随访跟踪小组、危机处置小组等。各小组均向 AICU 负责人及麻醉科主任负责。

AICU 行政隶属于麻醉科,因此经费调配由麻醉科主任及麻醉科管理委员会统一调配,在保证社会效益的同时提高科室经济效益。在当前我国物价体系下,AICU 因为硬件投入较大,工作人员配备需求相对普通病房较多,其经济效益较低,纳入整个麻醉科的经济与经费支配,有利于提高工作人员的积极性,保证患者整个围手术期安全,从而有利于麻醉学科全面健全地发展,并促进医院社会效益与经济效益双丰收。

第二节　建设要求与标准

一、床位与建筑要求

AICU 主要处理围手术期高危患者,因此最好与麻醉手术室位于同一楼层或较近易于转运的区域,同时最好能邻近中心血库、影像科室等。

床位数可根据医院手术量、手术种类及其他专科 ICU 数量决定,以 8～12 张床位为一个管理单元为宜,床位使用率以 65%～75% 为宜,超过 80% 则表明 ICU 的床位数不能满足临床需要,应该扩大规模。每天至少应保留 1 张空床以备应急使用。

AICU 开放式病床每床的占地面积为 15～18m²;最少配备一个单间病房或分隔式病房,面积为 18～25m²。根据本院手术种类的收治病种,若有烧伤或移植患者,可设置正压和(或)负压隔离病房,通常配备负压隔离病房 1～2 间。每个单间的空气调节系统应该独立控制。安装足够的感应式洗手设施和手部消毒装置,单间每床 1 套,开放式病床至少每 2 床 1 套。

每张监护病床装配电源插座 12 个以上,氧气接口 2 个以上,压缩空气接口 2 个和负压吸引接口 2 个以上。医疗用电和生活照明用电线路分开。每个 ICU 床位的电源应该是独立的反馈电路供应。ICU 最好有备用的不间断电力系统(UPS)和漏电保护装置;最好每个电路插座都在主面板上有独立的电路短路器。

基本辅助用房包括主任办公室、医师办公室、工作人员休息室、中央工作站、治疗室、配药室、仪器室、更衣室、清洁室、污废物处理室、值班室、盥洗室等。有条件的 ICU 可配置其他辅助用房,包括示教室、家属接待室、实验室、营养准备室等。辅助用房面积与病房面积之比应达到 1.5∶1 以上。

AICU 的整体布局应该使放置病床的医疗区域、医疗辅助用房区域、污物处理区域和医务人员生活辅助用房区域等有相对的独立性，以减少彼此之间的互相干扰并有利于感染的控制。AICU 应具备良好的通风、采光条件，有条件者最好装配气流方向从上到下的空气净化系统，能独立控制室内的温度和湿度。医疗区域内的温度应维持在 (24±1.5)℃左右。设置合理的包括人员流动和物流在内的医疗流向，最好通过不同的进出通道实现，以最大限度减少各种干扰和交叉感染。

除了患者的呼叫信号、监护仪器的报警声外，电话铃声、打印机等仪器发出的声音等均属于 ICU 的噪声。在不影响正常工作的情况下，这些声音应尽可能减少到最小的水平。根据国际噪声协会的建议，ICU 白天的噪声最好不要超过 45 分贝（A），傍晚 40 分贝（A），夜晚 20 分贝（A）。地面覆盖物、墙壁和天花板应该尽量采用高吸音的建筑材料。AICU 应建立完善的通讯系统、网络与临床信息管理系统、广播系统。

二、仪器设备要求

应配备适合 ICU 使用的病床，配备防压疮床垫。每床配备床旁监护系统，进行心电、血压、脉搏血氧饱和度、有创压力监测等基本生命体征监护。为便于安全转运患者，每个 ICU 单元至少配备便携式监护仪 1 台。

三级医院的 ICU 应该每床配备 1 台呼吸机，二级医院的 ICU 可根据实际需要配备适当数量的呼吸机。每床配备简易呼吸器。为便于安全转运患者，每个 ICU 单元至少应有便携式呼吸机 1 台。

输液泵和微量注射泵每床均应配备，其中微量注射泵每床 2 套以上。另配备一定数量的肠内营养输注泵。

其他设备：心电图机、血气分析仪、除颤仪、血液净化仪、连续性血流动力学与氧代谢监测设备、心肺复苏抢救装备车（车上备有喉镜、气管导管、各种接头、急救药品以及其他抢救用具等）、体外起搏器、纤维支气管镜、电子升降温设备等。

医院或 ICU 必须有足够的设备，随时为 ICU 提供床旁 B 超、X 线、生化和细菌学等检查。

若有条件，还要配备简易生化仪和乳酸分析仪、脑电双频指数监护仪（BIS）、输液加温设备、胃黏膜二氧化碳张力与 pHi 测定仪、呼气末二氧化碳、代谢等监测设备、体外膜肺氧合（ECMO）、床边脑电图和颅内压监测设备、主动脉内球囊反搏（IABP）和左心辅助循环装置、防止下肢深静脉血栓发生的反搏处理仪器、胸部振荡排痰装置等。

第三节 管 理 规 范

一、工作流程

AICU 主要收治围手术期危重高危患者，因此须根据相应的收治范围制定转入转出 ICU 的标准。每日交班后由主诊医师根据患者病情决定可以转出患者，由 AICU 住院总医师统计每日可供收治的患者床位数量，并与麻醉科住院总医师协调需转入 AICU 的患者数量。术前或术后高危或危重患者的收治由住院总医师或主诊医师会诊后决定是否收治，而麻醉手术后高危患者则由施行麻醉的责任医师根据术前及术中情况决定患者是否需要入 AICU 进一步治疗，报麻醉科总住院医师，由其和 AICU 总住院医师根据床位情况等协调收治确实需要前往 AICU 的手术患者。

患者入 AICU 时必须由原病房主治医师以上或责任麻醉医师护送，并将患者病史或围手术期病情、用药史、过敏史等病情以及需要转入 AICU 的原因与 AICU 医师交接班。患者入室后所有诊疗由 AICU 主诊医师负责，完成诊疗及与外科医师或患者家属病情交流工作，认真负责完成相关医疗文书，包括病历书写、三级查房、抢救录、病情告知、会诊或疑难讨论录等。

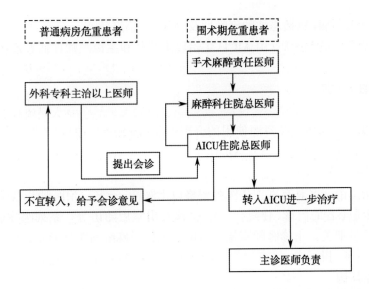

患者病情好转,由主诊医师决定患者是否转出及去向等,并与原专科医师交流联系。

二、管理规范

为提高患者医疗质量,保证 AICU 医疗水平,必须制定完善各项相关规章制度,包括:AICU 收治标准、主诊负责制、查房制度、病历书写制度、病例(含疑难、危重和死亡病例)讨论制度、会诊制度、病情告知制度、交接班制度、医嘱制度、质量控制与管理制度等。

(一)AICU 收治标准、转出标准与收治禁忌

AICU 的收治对象为手术后生命体征不稳定和来自各外科专科围手术期危重患者(除外 AICU 收治禁忌证患者),即呼吸、循环等重要脏器有严重功能不全、或器官功能急性衰竭,随时有生命危险或严重代谢障碍的患者。因此,凡病情危重需要抢救、严密监护和治疗的患者都须收入,主要包括以下患者:

1. 突然出现呼吸困难并经证实存在氧合或通气功能障碍的患者。

2. 持续血流动力学不稳,需要在有创血流动力学监测下进行液体和药物复苏的患者。

3. 需要气管插管保护气道和(或)机械通气以便于进一步诊治的患者。

4. 意识不清,需要严密生命监测和加强治疗的患者。

5. 严重水、电解质及酸碱紊乱的患者。

6. 高龄、有冠心病或慢性呼吸系统疾病及代谢性疾病的围手术期患者,经评估术后易发生危及生命并发症的高危患者。

7. 术中大量出血或大手术操作术后需要有创监测、机械通气的患者。

8. 脓毒症、多脏器功能障碍,需要有创监测和脏器维护治疗的患者。

9. 严重创伤、烧伤需要进行监测和脏器支持治疗的患者。

10. 心肺复苏术后需要进一步高级生命支持的患者。

11. 各种严重中毒的患者。

所有入室患者,需经患者本人或家属同意,由原专科主诊医师或责任麻醉医师提出,并由 AICU 主治医师以上人员根据病情和 AICU 床位使用情况决定。

AICU 患者转出标准:

1. 生命体征稳定,不需要监护的患者。

2. 系统、脏器功能稳定或恢复,不需要特殊治疗的患者。

3. 没有希望恢复健康并提高生活质量的患者。

4. 不愿意再接受重症监护治疗的患者(由患者或家属签字同意)。

患者是否适合转出由 AICU 主治以上医师决定。

AICU 收治禁忌:

1．慢性疾病的终末期病，包括恶性肿瘤晚期及脑死亡、临终状态。

2．明显没有救治希望的濒死病（由 AICU 主治以上医师和主诊医师评估），或因某种原因放弃治疗的危重病。

3．各种传染病的传染期。

4．精神病。

强调收治禁忌以上将直接涉及资源使用的合理性和 AICU 利用的有效性。无原则地扩大收治范围，将意味着不能确保对那些真正可以从 AICU 获益的危重患者的救治。

（二）主诊负责制

主诊负责制是指是由一名具有副主任医师资格以上医师、一名主治医师和若干住院医师组成的一个医疗小组，全权负责患者的门诊、住院、手术、会诊及出室后随访等一系列医疗服务工作，并对所负责患者的医疗服务质量把关。主诊医师直接向 AICU 主任或麻醉科主任负责，主管本诊疗组的医疗质量、医疗技术、医德医风、投诉率、满意率等全面负责。麻醉科对主诊组进行年度医疗质量全面考核，考核结果与其绩效相挂钩。

（三）查房制度

严格执行三级查房制度，病危患者在下达病危医嘱后 24 小时内必须有主诊医师查房，并且连续三天以上主诊查房。因 AICU 患者病情危重，主治医师每天有 1～2 次查房，并督促住院医师完成相关医疗职责。

（四）病历书写和管理制度

根据国家卫生管理部门及医院要求制定医疗病历书写与管理制度。AICU 患者因病情变化快，常常需调整治疗，务必做到"有病情变化立即处理并记录在案"，从而使病历切实反映病情的变化。

（五）病例（含疑难、危重和死亡病例）讨论制度

1．疑难病例讨论　对于入院 2 周未明确诊断患者，主诊医师应及时将该病例提交科主任组织全科讨论。由科主任主持，各级医师和有关人员参加，讨论中应分析患者症状、体征、辅助检查结果及在鉴别诊断中的意义，提出进一步明确诊断的途径、措施、方法和治疗方案以及治疗中的注意事项。以后每周有主诊医师查房记录。疑难病例讨论内容由经治医师记录整理（病历中和疑难病例讨论记录本），记录内容应客观、真实反映出各级医师和专家教授的分析意见，具体包括：讨论时间、地点、参加人员、讨论的主题、与会者发表的具体意见及科主任的归纳总结。讨论的结果及所确定的诊疗方案应及时告知患方。

2．术前讨论　对重大手术、疑难手术、新开展的手术，必须进行术前讨论，由科主任或正（副）主任医师、主治医师主持，经治医师、手术医师、麻醉医师、护士长、护士及有关人员参加，讨论手术适应证，确定手术方案，提出术中注意事项和术后病情观察及护理要求等。讨论内容详细记入病程记录。一般手术，由有关手术人员进行讨论，并记录。讨论后应向患者或家属交代术中、术后可能出现的危险和并发症，并履行签字手续。

3．死亡病例讨论　一般死亡病例应在一月内召开死亡病例讨论会；发生医疗事故争议、意外死亡、诊断和死亡原因不明、疑存在医疗问题或系少见病症等死亡病例，应在死亡后及时召开死亡病例讨论会。死亡病例讨论会由科主任、主诊医师主持，病区全体医护人员参加，必要时可扩大范围，邀（报）请医院行政部门以及病理科等有关人员参加。意外死亡病例必须单独进行死亡病例讨论。死亡病例讨论的内容，在病历中和死亡病例讨论记录本中应有详细的记录。记录内容应严谨、客观，由经治医师或指定专人整理归纳，内容包括：讨论时间、地点、参加人员、讨论的主题、专家对病情的分析、明确诊断和死亡原因、总结的经验教训及主持人的归纳小结等。每个与会者的发言应分别记录，病历中的记录必须有上级医师的审签把关。

（六）会诊制度

AICU 患者常常存在病情复杂多变，而且危重医学本身需要多学科的支持，因此疑难病例或病情需要多科共同会诊时，全院会诊可由 AICU 主任或主诊医师提出，报相关医院管理部门批准，并确定会诊

时间,通知副高职称以上人员(特殊情况例外)参加,经治医师做好会诊记录。危重患者病程记录中必须有多学科联合查房录,内容包括 AICU 医师和专科医师对患者的病情分析及对诊疗措施的共同意见。

(七)病情告知制度

危重患者由于病情重,病情复杂多变,AICU 医师除了常规告知有创操作及可能有风险的医疗措施外,有时尚需病情的重大变化告知,必要时可由主诊医师甚至 AICU 主任参与患者的告知。重大的告知须有医患双方的签字,有关诊疗方面告知需要在病程录中记录。

(八)交接班制度

1. 科室每天上午上班后集体交接班,科主任主持,全体在班人员参加。值班人员报告患者流动情况和新入院、重危、手术前后、特殊检查等患者病情变化,领导讲评,布置当日工作。交接班一般不超过 15 分钟。重危患者应进行床头交班,特殊情况个别交班。对规定交接的麻醉药品、精神药品、医疗用毒性药品及医疗器械应当面交清。

2. 设昼夜值班医师,值班医师必须坚守岗位,履行职责,保证诊疗工作不间断地进行及科室安全,并认真填写"值班记录"。

3. 值班医师确需离开岗位时,必须向科室领导报告,并由科室领导指定人员代班。

4. 值班医师在其他医师不在班时,负责全科患者和新入院患者的临时医疗处置和科间急会诊,书写新入院患者的首次病程记录,严密观察重危、手术后患者的病情变化,必要时做好病程记录;负责检查、指导护士的工作。

5. 值班医师应当做好值班时间内的病区管理工作,遇有重大问题,及时向上级请示报告。

(九)抢救制度

1. 应有常见急危重症的抢救预案,医护人员能够熟练掌握常用抢救技术和仪器的使用。对危重患者的抢救,必须明确分工,紧密配合,积极救治,严密观察,详细记录,抢救结束后应当认真总结经验。科内危重患者的抢救,至少由主治医师以上医师组织实施。

2. 认真做好抢救记录,患者出现险情到终止抢救(抢救成功或死亡)这一个阶段的诊断和治疗情况。内容包括:①出现险情的确切时间(具体到分钟)和征象;②医师对险情作出的分析判断和抢救措施;③上级医师临场组织和指挥抢救工作的内容;④患者病情演变过程、抢救效果和家属告知情况;⑤抢救结果和停止抢救的理由;⑥患者死亡应记录临床死亡的准确时间(具体到分钟)及死亡原因或依据(如心电图记录等)。

3. 在抢救急危患者时,医师未能及时书写病历的,可以在抢救结束后 6h 内据实补记,并注明抢救完成时间和补记时间。

(十)质量控制与管理制度

可包括感染控制制度、医疗质量自查制度、医疗差错填报制度、危机值处理登记制度等,根据医院的相应规章制度作进一步细化要求。AICU 病区应当成立质量管理委员会,包括感染控制小组、质量监督小组、患者随访小组等各个质量管理小组。

2015 年国家卫生与计划生育委员会颁布了《重症医学专业医疗质量控制指标》,这是麻醉与重症医学、急诊、临床检验、病理、医院感染共 6 个平台学科共同起草并修改后制定的。该通知从结构指标、过程指标和结果指标三个方面,选取了本专业具有一定代表性、实用性和可操作性的指标,共计 15 个。质控指标基本覆盖了质量与安全管理的全部过程,大部分指标可实现信息化自动采集,通过数据分析和信息反馈,为实现实时抓取数据的信息化质控奠定基础。这 15 项指标是:

1. ICU 患者收治率和 ICU 患者收治床日率

$$ICU \text{患者收治率} = \frac{ICU \text{收治患者总数}}{\text{同期医院收治患者总数}} \times 100\%$$

$$ICU \text{患者收治床日率} = \frac{ICU \text{收治患者总床日数}}{\text{同期医院收治患者总床日数}} \times 100\%$$

2. 急性生理与慢性健康评分(APACHE II 评分)≥15 分患者收治率(入 ICU24h 内)

$$\text{APACHE II 评分} \geqslant 15 \text{ 分患者收治率（入 ICU 24h 内）} = \frac{\text{APACHE II 评分} \geqslant 15 \text{分患者数}}{\text{同期 ICU 收治患者总数}} \times 100\%$$

3. 脓毒性休克 3h 集束化治疗（bundle）完成率

$$\text{脓毒性休克 3h 集束化治疗（bundle）完成率} = \frac{\begin{array}{c}\text{入 ICU 诊断为脓毒性休克}\\\text{并全部完成 3h bundle 的患者数}\end{array}}{\begin{array}{c}\text{同期入 ICU 诊断为}\\\text{脓毒性休克患者总数}\end{array}} \times 100\%$$

4. ICU 抗菌药物治疗前病原学送检率

$$\text{ICU 抗菌药物治疗前病原学送检率} = \frac{\begin{array}{c}\text{使用抗菌药物前}\\\text{病原学检验标本送检病例数}\end{array}}{\text{同期使用抗菌药物治疗病例总数}} \times 100\%$$

5. ICU 深静脉血栓（DVT）预防率

$$\text{ICU 深静脉血检（DVT）预防率} = \frac{\text{进行深静脉血检（DVT）预防的 ICU 患者数}}{\text{同期 ICU 收治患者总数}} \times 100\%$$

6. ICU 患者预计病死率

$$\text{ICU 患者预计病死率} = \frac{\text{ICU 收治患者预计病死率总和}}{\text{同期 ICU 收治患者总数}} \times 100\%$$

7. ICU 患者标化病死指数（Standardized Mortality Ratio）

$$\text{ICU 患者标化病死指数} = \frac{\text{ICU 患者实际病死率}}{\text{同期 ICU 患者预计病死率}} \times 100\%$$

8. ICU 非计划气管插管拔管率

$$\text{ICU 非计划气管插管拔管率} = \frac{\text{非计划气管插管拔管例数}}{\text{同期 ICU 患者气管插管拔管总数}} \times 100\%$$

9. ICU 气管插管拔管后 48h 内再插管率

$$\text{ICU 气管插管拔管后 48h 内再插管率} = \frac{\begin{array}{c}\text{气管插管}\\\text{计划拔管后 48h 内再插管例数}\end{array}}{\begin{array}{c}\text{同期 ICU 患者}\\\text{气管插管拔管总例数}\end{array}} \times 100\%$$

10. 非计划转入 ICU 率

$$\text{非计划转入 ICU 率} = \frac{\text{非计划转入 ICU 患者数}}{\text{同期转入 ICU 患者总数}} \times 100\%$$

11. 转出 ICU 后 48h 内重返率

$$\text{转出 ICU 后 48h 内重返率} = \frac{\text{转出 ICU 后 48h 内重返 ICU 的患者数}}{\text{同期转出 ICU 患者总数}} \times 100\%$$

12. ICU 呼吸机相关性肺炎（VAP）发病率

$$\text{ICU 呼吸机相关性肺炎（VAP）发生率（例／千机械通气日）} = \frac{\text{VAP 发生例数}}{\text{同期 ICU 患者有创机械通气总天数}} \times 1000‰$$

13. ICU 血管内导管相关血流感染（CRBSI）发病率

$$\text{ICU 血管内导管相关血流感染（CRBSI）发生率（例／千导管日）} = \frac{\text{CRBSI 发生例数}}{\text{同期 ICU 患者血管内导管留置总天数}} \times 1000‰$$

14. ICU 导尿管相关泌尿系感染（CAUTI）发病率

$$\text{ICU 导尿管相关泌尿系感染（CAUTI）发生率（例／千导尿管日）} = \frac{\text{CAUTI 发生例数}}{\text{同期 ICU 患者导尿管留置总天数}} \times 1000‰$$

制定质控指标的根本目的，是促进我国医疗服务的规范化、标准化、同质化，缩小地区之间、不同医疗机构之间的医疗质量差距。随着我国医疗卫生事业的发展和医药卫生体制改革的不断深化，进一步加强医疗质量管理与控制,对当前公立医院改革措施的落实和医改目标的实现具有重要的现实意义。

三、信息化管理

AICU 作为一个麻醉科病区,应当有自己独立的病区管理系统,按照三甲医院评审要求,其内容涵盖科室行政管理工作、科室质量管理工作、科室业务管理工作、科室技术管理工作、科教管理工作、医德医风及服务管理工作等方面。但接受麻醉科的垂直行政管理的 AICU,没有独立的行政、人事和经济权,因此有关医院行政管理部门的会议记录、科务会记录及科室奖惩方案等应有与其相适应的管理体系。

随着计算机及网络技术的发展,"大数据"时代的来临,医院信息网络化数字化是必然的发展趋势。我国医院信息系统经过 20 多年的发展已经日趋成熟,但不同地域及不同级别医院发展仍严重不平衡,整体仍落后于发达国家。2002 年卫生部制定的《全国卫生信息化发展规划纲要(2003—2010 年)》提出,三级医院在全面应用管理信息系统的基础上要创造条件,重点加强临床信息系统建设,如:电子病历、数字化医学影像、医师和护士工作站等。到目前为止,我国的三级医院及有条件的其他医院已基本普及了电子病历,但使用上仍停留在院内存档和提供查询的初级水平。现代信息化管理要求医疗信息流畅完整,不仅有助于临床医师的诊疗,而且有助于科室及医院行政部门管理决策。

AICU 的信息管理系统不仅仅包括所有医疗护理信息,还应当包括所有行政、人事、医护质量管理、感染控制及仪器设备管理等方方面面内容。其中行政和人事等方面信息管理由麻醉科统一整理、录入、管理和更新。而患者的医疗护理信息则 AICU 与麻醉科则应顺畅同步,有利于麻醉医师了解患者整个围手术期病情资料,跟踪随访患者预后。AICU 是对危重患者的全面密集监测与支持,全面实现无纸数字化记录,有利于客观真实地反映患者的病情变化。同时信息系统最好进一步智能化,减少工作人员工作量。医疗信息系统应当有助于临床医学科研,便于麻醉医师提取相关数据统计分析。这些对信息系统的构建设计都提出了更高的要求。

总之,AICU 是麻醉学科发展壮大必不可少一部分,建设规范化、现代化、高质量的 AICU 需要医院行政、麻醉科学科带头人及全体麻醉学同仁共同的努力。一个现代化 AICU 的建设,不仅仅需要严谨有效的管理,现代化硬件设施的设计与配备,更需要高质量的人才储备与培养。

（万小健　参编）

参 考 文 献

1. 中华医学会重症医学分会. 中国重症加强治疗病房(ICU)建设与管理指南. 中华外科杂志. 2006,44(17):1156-1157.

2. 卫办医政发(2009)23 号. 中国重症医学科建设与管理指南 2009(试行).

3. 国卫办发(2015)252 号. 重症医学专业医疗质量控制指标(2015 年版).

4. 张东强,郑建中. 大数据时代医院信息管理平台的构建. 卫生软科学. 2015,29(10):634-636.

5. Wunsch H,Gershengorn H,Scales DC. Economics of ICU organization and management.Crit Care Clin. 2012;28(1):25-37.

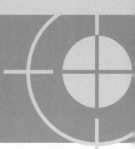

第二十章 麻醉科疼痛门诊和病房的建设与管理

傅志俭　山东省立医院

疼痛是人类健康受到威胁的信号，可以提醒人们及时就医，具有明显的生物学意义，但持续剧烈的疼痛给患者带来极大的痛苦。过去很长一段时间人们在疼痛的认识上存有很大的误区，总认为"疼痛是一种症状，而不是病，病好了自然就不痛"。但是症状与疾病的区别是相对的，疼痛引起身体各系统的危害，慢性疼痛严重威胁患者的生活和工作。1999 年 8 月，在维也纳召开的第九届国际疼痛大会上正式提出，疼痛不仅仅是一种症状，也是一种疾病。

在我国，急、慢性疼痛的控制，尤其慢性疼痛的治疗仍然是临床工作中的难题。许多疼痛性疾病即使在现代化大医院，也没有得到及时诊断和有效治疗。随着经济发展和生活水平的提高，人们再也不能忍受疼痛的折磨，包括常见的术后疼痛、头面痛、颈肩腰腿痛、癌痛及分娩痛等。因此，近年来疼痛诊疗得到日益重视和长足发展。

疼痛医学是一门交叉学科，它与多学科关系紧密、相互渗透，涉及的医学领域广泛，疾病种类繁多。目前，从事疼痛性疾病诊疗的学科众多，有麻醉科、疼痛科、神经内外科、骨科、康复科、风湿免疫科等。我国大多数医疗机构的疼痛科或疼痛门诊的诊疗、管理和科研活动主要由麻醉科医师负责，这与国际上的情况相似。这是因为麻醉科医师擅长各种穿刺技术，熟悉阿片受体激动剂和局麻药，并且具备急救知识和技能，麻醉科医师的专业特长具备了管理急性疼痛的能力。尽管国家卫生部 2007 年 227 号文件为疼痛科的建立发了许可证，但是疼痛科医师的培养路径和机制问题尚未解决，麻醉科承担了疼痛科住院医师的培养任务，疼痛诊疗也是麻醉学科的重要内容。鉴于麻醉科疼痛诊疗临床工作以及对疼痛科住院医师培训教学工作的需要，麻醉科疼痛诊疗的建设和管理必须进一步加强和发展。

第一节　建　设　要　求

一、定位

麻醉科开展疼痛诊疗应以急性疼痛为基础，慢性疼痛为特色。充分运用麻醉科的理论与技术于疼痛的治疗，要因地制宜、扬长避短，在慢性疼痛诊疗的某一方面形成优势，建设人无我有、人有我优的平台。

二、管理模式

麻醉科疼痛门诊与病房的建设与管理是建立在麻醉学的基本理论与技术特长基础上，应符合麻醉科作为二级学科的基本内涵与组织构架，本章仅介绍麻醉科管理的疼痛门诊与病房的建设。

三、门诊设置

1. 疼痛诊疗门诊一般应设置候诊区、诊室、无创治疗室、微创治疗室（无菌）。

2. 诊疗区内应配备诊疗器具(阅片灯)、流水洗手设施、消毒设备等。

四、床位设置

开展住院服务的可以按医院规模或护理单元技术力量及实际需要设置床位,为便于医疗护理管理。

1. 三级医院设置床位宜≥10张。

2. 二级医院设置床位宜≥5张。

五、人员配备

1. 床位设置为10张以上的,每床备护士0.4名,医护比至少1∶1.6名;中医院开设疼痛诊疗住院服务的,病房每床备护士0.35名,医护比至少1∶1.1名。

2. 只开展门诊服务至少配备2名执业医师,1名护士。

3. 开展微创技术服务的,至少配备1名专职医师,1名专职护士。

4. 三级医院疼痛科主任或分管疼痛诊疗工作的麻醉科主任或副主任一般应具备副高以上专业技术职称,从事临床疼痛诊疗工作5年以上。二级医院至少有1名具有主治医师以上职称的医师主持疼痛诊疗工作。

5. 疼痛诊疗医师应具备麻醉科、骨科、神经内科、神经外科、风湿免疫科、肿瘤科、康复医学科等专业知识之一和临床疼痛诊疗工作的经历及技能。

六、医疗用房

全国各地条件差异较大,具体要求应因地制宜予以落实,现提出指导性意见如下:

1. 三级医院疼痛诊疗门诊净使用面积不少于30m²,诊室净使用总面积不少于15m²,无创治疗室不少于15m²。微创治疗室根据需要开设,设施方面应配有供氧和吸引系统以及急救物品和药品。

2. 二级医院疼痛诊疗门诊净使用面积不少于20m²,诊室净使用总面积不少于15m²,无创治疗室不少于10m²。微创治疗室根据需要开设,设施方面应配有供氧和吸引系统以及急救物品和药品。

3. 诊室(检查室)每诊疗床净使用面积不少于5m²,病房每床净使用总面积不少于6m²。

4. 病区应远离传染病诊疗区,病区内应设有护士站、办公室、无创治疗室、微创治疗室、值班室、更衣室、储藏室、污物室、卫生间、盥洗室等,要求布局结构合理。

七、设备

(一)基本设备

开展疼痛治疗区域必须配备供氧设备、吸引设备、监测设备、急救设备以及消毒设备和相应配套设备。

(二)常用设备

1. 神经(节、丛)及硬膜外阻滞的全套器械(含神经刺激器)。

2. 患者自控镇痛设备及其信息管理系统。

3. 无创治疗设备:经皮电刺激仪(TENS)、红外偏振光疼痛治疗仪(超激光)等治疗仪器。

4. 开展微创治疗的必要设备:C形臂X线机、微创手术台及防护设备;便携式B超机;专用射频机;臭氧(O_3)发生器等。

5. 开展其他慢性疼痛专项治疗时,应视专项技术项目配套设备,并严格按照二类临床技术管理规范执行。

6. 其他 常用的器械和医疗耗材如外科扩创包、镇痛注射包等。

7. 病房每床单元设备:参照《医疗机构基本标准》。

第二节　管理规范

一、申请程序

在疼痛诊疗工作开始之前要根据国家对临床医疗技术的管理要求,通过医院医务处或医务科向医院或上级卫生行政部门提出申请,使诊疗技术的开展具有法律保障,其程序可归纳为:

1. 根据国家对医疗技术管理规范的要求向医院医务科(处)提出疼痛诊疗技术项目申请。

2. 经医院批准后实施。

3. 所开展的技术项目应按有关技术规范进行管理。

4. 若需成立疼痛科还须提供注册所需要的相关材料,由院正式批准并下文。

二、组织管理

根据麻醉学科二级学科的要求和各医院的实际情况,应当将疼痛门诊与病房的建设与管理纳入麻醉学科的框架下具体运作。

三、工作流程

(一)术后镇痛(图 20-1)

1. 签署知情同意书　麻醉医师术前访视手术患者时,初步确定镇痛方案,需向患者介绍术后疼痛的危害性及当前可选择的术后镇痛方法,并说明术后镇痛过程中可能发生的并发症、风险及预防措施,在患者同意接受术后镇痛后,签署知情同意书。

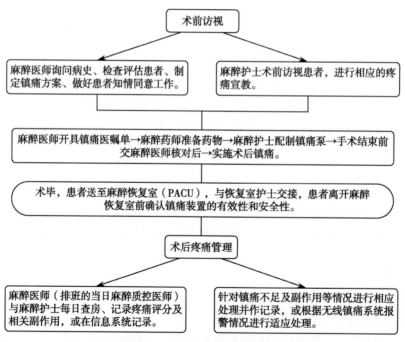

图 20-1　术后镇痛工作总流程图

2. 术后镇痛的实施　手术结束之前,麻醉医师应给患者实施相应的疼痛治疗。由麻醉医师下医嘱,药剂师发药,并与取药护士核对,取药护士再次核对后配制镇痛药物。配药护士与麻醉医师再次核对后,麻醉医师方可给患者实施镇痛。术毕将患者送入 PACU,麻醉医师与护士交接,嘱其观察镇痛效果,当患者 NRS 评分>3 分时,适当调节镇痛泵参数或追加镇痛药物,直到患者 NRS 评分≤3 分。确认镇痛效果较满意后,根据患者病情送回病房或 ICU,与当班护士交接并与家属讲解镇痛注意事项(图 20-2)。

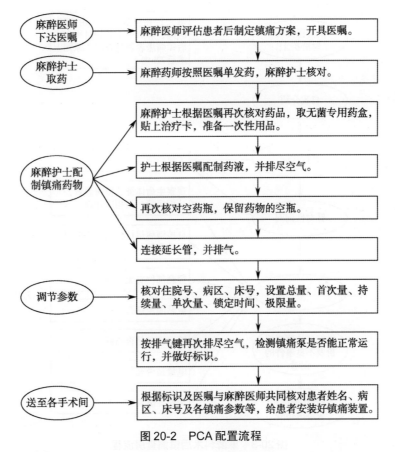

图 20-2 PCA 配置流程

3．术后查房 由麻醉医师（由麻醉科排班的当日麻醉质控医师）和麻醉科护士对接受术后镇痛的患者进行查房，每天至少一次，对每个术后患者查房不少于 3 天（必要时可延长），处理相关情况并做好相应记录，记录应包括持续量（ml/h）、单次量（ml）、极限量（ml/h）、已输入量（ml）、锁定时间（min）、已输入量（ml）、按压有效次数、总按次数等，并对镇痛效果如静息及活动的疼痛评分（NRS）、镇静评分、恶心呕吐、瘙痒、四肢肌力、尿潴留、眩晕、咽喉疼痛等信息进行记录，以符合等级医院评审标准中要求麻醉科必须建立患者自控镇痛（PCA）数据库，这是术后镇痛质量持续改进的必然需要。对于病房关于患者疼痛及相关问题的反馈，麻醉医师与／或麻醉科护士应随时应答处理；特殊情况应主动及时向上级医师及科主任汇报并认真记录，或者对于实现 PCA 信息化的术后疼痛治疗，可根据镇痛管理系统报警情况判断，如有必要，主动及时处理问题；查房的麻醉医师或麻醉护士及值班的麻醉医师于次日晨会上就术后镇痛情况进行全科交班，必要时作简要讨论；镇痛结束麻醉科护士予以撤除镇痛装置并记录（图 20-3）。

有关术后镇痛评价的基本指标及标准、术后查房时间及查房记录单见附件。

4．定期总结 根据 PCA 数据库，全科进行周期性（每月）分析讨论、总结报告，使术后镇痛治疗质量持续改进。

（二）门诊工作流程

患者到门诊就诊，经门诊护士分诊挂号后按顺序进入诊室。门诊医师根据患者的主诉详细询问病史，包括现病史、既往史、过敏史等；并根据病种的不同进行系统而有重点的查体，如可明确诊断，则根据诊断提出治疗方案，完成门诊病历记录，签名确认；若诊断不明确，根据可能诊断开具辅助检查申请单，并完成门诊病历记录，签名确认；患者需要住院诊疗的，门诊医师应完成上述工作及填写住院证，指导患者办理住院手续。

（三）病房工作流程

医师接到护士通知后接诊患者，首先向患者自我介绍，建立医患关系。然后通过详细问诊采集病史症状，进行系统的体格检查并获得相关体征，进行必要的辅助检查，综合分析所有的资料，鉴别诊断，

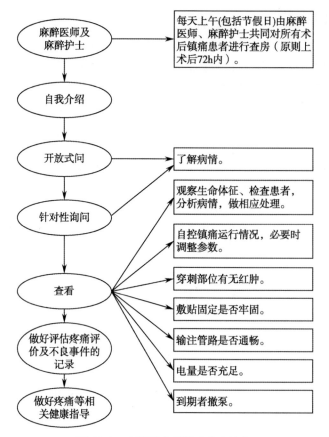

图20-3　麻醉科术后镇痛查房流程

并确定入院诊断，开具长期医嘱，24小时内完成住院病历的书写。汇报专业组组长，集体讨论综合分析患者情况，进一步明确诊断，确定治疗方案。与患者及家属沟通诊疗方案，知情同意并完成签字手续后，实施治疗并观察治疗效果。若有特殊或疑难病例，专业组需提请科室组织病历讨论。达到预期治疗目标，通知患者出院并做好康复教育。未达目标时，提交全科讨论，重新考虑诊断以及调整治疗方案，或根据病情需要请求相关专业会诊，直至完成诊疗任务，或转科转院进一步处理。主管医师应每天两次查房，专业组每天一次查房，全科每周一次大查房。

四、规章制度

（一）术后镇痛

1. 术后镇痛适用于各种手术后患者的疼痛治疗。

2. 术前对患者及其家属作有关术后镇痛的宣教工作，取得其知情同意。接受镇痛患者的知情同意权包括：①术后镇痛有哪些方法及各有何利弊；②应用术后镇痛的优越性和不良反应；③术后镇痛的费用；④术后镇痛设施的使用方法及注意事项。宣教后要取得患者及其委托的直系亲属的书面同意。

3. 开展术后镇痛过程中应严格执行安全医疗规章制度和操作常规，本着安全、高效、经济的原则进行。麻醉医师根据患者情况选择合适的镇痛方式、镇痛配方及参数。

4. 麻醉护士根据医嘱正确配制镇痛泵，麻醉医师与麻醉护士核对并安装镇痛泵。

5. 建立术后镇痛登记制度。其内容包括患者的姓名、性别、床号、住院号、诊断、手术名称、镇痛药配方、镇痛模式、镇痛起始时间及终止时间、不良反应及处理过程，配制者和实施者姓名等。

6. 在术后镇痛设施上加贴标签制度。在每个使用的镇痛设施上贴上标签，标明患者姓名、床号、住院号、镇痛药配方、镇痛方式、镇痛日期及配制者姓名，以便随访、维护和调整用药；查房者可从标签上明确了解接受镇痛患者的镇痛药配方和镇痛日期等有关情况。

7. 患者返回病房后麻醉医师首先与病房护士严格交接班，包括手术方式、麻醉方法、镇痛方法、镇痛泵情况,告知患者及家属镇痛泵使用注意事项:告知患者及家属勿随意调节镇痛泵上的按钮;起床或活动时镇痛泵穿刺针注意避免拽出或打折;严禁在连接镇痛泵管路上连接其他输液管路,以免静脉管路的近端堵塞造成镇痛药物流向其他输液管路,而当堵塞解除时镇痛药物短时浓度过高而导致意外;疼痛强度为中度时可按压镇痛自控镇痛按钮泵追加镇痛药,观察镇痛效果,如效果不佳可与麻醉医师联系。

8. 实行术后镇痛查房制度。每天由麻醉医师和麻醉护士负责定期查房,评价并记录镇痛效果、镇痛的不良反应及患者满意度等,并负责镇痛设施的管理和维护。检查每例患者镇痛泵是否正常输注、药液的剩余剂量,输注部位有无红肿、皮肤过敏、出血、渗液、针头脱落等情况,在登记表上准确记录。定时查看导管接头是否固定牢固,有无脱落,导管有无扭曲或移动而损伤皮肤。镇痛过程中,凡接到病区有关镇痛泵在使用过程中有问题(如镇痛泵报警、患者反映镇痛效果差等)的电话,无论何时,都应及时应诊,为患者排除故障、调整参数、维护功能,并向患者作出解释。

9. 建立交接班制度:日班医师必须与夜班医师当面交班,特别是镇痛过程中出现的特殊情况,如镇痛不足、镇痛过度等,并书面记录。夜班医师必须对夜间出现情况的患者进行处理,不得推诿,及时记录;周末值班人员认真查房,及时填写镇痛记录单。

10. 建立术后镇痛质控制度:每日质控人员对术后镇痛情况进行检查,每个月初,质量控制小组对上月术后镇痛信息数据库的数据进行汇总和分析,对出现的问题及时改进,使得镇痛质量持续改进、管理更加科学高效。

11. 对实施术后镇痛的患者应进行远期随访,不断总结经验,提高术后镇痛的效果和安全性。

12. 科主任应对本规范的实施进行日常管理和检查。

13. 医务科对麻醉科执行本规范进行监督检查。

14. 患者基本信息、配方、镇痛方式等填写要完整,特殊情况备注记录。

(二)门诊

1. 疼痛诊疗门诊是在麻醉科主任领导下由专职医师负责的临床诊疗专科。

2. 疼痛诊疗门诊工作必须具有相关学科临床诊疗知识和技能的高年资医师承担诊疗业务。治疗工作必须有二人以上参加,必须配备专职护士。医师相对固定,可定期轮换。必须保持疼痛诊疗业务的连续性。门诊应有固定的开设时间。

3. 疼痛诊疗门诊应保持整洁的候诊和诊疗环境。

4. 对患者和蔼亲切,认真解答疑问,注意鉴别患者心理障碍、药物依赖和毒副作用。树立良好的医德医风、注意保护性医疗。

5. 病史力求详细,病历书写要真实、完整,包括病史、体检、实验室检查,诊断和治疗并合理收费等项目。必要时查阅患者的过去医疗档案,防止误诊、漏诊。

6. 疼痛诊疗门诊登记本要求详细记录患者的姓名、性别、年龄、工作单位、工作性质、家庭住址、电话号码、诊断、治疗方法和效果等,以备随访。

7. 诊疗过程中应严格执行安全医疗规章制度和操作常规。对患者的治疗方案和效果预测、可能发生的副作用、并发症均须向患者及家属交代清楚,并征得同意,必要时签字为证。治疗过程中,要随时观察病情演变和治疗效果,酌情修订和重订治疗方案。

8. 接受各种治疗的患者,根据治疗方法和病情必须留观到无全身反应和无神经系统障碍时才可以离院,遇有疑难病例(或操作)和意外时,须及时向上级医师或科主任汇报请示,并严格执行上级医师的医嘱。

9. 建立疑难病例讨论制度,必要时邀请有关科室医师会诊,共同修订患者的诊断和治疗方案。对疑难患者不能确诊或二次复诊不能明确诊断或操作困难时应及时请上级医师处理,并向科主任汇报。

10. 按照医院作息时间,按时上下班,有事请假,不得无故不到岗、脱岗和空岗,否则按医院有关规定处理。

11. 对进修、实习医师按照上级有关规定严格管理、认真带教,以提高他们的临床技能。

(三)病房

参照病房管理规章执行。

第三节 信 息 管 理

麻醉科的疼痛诊疗工作与无痛医院建设及舒适化医疗息息相关,涉及面广,疼痛的诊疗工作分布在全院,因此它的信息化建设显得尤为重要,必须高度重视。

1. 疼痛诊疗信息化基本要求 基于目前医院普遍应用的 His 系统、电子病历系统,研究开发针对疼痛诊疗特色的专用软件模块,如疼痛病史采集记录模块;遵循某种疼痛疾病的临床路径诊治模块等。

2. 患者自控镇痛(PCA)的信息化应用 近三十年以来,随着对疼痛的认识及镇痛理论的进步,患者自控镇痛(Patient controlled analgesia, PCA)技术有了很大的发展,由于患者自身参与,PCA 是目前解决疼痛个体化差异大的最有效手段,已成为疼痛治疗,特别是术后疼痛治疗管理的常规方法,是麻醉科实现使每个患者安全、无痛、舒适度过整个围手术期的重要手段和平台,在急慢性疼痛治疗及研究中具有十分重要的地位,目前已经得到广泛的应用,但至今仍有 50%～70% 的患者存在术后镇痛不足。研究显示造成患者镇痛不足甚至发生事故的因素是多方面的,其中最主要的原因是:患者术后返回病房,分散在各个病区,患者和医师之间的信息不畅,剂量调整不及时,镇痛泵报警不能得到及时响应,更由于麻醉科人员不足,以及麻醉科与病区之间的距离较长,造成麻醉科医师对术后镇痛管理不够严谨与规范,对 PCA 管理缺乏预见性和计划性,医护工作量增加而工作效率较低,总之,PCA 治疗周期长,影响因素多,存在安全风险。因此,创新 PCA 的技术及管理模式,已成为提高镇痛质量、便于医护管理及保障患者安全的关键。

为解决 PCA 的上述存在问题,中国的麻醉专家及医学工程技术人员开始研究 PCA 信息化管理系统,遵循工效学设计原理及以人为本的理念,充分考虑人 - 机 - 环境三者的协调,应用物联网技术,研制了无线镇痛泵系统。无线镇痛泵系统由镇痛终端即无线镇痛泵、基站和无线镇痛中央管理系统组成(图 20-4),无线镇痛泵发射无线信号经基站上传至无线镇痛中央管理系统,因此无线镇痛泵系统能有效地对患者在镇痛期间的各项镇痛相关参数、报警信息、患者自控情况进行实时提醒、报警及记录。无线镇痛泵系统在实现 PCA 信息化的基础上,根据患者及临床实际工作需要,进行了智能化的创设:①对堵塞报警后,无线镇痛泵能自动检测管路是否通畅,如通畅后则自动按原参数运行;②在一个锁定时间内无效按压第 3 次则中央镇痛管理系统报警为"镇痛不足";③网络内的无线镇痛泵消除了床边报警声音而将报警直接上传至中央镇痛管理系统,避免了床边报警声音对患者及家属的干扰,

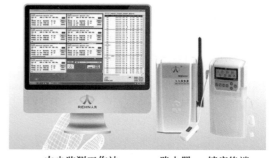

中央监测工作站 路由器 镇痛终端

图 20-4 无线镇痛泵系统构成示意图

同时显示在无线镇痛中央管理系统的实时报警分类使医务人员既能实现主动服务,又能够判别轻重缓急,适时处理,方便了医务人员规范化、信息化、安全、高效管理镇痛患者。因此 PCA 信息化管理系统具备了以下优点:①实时监测 PCA 运行、患者自控过程及故障报警;②实时监测病情,确保镇痛效果并及时预防治疗并发症及各种意外;③对 PCA 给药实现个体化智能调控;④为医护人员规范化、信息化、安全、高效管理镇痛患者提供必要条件,实现麻醉医师由被动服务到主动服务的转变;⑤信息储存、自动建立 PCA 数据库等。

在实现 PCA 信息化、规范化管理的基础上,建立的 PCA 数据库,实现科室及跨区域 PCA 数据共享分析,实现质控信息化,从而能确保患者安全、提高工作效率,最终使 PCA 质量得以持续改进。也能为提高科研效率、拓展循证医学概念、PCA 的实效研究(Comparative Effectiveness Research, CER)创造良好的信息化、数据库平台。总之,无线镇痛泵系统形成的数据库将对麻醉科镇痛质量控制及实效医学研究发挥重要作用。

3. 云病房疼痛诊疗信息管理系统的建设 如果麻醉科疼痛诊疗 PCA 信息化系统与目前医院普遍

应用的 His 系统、电子病历等系统相结合,实现院内疼痛患者(如 NRS 大于 5 分)的信息自动推送进麻醉科的疼痛诊疗信息系统中,形成云病房疼痛诊疗信息化网络平台,使麻醉科能主动评估患者,及时参与管理全院疼痛患者,也是疼痛患者诊疗大数据建立的有效手段,更是互联网及大数据在麻醉科疼痛诊疗应用的探索,将为无痛医院建设作出应有的贡献。

附件:

一、评价指标及标准

(一)疼痛评分标准

1. 数字评分法(Numeric rating scale,NRS)

NRS 是一个从 0~10 的点状标尺,"0"代表不疼,"1~3":轻度疼痛;"4~6":中度疼痛;"7~10":重度疼痛。由患者从上面选一个数字描述疼痛

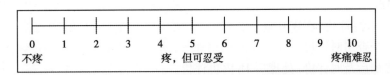

2. 脸谱法(Wong-Baker)

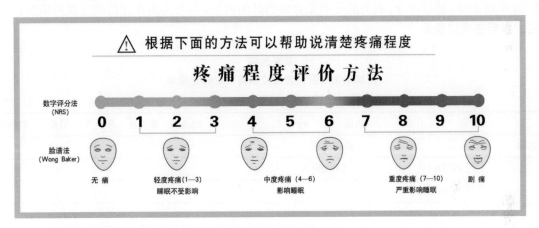

由六张从微笑或幸福直至流泪的不同表情的面部像形图组成。这种方法适用于交流困难,如儿童(3~6 岁)、老年人、意识不清或不能用言语表达的患者。

(二)恶心、呕吐(PONV)评分标准

0:无 PONV;

1:仅恶心;

2:有呕吐。

(三)镇静程度评分标准(Level of Sedation,LOS)

0:清醒,反应敏捷;

1:有些昏昏欲睡,但容易唤醒;

2:频繁发生昏昏欲睡,但容易唤醒,但不能持续处于觉醒状态(如在与患者交谈过程中入睡);

3:难以唤醒,不能处于觉醒状态。

(四)肌力程度评定

0 级:完全瘫痪,肌力完全丧失;

1 级:可见肌肉轻微收缩,但无肢体运动;

2 级:可移动位置但不能抬起;

3 级:肢体能抬离床面但不能对抗阻力;

4 级:能做对抗阻力的运动但肌力减弱;

5级：肌力正常。

（五）瘙痒评分

0分：不痒；

1分：轻度，痒，可耐受；

2分：中度，痒，患者要求用药；

3分：重度，痒，用药不能解决。

（六）满意度评分

0分：不满意；

1分：较满意；

2分：满意；

3分：非常满意。

二、评价时间点

1. 术后（1～2小时）评价（在恢复室）。

2. 术后每天上午查房时评价。

3. 出现重度疼痛后及时评价，处理后1h内再评价。

4. 如果应用术后镇痛信息管理系统出现"镇痛不足"报警后评价。

5. 除疼痛评分、镇静评分、肌力的分值是评价当时的情况，其余为两次评价间出现的情况。

三、术后查房记录单

某某医院
麻醉后查房及患者自控镇痛（PCA）记录单

病区　　　　床号　　　　住院号　　　　　　　　　　　　　　　　　　　　　年　月　日

姓名　　　　性别　　　年龄　　　体重　　　kg　　　　　ASA Ⅰ　Ⅱ　Ⅲ　Ⅳ　Ⅴ　ⅥE　特殊情况

手术名称　　　　　　　　　　　麻醉方案

镇痛方式	PCEA（　）	镇痛配方							
	PCIA（　）								
	PCSA（　）								
	其他（　）	加0.9%氯化钠注射液至　　　　　ml							

参数设定	预充量　　ml（loading dose）		持续量　　ml/h（backgrond infusion）					
	单次量　　ml（bolus）		锁定时间　　min（lockout time）			极限量　　ml		
	麻醉医师签名		配制人员签名					

查房情况	疼痛评分NRS	镇静评分LOS	副反应						咽喉疼痛NRS	尿管留置	其他情况及处理	查房者
			四肢肌力	恶心呕吐	尿潴留	瘙痒	眩晕	其他				
手术当日												
术后一天												
术后二天												
术后三天												

泵号　　　　配件　　　　撤泵时间　　　　总按压次数　　　　有效次数　　　　撤泵者

备注　　　剩余药液　　ml　　处置　　　销毁人　　　见证人

麻醉医师

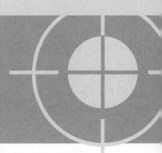

第二十一章 围手术期镇痛的规范化管理

王天龙　首都医科大学宣武医院

疼痛被证实为影响患者术后快速康复的重要因素之一。患者围手术期疼痛得不到及时处理可导致患者的住院时间延长，增加再次入院的概率，增加患者医疗费，甚至会威胁患者的生命。围手术期镇痛可以有效地减轻患者的痛苦，对其术后恢复及并发症的预防起到积极的作用。近年来，围手术期急性疼痛临床治疗发展迅速，包括镇痛技术、镇痛理念、新型镇痛药物及非药物镇痛方法的应用，大量接受手术治疗患者从中获益。然而，国内外研究结果显示，60%~80%的手术患者仍存在显著未缓解的疼痛，仅约50%的患者对术后镇痛效果满意。分析原因包括：医护人员、患者及家属对疼痛治疗重视不够及对用药相应副作用的过度担心、疼痛治疗方案欠合理、随访不及时等。更重要的是，改善术后镇痛的主要障碍不是缺乏有效的镇痛药物和方法，而是缺乏规范化的镇痛管理[4]。如何规范围手术期镇痛管理已经成为影响围手术期疼痛治疗质量的重要方面，亦将成为影响患者术后转归的重要因素。疼痛管理的研究不仅侧重于发展和完善新的技术和方法，而且注重对患者术后疼痛危险因素的预先评估并采用遵循循证医学证据的一系列优化围手术期镇痛管理方案，促进患者术后尽快康复。

第一节　围手术期镇痛的管理

一、APS 模式与工作目标

疼痛诊疗是否规范直接影响了患者对医疗行为的满意度。建立规范化的围手术期镇痛管理，需要具备专业人员和相应的管理模式。目前流行的是急性疼痛服务机构（Acute Pain Service，APS）。

APS 有多种模式，包括以麻醉医师为主（Anesthesiologist-based APS）、护士为主（Nurse-based APS）或（Pain Nurse）麻醉医师指导下护士为主（Anesthesiologist-Supervised Nurse-Based APS）的模式等。由于麻醉医师的主要任务是负责手术患者的麻醉，所以只有少部分患者能受益于以麻醉医师为主体的管理模式；因缺乏麻醉医师的指导，镇痛方法单一，使得疼痛专职护士为主体的管理模式质量不高；而护士为主体、麻醉医师为指导的 APS 模式则综合了前两种模式的优点被认为是目前最佳的术后镇痛管理模式，该模式主要由负责急性疼痛的麻醉医师、麻醉科/疼痛专科护士和病房护士组成，部分成熟的 APS 还会有临床药师等相关人员参与。

APS 工作范围和目标包括：①治疗术后疼痛、创伤和分娩痛，评估和记录镇痛效应，处理不良反应和镇痛治疗中的问题。②推广术后镇痛必要性的教育和疼痛评估方法，既包括团队人员的培养，亦包括患者教育。③提高手术患者的舒适度和满意度。④减少术后并发症。

APS 的合理运作可有效减少术后严重疼痛的发生率，同时改善患者的睡眠，促进机能恢复，缩短住院时间。通过 APS 的工作，在常用镇痛方法（如静脉镇痛、硬膜外镇痛及神经阻滞镇痛）的基础上，合理应用各种镇痛药物，根据临床评价及时调整治疗方案，全面提高患者的镇痛质量和满意度。

需建立一个跨学科的多学科团队，以评估患者的疼痛，改善患者的生活质量。通过制度体系的建立使综合医院各学科参差不齐的疼痛治疗规范化、系统化、科学化、个体化。

APS 工作要充分沟通、体现尊重、认可患者接受恰当的疼痛评估和管理的权利,并在治疗前同患者就治疗目标进行沟通并得到同意。重视术前患者的评估和术前准备,患者及家属对镇痛治疗的理解和合作对完善镇痛质量非常重要,具体的方式可以与患者交谈或借助宣传手册等方式进行宣教等。

二、术前教育

患者及家属对镇痛治疗的理解和合作有助于完善镇痛质量,因此应重视对患者及其家属的宣教工作,有效的宣教可减轻患者的焦虑,增加舒适程度和整体状态,减少住院时间,并减少镇痛药物的用量。麻醉科医师应与相关科室医护人员合作,对患者及其家属进行镇痛治疗的知识普及,讲解现有的镇痛方式及使用形式、优势及其可能的不良反应,消除患者及其家属可能的顾虑(如担心药物成瘾、影响伤口愈合等),帮助患者选择个体化的镇痛方式。术前护士宣教质量与镇痛效果密切相关,应选择多个时间点对患者进行宣教强化,让患者对术后镇痛有更多的了解,取得患者的配合,提高术后镇痛的满意度。对镇痛不全的原因进行分析,做好解释工作并妥善处理。

对患者及家属就疼痛疾病知识、治疗方法、治疗目标等进行充分及时的教育。对患者及家属的疼痛教育包括以下几个方面:

(1)不需要忍受疼痛,疼痛对身心的影响,疼痛管理理念和方法。

(2)疼痛评估工具的使用方法,主动、正确表达疼痛。

(3)疼痛不缓解或加重、疼痛性质改变、出现新的疼痛时,及时报告。

(4)药物成瘾性、依赖性和耐受性的概念,消除患者对使用镇痛药物的恐惧。

(5)药物和非药物镇痛的作用,不良反应观察、预防和处理。

(6)使用镇痛措施时出现不适,及时报告。

三、疼痛评估

疼痛评估是疼痛管理的重要环节,定时评估疼痛作为 APS 小组的一项常规工作,通过定期评价药物或治疗方法的疗效和不良反应,并据此作相应调整。应注重评估 - 治疗 - 再评估的动态过程,将患者疼痛缓解率作为 APS 工作成效的重要指标,且在疼痛治疗结束后由患者评估满意度。

评估原则:

(1)评估静息和运动时的疼痛强度,只有运动时疼痛减轻才能保证患者术后躯体功能的最大恢复。

(2)在疼痛未稳定控制时,应反复评估每次药物和治疗方法干预后的效果。原则上静脉给药后 5～15 分钟、口服给药后 1 小时,药物达最大作用时评估治疗效果。对于患者自控镇痛(Patient controlled analgesia, PCA)患者应该了解无效按压次数,是否寻求其他镇痛药物治疗。

(3)治疗效果及不良反应均应清楚地记录在案。

(4)对突发的剧烈疼痛,尤其是生命体征改变(如低血压、心动过速或发热),应立即评估,同时对可能的切口裂开、感染、深静脉血栓等情况作出及时诊断和治疗。

(5)疼痛治疗结束时应由患者对医护人员处理疼痛的满意度及对整体疼痛处理的满意度分别作出评估。可采用数字等级评定量表(Numerical rating scale, NRS)或视觉模拟评分法(Visual analogue scales, VAS)评分,"0"为十分满意,"10"为不满意。

评估工具可以使用常规疼痛评估工具,如:VAS、NRS、语言等级评定量表(Verbal rating scale, VRS)、Wong Baker 面部表情量表、疼痛问卷调查表评估法等。但如果患者疼痛评分较高,则需要进行干预,干预后评估建议采用疼痛缓解率(处理后与处理前相比疼痛缓解的百分比)作为评估工具。

术后 6 小时内,建议病房护士每 2 小时评估一次患者的疼痛情况、精神状况、一般生命体征、是否存在恶心、呕吐、尿潴留、皮肤瘙痒等不良反应。同时,还应观察患者的活动能力及肌力情况。交代患者、家属及看护人员密切关注各项临床症状,出现镇痛过程中的不良反应需及时告知外科医生及麻醉医生进行及时处理。

术后 6 小时至 24 小时内,每 4 小时评估患者疼痛情况。24 小时以后建议每 12 小时评估患者疼痛情况。如经过常规治疗后患者疼痛情况没有明显缓解，护士应及时通知外科医生及麻醉医生，采用不同的镇痛方式对患者进行治疗，如加用神经阻滞或更改镇痛方式等。

麻醉科护士每天至少一次对疼痛患者进行查房，了解其镇痛情况并对病房护士进行镇痛相关教育。

四、镇痛方案设置

（一）术中镇痛管理

外科医生应该尽量采用微创手术方式，研究表明微创手术能明显减少术后急性疼痛的程度及强度。术前使用 NSAIDs 可以减少术中阿片类药物的用量和减轻伤害性刺激对机体的影响。基本镇痛原则是以神经丛阻滞或伤口局部封闭联合对乙酰氨基酚和 NSAIDs（无禁忌证时）作为基本镇痛措施，中、重度疼痛可加用阿片类药物联合或补救镇痛，神经丛阻滞可以在手术前或手术结束后实施。应重视术中镇痛与术后镇痛的良好衔接，手术结束前麻醉医生应根据患者情况及手术情况给予足够的长效阿片类药（如芬太尼、舒芬太尼、吗啡或羟考酮）和（或）NSAIDs（如氟比诺芬酯、帕瑞昔布钠）。外科医生应在术后条件允许的情况下，于手术结束前行伤口周围浸润及局部神经阻滞，以减轻患者术后急性疼痛的强度。随后进行患者自控镇痛（Patient controlled analgesia, PCA）。

（二）术后镇痛管理

术后镇痛管理规范化旨在提高术后镇痛的安全性和有效性，减少副作用，维持患者的功能状态：包括生理和心理，改善围手术期急性疼痛患者的生活质量。

术后镇痛的目标应是：充分保证患者安全；持续有效的镇痛，包括迅速和持续镇痛以及抑制突发痛；清醒镇痛；缓解运动痛；不良反应少；患者满意度高。

药物选择应遵循 WHO 三阶梯逐渐递减（Step-down）的原则，从强阿片类药物逐渐过渡到弱阿片类药物或 NSAIDs 等。镇痛方式的选择有赖于手术类型、术后疼痛的预期值、患者的耐受性，以及麻醉医师的技能等。

随着近年来对阿片类药物的深入研究，以及术后快速康复（Enhanced Recovery After Surgery，ERAS）理念的不断实践，围手术期通过多模式镇痛，尽量减少全身性阿片类药物的用量，已经成为广泛的共识。多模式镇痛疗法（multimodal analgesia）的优势得到了大量研究的支持，并得到了 ASA 等机构指南推荐。

多模式镇痛是指联合应用作用于疼痛通路中不同靶点及不同作用机制的阿片类和非阿片类镇痛药物或镇痛方法，以获得相加或协同的镇痛效果，减少药物的剂量，降低相关的不良反应，达到最大的效应 / 风险比[17]。多模式镇痛是最常用的术后镇痛方式，通过包括转化、传导、调节、感知等多种途径作用于中枢神经系统，以控制急性疼痛，也能预防外周和中枢敏化导致的术后持续性疼痛[9]。药物选择、给药剂量、给药途径及治疗时间需个体化[18]。

在实施急性术后镇痛时，应该根据手术创伤程度和部位、患者特征、患者术后康复要求做合理化镇痛方案设计，以达到：①良好的运动痛 / 内脏痛控制（VAS<3 分）；②较低的镇痛相关不良反应；③有助于患者术后快速康复进程。在实施多模式镇痛方案时，应考虑患者的疼痛来源（创伤痛、内脏痛和炎性痛）做合理化多模式镇痛方案设计。

（三）患者自控镇痛（PCA）

广义上的患者自控镇痛是不局限于镇痛药物的单一途径或者方法，也不局限于单一一种镇痛药物，它是指患者可以决定给药时间和给药剂量。目前临床最常用的 PCA 主要是患者自控静脉镇痛（Patient controlled intravenous analgesia, PCIA）患者自控硬膜外镇痛（Patient controlled epidural analgesia, PCEA）、患者自控神经丛镇痛（Patient Controlled Neural Analgesia, PCNA）和患者自控皮下镇痛（Patient Controlled Subcutaneous Analgesia, PCSA）。

1. 常用参数

（1）负荷剂量（Loading dose）：PCIA 每次给药的剂量都非常小，因此，为了在使用 PCIA 之前使患者较为舒适，需要先给予一定量的负荷剂量。由于患者的负荷剂量存在很大的个体差异，最好能根据患者的实际情况实施个体化给药。因此在患者手术结束之前经验性给予一定量的负荷剂量，然后在麻醉后恢复室（Post-Anesthesia Care Unit，PACU）快速滴定患者的疼痛，而非单纯为每位患者设置相同的单次给药剂量。

（2）单次追加剂量（Bolus Dose）：指患者在需要时按压电子镇痛泵自控按键时，镇痛泵一次所给予的阿片类药物剂量。很多阿片类药物都可以使用 PCIA 的方法（吗啡、羟考酮和氢吗啡酮是最适合 PCIA 的三种阿片类药物）。不建议使用作用时间很短或者很长的药物。

Bolus 剂量和锁定时间的设置决定了 PCIA 的有效性。如果 Bolus 剂量过小，患者得不到充分的镇痛效果；如果 Bolus 剂量过大，又会导致一定的不良反应。最佳的 Bolus 剂量是能让患者充分镇痛但是没有不良反应。跟传统的间断性给药方案一样，Bolus 剂量也要随着年龄的增加而减少。老年患者需要的次数不一样，PCIA 每天的用量也不一样，Bolus 剂量设置相应要减少约一半。

（3）锁定时间（Lockout time）：指 PCA 装置两次单次剂量间的间隔时间，保证在给予第 1 次追加剂量达到最大作用后，才能给予第 2 次剂量，避免药物中毒。临床上，PCIA 通常设置的锁定时间是 5～8 分钟。尽管静脉使用吗啡（最常使用的 PCA 药物）需要 15 分钟或者更长时间到达药效高峰，但是临床仍通常设置为 5～8 分钟，如果锁定时间过长会导致不能够让患者更有效地进行剂量调整，这样 PCA 即不能起到很好的效果。因此使用起效更快的药物会更安全，比如羟考酮静脉使用 5～6 分钟即可达到高峰。如果患者一小时内有 3～4 次有效按压还不能缓解疼痛，就需要加大 Bolus 剂量，而不是减少锁定时间或者鼓励患者多按。

（4）背景输注（Continuous /background infusion）：大部分 PCA 装置都能够设置持续输注模式。很多医生倾向于使用低浓度的背景剂量联合 PCA 模式，以维持低剂量的血浆浓度，当 Bolus 剂量进入后，血药浓度能够很快到达镇痛窗，从而希望减少患者按压的次数，促进患者的睡眠。但尚无证据表明常规的背景持续输注有更好的镇痛效果，背景持续输注并不能减少患者的按压次数，同时，可能会增加阿片类药物总用药量，从而增加相关不良反应（如呼吸抑制等），亦不能带来更好的镇痛效果及改善睡眠质量[20]。背景持续输注降低了 PCA 的安全性，不建议常规使用背景持续输注。只有阿片类药物耐受患者 / 阿片类药物高需求患者以及晚上经常起来活动而疼痛明显的患者，使用背景持续输注会使其受益。背景持续输注的剂量设置为患者全天用量的 50%。例如，一位患者使用 100mg/d 的吗啡或者羟考酮（Bolus 剂量是 2mg）主诉晚上起来活动严重疼痛，那么背景持续输注的速度是 $50mg/d \approx 2mg/h$。如果阿片类药物未耐受的患者使用背景持续输注 +PCA 模式，建议每小时输注剂量不要超过 Bolus 剂量。

在急性疼痛治疗中，患者每天的阿片类药物需求量通常随着疾病的愈合很快地下降，所以需要不断重新评估，调整其背景持续输注的速度。

（5）每小时限量：每小时或每 4 小时限量目的是防止在一段时间内患者使用超过指定的剂量。但因为患者对阿片类药物的需求存在巨大差异，因此安全的限量设置存在难度。例如，常规 4 小时限量设置为 30mg 吗啡（或者等效的其他阿片类药物剂量），该剂量对部分患者，可能无法充分镇痛，但对于老年患者可能是 24 小时用量。

为了 PCA 使用的有效性，可允许阿片类药物的需求有较大差异的范围。但限量设置不能替代常规监护（包括护士的观察和评估）。

PCA 之所以安全，是因为患者一旦镇静过度后，不会再去按压镇痛泵的按键，从而避免阿片类药物再进入体内。务必患者自行按压镇痛泵，医护人员要向患者进行明确地宣教，除患者之外的其他人不能随意按压 PCA 按键。

五、镇痛相关文档记录

设计制作术后镇痛的专用访视表，表格内容包括患者的姓名、性别、年龄、身高、体重、住院号，麻醉方法，疾病诊断、并发症，镇痛途径，药液配方，参数设置，镇痛效果以及并发症等观察项目。镇痛访视表的内容项目要认真填写真实、完善，以备随访记录使用。麻醉科 / 疼痛专职护士根据填写的镇痛单（纸质版或电子版）进行随访。在对患者访视之前应先做自我介绍，说明来意，然后了解镇痛泵的运行情况，观察和询问镇痛的情况，如实记录访视表的各项内容（纸质版或电子版），包括镇痛泵参数调整情况。对于镇痛不佳或术后镇痛出现严重并发症的患者，随访护士不要擅自向患者交代病情，以免因不了解情况造成不必要的误会与纠纷。应向麻醉医师汇报后，麻醉医师亲自了解手术、麻醉、及术后镇痛的情况，综合分析原因后，再向患者解释病情并做出相应的处理。另外，如果术后出现重度疼痛（NRS≥7），及时反馈至配置镇痛泵的麻醉医师，以利于改进镇痛方案的设置。

六、镇痛人员培训

麻醉医师在提供围手术期镇痛服务的同时，还应与相关人员，如疼痛专职护士一道，承担对全院医务人员的培训，尤其是病房护士，包括：急性疼痛对机体的影响，疼痛的评估方法及分级，术后急性疼痛的给药原则，术后镇痛常用药物及不良反应，常用术后镇痛方式及并发症，镇痛装置常见问题处理等。术后病情和镇痛效果首先有赖于病房医生护士的观察记录，因此对手术科室病房和ICU医护人员的培训尤为重要。手术科室病房可以设置术后镇痛管理联络人员，便于日常术后镇痛管理及培训的联系。

七、多学科合作RADAR原则实施术后镇痛管理

由背景专业、目标统一、训练有素的多学科团队合作管理急性术后疼痛将更为有效。在2009年英国关于急性术后疼痛防治的专家共识中提出了使用RADAR模式进行术后疼痛管理。由英文字母R（Responsibility，职责），A（Anticipation，预案），D（Discussion，讨论），A（Assessment，评估），R（Response，反馈）组成的RADAR原则构建了有效的急性术后疼痛管理及培训框架。

（一）R（Responsibility，职责）

对所有可能参与到急性术后疼痛管理的人员进行教育、培训是术后APS的重要职责。教育及培训的对象应包含护工、社工等可能参与到术后患者管理过程的全部人员。

（二）A（Anticipation，预案）

急性疼痛管理计划应始于术前。术前评估、准备应包括完善的疼痛病史采集、体格检查以及镇痛方案。

（三）D（Discussion，讨论）

术后急性疼痛成功诊治的关键在于团队协作。鼓励全部团队成员讨论、分享、定期更新及回顾围手术期镇痛方案和策略非常重要。此外，与患者进行术前、术后的讨论也十分必要，了解患者的预期、态度、信仰都可能会对镇痛方案产生影响，同时，可增加患者满意度并减少焦虑。

（四）A（Assessment，评估）

作为第五大生命体征，早期、常规、规范评估疼痛对于急性术后疼痛管理至关重要。APS团队应根据患者的实际情况（生理、情绪、意识状态、年龄等）以及医务人员需求选择正确的评估手段和工具。准确记录可使疼痛管理更为高效，从而显著提升患者满意度。推荐使用的疼痛评估工具应包含大字体、盲文数字、图画面部表情及文字描述（如下图）。

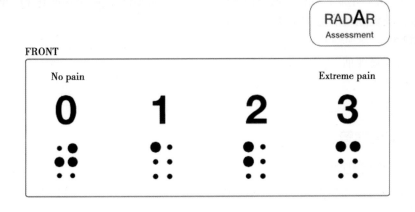

235

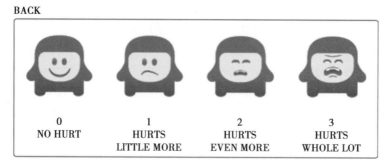

（五）R（Response，反馈）

APS 团队应根据患者的实际情况及需求及时作出反应。处理疼痛的手段包含药物及非药物，时间包含术前、术中及术后。应根据每位患者的实际情况权衡利弊，选择合适的镇痛手段。

R、A、D、A、R 五个英文字母构成了帮助 APS 团队进行疼痛管理的 RADAR 原则的基础框架，也组成了英文单词"雷达"。疼痛应在每位医务工作者的"雷达"扫描范围内。多学科合作实施 RADAR，强调合作团队应包含更为广泛的参与人群，如健康工作者、社会工作者、护工等。RADAR 原则可协助术后疼痛管理团队更加规范、高效地进行疼痛管理工作。

第二节　围手术期镇痛的核心制度

急性疼痛服务组织（APS）的架构、制度以及患者宣教和临床急性疼痛治疗的指南和流程，旨在给予患者安全、舒适以及减轻患者的疼痛体验。

一、围手术期镇痛管理人员构成及分工

（一）科主任

与医院层面的沟通，镇痛管理质量控制，对外交流。针对重点患者、疑难患者的疼痛进行指导。科室围手术期镇痛管理相关制度的制定和审核。领导急性疼痛相关科研项目。

（二）APS 组长

在科主任领导下，负责 APS 的具体领导、实施以及镇痛管理质量控制。定期进行疼痛查房（主要是疑难患者的处理，相关会诊）、院内培训、科室培训、对外交流等。具体实施相关科研项目。

（三）APS 成员

麻醉医师：在科主任以及 APS 组长指导下，负责急性疼痛查房，定期汇报，对患者的疼痛进行准确地评估并且及时治疗，同时处理相应并发症。具体实施镇痛相关科研项目以及相关数据收集整理分析等。

麻醉/疼痛专职护士：负责每日病房随访，进行疼痛评估，对患者进行宣教，检查镇痛泵管路及参数，负责填写疼痛治疗的整个过程，包括镇痛泵参数调整情况、镇痛过程中的其他情况、疼痛评分、镇静评分、运动阻滞评分、阻滞平面及并发症情况等。对于镇痛不佳或术后镇痛出现严重并发症的患者，向麻醉医师汇报。随机抽查病房护士的疼痛评估。

（四）病房护士

负责患者每日疼痛评估。

（五）临床药师

跟随急性疼痛查房，并提供药理学支持，协作科研项目。

二、围手术期镇痛管理的制度

（一）APS 每日查房制度

常规每日针对术后镇痛患者进行查房，是 APS 工作的主要形式，日常工作时间由麻醉医师指导下

的麻醉/疼痛专职护士完成，节假日由值班麻醉医师完成。麻醉医师实行24小时指导负责制，APS遇有问题，24小时均可呼叫联系相应的麻醉医师，得到业务上的指导，这对于完善术后镇痛的有效性和安全性非常重要，便于及时调整镇痛方案，处理并发症。

（二）麻醉/疼痛专职护士急性术后镇痛管理准入制度

麻醉/疼痛专职护士进行急性术后镇痛管理前须接受专业培训，考核通过后方可开始工作。

专业培训包括急性术后疼痛理论培训及技能培训，理论培训包括：①急性疼痛对机体的影响；②疼痛的评估方法及分级；③急性术后疼痛的给药原则；④术后镇痛常用药物及不良反应；⑤常见术后镇痛方式及并发症；⑥术后镇痛随访内容及评判标准等。经过理论学习后，跟随APS麻醉医师或已有资质麻醉/疼痛专职护士或实习1个月，熟悉并掌握APS查房流程及各种术后镇痛并发症处理。实习期满并且通过考核方可进行术后镇痛访视工作。

（三）交接班制度

建立交接班制度。患者返回病房后麻醉医师首先与病房护士严格交接班，包括手术方式、麻醉方法、镇痛泵药物配比情况、参数设置、镇痛泵开放情况。告知患者及家属镇痛泵如何使用及注意事项。APS人员下班前将特殊患者交接于夜班值班麻醉医师，包括镇痛方案的更改可能出现的相应不良反应以及延续治疗方案等。夜班值班麻醉医师一早将夜班值班时急性疼痛处理的患者与APS人员进行交班。

（四）药物管理制度

参照麻醉药品管理制度严格执行，毒麻限制药品由麻醉科统一管理。麻醉镇痛药品和第一类精神药品设立专柜储存，配备专人负责管理工作，药品入库双人验收，出库双人复核，做到账物相符。领药时要注明领用药物的名称及数量，领用者签名（双人签名）。归还药品时，上级麻醉医师负责检查并签名。归还时要写明：未用药数量、空瓶数量、处方数量，并由专人负责麻醉镇痛药品的清点工作，在登记表上记录清点的日期、时间，并签名。

交班时如果发现麻醉镇痛药品数量不符，处方不符，立即联系药品使用者，直到找到麻醉镇痛药品或补好处方，必要时告知本部门负责人，并填写不良事件报告表。

临床药师在药物药理及参数方面，给予麻醉科和APS支持和帮助。

（五）定期汇报制度

对于镇痛泵及镇痛药物使用情况应定期进行总结并全科汇报，定时对登记资料进行汇总和总结，分析患者的疼痛感受。对于镇痛不良事件要及时上报，定期进行分析，对出现的问题及时改进，使得镇痛管理更加科学合理。

第三节　围手术期镇痛的随访与数据库建立

一、围手术期镇痛随访（查房）

（一）APS查房一般流程

每日对术后镇痛患者进行查房是APS的主要工作形式。APS小组或值班麻醉医师根据镇痛访视单到各病房，常规于术后第一天、术后第二天进行查房，特殊患者增加查房次数。根据医院条件可带平板电脑、值班手机、疼痛药箱。

随访时应检查患者生命体征，PCA泵参数等。采用标准化的评估手段（如VAS评分）进行疼痛评估，包括静息痛和活动痛，询问患者PCA泵使用效果。指导患者正确使用PCA泵，处理并发症，处理故障。根据情况调整参数，加药或撤泵等。APS查房应有标准化医嘱和记录，包括镇痛方案和不良反应的预防等内容。护理人员应及时收泵，登记加药时间及药量，撤泵时间及剩余药量，仔细检查导管是否完整，检查有无穿刺点感染，并做消毒处理。

APS遇到问题时可随时联系相应的麻醉医师，得到业务上的指导。

（二）术后镇痛随访的注意事项

麻醉医师在进行术后镇痛的过程中应注意：

1. 在实施术后镇痛前应与手术医师协商讨论，评估患者状况，确定术后镇痛的具体方式和镇痛起止时间，确保患者术后的安全康复。

2. 术前对患者及其家属作有关术后镇痛的宣教工作，取得其知情同意权，接受镇痛患者的知情同意权包括：术后镇痛的方法及利弊；应用术后镇痛的优越性和不良反应；术后镇痛的费用；术后镇痛设施的使用方法及注意事项。宣教后要取得患者及其委托的直系亲属的书面同意。

3. 在麻醉医师实施术后镇痛时，应本着安全、有效、经济、方便的原则进行。

4. 建立术后镇痛登记制度。其内容包括患者的姓名、性别、床号、住院号、诊断、手术名称、镇痛药配方、镇痛模式、镇痛起始时间至终止日时间、不良反应及处理过程、配制者和实施者姓名等。

5. 在术后镇痛设施上加贴标签制度。在每个使用的镇痛设施上贴上标签，标明患者姓名、床号、住院号、镇痛药配方、镇痛模式、镇痛日期及配制者姓名，以便随访、维护和调整用药。

6. 对实施术后镇痛的患者应进行远期随访，提高术后镇痛的效果和安全性。

二、数据库建立

数据库技术是管理信息系统、办公自动化系统、决策支持系统等各类信息系统的核心部分，是进行科学研究和决策管理的重要技术手段。在信息化社会，充分有效地管理和利用各类信息资源，是进行科学研究和决策管理的前提条件。

开发和创建围手术期镇痛数据库，由 APS 小组成员专门输入数据，保证数据输入质量，然后经过分析整理，再指导临床供其他麻醉医生参考，从而让临床镇痛工作更加完善，还为科研收集了数据。

（一）数据库基本内容，应包括：

1. 一般情况：患者姓名、年龄、性别、体重、科室、病案号、术前诊断、并发症、手术方式、手术日期、术中特殊情况等。

2. 术前评估：包括心功能分级、过敏史、手术麻醉史、基本化验检查。

3. 麻醉与镇痛：其是镇痛数据库的核心部分，应涵盖术后镇痛的各项观察指标和对并发症的处理。具体为：麻醉医生及助手姓名，ASA 分级，麻醉方式及并发症，镇痛方法及模式，镇痛泵型号，镇痛泵具体药物配方及参数设置，镇痛泵使用时间，镇痛效果评估，参数调整记录，并发症发生及处理记录。

（二）镇痛数据库满足要求

1. 数据库平台能够满足与医院现有的 HIS、麻醉信息管理系统进行连接。

2. 局域网建设，实现镇痛数据便捷式网络直报，既方便又及时。

3. 建立移动终端系统，直接从患者床旁采集数据传输到数据库。

4. 建立格式化信息为主的数据库，提高数据质量。

5. 可快速生成各种报表，减少手工工作量，使工作效率成倍提高。

6. 全方位数据查询和统计分析，为镇痛管理层提供决策依据，同时便于科研工作。

7. 尽可能满足通过腕带扫码获取患者随访表格，避免随访人员漏访或造假。

（冯　艺　马艳辉　参编）

参 考 文 献

1. Lin CC, Lai YL, Ward SE. Effect of cancer pain on performance status, mood states, and level of hope among Taiwanese cancer patients [J]. J Pain Symptom Manage, 2003, 25(1): 29-37.

2. Christoph Maier, Nadja Nestler. The Quality of Pain Management in German Hospitals [J]. Dtsch Arztebl Int, 2010, 107(36): 607-614.

3. Rawal N. Current issues in postoperative pain management [J]. Eur J Anaesthesiol, 2016, 33(3): 160-171.

4. David J, Rowbotham and Pamela E. Macintyre. Clinical Pain Management: Acute pain. First Published in Great Britain in

2003 by Arnold，a member of the Hodder Headline Group.

5. Subramanian P，Ramasamy S，Ng KH，et al. Pain experience and satisfaction with postoperative pain control among surgical patients. Int J Nurs Pract，2016，22（3）：232-238.

6. D'Arcy Y. Compact clinical guide to acute pain management：an evidence-based approach for nurse［M］. New York：Springer Publishing Company，2011，29-45.

7. Gleeson E，Carryer J. Nursing staff satisfaction with the acute pain service in a surgical ward setting［J］. Nurs Prax N Z，2010，26（1）：14-26

8. Rawal N，Berggren L. Organization of acute pain services：a low-cost model［J］. Pain 1994，57（1）：117-123.

9. Tawfic QA，Faris AS. Acute pain service：past，present and future. Pain Manag，2015，5（1）：47-58.

10. Nicastri DG，Wisnivesky JP，Little VR，et al. Thoracoscopic lobectomy：report on safety，discharge independence，pain，and chemotherapy tolerance. The Journal of thoracic and cardiovascular surgery，2008，135（3）：642-647.

11. Zhao JB，Luo ZL，Feng C，et al. Effects of the intermittent injection with super-low pressure on the postoperative pain control during the uterine artery embolization for uterine myoma. International journal of clinical and experimental medicine，2015，8（8）：14303-14307.

12. Zechmeister JR，Pua TL，Boyd LR，et al. A prospective comparison of postoperative pain and quality of life in robotic assisted vs conventional laparoscopic gynecologic surgery. American journal of obstetrics and gynecology，2015，212（2）：194 e1-7.

13. Nosotti M，Rosso L，Tosi D，et al. Preventive analgesia in thoracic surgery：controlled，randomized，double-blinded study. European journal of cardio-thoracic surgery：official journal of the European Association for Cardio-thoracic Surgery，2015，48（3）：428-33，34.

14. Diaz-Heredia J，Loza E，Cebreiro I，et al. Preventive analgesia in hip or knee arthroplasty：a systematic review. Revista espanola de cirugia ortopedica y traumatologia，2015，59（2）：73-90.

15. American Pain Society. Principles of analgesic use in the treatment of acute pain and cancer pain［M］. 4th Edition. Glenview：American Pain Society，1999：17，31.

16. Australian and New Zealand College of Anaesthetists and Faculty of Pain Medicine. Acute pain management：scientific evidence［M］. 3rd Edition. Melbourne：Australia and New Zealand College of Anaesthetists，2010：57-208.

17. Elvir-Lazo OL，White PF. The role of multimodal analgesia in pain management after ambulatory surgery. Curr Opin Anaesthesiol，2010，23（6）：697-703.

18. American Society of Anesthesiologists Task Force on Acute Pain Management. Practice guidelines for acute pain management in the perioperative setting：an updated report by the American Society of Anesthesiologists Task Force on Acute Pain Management. Anesthesiology，2012，116（2）：248-273.

19. Chumbley GM，Ward L，Hall GM，et al. Pre-operative information and patient-controlled analgesia：much ado about nothing. Anaesthesia，2004，59（4）：354-358.

20. Dawson L，Brockbank K，Carr EC，et al. Improving patients' postoperative sleep：a randomized control study comparing subcutaneous with intravenous patient-controlled analgesia. J Adv Nurs，1999，30（4）：875-881.

21. Vickers A，Bsli S，Baxter A，et al. Consensus statement on the anticipation and prevention of acute postoperative pain：multidisciplinary RADAR approach. Current Medical Research and Opinion，2009，25（10）：2557-2569.

22. 李海红，周京利，马亚群. 术后镇痛数据库的临床应用体会. 中国数字医学，2016，11（9）：117-119.

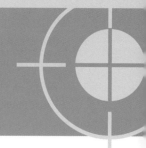

第二十二章 临床诊疗麻醉与镇静的建设与管理

杨承祥　佛山市第一人民医院

　　临床诊疗麻醉与镇静的范围，包括内镜诊疗、介入诊疗、无痛牙科、无痛人流、无痛取卵，以及其他各种有创检查等。临床广泛应用的内镜诊疗包括胃镜、结肠镜、支气管镜、逆行胰胆管镜（ERCP）、宫腔镜和膀胱镜诊疗，常导致患者较强不适感和疼痛。此外，牙科诊疗、介入影像学等检查诊疗可引起患者强烈的焦虑和恐惧感。临床诊疗操作诱发的疼痛和焦虑对机体有诸多不良影响，患者也时常难以配合完成诊疗操作。在过去不谙舒适医疗技术的年代，患者在诊疗过程中大多保持清醒，忍受疼痛的折磨。现今，随着医学的发展和人们对医疗服务质量要求的提高，这些诊疗现大多在麻醉／镇静下实施。开展此类临床诊疗的麻醉／镇静，以及成立相应的麻醉／镇静专业组，是实施舒适医疗和建设无痛医院的重要组成部分。

第一节　诊疗麻醉与镇静的建设与管理

一、组织管理

　　内镜诊疗技术迅猛发展，不仅成为临床诊断治疗的主要手段，还逐渐发展为中老年体检的常规项目。患者增长迅速，医师和护士的工作繁忙，为了便于管理、保证医疗安全和质量，提倡现代医院建立"内镜诊断与治疗中心"（以下统称"内镜中心"），可采取独立运行模式或麻醉手术中心模式。内镜中心的建设与管理应和手术室相类似，可根据医院具体情况设立多个诊疗室，每个诊疗室配备相应的专科诊疗设备以及相应的专业人员。内镜中心可使医疗资源得到有效整合与优化，麻醉科人力资源得到最大利用，麻醉的安全性和质量得到更好的保证。但缺点是建立内镜中心的前期投入较大，需要医院决策者的重视和科学规划，医院管理层需要协调好各个相关科室之间的关系。

　　内镜中心宜配备相应的内镜诊疗麻醉／镇静专业组，专业组成员人数可根据内镜工作业务量分配和调整。专科组长必须具有良好的工作责任心和人际沟通能力，管理能力强，精通和熟悉内镜诊疗麻醉／镇静业务。一般情况下，专业组人员资质结构要呈梯形分布（图22-1），组长负责各种突发事件和疑难病例处理，高年资主治医师主要从事较高难度的内镜诊疗麻醉／镇静，如ERCP和支气管镜诊疗。住院医师在主治医师及以上职称医师的指导下，实施一般胃肠镜、宫腔镜诊疗的麻醉／镇静，麻醉科护士主要在麻醉医师指导下负责内镜诊疗PACU工作。建议由1名主治医师或高年资住院医师专门负责麻醉／镇静前的病情评估工作。建议每个操作室配备至少1名麻醉科高年资住院医师，最好可再配备1名麻醉科护士，麻醉科护士负责麻醉前准备和镇静／麻醉记录、协助镇静／麻醉管理；每2～3个单元操作室配置1名具有主治医师（含）以上资质的麻醉科医师，指导并负责所属单元患者的镇静／麻醉以及麻醉恢复。麻醉恢复室的麻醉科护士数量与床位比宜为1∶2～4，负责监测并记录患者麻醉恢复情况。麻醉医师与麻醉科护士宜相对固定，以保证镇静／麻醉过程及麻醉恢复过程的患者安全。内镜诊疗麻醉／镇静组在行政及业务技术上有相对独立性，人员及经费分配应归由麻醉科统一管理。

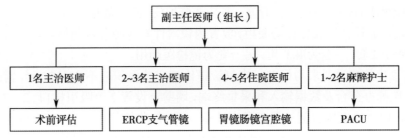

图 22-1　内镜诊疗麻醉 / 镇静小组结构示意图

二、建设要求与标准

（一）总体设计

内镜中心是开展胃镜、肠镜、支气管镜、宫腔镜、膀胱镜、ERCP 及相关治疗项目的综合性诊疗机构，由于服务群体大多是门诊患者，因此选址一般宜在门诊或离门诊较近的地方，楼层的选择则应在较低的楼层或与药房和收费处较近的楼层。一方面，行内镜诊疗的患者大多空腹或前一天进行了肠道准备，身体较为虚弱，可避免长时间等待电梯；另一方面，内镜检查过程中可能需要进行一些治疗或使用一定的药物，距离药房和收费处较近，可方便患者交费及取药。内镜中心总体面积的确定是根据中心每年的诊疗患者数量而制定的，国际上的标准一般是每平方米每年诊治 5～10 人次，国内则以每平方米每年诊治 10～20 人次较适合国情。

内镜中心总体的布局应分为候诊区、预约台、术前准备区、护士站、镜检室、术后恢复区、消毒间、储藏室、内镜诊疗医护人员办公区域和内镜麻醉 / 镇静组人员办公区域，面积不少于 1000m²。总的布局原则是每个区域相对独立、与公共区域有足够距离；人流与物流单向循环，避免交叉点。镜检室是内镜中心的核心部分，各医疗机构可根据自己的实际情况设置内镜检查室的数量。但至少应设置上消化道内镜检查室和下消化道内镜检查室各 1 间。每个镜检室应具备手术室外麻醉场所指南规定的各项设施，主要包括：①多功能监护仪（至少包括血压、脉搏、心电图、经皮脉搏血氧饱和度等指标）；②中心供氧与备用氧气；③吸引装置；④气管插管器具及简易呼吸器、密闭面罩；需行气管插管全身麻醉的诊室应配备麻醉机；⑤充足的照明系统；⑥足够的操作空间；⑦各种急救药物（阿托品、麻黄碱、肾上腺素、去甲肾上腺素、氨茶碱、毛花苷丙、呋塞米、去氧肾上腺素、异丙肾上腺素、利多卡因、地塞米松、碳酸氢钠、氯化钙等）；⑧呼救系统；⑨液体输注泵。此外，内镜中心应配备足够的麻醉机、困难气道管理设备、抢救物品，以及除颤仪和心肺复苏设备。

（二）各种内镜诊疗建设要求与标准

1. 胃肠镜诊疗的建设要求与标准　胃镜诊疗室面积应不少于 15m²，一般应摆放内镜检查床、内镜主机、配件摆放柜和医师办公台。室内光线明暗适中，安装可调节的灯光。采光过强的房间可安装窗帘，窗布选择红黑布制作，总的原则是使内镜图像显像清晰。内镜检查床和主机应位于房间同侧。墙面设计摆放配件的橱柜，放置内镜配件和各种急救药物。配置墙式吸引和氧气接口。需注意同时配备 2 套吸引，一套供内镜使用，另一套供吸引口咽分泌物使用。内镜检查床右侧放置麻醉治疗车，多功能监护仪。麻醉治疗车内放置麻醉药物、各种型号注射器、面罩、简易呼吸器、吸氧管、口咽通气道、气管插管器具等。室内安装供水和排水系统，镜检医师办公台位于房间另一侧，有各种单据、图像采集的终端和打印机等。肠镜室的设计与胃镜室相似，最好配备专门的卫生间。肠镜室的布局原则还应该充分考虑患者的隐私。

2. ERCP 诊疗的建设要求与标准　ERCP 诊疗室总面积应满足摆放 X 线机的需求。诊疗室分为操作区和控制区，操作区和控制区之间宜用含铅防辐射玻璃窗口相隔，便于观察。操作区是实施 ERCP 诊疗的区域，操作区中央是固定于 X 线机的镜检床，操作区必须能隔绝 X 线辐射，能摆放 X 线机、内镜主机和较大的配件贮备柜。后者用于摆放各种 ERCP 配件。控制区是控制 X 线机、采集内镜图像和医师讨论的区域，此区域配备了各种终端和多功能监护仪，医师可通过终端观察内镜诊疗的经过以及患者生命体征。X线机床右侧放置麻醉治疗车、多功能监护仪(监护数据应可外接)和麻醉机,左侧放置内镜设备。镜检室墙面设计摆放配件的橱柜,放置内镜附件和各种急救药物。墙面有中心吸引和氧气接口。其中中心吸引2套,一套为麻醉用,另一套为镜检医师用。

3. 支气管镜诊疗的建设要求与标准 支气管镜诊疗室总面积应不少于20m²,需配备纤维支气管镜、内镜检查床、医师办公台及数据输入和采集终端,墙壁上设置2个吸引接口、2~3个氧气接口和1个压缩空气接口。内镜检查床右侧放置麻醉治疗车、多功能监护仪和麻醉机,左侧放置内镜设备。镜检室墙面设计摆放配件的橱柜,放置内镜附件和各种急救药物。支气管镜检对麻醉技术要求较高。根据不同的麻醉方法和麻醉医师习惯,诊疗室可配置高频通气呼吸机和丙泊酚/瑞芬太尼双通道的靶控输注泵。

4. 宫腔镜和膀胱镜诊疗室的建设要求与标准 宫腔镜和膀胱镜诊疗室面积要求应达到15m²,房间设计要有利于截石位的操作和诊治,以及保护患者隐私。内镜检查床右侧放置麻醉治疗车,多功能监护仪。麻醉治疗车内放置麻醉药物、各种型号注射器、面罩、简易呼吸器、吸氧管、口咽通气道、气管插管器具等。墙面有中心吸引和氧气接口。其中中心吸引2套,一套为麻醉用,另一套为镜检医师用。

5. 内镜中心PACU的建设要求与标准 接受内镜诊疗麻醉/镇静的患者苏醒速度一般较快,但仍需要在PACU监测和恢复,因此内镜中心须具有独立的麻醉恢复室或麻醉恢复区域,建议麻醉恢复室与实施麻醉/镇静的内镜操作室床位比例不低于1:1,并根据受检患者数量与镇静/麻醉性质设置面积。其设备应符合麻醉恢复室的基本要求,即应配置常规监护仪、麻醉机和(或)呼吸机、输液装置、吸氧装置、负压吸引装置以及急救设备与药品等。PACU病床间用可移动的帘布隔开,保护患者隐私。PACU可安排麻醉科护士对患者进行麻醉/镇静后的监测,但此工作必须在麻醉医师的指导下进行,保证术后患者安全复苏。PACU麻醉科护士与床位的比例应为1:3~5。

三、管理规范

(一)无痛内镜基本工作流程(图22-2)

1. 预约登记 设立预约登记中心,根据各内镜每天的接纳量合理安排检查患者的数量。患者凭临床医师开具的内镜诊疗单至预约中心预约检查时间,了解相关诊疗的准备工作及诊疗后的注意事项,并根据自身需要和经济能力选择是否行无痛内镜诊疗,并在预约单的相应项目中进行登记。欲行无痛内镜诊疗者进入麻醉前访视与评估阶段;不选择无痛内镜诊疗者则直接进入术前准备阶段。

2. 麻醉前访视与评估 选择行无痛内镜诊疗的患者应前往麻醉门诊,由麻醉医师进行麻醉前访视和评估。麻醉医师根据患者的病史、体格检查及辅助检查资料,发现患者并存的疾病,评估其对内镜诊疗和麻醉的耐受能力,并在患者病历中说明麻醉风险评估结果及麻醉建议。根据各内镜诊疗的特点及患者具体情况,可建议使用局麻和(或)清醒镇静、深度镇静或全身麻醉,其中全身麻醉可选择非插管静脉全麻、喉罩全麻或气管插管全麻。病情较重的患者应与患者及其家属充分沟通,说明麻醉的风险及增加的费用,建议其在气管内插管全麻下接受诊疗。对检查未完善无法评估风险者须完善检查后再次进行评估。

可采用"ASA体格情况分级"(表22-1)评估患者的麻醉耐受能力:Ⅰ级和Ⅱ级患者对麻醉的耐受性一般均良好,麻醉经过平稳;Ⅲ级患者麻醉风险较高,麻醉前须尽可能做好充分准备,对麻醉中和麻醉后可能发生的并发症采取有效措施,积极预防;Ⅳ级以上患者应在严密监测下采用气管内插管全麻。

3. 术前准备

(1)禁饮禁食:为降低术中误吸的风险,成人术前应至少禁食脂肪类食物8h、禁固体非脂肪食物6小时、禁奶制品4小时、禁清水2小时;12岁以下的儿童则应至少禁食固体食物8小时、配方奶粉6小时、母乳4小时或清水2小时。

(2)签署麻醉知情同意书:麻醉医师向患者和(或)法定代理人详细说明诊疗方案、风险、益处、预后、防范措施等,征得同意后由患者本人或其法定代理人签署麻醉知情同意书。

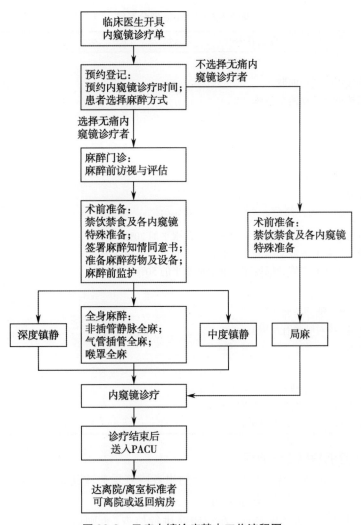

图 22-2 无痛内镜诊疗基本工作流程图

表 22-1 ASA 体格情况评估分级

分级	患者情况
Ⅰ级	无生理、身体、心理异常的健康患者
Ⅱ级	伴有轻度系统性疾病，日常活动不受限
Ⅲ级	伴有重度系统性疾病，但器官功能可代偿，活动受限
Ⅳ级	伴有重度系统性疾病，经常威胁生命
Ⅴ级	濒死患者，不论手术与否，在24h内可能死亡

（3）准备麻醉/镇静药物和设备：麻醉医师进行麻醉/镇静前应确保麻醉/镇静及抢救相关的设备处于可使用的状态，相关的药物及器械齐备。

（4）麻醉/镇静前监护：患者入室后换上内镜检查专用衣物，仰卧于检查床上，开放外周静脉通路，中流量鼻导管吸氧，监测心电图、心率、无创血压和脉搏血氧饱和度。

4. 麻醉/镇静实施　麻醉医师根据麻醉前评估结果确定麻醉/镇静方案，根据不同的内镜诊疗要求摆好患者体位后，实施麻醉/镇静。麻醉/镇静成功后施行内镜诊疗，期间须密切监测患者的生命体征。内镜诊疗结束后停止麻醉/镇静，将患者转入PACU进行监护。

5. 离室与离院标准　符合以下条件或 Aldrete 评分（表 22-2）不小于 9 分的门诊患者可转送至患者休息室，住院患者则转送回病房继续观察：①神志完全清醒，定向力恢复，肌张力正常；②生命体征平稳，呼吸循环稳定；③呼吸空气 $SpO_2>95\%$ 或不低于术前。

表 22-2 　Aldrete 评分系统

项目评分	
活动度	
能够按指令活动四肢	2
能够按指令活动两个肢体	1
不能动	0
呼吸	
能够咳嗽和深呼吸	2
呼吸困难或呼吸受限	1
无呼吸	0
循环	
全身血压和心率波动幅度不超过麻醉前水平的 20%	2
全身血压和心率波动幅度为麻醉前水平的 20%～49%	1
全身血压和心率波动幅度超过麻醉前水平的 50%	0
意识	
完全清醒（能回答问题）	2
能唤醒（只对呼唤有反应）	1
无反应	0
氧合	
呼吸室内空气能维持氧饱和度>92%	2
需要吸 O_2 才能维持氧饱和度>90%	1
即使吸 O_2 氧饱和度仍<90%	0

（二）各种内镜诊疗的特殊工作流程

1. 胃肠镜诊疗　麻醉前评估无胃痛肠镜诊疗的患者应着重关注其是否患有幽门及肠道梗阻、冠心病、肝硬化、贲门失弛缓症、食管气管瘘等疾病。

胃肠镜诊疗术前准备：严格禁食禁饮，在空腹时进行检查，否则胃肠内存有食物不仅影响观察，还会增加呕吐误吸的风险。若患者有胃排空延迟或幽门梗阻，则禁食时间应延长。对患有消化道出血或食管静脉曲张等可能大出血疾病的患者应先行中心静脉或较粗的外周静脉穿刺，并适当补液，保证静脉通畅。

无痛胃肠镜诊疗一般采用单药深度镇静，用药可选择单用丙泊酚、依托咪酯或复合使用，给药方法可采用单次静脉注射、微量泵持续输注或靶控输注等，但依托咪酯和氯胺酮只适合单次静脉注射。无痛胃肠镜诊疗也可使用丙泊酚复合阿片类镇痛药进行非插管静脉全麻。对于不接受无痛胃肠镜诊疗且能够配合的成年患者，也可以采用清醒镇静麻醉，如静脉给予咪达唑仑及芬太尼。胃镜检查可辅以咽喉部表面麻醉。

2. 支气管镜诊疗　支气管镜诊疗因在气管内进行操作，对呼吸影响大，气道管理困难，麻醉风险高，应慎重选择麻醉方式。一般情况衰弱、呼吸道梗阻风险高、心肺功能欠佳等对支气管镜诊疗耐受性差的患者应进行喉罩全麻，便于呼吸道管理。

无痛支气管镜诊疗时最重要的是保证氧供，无论是否采用机械控制通气，均须在麻醉前准备好呼吸机及面罩，以防通气不足导致血氧饱和度下降等紧急情况。

支气管镜诊疗宜采用平卧位。

无痛支气管镜诊疗可采用喉罩/气管内插管全麻或非插管静脉全麻，其中以喉罩全麻最为常用，因其可保留患者自主呼吸，不须给予肌松药，术后恢复快；出现紧急情况时可马上连接呼吸机控制通气，保证呼吸道的通畅。

气管内插管全麻虽可控制呼吸、给予足量麻醉药物达到无痛所需的麻醉深度，但存在操作复杂、增加损伤、给予肌松药后复苏时间长及费用高的缺点，因而不推荐常规使用。

基础情况良好的患者也可选择非插管静脉全麻,可选择丙泊酚或依托咪酯复合阿片类镇痛药,给药方法可选择单次静脉注射、微量泵持续输注或靶控输注,但依托咪酯只适合单次静脉注射。复合利多卡因气管表面麻醉可更好地减轻气道刺激。非插管静脉全麻常联合高频喷射通气保证供氧,但时间较长的超声支气管镜诊疗则不适宜使用高频喷射通气,以免造成二氧化碳蓄积,此时可考虑选择喉罩/气管内插管全麻或保留自主呼吸的清醒镇静。

考虑有困难气道的患者应在充分气管表面麻醉的基础上辅以右美托咪定清醒下完成诊疗。若须进行气管/支气管内治疗,须注意控制氧浓度在35%以下,因此呼吸机应可混合空气和氧气,并实时监测氧浓度。

支气管镜诊疗结束后停用所有麻醉药物,若患者没有自主呼吸须控制通气,保证氧供,直至恢复规律的自主呼吸。

对于不接受无痛支气管镜诊疗且能够配合的成年患者,也可以采用清醒镇静,如静脉给予咪达唑仑及阿片类药物,并辅以气管表面麻醉。

3. ERCP 诊疗　ERCP 是技术要求高、风险最大的消化内镜操作;且采用俯卧位,对呼吸功能影响大;胆道系统疾病对肝功能影响大,因此也需要严格把握麻醉禁忌证。麻醉的相对和绝对禁忌证与无痛支气管镜诊疗相仿。

ERCP 诊疗常采用俯卧位。

ERCP 诊疗常采用气管内插管静吸复合全麻,对年轻、无严重的重要器官疾病的患者也可行非插管静脉全麻。术中应严密监测心率,及时发现和处理因胆心反射引起的心率减慢。行非插管静脉全麻时,丙泊酚伍用阿片类药物为较多国内外文献所推荐的药物组合;因 ERCP 诊疗时间较长并须行术中放射定位,宜采用微量泵持续输注或靶控输注给药。

4. 膀胱镜诊疗　无痛膀胱镜诊疗的麻醉方法须根据手术情况决定。一般而言,时间较短的膀胱镜检查手术可采用非插管静脉全麻,丙泊酚联合芬太尼或瑞芬太尼效果确切,术后苏醒迅速。而膀胱镜辅助手术可选择椎管内麻醉或气管插管/喉罩静吸复合全麻。椎管内麻醉包括蛛网膜下腔麻醉、硬膜外麻醉和骶管阻滞。

无痛膀胱镜除合并重要器官严重疾病的患者,如哮喘急性发作、近期(3～6个月)急性心肌梗死、严重肝肾功能不全等之外,基本无禁忌证;凝血功能障碍的患者禁忌行椎管内穿刺。

膀胱镜诊疗术前准备:检查前应排空膀胱。

膀胱镜诊疗采用截石膀胱位。

膀胱镜诊疗需要液体膨胀膀胱,有发生水中毒、低钠血症、急性左心衰、肺水肿、低氧血症等并发症的风险。因此术中应注意控制补液速度,严密监测患者的生命体征,及早发现及处理各种并发症和意外。手术时间较长者应给予利尿剂。

5. 宫腔镜诊疗　无痛宫腔镜诊疗除合并重要器官严重疾病的患者外,基本无禁忌证。但以下情况需谨慎处理:阴道异常出血导致贫血者。

宫腔镜诊疗前准备:除特殊情况外,一般月经干净后5天检查;对阴道不规则出血的患者在任何时期都可进行检查,必要时给予抗生素预防感染;检查前应排空膀胱。

无痛宫腔镜诊疗一般采用非插管静脉全麻,可选择丙泊酚、依托咪酯或氯胺酮复合阿片类镇痛药或非甾体抗炎药。

宫腔镜操作时须警惕人流综合征和水中毒,必须严密监测患者的生命体征,及早发现并处理以上特殊并发症,确保患者生命安全。人流综合征可采用抗胆碱能药物缓解,如阿托品。预计手术时间较长者应给予利尿剂预防水中毒。

(三)规章制度

1. 麻醉医师资格分级授权管理制度　麻醉医师严格执行麻醉资格分级制度,按职称、能力施行各级麻醉。各医院可根据患者 ASA 分级、年龄、是否存在困难气道、神志、休克指数等因素综合判定麻醉操作和管理难度,把麻醉等级分为1～4级,1级麻醉难度最低,4级麻醉难度最高。1级麻醉应由主治及以上医师实施，住院医师也可在上级医师指导下操作；2 级麻醉应由主治及以上医师实施；3 级麻醉应由副主任及以上级别的医师实施；4 级麻醉则应由主任医师实施。术中出现特殊情况致麻醉等级上升，超越主麻麻醉权限的工作时，必须请示上级医师并在上级医师指导下完成。（注：麻醉医师资格分级授权管理方案必须遵循国家卫计委医院等级复评要求，各医院麻醉科根据具体人员配置情况制定，上报本院医疗主管部门备案并获批准）

2. 麻醉前访视、评估与准备制度

（1）对选择行无痛内镜诊疗的患者，麻醉前应对患者进行访视与评估，排除麻醉禁忌证，对患者实施知情告知并充分沟通后，由患者或法定代理人在麻醉知情同意书上签字。

（2）对全身状况欠佳或有特殊病情的患者，应充分评估其对麻醉及诊疗操作的耐受性，做好充分的防治措施，确保麻醉安全。

（3）实施麻醉 / 镇静时，应在用药诱导前再次进行简单评估。主要内容为核对患者身份和诊疗方式，询问禁食禁饮情况，评估即时生命体征、有无困难气道情况等，特别是对非当日进行前述麻醉前访视、评估与准备工作的预约患者，要仔细评估患者预约等待过程中的病情变化。

3. 患者知情同意制度

（1）以下情况对患者应履行告知义务：①常规麻醉及有创操作；②新开展的麻醉方法及其他特定范围的麻醉方法；③更改麻醉方式；④术中发生意外状况（包括手术时间延长）或处理；⑤术后需去 ICU 继续观察治疗者。

（2）知情同意书应于操作前签署，应由具备相应资质的麻醉医师告知，并由患者或其法定代理人签字同意后方可进行。告知内容应包括麻醉和有创操作的方法、目的、益处、可能造成的并发症及风险、预后、防范措施等。危重症和有伴随疾患或重要脏器损害者应告知可能发生脏器功能失常和衰竭等意外，风险较大者应单独将内容列出。根据具体的危险程度向患者或家属解释，不夸大事实，也不低估风险。遇有不理解，甚至态度恶劣的家属不可发生冲突，应及时通知上级医师或医务科。

（3）医患沟通后患方签字注意事项：①神志清楚、年龄在 18 周岁以上的成年人有权签署与自身相关的医疗文书；②当患者为未满 18 周岁的未成年人时，应由其监护人（法定代理人）签署相关医疗文书；③当患者为完全不能辨认或不能完全辨认自己行为的精神患者或意识障碍患者时，应当由其监护人签署相关医疗文书。④监护人顺序：配偶；父母；已成年的子女；祖父母、外祖父母；兄弟姐妹；孙子女、外孙子女；关系密切的其他亲属、朋友愿意承担监护责任并经以上监护人同意的。⑤特定情况下，医务人员不能或不宜向患者履行说明义务，应当向患者的近亲属说明，并取得其书面同意。⑥患者单独来院，无家属陪同，且神志不清楚的，在进行抢救性医疗过程中，若需要实施手术等侵入性诊疗措施的，先由科室主任或副主任在相关医疗文书上签字，然后由医院医务科审批同意。非正常工作时间及节假日期间，科室主任或副主任签字后，由医院总值班审批同意，正常工作时及时到医务科补办相关手续。

4. 麻醉记录制度　无痛内镜诊疗可采用相对简单的麻醉记录单，记录患者的基本信息、所接受的内镜操作、麻醉方式、详细的用药方案以及患者从进入诊疗室到离开内镜中心时的生命体征；记录椎管内阻滞时的穿刺部位和麻醉平面。有条件的单位可利用电子信息系统采集麻醉中的各项信息。

5. 药品管理制度

（1）麻醉科药品管理要严格执行国家《药品管理法》《处方管理办法》《麻醉药品和精神药品管理条例》《麻醉药品和精神药品处方管理条例》和《医疗机构麻醉药品、第一类精神药品管理规定》等法律、法规和医院有关麻醉药品的管理规定。

（2）麻醉科药品种类繁多、使用量大，应将药品实行分类管理。一般可分为常规药品、特殊和贵重药品、抢救药品、麻醉药品、一类精神药品及易制毒化学药品。要做到药品分类、固定存放、标志清楚。

（3）对麻醉药品实行"专人负责、专柜专锁、专用处方、专册登记"的管理办法，麻醉药品应凭麻醉科医师处方由专人统一领取，定期清点，核对无误，保证供应，或可采用智能药柜进行管理。

（4）麻醉科医师必须坚持医疗原则，正确合理使用麻醉药品，做到明确药品的使用范围、明确药品的使用权、明确药品的使用流程。严禁利用工作之便为他人或自己骗取、滥用麻醉药品的违法行为。

（5）使用麻醉药品时应注意检查，做到过期药品不用、标签丢失不用、瓶盖松动不用、说明不详不用、变质混浊不用、安瓿破损不用、名称模糊不用、确保用药安全。

（6）麻醉科药品管理应按医院药房统一规定进行：①药品的领取：根据临床需要，按计划定期从医院药品库房领取，并详细登记药名、数量、批号、生产日期和有效期、生产厂家、规格、剂型、储存方式，对于麻醉药品、一类精神药品及易制毒化学药品必须特别注明；②药品的存放：药品要分类存放，麻醉药品、一类精神药品及易制毒化学药品必须按照国家关于麻醉药品、一类精神药品及易制毒化学药品管理的要求，采用保险柜单独存放。药品还要按照药物说明书注明的储存方式存放，以免因储存方式不当影响药效；③药品的取用：麻醉科医师凭麻醉药物处方领取手术麻醉中所需麻醉药品，领取时必须严格认真核对，确保无误。凡以各镜检室为单元进行药物定量配制管理的麻醉科，则药物的使用与药物处方必须于当日内核清、按定量补齐；④药品的销核：定期对存放的药品进行清查核对，保证药物品种齐全，数量准确，储备适当。如发现药品变色、有破损、出现异常沉淀物、超过规定的有效期等要及时向医院药品管理部门报请销毁。麻醉药品的存放取用核销，也可采用智能药柜系统协助管理。

6. 医疗事故及严重并发症的预防和报告制度　医疗事故是指医疗机构及其医务人员在医疗活动中，违反医疗卫生管理法律、行政法规、部门规章和诊疗护理规范、常规，过失造成患者人身损害的事故。麻醉并发症是指麻醉期间所用药物或方法本身产生的严重副作用或病理变化。麻醉工作直接涉及患者的安危，因而对于医疗事故及严重并发症的防范已成为麻醉工作质量控制的核心。为了确保麻醉工作安全，必须强调各级人员坚守职责，严格遵守法律法规、规章制度和技术规范，工作认真细致，技术精益求精，力求杜绝医疗事故，并使并发症减少到最低限度。

（1）麻醉前应正确判断病情，做好麻醉前准备，执行主治医师负责制，安排麻醉不应超越各级医师的技术水平，麻醉科住院医师在工作中遇到技术困难时，切勿轻率行事，应及时请主治医师协助处理。

（2）对危重疑难病例、新开展的诊疗技术的麻醉以及麻醉新药、新技术或新方法的使用必须经科主任同意，必要时需报请医院主管部门批准，安排主治医师以上人员负责实施，经周密讨论后按预定方案执行。新研制的药物或新技术的临床试用则应经药品监督管理部门及院部批准。

（3）麻醉期间应集中精力，坚守岗位，密切观察病情变化，加强监测，及时记录患者各项生命体征的变化，疑有意外先兆时，应迅速判断、及时妥善处理。严重意外应报告上级医师协助处理。

（4）严格执行各种麻醉方法的操作常规和诊疗指南，切勿违章行事。常规是在实践经验中通过不断地总结并经过验证的技术规范，指南是对诊疗的专家共识或指导性意见，随着麻醉技术的不断发展，应不断加以修订和补充。

（5）麻醉期间常使用多种毒性药品，且多由静脉注射，用量也较大，麻醉科医师必须熟悉各种药品的作用、副作用及其相互作用，根据病情与用药目的决定用量与使用方法。在用药过程中（包括输血及其代用品的应用）实行与病房相同的安全用药流程，在配置麻醉科护士的单位，该流程可由麻醉科护士按照麻醉科医师制定的麻醉计划或口头医嘱完成，若无麻醉科护士的单位，该项工作应由巡回护士承担。

（6）应积极组织对危重患者的救治，重大抢救事件应由科主任主持，报告院医政（务）处和（或）院领导知情与参加，并及时与患者家属（或随伴人员）进行沟通。

（7）在抢救危重症患者时，必须严格执行抢救规程和预案，确保抢救工作及时、快速、准确、无误。

（8）医护人员要密切配合，口头医嘱要求准确、清楚，护士在执行口头医嘱时必须先记录下来，再复述一遍，并得到医师的确认后才能执行。特别是药名及其剂量、用法的记录要准确，记录时间应具体到分钟。抢救过程中未能及时记录的，有关医护人员应当在抢救结束后30分钟内据实补记，并加以说明。

（9）抢救室应做到设备齐全、性能良好、制度完善。急救用品必须实行"五定"，即定数量、定地点、定管理人员、定期消毒灭菌、定期检查维修。

（10）当术中或术后发生重大意外或并发症时，应立即向上级医师和科室负责人汇报，及时采取措施进行处理。

（11）发生医疗事故或差错应及时上报医务处或院主管部门。

（四）信息化管理

内镜中心的信息化管理是医院信息化管理的一部分，同样应具备对内镜诊疗各阶段中产生的数据进行采集、贮存、处理、提取、传输、汇总、加工生成各种信息的基本功能，从而为内镜中心的整体运行提供全面、自动化的管理。内镜中心信息化管理理论上应涵盖从患者就诊至离开内镜中心整个过程，业务应包括预约登记、麻醉门诊、排队叫号、检查诊断、图像存档、麻醉信息采集与管理、内镜洗消等，并与医院其他信息系统（如病理系统）无缝对接，共享信息资源。

1．内镜预约登记系统及麻醉门诊子系统　门诊就诊或住院治疗患者，因病情需要，由临床医师开具内镜检查单，此时患者基本信息产生于医院信息系统（Hospital Information System，HIS）的各个业务环节（如门诊诊疗系统、住院诊疗系统等）。患者持已缴费的内镜检查申请单到内镜预约中心进行预约登记，内镜预约系统可从医院 HIS 获取患者的基本资料。如患者选择麻醉／镇静下行内镜诊疗，临床医师应安排患者到麻醉门诊由麻醉医师进行麻醉前风险评估。麻醉信息门诊子系统可生成术前访视单，记录患者基本信息、综合评价信息等，也可通过系统集成接口从医院检验系统中自动提取患者麻醉前评估所需的检验结果，自动填写患者基本信息并生成符合国家卫计委规范的麻醉知情同意书，最后由麻醉门诊医师签署麻醉知情同意书。如未设立麻醉门诊，则可由内镜中心主管麻醉医师进行麻醉前评估并签署麻醉知情同意书。

2．内镜中心多媒体电子叫号系统　内镜中心建立多媒体电子叫号系统，可与 HIS 的门诊、电子病历、住院、缴费等子系统进行数据交互。系统支持患者姓名呼叫和任意语音播放功能，可自动连接内镜预约登记系统，获取预约信息并根据信息进行排队叫号。设立滚动播放的电子公告屏，显示患者姓名、检查类型、就诊状态（等候、检查中、麻醉复苏或者检查结束）等，使患者或其家属实时了解患者的就诊信息，减少等候时间。

3．麻醉信息管理系统　虽然内镜中心大部分患者均为门诊患者，检查时间较短，但随着内镜诊疗技术的发展，越来越多住院患者需在麻醉下行各种内镜诊疗操作，麻醉时间相对延长，因此，在现代内镜中心信息化管理中，麻醉信息管理系统不可或缺。内镜中心麻醉信息管理系统应包含术中及内镜复苏室两部分的麻醉信息采集和管理。镜检室内麻醉信息系统应具备一般手术室麻醉信息系统的基本功能，可从 HIS、内镜预约登记系统、麻醉门诊子系统中快捷提取患者信息，自动采集和加工处理来自于监护仪、麻醉呼吸机等设备的动态数据，并能实时显示和回顾。可实现麻醉事件、用药、输液输血等信息的快速录入，根据系统记录自动生成麻醉记录单上的手术麻醉基本信息，包括患者姓名、年龄、诊疗操作名称、术者、麻醉医师、护士等。虽然内镜检查多采用短效麻醉药进行镇静麻醉，患者术后苏醒迅速，术后苏醒也应采用 PACU 信息管理子系统，有利于及时记录病情复杂或危重患者复苏过程中的麻醉用药、事件、生命体征、患者入室情况、出室情况等。系统可自动生成独立的术后苏醒期间麻醉记录单，或延续术中麻醉记录单的模式，便于查阅术中信息，并保证术中与复苏期间的患者数据前后衔接、无断点。

建立具备强大查询和统计功能的内镜中心麻醉质控指标数据库。通过数据库可分析统计麻醉医师工作量、内镜诊疗中接受麻醉／镇静患者的比率、各种镜检的比率，还可统计各种不良事件发生率，如：反流误吸、呼吸抑制、苏醒延迟、心律失常、低血压、心搏骤停、大出血等发生率，从而对各项质控指标进行定期汇总、分析，生成各类报表，并利用这些信息监控和改进自身医疗质量。同时，麻醉信息管理系统也应具备对内镜中心麻醉药品、耗材、麻醉设备等统一管理功能，使科室医师方便掌握药品的库存信息和需求，避免设备安全隐患，为麻醉科对内镜中心的管理及控制提供帮助。

另外，有条件的医院可建立中心工作站，将监护仪等各种监测信息导入中心工作站，便于内镜中心麻醉科负责人更好地监管麻醉质量，减少麻醉不良事件的发生，提高服务质量。

4．内镜影像信息系统　内镜检查过程中的图像采集是检查诊断的关键。内镜影像信息系统应集高清晰采集、处理、存档、录像、诊断编辑、图文打印、病历管理、统计分析、临床浏览、案例点播、示教、质控和远程转播于一体,并有机地与医院 HIS 和其他科室医学影像信息系统 PACS(Picture Archiving and Communication Systems,PACS)相结合。

5. 内镜洗消系统 内镜是一种重复使用的精密检查器械,每次使用后必须经过严格的清洗消毒过程方能再次使用,因此,对内镜的清洗和消毒工作环节应进行实时的监控及有效记录,对每条内镜使用情况作完整的记录。详细记录患者检查时使用的内镜编号,以便跟踪管理。因此,系统需要通过接口读取患者信息,并与具体内镜编号实现关联。能提供洗消人员工作量统计、内镜洗消情况查询等管理类报表,统计结果可输出至 Excel 电子表格和相关医学统计学软件,进行复杂统计学处理。后期追踪时,可以查询患者使用哪条镜子,并对该条内镜的洗消信息进行详细追溯。

内镜中心诊疗的信息化管理必须围绕医院信息化系统来建立,具体的各项信息处理子系统可不尽相同,应由各医院根据其管理模式采用科学化、规范化、标准化理论设计建立而成,应符合医院实际的体系结构、管理模式和运作程序,最终目标是在内镜中心建立数字一体化平台。

第二节　牙科诊疗镇静的建设与管理

一、工作流程

(一)建设要求与标准

1. 设备要求 无痛牙科需要配备麻醉相关的监护设备、呼吸机、抢救物品等,具体包括:

中心供氧设备、麻醉机、负压吸引器、多功能监护仪(包含心电图、脉搏氧饱和度、血压等)。

气管插管相应设备:各型号喉镜、各型号气管导管、牙垫、口咽及鼻咽通气道、简易呼吸器等。

急救药品和设备:阿托品、麻黄碱、肾上腺素、去甲肾上腺素、氨茶碱、毛花苷丙、呋塞米、去氧肾上腺素、异丙肾上腺素、胺碘酮、利多卡因、地塞米松、碳酸氢钠、氯化钙、除颤仪等。

麻醉器械:微量注射泵等。

2. 人员要求 牙科诊疗镇静应由具有主治医师(含)以上资质的麻醉医师负责实施,巡回护士应经过麻醉科手术室的培训,具备急救能力,能够配合麻醉医师进行急救,以确保患者安全。

(二)工作流程

1. 镇静的术前访视与评估 在进行牙科诊疗镇静前,麻醉医师应充分做好镇静前访视,具体包括以下内容:

(1)镇静前评估:牙科诊疗应在镇静前访视患者,主要包括三个方面:病史,体格检查和实验室检查。重点评估患者是否存在困难气道、心肺相关的基础并发症,是否有反流、误吸的风险。

(2)患者知情告知:术前应告知患者和(或)患者受托人牙科诊疗的镇静方案,解释镇静的目的以及可能存在的风险及抢救措施,取得患者和(或)受托人的同意,并签署知情同意书。

2. 镇静前准备 选择镇静下牙科诊疗的患者术前应禁食禁饮(清水 2 小时,奶制品 4 小时,固态食物 6 小时,脂肪类 8 小时)。如患者存在胃排空功能障碍,应适当延长禁食和禁饮时间。镇静前应检查麻醉设备是否正常工作,确认气源无误,检查气管插管用具能否正常使用,再次确认麻醉药品及急救药品、设备无误,准备供氧、负压吸引装备。

3. 牙科诊疗镇静的实施 镇静实施前,必须对患者进行相应的监测,包括血压、心电图及脉搏氧饱和度。大多数患者选择镇静是由于对口腔内操作的恐惧感,所以,应在牙科医师行局部麻醉前,使患者达到中度镇静状态。可选择丙泊酚等短效麻醉剂,并根据不同操作步骤和医师的要求适当调整。在局麻药物发挥作用后,可逐渐降低镇静深度,使得患者放松、舒适、无紧张焦虑感,同时能听从指令配合治疗。诊疗操作结束后,持续监测直至患者完全清醒达到离院标准,无任何气道堵塞风险后,才可以在家人陪同下离开医院。特殊情况下,为保障患者安全,可将患者转运至 PACU 进行复苏。

二、安全管理与注意事项

牙科诊疗的镇静大部分是门诊患者，术前检查及准备均不够充分，麻醉医师在术前访视时要尽可能详细全面的收集病史。

大部分牙科无痛技术不需要呼吸机控制通气，但呼吸机及相应插管工具以及负压吸引设备的准备是必不可少的，以便在紧急情况下能第一时间开放气道。

抢救车内药物需要保持完整，配备一台除颤仪也是必要的。诊疗过程可能发生难以预见的药物过敏、局麻药中毒、反流误吸、喉痉挛等，必须保证有条件在第一时间对患者进行抢救。

第三节 手术室外其他诊疗麻醉／镇静的建设与管理

一、介入诊疗麻醉／镇静的建设与管理

（一）建设要求与标准

介入诊疗通常需要在放射性 X 线（CR、DSA、CT）或超声引导下完成，如心脑血管疾病和血管外科疾病的造影及血管栓塞术、经皮穿刺活检术、穿刺引流术、肿瘤射频消融术等微创手术及影像学检查。患者除了会遭受介入手术带来的疼痛和焦虑以外，同时需保持长时间的静止体位以配合手术或检查，这就要求给患者提供舒适安全的麻醉或镇静。需要麻醉医师在手术室外进行介入诊疗的麻醉与镇静的患者日益增加，但同时潜在麻醉风险也比手术室内的麻醉／镇静增加。因此，为确保医疗安全，对介入诊疗的建设应有相关的要求与标准。

1. 介入诊疗麻醉／镇静的场所与设备要求 开展介入诊疗麻醉／镇静的场所除应符合常规放射或超声诊疗安全防护和相关要求外，还应具备以下条件：

对于开展有创介入手术或检查的场所应具备空调洁净系统。

除配备符合影像学要求的仪器设备外，还应符合手术麻醉的基本配置要求，即应配备常规监护仪（包括心电图、脉搏血氧饱和度和无创血压，呼吸频率等）、供氧及吸氧装置、负压吸引装置、静脉输液装置（包括微量注射泵）、常规气道管理设备（麻醉机、简易呼吸器、麻醉咽喉镜、气管内插管用具等）、抢救药品（阿托品、麻黄碱、肾上腺素、去甲肾上腺素、胺碘酮、氨茶碱、毛花苷丙、呋塞米、去氧肾上腺素、异丙肾上腺素、盐酸利多卡因、地塞米松、碳酸氢钠、氯化钙注射液等）、除颤仪等。对于需要气管插管全麻下手术或检查的患者，还应监测呼吸末二氧化碳分压，危重症患者必要时应监测有创血压和中心静脉压。

2. 人员要求 介入诊疗麻醉／镇静应由具有主治医师（含）以上资质的麻醉医师负责实施。气管插管全麻或危重患者，则需安排 1 名麻醉科护士或麻醉住院医师协助工作。介入诊疗手术的巡回护士应经过麻醉科手术室的培训，具备急救能力，能够配合麻醉医师急救以确保患者安全。

（二）工作流程（图 22-3）

1. 麻醉／镇静前访视与评估 在进行介入诊疗麻醉／镇静前，麻醉医师应充分做好麻醉前访视，具体包括以下内容：

（1）麻醉／镇静前评估：择期介入诊疗应在麻醉前 1 日访视患者，主要包括三个方面：病史，体格检查和实验室检查。重点评估患者是否存在困难气道、未控制的高血压、心律失常、心功能不全，是否合并有慢性支气管炎、肺气肿、哮喘等病史，是否有活动性出血、反流、误吸等情况。

急诊介入手术，患者病情危重，接到麻醉／镇静通知后应及时对患者病情及麻醉／镇静风险进行评估，及时与术者沟通。

（2）患者知情告知：应告知患者和（或）患者受托人介入诊疗的麻醉／镇静方案，解释麻醉／镇静的目的以及可能存在的麻醉风险及抢救措施，取得患者和（或）受托人的同意，并签署知情同意书。

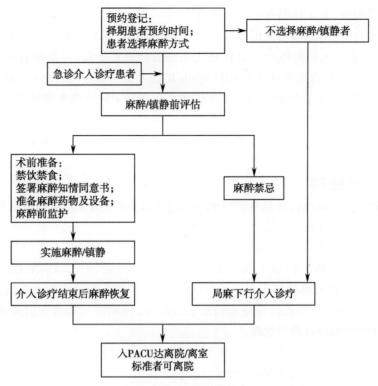

图 22-3　介入诊疗麻醉 / 镇静基本工作流程图

2. 麻醉 / 镇静前准备　择期介入诊疗患者术前应禁食、禁饮（脂肪类固体食物 8 小时、淀粉类固体食物 6 小时、牛奶和配方奶 6 小时、母乳 4 小时、清饮料 2 小时），如患者存在胃排空功能障碍，应适当延长禁食和禁饮时间。急诊介入诊疗无法了解禁食禁饮情况者按饱胃患者处理。

麻醉 / 镇静前应检查麻醉设备是否正常工作，确认气源无误，检查气管插管用具能否正常使用，再次确认麻醉药品及急救药品、设备无误。

3. 介入诊疗的麻醉 / 镇静的实施　介入诊疗患者生命体征监测是安全实施麻醉 / 镇静的重要环节。常规监测应包括心电图、呼吸、血压、脉搏血氧饱和度、气管插管全麻（包括喉罩全麻）患者应常规监测呼吸末二氧化碳分压，危重症患者必要时应监测有创血压和中心静脉压。麻醉 / 镇静方法主要有以下几种：

清醒镇静：适用于时间短、操作刺激小、患者能配合及无法耐受全身麻醉的危重症患者的介入诊疗术。

区域神经阻滞：适用于无区域阻滞禁忌证、意识清楚、能配合的肢体肿瘤或血管介入性诊疗患者。

全身麻醉：适用于手术时间长、手术操作精细要求患者绝对制动、昏迷患者、危重症患者、小儿及其他不能配合的患者。对于存在气道反流误吸风险患者，应气管插管全麻，必要时应采用支气管内插管全麻以隔离两侧支气管（如咯血患者的介入诊疗术的麻醉）。

4. 介入诊疗患者麻醉 / 镇静后的恢复　一般介入诊疗患者麻醉 / 镇静后的管理与手术室内麻醉患者术后恢复管理一致，应由麻醉医师和介入医师共同护送患者入麻醉后恢复室（PACU）复苏，不能在走廊或者无通气设备和抢救设施的场所进行简单地观察。转送时患者应情况稳定，如距离 PACU 路程较远时，转运中应有适当的连续监护，转运床应配备监测仪、供氧设备、通气设备、气道管理、静脉输液、复苏药物和设备。麻醉镇静后常见低氧血症，运转途中及术后应吸氧。患者转入 PACU 时，麻醉医师和介入医师应共同与 PACU 医师护士交接，交接的主要内容包括：患者病情情况、手术信息、麻醉信息、术中特殊情况、入 PACU 情况、可能出现的问题和防治方法等。

患者从 PACU 转出普通病房的基本标准（可参照 Steward 苏醒评分表和 Aldrete 评分表）：①意识完全恢复；②气道通畅，气道保护性反射恢复，呼吸和氧合指数恢复至术前基础水平；③循环稳定；④疼痛和术后恶心呕吐得到控制；⑤体温在正常范围内。

对于心脑血管疾病、呼吸道活动性出血等危重患者介入诊疗术后应转运至 ICU 监护治疗。转运患者入 ICU 前麻醉医师或介入科医师应告知 ICU 人员必要的患者信息，包括患者病情情况、所行手术、血流动力学、通气情况等，并告知预计转入 ICU 时间，ICU 人员应做好接收患者的准备。转运人员包括麻醉医师、介入医师、护工，必要时护士协助共同转运。转运途中应监测患者脉搏血氧饱和度、心电图、血压，呼吸支持可使用便携式呼吸机或简易呼吸器手控通气。转入 ICU 时，麻醉医师和介入医师应共同与 ICU 医师护士交接，交接的主要内容包括：患者病情情况、手术信息、麻醉信息、术中特殊情况及可能出现的问题和防治方法等。

（三）安全管理与注意事项

介入诊疗的麻醉 / 镇静场所往往只有实施麻醉的基本设备，而很多患者病情危重，麻醉潜在风险增加，因此对这些场所的麻醉设备及药品应专人定期检查和补充。

介入诊疗的麻醉 / 镇静通常是麻醉科医师孤军作战，遇紧急情况时很难实施有效地抢救；因此在人员配备上，要求主治医师资格（含）以上人员实施，配备一名麻醉科护士或麻醉住院医师协助，同时要求介入诊疗的供应护士应经过麻醉科手术室的专业培训，使其具备紧急抢救患者的能力。

介入诊疗场所往往各种仪器连接线路和输液管道众多，应确保一条通畅的静脉通路，必要时开放中心静脉通路，做好呼吸循环监测与管理。

介入诊疗患者麻醉 / 镇静后从介入室转运至 PACU 或 ICU 时，往往有一定距离，转运途中应严密监测患者生命体征，并加强呼吸循环支持，确保患者安全转运。

二、MRI 检查麻醉 / 镇静的建设与管理

（一）建设要求与标准

MRI 检查是通过强大的外部静磁场和动态磁场作用使组织器官成像。由于 MRI 检查时采集的射频信号强度极弱，易受到高频漂移、电子辐射以及其他电子设备和监护仪器的干扰，同时，检查室内强大的磁场对室内物品也有严格的要求。

为获取清晰图像便于诊断，患者常需要保持不动，很多情况下需要麻醉医师为患者实施深度镇静或全身麻醉以完成检查。因此，MRI 室的建设要求与标准除应符合影像学的要求外，还应符合麻醉与镇静的相应要求。

1. MRI 检查麻醉 / 镇静的场所与设备要求

MRI 检查区域分为以下四个区：

区域 I——MRI 检查室外的公共区域。

区域 II——公共区域和区域 III 之间的地方，通常在这里进行登记、安全检查、询问病史等。该处由 MRI 工作人员监管。

区域 III——该区域仅限于 MRI 工作人员进入，有直接通道连接区域 IV。

区域 IV——磁共振扫描室。

区域 III、IV 之间及区域 IV 内禁止含有磁性物体及设备，金属物品如剪刀、钢笔、钥匙、铁磁体听诊器、氧气筒等，可以飞向扫描仪造成患者和工作人员的伤害。置入体内的含有铁磁性的生物装置或其他物品可能发生移位和功能异常，包括弹片、加强气管导管、植入式自动心脏除颤仪以及植入式生物泵。体内安装起搏器、动脉瘤夹闭的金属夹、血管内有金属丝和宫内金属节育环的患者是 MRI 的绝对禁忌证。计算器、手表、带磁条的卡均不能接近磁场。

在区域 IV 内，应备有简易呼吸囊、加压面罩、氧气袋、口（鼻）咽通气道、喉罩、喉镜（锂电池和塑料镜片）等麻醉急救设备。有条件的地方应配备适用于 MRI 的麻醉机和监护仪，麻醉机离扫描仪应有三米以上的距离。如无适用于 MRI 的麻醉机和监护仪，在区域 III 应配备普通麻醉机、监测仪、静脉输液设备、除颤仪、氧气、气管插管用具及急救药品。

2. 人员要求　MRI 检查镇静应由具有主治医师（含）以上资质的麻醉医师负责实施，巡回护士及

MRI操作技师应经过麻醉科手术室的培训,具备急救能力,能够与麻醉医师急救配合以确保患者安全。

(二)工作流程

1. 麻醉 / 镇静前访视与评估　MRI检查患者在进行麻醉 / 镇静前,麻醉医师因充分做好麻醉前访视,具体包括以下内容:

(1)麻醉 / 镇静前评估:麻醉前应访视患者,了解患者一般情况,现病史、既往史、过敏史、手术麻醉史,MRI检查部位、预计检查时间,向患者和(或)患者受托人交代禁食禁饮情况,制定麻醉镇静方案。

(2)患者知情同意:应告知患者和(或)患者受托人介入诊疗的麻醉 / 镇静方案,解释麻醉 / 镇静的目的以及可能存在的麻醉风险及抢救措施,取得患者和(或)受托人的同意,并签署知情同意书。

2. 麻醉 / 镇静前准备　MRI患者麻醉镇静应禁食、禁饮(脂肪类固体食物8小时、淀粉类固体食物6小时、牛奶和配方奶6小时、母乳4小时、清饮料2小时),如患者存在胃排空功能障碍,应适当延长禁食和禁饮时间。麻醉前应检查麻醉设备、气源、气管插管用具及麻醉急救药品、设备。

3. MRI检查的麻醉 / 镇静的实施　MRI检查患者生命体征监测是安全实施麻醉与镇静的关键。应选适用于MRI环境的麻醉机和监护仪。如不具备适用于MRI的麻醉机和监护仪,不得实施麻醉;如有适用于MRI的监护仪,可实施镇静。如不具备适用于MRI的麻醉机和监护仪,则可在区域Ⅱ进行镇静诱导,待患者生命体征平稳后再入室检查。

4. MRI检查患者麻醉 / 镇静的恢复　与手术室内麻醉 / 镇静患者一样,MRI检查患者麻醉 / 镇静后应转运到PACU进行复苏。值得注意的是,MRI检查患者的麻醉 / 镇静常常是一些无法配合的患者,麻醉恢复时应注意严密监护,避免坠床。

(三)安全管理与注意事项

当患者进入扫描仪内后,无法直接观察到患者的呼吸状态,需使用能安全用于MRI检查室的监护设备:心电图、脉搏血氧饱和度、血压及二氧化碳监测仪。尽管监护仪自身有过滤干扰的功能,磁场仍可能会干扰心电图产生间歇性节律异常,此时可依靠脉搏血氧饱和度监测患者的心率和氧合情况。抢救应急设备应置于区域Ⅱ或Ⅲ。若发生紧急事件,需马上将患者移出MRI扫描室并进行抢救。大多数抢救设备(如除颤仪)为铁磁性,可能会对患者及医护人员造成致命的危险。除非经过MRI安全培训和筛选,否则紧急救援人员不允许进入MRI检查室。

三、电休克治疗的麻醉 / 镇静

(一)建设要求与标准

1937年开始引用电休克(Electroconvulsive therapy,ECT)替代药物诱发癫痫发作,来治疗一些严重的情感障碍和抑郁症。近年由于麻醉的介入,使得电休克治疗开展得更加广泛,大大减少了剧烈抽搐对患者的精神和躯体的伤害。

1. 设备要求　电休克治疗室需要配备麻醉相关的监护设备、呼吸机、抢救物品等,具体包括:

(1)中心供氧设备、麻醉机、负压吸引器、多功能监护仪(包含心电图、脉搏氧饱和度、血压等)。

(2)插管相应设备:各型号喉镜、各型号气管导管、牙垫、口咽及鼻咽通气道、简易呼吸器、除颤仪等。

(3)急救药品:阿托品、麻黄碱、肾上腺素、去甲肾上腺素、氨茶碱、毛花苷丙、呋塞米、去氧肾上腺素、异丙肾上腺素、胺碘酮、利多卡因、地塞米松、碳酸氢钠、氯化钙等。

(4)麻醉器械:微量注射泵,有条件的医院可配备BIS及肌松监测仪等。

2. 人员要求　电休克治疗的麻醉应由具有主治医师(含)以上资质的麻醉医师负责实施,巡回护士应经过麻醉科手术室的培训,具备急救能力,能够与麻醉医师配合以确保患者安全。

(二)工作流程

1. 术前访视与评估　在进行电休克治疗麻醉前,麻醉医师应充分做好麻醉前访视,具体包括以下内容:

（1）麻醉前评估：电休克治疗应在麻醉前1日内访视患者，与任何一个全身麻醉一样，完善的术前检查和术前评估对于ECT治疗是必不可少的。除了对于既往史、个人史等病史的采集以外，应考虑绝大多数接受ECT治疗的患者都在服用不同的精神类药物，这些药物（如单胺氧化酶抑制剂、锂剂等）与麻醉药的相互作用，有时甚至可能会带来严重的后果。

（2）患者知情同意：术前应告知患者和（或）患者受托人电休克治疗的麻醉方案，解释麻醉目的以及可能存在的麻醉风险及抢救措施，取得患者和（或）受托人的同意，并签署知情同意书。

2. 麻醉前准备　接受电休克治疗麻醉患者术前应禁食禁饮（清水2小时，奶制品4小时，固态食物6小时，脂肪类8小时），如患者存在胃排空功能障碍，应适当延长禁食和禁饮时间。麻醉前应检查麻醉设备是否正常工作，确认气源无误，检查气管插管用具能否正常使用，再次确认麻醉药品及急救药品无误，准备负压吸引装备。

3. 电休克治疗麻醉的实施　为了防止电刺激时剧烈抽搐对机体造成的损伤，麻醉中必须达到最低要求的肌肉松弛，才能同时保证患者能够平稳而迅速的复苏。基本的麻醉监测包括心电图、血氧饱和度及无创血压，有条件的医院也可以进行BIS及肌松的监测。麻醉前适当给予M受体阻滞剂可以减少唾液的分泌，预防ECT导致的心动过缓。麻醉诱导使用镇静药与去极化肌松药或短效非去极化肌松药。若做单次电刺激，时间较短，可以通过手法控制通气维持患者正常的氧合，持续面罩通气直至患者清醒后能维持正常自主呼吸。若做多次电刺激，则需要使用加强型气管导管进行插管，连接麻醉机持续控制通气。术中注意维持必要的麻醉深度，做好气道管理，维持血流动力学的平稳。为了使患者在电刺激治疗中产生预计的效果，必须使每次治疗情况一致，所以患者的每一次麻醉必须有准确的记录，这样在以后的治疗中可以继续应用。

4. 电休克治疗麻醉患者的术后恢复　接受电休克麻醉的患者，术后应由麻醉医师和精神科医师共同护送患者入麻醉后恢复室（PACU）复苏，转运中应该配备有简易呼吸支持设备、供氧设备及监护设备等。患者转入PACU时，麻醉医师和精神科医师应共同与PACU医师护士交接，确保信息无误。

没有配备PACU的医院，患者需要在电休克治疗室，由麻醉科医师与精神科医师共同监护下进行复苏，不能在走廊或者无通气设备和抢救设施的场所进行简单地观察。

患者转回普通病房的基本标准，可参照Steward苏醒评分表和Aldrete评分表：①意识完全恢复；②能维持气道通畅，气道保护性反射恢复，呼吸和氧合指数恢复至术前基础水平；③循环稳定；④疼痛和术后恶心呕吐得到控制；⑤体温在正常范围内。

（三）安全管理与注意事项

与中心手术室一样，在电休克治疗室，中心供氧是必要的，麻醉仪器配置必须有麻醉机及多功能监护仪各一台。齐全的各种螺纹管路、气管导管、气道开放工具、口咽鼻咽通气道、吸引装备等均是必不可少。在电休克治疗中，患者可能出现剧烈的抽搐，除了防止患者口舌及骨骼等的损伤以外，也应防止发生坠床。此外，需要配备抢救车和除颤仪，在严重情况下能够组织快速而有效的抢救。

四、生殖中心取卵技术等的麻醉/镇静

（一）建设要求与标准

随着辅助生育技术（assisted reproductive technologies，ART）日渐进步成熟，越来越多的医疗机构设立生殖中心，开展体外受精辅助生育项目。卵母细胞提取是体外受精非常重要的部分，而超声引导经阴道卵母细胞提取是体外受精最痛苦的过程，需要中度到深度的镇静或麻醉。

1. 设备要求　生殖中心取卵室需要配备麻醉相关的监护设备、呼吸机、抢救物品等，具体包括：

（1）中心供氧设备、麻醉机、负压吸引器、多功能监护仪（包含心电图、脉搏氧饱和度、血压等）。

（2）插管相应设备：各型号喉镜、各型号气管导管、牙垫、口咽及鼻咽通气道、简易呼吸器、除颤仪等。

（3）急抢救药品：阿托品、麻黄碱、肾上腺素、去甲肾上腺素、氨茶碱、毛花苷丙、呋塞米、去氧肾上腺素、异丙肾上腺素、胺碘酮、利多卡因、地塞米松、碳酸氢钠、氯化钙等。

（4）麻醉器械：微量注射泵，有条件的医院可配备 BIS 及肌松监测仪等。

2. 人员要求　生殖中心取卵术的麻醉应由具有主治医师（含）以上资质的麻醉医师负责实施，巡回护士应经过麻醉科手术室的培训，具备急救能力，能够与麻醉医师急救配合以确保患者安全。

（二）工作流程

1. 术前访视与评估　在进行取卵术麻醉前，麻醉医师应充分做好麻醉前访视，具体包括以下内容：

（1）麻醉前评估：取卵术的麻醉应在术前一日内访视患者，完善的术前检查和术前评估对于取卵术麻醉是必不可少的。患者通常是健康成年女性，身体状况一般较好，但是也有超重和肥胖的、控制良好的哮喘和高血压患者，接受卵巢刺激患者可能会有胃肠胀气和恶心。因而麻醉前评估，除了对于既往史、个人史等病史的采集以外，应着重评估气道，还需要了解患者有无手术史和麻醉镇静史、有无晕动病和术后恶心、呕吐史。

（2）患者知情同意：术前应告知患者和（或）患者受托人取卵术的麻醉方案，解释麻醉目的以及可能存在的麻醉风险及抢救措施，取得患者和（或）受托人的同意，并签署知情同意书。尽量减轻患者的焦虑，告知患者镇静期间会处于睡眠状态，但是保留听觉和触觉，以评估疼痛和不适，使患者确信，镇静的首要目的是减轻疼痛和不适。

2. 麻醉前准备　接受取卵术麻醉患者术前应禁食禁饮（清水 2 小时，奶制品 4 小时，固态食物 6 小时，脂肪类 8h8 小时），如患者存在胃排空功能障碍，应适当延长禁食和禁饮时间。麻醉前应检查麻醉设备是否正常工作，确认气源无误，检查气管插管用具能否正常使用，再次确认麻醉药品及急救药品无误，准备负压吸引装备。

3. 取卵术麻醉的实施　入室后患者取平卧位，开放静脉通道，鼻导管中流量吸氧，常规监测心电图、脉搏血氧饱和度、无创血压，有条件的建议监测呼末二氧化碳浓度。准备好后，患者取截石位，会阴部靠近手术床边，以利取卵术的操作。

取卵术的刺激主要来自阴道 B 超对阴道后壁的压力，以及经阴道壁行卵巢穿刺。麻醉方法可以采用宫颈旁阻滞、中度镇静、深度镇静或全身麻醉。通常在门诊生殖中心，采用深度镇静或麻醉。在卵母细胞提取过程中首要目标是减轻疼痛，通常首先给予阿片类药物。可以选用 $50\sim100\mu g$ 芬太尼、或者 $5\sim10\mu g$ 舒芬太尼静脉注射。随后可以给予镇静药物，如苯二氮䓬类的咪达唑仑或 α2 受体激动剂右美托咪定等。常用剂量是咪达唑仑 $2\sim4mg$ 静脉注射或者是右美托咪定 $1\sim2\mu g/(kg\cdot h)$ 静脉持续泵注。镇静时间要视取卵过程而定，通常年轻患者卵子数量较多，手术时间长，手术过程中可能需要追加镇痛药物，可以考虑从手术开始时静脉泵注瑞芬太尼 $2\sim5\mu g/(kg\cdot h)$ 镇痛，或者在需要的时候追加芬太尼或舒芬太尼单次静脉注射。

给予静脉镇静药物，尤其是两种或多种联合应用时呼吸抑制的潜在风险提高了，故而在麻醉过程中必须密切观察患者的呼吸、氧饱和度情况。发生呼吸抑制时，可以减少镇静镇痛药物，托起下颌，给予面罩供氧，必要时可以人工辅助呼吸，情况严重时可考虑置入喉罩控制呼吸甚至气管插管控制呼吸、应用阿片类和苯二氮䓬类的拮抗剂。但这种情况极少出现，通过谨慎使用小剂量并缓慢增加的镇静镇痛药物，可以达到理想的镇静水平。手术过程中，如患者出现舌根后坠致上呼吸道梗阻时可置入口咽通气道；如出现喉痉挛时，需及时正压通气和唤醒患者；发生低血压时，可减少镇静药物和加快静脉输液，谨慎使用血管收缩药物；对存在反流、误吸风险的患者需要给予足够的重视，准备好吸引装置。值得注意的是，右美托咪定有减慢心率的作用，取卵过程中可能会出现迷走神经反射致心率骤降，必须注意心率变化，及时对症处理。

患者术后可能会因为盆腔积液积血、子宫收缩引起疼痛，可以在术前使用非甾体抗炎药如帕瑞昔布纳、氟比诺酚脂静脉注射做术后镇痛。术前应用止呕药物也可以预防术后恶心呕吐。

4. 取卵术麻醉患者的术后恢复　接受取卵术麻醉的患者，术后应由麻醉医师和妇产科医师共同护送患者入麻醉后恢复室（PACU）复苏，转运中应该配备有简易呼吸支持设备、供氧设备及监护设备等。监护室人员核对身份后，需要对患者情况充分了解，对患者生命体征密切观察。在生殖中心门诊没有配备 PACU 的医院，患者需要在取卵室，由麻醉科医师进行复苏，不能在走廊或者无通气设备和抢救设施的场所进行简单地观察。

患者离开恢复室的基本标准，可参照 Steward 苏醒评分表和 Aldrete 评分表：①意识完全恢复；②能维持气道通畅，气道保护性反射恢复，呼吸和氧合指数恢复至术前基础水平；③循环稳定；④疼痛和术后恶心呕吐得到控制；⑤体温在正常范围内。

（三）安全管理与注意事项

与中心手术室一样，在取卵术室，良好的供氧和吸引装置是必要的，麻醉仪器配置必须有麻醉机及多功能监护仪各一台，另外还要配置齐全的各种螺纹管路、气管导管、气道开放工具、口咽鼻咽通气道，配备抢救车和除颤仪，在严重情况下能够组织快速而有效的抢救。

术前患者的焦虑、术中呼吸系统及心血管系统的变化、术后恶心呕吐和疼痛的处理都需要麻醉科医师重视和密切观察、及时处理。这样才能保障患者在整个围取卵手术期的安全、舒适。

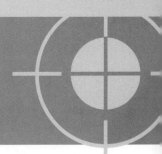

第二十三章 日间手术麻醉单元的建设与管理

朱涛 四川大学华西医院

前 言

日间手术（ambulatory surgery 或 day surgery）最早是由苏格兰小儿外科医生 James Nicoll 提出。由于日间手术具有使患者、医院和国家均受益的优点，近 20 年来得到迅猛发展，但日间手术也存在一些风险，因此规范日间手术麻醉单元建设与管理就显得尤为重要。

第一节 概 述

一、日间手术的定义及优点

国际日间手术协会（International Association of Ambulatory Surgery，IAAS）对日间手术的定义是：患者入院、手术和出院全过程均在 1 个工作日内完成的手术为日间手术，且除外在诊所或医院开展的门诊手术。这一定义对医疗服务和设施也做了界定，包括：具备一定资质和设备的日间手术中心；有专门的手术室；具备必要的麻醉监护设施；具备术后恢复病床；有经验丰富的外科医师和麻醉科医师的密切协作；有专业护士做好术前、术后护理和随访；有 24h 保证的急救体制等。

日间手术的优点包括：手术医师、麻醉医师均由高年资医生担任，可保证医疗质量；因治疗时间大幅缩短，日间手术使医疗费用大为减少；患者在熟悉的环境（家）里康复，既有利于术后心理和生理的恢复，亦可避免院内交叉感染的发生；同时方便家属陪护照顾。由于平均住院日降低，资源得到合理化使用，可带来良好的社会效益和经济效益。

二、日间手术的发展趋势

自 James Nicoll 提出日间手术概念后，人们一直在进行尝试。20 世纪 50 年代及 60 年代初期，Farquharson 医生在《Lancet》杂志报道了其以日间手术模式开展的成人疝修补手术的成功病例。1966 年和 1968 年，华盛顿大学等成立了日间手术中心。20 世纪 70～80 年代，开展日间手术的医疗机构及日间手术中心逐渐增加，日间手术得到了初步的发展。近年来，由于医学技术的快速发展，尤其是微创外科的大力发展以及麻醉技术的进步，医疗支付方式向预期支付制度的转变，人口老龄化所致医疗需求增长等因素的影响，日间手术在许多国家得到了迅速发展，日间手术的比例及日间手术中心数量在全球也都稳步增长。部分欧美发达国家日间手术占其择期手术的比例已超过 80%，成为具有高质量、安全性高、低成本、高效益的外科治疗模式。

随着我国经济的高速发展，医疗卫生行业面对的现状是人口老龄化、疾病谱改变、慢性病增多，人民群众的医疗需求不断增加，医疗资源紧张与医疗费用支出上涨，医疗机构分布不均衡，医疗资源相对不足，供需失衡等诸多矛盾。由于日间手术的特有优势，日间手术在国内受到了极大的关注，自 2005 年开始到目前，全国已有 100 多家医院开展了日间手术，多数省份均有医疗机构开展日间手术模式。

国家卫生计生委卫生发展研究中心于2013年3月成立"中国日间手术合作联盟"，以推动国内日间手术学科发展。目前，一些医院日间手术占择期手术的比例已超过20%。总的来看，日间手术已经逐渐被国内医疗机构和医生所认可，发展前景广阔。

第二节　日间手术单元的建设与组织管理

一、日间手术服务模式

日间手术服务模式可归纳为以下三类：①医院内的日间手术中心；②独立的日间手术中心；③诊所的手术室。

医院内的日间手术中心可分为医院内集中独立的日间手术中心和分散布局的日间手术中心，后者还可细分为有专用手术室的日间手术病房和无专用手术室的日间手术病房两种子模式。集中独立的日间手术中心是将与日间手术治疗相关的功能整合在一起，形成相对独立的日间手术治疗功能区，独立的日间手术中心包括日间手术室、日间病房及与之配套的综合服务功能区。这种模式能得到全面的服务支撑，提升管理效率，是较为理想的日间手术中心布局形式。分散布局的日间手术中心是将日间手术治疗所需的全部或部分功能空间按其原有的功能分散在医院的门诊、医技和住院病房三大传统功能区中。这种模式较为适合规模较小的新建医院，也适合于已建成而通过内部布局的局部改建，达到设置日间手术中心目的的较大规模医院。缺点是资源相对分散，管理不够方便，进而导致日间手术医疗模式的优势得不到充分发挥。

二、理想的日间手术单元设置

日间手术中心要为患者提供安全、优质、便捷的医疗护理服务，必须重视以下几大功能区的设置与管理。

（一）综合服务区

综合服务区是患者办理入院、出院及家属在患者手术期间等候的区域。

（二）日间手术区

日间手术区与住院手术部没有本质的区别，但规模通常比住院手术部小。日间手术部的设计应做到手术间数量适当，内部功能完善、流程合理。日间手术室的数量与医院拟开展的日间手术项目及收治患者的数量密切相关，并应与日间观察病床数量相匹配，一般可按日间病床数量的1/15～1/10确定，但不宜少于两间。日间手术室应尽可能和日间病房在同一楼层内。麻醉准备间、复苏室（PACU）的面积也需与手术间数量相适应。一个完整的日间手术室除了包括常规部分以外要强调麻醉准备间、复苏室的建设和配置，除应配备必需的各类监护仪及各类抢救设备外，尤应注意其面积应与手术间数量相匹配。

（三）日间病房

病房的设计应既便于观察、护理，又节省空间。可将病房设置为3人间、4人间及少量的单人间和双人间。

日间病房的床位总数与医院拟开展日间手术的类别及工作量密切相关，并需与手术室间的数量相匹配。通常可考虑为医院开放床位数的2.5%以上。

三、人员配备与岗位职责

日间手术的团队是由医生、护士和管理者共同组成的。根据日间手术的特点，日间手术的人员分为门诊、住院、手术、麻醉和社区医生、护士等岗位。

管理委员会制度：日间手术管理委员会是日间手术管理的最高权力机构，在医院授权范围内负责日间手术单元的各项重大管理决策，实行"在医疗院长指导下的管理委员会决策机制"的管理模式。

中心负责人：负责制定日间手术规范化管理制度；制定日间手术团队目标；组织协调各部门的工作；对日间手术的质量安全进行评估，并做好满意度调查。麻醉科医师或者有管理经验的外科医生是该岗位的理想人选。

医生岗位包括整个流程中涵盖的所有医疗岗位。日间手术中心的外科医师及病房医师可根据不同日间手术模式配备。麻醉科医师应配备具有资质的高年资医师。麻醉科医师的职责贯穿于整个手术过程中。术前评估；对患者准入把关；术前准备；指导术前禁饮禁食；术前再次评估；实施麻醉与复苏；麻醉后复苏室管理；术后并发症管理如疼痛管理；手术后进饮进食指导。

护士：担负日间手术中心的日常护理工作。

运行管理团队：评估任何运行问题和组织审计等。定期开会，及时处理提出的各种问题。

第三节　管　理　规　范

日间手术服务流程简化，但日间手术中心医务人员的工作内容及职能却并未简化，为了保证日间手术的高效运行与服务质量，确保医疗质量和安全，提高患者的满意度和员工满意度，必须构建相应的临床路径、准入制度、评估标准和应急预案等。

一、临床路径管理

临床路径是由组织内的一组成员（医师、临床医学专家、护士以及医院管理者等），根据某种疾病或手术制定的一种医护人员共同认可的诊疗模式。路径完成后，成员应根据临床路径的结果进行分析评估和检查每例患者有无差异，使该病种临床路径不断改进和完善，以减少差异发生。

临床路径中的"路径"是指临床工作实现医疗服务预期目标的临床诊疗技术路线以及途径。临床路径的基本内涵是遵循"过程方法原则"和"流程优化"概念实施医疗服务的住院管理。临床路径具特定性、时间性、成本性、实用性、协作性的特征。临床路径可以提高医疗品质，控制医疗成本，促进医疗质量持续改进。

二、日间手术的准入制度

由于日间手术只有一天的住院时间，流程紧凑，同时涉及多个专业、手术种类、不同基础疾病的患者，为了确保医疗质量，建立准入制度是日间手术管理的重要内容。日间手术准入制度分为手术类型准入、医师准入以及患者准入三个方面。

（一）手术类型准入

IAAS 对日间手术的准入标准：只有术后症状可以满意控制、在术后合理的时间内患者能恢复经口进饮食能力的手术才能作为日间手术。日间手术病种类型的准入应遵循以下几个原则：①手术风险小，术后并发症发生几率小；②气道损伤风险小；③能快速恢复进饮进食；④术后疼痛可用口服药缓解；⑤不需要特殊术后护理；⑥手术时间不超过两小时；⑦术后 24 小时内可离院。

（二）医师准入

手术医师来自于各个临床手术科室，接受日间手术中心主任的统一管理和调度。经医院授权委员审核手术医师的资质并授权后，该医师方可承担相关病种的手术和其他治疗任务。

（三）患者准入

严格的患者准入制度是保障日间手术医疗质量与安全的重要措施。麻醉科医师严格把关的患者准入制可降低患者术后并发症发生率、延迟出院率、非计划再入院率、非计划再手术率及死亡率等。

原则上日间手术的患者 ASA 分级应该在 I - II 级，无明显心、肺疾病。但随着医疗技术的进步，不适合接受日间手术的患者人群正逐渐缩小，不适合接受日间手术的患者包括：①病情不稳定的 ASA III 级和 IV 级患者（如不稳定性糖尿病、不稳定型心绞痛、有症状的哮喘）；②有恶性高热病史或恶性高热易感者；③病理性肥胖合并有症状的心肺疾病（如心绞痛、哮喘），或严重的睡眠呼吸暂停综合征；④急性药物滥用。同时,任何不适合实施择期手术麻醉的患者均不适合实施日间手术麻醉。

日间手术患者准入还应考虑:①患者是否意识清楚,有无成人家属陪伴;②患者和家属是否一致同意日间手术,对手术方式及麻醉方式是否理解认可;③患者或家属对手术前后护理内容是否理解,家属是否能协助患者日常生活,并在家中完成护理;④患者居住地是否距离医院较近,是否便于随访和应急事件发生后的处理。

三、各阶段的管理

日间手术量的日益增长要求麻醉科医师要担当新的角色。在独立的手术中心环境下,麻醉科医师是患者救治的最直接参与者,工作不再仅限于从麻醉诱导开始到复苏结束。

(一)入院前管理

1. 日间手术适应证　如前所述,合适的日间手术适应证是日间手术顺利开展的关键和保证安全的重要因素,要选择合适的适应证进行日间手术,以提高日间手术的质量与安全。

2. 术前评估　充分完备的术前评估是顺利开展日间手术的首要前提,有助于了解患者有无并发症,明确术前是否需进一步诊断或治疗;确定需应用特殊麻醉方法或易于发生麻醉、手术后并发症的患者(如困难气道、恶性高热易感人群),以便采取相应措施;确定可能会导致围手术期不良事件的术前并发症,以便给予相应的指导和治疗,以降低围手术期不良事件的发生率。同时,术前评估可减轻患者对手术和麻醉的焦虑情绪。

应建立由麻醉科医师主导的有效术前评估机制,日间手术患者术前评估的理想模式是设立麻醉科门诊,麻醉门诊是保证日间手术顺利开展以及患者安全的重要前提。患者术前1～2周到麻醉门诊就诊,以对有并发症而术前准备不足的患者有充足的时间进行治疗。术前麻醉评估访视有助于:①合理使用医疗资源,避免医疗资源的浪费,节约人力、物力;②让手术患者对麻醉的方法、特点及安全性有充分了解,消除顾虑,减轻焦虑;③对患者进行综合评估,完善术前准备,有利于提高手术和麻醉的安全性;④对患者进行术前指导,明确告知患者禁食禁饮的具体要求及原因,避免意外进食等情况的发生。

日间手术患者术前评估内容与住院择期手术患者相同(即病史、体格检查、实验室检查),尤以病史最为重要。对于术前实验室检查,根据目前我国的实际情况,我们建议实施日间手术的患者需完善心电图、血常规等常规检查。对并存慢性疾病(如高血压、糖尿病)的患者,术前尚需完善电解质、血糖等实验室检查。

3. 术前准备　完善的术前准备可使日间手术更安全,也更易被患者和医务人员接受,并可以降低日间手术的内在风险,改善患者预后,降低患者术后的并发症发生率、延迟出院率、非计划再入院率、非计划再手术率及死亡率等,并降低患者及其家属的围手术期恐惧感。哮喘、COPD(慢性阻塞性肺疾病)阻塞型睡眠呼吸暂停及急性上呼吸道感染等呼吸系统疾病不是日间手术的绝对禁忌,但如考虑手术,术前一定控制症状,减少术后肺部并发症的发生。高血压患者服用降压药应持续到术晨,血压应控制在正常高限以下。糖尿病患者可能会因为在围手术期的血糖波动而引起伤口愈合差及增加感染的发生率,故对选择行日间手术的患者应控制血糖,且无酮症及酸中毒。轻度的肝肾功能异常对于日间手术不会产生影响,但是严重的肝肾疾病患者,尤其是晚期肾衰竭需要透析的患者不适合实行日间手术。

术前准备包括使用药物或非药物的方法减少患者焦虑,以及使用药物减少术后并发症的发生风险。日间手术中心应具备非药物和药物两种准备方法,以减轻患者焦虑水平并降低术后并发症的发生率。提倡患者继续服用其长期用药,直至患者进入日间手术中心为止。口服用药最迟可在术前30分钟以少量水(≤0.5ml/kg)送服。

术前宣教是术前准备的重要内容之一。宣教内容包括:疾病知识的普及、治疗与手术方案的介绍、禁饮禁食的要求、麻醉药对术后运动、驾驶等认知功能的影响,日间手术流程随访注意事项等。由于日间手术的特点,患者的术前准备工作及回家后的康复照料,更多依靠患者及其家属,所以宣教的对象应该是患者及其家属。术前宣教可让患者及家属充分理解麻醉和手术过程,遵守术前和术后指示、治疗及随访计划,降低患者的术前焦虑和恐惧感,提高治疗依从性,有助于加快术后恢复,减轻疼痛并减少术后并发症,改善预后,并降低临时取消手术率等。日间麻醉科医师在保证患者理解和依从术前指导过程中发挥着至关重要的作用。

术前禁食方案:

过长时间的禁食可使患者口渴和饥饿等不适感加重,造成患者不必要的烦躁和不安,严重时还可出现低血糖、脱水、电解质紊乱、营养不良及术后恶心呕吐等。而合理缩短禁食时间,不仅可大幅降低上述不良反应发生几率,并可改善患者心理不适症状,有助于促进术后伤口愈合,有效控制感染并加速术后快速康复。

目前日间手术患者合理的禁食方案推荐参照中华医学会麻醉学分会2014版《成人与小儿手术麻醉前禁食指南》。要点包括:术前晚餐不鼓励高脂、高蛋白饮食,若已进食上述食物,禁食时间仍为8小时;所有患者于全身麻醉诱导前6小时允许摄入易消化"清淡饮食",如配方奶、牛奶、米饭等;鼓励日间手术患者于全身麻醉诱导前2小时摄入适当的清饮料(≤5ml/kg,或总量≤300ml),主要包括清水、糖水、碳酸饮料、清茶、黑咖啡(不加奶)及各种无渣果汁,但均不能含酒精,有条件者可服用含有碳水化合物的清饮料;婴幼儿于麻醉诱导4小时前可摄入母乳,诱导前2小时同样鼓励患儿摄入适当的清饮料(≤5ml/kg),具体同成人指出要求。

(二)入院后管理

1. 术前再评估　由于患者围手术期的风险受多因素影响并动态变化,不充分的术前评估和准备可能增加患者围手术期并发症甚至导致死亡。故每位患者在麻醉诱导前均应进行快速的重新评估,以便及时调整麻醉方案,降低围手术期相关危险。

手术前再评估应在患者进入手术室后、麻醉诱导开始前由有资质的麻醉科主治医师完成。麻醉科医师除需完整回顾患者病历资料、术前访视单、三方核查表,在再评估时还要注意下面几项问题:

患者方面:①患者一般情况;②体力、活动耐力;③规律用药史;④药物过敏史、药物不良反应史;⑤术前禁食、禁饮情况;⑥基础疾病控制情况;⑦上次评估至手术日期间新发生的疾病,小儿患者尤其应关注近期气道疾病史;⑧体格检查:麻醉前重点体格检查至少应包括气道、肺部和心脏评估,并记录生命体征;⑨辅助检查:拟行麻醉方案相关的特殊检查。以确定患者全身情况是否适合麻醉,选择的麻醉方法和制定的麻醉计划是否恰当。

药物方面:①是否选用了安全合适的麻醉药;②患者是否正确服用了其长期用药;③是否准备了可能需要的急救药物。

仪器设备方面:①麻醉设备、抢救设备是否通过了安全检查并准备就绪;②是否结合患者的特殊情况,有针对性的准备了特殊设备。

2. 日间手术的麻醉管理　最佳麻醉技术应该能提供良好的手术条件、迅速的"快通道"恢复至完全的自由活动,无术后副作用或并发症,改善麻醉质量、降低麻醉成本、优化手术室效率、加快出院。目前单一的麻醉药或技术都不能满足上述的要求,作为负责日间手术的麻醉科医师应掌握每一种麻醉技术以及药物的优缺点,并根据手术的特点进行个体化的分析和选择。日间手术鼓励广义的局麻复合全麻的麻醉技术。

全身麻醉是日间手术应用最广泛的麻醉技术,但副作用发生率较高。气管插管可以导致术后气道相关的主诉,包括:咽喉疼痛、哮鸣、声音嘶哑。大多数全身麻醉的表浅手术不需要气管插管。喉罩作为气管插管和面罩的替代品,术中较少出现血氧饱和度下降,较少需要术中气道处理,且与气管插管相比,患者更易于耐受、心血管反应较小。但喉罩咽痛发生率较高,也不能保护气道,不能用于反流、误吸或上消化道出血的患者。若需要正压通气,胃扩张和继发误吸的风险会增加。理想的麻醉用药应该起效快而平稳、可产生顺行性遗忘和镇痛、可提供好的手术条件而恢复迅速,且无不良反应。麻醉药物的选择应该基于手术和患者两方面因素考虑。

区域阻滞可以避免全身麻醉的副作用(如恶心、呕吐、眩晕等)、恢复较好,可使术后阿片类药物用量降至最低,从而促进恢复。术后早期还能够提供有效的镇痛。

椎管内麻醉在下肢和腹部、会阴手术时常用,但对运动、感觉和交感神经系统残留的阻断效应可能导致行走延迟、眩晕、尿潴留、平衡受损以及背痛、头痛等。可能会延迟出院。

外周神经阻滞和局部麻醉可以减轻术后疼痛,增强镇痛效果,减轻阿片类药物的副作用,促进康复。

监护下的麻醉管理(MAC)是指麻醉科医师在给接受局部麻醉或某些不需麻醉的特殊手术患者提供专门的生命体征管理服务。应用 MAC 的主要目的是保证患者术中舒适、安全、满意。麻醉科医师在监管患者生命体征的同时,可适当给予麻醉药和其他医疗处理。

日间手术标准术中监测应该包括 ECG、无创血压、脉搏氧饱和度、CO_2 监测。脑电监测仪和神经肌肉监测仪,可用于麻醉药的定量和手术后加速肌松药的恢复。

3. 术后管理　日间手术快速康复成功的关键在:良好的麻醉管理(anesthesia)、完善的术后镇痛(analgesia)、早期即下床活动(activity)、和早期进食(alimentation),可以简称为 4A。

(1)早期经口摄食:应鼓励日间手术的患者在术后早期经口进食,在无手术、麻醉等因素影响正常进食的情况下,患者应尽早接触到充足的正常食物,接触到口服营养补充剂等,强调多模式治疗在维持术后营养状态的重要性。

(2)早期活动:卧床休息会增加胰岛素抵抗和肌肉萎缩,降低肌肉力量、肺功能以及组织供养,增加血栓栓塞的风险。应鼓励患者早期活动,目标是患者下床活动在手术的当天为 2 个小时,而到出院期间每天 6 个小时。具体措施包括:从卧室中移除食物和电视,维持患者的独立性,记录下床活动等。

(3)防治常见术后并发症:日间手术的复杂程度较低,麻醉时间较短,术后并发症常较轻微,最常见的并发症包括疼痛、恶心呕吐(PONV)以及低血压、苏醒延迟、烦躁以及寒战等。上述并发症的发生常是导致日间手术患者延迟出院和再入院的主要原因,故应采取积极有效的防治措施。

(4)术后疼痛:术后疼痛是日间手术后最常见的并发症,有效的疼痛管理是促进患者尽早康复的重要措施。术后疼痛管理的目标是:最大限度的镇痛,尽量采用非阿片类药物镇痛;最小的不良反应,实现出院时安静状态下患者无疼痛,活动时轻微能耐受的疼痛,并应对患者进行疼痛评估并给予个体化治疗,积极防治。多模式镇痛是日间手术患者术后镇痛的主要策略。多模式镇痛技术:具体参照中华医学会麻醉学分会 2014 版《成人术后疼痛处理专家共识》。局部切口浸润麻醉或者单次外周神经阻滞可以用于日间手术镇痛,不推荐使用连续神经阻滞或椎管阻滞。切口浸润可在手术前或在手术结束时由外科医生进行,依据关腹顺序从腹膜、筋膜、皮下逐层浸润 0.2% 罗哌卡因。单次臂从神经阻滞、坐骨神经阻滞、股神经阻滞可用于四肢手术,使用 0.2% 罗哌卡因,避免影响运动功能。推荐采用 NSAIDS 镇痛药和局部神经阻滞为主的多模式镇痛模式,方便患者及家人在离院后自己处理疼痛问题。出院带药以口服药以 NSAIDS 为主,应定期电话随访,及时了解疼痛治疗效果,在提高镇痛效果的同时提高镇痛的安全性。

日间手术的疼痛管理不仅仅是镇痛药物和镇痛技术的使用,也包括麻醉科医师、外科医师和护理人员的团队合作,建立规范的疼痛管理制度并严格执行,才能有效的实施镇痛并实现日间手术患者的无痛快速康复。建立标准的管理制度,包括医护人员疼痛知识的教育和培训,术前对患者进行疼痛知识的宣教制度,术后常规定期评估记录疼痛程度直至患者出院,以保证术前和术后疼痛管理策略的最优化,以及制定标准镇痛方案等,都是改善术后镇痛质量的必要措施。日间手术患者回到病房后应定期评估疼痛评分、生命体征和不良反应,如果疼痛评分高于 3 分,则需要及时治疗;如处理后疼痛仍然持续高于 3 分,则需请麻醉科医师会诊进一步治疗。

(5)术后恶心呕吐(PONV):在住院患者中术后恶心呕吐(PONV)的发生率为 20%～30%,某些高危患者其发生率甚至高达 70%～80%,门诊手术患者 PONV 发生率约为 30%。PONV 主要发生于术后 24～48 小时内,有相当数量的患者发生在出院后 24 小时内,即出院后恶心呕吐。PONV 是引起患者不适及不满意的第二大原因,仅次于术后疼痛。PONV 虽大多具有自限性,但给患者带来严重不适感,还可能导致脱水、电解质紊乱、无法口服药物等,剧烈呕吐还可导致伤口裂开、切口疝形成、血肿形成、误吸和吸入性肺炎风险，呕吐症状还会导致患者出院延迟和计划外再入院。

参照中华医学会麻醉学分会 2014 版《术后恶心呕吐防治专家共识》，麻醉方法的选择、手术类型、手术时间和使用阿片类镇痛药都可影响 PONV 的发生率。其他影响因素包括患者术前健康状况（如晕动症史）、性别、吸烟状况、术后低血压，甚至年龄。其中女性、术后使用阿片类镇痛药、非吸烟、有 PONV 史或晕动病史是成人 PONV 的四种主要危险因素。为达到较好的 PONV 控制效果，可应用 PONV 风险简化评分对每一位患者进行风险评估。

对于中危以上患者应给予有效的药物预防。对 PONV 高危患者，应积极调整麻醉计划，尽量避免应用全身麻醉，而采用区域麻醉。必须采用全身麻醉的患者，应使用丙泊酚进行麻醉诱导与维持，避免应用吸入性麻醉药物；使术中及术后应用的阿片类药物剂量最小化，并尽量选用短效阿片类药物如瑞芬太尼。术中给予患者足够的液体，避免脑缺血缺氧。术后使用非甾体类药物镇痛等。PONV 常用的治疗药物见相关专业参考书。院外恶心呕吐与 PONV 类似，其治疗原则与住院期间相同。

其余不良反应的处理同住院手术麻醉，见相关专业参考书。

（三）出院管理

为了确保日间手术的医疗质量，保证患者的安全，日间手术必须制定有严格的出院标准。全麻术后评分标准（postanesthesia discharge scoring system, PADSS）因简单便于操作，可应用于不同种类的日间手术，被世界上多数国家采用。PADSS 评分项目包括：①基本生命体征；②活动能力；③疼痛；④术后恶心和呕吐；⑤切口出血。各单项评分 0～2 分，相加后总分 10 为满分，只有患者总评分≥9 分时，方可准予患者离院。而接受局麻手术的患者亦可以在出院评估时使用 PADSS。椎管内阻滞或涉及下肢的重要神经阻滞，还要确保患者能安全行走。蛛网膜下腔麻醉的患者出院前确保患者能够排便，肛周感觉和足底反射正常，且䠀趾本体感觉恢复非常重要。

（四）术后随访管理

常规随访内容应询问了解患者出院后的一般情况，比如睡眠、饮食、活动，大小便情况等。以及专项随访内容，包括：

1. 疼痛　疼痛是术后最常见的症状。术后疼痛不仅与切口方式、手术部位有关，而且与患者的耐受能力、疼痛阈值和对疼痛的经验有关。根据患者出院前的疼痛评分，对患者出院后出现的疼痛给予相应的指导。

2. 恶心呕吐　术后最常见的麻醉并发症。应认真了解患者呕吐出现的时间、有无相关诱因、呕吐频率、呕吐内容物等情况，及时与经治医师进行联系，告知患者正确处理的方式，以有效的控制恶心呕吐的情况。

3. 伤口愈合情况　了解患者伤口敷料是否干燥、伤口有无疼痛、伤口周围有无红肿热痛、有无分泌物流出等，对于患者认知不足的地方，提供相应的指导。

4. 个性化随访内容　根据患者病种进行相关内容的随访。

（五）应急预案管理

日间手术的应急预案管理是为了保障患者住院期间或出院后的医疗安全，在患者出院后发生突发状况的紧急处理时尤为重要。应急预案管理包括住院期间应急预案管理、出院后应急预案管理及其他应急预案管理。

1. 住院期间应急预案管理　术后患者 PADSS 评分≤8 分或有过敏反应、疼痛不能耐受、呼吸困难等，则应按此预案处置：①通知手术医师查看患者，评估病情，予以相应的处置；②如若 24 小时内病情不允许出院，安排患者转入专科病房进一步观察处理；③报告日间手术中心负责人协调处理；④做好相应记录。

2. 出院后应急预案管理　日间手术患者住院时间仅一天，患者更多的康复是在家庭或社区，因此出院后的随访工作是保障医疗质量与安全的关键。若患者出现并发症或其他紧急事件时，随访人员应进行相应处理：①指导患者或家属做简单的处理或救治；②告知患者到急诊就诊或通知急诊科处治患者，必要时收入住院；③通知主刀医生或专科病房医师处置患者，必要时收入住院；④报告日间手术中心负责人,参与协调和沟通;⑤做好相应记录。

(六) 日间手术质量安全评估管理

日间手术使得住院时间大大缩短,但患者在院期间得到医务人员的照护也相应减少,因此,制定相应的日间手术质量安全评估指标,实施安全有效的质量安全管理,有助于保障日间手术安全、及时、有效、健康、快速的发展。常用的质量安全评估指标如下:

1. 临时取消手术率 临时取消手术会降低手术室、病房、相关科室及人员的工作效率,造成床位利用率下降,物资的浪费,影响工作人员的积极性。同时容易引起患者及家属的不满,甚至引起医疗纠纷。

临时取消手术常见的原因:疾病因素、患者及家属临时拒绝手术、术前准备不足和意外。要降低日间手术临时取消率,需要手术科室医师、麻醉科医师、护士等多部门人员相互协调配合,严格按手术临床路径完成工作。降低日间手术临时取消率对提高日间手术质量、缩短患者术前等待时间,合理利用医疗资源及减少医患纠纷具有重要意义。

2. 延迟出院率 延迟出院患者占总日间手术出院患者的比例。日间手术患者因手术方式改变、术后并发症或其他原因,PADS 评分小于 9 分,导致患者住院时间超过 24 小时,需转回专科病房或社区卫生服务中心进一步观察这称为延迟出院。延迟出院原因是多因素引起的,前三位原因为疼痛、术后恶心呕吐和出血。

在日间手术模式下,外科医生在术前应严格把握患者手术适应证及禁忌证;其次麻醉科医师要及时评估患者的麻醉风险及可能出现的并发症。术中术后提前预防患者术后可能出现的并发症,术后积极处理并发症,可降低患者延迟出院率,保障日间手术患者的围手术期医疗质量与安全。

3. 非计划再就诊率 指日间手术患者术后 30 天内因直接或间接并发症而再次就医的人数占日间手术患者总人数的百分率。

降低非计划再就诊率的措施:严把准入关。日间手术的主刀医生必须具有相关资质。所有计划接受日间手术的患者入院前必须严格术前评估,完善术前必要的相关检查,确保无严重内科疾病,术后有家属陪伴。加强术前、术后健康宣教。坚持术后随访制度,早期发现问题及时处理。

4. 非计划再手术率 指日间手术患者术后 7 天内因直接或间接并发症而再次手术的人数占日间手术患者总人数的百分率。

降低计划再手术率的措施:实行患者病情评估与术前讨论制度,遵循诊疗规范制订诊疗手术方案,依据患者病情变化及再评估结果调整诊疗方案。完成患者的手术前评估与术前各项准备后,方可下达手术医嘱。同时加强围手术期各项环节管理。

5. 非计划再住院率 指日间手术患者术后 30 天内因直接或间接并发症而住院的人数占日间手术患者总人数的百分率。常见原因:术后感染,术后出血,术后疼痛等。

降低措施:严格按照管理规范:医生准入制度、患者准入制度、手术准入制度;入院前麻醉评估标准、出院评估标准;住院期间应急预案、出院后应急预案。

6. 死亡率 指日间手术患者术后 30 天内因直接或间接并发症而导致死亡的人数占日间手术患者总人数的百分率。

具体措施:同上。

四、信息化管理

日间手术与住院手术的信息化管理系统稍有所不同,日间手术快速运转模式需要流程中每个环节的工作均需高效率呈现。

临床路径的信息化管理:建立日间手术临床路径及相关标准,确定路径医嘱对应的检查检验项目及准入标准,确定日间手术术前术后的各种规范制度和标准文档,确定日间手术排程预约的管理实现流程和方案,确定日间手术随访及健康指导的实现方式和办法。定期分析日间手术项目路径的实际执行情况,进行针对性调整。实现日间手术相关的标准化管理。

预约排程管理：科学、合理地对日间手术患者进行预约并安排相应手术的程序，可使医疗资源高效利用，患者能快速完成手术治疗，因此是日间手术开展过程中的一个重要环节。手术申请由门诊部医生和麻醉科医师共同完成，门诊部医生主要完成患者病情与日间手术准入路径是否一致的判定；麻醉科医师完成患者术前检查检验的各项指标是否符合手术和麻醉要求的判定。预约中心的工作人员根据日间手术预约申请，完成日间病房的床位预约、入院时间预约和日间手术开始时间的预约。

执行预约排程前，需确认已按手术要求完成日间手术前的患者信息核对、健康宣教、确认检查检验结果符合手术要求、手术申请相关信息完善等，才能进行预约。通过信息系统支持完成日间手术入院操作和完成日间手术后的随访及出院后的健康指导书等功能。

在日常的工作中，还应根据日间手术的流程情况，分析各个环节点的效率，进行有针对性的改善，形成良性循环。

参 考 文 献

1. Ronald D. Miller. 米勒麻醉学第7版. 北京，北京大学医学出版社，2011.
2. 马洪升. 日间手术. 北京，人民卫生出版社，2016.

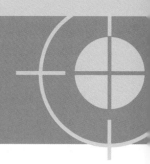

第二十四章　专科医院麻醉科的建设与管理

俞卫锋　第二军医大学东方肝胆外科医院

专科医院(Specialized Hospital)是指专门从事某一病种诊疗的医院,其与综合性医院的区别在于前者诊疗疾病的范围比较单一,但对某一病种的诊疗更加专业化。专科医院的分类各种文献叙述略有不同,多数认为可分为两类:一是专门收治某一类专科伤病员的医院,如传染病医院、口腔医院、结核病医院、骨科医院、胸科医院、肿瘤医院、心血管病医院、脑科医院、眼科医院等;二是以某种特定人群为服务对象的专科医院,如儿童医院、妇产科医院及近年来国内外出现的老年病医院等。后者实际上仍具有综合性医院性质,如儿童医院就包括小儿内科、外科、眼科、耳鼻喉科等。专科医院是专科专治、专病专治,重点解决专科疑难重症的诊疗,并为专科疾病患者提供良好的专科护理和照顾。专科医院能集中优势资源和技术,专门负责一种或一类疾病的诊疗研究,具备了解决一般综合性医院解决不了的专科问题的能力,并积累了丰富的专科临床经验,能够培养专业的医疗技术人才,对学科的诊疗技术和发展创新有更强大的推动作用,在医学科学迅猛发展、临床分科日趋精细的大环境下,作用日趋凸显。改革开放以后,综合性医院已不能满足医学科学发展的需要,专科医院作为医疗卫生行业一支重要力量逐渐被重视起来。近些年来,国家和各地政府用于专科医院建设的投入增加,专科医院有了明显的发展,但仍不能满足我国经济发展、社会进步和人民医疗卫生需求,与发达国家在专科医院建设上相比,无论是数量还是质量,都存在较大差距。新时期专科医院主要根据各地的地域类型、疾病分布、实际需求有目的地建设,更加趋向专业化、精细化。专科医院虽然具备以上优势,但也存在诊疗范围狭窄,对罹患多种疾病于一身的患者在处理上存在一定困难的问题。因此,近年来很多专科医院也在向综合医院方向发展。

第一节　专科医院的定位及管理

一、专科医院的定位

专科医院是指专门从事某一病种诊疗的医院,专科医院的特点在于医疗技术上的"专",进而达到诊治等方面的"精"与"优"。专科医院拥有一大批医疗专门技术人才,可以按照客观需要和专科技术本身发展规律的要求,进行精细分工,对伤病员进行专科的临床诊疗及研究,并推动专科的诊疗技术水平快速向前发展。专科医院应根据设备、人员技术水平、专业分工、收治能力等自身特点进行定位,明确自己的辐射范围、收治范围和科研方向,制定符合自身特点的发展规划。

二、专科医院的战略管理

战略管理是医院为适应外界环境的变化,使之能够长期、稳定、健康发展,实现既定战略目标而展开的一系列事关医院全局的战略性谋划与活动。这种谋划注重从全局的视野创造医院的未来,在对医院的内外部环境进行正确分析的基础上,认清医院面对的机遇和挑战,选择、确定医院的总体目标和实现目标的方针策略,可使医院更加主动地塑造自己的未来。通过制定战略规划,可使医院领导者对医院当前及长远的发展环境、发展方向和经营能力有一个全面正确的认识，了解医院自身的优势与劣势、机会与威胁，不失时机地把握机会，加速医院的发展。在面对变化激烈、挑战严峻的经营环境下，专科医院在符合医院使命的条件下为求得长期生存和不断发展必须进行战略规划。专科医院具有自己的特点与优势，因此在战略规划时必须定位准确，运用区别于综合性医院的新的发展思路和管理举措，围绕战略目标进行组织结构和管理模式的调整，理顺内部关系，简化中间环节，优化资源配置，不断增强专科医院的实力。特色领域，专科医院应打造自己的品牌，不断引进先进的医疗设备和专科人才，提高专科技术水平，提升服务质量，使医院在专科领域具有核心竞争力。人才领域，核心人才是医院稀有的宝贵资源，他们具有扎实的基础理论知识和专业的操作技能，并能在专科领域形成一定影响力。因此，专科医院应制订合理的人才战略，打造尖端人才品牌效应，建设合理的人才梯队。科研领域，专科医院具有独特的专科研究资源和研究经验，合理的科研激励战略能极大促进科研人员在专科领域取得突破，反过来促进医院的发展。文化领域，文化作为医院发展的巨大推动力，应围绕以患者为中心、以人为本来创建独具特色的医院文化，使文化真正成为医院的标志。创新领域，专科医院应推动专科领域的发展创新，在医疗实践过程中，鼓励医护人员在医疗技术、服务理念、管理模式上开拓新思路，提出新方法，提升医院的综合创新能力。

三、专科医院的标准化管理

专科医院的标准化管理，就是在医学实践和医院管理的活动中，通过制定和实施标准，引导和控制医院的管理目标、行为标向、技术规程、医疗质量、设备效用和服务方式等统一于所限定的约束范围和应遵循的规范准则，使之定向地获得最佳的运行状态和社会效益的良性转化的过程。专科医院的标准化建设，从表面上看是一系列医疗规章制度的建设、实施、监督和完善的过程，但本质上是全体专家对各个诊疗环节的科学性、权威性、完备性等进行全面剖析和认真审视的过程，是统一思想认识，提高技术水平，科学整理临床实践经验，谋求理论与实践最佳结合的动态学习过程，也是医疗缺陷分析、评估和弥补的过程。标准化管理的最终目的就是要最大限度地发挥医疗人才、技术、设备的总体优势，让患者能够享受到优质的专科服务。标准化管理的内容主要有规范和制定标准、实践和追踪标准、评估和修订标准等三个方面。首先，规范和制定医院工作的各项标准，是医院标准化管理的基础。医疗技术效用标准、科室考评标准、质量评价标准、人员奖惩机制等可作为医院正常运行和价值评价的重要参考依据，专科医院应根据自身特点，个性化地制定符合自身发展的标准。其次，实践和追踪标准是医院标准化管理的主体过程。任何标准发挥作用都要通过标准的颁布和实施才能实现，因此在制定和颁布标准之后要不失时机地组织实施和监督标准的执行，衡量成效，这是标准化管理的关键所在。最后，评估和修订标准是建构医院标准化体系的重要环节。既要按照标准来导引医疗活动和医院管理实践，又必须在实践中进行科学的论证和评价，使之具有更强的操作性、科学性和可行性。总之，专科医院应根据自身特点不断完成标准的制定、实施、反馈、修订的循环过程，才能逐步构建起医院的标准化管理体系。

第二节　专科医院麻醉科的建设与管理

一、专科医院麻醉科的组织结构

（一）麻醉科的建科

从19世纪40年代氧化亚氮和乙醚临床应用成功至今，麻醉学已经历了一百多年的发展历程。麻醉学在其自身的发展中汲取了基础医学、临床医学、生物医学工程以及众多学科中与麻醉学有关的理论与技术，经发展形成了麻醉学自身的理论与技术体系，从而成为临床医学中一个重要的二级学科。现代麻醉学已是一门研究临床麻醉、生命机能调控、重症监测治疗和疼痛诊疗的学科。麻醉科的工作领域，已由原来的手术室逐步扩大到门诊与病房，业务范围由临床麻醉逐步扩大到急救、心肺脑复苏、疼痛的研究与治疗等领域，并将工作重点逐步转向人体生理机能的监测、调节、控制及麻醉并发症的治疗等。麻醉科在医院的手术、抢救复苏与治疗中已显示出越来越重要的作用,麻醉工作的成功与失败直接影响着患者的生命和医院的医疗服务质量。现代医学的发展赋予了麻醉科新的使命和任务:①临床麻醉,接受各种手术和诊断性操作的麻醉,为其顺利进行提供安定、无痛、无不愉快记忆、肌松等必要条件并合理控制应激;②维护麻醉期间患者的生理功能和器官功能,保护患者的安全并积极防治并发症;③麻醉科门诊、麻醉恢复室和重症监测治疗病房的建立与管理等,负责管理术前评估、术后恢复及重症患者的抢救治疗;④疼痛治疗,进行术后镇痛、急慢性疼痛及癌性疼痛的治疗,开设疼痛门诊病房;⑤急救与生命复苏,参与各科危重患者和呼吸心搏骤停患者的急救工作;⑥麻醉学教学科研相关任务。因此,麻醉科在建科时必须充分考虑到其基本任务,以患者为中心,为手术的安全实施和患者的顺利康复,以及麻醉学科的建设与发展提供强有力的支持。

(二)专科医院麻醉科的组织结构

麻醉学属二级学科,麻醉科在医院中属于一级临床科室,其组织结构应视医院专科种类、等级、经济、技术条件以及麻醉科所开展的工作内容而有所侧重,但均应努力不断使其健全和完善。比较健全的专科医院麻醉科其组织结构应以满足其基本任务为目的,应由麻醉科门诊、临床麻醉、麻醉后监护室(PACU)、麻醉科重症监护病房(AICU)、疼痛诊疗室及教研室、实验室等单位组成。

1. 麻醉科门诊 建立麻醉科门诊是专科医院现代化的必然要求,应根据专科医院的类别和自身特点,有针对性地建设麻醉科门诊。专科医院麻醉科门诊的工作内容有:①麻醉前检查与准备。凡拟接受择期手术的患者,在入院前均应由麻醉科医师在门诊按麻醉要求进行必要的检查与准备,然后将检查结果、准备情况、病情评估及麻醉处理意见等通过信息化手段送达麻醉科。这种做法可明显缩短住院日期,可避免因麻醉前检查不全面而延期手术,杜绝手术医师与麻醉医师因对术前准备意见或观点不一致而发生的争执,并能使麻醉科医师充分了解患者病情及麻醉处理的难度,恰当安排麻醉工作;②出院患者的麻醉后随访或并发症的诊断与治疗。手术麻醉后并发症由麻醉科医师诊治是十分必要的,因为某些并发症(如腰麻后头痛)由神经内、外科或其他科室诊治的疗效不够理想,而麻醉科医师对某些并发症的处理与治疗更为准确;③麻醉前会诊或咨询。为患者提供方便的麻醉相关知识的咨询平台,为各科室会诊提供便利;④疼痛诊疗。疼痛诊疗是麻醉科门诊的重要内容,在麻醉科门诊起步阶段常以疼痛诊疗为主,在有条件的单位也可单独开设疼痛治疗门诊或多学科疼痛治疗中心;⑤呼吸治疗等。凡利用麻醉学的理论与技术(包括氧疗及各种慢性肺部疾患患者的辅助呼吸治疗)进行的各种治疗也可称麻醉科治疗,是麻醉科门诊的重要内容。

2. 临床麻醉 临床麻醉是麻醉科医疗工作的重要基础,专科医院的临床麻醉工作应根据专科医院的特点和收治患者的种类开展业务,如妇产科、心脏外科、脑外科、肝胆外科等专科医院,应注重培养专科麻醉医师,提高麻醉工作质量,临床麻醉的主要工作内容如下:①术前对患者进行检查、评估与准备,包括思想、麻醉方案与药品、器械等的准备;②术前应向患者家属交代病情,填写相关医疗文书;③为手术顺利进行提供安定、无痛、肌松的条件并合理控制应激以避免不愉快的记忆等;④提供完成手术所必需的特殊条件,如气管内、支气管内麻醉,控制性降压,低温,人工通气及体外循环等;⑤对手术患者的生理功能进行全面、连续和定量的监测,并调控在预定的范围内,以维护患者的生命安全。应当指出,对患者的生理功能进行监测与调控已成为临床麻醉工作的重要内容。这不仅涉及仪器与设备的先进性,更涉及麻醉科医师的知识储备、专业素养和能力;⑥术后48~72小时内进行访视,预防并早期治疗各种麻醉后并发症,以利患者术后的顺利康复。

3. 麻醉后监护室(PACU) PACU是在麻醉恢复室的基础上发展起来的。麻醉药物的终止和手术结束并不意味着麻醉的结束,麻醉作用的消失和患者主要生理功能的恢复需要一个过程,这个过程中随时可能出现问题,如不及时处理可能危及生命。因此,PACU的建立对预防麻醉后近期并发症,保障患者尤其是危重患者、重大手术患者的安全具有重要意义。此外,PACU的建立还可缩短患者在手术室内的停留时间,加快周转,提高手术台的利用率,减少人力、物力的浪费,以充分利用卫生资源。凡麻醉结束后尚未清醒(含嗜睡),或虽已基本清醒但肌张力恢复不满意的患者均应进入PACU。PACU应配备专业护士,执行麻醉科医师的医嘱,进行病情监测与诊治,待患者清醒、生命及重要器官功能稳定后才能送回病房。凡遇到患者苏醒意外延迟，或呼吸、循环等功能不稳定者应及时送入重症监护病房，以免延误病情。

4. 麻醉科重症监护病房（AICU） AICU 的执业范围包括心肺脑复苏、围手术期急危重症、重大手术、术中严重并发症和重要器官功能衰竭的急救和加强监测治疗，是提高医疗质量的重要环节，是现代高水平、高效益专科医院发展的必然产物。AICU 拥有专业的医疗护理人员，配备有能进行全面、连续和定量监测的先进医疗设备，采用现代化管理，具有较高的工作效率和抢救成功率。进入 AICU 的患者应由麻醉科医师和手术医师共同负责，麻醉科医师应负责进行全面、连续、定量的监测、维护患者的体液平衡，支持呼吸、循环等功能的稳定，参与防治感染，早期诊治各种并发症及营养支持等。手术科室医师主要负责手术相关并发症的处理。

5. 疼痛诊疗室 疼痛诊疗是麻醉科工作的重要补充和发展，其主要运用麻醉学的理论、方法和技术，对与专科特色相关的各种急慢性疼痛进行诊疗，以提高患者的生活质量。麻醉科疼痛诊疗应具有自身的特点，应融入麻醉科的技术专长。从事疼痛诊疗的麻醉科医师要具有扎实的全科知识、理论与技术，并将其与麻醉学理论与技术相结合，从而形成麻醉科疼痛诊疗的特色。

6. 教研室和实验室 专科医院麻醉科在其发展过程中，培养一支结构合理的专业人才梯队、进行专科麻醉的科学研究至关重要。麻醉学教研室承担本科生、研究生、进修生、住院医师培训等教学任务，并开展继续医学教育，有利于麻醉科的人才培养和提高医师的技术水平。实验室是研究生、麻醉科医师进行科学研究的重要场所，实验室条件的好坏和管理水平的高低很大程度上代表着学科建设的整体水平，并影响着教学科研的发展和提高。因此，加强教研室和实验室的建设，有利于专科医院麻醉科在专科领域培养人才和科研领域研究取得突破，有助于提高专科麻醉水平，促进学科发展。

二、专科医院麻醉科的特点

麻醉科的基本任务决定了麻醉科的工作特点，专科医院的麻醉科具有麻醉科的共性，也具有作为专科的特性。麻醉科为医院重要的枢纽性科室，承担着各科室的各类手术治疗和有创检查的麻醉和监测任务，具有如下特点：

1. 专业性 专科医院的麻醉科医师应具有坚实的基础医学和临床医学知识，经过了系统的专业理论和技术训练，尤其是对专科疾病，能够熟知疾病的病理生理变化和麻醉特点，并积累了丰富的临床经验，能熟练应对围手术期出现的各种问题。

2. 及时性 麻醉科在患者围手术期扮演着重要的角色，需要具备在 24 小时内随时接受急诊、危重、抢救手术的能力，做到及时、快速、安全、有效。

3. 连续性 麻醉科与各手术科室间关系密切，尤其是与外科。麻醉科是手术科室发展的前提与保障。为了保障各科手术的顺利进行，麻醉科医师需根据每个科室的特点与要求连续工作，并承担相应的术前会诊。

4. 独立性 麻醉科与临床科室不同，在手术过程中麻醉科医师要根据手术要求和患者状况决定用药，由于术中情况变化较快，多数需由麻醉科医师独立解决，任何细小失误或麻痹大意都可能造成严重后果，因此对麻醉科医师的个人素质、专业水平、应变能力和责任心有更高的要求。

5. 保障性 对于许多患者来说，手术可能是唯一的治疗手段，但患者的手术方式、手术时间都需经过麻醉科医师认真的术前访视、评估才能与术者共同确定。对术前准备不充分的手术应坚决叫停，为患者生命把好最后一道关。

现代医学科学技术飞速发展，许多手术禁区不断被突破，从而也对麻醉提出了更高的要求。只有小手术，没有小麻醉。因此，麻醉科医师应根据麻醉特点不断学习进步，以确保高质量的麻醉。

三、专科医院麻醉科的业务工作管理制度

为保证各项工作的正常运转，建立一套适合专科医院麻醉科的完善的业务管理制度是非常必要的。由于我国麻醉科建设的发展还不平衡，不同种类专科医院的情况也各不相同，而且临床麻醉进展

较快,面临的新问题较多,因此必须在管理制度方面加以探索与改进,以求满足工作发展的需要。

（一）麻醉前访视、讨论和小结制度

麻醉前访视、病例讨论是保证患者安全、提高业务技能的一个重要环节。术前负责麻醉医师应熟悉患者的一般情况、各项检查指标、疾病诊断、拟行手术步骤及要求以及其他特殊情况等,并评估患者对手术和麻醉的耐受力,讨论并选定麻醉方法,制定麻醉方案。讨论麻醉中可能发生的问题及相应的处理措施,如发现术前准备不足,应向手术科室医师建议需补充的术前准备和商讨最佳手术时机。如遇特殊病例,手术科室应提前请求会诊,麻醉科也应提前讨论并做必要的术前准备。麻醉科医师在手术当天仍应仔细检查,做到思想、技术、物质均有充分准备。对危重、疑难患者和麻醉处理比较复杂或危险性较大的患者,除了常规麻醉前访视、手术前讨论、麻醉前小结及签字制度外,应特别注意与家属谈话并交代病情,要取得家属的理解、同意与支持。麻醉前小结在麻醉前访视的基础上完成,应包括患者的主要病理生理改变、拟施行的麻醉方法、麻醉中及麻醉后可能发生的问题与对策。麻醉前小结由负责的麻醉科医师书写并签字。应重视向患者家属交代病情并办理家属签字手续的必要性和重要性,必要时应向上级医师汇报。在专科医院尤其要对专科疾病的专科问题作深入了解,如疾病的诊断、发展阶段、已有的治疗状况等,特别是专科疾病对全身的影响及对麻醉方案的选择与实施的影响等。

（二）麻醉前准备制度

麻醉前准备包括麻醉器械和药品的准备。专科医院麻醉前准备应根据疾病种类和常用麻醉方法安排专业的辅助人员进行准备,其具体任务应是负责麻醉药品和器械的准备、清理、消毒、管理、领取与维修。辅助人员应在每日下午根据手术通知单、次日麻醉安排和麻醉科医师的要求将药品与器械准备齐全,并检查每个手术间抢救设备的情况。对于特殊需要的药品和器械,应由麻醉科医师在麻醉前访视后提前通知辅助人员。麻醉结束后,麻醉科医师应将药品处方和耗材清单交还辅助人员,以便验收。

（三）麻醉管理和记录制度

安全平稳的麻醉管理是保证手术顺利进行的必要条件,麻醉记录单不仅记录了麻醉过程中患者生命体征的变化,也记录了手术全过程各种处理和用药,是术后治疗的重要参考资料,也是处理各种医疗纠纷的重要法律依据。麻醉记录应包括血压、脉搏、呼吸、体温,必要时还应包括心电图、尿量、脉搏血氧饱和度、呼气末二氧化碳、血气等监测,同时,应详细记录麻醉期间用药、输血输液量、液体丢失量、主要手术步骤及有关并发症等。

（四）意外及并发症的预防和报告制度

麻醉工作直接涉及患者的生命,必须重视并严格落实各种安全措施,严防医疗事故,减少麻醉并发症的发生。麻醉前应准确判断病情,做好麻醉前准备,在工作中遇到技术困难时,切勿轻率从事,应及时请上级医师协助处理。麻醉期间应集中精力,坚守岗位,密切观察病情变化,加强监测,及时记录患者各项生命体征的变化,并迅速判断其临床意义。严格执行各种麻醉方法的操作常规,切勿违章办事。常规是经验的总结,随着麻醉技术的不断发展,应不断加以修订和补充。若术中术后发生重大问题,应立即向上级医师汇报,及时采取措施进行处理。医疗事故或差错,麻醉意外或严重并发症,均应在全科进行讨论,认真吸取经验教训,同时应及时上报医务处或院主管部门。

（五）麻醉后随访及总结制度

为加强手术患者术后的安全管理,及时观察发现并处理各种并发症,麻醉科医师应对患者在术后24小时内及时进行随访。术后随访是及时发现术后病情异常和麻醉并发症的重要手段,并可以争取时间采取有效的处理措施,让患者避免或减轻痛苦和损失。特殊患者应随时加强随访,遇与麻醉有关的并发症,应及时会同经治医师和上级医师共同处理,并将麻醉随访结果详细记录在麻醉随访记录单上。对疑难病例,应及时总结并在科内进行讨论,以提高应对此类病例的能力。

（六）麻醉工作质量的考核制度

麻醉质量的判定,应针对不同情况作具体分析。但一般地说,衡量一次麻醉的质量可以从以下几个方面分析:麻醉前准备、麻醉操作技术、麻醉管理、麻醉后恢复情况。对麻醉科医师的考核专科医院应根据其自身特点,综合进行全面考核评估。

（七）会诊制度

麻醉科参加院内临床科室会诊，主要涉及麻醉处理、生命复苏、呼吸管理、休克抢救以及镇痛等。会诊应由要求会诊的科室送会诊单，急诊会诊可用电话约请，必要时可召集有关人员讨论和请示科主任提出会诊意见。

四、麻醉的质量控制

麻醉安全与质量的把控直接关系到医院的安全与质量，其重要性得到了全国各地同行高度一致的认可，并在大家工作经验积累基础上形成了麻醉科质量控制的共识。麻醉安全是麻醉学永恒的主题，麻醉质量控制是麻醉安全的重要保证，既要能满足手术条件，又要能保证患者安全是麻醉质量的基本要求。

1. 人员数量配备是影响麻醉安全质量的第一要素。麻醉科人员配备不能仅按手术台数量测算，由于各医院情况差异较大，很难用公式涵盖所有麻醉科的人员配备，但总体上说，麻醉科医师配备需与麻醉科业务范围、手术医生数量、手术台数、年手术总量、手术台周转等因素相适应。原则上，手术室内麻醉科医师的配备应与主刀医生相匹配，即麻醉科主治及以上医师与手术医师的数量之比不低于1:3。手术室外、门诊等需另外配备麻醉科人员。

2. 设备和器材的配备是影响麻醉安全质量的重要因素。必备设备是指每一个手术间或每一处手术室外麻醉场所在设备配备上的最低安全标准，应包括高压高流量供氧源及吸氧装置、麻醉机、多功能监护仪（血压、心率、心电图、血氧饱和度）、气道管理工具、吸引器、简易人工呼吸器等。各专科医院麻醉科应根据病种、患者特点，尤其是婴幼儿、高龄、危重复杂疑难病例等，配备呼气末二氧化碳监测仪、抢救设备、体温监测及保温设备等。

3. 麻醉药品的安全管理是影响麻醉安全质量的又一因素。应建立药品管理的全过程监控，即从药品的领用到使用后回收或销毁各个环节均需建立相应的管理制度。麻醉与抢救药品的配备、存放位置、标识及有效期等均须专人双人双锁负责保管，定期检查和更换。新增药品在科室应用尚未形成经验积累时，最容易出现问题，需有专门的管理制度。

4. 专科医院应根据其特点，建立和完善麻醉管理制度，除术前访视、麻醉前准备等常规制度外，还可根据各专科具体特征，制定行之有效的方法，用以规范操作流程，明确责任。麻醉活动应严格按照规定的程序进行，落实规章制度和工作流程，杜绝失误，保证麻醉质量。同时，应强化科主任的领导，完善组织领导制度，弥补设备和人员的不足，创立合理的人才奖惩机制，提高麻醉科医师的工作积极性和责任心，确定麻醉标准、指南的适用度，并定期开展全科性的麻醉质量反馈和讨论，明确科室的不足与缺陷，确立质量控制的目标，不断提高麻醉服务质量。

专科医院具有独特的专科特性和优势，对医疗卫生事业的发展起着重要作用。麻醉科的建设与管理应顺应专科医院的发展与要求，明确科室的责任和目标，保证专科领域的医疗服务水平，并不断提高麻醉领域的技术水平。

第三节　各类专科医院麻醉科的管理要点

根据收治病种的不同而成立许多类别的专科医院，如肿瘤、妇儿、骨科整形、心胸、肝胆等专科医院。其与综合性医院最大的区别在于专科医师对专科疾病的处置更加专业、更加规范，但同时由于专业的局限性，专科医师在疾病诊断治疗过程中难免缺乏全局观。因此在专科医院缺乏全面内科的情况下，麻醉科以其知识的全面性，有时会承担许多内科的工作，成为医院内真正的全科医师。所以，专科医院麻醉科的管理与运行就有一定的特殊性。

一、专科医院麻醉科的建设管理概要

（一）总则

1. 为指导和加强专科医院麻醉科的规范化建设和科学管理，突出麻醉学科特色，提高临床疗效，总结专科医院麻醉科的建设与管理经验,参照有关法律法规提出本章建议。

2．专科医院麻醉科应在麻醉专业理论指导下,应用药物和技术开展疾病诊疗工作,注重突出麻醉学科特色,充分发挥麻醉学优势,不断提高诊疗水平。

3．各级管理部门应当加强对专科医院麻醉科的指导和监督,专科医院应当加强对麻醉科的规范化建设和管理,以保证医疗质量和安全。

4．制定与所在医院及特色麻醉科室相适应的基本制度,如:行政管理制度,麻醉科工作制度,各级工作人员职责,医疗事故和纠纷预防、报告及处理制度,耗材及仪器设备管理制度,继续教育等学习制度,麻醉科质量控制细则,麻醉科药品管理制度与使用常规等。

(二) 基本条件

1．专科医院麻醉科的设施、设备和药品、人员配备等应当与医院级别、科室功能相适应,符合《医疗机构基本标准(试行)》和《中国临床麻醉分级管理规定》,以保障诊疗工作安全有效开展。

2．专科医院麻醉科应根据具体医院所属等级设置相应亚学科科室。三级医院应当根据需要设置麻醉后监护室(PACU)、麻醉科重症监护室(AICU)以及麻醉科疼痛诊疗科。

3．专科医院麻醉科应建立健全并严格执行各项规章制度、岗位职责、诊疗规范与技术操作规程,参照《麻醉专业医疗质量控制指标(2015 年版)》和《重症医学专业医疗质量控制指标(2015 年版)》等指南和标准开展工作,以保证麻醉质量及安全。

(三) 人员队伍

1．专科医院麻醉科医师队伍中,高级、中级、初级专业技术职务任职资格的人员比例应当合理。年龄构成应形成老、中、青基本均衡,应力求在不同年龄段均无人才断档现象。对于本科室的优势病种和重点病种,应有连续的梯队。

2．应建立学术带头人制度。学术带头人作为本科室的学术权威,应当在专业领域有一定学术地位,具有副高级以上专业技术职务任职资格。学术带头人负责指导本科室麻醉学科特色的传承和创新,及本科室的学术发展方向。

3．专科医院麻醉科护士应掌握相关科室常见病的基本知识,掌握该专科常见病、多发病的基本护理知识和方法,掌握麻醉科护理常规和专科医院麻醉科的特色护理技术操作规程,提供具有相应专科医院特色的康复和健康指导。

二、肝胆医院麻醉科

(一) 组织结构

目前我国《医疗机构基本标准(试行)》中对专科医院的分类标准中尚无针对肝胆医院的内容,而我国是肝胆疾病大国,自然人群中乙肝携带率近 10%,因此发展肝胆专科医院有重要意义,国内比较成功的专科医院有东方肝胆医院。肝胆疾病专业性强、诊疗难度大,其设置应参照三级医院基本标准。麻醉科除承担临床手术麻醉任务外,还应设置麻醉后监护室(PACU)和麻醉科重症监护室(AICU),承担围手术期术后管理和重症患者的诊疗任务。有条件的单位应设置疼痛诊疗科,对因肝胆疾病造成的慢性疼痛和癌性疼痛进行诊断和治疗,以改善患者症状、提高生活质量。

肝胆外科专业包含肝脏外科、胆道外科、胰脾外科、内镜外科(微创外科)等亚专业,其诊治病种覆盖的手术类型可以简单短小,也可以非常复杂。目前门诊手术和日间手术形式发展日益完善,可针对门诊手术和日间手术设置专门的麻醉门诊和麻醉实施场所。

(二) 过程管理

1．术前管理　术前准备包括麻醉准备和患者准备,必须全面了解患者病情,选择适当的麻醉方式,对患者做出相应的术前处理。肝脏患者术前应进行保肝治疗,改善全身情况。确定术前用药和麻醉用药,肝胆疾病具有影响药物代谢和凝血功能等特点,需针对患者的病理生理状态谨慎选择用药,如选择经 Hofmann 代谢的顺阿曲库铵,避免使用损伤肝肾功能的药物。高度重视术前与患者或家属的谈话。

2. 术中管理　严格麻醉工作程序,严密、及时、准确地观察和记录患者的各项指标。准备可能需要的血管活性药物和抢救药,并分别做好明确标记。严密监测呼吸和心血管情况,对可能造成血流动力学明显影响的手术,应常规行有创血流动力学监测。认真观察并记录术中失血、失液量和补液量。异氟烷对肝血流的影响最小,是较好的用药选择。选择局部麻醉及椎管内麻醉前,须确定患者没有凝血功能障碍。须注意肝硬化患者对麻醉药物的反应。

3. 术后管理　术后护送患者至麻醉后监护室,与监护室护士交接班。在麻醉后 24 小时内进行术后随访并在麻醉信息系统中作记录。对术后镇痛的患者按时随访并作好镇痛记录。对术中所用药品和耗材作记录,按规定开具麻醉药品处方,麻醉药品消耗必须与麻醉记录单、账单、处方一致。对麻醉机和监护仪的使用情况作记录并签名,如有故障及时报修。每日手术结束后清理各种物品,整理麻醉机、药品车,垃圾按锐器、医用垃圾、生活垃圾等要求分类存放。严格执行传染病消毒隔离及疫情报告制度,严防院内交叉感染发生。

（三）自身特色

肝脏是人体的"化工厂",肝胆疾病本身对患者肝功能有较大影响,而麻醉过程又对肝血流和代谢功能造成显著影响,因此,对于肝胆疾病患者的麻醉尤需谨慎。麻醉科医生除应熟练掌握基本的麻醉操作外,还需掌握各类肝胆疾病可能引起的病理生理变化,能够应对围手术期出现的各种突发情况。对肝胆疾病患者的麻醉用药必须个体化。

科室应定期组织业务学习与讨论,加深专业知识,加强专业技能。可定期组织人员与其他医院交流学习,掌握肝胆手术以外的其他专业手术麻醉。麻醉科医生应担当手术室内的"全科医生",即使是专科医院的麻醉科医生,也应当全面掌握各类手术的基本麻醉处理,取长补短,增进自身的麻醉水平。

三、骨科医院麻醉科

（一）组织结构

目前我国《医疗机构基本标准（试行）》中对专科医院的分类标准中尚无针对骨科医院的内容。骨科疾病专业性强、其设置应参照三级医院基本标准。麻醉科除承担临床手术麻醉任务外,还应设置麻醉后监护室（PACU）和麻醉科重症监护室（AICU）,承担围手术期术后管理和重症患者的诊疗任务。有条件的单位应设置疼痛诊疗科,对因骨科疾病造成的慢性疼痛如腰腿痛、颈肩痛和骨肿瘤引起的癌性疼痛进行诊断和治疗,以改善患者症状、提高生活质量。

骨外科专业包含脊柱外科、骨关节外科、骨肿瘤外科、内镜外科（微创外科）、骨创伤等亚专业,其诊治病种覆盖的手术类型可以简单短小,也可以非常复杂。目前门诊手术和日间手术形式发展日益完善,可针对门诊手术和日间手术设置专门的麻醉门诊和麻醉实施场所。

（二）过程管理

1. 术前管理　术前准备包括麻醉准备,必须全面了解患者病情,选择适当的麻醉方式。确定术前用药和麻醉用药,并需高度重视术前与患者或家属的谈话。针对如骨肿瘤患者要调整肿瘤引起的患者自身内环境的紊乱,胸椎侧弯患者要调整肺功能的异常,颈椎外伤及强制性脊柱炎的患者要考虑气管困难插管的可能。

2. 术中管理　严格麻醉工作程序,严密、及时、准确地观察和记录患者的各项指标。准备可能需要的血管活性药物和抢救药,并分别做好明确标记。对可能造成血流动力学明显影响的手术,应常规行有创血流动力学监测。认真观察并记录术中失血、失液量和补液量。

3. 术后管理　术后应根据患者基本情况和术中情况密切监护患者各项生命体征,合理术后镇痛,及时处理患者基础疾病如高血压、糖尿病等。

（三）自身特色

1. 骨科手术覆盖种类较多,应用麻醉方法也不一,应区别对待。

2. 上肢手术,一般选用患侧神经阻滞麻醉,手术较大时间较长的可以选择全麻。

3. 下肢手术，一般可选用椎管内麻醉，时间较短，病灶较小的也可选用神经阻滞麻醉，但如骨盆、骶尾部、截肢等失血较多的手术应选用全麻，以利于术中管理。

4. 脊柱手术，一般选用气管内插管全身麻醉，以利于术中的气道管理。

5. 骨科手术的麻醉相对于其他手术的麻醉有其自身特点：

6. 止血带的使用：四肢手术，为了减少失血，常常使用止血带。止血带下行四肢手术，视野清楚，并能减少组织损伤及出血，但应用不当可造成止血带损伤，主要累及肌肉及神经。现多采用气囊止血带，止血带应具有一定的宽度。控制压力上肢≤300mmHg、下肢≤500mmHg。通常上肢止血带应用 1h、下肢应用 1.5h 后应放松 10 分钟，以免组织缺血时间过长。止血带的部位：上肢应置于上臂上 1/3 处，下肢应置于大腿上 1/3。气囊之下的衬垫要平整，无皱褶，避免表皮压伤。

7. 发生止血带麻痹的原因包括：①压力过大造成神经干挤压伤；②压力过低，使神经干内静脉血瘀滞及出血浸润；③止血带时间过长。

一过性血压下降多发生在放松止血带之后，系因肢体于血液循环停止后，组织缺氧而产生一些血管扩张性物质，止血带放松后，患肢的毛细血管床呈反应性扩张，血液大量流入患肢内，即可引起血压下降。如放松止血带之前患者已有血容量不足，则更易发生血压下降。预防方法为：在放松止血带之前，适当加速输血补液的速度，两个肢体同时使用止血带时，不可同时放松。

气囊止血带充气之前，应抬高患肢并使用驱血带，驱血必须彻底，否则静脉淤血达不到止血目的。禁忌用驱血带的情况是患肢恶性肿瘤及感染性病变，可仅抬高患肢数分钟后，将止血带充气。

心功能不良者，抬高患肢和驱血均应慎重，因静脉回流突然增加可导致心衰。

（1）骨水泥的使用：骨水泥为一种高分子聚合物，包括粉剂和液态单体，临用时将两者混合成团状，置入髓腔，自凝成固体而起作用。混合过程产热高达 80～90℃。

骨水泥单体具有挥发性，易燃，刺激味，接触皮肤有刺激性和较大毒性，单体成分众多，易致副作用可渗透入血，高浓度不仅具有心肌抑制毒副作用，而且可破坏血液中的粒细胞、单核细胞等，使之释放蛋白水解酶，发生细胞和组织溶解。骨水泥单体被吸收后引起组织凝血酶释放，血小板的活性增加，容易形成血栓。

骨水泥混合物应充分搅拌。骨水泥填入骨髓腔后，髓腔内压急剧上升，可导致空气、脂肪、骨髓颗粒等物质被挤入静脉而抵达肺循环，造成肺栓塞。

充填骨水泥时需要采取降低髓腔压力措施，如，彻底的髓腔冲洗、采用骨水泥枪以及排气管（孔）等一系列减少髓腔压力增高的措施，可以减少并发症的发生。

骨水泥反应综合征是指在骨水泥假体置入过程中出现的急性低血压、低氧血症、心律失常、心搏骤停等并发症的总称。血容量不足和高血压患者应用骨水泥，更易出现低血压。

对该综合征可预防性使用升压药，补充血容量，充分吸氧。植入骨水泥前使用多巴胺、甲泼尼龙、琥珀酸钠或 H1、H2 受体拮抗剂，可有效防治心血管反应。

（2）深静脉血栓形成是指血液在深静脉内不正常地凝结，属静脉障碍性疾病。好发部位为下肢深静脉，常见于骨科大手术后，可分为下肢近端和远端深静脉血栓，前者位于腘静脉或以上部位，后者位于腘静脉以下。下肢近端深静脉血栓是肺栓塞血栓栓子的主要来源。严重的深静脉血栓可导致肺动脉栓塞和静脉血栓栓塞症。深静脉血栓形成是西方国家骨科和大手术患者、肿瘤和其他慢性病患者的主要并发症，被称为继心血管疾病和脑血管疾病后的第三大血管疾病。

深静脉血栓一旦形成，往往造成严重后果，因此防重于治。对于深静脉血栓形成的预防，可以采用物理的方法、药物防治的方法或两种方法的结合。

预防措施包括：手术操作精巧、精细，避免损伤静脉内膜，规范使用止血带，术后抬高患肢，防止深静脉回流障碍，对患者进行预防静脉血栓知识的教育，鼓励患者勤翻身、早期功能锻炼、下床活动以及做深呼吸及咳嗽动作，使用间隙充气加压泵和穿戴加压弹力长袜；术中和术后适度补液，避免脱水而增加血液黏度；还可根据术后情况使用抗凝药物，在失血和抗凝之间达到平衡。

四、儿科医院麻醉科

（一）组织结构

按照我国《医疗机构基本标准（试行）》条例，仅对于三级儿童专科医院设置相对完善麻醉科，因此组织结构的设置参照三级医院基本标准。麻醉科根据医院使命、患儿需求在符合国家法律、法规和行业标准的前提下承担医院的临床手术麻醉任务。麻醉科负责临床麻醉、麻醉后监护室（PACU）、术后镇痛和小儿中、深度镇静。在条件成熟的单位应设置疼痛诊疗科，对慢性疼痛和癌性疼痛进行诊断和治疗，以改善患儿症状、提高生活质量。

麻醉科主任在医疗副院长和医务部的领导下全面负责麻醉科管理工作，带领麻醉科人员团结协作、高效、安全、优质地完成手术室内和手术室外麻醉、小儿日间手术的麻醉、抢救插管、疼痛治疗、术后恢复监护和中深度镇静等工作。

（二）过程管理

1. 由麻醉科住院总医师或医疗干事每日 15 点前汇总次日的麻醉申请单，安排全科临床麻醉等工作。每人每次负责一例麻醉工作。获得执业医师资格证并经医院授权的麻醉科医师对择期手术患儿，应执行麻醉前访视会诊制度，在术前 24 小时内进行探视，详细检查患儿，熟悉手术患儿的病情、各项检查结果、手术方式，了解患儿思想情况，做出麻醉前评估，确定麻醉方案，并记录在《麻醉术前访视单》中，同时核查术前用药医嘱，必要时，做进一步检查或提请会诊甚至推迟手术。对危重患儿、重大手术，与手术者一起参加术前讨论，共同制定麻醉方案。如遇疑难问题，应向上级麻醉医师或科主任汇报，同时做好各种准备工作。麻醉前应与患儿／家属进行麻醉前谈话并签署麻醉知情同意书。麻醉评估过程中如果有重要发现，或者存在不宜手术或麻醉等情况时，麻醉科医师应及时与患儿的主管医师进行沟通。麻醉方式的选择由麻醉科医师根据病情及术者的建议并与患儿／家属商讨后决定，如果麻醉方式的最终选择与临床专科医师的建议及既往与家属告知的情况有较大的变化时，麻醉科医师要与主管医师及家属重新进行沟通，并重新签订《麻醉知情同意书》。麻醉科医师须按要求核对麻醉禁忌证、术前准备，发现有麻醉禁忌证或术前准备不足时，须督促更正，做好术前各项准备后方可安排手术，必要时报告医务部或总值班。同时对择期手术患儿，在麻醉实施前 10 分钟内还应由实施麻醉的麻醉科医师进行麻醉前再评估，并记录在《麻醉前再评估记录单》上。

2. 患儿接入手术间后，麻醉诱导前麻醉科医师、巡回护士共同确认手术患者无误且在正确的手术室。麻醉后、手术切皮前，麻醉科医生、手术医生、巡回护士共同完成"手术前暂停核对"，并签字确认。当核对清单内的项目无法通过（填"否"）时，手术不得进行，如果在特殊情况下必须进行手术时，要经过医务部或行政总值班同意。紧急抢救生命的手术以争取时间、抢救患者生命为主要责任，可以先抢救，后报告。同时认真检查麻醉药品、器械是否完备，运转是否正常。严格执行麻醉技术操作常规和查对制度，保证安全。

3. 由麻醉科医师负责麻醉或镇静状态下进行的手术或侵入性操作（如胃镜、肠镜、支气管镜、输尿管镜、膀胱镜等内镜或胸穿、腹穿、腰穿、骨穿等其他侵入性操作），要待麻醉药或镇静药生效后方可开始手术或操作。麻醉或镇静前应对患儿进行麻醉或镇静前的再评估，确认患儿能够接受麻醉。手术或操作期间麻醉科医师要坚守岗位，严密监测患儿病情及各种生理指标的变化，及时发现、处理存在的安全隐患和问题，及时与手术者沟通交换意见，必要时请示上级医师或科主任。在麻醉及镇静过程中麻醉科医师要在《麻醉记录单》或《镇静治疗前评估、知情同意、治疗记录单》中认真做好麻醉及镇静的相关记录，且每 15 分钟至少记录一次患者的生命体征情况（包括血压、心率、呼吸频率、脉搏血氧饱和度等）。对实习、进修人员，应在本院具有独立工作资格的麻醉科医师的带教下进行工作。

4. 麻醉科医师负责手术患儿术中水与电解质平衡、酸碱平衡的维护及处理，负责患儿生理基本功能的保障和生命体征的观察监护，随时与手术医师沟通情况，协调处理患儿在手术中出现的一切情况，特别当发生麻醉或手术意外时更应全力以赴，共同努力抢救。

5. 手术完毕,麻醉终止,麻醉科医师应将麻醉记录单的各项内容填写清楚,与手术医师、巡回护士共同再次进行三方核查,无误后护送患儿回病房、麻醉恢复室或 ICU,并向接班人员详尽交代手术和麻醉的经过与注意事项。整理清洁麻醉用品器械,进行麻醉登记,完成麻醉小结,并将麻醉访视(包括麻醉前、麻醉后)、麻醉记录单(包括麻醉前评估及再评估记录单、麻醉记录单、麻醉恢复室评估记录单及知情同意书)放入病历。

6. 按照《疼痛管理制度》、《疼痛评估制度》、《麻醉恢复室管理制度》为患儿提供优质安全的术后镇痛和麻醉苏醒监护服务。

7. 术后要按照《麻醉科访视制度》的要求进行术后随访,检查有无麻醉后并发症或后遗症,并作相应处理,其情况记录在《麻醉科术后(镇痛)随访记录单》中,并放入病历。

8. 施行局部麻醉的患儿,当因患儿合并心脑器质性病变,重要生命体征不稳定,或患者不合作者时,应安排麻醉科医师参加手术中生命体征监测。

9. 危重患儿或重大手术的麻醉,根据情况可由两名麻醉科医师协同管理。

10. 随时协助全院各科患儿的心肺复苏抢救、做好急诊插管工作。

11. 根据需要完成门诊诊室、特殊检查科室和病房的麻醉及中深度镇静的监护工作。

12. 值班医师要坚守岗位,负责处理值班期间的各项工作,必要时请示科主任。因工作需要必须离开手术室时应向值班护士交代清楚去向。

13. 爱护仪器设备,熟练掌握各项操作方法。

14. 遇突发事件,全科人员应服从安排,迅速进入工作岗位。

15. 为疼痛患儿提供安全有效的诊疗服务。

(三)自身特色

1. 新生儿麻醉。

2. 先天性心脏病麻醉。

3. 中深度镇静。

4. 小儿日间手术麻醉。

五、神经外科医院麻醉科

(一)组织结构

目前我国《医疗机构基本标准(试行)》中对专科医院的分类标准中尚无针对神经外科医院的内容。神经外科疾病专业性强、诊疗难度大,其设置应参照三级医院的基本标准。

神经外科专业包含颅脑损伤、脑肿瘤、脑血管、功能神经外科、脊柱神经外科、神经外科介入等亚专业,其诊治病种覆盖的手术类型可以简单短小,也可以非常复杂。目前门诊手术和日间手术形式发展日益完善,可针对门诊手术和日间手术设置专门的麻醉门诊和麻醉实施场所。

(二)过程管理

1. 术前管理　术前准备包括麻醉准备,必须全面了解患者病情,选择适当的麻醉方式。确定术前用药和麻醉用药,并应高度重视术前与患者或家属的谈话,严格履行相关手续。

2. 术中管理　严格麻醉工作程序,严密、及时、准确地观察和记录患者的各项指标。准备可能需要的血管活性药物和抢救药,并分别做好明确标记。对可能造成血流动力学明显影响的手术,应常规行有创血流动力学监测。认真观察并记录术中失血、失液量和补液量。

3. 术后管理　神外患者因病灶在中枢神经系统,有可能对意识状态和呼吸有影响,一般术后都回专科 ICU 进行监护管理。

(三)自身特色

神经外科麻醉要针对各类不同病情的患者,其处理也应不同,如:

1. 颅脑损伤患者的特点　多为急诊,准备时间短,饱胃,反流误吸可能性大;多伴颅内压升高和意识改变且多不配合;生命体征不稳,随时可发生呼吸心跳停止;多伴全身多器官系统的损伤。

麻醉处理：原则上应遵循维持脑灌注压及降低颅内压和减轻脑水肿的总原则，对意识恢复延迟和吞咽反射减弱的患者，为控制颅内压和保持气道通畅，术后需气管插管和通气支持。术前意识状态有助于估计术后是否需拔管。

2. 颅后窝手术的特点　手术部位邻近生命中枢风险大；手术操作常引起心血管不稳定（三叉神经、迷走神经、牵拉和旋转脑干）；术中常要求保留自主呼吸；手术时间长、难度大、并发症多、死亡率高、麻醉风险大。

麻醉原则：诱导力求平稳，防止颅内压增高。取坐位手术时需注意防止气栓。常需保留自主呼吸，当呼吸改变时应通知手术医师；当心率和心律变化时要考虑牵拉脑干的可能；术后应保持头位相对固定，防止脑干移位。

3. 脑血管手术的麻醉处理　出血性脑血管疾病：①高血压动脉硬化：避免血压波动、慎重降压；②颅内动脉瘤：避免血压波动、控制性降压、夹闭后升压；③脑血管畸形。

缺血性脑血管疾病：颈动脉内膜剥脱术；颅内外动脉转流术。

4. 垂体瘤手术的麻醉处理　无功能垂体瘤按一般颅脑手术处理，瘤体大应注意防治颅内高压；有功能垂体瘤，可发生困难插管，因此要做好困难插管的准备。开颅手术药注意对脑组织的牵拉；经蝶窦手术拔管后需防止出血进入气道。

5. 脑膜瘤手术的麻醉处理　血供丰富术中出血多，需控制性降压；麻醉力求平稳，防血压波动；病程长全身情况差，注意选择麻醉药物和调节麻醉深度；加强监测。

6. 脊髓手术的分类：肿瘤、脊髓受压和脊髓外伤；神经根刺激期、脊髓受压期和脊髓瘫痪期。

患者的特点：低血容量和体位性低血压；瘫痪患者避免使用氯琥珀胆碱；颈部骨折患者，气管内插管应在清醒状态纤维支气管镜下进行；术中注意自主神经和体温调节障碍。

六、五官科医院麻醉科

（一）组织结构

目前我国《医疗机构基本标准（试行）》中对专科医院的分类标准中尚无针对五官科医院的内容，可参考"口腔医院"的基本分类及标准。

（二）过程管理

1. 术前管理　复习病史，进行必要的体检，了解实验室和辅助检查结果，完成麻醉前访视记录。必要时及时与外科医师沟通了解专科情况和手术方案，对患者病情作全面评估。根据患者情况、手术要求和麻醉条件制定麻醉方案。遇到特殊病情应及时向上级医师汇报。与患者或家属进行麻醉前谈话签字。

2. 术中管理　核对患者姓名、床号、住院号、术前诊断和手术名称，完成"手术安全核查表"和"手术风险评估表"。准备必需的麻醉药品和器械，检查各种仪器设备并保证其工作状态良好。登录麻醉信息系统，按照工作流程完成各项信息录入和采集。在上级医师指导下用药及实施各项诊疗操作。做好各项必要的监测，并对用药及监测数据作及时、客观的记录。密切观察患者情况和手术进程，与术者密切配合，发现异常或困难时及时呼叫帮助。为需要术后镇痛的患者配好镇痛泵，并在麻醉信息系统中填写镇痛记录单。及时完成各项麻醉文书。不得擅自离开患者，交接班时需双方确认药品、输液及患者情况。

3. 术后管理　苏醒期应密切观察患者的生命体征。掌握拔管指征。重视患者的主诉，及时处理各种并发症。掌握好出 PACU 指征，由医护人员护送患者回病房。

（三）自身特色

从事亚学科（眼科、耳鼻喉科）麻醉的主治医师必须经过专门培训和授权达到基本任职标准的麻醉主治医师还需具备以下条件：

1. 耳鼻喉科亚学科麻醉　熟练掌握光棒、GlideScope 视频喉镜和纤维支气管镜插管技术，前两种技术各成功完成 20 例以上。

　　熟练掌握可弯曲喉罩置入技术，独自管理 50 例以上患者，一次置入成功率 95% 以上，无严重不良事件。

　　独自管理 10 岁以内扁桃体和腺样体切除患者 30 例以上，无严重不良事件发生。

　　独自管理小儿气道异物取出术麻醉 30 例以上，无严重不良事件发生。

　　独自管理小儿喉乳头状瘤切除术麻醉 20 例以上，无严重不良事件发生。

　　独自管理气道激光手术麻醉 20 例以上，无不良事件发生。

　　独自管理鼻咽纤维血管瘤内镜切除术麻醉 10 例以上，无严重不良事件发生。

　　掌握耳显微手术、鼻内镜手术中控制性降压技术，独自完成 20 例以上，无严重不良事件发生。

　　2. 眼科亚学科麻醉　　掌握 1 岁以内小儿喉罩置入技术，独立完成 20 例以上，无特殊不良事件。

　　熟练掌握普通眼科手术麻醉，独自完成 50 例以上，无严重不良事件。

（安　妮　孔二亮　参编）

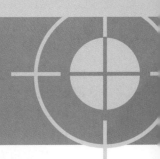

第
二
十
五
章

县级医院麻醉科的建设与管理

胡兴国 湖南省桃源县人民医院

县级医院是县域内的医疗卫生中心和农村三级医疗卫生服务网的龙头,在城乡医疗服务体系中处于枢纽位置。医院麻醉科作为临床医学二级学科和医院一级临床科室,在促进医院发展和保障医疗质量和安全方面发挥举足轻重的作用。加强县级医院麻醉科的建设和管理,对于全面提升我国县级医院综合能力,满足县域居民医疗服务需求将起到重要的推动作用。

第一节 县级医院的功能定位及特点

一、县级医院的功能定位

2012 年 6 月国务院办公厅印发的《关于县级公立医院综合改革试点的意见》(国办发〔2012〕33 号)中,明确指出县级医院的功能定位是:县级医院是县域内的医疗卫生中心和农村三级医疗卫生服务网络的龙头,并与城市大医院分工协作。2014 年 3 月国家卫计委等五部委出台的《推进县级公立医院综合改革意见》(国卫体改发〔2014〕12 号)对县级公立医院的功能定位进一步予以明确,指出县级公立医院是公益二类事业单位,是县域内的医疗卫生服务中心、农村三级医疗卫生服务网络的龙头和城乡医疗卫生服务体系的纽带,是政府向县域居民提供基本医疗卫生服务的重要载体。文件重点体现了县级医院承上启下,引导医疗资源下沉的枢纽作用。

二、县级医院的特点

与城市公立医院相比,县级医院具有以下特点:

(一)服务对象

县级医院是以所辖县域人口为主,而且多数是经济条件较差的农民人口。县级医院的发展情况和费用水平与县域经济社会发展、县域居民收入、新型农村合作医疗筹资等情况密切相关。在地理位置上,县级医院与农村基层医疗卫生机构距离较近,与城市公立医院的距离较远;对县域内居民而言,县级医院的可及性要高于城市公立医院。这是同为二级医院,县级医院与城市区级医院存在的主要差异之一;也是国家深化医药卫生体制改革将县级医院确定为枢纽,争取大病不出县的原因。

(二)功能定位

县级医院承担的职能较为完善。主要为县域居民提供基本医疗服务,包括运用适宜医疗技术和药物,开展常见病、多发病诊疗,危急重症患者救治,重大疑难疾病接治转诊等基本医疗服务职能;推广应用适宜医疗技术,为农村基层医疗卫生机构人员提供培训和技术指导;承担部分公共卫生服务,以及自然灾害和突发公共卫生事件医疗救治等工作。从中可以看出,县级医院承担着许多不同于城市区级医院的工作职能,例如培训基层医疗卫生机构人员;提供突发公共卫生事件医疗救治等公共卫生服务。这就要求政府切实加大对县级医院的财政投入,补偿其提供公共卫生服务、履行公共服务职能、开展教学培训活动所花费的成本。

（三）医疗业务构成

县域医疗业务容量有限。由于覆盖人群相对固定，人口数量不多，涉及病种主要为常见病、多发病，因而县级医疗机构一般数量较少，有些县甚至只有一所县级医疗机构；民营医疗机构在县域内的发展普遍受到经济条件和服务需求的制约，医院间缺乏有效竞争，"外加推力"在县域内难以有效发挥作用。

（四）区域差异

不同区域的县级医院服务规模、能力和水平的差异更为突出。县级医院中，既有床位近2000张的三甲医院，也有床位仅15张的一级医疗机构，而医疗硬件设备、医疗人员水平和医疗规章制度执行力也有较大的差别。

第二节　县级医院麻醉科的建设

一、认识困难 抓住机遇

（一）认识困难

由于县域经济及医院规模不同，我国县级医院麻醉科的发展很不平衡，与其他临床二级学科相比，仍然存在很大的差距。目前县级医院麻醉科面临的主要问题体现在以下几个方面：

1. 临床工作任务日益繁重和危重患者比例增加　随着国家医疗体制的改革，以及分级诊疗政策的逐步落实，对县级医院的投入力度逐年加大，县级医院的住院患者、手术种类以及数量均明显增加，麻醉医师所面对的手术患者人群也发生明显变化，高龄、肥胖以及合并重要器官疾病等并发症的手术患者明显增多，这一方面使县级医院麻醉医师的工作量和强度明显增加，常常是超负荷运转，另一方面麻醉的技术难度和危险因素也明显增加，对麻醉医师的业务技术水平提出了更高的要求。

2. 医院领导层对麻醉科重视不足　在医院虽然麻醉科是一级临床科室、二级临床学科，但目前县级医院仅有不到3/4的麻醉科能够有独立的办公室、麻醉准备室、麻醉后恢复室（postanesthesia care unit, PACU）等基本的配套设施。其中最重要的原因就是医院领导层对麻醉科的重视程度不够，没有认识到麻醉科在整个医院运转中的枢纽作用，在危重病救治、确保医疗安全中的关键作用，无痛医院乃至舒适医疗中的主导作用，因此在科室建设的基本配置上一直未达到临床科室的设置标准。

3. 麻醉科仪器设备简单、落后　县级医院麻醉科的仪器设备更新相对滞后于其他临床科室，还有部分医院麻醉科不能做到每间手术室均配备麻醉机、监护仪等基础设备，尤其是有创血流动力学、血气分析和呼气末二氧化碳监测等设备普及率很低，麻醉医师不能对患者术中的情况进行准确把握和提供精准的处理方案，这不仅使日常麻醉工作存在安全隐患，也使疑难危重患者的麻醉风险大大增加，最终使麻醉医师的围手术期麻醉管理水平的提高受到较大的限制。

4. 麻醉科人员严重不足，结构不合理　县级医院麻醉科人员大部分为初中级职称，学历偏低。导致这种情况的主要原因：①临床医学专业毕业生对麻醉专业缺乏认识和了解，而不愿意从事麻醉学专业；②县级医院就业环境较差、工资待遇普遍较低；③由于省、市级医院规模扩张的需要，城市大医院招聘数量一直居高不下，同时，应届毕业生更倾向留在大中城市，使得应届生招聘困难，高端人才难引进；④麻醉科人员流失情况严重等有关。

5. 麻醉科人员知识更新较慢　县级医院麻醉科大多数医生缺乏主动学习，更新知识的意识，这必将严重制约医院整体水平的提高和医院麻醉科的建设和发展。

6. 麻醉科核心制度的执行和监管不到位　麻醉科是高危、高风险专业。目前仍有很多县级医院麻醉科的核心制度不健全，或者落实不到位，导致医疗不良事件或医疗纠纷频发，医疗质量和患者安全得不到保障。

（二）抓住机遇

2012年6月国务院办公厅印发的《关于县级公立医院综合改革试点的意见》中提出了县级公立医院综合改革的总体要求：按照保基本、强基层、建机制的要求，遵循上下联动、内增活力、外加推力的原则，围绕政事分开、管办分开、医药分开、营利性和非营利性分开的改革要求，以破除"以药补医"机制为关键环节，以改革补偿机制和落实医院自主经营管理权为切入点，统筹推进管理体制、补偿机制、人事分配、价格机制、医保支付制度、采购机制、监管机制等综合改革，建立起维护公益性、调动积极性、保障可持续的县级医院运行机制。文件要求坚持以改革促发展，加强以人才、技术、重点专科为核心的能力建设，统筹县域医疗卫生体系发展，力争使县域内就诊率提高到 90% 左右，基本实现大病不出县。在《全面提升县级医院综合能力工作方案》中，将加强临床重点专科建设，提升县级医院医疗技术水平，并配备与专科建设目标一致的适宜设备纳入工作内容的重点之一。国务院办公厅《关于推进分级诊疗制度建设的指导意见》也指出县级医院建设是实现分级诊疗的重要保障，在分级诊疗、转诊中发挥着不可或缺的作用。最近国家卫计委制定的《县医院医疗服务能力基本标准》和《县医院医疗服务能力推荐标准》对县医院麻醉科的医疗服务能力作出了明确规定。从 2001 年开始，国家对县级医院建设的财政投入和支持力度明显加大，县级医院建设成为近年来国家资金投入的重点。这些政策与导向对县级医院的建设和管理提出了更高的要求，也为县级医院麻醉科的建设和发展提供了有利时机。

在县级医院麻醉科建设中，要认识到县级医院麻醉科面临的问题与不足，抓住当前县级医院建设和发展的有利时机，使县级医院麻醉科的建设和发展步入良性轨道。

二、加强县级医院麻醉科的建设与管理

（一）坚持医院麻醉科建设和发展的共性

从 19 世纪 40 年代氧化亚氮（N₂O）和乙醚临床应用成功至今，近代麻醉学已经历了 170 多年的发展历程。在这 170 多年中，麻醉学经历了麻醉术（anesthetic technique）、临床麻醉（clinical anesthesia）和麻醉学（anesthesiology）三个重要的发展阶段。麻醉学在其自身发展过程中汲取并集中了基础医学、临床医学、生物医学工程以及多种边缘学科中与麻醉学相关的理论与技术，经发展形成了麻醉学自身的理论与技术体系。现代麻醉学已经是一门研究临床麻醉、生命功能调控、重症监测与治疗和疼痛诊疗的学科，是临床医学中重要的二级学科。在医院中麻醉科属于一级临床诊疗科目，是外科等手术学科建设与发展的重要前提与支柱。由于麻醉科对整个医院床位周转和运行效率的提高起到关键性作用，因此麻醉科是医院正常运转的枢纽科室。由于疼痛诊疗作为麻醉科的重要组成部分，其主要宗旨是消除各种手术或操作产生的疼痛不适，并为部分慢性疼痛患者提供诊疗，因此麻醉科是"无痛医院"的建设中的指导科室。由于麻醉科是手术科室开展手术治疗的前提和保障，因此麻醉科是保障医疗安全和提高医疗质量的保障科室。由于麻醉科在医院中的重要作用，麻醉科应建设成为医疗安全的关键学科，舒适医疗的主导学科，未来医院的支柱学科，医学创新的重要学科和社会熟知的品牌学科。

医院麻醉科的基本工作任务包括：①为手术顺利进行提供安全、无不愉快记忆、无痛、肌松及合理控制应激等必备条件；②维护患者在手术前、中、后各阶段的安全并防治相关并发症；③PACU 及麻醉科重症监护病房（AICU）的建立和管理；④急救与生命复苏；⑤急性疼痛诊疗及无痛医院建设，以及部分慢性疼痛的诊疗；⑥手术室外麻醉、镇静与镇痛；⑦麻醉学教育；⑧麻醉学科研等工作。

麻醉科的建设应与上述任务相适应，因此必须具有以下基本特点：

1. 麻醉科工作人员在数量及专业结构上必须：①与手术科室的床位数以及床位周转情况相适应，以能保证全院手术治疗的正常运行；②能满足手术室外麻醉、镇痛及镇静工作的需要；③能适应 PACU、AICU 以及开展疼痛诊疗工作的需要；④能满足教学与科研工作的需要等。

2. 麻醉科医师应在坚实的基础医学和较丰富的临床医学知识的基础上，进行系统的麻醉学专业理论和技术培训，以能胜任上述基本任务。

3. 配备足够数量的药物、器械和仪器。

4. PACU 和 AICU 的建立与管理，危重患者急救和生命复苏工作的开展。

5. 在无痛医院乃至舒适医疗以及快速康复外科（fast-track surgery）或术后快速康复（enhanced recovery after surgery，ERAS）、围手术期患者之家（perioperative surgery home）中发挥麻醉科的主导和支撑作用。

6. 建成以医疗为基础，科研为先导，教育为根本的医教研良性循环的统一体。

麻醉科的组织机构应由麻醉前评估中心（麻醉科门诊）、临床麻醉、PACU、AICU、麻醉科治疗（或疼痛诊疗）门诊及病房，以及麻醉学教研室、麻醉学实验室等部门组成。

围手术期医学（perioperative medicine）是在 20 世纪末和本世纪初建立发展起来的一类多学科配合体系。起初是由麻醉科医师、手术医师、重症医学科医师以及内科医师和护理人员共同参与手术患者的术前、术中和术后期间的医疗管理，相互协调配合，保障手术患者的安全，降低手术风险及围手术期的并发症和死亡率，促进患者术后转归，降低医疗耗费。在未来的医学发展中，比外科医师更懂内科、比内科医师更了解手术的麻醉科医师，将成为围手术期医学团队的核心。21 世纪的麻醉学将向围手术期医学转化，围手术期医学是麻醉学的发展方向。作为麻醉科医师，其关注点应该向术后恢复的方向延伸。麻醉科医师将向围手术期医师转化。麻醉科医师也只有成为围手术期医师，才能真正突破传统技术层面的称谓—"麻醉师"的束缚，从"幕后英雄"走向前台，成为主导多学科合作的医学专家。麻醉学向围手术期医学转化的标志是：在保证临床麻醉安全有效，最大限度降低麻醉死亡率和严重并发症发生率的基础上，通过改进麻醉学科的临床工作，改善患者的长期转归，提高患者手术后的长期生存率和生存质量。在开展围手术期医学的工作中，培养麻醉和重症两栖医师，将 PACU 和 AICU 列入麻醉科建设和发展的重要工作内容。

县级医院麻醉科的建设和发展必须坚持医院麻醉科建设的共性，并结合国家政策导向以及自身特点，以患者健康安全为中心，围绕围手术期医学这一核心进行建设，才能将县级医院麻醉科建设成名副其实的临床二级学科。

（二）凸显县级医院麻醉科建设的特色

1989 年原卫生部 1989（12）号文件确认医院麻醉科是一级临床科室（二级学科），明确麻醉科的三大工作内容，即临床麻醉、生命复苏与重症监测治疗以及疼痛的研究与治疗。自此之后，麻醉科无论在学科建设、人才队伍、设备建设等方面都得到了迅速的发展。但 2007 年原卫生部发布 227 号文件，2009 年又发布 9 号文件，这两个文件分别将"疼痛科"（代码 27）及"重症医学科"（代码 28）作为一级临床科室列入"医疗机构诊疗科目名录"。这显然麻醉科二级临床科室（三级学科）的建设面临严峻的困难与挑战。但是我们必须要正确认识和理顺原卫生部 1989（12）号文件与 2007（227）号文件和 2009（9）号文件之间的关系，麻醉科必须开展疼痛诊疗，麻醉科也是疼痛科医师培养的重要基础，成立重症医学科并不排斥专科 ICU，而 AICU 就是专科 ICU。某些县级医院的重症医学科和（或）疼痛科是在原 AICU 和（或）麻醉科疼痛门诊 / 病房的基础上成立的，可以保留 AICU 和（或）麻醉科疼痛门诊 / 病房的牌子，采取两块牌子一套人马的管理方式，重症医学科主任和（或）疼痛科主任同时兼任麻醉科副主任，从而形成一种大麻醉科的模式，以利于县级医院麻醉科的建设和发展。

为了顺应形势的发展，当前在我国，许多城市大型三级医院，在麻醉科统一管理和领导下设立多个临床麻醉亚专业组，如小儿麻醉、心胸麻醉、神经外科麻醉、产科麻醉、日间手术麻醉和手术室外麻醉、PACU、AICU 等，以此作为麻醉科三级学科建设的方向，并且取得了一定的成效。但是县级医院麻醉科，不同于城市大型三级医院，县级医院的主要任务是以诊治常见病、多发病为主，其所施行的手术的种类、大小以及难易程度均与城市大型三级医院存在一定的差别，如果县级医院麻醉科按照目前许多城市大型三级医院麻醉科的学科建设和发展的思路，势必严重影响县级医院麻醉科的建设和发展。县级医院麻醉科的发展更适合于向包括临床麻醉、PACU、AICU 的围手术期医学转化，麻醉科医师应主动参与到患者的术后恢复工作中，致力于围手术期并发症的防治和死亡率的降低，这不仅与县级医院的功能定位和特点相适应，而且也与麻醉科的工作范围正在不断拓展相匹配。

第三节　县级医院麻醉科建设管理规范

一、组织结构及人员配备

根据原卫生部《医疗机构诊疗科目名录》，麻醉科是医院中的一级临床科室（代码：26），县级医院中均应设立麻醉科,以能为县级医院麻醉科的建设管理提供组织保证。县级医院麻醉科应设主任 1 名,视工作需要配备副主任 1~2 名。县级医院麻醉科主任原则上应具有大学本科毕业、医学学士学位及以上学历和主治医师及以上专业技术职务任职资格。麻醉科主任在医院院长领导下主持全科的医疗、教学和科研工作,副主任在科主任领导下分管临床麻醉、AICU、疼痛诊疗和(或)教学、科研等某一方面的具体工作。

手术室(部)是麻醉科的一部分,应纳入麻醉科的行政管理。手术室(部)的日常工作运转接受麻醉科主任的领导和安排,手术室护士长必须在麻醉科主任领导下开展工作,县级医院手术室护士长原则上应具有主管护师及以上专业技术职务任职资格。手术室护理工作受医院护理部的业务技术指导。

县级医院麻醉科人员的配备应以临床麻醉为基础,综合考虑 AICU 及疼痛诊疗等需求,认真制定人员编制计划,保障麻醉科工作规范实施。临床麻醉人员编制应按照麻醉医师与手术台(间)比例≥2∶1 配置,或者按约每 400 例次手术麻醉/年,定编临床麻醉医师 1 人配置,另外县级医院麻醉科应按照每 4~5 个手术台(间)配备 1 名麻醉专科护士的比例配备麻醉专科护士。PACU 的人员编制原则上每 5 张床配备 1 名麻醉科医师,即医师与 PACU 床位数比例应≥0.2∶1,每 2~3 张床至少配备 1 名麻醉专科护士,即护士与 PACU 床位数比例应≥0.5∶1。AICU 的人员编制应按照医师人数与床位数之比≥0.8∶1,护士人数与床位数之比≥2.5~3∶1 配备。麻醉科疼痛门诊与病房的人员编制可按下列原则配备:麻醉科疼痛门诊凡全日开放者编制麻醉科医师 2 人;每周 3 个工作日开放者编制 1 人;每周少于 2 个工作日开放者可在麻醉科总编制中调剂安排出诊。而疼痛病房的编制应根据医院和科室的实际情况配置。

二、技术平台建设

(一)县医院麻醉科医疗服务能力基本标准和推荐标准

国家卫计委制定的《县医院医疗服务能力基本标准》和《县医院医疗服务能力推荐标准》的麻醉科部分包括:

1. 基本标准　县医院麻醉科应掌握以下基本医疗技术:①麻醉前评估、准备及制定麻醉实施方案。②有创和无创血压、心率、心电、血氧饱和度及体温的连续定量监测,呼末二氧化碳监测,肌松及麻醉深度监测。③各种阻滞麻醉、吸入全麻、静脉全麻和复合麻醉。④各专科手术的麻醉处理。⑤心肺脑复苏、除颤技术。⑥术后镇痛、无痛分娩、无痛诊断性检查。⑦气管插管、喉罩等人工气道的建立及机械通气支持。⑧危重、疑难患者(休克、创伤、脏器功能不全等)手术的麻醉处理。

县医院麻醉科应酌情配置以下医疗设备:电动手术床与监护仪、麻醉机数量相匹配,具备呼气末二氧化碳($P_{ET}CO_2$)监测功能的麻醉机、手术无影灯、电刀、双极电凝、快速高压锅(消毒)、视频喉镜、除颤仪、呼吸机、血气分析仪、纤维支气管镜、快速低温灭菌系统(腔镜手术必备)、肿瘤微创消融治疗设备。

2. 推荐标准　推荐县医院麻醉科掌握以下医疗技术:①围手术期体温调控、控制性降压技术。②深静脉穿刺及动脉穿刺置管技术。③神经及神经节阻滞等疼痛治疗技术。④具有两种以上困难气道处理的条件和技能。⑤有创及无创血流动力学监测(包括中心静脉压、右心房压、肺动脉楔压等)。⑥呼吸功能监测(含呼吸力学)。⑦血气和水、血电解质、酸碱平衡分析、凝血功能等监测。⑧纤支镜用于困难气管插管。⑨混合静脉血氧饱和度监测等条件与技术。⑩神经刺激器引导下或超声引导下神经阻滞术。

推荐县医院麻醉科配置以下医疗设备:神经刺激仪、超声诊断仪、麻醉深度监测仪、肌松监测仪等。

(二)技术标准

根据国家卫计委制定的《县医院医疗服务能力基本标准》和《县医院医疗服务能力推荐标准》以及《医院麻醉科建设管理规范与操作常规》(第 2 版)的相关要求,县级医院麻醉科的技术水平必须达到下列要求:

1. 正确、规范地进行各种麻醉的实施和处理,包括全身麻醉(吸入全麻、静脉全麻和静吸复合全麻），椎管内麻醉，各种神经阻滞麻醉，气管支气管内麻醉等。有相应的技术操作常规，有完善可备查的相关医疗文件。

2．对所有手术患者能做到最低监测指标：①无创或有创血压；②心电图（ECG）；③血氧饱和度（SpO_2）；④呼吸。

3．对全麻气管插管患者必须进行呼气末二氧化碳（$P_{ET}CO_2$）监测。

4．具备血气分析、体温及肌松监测的条件和技术。

5．能规范进行本医院各专科手术的麻醉处理。

6．能规范进行危重、疑难患者的麻醉处理，包括创伤、休克、重症产科、脏器功能不全及重大手术等的麻醉处理。

7．能规范进行气管内插管术、支气管插管术。

8．能规范进行深静脉穿刺和动脉穿刺置管技术。

9．开展术后镇痛、分娩镇痛及无痛有创或无创性诊断检查。

10．能开展慢性疼痛诊疗工作，开设有麻醉科疼痛诊疗门诊，有相对稳定的人员从事慢性疼痛诊疗工作。

11．能规范进行困难气道处理。

12．能规范进行心肺复苏术。

13．能正确掌握除颤技术及氧治疗技术。

14．能正确掌握机械通气技术。

15．开展血液保护技术，包括自体输血和血液回收技术等，严格掌握术中输血的适应证，合理、安全输血。

16．"三基"考核合格率达 100%。

17．抢救设备完好率达 100%，万元以上麻醉设备、仪器完好率达到 95%。

（三）手术室内麻醉仪器设备

1．多功能麻醉机与手术台比例为 1∶1。

2．多功能监护仪〔含有 ECG、无创血压、心率、SpO_2、体温、呼吸等功能〕与手术台比例为 1∶1。

3．微量注射泵与手术台比例为 1～2∶1。

4．$P_{ET}CO_2$ 监护仪与手术台比例为 0.5∶1。

5．有创压力监测与手术台比例为 1∶3～4。

6．具有血气分析、呼吸机、肌松监测仪、神经刺激仪、靶控输注泵、麻醉气体监测仪、麻醉深度监测仪、便携式监测仪（运送患者用）、血液回收机及相应技能。

7．按专科麻醉的特点，具有相应的设备条件，如小儿麻醉机及各种回路等。

8．具有进行气道管理的常规设备条件，如各种喉镜、单腔及双腔导管等。

9．具有常规开展术后镇痛的相应条件和技能。

10．具有麻醉科疼痛门诊开展神经阻滞治疗的设备。

11．具有处理困难气道的设备，包括喉罩、视频喉镜、高喉头喉镜、视可尼、纤支镜等，至少应配备两种以上设备及技术能力。

12．具有心电除颤仪、B超等相应设备条件，心电除颤仪与手术台的比例≥1∶10。

（四）手术室外麻醉仪器设备

手术室外麻醉场所必须配备足够的氧源、电源、吸引器和照明等基本设施，必须配备麻醉与监测的基本设备即多功能麻醉机和多功能监护仪，以及实施快速通气的简易呼吸机和心电除颤仪。

（五）PACU 仪器设备

县级医院麻醉科 PACU 床位数可按照床位数与手术台 1∶4 的比例设置。以 PACU 每床为单位，必须配置以下基本设备：多功能监测仪、供氧装置、吸引装置、人工呼吸辅助装置等。以 PACU 为单位必须配置以下设备：呼吸机可按每 3～4 床配备 1 台的比例配置。此外 PACU 还必须配备以下设备：要求≥1台,包括肌松监测仪、心电除颤仪、便携式监护仪、便携式呼吸机,以及气管插管用具和喉罩等。

(六) AICU仪器设备

县级医院麻醉科AICU床位数与医院手术科室总床位数的比例为≥2%。AICU仪器设备基本配置应包括:

1. 病床采用多功能床,配备防压疮床垫。

2. 每床配备床旁监护系统,进行连续心电、血压、SpO_2等基本监测。

3. 每床配备微量注射泵≥2台,输液泵≥1台。

4. 配备足够数量的常规呼吸机(基本上每床1台,包括1~2台无创呼吸机和1台便携式呼吸机)。

5. 配备一定比例的有创或无创血流动力学、呼气末二氧化碳监测设备。

6. 1~2套麻醉气管插管用具及足够的面罩呼吸囊。

7. 除颤仪1台。

8. 纤维支气管镜1套。

9. 电子降温设备及保温设备若干台。

10. 心肺复苏抢救装备车1台。

11. 每床配备完善的功能设备带,提供电、气、负压吸引等功能支持。

12. 便携式血氧饱和度仪或便携式床旁监护仪1台。

13. 选配设备:乳酸分析仪,床旁持续肾脏替代治疗装置,床旁超声,床旁X线机、输液加温设备等。

(七) 疼痛治疗仪器设备

县级医院麻醉科疼痛治疗的仪器设备应包括两个方面,一是急救相关设备,包括麻醉机、简易呼吸器、多功能监护仪、吸氧装置、机械或电动吸引器、气管插管用具和应急照明等;二是疼痛治疗相关设备,包括射频治疗系统、激光治疗系统、臭氧治疗系统及其他疼痛治疗设备。

三、人才队伍建设

县级医院普遍存在专业技术人员学历层次偏低,缺乏中青年业务技术骨干和优秀学科带头人等问题。由于历史原因,这一问题在县级医院麻醉科尤为突出。因此加强县级医院麻醉科人才队伍的建设显得更为重要。县级医院应按照相关要求,扩大麻醉专业人员队伍,提高整体麻醉专业人员素质,采取多渠道、多层次、多方式地培养和引进麻醉专业人员,使之形成结构合理的梯队和高素质的专业队伍。

(一) 加强麻醉科优秀学科带头人的培养

合格的麻醉科医师是麻醉科建设和发展的重要基础,但对促进学科整体发展而言,优秀的学科带头人是关键,因此应采取多种途径加强县级医院麻醉科优秀学科带头人的培养。优秀的学科带头人在理论上必须达到知识面宽、基础扎实、专业精通,必须具有较高的追求、较强的谋事成能力以及较高的情商。目前随着国家多点执业政策的实施,县级医院麻醉科可以聘请城市大型三级医院麻醉科专家担任兼职学科带头人,起到传帮带的作用,加速学科带头人的培养,提升麻醉学科整体水平。

(二) 严格麻醉科人员准入标准

县级医院麻醉科新增麻醉科医师必须具有大学本科或大学本科以上学历。

(三) 加强在职麻醉科医师的培养,提高专业素质和综合能力

1. 鼓励青年医师积极参加全国研究生统一招生考试,并可给予优惠措施,鼓励研究生毕业后回县级医院工作。

2. 提升现有在岗麻醉科医师的学历水平,对于未达到本科学历者,通过在职教育如专升本等途径使其学历达到大学本科或大学本科以上,从而使整个学科的学历层次提高。

3. 积极选送大学本科毕业三年以上、通过医师执业考试、思想品德好、安心在县级医院工作的麻醉科青年医师到上级医院进修学习,为了吸取各家之所长,可将他们选送到不同的医院进修,采用"立交桥"式的培养模式,同时按照他们今后的发展方向,在进修学习临床麻醉的前提下,对某一方向进行

重点培训,如以小儿麻醉为主者,进修时间安排在综合医院进行临床麻醉半年,另外在儿童专科医院进修3~6个月,这样使全科的每一位工作人员均有专长,人人都是某一方面的专家,从而使全科的整体水平得到明显的提高。

4．结合住院医师规范化培训制度的全面铺开,将新招聘的麻醉医师选送至住院医师规范化基地,进行定向委托培养。积极落实国家有关政策,为规范化培训住院医师提供相关优惠待遇,鼓励他们培训结束后回院工作。

5．鼓励麻醉科人员积极参加全国、省市麻醉学术年会或继续教育学习班。

四、科室管理

（一）规范临床麻醉工作基本流程和建立健全麻醉科各项管理制度

规范临床麻醉工作基本流程和建立健全麻醉科各项管理制度,是保证临床各类大手术和各项医疗活动正常进行的前提,是确保手术患者安全的重要措施。麻醉科医师在临床医疗工作中要严格遵守医院及科室各项规章制度和技术操作规范,日常工作中要认真执行值班、交接班和各种麻醉药品核对、使用和查对制度,遇到急危患者和疑难病症,麻醉科医师要履行请示上报制度,主动报告上级医师,尽快做到正确有效的处理,确保患者安全。重点加强和健全麻醉前访视、评估与准备制度、麻醉前履行患者麻醉风险知情告知制度、麻醉前病例（含疑难危重病例）讨论制度、药品管理制度、手术安全核查制度、麻醉记录制度、医疗事故及严重并发症的预防和报告制度、麻醉后随访和总结制度、三级医师负责制、耗材和器械管理制度以及麻醉医师资格分级授权管理制度等。建立健全麻醉复苏室规范化管理流程以及术后疼痛、癌痛患者的镇痛治疗管理的规范与流程。应建立麻醉科与输血科的有效沟通,严格掌握术中输血适应证,合理、安全输血,合理安全用血。

（二）加强麻醉科主任的工作督查

监督检查是保障制度执行的重要手段。麻醉科主任在监督检查的过程中,要做到责任层级清晰化。麻醉科主任针对每天安排的各类大手术和疑难病症,首先科室要合理和科学地安排各级麻醉科医师实施麻醉,并严格要求上级医师认真指导下级医师实施麻醉操作,加强对手术患者围手术期的监控,并重视每一例手术患者的麻醉选择;应督促并定期检查三级医师责任制以及各项规章制度的落实情况。麻醉科主任应作出安排,每日有相应人员检查当日麻醉质量情况,每月有对该时段内麻醉质量的回顾讨论,从中吸取经验教训,采取改进措施,并作好记录。

（三）加强科室的业务学习和科研能力

1．建立健全麻醉科业务学习制度,有条件的县级医院麻醉科可建立小型图书室,每天早上可以利用一定的时间集体业务学习,每周或每半月进行一次专题读书报告会,外出学习或参加学术会议者,回科后应及时传达会议精神,凡外投论文应在科内宣读和交流,通过这些措施,使科室建立起良好的学术氛围。

2．积极开展科室内学术活动,包括麻醉前讨论、定期术后病例讨论、及时的死亡病例讨论、定期专题讲座或交流等。

3．积极参加全国、省、市麻醉学术会议、继续教育学习班及其他相关学科的学术活动。

4．与国内、省内著名的麻醉学科建立密切联系,可以定期或不定期的聘请城市大型三级医院的麻醉科专家来科讲学或指导临床麻醉。

5．应理顺医、教、研关系,促进县级医院麻醉科的发展。教学、科学研究是县级医院麻醉科的薄弱环节之一。学科内涵建设要以临床为基础、科研为先导、教育为根本。临床麻醉工作是县级医院麻醉科的主要工作内容。在繁忙的临床工作中,应结合县级医院的特点,正确处理好医疗、教学和科研的关系。树立起医疗、教学与科研三位一体共同发展的理念,为县级医院麻醉科的发展奠定坚实的基础。

临床是根本,县级医院麻醉科围绕围手术期医学模式开展工作,在临床工作的深化和外延中,进行科室麻醉医师的继续教育,并指导协助乡镇卫生院开展工作;随着麻醉学科的建设与壮大,结合科室专长和特色,围绕临床实践展开科研。

科研需要学科人才,自身人才的培养提高和引进外来人才是关键。科研工作中,要树立良好的科研意识,要有"临床工作再向前一步就是科研"的意识。注意在日常工作中完善记录、积累资料,并根据发现的问题,立项研究,撰写论文。这是提高临床医疗水平和麻醉科学术地位的重要途径。要根据县级医院的具体情况,制订计划,组织实施,并定期总结改进。县级医院麻醉科可进行适当的人员和资源组合,进行与县级医院规模、技术水平相适应的临床麻醉实践经验总结,新药、新技术的引进推广应用等临床型科学研究,以培养和提高科研素质和水平。同时也鼓励与城市大型三级医院联合,实施多中心临床科研验证的科研学术活动。还可与国内重点实验室合作,进行一些基础科研工作。

(四)加强麻醉科信息化与麻醉科质量控制工作

加强医院和麻醉科的信息化建设,不再停留在纸质时代,医疗数据的信息化可使学科在数据中发现问题,提出解决方案,并随时监测医疗质量。麻醉科必须成立由科主任、护士长和具备资质的人员组成的质量与安全管理小组,定期开展质量与安全管理活动,用麻醉与镇痛质量和安全管理规章、岗位职责、各类麻醉技术操作规程、质量与安全指标来确保患者麻醉安全,促进科室质量与安全持续改进。应建立麻醉与镇痛质量管理数据库,数据库应至少包括麻醉工作量、严重麻醉并发症、各类术后患者自控镇痛例数等。要充分利用省市级麻醉质量控制中心平台,通过医疗质量上报与反馈,发现并总结科室临床工作中的不足,提出整改方案,不断提高医疗质量。

(五)协调和处理好与手术科室的关系

麻醉科与各手术科室间的关系,尤其是与外科的关系非常密切。麻醉科是手术科室开展手术治疗的前提和保障。麻醉科与每个手术科室之间必须相互尊重与充分合作,麻醉科以为手术顺利进行创造优良条件为己任,而手术科室为更好地让麻醉科知情与协作,应邀请麻醉科医师进行术前会诊或出席术前讨论。在手术期间,手术医师的任务是精心施行手术,麻醉医师的职责则是为手术操作的顺利进行提供条件,并对患者的生命功能进行监控,对患者的生命安全负责。因此,手术医师与麻醉医师之间必须相互配合,互通信息,协调一致。如麻醉科医师应将重大病情变化通报手术医师,而手术医师亦应将手术意外(如出血、术式改变等)通报麻醉医师,以便共同对患者负责完成手术任务,以利于共同提高抗御风险的能力。

(六)建设先进的科室文化,重视团队精神的塑造

通过建设先进的科室文化,重视团队精神的塑造,把科室规章制度和管理措施等转化为全体员工贯彻执行制度的自律、自主、自觉的行动。这不仅是贯彻"以人为本"的思想基础,也是提高制度执行力的关键措施。在科室文化建设中首先要重视团队协作精神建设,其次要重视科室的业余活动。麻醉医师在高度紧张的氛围中工作,注意力高度集中,而且经常是夜以继日的工作,经常连台或兼台麻醉操作和术中管理。由于精神长期处于高度紧张状态,心理压力过大,加之长期疲劳工作,许多麻醉医生生物钟发生改变,自主神经功能紊乱,过早出现心脑血管疾病和过早衰老。各种各样的业余活动会使绷紧的神经松弛,衰弱的神经得以修养,在紧张的工作与学习之余开展丰富多彩的文娱活动,可以使科室人员的身心得到更好的放松,能以更饱满的精神投入到工作当中,去迎接挑战。

总之,县级医院麻醉科的建设与管理任重道远,县级医院麻醉科的建设必须坚持医院麻醉科建设和发展的共性,并结合国家政策导向以及自身特点,以患者健康安全为中心,围绕围手术期医学这一核心进行建设,才能将县级医院麻醉科建设成名副其实的临床二级学科。在全面提升我国县级医院的综合能力,满足县域居民医疗服务需求中,发挥麻醉科应有的作用。

(曾因明 钟尚标 张析哲 参编)

参 考 文 献

1. 邓小明、姚尚龙、于布为、黄宇光. 现代麻醉学. 第4版. 北京:人民卫生出版社,2014.
2. 杨拔贤、李文志. 麻醉学. 第3版. 北京:人民卫生出版社,2013.

3.　曾因明、杨建平. 医院麻醉科建设管理规范与操作常规. 第2版. 南京：东南大学出版社，2011.

4.　曾因明、应诗达、杭燕南. 麻醉科手册. 第1版. 上海：上海科学技术出版社，1998.

5.　Kain ZN., Fitch JC., Kirsch JR., Mets B., Pearl RG. Future of anesthesiology is perioperative medicine: a call for action. Anesthesiology，2015，122（6）：1192-1195.

6.　刘扬，熊利泽. 围手术期医学是麻醉学的发展方向. 中华麻醉学杂志，2016，36（1）：3-4.

第二十六章

非公立医院麻醉学科的建设与管理

王保国　首都医科大学三博脑科医院

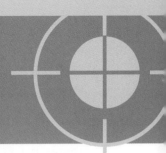

非公立医院为国家相关部门批准的、非政府投资经营的、对社会公众开放的医院。非公立医院也称为民营医院或私立医院，是公立医院医疗服务的补充，承担着治病救人、增加人员就业、照章为国家纳税等社会责任。

随着国家医疗改革进程的推进，我国非公立医院在近几年呈现快速增长的态势。一些国内外财团、私募基金、保险公司也涉足于非公立医院的投资和管理。非公立医院数量占全国医院数量的比例也逐年增加。从 2010 年到 2014 年，中国内地的非公立医疗机构数量与全国医院总数的占比从 33.8%上升到 48.5%，床位数占比从 11% 升至 17%，诊疗量占比从 8.1% 升到 11%。截至 2015 年 8 月，我国民营医院的数量达到 13 400 多个，超过了公立医院（13 300 多个）。非公立医院所提供的服务量也快速增长，2012 年非公立医院诊疗人次达到 2.53 亿，占全国总数的 10%。能够开展手术的非公立医院也不断增多。在非公立医院工作的麻醉科医师不但在手术室从事临床麻醉，而且在手术室外的慢性疼痛诊疗、内镜检查、无痛人流、无痛牙科、儿童影像学检查等领域也发挥着重要作用。但在非公立医院中，麻醉科所受重视程度不足，在学科建设、人才培养、规范化操作、麻醉安全管理、学术交流和科学研究等方面需要有组织、有计划地完善和规范。

第一节　非公立医院麻醉学科的建设

麻醉学是一门研究临床麻醉、生命机能调控、重症监测治疗和疼痛诊疗的科学。麻醉科为完成麻醉学科相关任务的临床科室，《医疗机构诊疗科目名录》的麻醉科概念是一级诊疗科目，两者的含义不同。非公立医院麻醉学科的建设首先服从国家和地方卫生行政部门的相关管理规定，在此框架内进行有特色的学科建设。

一、诊疗科目注册

医院营业执照上注册的所有诊疗科目的总和，即为该医院被允许的诊疗范围。该医院的任何科室和个人，不能超出此范围进行医疗活动。

"麻醉科"是 1989 年国家卫生部发文单列的一级诊疗科目，其业务范围包括临床麻醉、疼痛诊疗、重症监测治疗、急救复苏四个方面。在注册"麻醉科"诊疗科目时，卫生行政部门要求必须有明确意向来医院工作的麻醉执业医师，提供执业医师证及注册证、职称证明（至少是主治医师）和来院工作意向证明。现场验收时，麻醉科医师要在医院。在日常卫生监督时，也重点检查有无麻醉执业医师注册执业地点为本医院，至少应有一位主治医师将第一执业地点注册在本医院。

2007 年卫生部又发文在《医疗机构诊疗科目名录》中增加"疼痛科"一级诊疗科目，其主要业务范围为慢性疼痛的诊断治疗，并只限于二级以上医院申请。要求开展"疼痛科"诊疗科目诊疗服务的医疗机构应具备麻醉科、骨科、神经内科、神经外科、风湿免疫科、肿瘤科或康复医学科等专业知识之一和临床疼痛诊疗工作经历及技能的执业医师。

2009 年卫生部再次发文在《医疗机构诊疗科目名录》中增加一级诊疗科目"重症医学科",其主要业务范围为急危重症患者的抢救和延续性生命支持、发生多器官功能障碍患者的治疗和器官功能支持、防治多脏器功能障碍综合征。开展"重症医学科"诊疗科目诊疗服务的医院应当具备内科、外科、麻醉科等专业知识之一和临床重症医学诊疗工作经历及技能的执业医师。目前,只限于二级以上综合医院开展"重症医学科"诊疗科目诊疗服务。

根据我国国家卫生和计划生育委员会文件,不论医院规模,只要开展临床麻醉相关工作,就必须向辖区的卫生行政管理部门申请将"麻醉科"诊疗科目注册在医院的营业执照上。

同样,疼痛科和重症医学科也应严格遵循诊疗项目注册的管理,二级以上医院若开展慢性疼痛治疗,需要注册"疼痛科";若为二级以上的综合医院,开展重症监测治疗工作,需要注册"重症医学科"。

若未预先进行诊疗科目注册,即不能在本院开展相应的医疗工作,亦不能聘用相应的执业医师,也不能邀请相应专业的外院专家来院会诊(偶发的急诊除外),否则均属"超范围执业",是严重的违规行为。开展一些特殊的麻醉镇静镇痛工作,也需要有"麻醉科"诊疗科目注册,如精神病专科医院的"无抽搐电休克治疗"、口腔科的"无痛拔牙"、妇产科的"无痛人工流产麻醉"、烧伤科的"无痛切痂"等。

专科医院和未申请"重症医学科"的医院,可设置专科监护室监测治疗危重症患者,如外科监护室、麻醉监护室、围手术期监护室等。

二、麻醉科医师的执业注册、培训和执业范围

(一)麻醉科医师的培训

我国麻醉科医师的培训成长方式在不同历史阶段也不同。20 世纪前期多由手术医师兼任麻醉科医师。20 世纪中期,一些手术医师转做专职麻醉科医师,也有医学生毕业后直接分配到麻醉科专职从事麻醉科医师工作。文化大革命时期曾出现护士或技师转为麻醉科医师的异常现象,现已成为历史。1977 年高考恢复后,医学本科、专科、中专毕业生陆续分配到麻醉科。20 世纪 80 年代麻醉学硕士和博士研究生培养相继开展,一些院校也招收麻醉专业本科生,毕业后直接分配到各医院麻醉科。21 世纪开始,各省市逐步建立麻醉科医师规范化培训基地,医学生包括研究生分配到医院后,先进入基地进行住院医师第一阶段培训,考试合格后回各自的单位进行第二阶段培训。第二阶段考试合格后可参加国家主治医师考试;从 2012 年开始,国家逐步开始实行强制性住院医师规范化培训,采用 5+3+X 模式,即 5 年医学生教育 +3 年麻醉住院医师培训 +2~3 年的专科医师(临床麻醉、疼痛诊疗、重症监测治疗)培训。以上发展过程在各省市之间存在很大的差异,并与研究生培养有所重叠。随着时间的推移,我国医师的培训模式将会逐渐规范和统一。目前,非公立医院较少被认定为独立的住院医师规范化培训基地,个别民营专科医院的优势学科可作为大型公立医院的协作单位参与住院医师的培训。专科医师的培训体系目前正在建设中,由中国医师协会具体负责。

(二)麻醉科医师的执业注册

1999 年 5 月 1 日《中华人民共和国执业医师法》施行。国家实行医师资格考试制度(分为执业医师资格考试和执业助理医师资格考试)和医师执业注册制度。医学本科具有高等学校医学专业本科以上学历,在执业医师指导下,在医院试用期满一年,参加医师资格考试成绩合格者,取得执业医师资格。具有医学大专学历或者中专学历,在执业医师指导下在医院试用期满一年,参加执业助理医师资格考试合格者,取得执业助理医师资格证书,此后具有大专学历者需在医院工作满二年,具有中专学历者需在医院工作满五年,再参加医师资格考试,成绩合格者可取得执业医师资格。取得执业医师和执业助理医师资格后,要通过医院的医务部门向所在地县级以上人民政府卫生行政部门申请注册。并按照注册的执业地点(医院)、执业类别(临床、口腔、公共卫生、中医)、执业范围(内科、外科等 16 个专业)执业,从事相应的医疗工作。未经医师注册取得执业证书,不得从事医师执业活动。根据卫生部 2001 年《关于医师执业注册中执业范围的暂行规定》,目前我国多数省市尚无单列"麻醉专业"执业范围,仍将麻醉科医师注册在"外科专业"中,也有注册为"外科专业(麻醉)"者。同样也没有单独的"疼痛专业"和"重症医学专业"执业范围,从事疼痛诊疗和重症监测治疗的医师可能被注册在"外科专业"、"内科专

业"、"急诊医学专业"等执业范围中。

医师的执业范围原则上只能1个专业，也可以变更。医师注册后有下列情形之一的，可以向原注册主管部门申请变更执业范围：①取得注册执业范围以外、同一类别其他专业的高一层次的省级以上教育部门承认的学历（如研究生），经所在执业机构同意，拟从事新的相应专业的；②在省级以上卫生行政部门指定的业务培训机构，接受同一类别其他专业的系统培训两年或者专业进修满两年或系统培训和专业进修合计满两年，并持有省级以上卫生行政部门指定的业务考核机构出具的考核合格证明，经所在执业机构同意，拟从事所受培训专业的。跨类别变更专业，必须取得相应类别的医师资格。

目前我国已实行多地点执业制度。主治医师及其以上职称的临床医师可以注册到多个医疗机构从事注册范围内的临床工作。各省市对医师多地点执业的管理并不完全相同，但总体目标一致，即让医师能够更多、更方便地为患者服务。这对非公立医院麻醉科是非常有利的，可以部分解决麻醉科医师不足问题。

我国还实行医师定期考核制度。执业注册的各级临床医师，每2年定期考核一次。合格者给予再注册。不合格者需要到指定的医院进行再培训，再次考试合格后才能给予再注册。

（三）麻醉科医师的职称晋升

我国临床医师是按职称等级管理的。职称分为初级（助理医师、医师）、中级（主治医师）和高级（副主任医师和主任医师）。

现行的主治医师资格考试为国家统一考试，每年进行一次，按专业进行。麻醉学、疼痛学、重症医学均设有相应专业资格考试。参加临床医学专业中级资格考试的人员，应具备下列基本条件：遵守中华人民共和国的宪法和法律；遵守《中华人民共和国执业医师法》，并取得执业医师资格；具备良好的医德医风和敬业精神；已实施住院医师规范化培训的医疗机构的医师须取得培训合格证书；还必须具备下列条件之一：①取得医学中专学历，受聘担任医师职务满7年；②取得医学大专学历，从事医师工作满6年；③取得医学本科学历，从事医师工作满4年；④取得临床医学硕士专业学位，从事医师工作满2年；⑤取得临床医学博士专业学位。

临床高级医师的资格认定由各省部级劳动人事管理部门组织，采用答辩-专家评议或考试-专家评议的方式进行。取得副高或正高资格后，由各单位根据编制名额或工作需求聘任。

非公立医院麻醉科医师的合法执业，必须遵守国家和部门相关法规，须通过医师资格考试，在卫生行政部门进行执业注册，在注册的单位从事注册范围之内的临床工作。在完成住院医师培训之前，不能够独立从事临床麻醉。在完成专科医师培训之前不能完全独立工作。通过主治医师资格考试后，才能够受聘完全独立地从事临床工作。具备高级职称资格者，能够更好地完成复杂患者的诊疗。将来麻醉科医师经过不同的专科培训，参加不同专业的主治医师考试，可获得不同专业的主治医师资格。实际上，非公立医院非常需要一专多能的复合型技术人才。麻醉科医师取得的主治医师资格越多，执业范围越广，报酬也会越高。当前，国家对非公立集团化医院的管理模式也在创新，如集团总医院的工商注册可以覆盖其连锁医院；在集团总医院注册的执业医师可在其连锁医院执业等。医院和科室的管理者应及时关注国家和当地政策的更新，以便更好地开展工作。

三、麻醉科的人员招聘和团队构建

目前我国麻醉科医师人数不足。相对公立医院而言，非公立医院的麻醉科人员不足更加明显，优秀的学科带头人更是稀缺。非公立医院往往通过多途径招聘麻醉科医师。每个人的培训过程、学历、学位、职称、业务能力也各不相同。麻醉科聘请人员的主要原则是岗位需求。麻醉科医师/手术台=2.5/1或麻醉科医师/手术医师=1/4。如果承担疼痛诊疗和重症监测治疗任务，须相应增加人员。非公立医院没有人员编制的约束，可以根据临床实际需求聘任适合的人员从事麻醉和麻醉辅助工作。

1. 首先要招聘合适的麻醉科主任或负责人，二级医院至少应是主治医师以上职称。如果是三级医院，麻醉科主任至少应为副主任医师。

2. 由科主任根据医院的工作要求（临床麻醉、疼痛诊疗、重症监测治疗、教学任务、科研任务等），提出人员招聘计划,对招聘人员数量、性别比例、职称及培训背景等方面做具体规划。

3. 对于仅从执业医师执照种类不能确认其执业范围时,要根据应聘医师的教育经历、培训过程、工作阅历、书面考试、临床操作等加以确认。

4. 一般要经过不同管理人员的层层面试,如人事部主任、科主任、主管院长,甚至院长。职称越高,工资待遇越高,岗位越重要,参与面试的人就越多。必要时还需通过不同途径咨询应聘者在以前工作单位的情况。

5. 为了节约成本,合理利用人力资源,可以聘任适当的人员担任主任助理、麻醉辅助、科研辅助、教学辅助等工作。也可以利用医师多地点执业注册的政策,聘用兼职医师来弥补非公立医院麻醉科医师的相对不足和手术安排的不均衡,这一做法在西方发达国家已经成功应用并取得较好效果。

6. 应聘者应身心健康。

四、麻醉科行政科室的设立和隶属

麻醉科科室的行政管理和隶属,因医院的规模大小、有无特色专科等,并不完全一致,多由医院自行决定。行政管理以人员隶属、工作安排、绩效核算等为核心内容。非公立医院的行政管理模式更为多样化。归纳起来多有以下几种模式。

1. 围手术期医学科(大麻醉科) 麻醉科为一个大的行政科室,科主任按医院要求全面负责。麻醉科承担临床麻醉、疼痛诊疗、围手术期ICU、麻醉学科教学和科研全部工作。手术室也隶属于麻醉科。常见于麻醉学科实力较强的大型医院,或手术数量较少、需要综合利用人力资源的小型医院。

2. 麻醉手术科(中心) 麻醉科和手术室为一个行政科室,ICU隶属于外科或医院。疼痛科独立或隶属于麻醉科。此模式有利于麻醉科医师和护士之间的配合。

3. 麻醉重症医学科 麻醉科和ICU为一个行政科室,疼痛科和手术室独立。此模式有利于重症患者的围手术期管理,麻醉科医师团队承担麻醉和重症监测治疗工作,不但节约人力,而且有利于发挥麻醉科医师的能力。

4. 麻醉疼痛科 麻醉科和疼痛科为一个行政科室,ICU和手术室独立。此模式较利于慢性疼痛微创治疗和术后镇痛的开展。

5. 麻醉科 麻醉科、疼痛科、ICU、手术室均为独立的行政科室。各科室主任各司其职,各负其责。学科的整体发展,需要科主任间的良好协调。

6. 麻醉组 如果麻醉任务单一,患者数量不多,麻醉科医师仅1~3人时,麻醉团队多隶属于其他行政科室。例如在进行"无抽搐电休克治疗"的精神专科医院,麻醉科医师隶属于门诊部;口腔专科医院的麻醉科医师可能隶属于口腔门诊;实施"无痛人工流产"的妇产科医院,麻醉科医师则隶属于计划生育科;在体检中心开展"无痛内镜",麻醉科医师则可能行政隶属于内镜室。

总之,科室的行政管理设置应遵从"五利于"原则:利于患者的医疗安全管理、利于团队积极性的调动(团结合作,避免内耗)、利于人力资源有效使用(避免时间和精力浪费)、利于学科建设和品牌的打造、利于学科管理体系的部门对接。

五、麻醉科的任务特点

我国目前非公立医院的规模较小,成为大学附属医院的比例更少,但也逐渐呈现出专科化、集团化趋势。麻醉科的任务依医院的性质、规模有所差异和侧重。

(一)临床麻醉

麻醉科的首要任务是集合个人、团队的能力,让患者平安度过围手术期。临床麻醉工作的范围也在逐渐拓展,除了手术室内的麻醉外,还包括术后镇痛、影像检查麻醉、介入治疗麻醉、无痛换药等。手术室外麻醉的风险大于手术室内麻醉,需要经验丰富的麻醉科医师完成,并应准备好急救药品和器具。

(二)慢性疼痛诊疗

申请"疼痛科"诊疗科目,开展慢性疼痛诊疗,是非公立医院临床业务新的增长点。麻醉科医师是疼痛诊疗的主力军。在业务量不大时,部分经过疼痛诊疗培训的中级和高级麻醉科医师可以兼管临床麻醉和疼痛诊疗工作。当疼痛诊疗业务量较大时,则可全职从事疼痛诊疗工作。需住院治疗的患者,可与外科、中医科、康复科合作收治,亦可成立独立的疼痛病房。

(三)重症监测治疗

麻醉科医师参与医院重症监测治疗的程度不但取决于医院如何布局和管理重症患者,更能体现麻醉科团队的业务能力。以手术为主的医院,以麻醉科医师为核心组建手术重症监测治疗室,有利于患者围手术期的医疗安全管理,更能节约人力资源。

(四)教学工作

不同非公立医院麻醉科承担的教学任务有很大差异。可由科室副主任分管。

1. 研究生、医学生教学:若为医学院校的附属医院和教学医院,需要承担研究生教学和培养、医学生教学和实习、护士的教学和实习等任务,其管理模式与公立教学医院相似,并服从医学院校对教学的统一领导。

2. 住院医师培训:如果医院为住院医师培训基地、专科医师培训基地或协同培训基地,应按照住院医师培训大纲、专科医师手册要求,对住院医师和专科医师进行规范化培训。

3. 进修医师教学:二级、三级医院的麻醉科培养进修医师时,要根据进修生的业务训练需求,安排合适的指导老师。带教老师至少应具有中级职称。

4. 本院医师继续教育:各级医师必须参加医学继续教育,更新知识结构。不论医院规模大小,麻醉科是否独立行政科室,从事麻醉工作的医师均应通过阅读专业书刊自学、参加学术会议、病例讨论等方式进行继续教育。医院和科室应积极组织各种讲座和讨论,支持医师参加学术会议。

(五)科研工作

用科研的思维去从事临床工作,会把临床做得更好。非公立医院从政府主管部门获得纵向科研课题资助的机会较少。医院和科室应支持麻醉科医师进行临床研究。

(六)学会、协会和社会工作

目前专业学会、协会名目颇多,有近百年历史的,也有刚成立的。医师加入或任职于国家级学会协会能够体现医院和专家个人的学术地位。非公立医院在这方面的工作需要加强。为适应中国医疗卫生的改革,2014 年成立了中国非公立医疗机构协会。各种学会和协会根据自己的宗旨和行政部门的授权开展自律、维权、服务、协调、调研、监督等工作。医院和科室应积极支持医师参与,以扩大在同行中的影响力。

(七)文化和团队建设

麻醉科团队需要团结协作、积极向上的氛围。每个人都应从自身做起,干好本职工作,并且生活上相互关心,事业上相互帮助,共同营造和谐快乐的工作环境。要为年轻医师的成长提供良好的平台,为其晋升职称、报考研究生、出国深造等创造机会。

六、麻醉科工作区域的合理布局

麻醉科、ICU 和手术室为医院的重要基础平台(Hospital-based department)。在房间和设施布局时,必须充分考虑患者的安排和医护人员的便捷。手术室应位于外科、妇产科等手术科室的相对中心区;手术 ICU 应尽可能近靠手术室,利于患者的转运;影像科和 ICU 的距离尽可能要短;病房手术室和门诊手术室应尽可能靠近,以利于麻醉科医师、外科医师、手术室护士开展工作,节约人力资源,并且方便手术设备的移动(如 C 形臂、内镜设施、术中超声等);应有手术患者专用电梯等。

第二节　非公立医院麻醉学科的管理

非公立医院麻醉学科的管理因医院的大小、专科性质、是否医学院的附属医院等有所不同。但总体目标是一致的,方法也类似。

一、建章立制，优化流程

科室不论大小，一定要根据工作任务和行政隶属，制定出本部门切实可行的规章制度、岗位职责、操作规范和工作流程，组织员工认真学习，共同遵守。要定期修订，使其更加实用。制定规章制度要依次依据法律、国家标准、部门规章、行业标准，结合本院本科的实际判定。本科室的诊疗操作规范要在国家卫生行政部门委托行业学会协会制定的《诊疗规范》《技术操作规范》《专家共识》基础上制定，不能照搬硬套，针对本科室现有的病种和操作制定，要简洁实用。判断临床医师是否违规操作，是以本科室的诊疗操作规范为依据的。岗位职责是为岗位而定，无论谁在这个岗位，都要履行其职责，完成岗位任务。工作流程要流畅，岗位之间要无缝隙，以保证患者的医疗安全。

二、临床麻醉管理要点

临床麻醉管理的目标是发挥个人和团队的作用，保障每一例患者的围手术期安全。保障是一个动态管理过程，需要环环相扣，无缝衔接。每个人在自己的岗位，都须尽心、尽责、尽力地把事情做到"位"。麻醉质量控制的重点是把每一例麻醉的每个环节都做好！麻醉相关不良事件的发生，多与重视不够、处理失当有关，麻醉安全更需重视"隐患"的预防和及时处理。麻醉并发症的发生率只是数字，但对每个患者来说，是 0 或 100% 的关系。尽可能做到临床麻醉"零缺陷"。

（一）安排适当的麻醉科医师完成好每一例麻醉工作

手术的完成需要多学科、多名人员的共同参与。患者的年龄、身体状况、手术的难易程度、伴发疾病、精神状态等不同，每个麻醉科医师的业务能力、专业特长、当前身体和精神状况也不同，因而，安排合适的人去干合适的事最重要！若安排合适，危重患者可以平稳地度过围手术期安然无恙，否则就可能出现问题，导致不良结局。

在工作安排方面，麻醉科主任负有重要责任。客观地了解每位麻醉科医师的技能水平、心理状态、工作态度是做好工作安排的基础。多数中小非公立医院的麻醉科主任常亲自排班，安排每一例麻醉。大型医院的麻醉科主任可指派分管临床的副主任或住院总医师来安排每天的择期手术。对于急诊手术的麻醉，需安排有经验的麻醉科医师完成，以降低风险。

只有具备主治医师资格，受聘于主治医师岗位的麻醉科医师，才能够独立从事麻醉工作，独立承担法律责任。对于注册的住院医师，根据《中华人民共和国医师法》虽然执业合法，但其临床工作能力尚不强，需要在上级医师的指导下从事临床工作，继续提高业务能力。对于高年住院医师和没有取得主治医师资格的医师，麻醉科主任需要组织考核小组，对其临床业务能力定期进行评估，决定其能够独立从事哪类临床工作，报医院医务部门备案后，才可安排其相应的临床工作。见习医师、实习医生、试用期医师、低年住院医师、进修医师均不能安排独立进行麻醉工作。具备中级和高级职称的麻醉进修医师，如果执业地点转移注册或多地点执业注册到本院，经过考核小组评估后，可以安排独立从事部分临床工作。特殊患者需邀请外院专家（至少是主治医师职称）时，须先通过双方医院的医务部门书面联系，确认会诊关系后，方可开展工作。否则为非法执业，医疗风险极大，应坚决避免。另外，至少安排一名高年资住院医师或主治医师配合外院会诊专家的工作，以使临床服务符合本院流程。另外，外科医师不允许在本院麻醉科医师未同意的情况下，邀请外院麻醉专家来医院完成麻醉工作。

麻醉护士或麻醉技师不能够从事麻醉操作，更不能决定麻醉用药。

术中的麻醉管理，原则上 1 位中级或高级麻醉科医师只能同时独立管理 1 台麻醉。麻醉时间较长时，还应在患者生命体征平稳时，每 3～4 个小时安排具有独立工作资质的麻醉科医师替换 10～15 分钟；或者 1 位中级或高级麻醉科医师和 2 位住院医师或进修医师同时完成 2 台麻醉；最多 1 位中级或高级麻醉科医师和 3 位住院医师或进修医师同时完成 3 台麻醉。1 位中级或高级麻醉科医师和 1 位住院医师或进修医师共同完成 1 台麻醉最理想，安全系数更大，也利于临床教学和科研数据的收集。

目前，我国麻醉科医师相对缺乏，非公立医院的人员缺口更大。若麻醉工作负荷过重，可能导致麻醉科医师工作时间过长，在麻醉管理中注意力难以集中，无法及时监测患者生命体征，不能及时处理异常情况,进而发生麻醉意外。所以,这一现象应尽力避免。麻醉科医师的连续工作时间一般不应超过 8 小时。麻醉科医师不足时,可考虑聘任兼职人员。中级和高级职称者可办理多地点执业注册。聘请外院麻醉住院医师来院兼职,需要对其业务能力进行评估,报本院医务部门备案,在本院中级或高级麻醉科医师的监督下进行临床工作,医疗责任由本院监督医师承担。

(二)做好麻醉前评估,全面了解患者情况

正确地评估患者的器官功能状态,对于麻醉管理至关重要。如果由于急诊、时间紧迫、人员不足等原因,麻醉前未能全面了解患者的现病史、既往史和特殊用药史,或者由于患者或家属的原因故意隐瞒一些病史或情况(如没有禁食)等,可能会影响对患者的正确评估,导致麻醉前准备不充分,较易在围手术期发生意外。访视评估患者后,应与患者和(或)家属进行有效沟通,签署麻醉知情同意书。沟通时,要有理有据,有条件的单位,可开展谈话录音录像。沟通的目的是让患者和家属对麻醉和手术过程增加了解,使其认识到麻醉工作的重要性,从而积极配合,顺利度过围手术期。访视过程中,对于存在的术前准备不足,要积极地与手术医师沟通,尽可能弥补,争取不延期手术。这一点在非公立医院更为重要。通过良好的沟通,建立相互信任的医患关系,可以有效地避免医患纠纷的发生。对于是否必须"谁做麻醉,谁访视签字"问题,卫生行政部门没有明确的规定。原则上"做"比"谁做"重要。疑难病例应反复沟通。对于危重、并发症较多的患者,术前访视者要及时向上级医师或科主任汇报,充分进行医患沟通。对于社会关系复杂、有纠纷苗头的病例,要通过医务部门进行多重知情告知签字。充分的医患沟通,虽然不能免责,但有利于纠纷的解决。

(三)重视术前讨论,防患于未然

施行复杂手术或危重患者,均需术前认真讨论和周密准备。麻醉前讨论有几大益处:

1. 术前访视者需要做好患者的汇报工作,提出麻醉方案供大家讨论,使麻醉前准备更充分。

2. 主任、教授、高级医师可以提出自己的建议,分享经验,利于大家相互学习。

3. 利于强化人员安排以完成麻醉。团队成员了解患者的特殊病情,有利于协作抢救。

(四)准备好麻醉机、监测、抢救药械

1. 任何麻醉,均需准备麻醉机。麻醉前应确认其功能完好。

2. 准备监测设备和急救设施(每台麻醉机或呼吸机上要备用简易呼吸器)。

3. 备齐相关抢救药品及常规监测仪器,至少具有心电、血压、血氧饱和度。有条件的,应增加呼气末 CO_2 和体温监测作为常规监测。

4. 根据患者的术前评估,准备好特殊监测设备,如肌松监测仪、引导穿刺的超声仪、困难插管设备等。

5. 根据术中出血量预测,准备血液回收装置。

(五)严格执行手术安全核查

手术安全施行手术医师、麻醉科医师、手术护士三方"安全核查"制度,并正确记录、签字。这是世界卫生组织(WHO)推荐的行之有效的提高医疗安全的措施,国家卫生和计划生育委员会也要求各医院必须执行。安全核查的意义在于保证患者、手术部位无误的基础上,加强外科医师、麻醉科医师、手术室护士工作的步调一致性,并对患者特殊情况进行有效沟通。

1. 麻醉实施前核对:三方一起核对患者身份、手术方式、知情同意情况、手术部位与标志、患者过敏史、术前备血情况、术中可能出现的特殊情况等内容。

2. 手术切皮前核对:三方暂停各自的工作,专心再次核查患者身份、手术方式、手术部位与标志等内容,阐明针对术中可能出现的特殊情况所采用的预防措施。手术室护士核查手术物品准备情况。

3. 患者离开手术室前核对:三方再次暂停各自的工作,专心共同核查患者身份、实际手术方式,清点手术用物,确认手术标本,沟通术后应注意的特殊情况等内容。

(六)适当选择麻醉方法和用药

麻醉方法选择正确与否,直接关系到麻醉手术过程是否顺利,需要能够独立工作的麻醉科医师决定。医疗原则必须遵守,医疗常识必须牢记。

（七）麻醉管理要仔细，及时处理异常情况

麻醉无论时间长短，均应连续监测心电图、血压、脉搏氧饱和度等，以及时发现心律失常和缺氧。监护仪的声音报警不应关闭。

麻醉手术过程中，患者随时都可能发生意外情况，若没有及时发现和处理，均可导致严重不良后果。如全麻药、肌松药或镇痛药用药后通气不足未发现；气管插管误入食管未及时发现；气管导管由于扭折或被血痰堵塞或接头脱落而未被发现；舌后坠、呕吐处理不及时导致窒息；椎管内麻醉平面过高或辅助用药而致呼吸抑制未被及时发现处理；大量失血患者未及时、足量的输液输血；心功能不全患者输液过多引起肺水肿；患者并存严重疾病如心衰、冠心病、嗜铬细胞瘤等，在麻醉手术中处理不当；严重的输液、输血反应未及时发现，处理不及时；在缺氧、二氧化碳蓄积基础上，神经反射（扩肛，刺激咽喉、隆突，刺激迷走神经，牵拉内脏等）导致心率减慢、心搏骤停；手术后拔管时机不当、或肌松药拮抗不当发生再箭毒化以致呼吸抑制甚至停止等。

麻醉中麻醉科医师应坚守岗位，即使是椎管内麻醉或局麻镇痛也不可离开手术间，以免贻误抢救时机；上级医师不可长时间离开手术间，由缺乏经验的年轻医师监护患者，当患者发生呼吸抑制、血压下降等情况时，若未及时正确处理，可能导致不良结局。麻醉中麻醉科医师的注意力不集中，有可能危及患者安全，应坚决避免。

（八）不固执己见，及时请求帮助

麻醉科医师有自信心固然重要，但不应过分自信，或碍于"面子"，遇到困难不愿求助，盲目自大，这可能会导致错误的发生或延误抢救时机。相互协作、相互帮助、积极会诊、有效沟通，才能给予患者合适的治疗，最大限度地保证患者的医疗安全。梅奥诊所的相关规定值得借鉴：即医生如果遇到诊断难以确定或治疗难以决定时，一定电话或当面再请一位同行专家共同商定（Added one）。

（九）严格执行查对制度，正确用药和输血

使用药物前须两人核对，防止用错药物。药物抽入注射器后，一定要贴上标签，注明药物名称、浓度、抽药的时间等，避免混淆出错。输血前，医生和护士均要认真核对，避免输血错误。

（十）转送患者时妥善监管

麻醉后，麻醉科医师和手术室巡回护士要护送患者回监护室或病房，向接管的医生和护士重点阐述患者的注意事项。危重患者手术医师要一同护送。转运途中要持续吸氧，监护生命体征。呼吸功能不全者需辅助通气。

（十一）及时发现和处理麻醉并发症

麻醉手术后并发症的防治是麻醉科医师、外科医师、护士等人员的共同责任。应以"患者在哪里，哪里的人员主管"为原则。所有人员均应重视麻醉并发症，一旦发生，立即互通信息，共同商议处理。

（十二）科室间工作要协调

加强麻醉科、手术室、ICU、手术科室之间的沟通和协调，以患者医疗安全为核心，步调一致，争取优质、高效地完成手术。要落实不良事件和临床质控数据上报制度。定期组织科内或科室间病例质量讨论，集思广益，促进提高。

三、疼痛诊疗管理要点

非公立医院的疼痛诊疗规模大小不一。小到麻醉科的非全日疼痛门诊，大到数百张床位的疼痛专科医院。其医疗管理的要点是为疼痛患者提供安全的镇痛治疗。

1. 中级和高级职称的麻醉科医师，经过疼痛诊疗的培训，独立从事慢性疼痛的诊断和治疗是合法的。疼痛诊疗工作须按照本院制定的规章制度、诊疗规范和流程开展。

2. 明确诊断是治疗的基础。疼痛的病因有时很复杂。疼痛是多种疾病的症状，同时慢性疼痛本身也是疾病。在给予镇痛治疗前，要尽可能明确诊断。当然，对于严重的疼痛要首先给予有效镇痛，以减少疼痛对患者的影响。对于疑难疼痛，可给予诊断性治疗，或组织多学科专家会诊。

3. 疼痛治疗的常用方法包括非甾类抗炎药、麻醉性镇痛药、催眠抗焦虑药、局部神经阻滞、针灸理

疗、心理疏导、神经毁损、微创介入治疗、手术治疗等。麻醉科医师最擅长的是不同药物的合理组合、微创神经阻滞。微创介入可借助于 B 超、C 形臂、CT、内镜引导。

4. 有创治疗前要和患者充分沟通，阐明治疗的必要性、效果、不良反应、并发症及其防治措施，应签署知情同意书。

5. 进行神经阻滞、微创介入治疗有创操作时要准备好氧气、抢救药物和设备，持续监测患者的心电图、心律、血压、脉搏血氧饱和度。至少有 2 名医护人员同时在场，仔细核对使用的药品、耗材无误。对于复杂的操作，需由具有相应资质的医师完成。

6. 疼痛治疗室要每天定时消毒。医疗物品分区管理。采用空气净化措施。

7. 疼痛病房的管理要符合病历书写、三级查房、开立医嘱、知情签字、岗位值班等各项规定。

四、围手术期重症监护室的管理要点

1. 医院无论大小，只要涉及危重症患者，都要设立重症监护室或抢救室，装备无创和有创血流动力学监护仪、呼吸功能检测仪、血气分析仪、呼吸机、低温和升温设备、微量泵、输液泵、纤维支气管镜、排痰仪、床旁超滤仪等。

2. 麻醉科医师经过专科培训后可以从事围手术期重症监测治疗工作。

3. 根据收治患者范围的不同，重症监护室的医生可以是内科医师、外科医师、麻醉科医师、儿科医师、妇产科医师等。原则上，具备主治医师以上职称才能够独立工作。重症监护室内的医师最好有专业特长，各自擅长呼吸衰竭、心力衰竭、肾衰竭、严重感染、脑水肿的诊疗等，并在日常工作中持续关注各自专业的前沿进展，工作中相互交流，联手治疗患者。

4. 重症监护室要根据工作量配备足够的医师和护士，以满足 24 小时持续工作。

5. 在重症监护室的患者一般由原临床科室的医师和重症监护室的医师共同管理，前者主要负责专科疾病的诊疗，后者负责注意脏器功能的监测和维护。双方要及时沟通，必要时组织院内多学科专家会诊，确定治疗方案。

6. 专科重症监护室要通过医院就近与其他医院的重症医学专家建立绿色会诊通道，以便及时请专家会诊或转院治疗。

五、依法依规开展新技术、新业务

新技术、新业务是指自主创新或引进的、在本院首次应用于临床诊断、治疗及护理等方面的技术，应具有科学性、先进性、有效性、安全性、创新性、效益性，易于推广应用，效果优于常规技术等特点。开展的新技术、新业务要经过正规审批流程，科主任无权批准直接开展。

医院对新技术、新业务一般实行三类管理。第一类医疗技术项目为安全性、有效性确切，由医院审批后可以开展的技术。第二类医疗技术项目为安全性、有效性确切，但涉及一定伦理问题或者风险较高，必须报省卫生行政管理部门批准后才能开展的医疗技术项目。第三类医疗技术项目为安全性、有效性不确切，风险高，涉及重大伦理问题，或需要使用稀缺资源，必须报国家卫生计划生育委员会审批后才能开展的医疗技术项目。

开展新技术、新业务的项目申请人需搜集信息、查阅文献、广泛征求各方面意见后，确定拟开展的项目，填写《临床新技术、新项目准入申报表》，制定医疗技术风险处理预案和医疗技术损害处理预案等，经科室论证、科主任签署意见，医院进行审核或上报，书面同意后方可准入、开展。

批准开展的临床新技术、新业务，实行科主任负责制，按计划具体实施，并服从医务部门的监督，定期汇报。在临床应用过程中，主管医师应向患者或其委托人履行告知义务，尊重患者及委托人的意见、在征得其同意并在"知情同意书"上签字后方可实施。新技术、新业务在临床应用过程中出现下列情况之一的，主管医师应当立即停止该项目的临床应用，并启动相应应急预案。科主任立即向医务部门报告，由医院决定是否终止。①开展该项技术的主要专业技术人员发生变动或者主要设备、设施及其他关键辅助支持条件发生变化，不能正常临床应用的；②发生与该项技术直接相关的严重不良后果

的；③发现该项技术存在医疗质量和安全隐患的；④发现该项技术存在伦理道德缺陷的。

六、工资待遇和绩效考核

在非公立医院，每位员工都关心自己的经济收入。社会上普遍认为非公立医院的医生和护士收入高于公立医院，其实也不尽然。非公立医院没有国家拨款，运营经费自己筹集，营利性医院还要纳税，员工的"五险一金"大部分需要医院承担等。医院的经济负担较重。一般新开立的二级和三级非公立医院5年之内多处于亏损状态。目前众多的财团和金融机构愿意投资医院，是看重国内巨大的医疗养老需求，希望通过上市和股票市场得到经济回报。

非公立医院的经济收入差别较大，能够更好地体现按贡献大小取酬和多劳多得原则。除了工资和绩效奖金外，还有年终单项奖，如科研课题、发表论文等。拟上市的医院，对贡献大、来院工作年限长的员工还可能有比例不等的期权激励。

员工的月收入 = 月薪 + 绩效奖金 + 各种补贴 − 各项工作考核扣款

月薪由人力资源部门根据职称、岗位系列、工龄、职务等确定。岗位系列分为医生、护理、后勤、管理、营销等。补贴包括值班、加班、教学、特殊岗位、出差补助等。

绩效奖金由医院经济核算部门根据工作量、经济收入、占用的人力和物力资源等核算到科室或医疗小组（护理小组），再由科主任或组长分算到各自的成员，最后报财务部门发放。

工作考核分为院级和科级。院级考核由医务部、护理部、人力资源部等行政管理部门完成，主要是医疗质量、护理质量、病历书写和归档、院内感染率、抗生素使用达标率、患者投诉、服务态度、满意度调查、医疗纠纷赔付等，均按照医院的相关规定从科室或医疗（护理）小组的绩效奖金中扣除。科室或组长再结合科室考核落实到个人。

科室或医疗（护理）小组成员的绩效奖金的计算要遵从以下原则：①先制定绩效奖金计算的规则，体现出工作时间的长短、数量的多少、操作的难易度、精力付出的多少、承担的医疗责任、医疗收入和直接成本消耗的多少、质量控制指标未达标的扣款数目等，全体成员集体讨论通过后实施。②做好日常工作的记录，核定工作量和强度。③每月医院对科室的奖金总额按规则核算到每个员工，内部公示，无异议后上报财务部发放。本章附件为某非公立医院麻醉科绩效奖金的计算细则，供参考。

七、麻醉学科的医疗质量监督

我国的医疗质量控制和监督体系也在逐步地完善。医院内部多采用院级、科级和医疗小组三级医疗安全和质量控制制度，保障对每个患者的医疗和护理都符合规范，并采用PDCA（计划 plan—实施 do—检查 check—改进 action）品质管理圈促进质量的提高。院外监督管理体系包括行政管理部门的定期和非定期实地检查、质量控制中心的专家检查、医疗投诉的核查、医疗数据的上报等。对麻醉学科的质量检查重点包括以下几个方面。

1. 医院和科室领导对麻醉科的重视程度，是否有三级医疗安全和质量控制制度，开展活动是否及时记录等。

2. 核心制度、诊疗操作常规、医疗流程、应急预案等是否齐全，员工的知晓度和执行力如何。

3. 聘用的医师、护士及其诊疗的病种是否超出诊疗科目范围。

4. 为患者诊疗的医师是否合格，诊疗方法和流程是否合规。

5. 医疗和护理记录是否及时、符合规定。

6. 医患沟通是否充分，是否履行知情告知签字。

7. 药品、医用耗材、检验和病理试剂、仪器设备的采购和使用是否合规。

8. 宣传广告是否违规和虚假。

9. 物价和收费是否符合规定。

10. 患者对医疗效果、护理质量、饮食后勤、就医环境、服务态度的满意度情况。

各种监督检查是提高医疗质量，保证患者安全的重要手段。每个医护人员要正确对待，及时改正缺陷和不足，力争把工作做得更好。

附件：某非公立医院麻醉科绩效奖金的计算细则

（一）分配原则

1. 体现多劳多得。

2. 补贴苦、累、险工作。

3. 对管理工作适当补贴。

（二）奖金组成：分为基本奖、单项奖和分值奖。

1. 基本奖：按不同职称和阶段分九个级别（表26-1）。按实际出勤天数发放。本科在职研究生在基础课学习、其他科室临床培训、动物实验期间只有院发的基本工资或研究生工资，回科完成临床课题期间享受基本奖。本科职工到外院进修、外出开会期间享受基本奖。

表26-1 不同基本奖级别

级别	基本奖（元／月）
入科第一年试用阶段	100
第二年低年住院医师	200
第三年低年住院医师	300
第四年及以后住院医师	400
第一至三年为低年主治医师	500
第四年及以后为高年主治医师	600
副主任医师	700
主任医师	800
麻醉护士	300

2. 管理工作单项奖励：班组长100元／月；值班带班者20元／次；负责日常器材管理者100元／月；科研和教学干事100元／月；提出有关科室管理合理化建议者50元／次。

3. 处罚条例：

（1）违犯下列规定之一者，解除工作合同，由医院处理：违反党纪国法或医院的规章制度，受到有关部门处理者；服务态度恶劣，引起严重医疗纠纷者；违犯操作规程，发生严重医疗差错事故者；违犯劳动合同，3次以上没有完成预定任务者。

（2）对于在医疗工作中违犯有关规定，情节较轻、没有造成严重危害或影响者，由麻醉科核心小组讨论决定酌情给予50～500元的经济处罚。

（3）没有手术时，外出要告知排班者，并留去向。若找不到影响急诊手术者，每次罚款50元。

（4）出现医疗缺陷，被医院直接处罚者，根据医院规定由麻醉科核心小组讨论按比例处罚到相关责任人。

4. 分值奖：分值奖按基础分值和麻醉劳动强度指数计算分值进行核算。

基础分值：低年住院医师2分／日；高年住院医师3分／日；低年主治医师4分／日；高年主治医师5分／日；正、副主任医师6分／日。基础分值按天计给来科室上班的人员。

5. 麻醉劳动强度指数（AWI）计算分值

AWI是衡量麻醉科医师对一台外科手术患者进行麻醉付出的体力和脑力劳动多少的评估指标之一，由术前患者状态、所采用的麻醉方法、麻醉管理的难易程度和麻醉时间长短等来决定。

$$AWI 分值 = ASA 分级 + 手术时间 + 麻醉管理难度加分$$

（1）ASA评级分值，Ⅰ～Ⅴ级，每级1分。

（2）麻醉持续时间：患者入手术室开始至患者出手术室，按分钟计算。严格记时，每多记1分钟罚10元。每15分钟时0.25分。

（3）麻醉管理难度加分（表26-2）

表 26-2　麻醉管理难度加分表

加分	加分项目
1 分	8 岁<年龄≤10 岁；年龄 ≥60 岁；≤1 岁输血>50ml；1～3 岁输血>100ml；3～5 岁输血>200ml；HbsAg（+）；直接动脉压监测中心静脉置管输液；输血 1000~2000ml；严重复合外伤；高位硬膜外；血液回收洗（* 仅挂罐 0.5 分）
2 分	5 岁<年龄≤8 岁；年龄≥70 岁；≤1 岁输血>100ml；1～3 岁输血>200ml；3～5 岁输血>400ml；乙肝 1、3、5 项（+）；乙肝 1、4、5 项（+）；丙肝（+）；输血 2000~3000ml；急诊手术；低温麻醉；不插管全麻；插管全麻
3 分	3 岁<年龄≤5 岁；年龄≥80 岁；≤1 岁输血>200ml；1～3 岁输血>400ml；3～5 岁输血>600ml；开胸手术；坐位手术；体外循环；俯卧位；输血≥3000ml
4 分	2 岁<年龄≤3 岁；年龄≥90 岁；≤1 岁输血>400ml；1～3 岁输血>600ml；3～5 岁输血>800ml
5 分	1 岁<年龄≤2 岁；CT 检查麻醉
10 分	年龄<1 岁；导管室麻醉、MRI 麻醉

（4）接班手术：鼓励将自己的手术干完。若需接台，分值的计算公式：应得分值＝该例分总值×本人麻醉时间／该台总麻醉时间

（5）同时跨台麻醉分值的分配见表 26-3。

（6）带教学手术麻醉分值分配见表 26-4。

表 26-3　同时跨台麻醉分值的分配

	一线医师	二线医师
2 人 1 台麻醉	50%	50%
3 人 2 台麻醉	60%	40%
4 人 3 台麻醉	70%	30%

表 26-4　带教学手术麻醉分值分配

	新进科者		进修生（从事麻醉>2 年者）*	
	一线医师	带教医师	一线医师	带教医师
报到当月	0	100%	10%	90%
第 2～3 月	10%	90%	20%	80%
第 4～6 月	20%	80%	30%	70%
第 7～10 月	30%	70%	40%	60%
第 11～12 月	40%	60%	50%	50%
第二年及以后	50%	50%	50%	50%

* 进修生从事麻醉 2 年以下者，同新进科医师

* 外院研究生进科 3 个月前占 10%；3 个月后占 20%；6 个月后占 30%

（7）出疼痛门诊或特殊工作安排的医师，按同年资平均分值计算。

（8）不参加 AWI 的记录者，按医师平均值计算，休息应按天扣分值。

（9）麻醉护士按低年住院医师的平均分值计算，休息应按天扣分值。

（10）按月统计出每个员工的分值和全科总分值。

6. 奖金的计算：每月核算给科室的总奖金数，先扣除每人的基本奖、单项奖、医院的扣款，剩余数除以全科总分值，得出每分的分值奖，再算出每人的分值奖。最后与基本奖、单项奖和扣款合并，得出每人的当月奖金。

参 考 文 献

1. 中华人民共和国执业医师法. 1998.

2. 中华人民共和国卫生部. 关于在《医疗机构诊疗科目名录》中增加"疼痛科"诊疗科目的通知. 卫医发[2007]227 号.

3. 中华人民共和国卫生部. 关于在《医疗机构诊疗科目名录》中增加"重症医学科"诊疗科目的通知. 卫医政发〔2009〕9号.

4. 中华人民共和国卫生部. 关于下发《关于医师执业注册中执业范围的暂行规定》的通知. 卫医发〔2001〕169号.

5. 中华人民共和国国家卫生和计划生育委员会.《医师执业注册管理办法》. 2017令第13号.

6. 北京市卫生局. 关于印发《北京市临床麻醉质量管理规范（试行）》的通知. 京卫医字〔2007〕250号.

7. 中华人民共和国国务院办公厅.《国务院办公厅印发关于促进社会办医加快发展若干政策措施的通知》. 国办发〔2015〕45号.

8. 中华人民共和国国务院办公厅.《国务院办公厅关于支持社会力量提供多层次多样化医疗服务的意见》. 国办发〔2017〕44号.

9. 徐蓓, 苗志敏. 我国非公立医疗机构发展现状及对策研究. 消费导刊, 2015（9）: 62.

10. 陈颖, 原浩爽. 非公立医疗机构发展现状及其影响因素分析. 中国卫生经济, 2015, 34（5）.

11. 王晓玲, 钟冠球. 社会资本办医的现状、问题及对策——基于深圳市非公立医疗机构发展的考察. 卫生软科学, 2015（8）: 465-469.

12. 韩琳, 周群, 贾怡蓓等. 临床新技术应用管理现状与趋势. 解放军医院管理杂志, 2014（5）: 403-405.

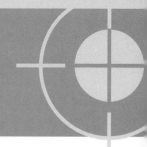

第二十七章

麻醉科舒适医疗(临终关怀)病房的建设与管理

类维富　山东大学齐鲁医院

第一节　设立临终关怀病房的重要性

虽然临终关怀(Hospice Care)这一词已被社会广泛接受,但为更准确地表达对患者的关怀及职能,又能适应患者及家属的心理需求。我们定义为"舒适医疗病房",或"舒适医疗综合病房"。舒适医疗是麻醉学科近年来题出的新理念,包含有急性疼痛的诊疗、无痛检查、日间手术管理和临终关怀等。本章主要介绍临终关怀病房的建设与管理。

一、临终关怀的起源和发展

临终关怀运动的起源

临终关怀是近代医学领域中新兴的一门边缘性交叉学科,是社会老龄化的需求和人类文明发展的标志,符合人类追求高生命质量的客观要求,同时体现了医护职业道德的崇高。

临终关怀运动,始于英国的圣克里斯多费医院的 20 世纪 50 年代。英国护士桑德斯(Cicell Saunders)在她长期从事的晚期肿瘤医院中,目睹垂危患者的痛苦,决心改变这一状况。1976 年她创办了世界著名的临终关怀机构(ST.Christophers' Hospice),使垂危患者在人生旅途的最后一段过程得到需要的满足和舒适的照顾。之后,世界上许多国家和地区开展了临终关怀理论研究和服务实践,20 世纪 70 年代后期,临终关怀传入美国,20 世纪 80 年代后期被引入中国。

Hospice Care(临终关怀)一词的正式应用,始于 1988 年天津医学院临终关怀研究中心的建立。此前,许多学者对 Hospice 和 Hospice Care 的翻译往往不能很好地表达其内涵和外延。

二、目前临终关怀发展中存在的问题

我国临终关怀事业已取得了一定成绩,但在发展和普及的过程中仍存在一些问题,主要表现为以下几方面:

(一)局限性

1. 地域局限性　在中国临终关怀机构,在经济发展较快、交通便利的沿海地区(例如上海、北京、天津、广州等地)临终关怀机构的发展明显大于内陆地区。这可能源于不同地区的文化。

2. 疾病、年龄局限性　目前我国所接收的患者绝大多数是晚期癌症患者,其他疾病较少。据 2006 年统计,在英国约 10% 的临终关怀患者为患有心脏疾病、脑血管疾病、慢性呼吸系统疾病和 AIDS 等非恶性肿瘤的患者,这个比例在美国达到 20%~30%。忽视了患有白血病和先天遗传方面疾病的儿童对临终关怀的需求。

(二)资源相对不足

1. 资金来源不足　发达的国家和地区临终关怀机构大多能得到慈善捐款和政府的支持,如美国、日本等都已将临终关怀的费用纳入医疗保险。也有相当一部分临终关怀机构是由慈善机构举办的,临终患者只需支付低廉的费用。而我国除了李嘉诚先生捐助的 20 所宁养院外,其余的临终关怀机构所

接受的捐助和政府的投入都是极有限的。因此,中国短期内仍呈现临终病房空置现象,致使这一部分患者数量几乎与服务经济效益成反比。这种现象阻碍了临终关怀事业的发展。

2. 专业服务机构数量有限　临终关怀机构并没有象发达国家和地区一样在政府的指导下形成产业化运作模式,而有限的独立机构和综合医院的部分病房组成了我国现阶段的临终关怀硬件条件。虽然综合医院个别设立临终关怀病房,但其多注重对躯体疾病的治疗,而忽视了对患者的舒适医疗和护理。

3. 临终关怀医务人员综合素质有待提高　目前,从事我国临终关怀服务的工作者及志愿者约有五万人左右,由于传统观念的影响以及专业培训的不足等原因,使临终关怀服务的医务人员仍不能按患者的需求进行提高生存期的质量,特别对于镇痛、镇静等方法缺乏系统的培训,专业的心理医生也被没有经过系统培训的志愿者所替代。

(三)政策支持和社会资助不到位

1. 我国正处于社会主义初级阶段,许多法律、法规仍需建立、完善　在短期内,政府对临终关怀的管理和法规政策的不完善或不配套,使不少开设临终关怀服务的医疗机构陷入了尴尬的境地。

临终关怀的目的是为生命末期的患者提供舒适诊疗,其目的是提高其生期的质量,即"尊严死"。又称自然死或有品位之死,是对没有恢复希望的末期患者不再做毫无意义的延长生命治疗,使其具有人性尊严而无痛苦的迎接自然死亡。

目前世界上有"尊严死"立法的国家不多。1976年8月,美国加州首先通过了"自然死亡法案(Natural Death Act)",允许成年患者完成生前预嘱,根据医生判断该患者确实处于无法治愈疾病的终末期,只能依靠生命保障系统延长死亡过程,医生即可通过授权不使用或停止生命保障系统,允许患者依据自己的意愿自然死亡。该法案成为世界最早有关"尊严死"的法律。目前,美国大部分的州皆已制定"自然死法"或相当于此法的"尊严死法"。并于1991年12月,正式生效。该法规定,参与美国联邦政府,社会医疗保险和贫苦医疗补助计划的医院,养老院及护理机构,必须以书面告知的方式使成年患者知道其拥有选择的权利。

我国现有的"患者自决方案"是北京生前预嘱协会2013年推广的"我的五个愿望"生前预嘱制式文本,主要内容为:我要或不要什么医疗服务;我希望使用或不使用生命支持医疗系统;我希望别人怎么对待我;我想让我的家人朋友知道什么和我希望让谁帮助我。该文本尚未经政府以文件形式在医疗机构推广使用,它仅是给患者或家属提供了一种选择的权利。该方案在我国广泛应用尚需要一定时间。如能有法律的保障,或者各地方、医院相关部门政策上的支持,如对临终患者的评估标准和生前预嘱的法规,将有利于这项事业的发展。

2. 社会力量方面　国外临终关怀机构多属福利性质,有社会赞助和志愿者无偿服务。这主要取决于一种社会氛围,如果社会是积极支持的,各方面都热心帮助、乐于奉献,立足于社会,服务于社会,临终关怀这一新事物自然能蓬勃发展。我国临终关怀机构没有国家固定投入,社会支持力量明显不足。

三、开展临终关怀事业的紧迫性、必要性

当前,中国已经成为世界上老年人口最多的国家,也是人口老龄化发展速度最快的国家之一。

据国家统计局公布数据显示,截止到2014年底,中国60岁以上的老人占到总人口的15.5%,达到了2.12亿。目前中国80岁以上的高龄人口已接近2400万,占整个老龄人口的11%。据预测,到2050年,全世界老年人口将达到20.2亿。

而年龄与恶性肿瘤的发生率呈正相关。据全国肿瘤登记中心之前发布的数据显示,全国每年新发肿瘤约312万例,每年因肿瘤死亡280万人,其中70%癌症晚期患者需要给予止痛、心理安抚等临终关怀。目前需要"临终救护"的人口基数日益庞大。而现在的状态是很多患者临终时,无法自己做主,患者的亲属花巨资请医生做各种抢救,药物、器械一起上,令患者痛不欲生,待钱财耗尽,生命终结,落得人财两空。因此,临终关怀病房将以治愈为主的治疗转变为以对症为主的照料,将延长患者的生存时间转变为提高患者的生存质量,尊重临终患者的尊严和权利,同时注重临终患者家属的心理支持,使老

年人真正达到老有所终——"善终"的目的。

四、发展临终关怀事业的可行性

（一）临终关怀事业有利于国家、有利于社会发展和进步

1. 有利于国家发展　据卫生计生委资料：一个人一生健康投入的 80% 用于生命的最后一个月，意即临终救护占据我国医疗支出的最大份额。在美国，用于临终关怀的每 1 美元可节省 1.52 美元的医疗保险费用，节约来源是患者的治疗费、药费、住院费与护理费；在生命的最后一年，实行临终关怀者比没有施用者少用 2737 美元，在最后一个月少花费 3192 美元。因此，在我国国情下开展临终关怀将为政府节约大量不必要的医疗支出。

2. 其他有利因素

（1）有利于医院。临终关怀的开展有助于将有限的医疗资源充分发挥效用，缓解医疗资源和社会需求之间的落差；有效地降低医疗纠纷。

（2）有利于医务人员。有望减少大量的无望救治病例，有利于树立职业信心和维护医务人员的形象。

（3）有利于临终患者。患者可自主地安排最后时日，免除剧烈的身心痛苦，有尊严地生存。生无忧惧，死亦安然。在患者生存质量提高的同时，可有效的减少家庭经费支出，是最大的受益者。

（4）有利于家属。临终关怀机构与团队的介入，提供专业的心理、灵性辅导及悲伤抚慰，可弥补了护理人员短缺和相对不专业的问题，树立患者及家属正确的生死观。从而有效地减少家庭支出，避免"死人将活人拖垮"的局面，使亲属尽快投入正常的工作与生活，减少对社会的隐性损失。

（二）国家政策支持

早在 1992 年，时任卫生部部长陈敏章就说过，卫生部准备将临终关怀作为我国医疗卫生第三产业的重点之一，列入事业发展规划，促进其健康发展。随着社会的进步，人们逐渐认识到社会保障体系中应该包括 3 个相互关联的部分：预防、治疗、临终关怀。

2012 年上海市十三届人大五次会议《政府工作报告》明确把开展社区临终关怀服务作为政府工作目标和任务，并列入市政府实事。

五、医疗机构内设临终关怀病房的条件优势

临终关怀病房是临终患者归宿的最佳场所，是一种多学科、多方面的特殊医疗服务，其对象主要是在当前医疗条件下，尚无救治希望的临终患者，为其提供全面的舒适疗护。由于目前需要关怀的患者较多，而医疗机构内各学科齐全。特别是麻醉科医生具有较好地实施镇静和镇痛的能力。但仍需要完成以下工作：

1. 提高相关部门的认识，转变观念端正态度，尤其对综合性医院优先提供人力、物力、资力支持。对临终关怀的管理应制度化、规范化、标准化、职业化。临终病员的范围必须诊断及评估明确。

2. 综合医院内必须成立舒适医疗（临终关怀）科及病房，提供服务项目中不仅是尽量使患者生命有尊严，缓解心身痛苦，并提供心理和营养支持（由心理医生和营养师担任）。

3. 提高医护人员整体素质，加强临终关怀的基础理论和医疗护理技能，采取短期培训班、专题学术讲座、学术交流研讨会等形式开展活动，制定切实可行、行之有效的具体计划。更重要的是通过教育，转变医护人员的伦理观念。树立同情临终患者、认识临终患者、接待临终患者、做好善终服务。

4. 社会舆论导向是实施临终关怀事业发展的重要阵地，特别是在传统的中国。应该充分利用新闻媒体广泛宣传，争取社会救助，有条件的大中专院校设置临终关怀教育课程，可设置必修课或选修课，加强死亡教育，增强心理辅导能力。

六、麻醉学科在临终关怀中的作用

疼痛作为晚期肿瘤临终患者常见症状，受到越来越多的重视。1995 年，美国疼痛学会主席 James

Campbell 提出将疼痛列为第五大生命体征；2002 年第 10 届 IASP（国际疼痛学会）大会与会专家达成共识，从 2004 年起将每年的 10 月 11 日定为"全球征服疼痛日"。麻醉医生在治疗疼痛和不适中可充分发挥以下强项。

1. 麻醉科医生熟知麻醉的基础理论、临床麻醉中各临床科室和各种疾病的基本特点和处理原则、掌握全面的麻醉镇痛技术。

2. 熟知镇痛镇静药物的合理使用。

3. 能更有效的给予镇静，并能较好地预防其并发症。

4. 熟知麻精药品管理的办法，应用镇痛和镇静药物更规范。

5. 麻醉学科是舒适医疗的推动者。在无痛检查、无痛分娩等舒适医疗方面已取得了较好的经验。

6. 对患者的严重心理失衡状态（如手术开始前）有较好的理解，并有丰富的处理经验。

收治对象：

1. 目前医疗水平很难医治的各种疾病，而又非常痛苦的患者。如肿瘤晚期患者。

2. 6 个月或 6 个月内可能死亡的临终患者，需要心理和舒适医疗者。

3. 心理压力过大，需要人文关怀，心理医疗及舒适镇静者如严重失眠者。

4. 所有患者及患者家属的主导思想，在临终前不愿接受侵入性治疗。强烈要求有尊严的静息者。

第二节　临终关怀病房的建设要求与标准

临终关怀病房是为肿瘤晚期等临终患者及家属提供居家或住院舒适疗护基本服务的特殊病房，是临终患者归宿的最佳场所。此病房的设立应更加体现出人文的关怀。

一、基本设置标准

临终关怀单元原则上配置门诊和独立的病区

病区设置，床位数应按照医疗机构规模和类型不同而分别设置。除住院临终关怀服务外，根据服务能力和相关要求，在一定范围内开展居家临终关怀服务。

为体现人文关怀，临终关怀病房标志牌名称为舒适医疗病房，或舒适医疗综合病房，英文名称为 Hospice care。汉语在上，英文在下。

二、建设标准

（一）舒适医疗门诊

门诊诊室使用面积不少于 15 平方米，布局合理、能满足保护患者隐私，无障碍设计要求，并符合国家卫生学标准。

1. 办公设备　办公桌、办公椅、患者椅、空调、档案柜、计算机及打印设备、电话等通讯设备、电视机等多媒体设备等。

2. 诊疗设备　诊查/治疗床、听诊器、血压计、压舌板、体温计、读片灯、体重身高测量仪、治疗推车、超声机、远程诊疗监护设备等。

（二）舒适医疗病房

1. 分区及各室面积配置　舒适医疗病区包括病室、护士站、治疗室、处置室、谈心室（评估室）、家属休息室、关怀室、医护人员办公室、配膳室、沐浴室、医护值班室和活动室等三大功能区（即服务区、管理区、生活辅助区）共 12 室。医护办公室由临终关怀科医生、护士、医务社工、志愿者等共用，便于相互沟通交流。

（1）各室用房面积（m²）及使用说明（供参考，视具体地点情况而定）。

（2）临终关怀病区的各功能区域用房面积所占比例应将生活辅助区设置为大多部分，医疗服务区较辅助区稍小，管理区为辅。

表1 临终关怀病区各室用房面积及说明（m²）

用房分类	面积（m²）	说明
病室	30	床均 5m² 每间宜设 1～3 个病床，给患者和家属足够的相处和放松空间，避免患者间互相影响
护士站	30	装饰风格轻松温馨，提供患者及家属常需的食宿交通信息、病房宣传材料等
医护办公室	15	供医护和义工共用，主要用于三方互相沟通；处理病案
治疗室	10	用于药物及营养液的储藏、配置。应严格执行无菌原则
处置室	10	用于镇痛、胸腹水减压等对症微创治疗。房间应及时消毒
沟通室	15	用于跟患者或家属解释病情、安抚情绪，心理医生对患者及家属进行心理疏导。要求位于病区深部，安静不被打扰处
家属休息室	20	视病区大小而定，放置可调节沙发等，供陪伴家属放松休息；可安装电视等音视频设备，播放内容轻松的节目或宣传临终关怀病房照护理念
配膳室	20	由营养师或陪伴家属根据患者的状况和喜好自主配餐
活动室	30	根据可活动患者的数量，空间大小应可容纳所有患者集体参加活动，内部可设爱心墙、书架、各类游戏活动相关设施等，可将安静阅读和集体游戏的患者分开两个部分以互不影响
沐浴室	20	可使用全自动升降沐浴床，便于帮助人员操作，减少对患者不必要的搬动，可安排在关怀室
关怀室	至少 15	有简要家具，供自主播放满足患者需求的音乐，装饰风格轻松活泼（类似儿童房风格）
值班室	15	供 24 小时照护患者

（3）承担教学和实习任务的临终关怀病区，应分配教学用房，其教学用房分为技能训练和理论教学两种用房。面积可参考：技能训练 4m²/ 学生；理论教学：2m²/ 学生配置。可有效利用病区会议室等现有资源。

三、建筑要求

（一）舒适医疗门诊与病区选址

由于临终关怀工作的特殊性质，应当满足临终关怀功能与环境要求，门诊与病区选择服务方便、相对独立、环境条件较好的安静位置。临终关怀门诊也可与麻醉门诊共用。

（二）临终关怀科病房总体规化布局与平面布置，应符合下列规定：

1. 建筑布局紧凑，合理确定临终关怀三大功能分区，室内采光、色彩设计符合临终关怀特点和卫生学要求。在满足临终关怀病区基本功能需要的同时，适当考虑未来发展。

2. 病房装修应符合实用、方便、居家的原则，宜选用经济、耐久、功能性好并符合卫生学要求的材料，不应使用开裂、易燃、易腐蚀的材料。注重环境形象建设，应通过内部装饰，传播临终关怀知识，介绍临终关怀方法，体现朴素、温馨、幽静的服务特点，营造良好的临终关怀教育文化氛围。

3. 科学设计人流和物流通道，合理确定进口和出口路线，病室以及卫浴室至少应各有一扇门，且宽度至少 100cm 以上。病区走廊净宽至少 1.5m。有推车（床）通过的门和墙面，应采取防碰撞措施。多层病区应设有无障碍电梯。病房走道应当符合消防法及其有关法律法规的规定，设有扶手、栏杆。楼梯、走道及浴厕使用防滑地板（面），并有防滑措施。无障碍设施设置应符合国家建筑物无障碍设计规范，在走道台阶处，应有推车或轮椅的主用斜坡道并采用防滑材料。

（三）临终关怀病室建设要求

1. 临终关怀病房应充分利用自然通风与自然采光。不宜设阳台。

2. 病室安排 1～3 人床。应配备床头柜与护理站的紧急呼叫器。每床应有床栏及可人工或自动调节翻身、起身功能。设置储物柜（壁橱）。

3. 床边与邻床之间的距离及床边与墙壁之距离至少 80cm。

4. 病室高度 地板至天花板净高 2.7m 以上。

5. 病区安装网络系统，配置便携式监护设备，患者的生命信息能实时传输至医护监护端。以数字化健康管理为核心，全面推进临终关怀（舒适医疗）信息化进程。

如在养老院开展，应体现"医养结合"的舒适健康管理模式。随着科技的高速发展，数字化健康管理可以为老人提供实时的健康管理服务，为医护人员提供在线远程医疗服务平台，为卫生管理者提供健康档案实时动态数据，并将三方有机结合在一起。这在一定程度上有助于缓解"医养结合"过程中医护人员不足的问题。

（四）辅助用房平面布置与建筑装修应符合下列规定

1. 配餐室、厕所、浴室等蒸汽溢出房间，应采用牢固、耐用、难沾污、易清洁材料；并采取有效措施使蒸汽排放顺利，楼地面排水通畅，不出现渗漏。应考虑满足对临终患者特殊需要（家属陪伴）设置无性别卫生间。

2. 沐浴室宜配置全自动升降沐浴推床装置，并有专业性洗澡机设备。应设有扶手，并配备紧急呼叫系统和配置清晰、醒目的标识系统。沐浴室建筑装修和环境设计，应符合适用、经济、美观的原则，有利于临终患者生命质量的改善，体现人性、温馨、清新、自然的行业特点和民俗特点，楼地面有防滑宜清洗的材料，排水通畅，不出现渗漏。

3. 告别室应设在病房深处，充分体现人性、人道、关爱的特点，至少配置一张病床、床头柜和沙发，提供家属慰藉心灵的服务设施与环境，如音乐播放器等。一般不设急救仪器设备，并设有尸体护理必要的用具。

四、病区设备配置标准

（一）临终关怀病房与辅助用房设备配置应与临终关怀科工作流程、开展的业务项目及服务量相适应，并应充分共享，提高利用率。

（二）病房配置主要品目按房间功能列举如下，具体配置还应考虑相关的临终关怀技术要求，从中选取适宜设备。

病室：专用自动控制翻身床，变温毯，便携式心电监护，便携式吸氧装置，无创呼吸机（可3人配一台），超声雾化器，电动吸引器，输液泵，呼叫装置，床旁便合器，床旁洗头器具，陪护椅/床，可移动紫外线灯，轮椅，储物柜，电视机，床头柜。

治疗室（护理）：药品（器械）柜，护理操作台

处置室（医疗）：超声，治疗床，治疗椅，治疗车，心电图机，电除颤仪

办公室：观片灯，电脑及打印机，档案柜

沟通室（谈心室/评估室/宣教室）：沙发，茶几，小会议桌，书柜，电脑，饮水机，音视频播放器（沟通、宣传材料）

家属休息室：可调节沙发，电视，简易家具若干

沐浴室：淋浴设备，全自动升降沐浴推床装置，衣柜

关怀室（告别室）：病床，沙发，音视频播放设备，简易家具若干

配膳室：冰箱，微波炉，储物柜等

活动室：沙发，书架，多人互动的游戏设施等。

第三节　相关制度与人员的配备

一、相关制度（基本制度同医院平行科室）

（一）临终关怀科室行政管理制度包括：

1. 医疗服务价格公示制度　临终关怀病房有义务向患者提供医疗服务项目内容及医疗服务价格，包括药品价格等公示。

2. 住院患者费用 "一日清"制度,包括临终患者医药费用名称,单价,数量,金额等。

3. 社会监督制度 临终关怀病房应设意见箱和监督电话,向患者或家属发放征求意见表,进行满意度调查。

4. 医德教育和医德考核制度 临终关怀科应把医德教育和医德医风建设作为目标管理的重要内容。

5. 岗位教育制度 对新进临终关怀科医护人员实行岗前教育。临终关怀科室医疗机构诊疗科目的组成部分。

6. 临终关怀科管理法律制度 主要包括:①医疗机构和卫生技术人员管理法律制度;②与人体健康相关产品管理制度;③卫生公益事业法律制度等。

(二)临终关怀科室医疗业务管理制度

1. 临终关怀门诊、病房工作制度 加强对科室门诊及病房的业务规范。

2. 处方制度 严格执行《处方管理办法》,保证用药安全。

3. 病历书写制度 按《病历书写基本规范(试行)》要求书写病历。

4. 查房制度 执行三级查房制度。

5. 医嘱制度 下达与执行医嘱的人员必须是本院注册执业医师与注册护士。

6. 医患沟通制度。

7. 麻醉及精神类药品合理规范使用制度等。

(三)临终关怀科室护理管理制度

1. 一般护理工作制度 是指临终关怀科护理人员共同执行的有关制度,包括分级护理制度,查对制度,患者出入院制度和隔离消毒制度等。

2. 护理部工作制度 实行总护士长与护士长二级管理体制。

3. 护理岗位职责制 是按照护理人员行政职务、业务技术职称制定的不同职责范围和行为规范。

4. 临终关怀病房管理护理制度。

5. 护理技术操作规程 对临终护理技术工作的程序方法和质量的规定,是护理技术管理的基本制度。

6. 志愿者管理和培训制度。

(四)临终关怀科室病房管理制度

1. 临终关怀病房由护士长负责管理。

2. 保持病房整洁,舒适,安全,注意通风,避免噪声,工作人员应做到走路轻关门轻,说话轻和操作轻。

3. 统一病房陈设,室内物品和床位摆放整齐,固定位置。可适当放置患者喜欢的花草。

4. 医务人员、义工必须按要求着装,佩戴有姓名的胸牌上岗。对每项操作及沟通活动作登记。

5. 护士长全面负责保管病房财产设备;建立账目,定期清点,如有遗失,及时查明原因,按规章处理。

6. 及时征求患者及其家属意见,改进病房工作。

7. 适时对患者及其家属进行优死教育。

二、床位、人员的配置及岗位职责

临终关怀服务所需人员包括医生、护士、护工、义工、营养师、宗教人士等。临终关怀医疗服务事关患者终期生命质量,因此,从事临终关怀医疗服务活动的人员必须具备相应地资格和标准,并取得省(市)级临终关怀岗位培训合格证书。中、高级专业技术职称人员的比例及各类人员的岗位职责都要有明确的规定。临终关怀机构各项管理及人员组成的比例应该按照临终关怀机构的特点,而不是其他综合医院的管理规定。根据临终患者的需求,配备或与相关部门、科室合作,对患者进行心理、营养等相关支持。

(一)床位、人员配备

1. 临终关怀病房的床位设置应按医疗机构符合收住条件的患者的构成比例不同分别设置。

（1）综合性医院按全院总床位数的 0.5% 设置。

（2）肿瘤专科医院按全院总床位数至少 1% 设置。

（3）老年公寓等配套的临终关怀服务机构应达到 3% 以上。

2．临终关怀病房的人员配置

（1）每 3～5 名患者应配备 1 名医生。医院临终关怀病房全科室至少配备 2 名以上麻醉科医生，1 名心理科医生，1 名营养师（可由医院营养科代管）。

（2）具备条件的机构可根据自身特点与相关科室进行人员调配。

（3）每 2 名患者应配备 1 名专科护士。经过培训后上岗。

（4）每 3～5 张床至少配备 1 名护工，协助护理人员的日常护理工作。

（5）社会志愿者。接受专业培训，定期看望患者，进行合理沟通。

（6）应当配备与开展的诊疗业务相应的药师、技师、临床营养师等医技人员。其他人员按具体需要配置。

（二）各岗位人员资质、职责、培训的要求

在患者接受舒适疗护（临终关怀）服务前由患者或家属与临终关怀机构签订知情同意书（根据临终关怀机构自身情况拟定适合本机构的文书）。舒适疗护（临终关怀）病房制定常见晚期恶性肿瘤及慢性病终末期患者的舒适疗护（临终关怀）服务方案，并定期对实施情况进行分析，总结及评估，不断优化舒适疗护（临终关怀）服务方案。其中各岗位人员工作要求如下：

1．基本素质要求

（1）身体健康，恪尽职守，具有良好的职业道德素质。

（2）具有良好的团队合作精神，工作细心、周到、耐心，具有较强的服务意识和奉献精神。

（3）较强的组织管理能力、决断能力，良好的沟通、协调能力和人际关系。

临终关怀科主任职责说明表

（一）工作概述
在院长的的领导下，负责临终关怀科的医疗、护理、行政管理及科研等工作
（二）工作职责
1．主持临终关怀科的工作，编制本科工作目标方案
2．组织制定本科的年度（季度）工作计划，并进行督促、检查，保证各项任务圆满完成
3．合理安排医护人员工作，指导、检查医护人员目标计划制定并考核完成情况
4．积极参加社区卫生服务中心开展的各项活动，协助中心管理部门管理好临终关怀科的工作
5．定期召开会议，协调各科室关系，检查督促医务人员贯彻各项规章制度、医疗常规和技术操作规程，不断提高医护质量，严防并及时处理差错事故
（三）从业资格要求
1．执业资格：执业医师
2．具有一定的行政管理能力
3．具有较高舒适医疗理论素养与丰富的临终关怀实践经验
4．具备对本科室主要治疗方案作出最终决策的能力
（四）培训要求
1．医院管理、科室服务管理业务
2．心理学和相关法律法规知识的培训
3．临终关怀、姑息医学专业相关知识的培训
（五）工作权限
1．对临终关怀科行政业务的代表权
2．本科行政管理指挥权和科室行政事务矛盾的裁决权
3．制度执行及科内工作监督、检查权
4．科室医护人员的管理考核权和奖、罚、升、降、调的建议权
5．科室购置新设备以及新药的申请权

续表

（六）协调关系

1. 与上级管理机构之间的关系协调

2. 本科室与院内各部门间关系的协调

3. 本科室内部医护人员的关系协调

（七）绩效考核要点

1. 医院各项指令的贯彻执行能力，工作规划能力，工作综合协调能力，监督检查督办能力

2. 临终关怀科宣传效果、认知普及程度

3. 本科室总体的工作效率，任务目标完成情况等

4. 患者及家属满意度

临终关怀科护士长职责说明表

（一）工作概述

在科主任的领导下，负责临终关怀科病房的护理、教学、科研、管理等工作

（二）工作职责

1. 根据科内护理工作质量标准、工作计划，负责制订本科室具体工作计划，组织实施、检查与总结

2. 督促护理人员严格执行各项规章制度、职业道德规范和技术操作规程，加强护理安全管理

3. 参加科室查房、死亡病例讨论

4. 组织科内的护理人员定期进行业务学习，认真落实护理人员规范化培训与继续教育计划

5. 组织技术操作考核、业务考试，提高护理人员理论水平和技能

6. 了解临终关怀和姑息医学方面的新进展，积极开展科研及组织技术革新工作，总结经验，撰写论文

7. 加强医护沟通，充分了解医生对护理工作的要求

（三）从业资格要求

1. 执业护士，并具备护师以上职称

2. 经过专业培训，具备三年以上临床护理工作经验和一定的管理能力

3. 掌握临终关怀科主要病种的护理学相关知识

4. 熟悉与临终关怀护理密切相关学科的理论知识

5. 熟悉临终关怀科常用护理操作技术

（四）培训要求

1. 临终关怀、姑息医学专业相关知识与技能的培训

2. 护理服务技能及沟通技能与心理学知识培训

3. 护理管理与相关法律法规知识的培训

（五）工作权限

1. 护理实习人员的带教权

2. 护理工作质量的监督检查权

3. 病区护士的管理考核和奖、罚、升、降、调的建议权

（六）协调关系

1. 医护、护患间工作关系的配合与协调

2. 护理人员内部关系的协调

3. 与院内相关科室人员、部门的关系的协调

（七）绩效考核要点

1. 医院各项指令贯彻执行情况，各种护理规章制度执行、检查与落实情况

2. 本科室护理工作量、护理质量与工作效率，护理差错与护理事故发生情况

3. 工作规划能力，工作综合协调能力，院领导及医护人员对本人管理能力的评价

4. 较全面了解临终关怀领域国内外的新理论、新技术，并用于护理实践和科学研究的能力

5. 本人的业务技术水平和服务能力，对临终关怀专业知识和操作技能的掌握

6. 患者及家属满意度

临终关怀科医师(麻醉、心理)**职责说明表**

(一)工作概述	
在科主任的领导下,负责临终关怀科门诊的医疗、咨询、心理辅导等工作	
(二)工作职责	
1. 开展临终关怀门诊、对患者进行对症治疗和姑息治疗	
2. 对就诊患者进行体格检查和相应辅助检查,评估患者病情预期生存期,并提出诊断和治疗、随访方案	
3. 为临终关怀科病房收治患者进行筛选,协助办理入院手续	
4. 为患者和家属提供相关咨询、心理辅导等服务	
5. 做好病历书写、治疗方案制定、处方开具和各种表格的填写与登统工作	
6. 完成交班报告和工作日志,每日核对处方;严格执行麻醉药品的管理和处方制度	
7. 认真执行各项规章制度和技术操作常规,严防差错事故	
8. 加强临终关怀知识和姑息医学的学习,不断拓展知识面,提高临终关怀服务技能	
9. 开展科研活动,认真完成科研资料的收集、整理和分析工作	
(三)从业资格要求	
1. 执业医师,在规范化培训的基础上,具备两年以上的临终关怀从业经验	
2. 掌握临终关怀和缓和医疗的基本理论,基础知识和基本操作技能	
3. 熟练掌握临终关怀科室常见病种的生存期评估技术,掌握临终关怀科主要病种诊疗方案(规范)和基本诊疗技能,掌握临终关怀科常用诊疗技术的操作	
(四)培训要求	
1. 临终关怀、姑息医学专业相关知识的培训	
2. 心理学知识培训	
3. 相关法律法规知识的培训	
(五)工作权限	
1. 临终关怀科患者的诊疗、处方权	
2. 患者入住临终关怀科病房的筛查权	
3. 新技术、新疗法和科研工作的参与权	
(六)协调关系	
1. 与医院及有关部门的业务关系的协调	
2. 与本科室医护人员关系的协调	
3. 与患者及其家属的关系协调	
(七)绩效考核要点	
1. 医院各项指令贯彻执行情况,各种医疗规章制度执行	
2. 良好的职业道德和敬业精神,严格遵守医德规范,认真履行岗位职责	
3. 本人的业务技术水平能力,对临终关怀的基本理论、专业知识、基本操作技能的掌握程度	
4. 患者及家属满意度	

临终关怀科护士职责说明表

(一)工作概述	
在科主任的领导下,负责临终关怀科门诊的护理、咨询、心理辅导、理念宣传等工作	
(二)工作职责	
1. 对就诊患者进行护理评估,确定护理方案,指导家属进行居家护理	
2. 执行医生所开具的医嘱,协助患者办理入院手续	
3. 为患者和家属提供相关咨询、心理辅导等服务,宣传临终关怀理念	
4. 负责对志愿者组织及志愿者进行人员标志、建立志愿者个人档案、统一管理;定期对志愿者进行培训教育;组织与协调志愿者服务,对服务情况进行登记;定期总结和完善志愿者对于舒适护理的作用与功能	
5. 做好临终关怀科门诊各项登记、资料收集、统计、分析总结工作	
6. 认真执行查对制度,严防事故差错的发生	
7. 做好新患者的入院宣教,24 小时内建立质量评估,患者生存期评估,《舒适护理计划书》,并与家属签订协议书,于 48 小时内完成	

8. 每日完成《生理问题评估计划及护理记录表》《疼痛及不适评估表》的填写,及时记录患者的动态变化,有异常情况及时与床位医师联系,告知家属

9. 每日深入病房,加强与患者交流,及时解决患者心理、生理需求,不得以任何理由推诿、冷落患者

10. 患者处于濒死状态时,及时告知家属,转移到告别室并做好临终护理

11. 每天必须要完成患者的基础护理,生活护理,心理护理工作

12. 患者离世后,提供家属哀伤辅导

13. 24 小时完成死亡小结及《家属对舒适护理工作的评估》的填写

14. 参与死亡患者的死亡讨论

15. 负责对志愿者组织及志愿者进行人员标志、建立志愿者个人档案、统一管理;定期对志愿者进行培训教育;组织与协调志愿者服务,对服务情况进行登记;定期总结和完善志愿者对于安宁护理的作用与功能

(三)从业资格要求

1. 执业护士,经规范化培训,具备两年以上的护理工作经验

2. 掌握评估患者生命质量的技能,掌握临终关怀科常见病种的基本护理知识和方法,掌握临终关怀科护理常规和护理技术操作规程

3. 具有良好的沟通能力,提供具有临终关怀特色的咨询指导

(四)培训要求

1. 临终关怀、姑息医学专业相关知识与技能的培训

2. 护理服务技能及沟通技能与心理学知识培训

3. 护理管理与相关法律法规知识的培训

(五)工作权限

1. 对患者护理的管理权

2. 护理教学和科研的参与权

3. 合理化建议权

(六)协调关系

1. 与患者及其家属关系的协调

2. 与本科室医护人员关系的协调

3. 与相关科室人员业务的关系协调

(七)绩效考核要点

1. 医院和科室各项指令贯彻执行情况

2. 本岗位护理工作量、护理质量与工作效率,护理差错与护理事故发生情况和任务完成情况

3. 本人业务知识和技术水平及服务能力,医生和护理人员的评价情况

4. 患者及家属满意度

营养师职责说明表

(一)工作概述

协助医师给予患者恰当的营养评估和处置建议。临终患者发生恶病质,出现食欲差,表示疾病仍在进行,且预后不好。关于临终患者是否需要营养支持是伦理问题,又是实实在在面临的临床问题

(二)工作职责

1. 了解患者的饮食习惯

2. 评估患者饮食需要,与医护人员协商后,对饮食给予途径、方法、内容、数量及频率、注意事项给出建议

3. 处理营养有关症状,如吞咽困难、口干、体重减轻、腹泻、便秘、恶心、呕吐、腹胀及疲倦,提出改善患者食欲的方法

4. 安排食品品尝会、自助餐会等活动

5. 与医生讨论药膳等对患者的帮助

6. 与患者及家属谈话,了解患者需要及意见,以不断改进方案

7. 负责营养饮食咨询服务

8. 监督食品卫生及品质改善

9. 研究临终关怀患者特别饮食,形成一定的操作体系

（三）从业资格要求

1. 有两年以上的临床营养工作经验
2. 擅长用科学的方法对患者进行营养评估，制定有效的个体化营养治疗方案
3. 擅长危重症患者，肿瘤手术，放化疗患者肠内营养治疗
4. 了解各类肿瘤患者晚期的营养代谢特点，对肿瘤合并糖尿病等慢性病患者的营养治疗有丰富的经验

（四）培训要求

人员可由营养科调配，培训按照医院营养科的要求进行

（五）工作权限

参与临终关怀科患者的营养处方权

（六）协调关系

1. 与医院及有关部门的业务关系的协调
2. 与本科室医护人员关系的协调
3. 与患者及其家属的关系协调

（七）绩效考核要点

1. 医院各项指令贯彻执行情况，各种医疗规章制度执行
2. 良好的职业道德和敬业精神，严格遵守职业规范，认真履行岗位职责
3. 本人的业务水平能力，对临终关怀的基本理论、专业知识、基本操作技能的了解程度
4. 患者及家属满意度

志愿者职责说明表

（一）工作概述

在医护人员指导下协助患者完成生理、心理诉求

（二）工作职责

1. 在医护人员指导下定期为患者提供心理疏导
2. 了解患者需求，为其提供可行的生活服务
3. 解答患者提出的各种疑问，协调患者遇到的服务问题
4. 帮助有困难的患者就诊，对出院患者进行电话回访
5. 与患者家属沟通，对有困难的家属进行心理疏导
6. 志愿者组织自我管理

（三）从业资格要求

1. 有一定的社会工作经验
2. 由红十字会统一组织、登记、培训，取得资格证书

（四）培训要求

1. 临终关怀、姑息医学专业相关知识与技能的培训
2. 护理服务技能及沟通技能与心理学知识培训

（五）工作权限

参与临终关怀科患者的心理疏导方案设定

（六）协调关系

1. 医护人员与患者关系的协调
2. 患者与家属之间关系的协调

（七）绩效考核要点

1. 本人的业务水平能力，对临终关怀的基本理论、专业知识、基本操作技能的了解程度
2. 服务的目标是否达成，患者及家属对服务的满意度评价
3. 整个服务与医疗机构总体政策的一致性与协调性

第四节 临终关怀基本知识与临床实践内容

一、临终关怀基本知识

（一）末期疾病良好疼痛控制的先决条件

1. 能对每种疼痛给予准确及详细评估。

2. 对末期疾病疼痛种类的了解。

3. 对慢性疼痛的各种不同治疗方式的了解。

4. 对所使用治疗方法的掌握。

5. 对止痛药物及其他治疗方式的作用及副作用的了解。

6. 评估及治疗其他使疼痛加重的因素,包括:生理、心理、社会、文化及灵性等原因。

7. 疼痛治疗应视为整体性(全方位)照顾(Total care)计划的一部分。

8. 有持续性的评估。

（二）临终关怀的治疗原则

1. 一般原则

（1）准确的评估疼痛与各种不适

（2）良好的沟通

（3）再三确认不适症状的缓解情况

（4）不鼓励忍受疼痛

（5）鼓励患者参与治疗

2. 治疗原则

（1）视为整体性照顾计划的一部分

（2）选用适当的治疗方式

（3）使用多方位的治疗方法

（4）持之以恒,勿随便变换治疗

（5）需要持续性的关注照护

（6）同时进行持续性的评估

（三）WHO 癌痛的药物治疗三阶梯

1. 轻度疼痛,非阿片类止痛药±辅助药

2. 中度疼痛,弱阿片类止痛药药物±非阿片类止痛药±辅助药

3. 重度疼痛,强阿片类止痛药±非阿片类止痛药±辅助药

另外,侵袭性止痛技术联合第三阶梯药物治疗可作为镇痛方式的第四阶梯;第一、二阶梯或可直接加用低剂量强效阿片类止痛药。

（四）患者自控镇痛(PCA)见有关章节

（五）心理治疗

包括精神药物的处方模式与心理介入模式两种。

1. 处方模式(从低剂量开始,注意副作用)

（1）抗抑郁药,包括三环类抗抑郁剂(TCAs);血清素和去甲肾上腺素再回收抑制剂(SNRIs);去甲肾上腺素及特殊血清素抗抑郁剂(NaSSA)。

（2）抗癫痫药。

2. 心理介入模式 特别在刚入院患者更应强调存在的意义感(meaning)和存在感(existence)。并保证处方模式快速有效,疼痛及压力造成的患者心理痛苦更需要同时开展治疗。并有效协助患者度过最艰难的时刻。

(六)营养治疗

1. 末期疾病患者营养不良的原因 ①原发性：食物摄取缺乏；②继发性：厌食、恶病质为主,消化吸收不良、营养异常流失、代谢功能改变。

2. 营养治疗目的 ①改善或维持患者的生活品质并非刻意延长死亡；②治疗前应考虑的几个问题：症状控制；生理障碍,营养给予途径；患者的期望和信念；营养的状态和需求。

3. 营养治疗的方式 ①经口进食；②人工营养补充(计算热量与成分是否充足)：肠道营养(管路的护理)；非肠道营养(并发症多)；③药物治疗(对厌食、慢性恶心改善较显著,难增加体重)其中效果确定并常用的药物有孕激素类(醋酸甲羟孕酮/甲基黄体酮)、皮质醇类等。

4. 注意事项 末期疾病患者体重减轻与活动力下降虽与营养不良有关,但绝非唯一因素。治疗者应告知患者及家属使之了解营养的补充并不一定能改善症状及生活品质,且伴随而来的生活不便及并发症的发生更应值得注意。营养治疗应充分评估利弊,实现个体化。

营养治疗通常由家属提出,而不像疼痛症状由患者提出。故适当的说明(强调营养不良不是造成恶病质的主因,不需要说明复杂的机制)及安排营养师的会谈(寻求多方面改善的机会)是必要的。如此不仅能缓和患者和家属的紧张情绪,并可获得实质改善营养状况的机会。

(七)皮质激素的应用

1. 抑制前列腺素、减少神经周围水肿的作用,对神经病变的肿瘤疼痛、肝转移致肝脏外膜紧张的疼痛、高颅内压的头痛和骨转移的疼痛控制皆有效。最为常用的为地塞米松,最初剂量应大于20mg。

2. 对食欲、精神好转及活动力增加等有良好效果。可能与抑制前列腺素的活性及 IL-1 和 TFN 的产生有关。一般建议 20～40mg 泼尼松龙或相当计量的同类药物,可持续应用 2～4 周,后逐渐减量。

(八)死亡教育

临终关怀的宗旨是尊严死,一种坦然迎接自然死亡的观念。只有从根本上改变国人对死亡的认识,临终关怀事业才能顺利实施。

死亡教育不是一种指向死亡的教育,而是帮助个体认清死亡的现象和本质,积极地预防和应对各种死亡事件,从而更加珍惜生命、延长寿命的教育。死亡教育是临终关怀不可或缺的重要组成内容。

我国现有的"患者自决方案"是北京生前预嘱协会 2013 年推广的"我的五个愿望"生前预嘱制式文本,主要内容为：我要或不要什么医疗服务；我希望使用或不使用生命支持医疗系统；我希望别人怎么对待我；我想让我的家人朋友知道什么和我希望让谁帮助我。该文本尚未经政府强制在医疗机构推广使用,它仅是给患者或家属提供了一种选择的权利。

1. 对患者的死亡教育

(1)可缓解患者恐惧、焦虑的心理。死亡教育针对患者的心理特点,致力于提高患者对生命质量和生命价值的认识。通过死亡教育,使患者可以真实表达内心感受,得到家属的支持,认识到自己的价值意义,保持平衡的状态及健全的人格。

(2)帮助患者安然接受死亡现实。当患者经过医生诊断为不可逆性质时,对患者进行死亡教育及临终关怀护理,使患者对死亡有正确的认识。理解生与死是人类自然生命历程的必然组成部分,是不可抵抗的自然规律。能直言不讳地谈论有关死亡的问题,一方面有利于患者能积极配合治疗,另一方面为自己的后事做妥善安排。自始至终保持患者的尊严,从而提高生命阶段的质量。

(3)预防不合理性自杀。临终患者不堪忍受病痛折磨,在他们以死亡解除痛苦的要求得不到医生及家属同意的情况下,部分患者采用服毒、自缢、坠楼、割脉等手段结束生命。死亡教育使人树立科学文明死亡观念,可以预防不合理性自杀。建立自身的责任感和义务感,以正确对待荣辱得失,珍惜生命,从而避免自杀行为所致的不良后果和影响。

2. 对医护人员的死亡教育 医护人员较一般人更常面对人类的生老病死,这就要求医护人员提供专业临终照护服务时,不仅应具有疾病救护方面的知识,还需要在临终者面对死亡时了解应采取怎样的态度和技巧妥善的处理患者及其家属在面对死亡时的种种心理反应,照顾并协助他们面对、接纳死亡,进而帮助患者走完人生的最后历程,帮助丧亲者度过悲痛。同时,可让医护等工作人员在日常工作氛围中合理调整心态,树立正确的人生观,价值观。

3. 对家属的死亡教育 有的临终者自己本身能够坦然面对死亡的事实,而死者亲属却难以接受死亡的事实,并对临终患者的感知和常识一点不懂,掌握常识对于医疗和护理的配合非常重要。并且对于亲人死亡后的处理也多不明白,协助及教育家属完成已故者的信仰及政府的规定是解决家属已异常悲哀及精神痛苦的有效方法之一。健康的死亡教育可使死亡后亲友的心理得以平衡,给予家属以慰藉、关怀,疏导悲痛过程,减轻由于死亡引起的一系列反应。

4. 对大众的死亡教育 死亡教育可促进人类文明,提高人口素质。死亡文明基本上有三个环节:即①文明终——临终抢救的科学和适度;②文明死——在无痛苦的情况下从容、尊严地离世;③文明葬——丧葬的文明化改革。文明死是死亡文明中的中心环节部分,尚存在盲目和愚昧,只有进行普遍的健康的生死观和死亡文明教育,才能促进社会崇尚科学文明死亡的文明风尚。

从我国的国情、民情出发,结合我国传统文化的实际,开展死亡教育不仅非常重要,而且十分必要,它使我们能更深入更有意义地看待自己和别人的生命与死亡。

二、临床实践内容

(一)临终关怀服务的具体事项

1. 医疗服务项目 临终关怀病房应有前瞻性及持续性症状控制的评估工具、方法和记录。应当在具备常见晚期恶性肿瘤病诊疗照护技术及设备的基础上,开展支持治疗技术,三阶梯镇痛、镇静、抗惊厥、止呕吐、通便、利尿等舒适疗护基本服务项目。积极创造条件开展非药物治疗和哀伤辅导,以及开展音乐治疗、芳香治疗、水疗等治疗项目;尊重患者的自主权,让患者和家属参与症状控制计划。

2. 护理服务项目 临终关怀病房应当具备临终关怀护理服务的能力。在临终关怀护理实践中运用护理程序,根据临终患者评估情况,制定并实施临终护理计划,提供整体护理。

临终护理应当开展临终护理技术服务或临终护理指导与咨询服务项目,开展舒适护理、基础护理、饮食护理、终末期精神心理症状护理,濒死期护理和尸体护理,哀伤辅导服务项目;积极创造条件开展鼻饲、肛管排气、氧气吸入、雾化吸入、持续导尿患者的护理及膀胱冲洗,抚摸护理和专科护理技术服务项目。

3. 联系与沟通

(1)临终关怀专业人员与患者及家属沟通:专业人员应具备倾听的态度;鼓励患者与家属说出心中感受与忧虑;以不批判的态度陪伴患者及家属。舒适医疗团队要为患者及家属间建立沟通桥梁,患者及家属双方都能认识疾病进展带来的变化;在适当的时机,以不伤害原则下进行坦诚交谈;沟通与告知。

(2)临终关怀团队间沟通:团队人员间应具备彼此倾听,包容及沟通的态度;有良好合作的团队默契;及时沟通,定期召开工作交流会议,进行相互学习和专业成长。

(3)建立转介制度,加强与相关学科等的沟通交流。

4. 教育与培训 新进临终关怀团队人员与志愿者应当接受临终关怀病房介绍与工作简介的课程,规定培训计划。在职或继续教育课程应包括理念、概念和观念知识技术的介绍,沟通能力与伦理知识。

5. 监督管理

(1)质量管理:建立临终关怀科室评价制度,加强临终关怀科质量管理,开展规范的临终关怀服务。制定年度目标,通过满意度检查、分析、评估、反馈等措施,利用 PDCA 理论持续促进服务质量的提高。

(2)绩效考核:根据年度工作报告和财务报告、实际服务患者人数、门诊数、电话咨询数、人均服务数,平均服务天数,总药费(镇痛药经费、麻醉药物经费、其他药物经费),人均药费,人均经费(包括人力资源、管理等运作经费)、宣传(对临终关怀服务知晓度)、社会关注度(义工参与数、媒体报道、报刊、学术交流)、通过电话随机访问、实地考察和调查问卷等方式对患者及其家属进行服务满意度的调查等方面对临终关怀的业务和管理工作进行考核评估。

工作人员教育与培训中的表现应列为个人绩效考核。应有各项规章制度和各类人员岗位职责及操作规范的书面文件；所有临终关怀服务的过程、工作流程应与制度、职责、规范的要求一致。制度职责与规范应定期更新，以配合实际需要。

临终关怀病房应设有伦理小组或相关机制。所有的质量流程管理皆有书面记录。

（二）医疗文书

与上述管理规范项目相对应的各类谈话单、评估表、安全制度等附文后，供参考。各临终关怀机构应根据自身特点、条件形成适合本机构使用的文本。

附1：舒适医疗病房告知书

附2：舒适医疗病入院合约书

附3：临终关怀科药物安全使用制度

附4：临终关怀工作流程

附5：肿瘤患者生存质量评分标准：(KPS、PS、QOL)

附1：舒适医疗病房告知书

_____患者／家属：

您因病入住我院舒适医疗病房，我们对您深表同情，并将竭力为您提供周到、称心、满意的医护照料服务。在您住院期间，我们就是您的朋友和亲人，真诚地希望得到您和家属对我们工作的理解、支持及配合。

舒适医疗不是针对疾病的积极治愈性治疗，而是强调症状控制和缓和医疗，医疗护理的注意力集中于患者及其家属，这是人的整个生命期中的重要环节，也是生活质量优化工程中不可缺少的内容。"夕阳无限好，莫道已黄昏"，人的生老病死是无法抗拒的自然客观规律，任何人都无法超越这条规律，应当面对现实，尊重事实，笑对人生。我们将针对您的具体情况制定舒适医疗计划，并真诚的希望您能参加舒适医疗服务过程，共同参与照顾患者，开展有针对性的生死教育，而且完全尊重您的宗教信仰，为您提供信仰需求的方便，帮助您恢复和保持正常的生活状态，鼓励和支持您参加社会和医院内活动，如您同意，请签署舒适医疗协议书，谢谢您的理解和支持！

医师签名		年	月	日
护士		年	月	日
患者或家属签名	关系	年	月	日

附2：舒适医疗病房入院合约书

_____患者／家属（监护人）_____与患者关系_____

您在我们详细解释说明后，已充分了解并同意，承诺执行下列项目：

一、舒适医疗是缓和医疗措施及护理方法，尽可能缓解患者的身心痛苦，并提高患者的生存质量。

二、以完整的医疗团队，如医师、护士、社区、宗教人员及义工等，提供患者及家属所需要的照顾。

三、为避免增加患者临终时的折磨及痛苦，因此您同意放弃：(可以不选)

□胸外心脏按压　□气管插管　□呼吸机辅助呼吸　□电除颤　□临时起搏器

四、为了使舒适医疗团队能够给患者及家属提供更完善的医疗和照顾，请患者和家属务必做到：

1. 患者确定知道：□诊断　　　□病情严重程度：□是　□否

2. 患者接受舒适医疗（临终关怀）模式　□

3. 家属接受舒适医疗（临终关怀）模式　□

4．在患者住院期间，家属和亲友应共同参与照顾、关心患者。

五、作为舒适医疗病房，我们主要收治预期生存期为六个月以内的临终患者。若住院时间超过六个月的患者病情又相对稳定，（若住院期间患者病情相对稳定）则患者须配合出院，我们将联系或提供社区居家舒缓服务。

六、在患者住院期间，由于医院管理或患者病情发生变化而进行床位变动，患者及家属须配合。

该合约已通过司法公证，自签字之时起有效。

医生签字：　　　　　　　　　　　　　　　　　　　年　　　月　　　日

患者／家属（监护人）签字：

联系电话：

联系地址：　　　　　　　　　　　　　　　　　　　年　　　月　　　日

附3：临终关怀科药物安全使用制度

一、临终关怀科麻醉药品、精神药品处方制度

（一）开具麻醉药品、精神药品使用专用处方。

（二）具有处方权的医师在为患者首次开具麻醉药品、第一类精神药品处方时，应当亲自诊查患者，为其建立相应的病历，留存患者身份证明复印件，要求其签署《知情同意书》。病历由医疗机构保管。

（三）麻醉药品注射剂仅限于医疗机构内使用，或者由医疗机构派医务人员出诊至患者家中使用。

（四）医疗机构应当要求使用麻醉药品非注射剂型和第一类精神药品的患者每4个月复诊或者随诊一次。

（五）麻醉药品非注射剂型和第一类精神药品需要带出医疗机构外使用时，具有处方权的医师在患者或者其代办人出示下列材料后方可开具麻醉药品、第一类精神药品处方：

1．二级以上医院开具的诊断证明；

2．患者户籍簿、身份证或者其他相关身份证明；

3．代办人员身份证明。

4．医疗机构应当在患者门诊病历中留存代办人员身份证明复印件。

（六）麻醉药品、精神药品处方格式由三部分组成：

1．前记：医疗机构名称、处方编号、患者姓名、性别、年龄、身份证明编号、门诊病历号、代办人姓名、性别、年龄、身份证明编号、联系电话、科别、开具日期等，并可添列专科要求的项目。

2．正文：病情及诊断；以 Rp 或者 R 标示，分列药品名称、规格、剂量、用法用量。

3．后记：医师签章、药品金额以及审核、调配、核对、发药的药学专业技术人员签章。

（七）麻醉药品和第一类精神药品处方的印刷用纸为淡红色，处方右上角分别标注"麻"、"精一"；第二类精神药品处方的印刷用纸为白色，处方右上角标注"精二"。

（八）麻醉药品、精神药品处方由医疗机构按照规定的样式统一印制。

（九）为癌痛、慢性中、重度非癌痛患者开具的麻醉药品、第一类精神药品注射剂处方为1日用量；其他剂型处方不得超过7日用量；控缓释制剂处方不得超过7日用量。

（十）第二类精神药品处方一般不得超过7日用量；对于某些特殊情况，处方用量可适当延长，但医师应当注明理由。

（十一）麻醉药品、第一类精神药品注射剂处方不得超过1日用量，必须在机构内注射并收回药瓶。病房麻药处方需要每天开具每天使用。

（十二）对于需要特别加强管制的麻醉药品，盐酸哌替啶处方为一次用量，药品仅限于机构内使用。癌痛患者镇痛药物皮下注射强阿片类药物吗啡治疗方法适用于强阿片类镇痛药物剂量滴定，暴发

性疼痛治疗和濒死期肿瘤患者。不考虑使用布桂嗪和盐酸哌替啶,以免加重肝肾功能减退,诱发中枢和外周性抽搐及其对药物精神依赖。

(十三)麻醉药品处方至少保存3年,精神药品处方至少保存2年。

二、临终关怀科麻醉药品管理制度

(一)麻醉药品实行"专人负责、专柜(保险柜)、专用帐册、专用处方、专册登记"的管理。不得非法使用、储存、转让、借用,专柜实行双人双锁管理。

(二)麻醉药品由执业医师取得麻醉药品处方资格后方可使用。

(三)麻醉药品处方应书写完整,字迹清晰,签写开方医生姓名,配方应严格核对,配方和核对人员均应签名,并建立麻醉药品处方登记册。医务人员不得为自己开处方使用麻醉药品。

(四)麻醉药品的每张处方,注射剂不得超过1日常用量,片剂、酊剂、糖浆剂不超过7日用量,连续使用不超过7天。处方实行专册登记应当留存至少3年备查。

(五)病区存放的少量麻醉药品,应有专人负责、专柜(保险柜)保管登记。药剂科有权不定期检查。病房固定的麻醉药品换取时,必须凭处方和空安瓿(安瓿上药名必须清晰可见)换取。

三、临终关怀科精神药品管理制度

(一)第一类精神药品实行双人双锁专柜(保险柜)管理,建立精神药品收支账目,按月度盘点,做到账物相符,发现问题应当立即上报。

(二)第一类精神药品由执业医师取得第一类精神药品处方资格后方可使用。

(三)医师应严格掌握适应证和禁忌证,严禁滥用。除特殊需要外,第一类精神药品的处方,注射剂不得超过1日常用量,其他剂型不得超过7日常用量,第二类精神药品的处方,每次不超过7日常用量。处方应当留存2年备查。

(四)精神药品处方实行专册登记,保存至少2年。

四、舒适医疗病房麻醉药品、第一类精神药品使用知情同意书

姓名: 身份证号: 病历号:

《麻醉药品和精神药品管理条例》于2005年11月1日实施。为了提高疼痛及相关疾病患者的生存质量,方便患者领用麻醉药品和第一类精神药品(以下简称麻醉药品和精神药品),防止药品流失,在首次建立病历前,请您认真阅读以下内容:

一、患者所拥有的权利

1.有在医师、药师指导下获得药品的权利;

2.有从医师、药师、护师处获得麻醉和精神药品正确、安全、有效使用和保存常识的权利;

3.有委托亲属或监护人代领麻醉药品的权利;

4.权利受侵害时向有关部门投诉的权利。

二、患者及其亲属或监护人的义务

1.遵守相关法律、法规及有关规定;

2.如实说明病情及是否有药物依赖或药物滥用史;

3.患者不再使用麻醉药品时,应立即停止取药并将剩余药品无偿交回建立门诊病历的医院;

4.不向他人转让或贩卖麻醉药品和精神药品。

三、重要提示

1.麻醉药品和精神药品仅供患者因疾病需要而使用,其他一切用作他用或非法持有的行为,都可能导致您触犯刑律或其他法律、规定,要承担相应法律责任。

2.违反有关规定时,患者或者代办人均要承担相应法律责任。

以上内容本人已经详细阅读,同意在享有上述权利的同时,履行相应的义务。

患者(或家属)签字: 年 月 日

谈话医生签字: 年 月 日

附 4：服务流程

舒适医疗(临终关怀)科接待患者(筛选并确定服务对象)流程

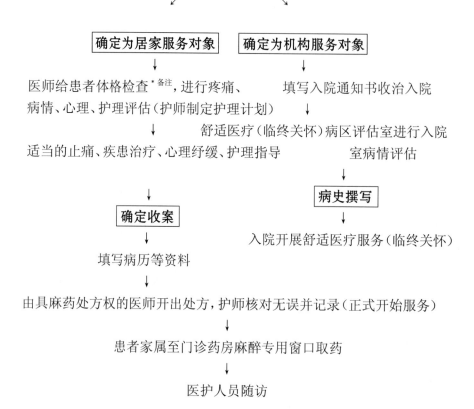

患者初次来舒适医疗科(临终关怀)

↓

舒适医疗科(临终关怀)人员详阅患者提供的资料进行评估

(对非服务对象予以耐心解释，说明原因)

↙　　　　　↘

确定为居家服务对象　　　确定为机构服务对象

↓　　　　　　　　　　　↓

医师给患者体格检查 *备注，进行疼痛、　填写入院通知书收治入院

病情、心理、护理评估(护师制定护理计划)　↓

↓　　　舒适医疗(临终关怀)病区评估室进行入院

适当的止痛、疾患治疗、心理纾缓、护理指导　室病情评估

↓　　　　　　　　　↓

确定收案　　　　　病史撰写

↓　　　　　　　　↓

填写病历等资料　　入院开展舒适医疗服务(临终关怀)

↓

由具麻药处方权的医师开出处方，护师核对无误并记录(正式开始服务)

↓

患者家属至门诊药房麻醉专用窗口取药

↓

医护人员随访

＊备注：给患者体检必须由舒适医疗病房(临终关怀)的医师执行，不可由他人代做或记录后舒适医疗病房(临终关怀)医师签名。

附 5：肿瘤患者生存质量评分标准(KPS、PS、QOL)

1. Karnofsky(卡氏，KPS，百分法)功能状态评分标准

体力状况	评分
正常，无症状和体征	100
能进行正常活动，有轻微症状和体征	90
勉强可进行正常活动，有一些症状或体征	80
生活可自理，但不能维持正常生活工作	70
生活能大部分自理，但偶尔需要别人帮助	60
常需人照料	50
生活不能自理，需要特别照顾和帮助	40
生活严重不能自理	30
病重，需要住院和积极的支持治疗	20

重危，邻近死亡	10
死亡	0

得分越高，健康状况越好，越能忍受治疗给身体带来的副作用，因而也就有可能接受彻底的治疗。得分越低，健康状况越差，若低于60分，许多有效的抗肿瘤治疗就无法实施。

2.体力状况（Performance Status，PS）分级标准，Zubrod-ECOG-WHO（ZPS，5分法）

体力状况	分级
正常活动	0
症状轻，生活自在，能从事轻体力活动	1
能耐受肿瘤症状，生活自理，但白天卧床时间不超过50%	2
肿瘤症状严重，白天卧床时间超过50%，但还能起床站立，部分生活自理	3
病重卧床不起	4
死亡	5

行为能力评分中，Karnofsky评分一般要求不小于70，PS评分一般要求不大于2才考虑化疗等。

3.肿瘤患者的生活质量评分（QOL）

我国于1990年参考国外的指标制定了一个草案，其标准如下（圆圈内为得分）：

1.食欲：①几乎不能进食；②食量<正常1/2；③食量为正常的1/2；④食量略少；⑤食量正常。

2.精神：①很差；②较差；③有影响，但时好时坏；④尚好；⑤正常，与病前相同。

3.睡眠：①难入睡；②睡眠很差；③睡眠差；④睡眠略差；⑤大致正常。

4.疲乏：①经常疲乏；②自觉无力；③有时常疲乏；④有时轻度疲乏；⑤无疲乏感。

5.疼痛：①剧烈疼痛伴被动体位或疼痛时间超过6个月；②重度疼痛；③中度疼痛；④轻度疼痛；⑤无痛。

6.家庭理解与配合：①完全不理解；②差；③一般；④家庭理解及照顾较好；⑤好。

7.同事的理解与配合（包括领导）：①全部理解，无人照顾；②差；③一般；④少数人理解关照；⑤多数人理解关照。

8.自身对癌症的认识：①失望，全不配合；②不安，勉强配合；③不安配合一般；④不安，但能较好的配合；⑤乐观，有信心。

9.对治疗的态度：①对治疗不抱希望；②对治疗半信半疑；③希望看到疗效，又怕有副作用；④希望看到疗效，尚能配合；⑤有信心，积极配合。

10.日常生活：①卧床；②能活动，多半时间需卧床；③能活动，有时卧床；④正常生活，不能工作；⑤正常生活工作。

11.治疗的副作用：①严重影响日常生活；②影响日常生活；③经过对症治疗可以不影响日常生活；④未对症治疗可以不影响日常生活；⑤不影响日常生活。

12.面部表情：分①—⑤个等级。

目前试用的生活质量分级：各项相加后得分，生活质量满分为60分，生活质量极差的为<20分，差的为21~30分，一般为31~40分，较好的为41~50分，良好的为51~60分。

附6：疼痛初次评估表

姓名_____ 床号_____ 性别_____ 年龄_____ 住院号_____

诊断_____ 评估日期_____

疼痛部位（从下图标注）

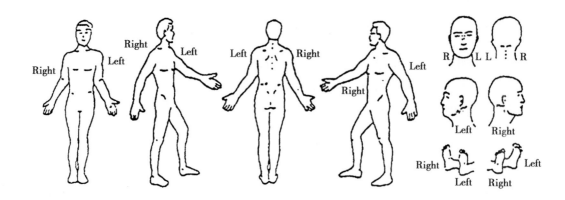

疼痛强度 *

无痛 0---1---2---3---4---5---6---7---8---9---10 痛不欲生

目前疼痛度＿＿＿＿＿＿＿最痛时＿＿＿＿＿＿＿最轻时＿＿＿＿＿＿＿可忍受度＿＿＿＿＿＿＿

一、疼痛反应＿＿＿＿＿＿＿

①逃避按摩②呻吟③愁眉苦脸④屈身⑤不敢移动⑥其他

二、疼痛性质＿＿＿＿＿＿＿

①刺痛②刀割痛③钝痛④间歇痛⑤抽搐痛⑥感觉时常疼痛⑦烧灼痛⑧其他

三、疼痛时间

1. 多久以前开始痛＿＿＿＿＿＿＿＿＿＿＿＿＿＿＿＿＿＿＿＿＿＿＿

2. 每次疼痛持续多久时间＿＿＿＿＿＿＿＿＿＿＿＿＿＿＿＿＿＿＿＿＿

3. 疼痛频率＿＿＿＿＿＿＿＿＿＿＿＿＿＿＿＿＿＿＿＿＿＿＿＿＿＿＿＿

4. 一天中最痛的时候＿＿＿＿＿＿＿＿＿＿＿＿＿＿＿＿＿＿＿＿＿＿＿＿

四、以下何种方式可以缓解疼痛＿＿＿＿＿＿＿＿＿＿＿＿＿＿＿＿＿＿

①按摩②热敷③冷敷④不动⑤不触碰⑥其他

五、以下何种情况会使疼痛加剧＿＿＿＿＿＿＿＿＿＿＿＿＿＿＿＿＿＿

①按摩②触碰③移动④饮食⑤其他

六、疼痛造成的影响

伴随症状＿＿＿＿＿＿＿＿＿＿＿＿＿＿＿＿＿＿＿＿＿＿＿＿＿＿＿＿＿＿

睡眠＿＿＿＿＿＿＿＿＿＿＿＿＿＿＿＿＿＿＿＿＿＿＿＿＿＿＿＿＿＿＿＿

食欲＿＿＿＿＿＿＿＿＿＿＿＿＿＿＿＿＿＿＿＿＿＿＿＿＿＿＿＿＿＿＿＿

活动＿＿＿＿＿＿＿＿＿＿＿＿＿＿＿＿＿＿＿＿＿＿＿＿＿＿＿＿＿＿＿＿

情绪＿＿＿＿＿＿＿＿＿＿＿＿＿＿＿＿＿＿＿＿＿＿＿＿＿＿＿＿＿＿＿＿

注意力＿＿＿＿＿＿＿＿＿＿＿＿＿＿＿＿＿＿＿＿＿＿＿＿＿＿＿＿＿＿＿

与他人关系＿＿＿＿＿＿＿＿＿＿＿＿＿＿＿＿＿＿＿＿＿＿＿＿＿＿＿＿＿

其他＿＿＿＿＿＿＿＿＿＿＿＿＿＿＿＿＿＿＿＿＿＿＿＿＿＿＿＿＿＿＿＿

治疗计划＿＿＿＿＿＿＿＿＿＿＿＿＿＿＿＿＿＿＿＿＿＿＿＿＿＿＿＿＿＿

其他附注＿＿＿＿＿＿＿＿＿＿＿＿＿＿＿＿＿＿＿＿＿＿＿＿＿＿＿＿＿＿

备注 *：

0°无痛

Ⅱ度(轻度)1～3 可耐受 不影响睡眠 可正常生活

Ⅱ度(中度)4～6 疼痛明显 睡眠受干扰 需要一般性止痛药, 镇静药

Ⅲ度(重度)7～10 疼痛剧烈 伴自主神经功能紊乱严重影响睡眠 需要麻醉类阿片类药物

附7：生活质量(Quality of Life，QOL)评估表

姓名：　　　　　病历号：　　　　　　　诊断：

分值： A. 食欲：□(1 分)几乎不能进食；□(2 分)食量<正常的 1/2；□(3 分)食量约为正常的 1/2；□(4 分)食量略少；□(5 分)食量正常。

分值： B. 精神：□(1 分)很差；□(2 分)较差；□(3 分)有影响，但时好时坏；□(4 分)尚好；□(5 分)正常，与病前相同。

分值： C. 睡眠：□(1 分)难入睡；□(2 分)睡眠很差；□(3 分)睡眠差；□(4 分)睡眠略差；□(5 分)正常。

分值： D. 疲乏：□(1 分)经常疲乏；□(2 分)自觉无力；□(3 分)轻度疲乏；□(4 分)有时轻度疲乏；□(5 分)无疲乏感。

分值： E. 疼痛：□(1 分)剧烈疼痛伴被动体位；□(2 分)重度疼痛；□(3 分)中度疼痛；□(4 分)轻度疼痛；□(5 分)无痛。

分值： F. 家庭的理解与配合：□(1 分)完全不理解；□(2 分)差；□(3 分)一般；□(4 分)家庭理解及照顾较好；□(5 分)好。

分值： G. 同事的理解与配合(包括领导)：□(1 分)全不理解，无人照顾；□(2 分)差；□(3 分)一般；□(4 分)少数人理解关照；□(5 分)多数人理解关照。

分值： H. 自身对疾病的认识：□(1 分)失望，全不配合；□(2 分)不安，勉强配合；□(3 分)不安，配合一般；□(4 分)不安，但能较好配合；□(5 分)乐观，有信心。

分值： I. 对治疗的态度：□(1 分)对治疗不抱希望；□(2 分)对治疗半信半疑；□(3 分)希望看到疗效，又怕有副作用；□(4 分)希望看到疗效，尚能配合；□(5 分)有信心，积极配合。

分值： J. 日常生活：□(1 分)卧床；□(2 分)能活动，多数时间需卧床；□(3 分)能活动，有时卧床；□(4 分)正常活动，不能工作；□(5 分)正常活动工作。

分值： K. 治疗的副作用：□(1 分)严重影响日常生活；□(2 分)影响日常生活；□(3 分)经对症治疗后可以不影响日常生活；□(4 分)未用对症治疗基本不影响日常生活；□(5 分)不影响日常生活。

分值： L. 面部表情：(如图所示)

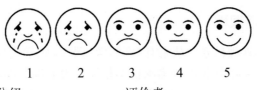

总得分：_____分　*分级：_____　评价者：_____

(李慧慧　参编)

参 考 材 料

1. 施永兴. 临终关怀学概论. 上海. 复旦大学出版社, 2015.

2. 中国台湾安宁缓和医学学会. 安宁缓和医疗 - 理论与实务. 台北. 新文京开发出版社, 2007.

3. 岳林. 我国临终关怀的特点及其发展展望. 护士进修杂志, 2011, 26(2): 117.

4. 陈敏章. 在首届东西方临终关怀国际研讨会开幕式上的致辞. 1992.

5. 上海市舒缓疗护(临终关怀)工作规范. 2012.

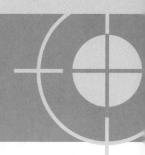

第二十八章 麻醉学教育

曾因明 徐州医科大学附属医院

麻醉学科的建设与发展关键靠人才,根本在教育。

近代教育观念的改变主要体现在由一次性学校教育发展成为分阶段的终生教育,根据国家相关的文件与规定,21世纪初期在我国要构建医学终身教育体系。医学终身教育体系应包括:①学校基础教育,即医学院校教育,学生在学校中接受的是基础教育;②毕业后教育,医学生从医学院校毕业以后,在所学得的基本知识和技能的基础上,接受专业化培训,使所学知识和技能朝着某一专业方向深化;③继续医学教育,是在完成毕业后教育以后,为跟上医学科学的发展,继续不断掌握新知识、新技术的终身过程。这三个性质不同的教育阶段应紧密地衔接,形成连续统一的医学教育过程。除了教育观念的改变外,临床医师培养的目标也发生显著的改变。20世纪末国际上提出"五星级医生"的要求,即医生不仅是医疗卫生保健的提供者,还应具备决策、健康教育、社区领导以及服务管理的知识、素质和能力。当前临床医师的培养模式已趋于成熟,即所有的专科医师都应在临床医师共同的基础上专科化,麻醉科医师也不例外,这些观念与做法都将对我国麻醉学专业教育的改革与发展产生深刻的影响。下面就麻醉学教育问题进行讨论。

第一节 学校基础教育

学校基础教育是指医学生在校期间需接受麻醉学的启蒙教育,医学生在校期间,应学习麻醉学的基本理论、基本知识和基本技术,为毕业后从事麻醉科医师工作奠定初步的基础。从我国国情和学科现有基础出发,学校基础教育的主要模式应是麻醉学在医学教育、特别是临床医学专业中独立设置课程。除此以外,为尽快改善我国麻醉学科人才队伍的学历结构与整体素质,推进二级临床学科建设,在一定历史时期内,我国普通高等医学院校内可设置麻醉学专业(本科)。

一、《麻醉学》独立设置课程

长期以来,在医学教育的课程体系中从未有《麻醉学》课程,医学生只是在外科学总论中学习麻醉学的零星知识,这与近代医学生的知识结构需求极不相称。为了进一步适应拓宽专业口径,构建终生医学教育体系,强化麻醉学作为二级学科在医学教育中的地位,在国家教育部高教司的支持下,由中国高等教育学会医学教育专业委员会麻醉学教育研究会主持,2001年2月16~19日在上海召开"高等医学院校单独设置《麻醉学》课程论证会",代表们围绕论证会主题进行热烈而又认真的讨论,并达成共识,一致认为在高等医学院校单独设置《麻醉学》课程是非常必要的。

(一)麻醉学独立设置课程的必要性

1. 医学生知识结构的需要 麻醉学的基本理论、基本知识和技术不仅是麻醉科医师所必需,更是每个临床医师所不可缺少的。诸如对人体生命机能和器官功能的监测与调控,生命支持与重症监测治疗,急救与心肺脑复苏,手术室外的止痛与镇静,血液保护和节约用血以及药物依赖与戒断等。因此,独立设置《麻醉学》课程是现代医学生知识结构的需要,更是我国医学教育课程体系与教学内容改革的需要。

2. 构建终生教育体系的需要　按照原卫生部[89]12 号文件及[94]27 号文件的要求，在综合医院中必须设置临床诊疗科目——麻醉科。麻醉科是一个涉及医院运转全局的、具有枢纽作用的一级诊疗科室，更是手术学科建立和发展的前提与保证。在医学院校临床医学专业的毕业生中，毕业后将会有较高的比例到医院麻醉科从事工作，因此，独立设置《麻醉学》课程是医学教育服务并满足于这一社会需求的需要，更是学校基础教育与毕业后教育衔接、构建终生医学教育体系的需要。

3. 二级学科建设的需要　现代麻醉学是生命科学的重要组成部分，是一门研究临床麻醉、重症监测治疗、生命复苏、疼痛机制和诊疗的二级学科。由于麻醉学曾是外科学的分支学科（三级学科），因此，在我国医学院校的课程体系中，麻醉学一直是《外科学》总论中的部分章节，其教学时数一般只有6～8 学时，这就与当今医学人才的知识需求，特别是拓宽专业口径后医学人才的知识结构不相适应。在医学专业中，所有临床医学的二级学科均已独立设置课程，其学时数从 36～246 学时不等，平均每门课程约 80 学时，唯独麻醉学仍在《外科学》总论之中。因此，在医学专业中独立设置《麻醉学》课程是麻醉学作为二级学科建设与发展的需要。

（二）《麻醉学》独立开课的进程

《麻醉学》独立开课是新中国成立以来我国普通高等医学院校课程体系改革中的一件大事，通过认真论证，在全国同道的共同努力下，在国家教育部的帮助下，在外科学前辈的理解与支持下，在相关医学院校院（校）长的支持下，2003 年《麻醉学》终于作为一门独立的课程正式列入《临床医学专业本科教学基本要求》（简称《教学基本要求》），教育部高教司专为《教学基本要求》批复发文，要求全国各高等医学院校参照执行。应当强调的是《教学基本要求》是国家教育部"新世纪高等教育教学改革工程"的重点项目，《宽口径医学本科教育人才培养模式的研究与实践》是这一工程的研究成果之一。在《教学基本要求》中，《麻醉学》作为一门课程被列入医学教育课程体系，并明确指出：本单元涉及课程包括麻醉学、传染病学、内科学、外科学、儿科学、老年病学、中医学等内容。除此以外，《教学基本要求》还对《麻醉学》的教学目的、内容与要求作了明确阐述，从此开始了麻醉学在我国普通高等医学院校设置课程的新纪元。

2004 年，我国首本教材《麻醉学》（供基础、临床、预防、口腔医学专业用的）由人民卫生出版社正式出版，2008 年《麻醉学》第 2 版问世。教材的出版为全国各医学院校独立开课提供了重要基础。

进入 21 世纪，为适应医学教育标准国际化的需要，我国开始实施医学教育认证，2009 年教育部、原卫生部联合发布《关于加强医学教育工作、提高医学教育质量的若干意见》，着手开展以本科医学教育标准为依据的医学教育专业认证工作。我国第一部《本科医学教育标准——临床医学专业（试行）》方案（简称《标准》）正式印发，《麻醉学》作为一门独立课程再次列入临床医学课程之中，《标准》明确指出："临床医学课程通常包括诊断学、内科学、外科学、妇产科学、儿科学、眼科学、耳鼻喉科学、口腔医学、皮肤性病学、麻醉学、急诊医学、全科医学…等课程的内容和临床见习"。现今，《麻醉学》第 3 版已经出版（2013 年）。《麻醉学》独立开课正在全国展开，这将对我国医学教育，尤其是麻醉学专业教育产生深刻的影响。

（三）《麻醉学》课程的基本内容

《麻醉学》（供基础医学、临床医学、预防医学、口腔医学专业用教材）是面向临床医生共同知识需求的教材，麻醉科医师的培养与其他临床专科医师一样，必须通过毕业后教育即住院医师规范化培训去实现。据此，经过全国专家认真研讨，对《麻醉学》课程教材的编写大纲、教学基本要求及教学计划提出了指导性意见。万事开头难，该意见虽有不足，应在实践中通过有识之士予以完善与提高。基于医学生知识结构的需要，《麻醉学》课程教材的基本内容由下列四部分组成：

（1）麻醉学的基本理论、基本知识与技术，包括麻醉前评估与准备，主要麻醉方法及相关技术，约占 25%。

（2）人体重要生命机能的监测、判断与处理，即生命机能的监测、调节与控制，包括气道管理、氧供、呼吸、循环、体外循环及休克等，约占 40%。

（3）心肺脑复苏、急性肺损伤、MODS 等约占 20%。

（4）疼痛诊疗及药物依赖与戒断等，约占15%。

当前的任务是要开出课、开好课，为我国麻醉学终生教育体系的建立迈出坚实的一步。

二、麻醉学专业（本科）教育

（一）国际麻醉科医师培养模式

从19世纪40年代开始至今，现代麻醉学作为一个学科，其发展经历了三个重要的平台：一是医技科室，甚或辅助科室；二是临床三级学科，是外科学的一个分支学科；三是临床二级学科，这是麻醉学的重要历史飞跃，它始于20世纪50年代末60年代初，其重要背景是由于麻醉科工作领域的拓展，麻醉学在自身发展中汲取并集中了基础医学、临床医学、生物医学工程以及多种边缘科学中有关麻醉学的基本理论和工程技术，构建了麻醉学自身的理论和技术体系，从而形成了与"内、外、妇、儿"并列的临床独立二级学科。

除了学科定位的发展外，医院麻醉科的基本任务也发生了很大变化，麻醉科医师的工作已不仅是要为手术顺利进行提供安定、无痛、肌松和合理控制应激等必要条件，更要对人体生理功能进行监测、调节和控制，维护围手术期患者的安全并防治并发症。为此，PACU和AICU（麻醉科重症监测治疗病室）的建立与管理、急救与生命复苏、疼痛机制的研究及疼痛治疗等均成为麻醉科的重要工作内涵。麻醉学教育必须与其工作内涵相适应。正因为如此，麻醉科医师的培养国际通用做法是：医学生在医学院校毕业取得医学博士学位（职业学位）后，须再接受3年时间的麻醉科住院医师培训（"8+3"模式），经考试考核合格授予麻醉科医师执业资格，方能合法行医。

（二）创建麻醉学专业（本科）教育

在20世纪70年代末期，正值我国拨乱反正、百废待兴的时期，当时我国麻醉学科的实际情况与上述时代发展的基本要求极不适应，据20世纪80年代初期统计，当时我国各级医院麻醉专业人员总数不足2万人，其中80%以上是中技（护士为主）以下人员，甚至未经医学训练就从事麻醉工作，大学本科毕业生仅占9%，医院麻醉科普遍处于"人员少、条件差、负荷重、风险高、待遇低"的状况，临床医学专业毕业生不愿到麻醉科工作，后继乏人的情况非常严重，这种状况严重影响我国麻醉学科的建设与发展。如何迅速提高我国麻醉队伍的学历结构与整体素质，加强麻醉学二级学科内涵建设是当时摆在大家面前的一个重大问题。在教育部的关心、领导与支持下，我国麻醉学界老、中、青三代人遵照"实事求是、一切从实际出发"的原则，把国际经验与中国国情和学科现有基础相结合，提出了具有中国特色的麻醉学专业人才培养模式，即我国麻醉学专业人才的培养要达到国际先进模式必须要分两步走：第一步是在高等医学院校设置"麻醉学专业（本科）"，强化麻醉科对医学本科人才的引进，以能迅速提高我国麻醉学专业队伍的学历结构与整体素质，加快麻醉学科的建设、发展；第二步是在国家与学科均具备条件时过渡到毕业后教育，即通过麻醉科住院医师培训培养麻醉科专门人才。通过反复认真论证，经国家教委批准，1986年在原徐州医学院试办"麻醉学专业"（本科），1987年"麻醉学专业（本科）"正式列入国家专业目录，在国家层面为我国麻醉学科确立了地位，开辟了麻醉学专业教育的新篇章。实践证明，麻醉学专业（本科）的创建是在一定历史时期内将国际经验与国情相结合的产物，对迅速改善我国麻醉专业人员的学历结构和整体素质，推动我国麻醉学二级学科的内涵建设起到重要的历史作用。

（三）麻醉学专业（本科）的培养目标与趋向

鉴于临床医师的基本要求是每个专科医师的必备基础，因此麻醉学专业（本科）毕业生除能达到临床医学专业（本科）毕业生应达到的培养目标外，还应达到麻醉学专业自身的要求。通过反复研讨与实践，对麻醉学专业（本科）学生的培养目标达成以下共识：即在思想道德与职业素质目标、知识目标及技能目标三方面除要达到临床医学专业的基本要求外，还要增加麻醉学专业（本科）自身的目标。

因此，麻醉学专业（本科）的课程设置应当在基本完成本科临床医学专业的课程安排外，再在"教学计划"中增设麻醉学的专业课程，即在生物医学课程中，增加麻醉解剖学、麻醉生理学、麻醉药理学及麻醉设备学等课程内容，这些课程应在临床医学专业相应课程的基础上设置，而不是削弱或减少相应课程，但在教学方法上可以采用整合课程内容等形式进行教学。在临床医学专业课程中，麻醉学专业

（本科）必须增加的课程设置通常应包括临床麻醉学、危重病医学和疼痛诊疗学等。

因此，麻醉学专业（本科）学生的学时负担明显重于临床医学专业（本科）学生，必须通过改革教学方法来减轻学生的负担，而不是减少学时，降低教学质量。

虽然全国麻醉学界已就麻醉学专业（本科）的办学目标与基本要求在原则上达成共识，但在具体执行中仍不尽如人意。特别是受到社会需求（就业市场）的驱动，还是有部分院校不顾自身条件，盲目设置麻醉学专业（本科），导致各院（校）间教学质量参差不齐；还应特别注意的是麻醉学专业（本科）学生毕业后如何与毕业后教育相衔接，尚无明确的计划，因而影响学生从业后的进一步提高与发展。这些问题值得重视，应在建立现代大学体制的过程中予以解决。

当前我国麻醉学科建设已取得长足的进步，以临床医学专业毕业生取代麻醉学专业毕业生作为住院医师培养的来源是历史赋予的重任，为迎接这一新时期的到来，我们应当努力做好五件事：①要将麻醉学专业（本科）几十年的办学经验形成"模块"，嵌入到临床医学专业课程体系中去，即要认真设计"麻醉学"的教学目标与内涵，努力推进《麻醉学》在临床医学专业中独立开课，强化麻醉学在学校基础教育中的地位，完善医学生的知识结构；②推进麻醉科住院医师规范化培训，力争全国绝大多数地区均能做到同质化；③改革人才培养机制，尽快解决我国欠发达地区、基层医院麻醉科从业人员的学历结构与整体素质问题；④千军易得而一将难求，努力探索卓越人才培养之路；⑤加强学科建设，要使我国三级医院麻醉科成为名副其实的临床二级学科，成为一个医教研良性循环，能担任临床医疗、科学研究和人才培养重任的基地。

第二节　毕业后教育（住院医师培训）

毕业后教育即麻醉科住院医师培训，是培养麻醉科医师的必由途径。2013年国家卫生计生委等7个部门发布国卫科教发[2013]56号文件《关于建立住院医师规范化培训制度的指导意见》，开辟了在我国普遍开展住院医师培训的新局面。

麻醉学是一门涉及面广、整体性强的临床医学学科，它与临床各学科关系密切，更是临床各学科特别是外科手术医疗的基础。麻醉学科根据医疗技术特点分为临床麻醉、重症监测治疗、疼痛诊疗等亚专业（分支学科即三级学科）。临床麻醉又分为普通外科麻醉、心胸外科麻醉、神经外科麻醉、小儿麻醉、妇产科麻醉、口腔外科麻醉、眼耳鼻喉科麻醉、骨科麻醉等专科麻醉。麻醉科住院医师不仅要掌握麻醉科医师必须具备的监测、调控和支持人体基本生命功能的基本理论、基本知识和基本技能，而且需要了解相关学科的基本医疗知识。

一、指导思想与基本原则

（一）指导思想

深入贯彻落实科学发展观，实施"科教兴国、人才强国"战略，紧密结合我国社会经济发展要求，按照深化医药卫生体制改革的总体部署，立足基本国情，借鉴国际经验，遵循医学教育和医学人才成长规律，从制度建设入手，完善政策，健全体系，严格管理，建立健全住院医师规范化培训制度，全面提高我国医师队伍的综合素质和专业水平。

（二）基本原则

坚持政府主导、部门协同、行业牵头、多方参与，建立健全住院医师规范化培训工作机制。坚持统筹规划、需求导向、稳妥推进、逐步完善，积极开展住院医师规范化培训工作。坚持统一标准、突出实践、规范管理、注重实效，切实提高医师队伍执业素质和实际诊疗能力。

二、建立健全培训制度

（一）制度内涵

住院医师规范化培训是指医学专业毕业生在完成医学院校教育之后，以住院医师的身份在认定的培训基地接受以提高临床能力为主的系统性、规范化培训。住院医师规范化培训制度是对招收对象、培训模式、培训招收、培训基地、培训内容和考核认证等方面的政策性安排。

（二）招收对象

拟从事临床医疗工作的高等院校医学类专业（指临床医学类、口腔医学类、中医学类和中西医结合类，下同）本科及以上学历毕业生，或已从事临床医疗工作并取得执业医师资格证书，需要接受培训的人员。

（三）培训模式

"5+3"是住院医师规范化培训的主要模式，即完成5年医学类专业本科教育的毕业生，在培训基地接受3年住院医师规范化培训。

（四）培训招收

卫生计生行政部门会同有关部门制订中长期规划和年度培训计划。培训基地依据核定规模，按照公开公平、双向选择、择优录取的原则，主要通过招收考试形式，招收符合条件的医疗卫生单位委派人员和社会人员参加培训。根据医疗保健工作需求，适当加大全科以及儿科、精神科等紧缺专业的招收规模。

（五）培训基地

培训基地是承担住院医师规范化培训的医疗卫生机构，依据培训需求和基地标准进行认定，实行动态管理，原则上设在三级甲等医院，并结合当地医疗资源实际情况，将符合条件的其他三级医院和二级甲等医院作为补充，合理规划布局。区域内培训基地可协同协作，共同承担有关培训工作。全科医生规范化培养基地除临床基地外，还应当包括基层医疗卫生机构和专业公共卫生机构。

（六）培训内容

包括医德医风、政策法规、临床实践技能、专业理论知识、人际沟通交流等，重点提高临床诊疗能力。

（七）考核认证

包括过程考核和结业考核。合格者颁发统一制式的《住院医师规范化培训合格证书》。

三、政策衔接

（一）学位衔接

探索住院医师规范化培训与医学硕士专业学位（指临床、口腔、中医，下同）研究生教育有机衔接的办法，逐步统一住院医师规范化培训和医学硕士专业学位研究生培养的内容和方式。取得《住院医师规范化培训合格证书》并符合国家学位要求的临床医师，可授予医学硕士专业学位；符合住院医师规范化培训管理要求，按照住院医师规范化培训标准内容进行培训并考核合格的医学硕士专业学位研究生，可取得《住院医师规范化培训合格证书》。

（二）执业注册

规范化培训前已取得《执业医师资格证书》的培训对象，应当将培训基地注册为执业地点，可不限执业范围。培训期间尚未取得《执业医师资格证书》的，可在具有执业资格的带教师资指导下进行临床诊疗工作。培训期间，可依照《执业医师法》相关规定参加国家医师资格考试，取得执业医师资格后，医师执业证书应当注明类别，可不限执业范围，但应当按照有关规定填写相应规范化培训信息。培训结束后，根据实际情况确定执业范围和地点，依法办理相应执业注册变更手续。

四、培训计划

（一）培训目标

通过3年全面、正规、严格的培训，使住院医师具备良好的医德和责任心，具有团队精神，具有扎实的麻醉科临床工作基础，能够掌握正确的临床工作方法，准确采集病情、正确书写麻醉记录；系统掌握麻醉学相关的基本理论，能正确地掌握各种常规麻醉技术，能独立进行常见手术和检查患者的

麻醉处理和监控实施,具有独立从事临床麻醉工作能力,能为急救复苏工作提供专科会诊。具体要求如下:

(1)系统掌握麻醉学基本理论和基本知识,了解本专业国内外新进展,并能与临床工作实际相结合。

(2)能规范并初步独立地实施常用的麻醉方法与技术,初步具备对患者生命机能进行监控的能力。

(3)能独立从事临床常见急救与生命复苏工作。

(4)能对见习和实习医师进行业务指导。

(5)熟悉科研的基本方法,能紧密结合临床实践,撰写具有一定水平的论文、病例析评或综述。

(6)能比较熟练地阅读医学外文书刊,并具有一定的外语听、读、写能力。

(7)具备良好的人文综合素质。

住院医师经过规范化培训,要求达到或接近原卫生部《卫生技术人员职务试行条例》规定的主治医师水平。

(二)培训计划及细则

1. 培训安排 麻醉科住院医师培训时间一般定为 3 年,采取麻醉科内部和相关临床科室轮转的方式进行,其中麻醉科 24~28 个月,相关临床科室 8~12 个月。

麻醉科轮转应包括麻醉学重要组成部分即临床麻醉、重症监测治疗和疼痛诊疗,临床麻醉要安排各专科麻醉的基本训练。

相关临床科室轮转由各培训医院根据实际情况安排,可在普通外科、神经内科、神经外科、心胸外科、呼吸内科、心血管内科、小儿内科、急诊科、影像科等科室中任选 2~3 个科室,每个科室轮转时间为 2~3 个月,轮转培训总时间不能少于 6 个月,轮转顺序由各培训医院制定。

轮转科室及时间安排:

(1)非麻醉科室(普通外科、神经内科、神经外科、心胸外科、呼吸内科、心血管内科、内分泌科、小儿内科、急诊科、心电图室、影像科)6 个月。

(2)麻醉学专科麻醉:普外科麻醉 3 个月,骨科麻醉 1 个月,泌尿外科麻醉 1 个月,眼科和耳鼻咽喉科麻醉 2 个月,口腔外科麻醉 1 个月,神经外科麻醉 2 个月,胸心血管外科麻醉 3 个月,妇产科麻醉 2 个月,小儿外科麻醉 3 个月,门诊和手术室外麻醉 1 个月,麻醉恢复室 1 个月,疼痛治疗(疼痛门诊和/疼痛病房)4 个月,AICU 或 ICU 3 个月。

第一年结束后必须参加国家执业医师资格考试。对没有通过国家执业医师资格考试者,应于下一年重新考试,获得执业医师资格后方能参加后续的培训;如第二年仍未通过资格考试者,应退出本培训。

2. 培训计划

第一年:相关临床科室轮转培训,临床麻醉基本技能培训。

第二年:临床麻醉基本技能、各专科麻醉和人体生命机能监控培训。

第三年:强化临床麻醉各亚专业麻醉与人体生命机能监控培训,AICU 及疼痛诊疗培训。

3. 培训内容和要求 麻醉科住院医师培训应强调临床能力即判断与处理能力的提高,因此,临床实践是必不可少的重要基础,为此提出如下基本内容与要求供参照执行。

(1)临床麻醉基本操作

名称	例次数(≥)
全身麻醉	250
椎管内麻醉(含硬膜外麻醉) (其中腰麻、鞍麻、骶管、腰硬联合不得少于 10 例)	100
神经阻滞(臂丛、颈丛等)	30
监测下的麻醉管理(MAC)	40

（2）临床麻醉专科麻醉

名称	例次数（≥）	名称	例次数（≥）
普通外科麻醉（含泌尿、骨科、烧伤）	200	眼耳鼻喉科麻醉	80
神经外科麻醉	60	普胸科麻醉	40
心血管手术麻醉	20	妇产科麻醉	80
口腔外科麻醉	30	门诊和（或）手术室外麻醉	100
小儿麻醉	120		

（3）麻醉学分支学科

名称	例次数（≥）	名称	例次数（≥）
麻醉科重症监护病房（AICU）	50	院内急救	10
麻醉恢复室（PACU）	60	疼痛门诊和（或）病房	30

（4）麻醉科临床监测与治疗技术

名称	例次数（≥）	名称	例次数（≥）
呼吸机管理	50	经口或经鼻盲插气管插管术	2
动脉穿刺术	30	快速气管切开造口术	2
深静脉穿刺置管术	30	喉罩通气	10
纤维支气管镜	5	控制性降压	5
双腔支气管插管术	10	控制性降温	2
经鼻明视气管插管术	2	外科换药	10

（5）临床工作日

名称	时间（≥天）	名称	时间（≥天）
24小时麻醉科急诊值班	60	住院医师值班组长	20
临床总工作日	717		

工作日计算方法：每年非临床日为周末（六、日）104天＋教学5天＋休假7天＋法定假日1天，共计126天；每年应完成临床工作日=365-126=239天，三年应完成临床工作日=239×3=717天。

（6）教学能力

名称	数量	名称	数量
指导实习/见习医师	≥3人（每人10学时）	急诊第二线值班	≥50天

（7）发表论文（任选一项）

名称	数量	名称	数量
临床总结	≥1	综述	≥1篇
病例析评	≥1篇		

4. 理论学习及要求　根据住院医师培训要求设置课程及理论学习，通过培训应掌握：①麻醉学基础理论，包括麻醉药理、麻醉生理、麻醉解剖以及设备仪器等；②麻醉学临床，包括临床麻醉学、危重医学、疼痛学、急救复苏和药物成瘾与戒断等；③临床各相关科室常见患者的诊治知识等；④掌握相关监测技术的基本理论和操作流程，熟悉判断处理，为进一步掌握生命功能调控奠定坚实基础；⑤初步掌握围手术期常见危象的紧急判断与处理等。此外，应了解麻醉学、危重医学和疼痛学领域国内外理论新进展、前沿监测与治疗技术。

为此，在三年培训期间，住院医师必修理论课6门（包括在其他临床科室轮转时所参加的学习听课），总学时数应≥150学时。

课程内容建议如下，可组合实施：

序号	课程内容	序号	课程内容
1.	麻醉前评估与准备	21.	肌松药及肌松监测和拮抗
2.	麻醉通气系统	22.	作用于肾上腺素受体的药物
3.	血流动力学监测及临床意义	23.	拟胆碱和抗胆碱药物
4.	心肺脑复苏指南	24.	血管扩张药和强心药
5.	非麻醉患者镇静镇痛原则	25.	吸入全身麻醉
6.	麻醉与脑血流、脑代谢	26.	全身静脉麻醉（包含TCI）
7.	麻醉与呼吸	27.	气管插管和肺隔离术
8.	麻醉与循环	28.	困难气道处理
9.	麻醉与血液	29.	麻醉期间的呼吸管理
10.	麻醉与肾脏	30.	麻醉期间的循环管理
11.	麻醉与肝脏	31.	全身麻醉期间严重并发症
12.	麻醉与内分泌	32.	椎管内麻醉和治疗
13.	麻醉与应激	33.	低温和控制性降压
14.	水电解质平衡及失调	34.	麻醉恢复室和苏醒期并发症
15.	酸碱平衡及失调	35.	日间手术麻醉
16.	围手术期的液体治疗	36.	术后恶心、呕吐防治指南
17.	围手术期输血指征	37.	术后镇痛的处理原则
18.	静脉全身麻醉药	38.	心脏病患者非心脏手术的麻醉
19.	吸入全身麻醉药	39.	老年患者麻醉
20.	局部麻醉药和局部麻醉	40.	儿科麻醉

主要参考书籍推荐如下：

（1）邓小明，姚尚龙，于布为，黄宇光主编.《现代麻醉学》（第4版）.北京：人民卫生出版社，2014.

（2）RonaldD.Miller主编；邓小明，曾因明主译.米勒麻醉学（Miller's Anesthesia）（第7版）.北京：北京大学医学出版社，2011.

（3）邓小明，姚尚龙，曾因明主编.《2015麻醉学新进展》.北京：人民卫生出版社，2015.

（4）相关期刊：《中华麻醉学杂志》《国际麻醉学与复苏杂志》等。

除课堂学习外，住院医师应积极参加继续医学教育活动，每年应获继续教育学分≥10分，三年累积应≥30分。

（三）考试与考核

对规范化培训住院医师必须有严格、连续、定量的考核，要按培训内容与要求追踪记录在每个科室的培训情况，包括时间（工作日）、病种及例次数、技术操作例次数、医德医风及工作表现、理论学习等，每阶段要有评语，要有能力考核及理论考试的方法及得分。这是对规范化培训住院医师评估的基础。

规范化培训3年结束后是否进行统一考试，由省（市、自治区）卫生行政管理部门决定，一般可采用多站式考试，目前多采用三站式：①理论考试（试卷）；②能力考试（实际操作能力考核）；③口试（提问）。一般采用同一地点、同一考试内容、同一评判标准及同一主考老师即"四同"的办法进行，以能达到严格、统一、公开、公平的要求。规范化培训住院医师经考试考核合格后按相关手续上报，由省（市、自治区）卫生行政部门发给培训合格证书，作为晋升主治医师的必要条件。

第三节　继续医学教育

继续医学教育（CME）是继毕业后教育之后，以学习新理论、新知识、新技术、新方法为主的一种终生教育。CME的目的是使卫生技术人员在整个职业生涯中，保持高尚的职业道德，不断提高专业工作能力和业务水平,提高服务质量,以适应医学科学技术和卫生事业的发展,因此又称为继续职业教育(CPE)。CME 的主要对象是完成毕业后教育培训或已具有中级以上(含中级)专业技术职务的卫生技术工作人员。

一、组织体系

CME 工作实行全行业管理。各级卫生行政部门要打破医疗机构的行政隶属关系和所有制界限,充分利用各地区的卫生和医学教育资源,按照专业技术人员继续教育的总体要求,加强对 CME 工作的规划、组织和领导。全国和各省、自治区、直辖市继续医学教育委员会是指导、协调和质量监控的组织。各单位要为卫生技术人员参加 CME 提供必要的条件。卫生技术人员要积极主动参加 CME 活动,并按照 CME 的有关规定,服从所在单位的安排,接受考核。按国家相关政策与规定,参加 CME 的医技人员在学习期间享受国家和本单位规定的工资、保险、福利待遇。医技人员在接受 CME 后,有义务更好地为本单位服务。

二、主要内容及形式

CME 的内容应以现代医学科学技术发展中的新理论、新知识、新技术和新方法为重点,兼及人文社会科学的教育,注意先进性、针对性和实用性。重视卫生技术人员创造力的开发和创造性思维的培养,根据学科发展和社会需求,开展多种形式的 CME 活动。CME 坚持理论联系实际、按需施教、讲求实效的原则,根据学习对象、学习条件、学习内容等具体情况的不同,采用培训班、进修班、研修班、学术讲座、学术会议、学术论坛、考察交流和有计划、有组织、有考核的自学等多种方式组织实施。要努力开展以短期业余学习为主的 CME 活动。自学是 CME 的重要形式之一,但应有明确的目标,制定自学计划,经考核认可授予学分。相应的自学管理办法由省级行政主管部门制定。

三、学分授予及要求

经审批认可的 CME 项目分为国家级和省级。全国继续医学教育委员会评审国家级 CME 项目,此类项目按《国家级继续医学教育项目申报、认可试行办法》办理。省级继续医学教育委员会负责评审省级 CME 项目,此类项目按各省(自治区、直辖市)制定的省级 CME 项目申报、认可办法办理。CME 实行学分登记制度,CME 活动主办单位应对参加活动的卫生技术人员发放本单位签章的包括活动名称、编号、形式、日期、考核结果、学分类别、学分数等内容的登记证或学习证明。各单位应建立 CME 档案,对本单位卫生技术人员每年参加各种 CME 活动和获得的学分进行登记。

（一）学分授予类别

1. I 类学分

（1）经全国继续医学教育委员会评审,由卫生行政部门批准和公布的项目。

（2）国家级继续医学教育基地举办,由卫生行政部门公布的项目。

（3）经省继续医学教育委员会评审,由省(市、自治区)卫生行政部门批准和公布的项目。

（4）省(市、自治区)级继续医学教育基地(含省级临床进修基地)举办,由省(市、自治区)卫生行政部门公布的项目。

（5）经省(市、自治区)继续医学教育委员会认定,由中华医学会、中华口腔学会、中华预防医学会、中华护理学会等一级学会及相关学术机构在各省(市、自治区)举办的 CME 项目。

上述(1)、(2)项属国家级 CME 项目,(3)、(4)、(5)项属省级 CME 项目。

2. II 类学分　由各市卫生行政部门或二级以上医疗卫生单位举办的专业培训班、学术活动、专业进修、个人发表论文、承担科研任务以及有计划、有组织的自学等均属 II 类 CME 项目,授予 II 类学分。

（二）学分要求

（1）完成毕业后医学教育培训或具有中级以上(含中级)专业技术职务的麻醉科医师,参加 CME 所获学分,每年不得低于 25 学分,其中 I 类学分不低于 10 学分,II 类学分不低于 15 学分。两类学分不可互相替代。Ⅰ类学分可以在任期内或注册期内累计完成。

（2）省级医疗卫生单位、三级医院的麻醉科医师，5年内CME学分中必须有国家级CME项目10学分。

（3）初级专业技术职务的麻醉科医师（不含参加住院医师规范化培训人员），每年必须取得CME项目15学分。

四、CME基本要求

（1）医院主管CME部门对各级医护人员可设立学分卡，统一由院主管部门定期对各种学分证明予以核对及登记，并对每人CME的情况予以反馈。

（2）卫生技术人员接受CME的情况和所获学分应作为年度考核的重要内容，CME情况经同级人事行政部门检查验证合格后作为卫生专业技术资格申报、卫生技术人员聘任、技术职务晋升和执业再注册的必备条件之一。凡在任期内CME学分未达到要求者，不得申报专业技术资格、晋升、聘任专业技术职务和执业再注册。

（3）省、市重点临床专科，其在编的CME对象，CME考核合格率必须达到100%，凡达不到考核标准，予以限期整改，整改不力的科室，卫生主管部门应撤销其重点专科称号。

（4）各级各类医疗卫生机构的麻醉科要不断提高对CME工作重要性的认识，要把开展CME作为提高学科核心竞争力和可持续发展的重要举措，把促进全员学习、建设学习型科室作为文化建设的重要内容；要结合实际制订CME工作规划和年度实施计划，完善相关制度措施，改进管理方法和手段，不断增强学科人员参加CME活动的自觉性，提高CME对象的学分达标率。

（5）CME的内容还应突出重点，密切联系本职工作。要大力推广临床诊疗规范、适宜医疗技术、合理用药指导原则，突发公共卫生事件应对以及医德医风、医学伦理、卫生法律法规、医药购销领域防控商业贿赂相关政策等方面知识的全员培训，促进卫生技术人员及时更新知识，增强能力，适应实际工作的需要。

进入新世纪以来，我国的CME工作围绕卫生工作重点和队伍建设的需要，坚持以人为本，深入贯彻落实科学发展观，求真务实，开拓进取，取得了显著成效，已经成为增强医疗卫生机构核心竞争力和提高卫生技术人员能力素质的重要途径和手段，在卫生人才队伍建设中发挥了重要作用。但仍然存在一些问题，当前存在的重学分轻效果的现象不容忽视，只有严格管理才能保证CME的质量和效果。因此要加强CME的规范化管理，包括执行和完善CME的各项政策法规和规章制度，增强卫生技术人员参加CME的内在动力，强化CME的激励约束机制，加强CME工作的评估，修订完善评估指标体系等。CME的目的是不断提升各级各类卫生专业技术人员的素质和能力，而不仅仅是为了完成学分，更重要的是提高自学的积极性和学习能力。各单位麻醉科应根据自身的特点，积极开展科室学术讲座和自学，创新CME培训模式。坚持传统教育方式与现代化手段相结合、"走出去"和"请进来"相结合、传授理论知识与实践技能培养相结合，充分利用国际国内各类教育资源，加强协作，优势互补，资源共享，构建开放型、自主式、多元化的CME培训体系。

第四节　麻醉科人才梯队建设

一、学科发展战略

"纲举目张"说的是任何工作一定抓住"纲"，只要抓住纲就抓住了主要矛盾，其他问题可迎刃而解；若只抓目而不抓纲，那么常常会事倍功半，甚至大事无成。当前我国麻醉学科建设与发展的"纲"是什么呢？也就是说其发展战略应如何？这是一个值得大家研讨的重要问题。参照现代管理学的理念，我国麻醉学科的发展战略应以组织构架为前提、内涵建设为根本、人才队伍为关键。为什么？因为没有组织构架就没有相应内涵，没有内涵建设就没有核心竞争力，而没有人才队伍就没有一切。这里指的内涵建设主要是技术平台与管理，两者缺一不可。值得注意的是当今对组织构架的重要性普遍认识不足，应认清医院麻醉科若要真正成为一个独立的临床科室，临床科室组织构架三要素是缺一不可的，临床科室组织构架三要素是：一门诊、二病房、三护理队伍。若麻醉科一无门诊，二无病房，三无护理队伍，麻醉科医师将处于"铁路警察"只管一段（术中）的局面，麻醉科既无医嘱，更无执行医嘱的护士，若如此，临床二级独立学科、围手术期医学如何能在我国麻醉科落地。应当承认从组织构架层面去解决我国麻醉学科的建设与发展是有较大困难的，但相信通过同心努力，这一问题还是有望解决的。这是利在当代、功在千秋的大事。

二、人才梯队建设

麻醉科人才梯队应当有4个层次，即住院医师、主治医师、学术带头人及学科带头人，这是一座麻醉科人才队伍金字塔。

（一）人才队伍的基本要求

基本要求应是数量充足、结构合理。

数量充足不仅是要能满足医疗的需要，还要能满足科研与教育的需要。当前我国麻醉科人员数量严重不足，按人口与麻醉科医师之比以及手术科室医师与麻醉科医师之比，我国的现状与发达国家差距很大，因此，疲于医疗、职业耗竭的情况普遍存在。其根源是我国现行医院人事体制与机制不能适应国家及医院发展之需要，相信随着全面深化改革的实施定能逐步得到解决。

麻醉科人员的专业结构明显不合理，主要表现在一无护理专业人员，二无工程技术人员。由于麻醉科没有护理队伍，麻醉科医师"自管、自取、自用、自记、自销"药品与消耗品现象普遍存在，麻醉科既无医嘱，更无"三查七对"制度，这不仅是严重违规，更是违法，必须及时纠正。麻醉科是医院中仪器设备较为集中的科室，就其数量与价值而言，在医院中仅次于影像科，但至今麻醉科未配备有工程技术人员，麻醉科医师"亦医、亦护、亦工"现象是非常不合理的，迫切需要解决。

（二）住院医师

住院医师是麻醉科人才队伍的重要基础，低年资住院医师一般来自规范化住院医师培训的医师（规培生）或"专业学位"硕士研究生（研究生），其身份可以是单位人或社会人，高年资住院医师是指已经通过"规范化住院医师培训"并取得执业医师资格证的住院医师。无论哪种情况，住院医师都是麻醉科工作的动力，因为规范化住院医师培训能有力地推进麻醉科的建设与管理，使麻醉科工作能规范有序展开；住院医师也是麻醉科工作的劳动力，他（她）们工作在麻醉科临床医疗的第一线，直接为患者服务；住院医师更是麻醉科人才队伍的后备队。当前的工作主要是以质量为生命线推进规范化住院医师培训，要以质量标准及其科学评估为抓手，认真抓好基地质量、师资质量及管理质量，要充分认识到，若三者缺一就不可能有"规范化住院医师培训"的同质化，当然也要因地制宜解决规培生与研究生之间的差异与不同要求。

（三）主治医师

麻醉科主治医师是学科发展的后劲所在，一支数量充足，质量优秀的主治医师队伍是学科可持续健康发展的重要保障。因此要努力造就一支优秀的主治医师队伍，这支队伍的成长一是要依靠规范、严格的住院医师培训；二是要注重对主治医师的历练，其中要特别注重品德与能力的历练，即要"用心做人做事做学问"，要倡导在做事做学问中体现做人，在做事做学问中历练做人，这是主治医师日后发展的基石；三是要注重创新思维及素养的培养，"守业必衰、创业有望"，没有创新思维就不可能有学科的未来发展，而素养对于主治医师成为优秀学科带头人是至关重要的。

（四）学术带头人

学术带头人是麻醉科建设与发展的中坚力量。什么是学术带头人？学术带头人是在知识面宽、基础扎实、专业精通的基础上，对某一领域或方面有较深造诣的资深医师。所指领域（或方面）可宽可窄，可以是麻醉学的三级学科，或临床麻醉或重症监测治疗或疼痛诊疗；也可以是专科麻醉，如小儿麻醉、心血管麻醉、胸科麻醉、脑科麻醉、产科麻醉等；也可以是某一专题，如药理学方面的药代学、肌松药、镇痛药等，又如麻醉与免疫、血流动力学、困难气道管理、超声应用等。

依据上述概念可以认为：优秀学术带头人对学科的发展及其知名度及权威性是至关重要的。由于他（她）们的造诣、研究水平与权威性，在某一领域或方面常可起到指明方向、发表中肯见解，甚至"一槌定音"的作用。一般而言，一个优秀的学术带头人至少应具备以下条件：①具有副高以上职称；②从事相关的医教研实践，具有良好的临床与实验室支撑；③获得国家级相关课题或专利或奖励；④发表过水平较高的相关研究论文或专著；⑤具有一支合理学术团队。

应当指出：当前我国优秀学术带头人相对严重短缺，究其原因关键是：①对通才与专才的认识不足。要充分认识没有通才就没有专才，但没有专才就没有核心竞争力。②对优秀学术带头人是学科建设与发展的中坚认识不足。在通常情况下人们的认知中，只有学科带头人，没有学术带头人；因此出现眼睛都盯着科主任的位置、千军万马过独木桥的局面。③在人事体制层面，在人才队伍的建设中，特别是优秀人才队伍的建设而要更多倡导"立交桥"，不要"红绿灯"，这个"立交桥"上可站着更多的优秀学术带头人，他们不相互排斥而是相成相辅助。

我国麻醉学科队伍如此庞大，在麻醉学专业各领域的方方面面多需要有权威性高、一言九鼎的人才，这就是优秀学术带头人。为此，建立优秀学术带头人成长的机制也是刻不容缓的。尊重人才，更要尊重优秀带头人，应成为当今的风尚与体制。

（五）学科带头人

学科带头人就是麻醉科主任，是我国麻醉学科建设与发展的关键人物。优秀学科带头人应是学术与管理复合型人才，如前所述，除知识面宽、基础扎实、专业精通，或已是学术带头人外，还应通人文、懂管理、重修养。

对优秀学科带头人的基本要求是：有追求，有思路，有能力，有情商。

追求是理想、是信念，没有追求就没有动力，没有追求就没有精神，要立志、能担当，要立志为学科乃至医学科学发展作毕生奉献；追求要"舍私取公"，还要"法乎其上"，因为现实可能是求其上而居其中、求其中而居其下、求其下而一无所有。

思路首先取决于思维，一个优秀的学科带头人要有战略思维，要懂得"不谋全局者不足以谋一域、不谋长远者不足以谋一时"的道理，要纲举目张，要有清晰的学科建设与发展思路，因为没有思路就没有出路。一个优秀的学科带头人还必须从思维上将"术、法、道"融为一体：术者技术、措施、具体方法；法者规范、指南与路径；道者事物发展的规律及如何认识、掌握、驾驭规律。

能力指的是谋事、成事能力，一个优秀的学科带头人必须有较强的能力，这是实现理想与目标的基本保证。要因势而谋、因势而动，要善于谋事、谋成事，古人云"谋事在人、成事在天"，因而谋事者必谋天。

情商指的是一个人的修为。一个优秀的科主任必须有良好的情商，否则最优秀的学科也会毁于一旦，因为没有情商就没有人格魅力，就没有优秀和谐的人才梯队。情商中最重要的是要认知并控制情绪，不但要认知与控制自己的情绪，更要认知和控制学科同仁、特别是学术骨干的情绪，此外要宽容与善待同仁，这一点也是至关重要的。这里有两段名言可以共享，一段是毛泽东主席的教导："不但要团结和自己意见相同的人，而且要善于团结那些和自己意见不同的人，还要善于团结那些反对自己并且已被实践证明是犯了错误的人。"但要真正做到这一点绝不是易事，因为需要胸怀与境界。另一段来自无名氏，但也值得一读与思索："要感谢对我理解与支持的人，因为给了我温暖与力量；也要感谢对我嫉妒与挑剔的人，因为可让我认识自己的短板与不足；还要感谢那些匿名告我状的人，因为让我感到监督的存在，从而更加自律与自强。"

三、人才成长之路

进入21世纪，在科学技术日新月异的今天，麻醉学人才成长的一般规律应是三步曲：第一步是从医学院校毕业，进入"5+3+X"模式的规范化住院医师培训，或进入硕士研究生教育；第二步是进一步攻读博士学位并取得国外背景，国外背景指的是在发达国家或较著名学科与实验室进行研修或深造达一年以上者；第三步是经反复历练后最终成为优秀学术或学科带头人。除此以外，应善于发现并支持自学成才的优秀人才，此等人才虽为数不多，但确有其人，是历史之必然，不能排除与否定。

　　成才之路关键不是学历与背景，关键是历练，在历练的过程中最重要的是追求、奋斗与悟性。追求是前提，没有追求就没有成才之路。奋斗是根本，奋斗是要去勤奋实践，在实践中磨炼，要在奋斗中磨炼你的意志，做到坚韧不拔；在奋斗中磨炼你的思维，做到不怨天尤人、善于责己、因势而谋；在奋斗中磨炼你的能力，做到既有战略又有战术，与时俱进。悟性是关键，"听君一席话胜读十年书"，不是人人都能如此，机不可失、时不再来，悟是非常重要的。

　　我国麻醉学科建设与发展任重道远，学科振兴关键靠人才、根本在教育，这是时代的呼唤。相信优秀学术（科）带头人是关键，他（她）们人数虽少但能推进发展、重塑历史。

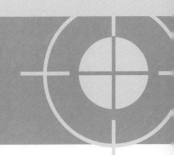

第二十九章　麻醉学科学研究

熊利泽　第四军医大学西京医院

科学研究是指利用科研手段和装备，为了认识客观事物的内在本质和运动规律而进行的调查研究、实验试制等一系列活动。医学科学研究是揭示人体生命本质以及疾病发生、发展的现象和机制，认识人和环境相互关系的实践活动，其目的是为提高人类健康水平提供防治的新技术、新方法和新手段。麻醉学科学研究的目的是解决麻醉学相关的未解决的科学问题。

现代麻醉学的形成就是科学研究的结果。人们对解除手术疼痛的不断探索导致乙醚麻醉的发现及应用，经过170多年的发展，麻醉学已经成为具有系统理论知识和临床诊疗体系的独立的二级学科和一级临床学科，其工作内涵涵盖了临床麻醉、疼痛诊疗、危重症救治等领域。在我国，近二十年麻醉学领域的科学研究极大地促进了中国麻醉学科的发展，使我国麻醉学科在国际上的地位和影响力得到了快速提升。

第一节　麻醉学科（医师）为什么要做科学研究

现代医院管理强调医疗服务的价值，就是以最低的成本、最好的服务提供最佳的诊疗效果。由于人类对疾病的认识有限，现有知识和技术难以满足对疾病诊断治疗的需求，必须不断获取新知识、新技术、新药物、新仪器，不断提高医疗服务水平。麻醉学科作为临床重要的学科，科学研究在学科建设和发展中至关重要。

一、完善麻醉学科理论体系和提升临床麻醉及相关诊疗技术的需要

麻醉学的科学研究分为基础研究和临床研究两大类。基础研究常以实验动物及培养细胞等为研究对象，以认识现象、探讨规律、发现和开拓新的知识领域为目的。基础研究探索和推进麻醉学基础理论问题，并最终指导临床麻醉实践，如麻醉药理学研究、药物作用机制研究以及疼痛慢性化机制等。

现代医学的发展正逐步进入"精准医学"时代，无论是基因组学和蛋白质组学，还是生物标记物的发现以及治疗靶点的确定都离不开"精准的科学研究"，因此，"精准医学"的发展百分之百依赖于"精准科学研究"的进展，尤其是基础研究的发现。

科学研究所发现的新知识对提高临床水平意义重大。2008年，Koch等在《新英格兰医学杂志》报道，心脏手术患者输注储存2周以上库血，可显著增加术后患者的死亡率和并发症的发生率。是否所有手术患者都如此呢？为此做了大量临床研究，但结果相互矛盾。通过荟萃分析，可以发现在心血管手术患者、休克患者、糖尿病患者等输2周以上库血可增加术后并发症的发生率，但其他手术患者无此影响。提示时间较长的库血在特殊患者和手术，如心血管手术、休克和糖尿病患者，可增加术后死亡率和并发症风险。

二、麻醉学科发展和形成核心竞争力的需要

科学研究是发明新药物、新试剂、新仪器的必由途径。所有这些新产品是提高医疗质量的重要基

础。麻醉实践中，新药、新技术和新仪器不断更新。静脉麻醉药丙泊酚、瑞芬太尼等问世之前，静脉全麻的可控性较差，术后快速苏醒比较困难，更不能预测术后多长时间可以苏醒。传统的神经阻滞操作多依靠临床经验和"盲法"，局麻药误入血管引起局麻药中毒、注射部位不准确导致阻滞效果不满意等发生率较高；采用神经刺激器或超声来定位阻滞神经，使神经阻滞的成功率显著提高、并发症显著降低。同样，因为视频喉镜和纤维支气管镜的发明并应用于气管插管，绝大多数困难气道问题得到顺利解决，麻醉安全性和质量得到提高。

三、学科团队建设和个人职业发展和能力提高的需要

科学研究最重要的条件是人才和团队，团队是学科履行人才培养、科学研究和社会服务三大职能的基本单元，学术团队的组织形态是大学结构的基础。建设一流学科的关键在于逐步建立并拥有一批高水平的学术团队，其建设是提高学科整体实力的核心和关键。我国于 1979 年成立中华医学会麻醉学分会（CSA）；在 20 世纪 80 年代出版了三份麻醉学期刊，开始了麻醉研究生教育；1989 年，卫生部将麻醉科认定为一个独立学科。20 世纪 90 年代后，中国麻醉开启了高速发展阶段，大量麻醉医师从国外归来，开始建立了临床麻醉质量控制中心，麻醉设备和管理实现现代化，并达到了发达国家的先进水平。然而，与蓬勃发展的临床麻醉相比较，我国的麻醉学科研究团队建设相对滞后，究其原因，与缺少相应的学术团队建设管理的方法和模式密切相关。

临床医生可分为三类：临床医生（Clinician）、受过科学训练的临床医生（Scientific Physician）和临床科学家（Physician Scientist）。一所医院（尤其教学医院）临床科学家越多，创新性就越强，医疗质量就越高。医生通过做科研，即使没有创造新药物、新技术和新仪器，但至少培养了科学思维方法，掌握了科学思维方法的医生，在诊治患者过程中就会体现巨大的优势：好奇心、想象力和批判性思维等科学思维方式对于复杂疑难患者的诊断及治疗会有很大帮助。

第二节　麻醉学科要做哪些科学研究

麻醉学科学研究的主要领域包括全身麻醉原理研究、麻醉药物对器官功能的影响研究、重要脏器功能保护、疼痛诊疗研究、麻醉及监测、新药物新技术的研究等多个方面。我们曾对 1999—2009 年间我国麻醉学领域获得国家自然科学基金资助项目及发表于科学引文索引（SCI）收录期刊的论文情况进行总结分析，结果发现我国麻醉学科学研究主要集中在器官保护（重要脏器保护措施及机制）、麻醉基础（麻醉作用基础、麻醉药理学）、疼痛研究（疼痛发生机制、镇痛方法及机制）三大领域。

一、基础和应用基础研究

1. 全麻药物的作用机制　麻醉药物是麻醉医生特有的"武器"，针对麻醉药物的研究从来就是麻醉学科科学研究的热点，主要包括了全麻药物作用机制、麻醉药物与术后认知功能障碍（POCD）、麻醉药物与儿童学习记忆等几个方面。

自 Long 首例乙醚麻醉实践及 Morton 在美国麻省总医院公开演示乙醚麻醉以来，全身麻醉药物被发现并应用于临床已经经历了 170 年，时至今日，全球每年约有 2.34 亿人接受不同类型的手术治疗。现代麻醉通过吸入或静脉进入体内，迅速发挥全麻作用（意识消失），停药后又可逆性恢复。全麻药物如何发挥这种可逆性的麻醉效应，一直是神经科学界一个备受关注的未解之谜。2005 年 Science 杂志将麻醉机制列为 125 个亟待解决的科学问题的第 5 位。研究全麻药物作用机制，首先就要搞清全身麻醉作用部位。就宏观结构而言，中枢神经系统（包括脑和脊髓）无疑是全身麻醉的作用部位。然而，全身麻醉作用部位的主要脑区在哪里至今仍未完全清楚，目前比较一致的看法是麻醉药作用于大脑产生镇静催眠作用，作用于脊髓产生制动作用。动物实验已经证明麻醉药抑制疼痛刺激所致的运动反应不需要大脑的参与。对于推测镇静催眠等其他麻醉作用的作用部位，最近功能性影像学方面的研究，包括正电子发射体层摄影术（Positron Emission Tomography，PET），单光子发射计算体层摄影术（Single

Photon Computerized Tomography，SPECT）和功能性磁共振（Functional Neuclear Magnetic Resonance，FNMR）等脑成像术（Brain Imaging or Neuroimaging）的应用与发展，可显示神经系统内的部分核团在睡眠或麻醉期间呈相似的钝化现象的改变，主要集中在网状上行激活系统相关的丘脑、基底前脑区和基底神经节，以及相应的皮层区，例如前扣带回、眶额叶皮质、楔前叶和后扣带回等核团区。除了大脑皮层、丘脑、海马、中脑等脑区外，其他大脑结构比如杏仁核也被报道参与麻醉药的遗忘作用。研究表明由苯二氮䓬类药物、丙泊酚和吸入麻醉药七氟烷引起的遗忘症与基底外侧杏仁核（BLA）有关，BLA的损伤改变或消除这些麻醉药的遗忘作用。在细胞和亚细胞水平，全身麻醉作用可能发生在神经轴膜或突触，包括对神经轴电传导的抑制、对兴奋性突触传递的抑制和抑制性突触传递的增强，从而影响各种神经信号的传导，进而影响不同的神经网络而达到麻醉作用。全身麻醉是一个复杂的过程，对其机制的研究先后经历了非特异性学说（脂质学说）、特异性学说（蛋白学说）两个主要阶段，如一元论的膜脂质学说、膜蛋白学说、多元论的蛋白质学说等。最先提出的"脂质学说"是指吸入麻醉药与神经组织结合导致神经细胞各组分的关系发生改变而产生麻醉效应，而后于20世纪80年代Franks首次提出的蛋白质学说认为细胞膜上的受体通道蛋白相互作用，可影响神经信号的传递导致麻醉作用的产生。目前普遍认为，Franks学说的地位比较重要。由于全麻药物机制又与睡眠、意识形成、记忆与认知等多种神经功能密切相关，因此揭示其机制将对解答神经科学领域的其他问题产生深远影响。

2. 痛与镇痛机制　乙醚麻醉先驱Morton的墓志铭所示：科学战胜了疼痛。麻醉是控制疼痛的医学，对疼痛的研究兴趣历久不衰。麻醉学界对疼痛的研究主要集中在对术中、术后急性疼痛的药物/技术控制和对慢性疼痛（特别是神经病理性疼痛）的机制研究两个方面。

针对术中、术后急性疼痛以及应激反应的控制，目前人们已经不仅仅满足于术中靶控输注技术，新的阿片类、长效局麻药和非甾体抗炎药等镇痛药物的开发，单一区域神经阻滞，又或复合药物治疗的新的多模式镇痛的理念业已大大提高了手术镇痛的效果和术后患者的生活质量。

慢性疼痛，特别是神经病理性疼痛，发病机制复杂、涉及的病理过程繁多，现有镇痛药物和治疗模式多为简单，单一靶点，效果不佳且副作用大。针对慢性疼痛（特别是神经病理性疼痛）的机制研究已经获得了显著的进展。神经病理性痛（neuropathic pain）是指感觉神经系统原发性疾病或功能障碍而引起的疼痛综合征，可持续数月甚至终生。目前为止，研究认为神经损伤是神经病理性疼痛的最主要的原因之一。损伤后，神经系统发生了复杂多样的结构和功能的改变。无论是作为初级感觉神经元胞体的背根神经节（DRG），还是作为伤害性信息传入整合的初级中枢的脊髓，均随神经损伤而发生一系列显著变化：DRG和脊髓神经元兴奋性和可塑性的变化，中枢敏化和脊髓背角内异常突触的形成，NMDA受体、P2X受体以及Na^+、K^+和Ca^{2+}通道的功能调节和表达随时间、空间的改变，细胞内信号转导系统如cAMP/PKA，NO/cGMP/PKG，DG/PKC，Ca^{2+}/CaMKII，ras/MAPK等活动的变化（被过度激活或过度抑制）。

此外，免疫细胞和炎症介质在神经损伤所致的病理性疼痛中的作用日渐受到广泛关注，越来越多的证据表明，中枢神经系统的神经免疫因素参与神经损伤导致的神经病理性疼痛进程。各种损伤导致的神经性疼痛刺激能激活神经系统固有的免疫细胞－胶质细胞。脊髓背角痛觉传递神经元及末梢释放的P物质（SP）、兴奋性氨基酸（EAA）、ATP、NO、前列腺素（PGs）、趋化因子可生理性的激活胶质细胞。反过来，被激活的胶质细胞释放活性氧族（ROS）、IL-1β、TNF-α、IL-6、NO、PGs、花生四烯酸、EAAs、生长因子等，兴奋痛觉神经元，也可以激活邻近的胶质细胞，增加脊髓背角感觉神经元释放疼痛神经递质。"神经元－胶质细胞－神经元"形成了一个正反馈回路，反复释放疼痛介质，导致了神经病理性痛的产生和维持。

特别值得一提的是，从神经元机制角度来看，近年来，疼痛"闸门控制学说"的研究获得了突破性的进展。新近研究发现脊髓前馈式甘氨酸能抑制回路，调控了机械性痛觉超敏（allodynia），为疼痛"闸门控制学说"提供了新的解释，研究部分证实了"闸门控制学说"核心网络的组成及其在病理状态的可塑性变化，为完善"闸门控制学说"提供了形态和功能证据。随后哈佛大学华人学者Ma教授通过交叉遗传操作来确定疼痛传导过程中的关键元件，指出外围的机械感受器和Aβ感受器，能与脊髓SOM+

兴奋性和 Dyn+ 抑制性神经元协同作用，一起形成传递机械疼痛，并确定机械疼痛的阈值。其后数篇关于脊髓特殊细胞调控机械性痛觉超敏的研究陆续发表。随着基因操作技术的进步，脊髓神经回路调控慢性神经病理性疼痛的机制研究已步入新的时代。

3. 脑缺血损伤及围手术期重要脏器保护　麻醉学科涵盖临床麻醉、危重病医学等多个专业及亚学科。麻醉医师已逐步转变为围手术期医师，不再仅仅关注于术中麻醉的舒适性和安全性。众所周知，围手术期存在诸多潜在的可能导致器官损害的因素，如缺血和再灌注、创伤、化学／药物毒性等，如何更好地保护重要器官，促使患者快速康复已经是现代麻醉学科的研究重点。在危重患者的救治中，重要器官保护更是重中之重。如在心肺复苏过程中，心脑保护是其最为关键的环节，直接影响患者的生存和预后。这些共同特点为麻醉学科倾力研究重要器官保护奠定了基础。

器官的保护是伤害和保护的一个平衡。器官保护药物本身并没有直接的器官保护作用，其保护作用是相对的。麻醉医生日常使用的全麻药物已经被研究证实具有重要器官（特别是中枢神经系统和心肌）的保护作用，并且可能扩大药物的有效治疗时间窗。不同的器官保护之间的机制存在一定的相似性。一般器官保护机制包括了多种受体效应，通过稳定线粒体膜、保护膜的完整性、清除氧自由基、减轻炎症级联反应、降低氧耗而发挥保护作用。人体和动物实验均证实了挥发性麻醉药在缺血再灌注损伤时对心肌具有保护作用。动物实验证明吸入麻醉药减小了脑梗死的范围。对酸中毒损害、毒素损伤、多器官功能不全等炎症反应而言，研究提示丙泊酚的器官保护作用常优于挥发性吸入麻醉药物，这也可能与丙泊酚存在抗氧化作用有关。

举例来说，关于麻醉药物神经保护作用的研究内容种类繁多，包括对异氟烷等挥发性麻醉药，右美托咪定等静脉麻醉药物，甚至芬太尼等镇痛药、利多卡因等局麻药，都有对于其神经保护作用的报道。但从近年文献分析看来，目前最受人们关注的具有神经保护潜能的全麻药物主要集中在异氟烷、氯胺酮、丙泊酚、右美托咪定以及七氟烷。研究的神经损伤类型包括缺血性（出血性）脑卒中、脑创伤、新生儿缺血缺氧性脑病、脊髓损伤、术后认知功能障碍、神经退行性疾病以及多种相关损伤的体外模型。全麻药物从基础研究的结果来看可以提供从预防到早期治疗的多重效应，作用机制多元化，能够影响脑损伤的多种病理生理改变，如抑制或减轻炎症反应、抑制神经元凋亡、促进内源性保护通路激活等，可能具有极大的临床应用前景。但是全麻药物的保护机制和长时间使用时的损伤机制之间有何异同？全麻药物的保护机制是否存在器官差异？联合用药比单独用药在器官保护作用方面是否存在差异？全麻药物保护作用时间窗口的临床转化研究的有效性如何？上述问题仍需要进一步探索。

目前，国内针对器官保护的研究主要包括了对心、脑、脊髓、肺、肝及肾等多种器官，已经处在国际研究的前沿。以心脑保护研究为例。西京医院熊利泽教授团队深入研究了高压氧（HBO）、吸入麻醉药、低频电针预处理的脑保护效应及其机制。在基础研究中首次证实三种预处理方式均可成功诱导脑缺血耐受，在国际上首次提出并证实三种非缺血预处理关键作用机制的共同作用通路，即上调内源性抗氧化酶系统活性，通过细胞内 JAK-STAT 信号，调控 Notch 通路，减轻缺血再灌注损伤，发挥强大的内源性神经保护效应。此外，他们还开展了早期干预缺血性心脑损伤的临床转化研究，发现高压氧、低频电针预处理可有效降低围手术期缺血性心脑损伤发生率；确立自体干细胞通过心肌、脑室注射治疗缺血性心脑损伤的机制及方法；证实人参皂苷 Rd 在缺血性脑卒中有较好的疗效和较高的安全性。

4. 围手术期神经精神系统功能损伤机制及其防治研究　术后认知功能障碍（Postoperative cognitive dysfunction，POCD）是麻醉手术以后出现的一种中枢神经系统的并发症。近年来，麻醉与 POCD 的关系备受关注。麻醉可能导致 POCD 的机制研究主要集中在以下几个方面：①麻醉药物诱导 Aβ 聚集和细胞凋亡可能是 POCD 发生的一个重要原因；②近年来越来越多的报道证实，麻醉可影响胞内钙稳态，这可能是神经病变性疾病的分子发病机制之一；③老年患者的中枢神经系统退化。目前使用的麻醉药及术前用药均可导致中枢神经系统多巴胺、乙酰胆碱和儿茶酚胺的变化，引发术后炎性反应以及人体的应激反应，降低中枢胆碱能系统功能，这是造成术后认知功能下降的原因，而这些改变对神经功能有不利的影响，也是诱发老年人 POCD 的原因之一；④手术及麻醉对机体的创伤可以影响外周和中枢的炎性因子水平以及认知功能等。

麻醉本身对儿童学习和记忆的影响一直是家长和社会关心的热点。各种全麻药物方案应用于儿科手术已经有几十年,在儿童患者中长时间或者反复使用麻醉药是否会对小儿的智力发展、人格形成造成持久的影响尚无定论。全身麻醉药物通过对中枢神经系统兴奋性突触传递的抑制作用和(或)抑制性突触传递的兴奋作用,影响神经突触传递,产生麻醉效应。突触可塑性指突触在形态和功能上的改变,主要表现为突触结合和传递的可塑性。突触可塑性是学习记忆的神经基础,神经递质是导致突触可塑性的初始和关键环节。因此研究全麻原理和突触可塑性之间的关系是理解全身麻醉药物对学习记忆功能影响的关键。

5. 其他麻醉相关问题研究　此外,全麻药物或麻醉用药副作用机制研究(吗啡耐受、吗啡依赖、吗啡类药物诱发的痛觉过敏、吗啡类药物相关的瘙痒、异丙酚成瘾等)和肌肉松弛药物相关研究也是麻醉学领域研究的热点。

科学技术发展推动着时代的前进。麻醉相关新技术新业务的研究推动了临床麻醉实践的可视化、精准化和自动化,增加了临床诊疗的准确性和安全性,最大限度地降低了麻醉相关并发症,持续改进麻醉质量,推动着现代麻醉步入"精准麻醉"新时代。

气道的建立和管理是临床麻醉工作的生命线。可视喉镜技术、光纤技术辅助气管插管,床旁超声技术在周围神经阻滞、紧急气道建立等临床诊疗中的相关研究有力推动了临床麻醉操作的可视化。其中,超声引导下的神经阻滞等技术在过去的十年里不断的发展与成熟,更进一步有力地促进了临床麻醉操作的精准化。文献系统回顾提示:通过使用超声引导技术进行神经阻滞相较传统的神经阻滞方法可以大大缩短阻滞后起效时间,提高了阻滞效果,延长神经阻滞持续时间,大大减少了局麻药物的使用剂量。麻醉和手术过程中对患者的生理状态进行实时监控是保障患者安全的重要手段。有创动脉检测、容量监控技术以及连续血气检测等临床新技术新业务的发展和研究提高了手术麻醉监控和治疗的精准程度。全麻期间 BIS、Narcotrend 等麻醉深度监控技术的广泛应用,催生了一批关于麻醉与患者预后的相关性研究,优化了麻醉深度的精准可控。在美国,FDA 已经批准自动麻醉机"Sedasys"投入临床应用。麻醉"自动化"也已不再遥不可及。

二、麻醉学临床研究

1. 临床研究注册　在临床试验实施前就在公共数据库公开试验设计信息,并跟踪和报告试验结果这一过程被称为临床试验注册制度,不仅有利于增加临床试验信息的透明度、减少发表偏倚,更有利于保障临床试验质量、增加试验过程的规范性和试验结果的可信度。目前,国际上重要的临床试验注册机构有 ClinicalTrials.gov、英国国立研究注册库(NRR)、世界卫生组织临床试验注册平台(ICTRP)等。这里就 ClinicalTrials.gov 临床试验方案注册的流程和信息填写要求等作一介绍。

ClinicalTrials.gov 注册流程如下:申请研究方案注册系统(Protocol Registration System,PRS)账号,申请后 2 个工作日内,Clinical Trials.gov 生成账号,并以电子邮件告知申请者如何登录 PRS 并注册临床试验。获得 PRS 账号后,登录 https∶//register.clinicaltrials.gov 即可进行临床试验方案注册。在 ClinicalTrials.gov 进行一个完整方案注册,需要填写的内容包括:①研究方案的名称和背景资料(Titles and Background Information),如研究名称、研究类型等;②美国食品与药物管理局相关信息(FDA Information);③受试者评审信息(Human Subjects Review)填写受试者评审委员会(Board Approval)信息、数据督查委员会(Data Monitoring Committee)信息以及监督当局(Oversight Authorities)信息三部分内容;④组织者信息(Sponsors)填写试验的责任方(Responsible Party)、主办方(Sponsor)、合作方(Collaborators)三方面的内容;⑤研究方案说明(Study Description)填写研究方案的摘要(Brief Summary)和详细说明(Detailed Description);⑥试验状况说明(Status)填写试验的核查日期(Record Verification Date)、招募状况(Overall Recruitment Status)等;⑦研究方案设计(Study Design)根据研究类型不同(干预性研究或观察性研究)分别填写;⑧分组和干预(Arms,Groups and Interventions)填写试验各组的名称(Arm Label,Group/Cohort Label)和类型(Arm Type);⑨研究对象和关键词(Conditions and Keywords)研究的对象或研究重点(Conditions or Focus of Study);⑩受试者选择(Eligibility)填写目

标人群来源（Study Population Description）、抽样方法（Sampling Method）、纳入以及排除标准（Eligibility Criteria）、性别（Gender）、年龄限制（Age Limits）、是否接受健康志愿者（Accepts Healthy Volunteers）等；⑪研究方案的分中心信息及研究者信息（Protocol Location，Contact and Investigator Information）研究分中心信息；⑫相关信息（Related Information）填写研究方案的参考文献（References）和相关的网络链接（Links）。

2. 临床研究设计

（1）伦理原则：科研伦理有广义和狭义两种，狭义的科研伦理是指在科学研究中涉及的伦理问题，包括从研究方案拟定到研究完成的各个环节存在的伦理问题，如在研究开始前研究的意义、研究的理论、方法和方案设计的科学性和实施的规范性等伦理问题；研究过程中存在的研究风险与具体的研究环境，受试者的招募是否符合规范、对受试者的治疗和保护、对受试者隐私的保护、利益冲突、对弱势群体的保护、知情同意的过程、研究数据的采集、对研究人员的保护等；结题过程中及其后的数据和成果发表的真实性等问题。广义的科研伦理包含着更为广泛的科学研究所产生的社会价值和对人类所产生的风险及受益，即科学问题与道德的关系。基于此，伦理管理是指科研管理机构通过对科研伦理的引导、规范、监督和查处等工作，抑制或减轻科学研究各个环节中不符合伦理要求的现象，还原科学研究促进社会发展和人类进步的本质特征。

科学研究应遵循世界医学大会《赫尔辛基宣言》等相关规定。申办者对试验负责，试验开始之前将临床研究方案、书面知情同意书、病例报告表、递交信、利益冲突声明、研究者履历等交予医院临床试验伦理委员会审批，获得批准后方可实施临床研究。每一位受试者入选研究前，研究者有责任向受试者或其法定代理人完整、全面地介绍研究的性质、目的、程序和可能的受益及风险，使受试者确信同意参加试验后有权随时退出，受试者经充分考虑后自愿参加，受试者与研究者均在知情同意书上签字，并注明日期。知情同意书应作为临床研究文件保留备查。研究过程中应保护受试者的个人隐私与数据机密性。研究者需要接受正规的 GCP 培训和伦理知识的培训。伦理委员会依据课题的危险程度制定跟踪审查的频率，进行定期跟踪审查。

伦理管理具有十分重要的意义，在接受伦理的前提下进行科研活动，更有利于科研与伦理的结合，有利于科研朝着健康规范的状态发展。

（2）对照原则：为了明确某种措施的真正效应，必须设立对照组，通过比较，以排除因疾病自然缓解和非特异反应所产生的效果。所谓"对照"，即设立与试验组条件相同及诊断一致的一组对象，接受某种与试验组不同的干预措施，目的是与试验组结果进行对照性比较，以消除非干预措施的影响，有效地评价试验措施的真实效果。这种用以对照比较的一组研究对象，称为对照组。对照组除不接受试验组的疗法或干预措施外，其基线情况、其他方面的试验条件、观察指标和效应标准等均与试验组相同，才具有可比性。按研究设计方案，可以有同期（平行）对照、自身对照、配对对照和历史对照。以平行对照为例，试验组与对照组的研究同步进行，从同一时间、同一地点选择患者；具有明确、统一的诊断和纳入研究的标准；试验条件基本一致，观察期限一致。保证了试验组与对照组除了治疗措施不同外，其他非处理因素的均衡性。按对照组的处理措施分类，可以有空白对照、安慰剂对照和标准对照（或阳性药物对照、阳性对照）。此外，临床实践中发现试验药物不能完全控制或治愈所研究的疾病时，为了保护受试者的安全，还可以两组患者都接受标准治疗，在此基础上试验组给予试验药物，对照组给予安慰剂，称为"标准治疗加安慰剂对照试验"。中医药临床研究采用这种设计的研究较多。也可以在一个阳性药物的临床研究中，增加一个安慰剂对照组，从而形成同时使用安慰剂和标准对照的研究，称为"三臂试验"。它的好处是除了提供标准对照的信息外，还能获得与安慰剂对照的信息，实用性更强。如果研究结果未能提示试验药物优于阳性对照药物时，但可能发现试验药物与安慰剂的差别。

（3）盲法原则：盲法是为了消除临床试验中主观因素的影响，这种主观影响可以来自于试验者，也可以来自于受试者。因此盲法设计又可以根据程度分下述几种。①非盲：不管是试验者还是受试者都知道试验的分组情况，试验者和受试者都知道接收干预的内容。这种情况适合于一些危重病例的研究，这时需要试验者和受试者知道病程的变化情况，一旦出现危险可以及时控制。这种设计还适用于手术治疗与其他治疗比较、生活习惯改变的研究等情况。②单盲：仅试验者知道分组情况，受试者不知道自己属于试验组还是对照组。这种设计虽然消除了来自受试者的主观影响，但不能去除试验者的影响，这种设计主要适用于仅仅根据受试者主诉来判断试验结果的临床试验。③双盲：试验者和受试者都不知道分组结果，试验者不知道哪个受试者被分配在哪组，受试者不知道自己被施以何种干预措施。这样可以消除试验者和受试者两方面的主观因素影响，保持试验公正客观，这是临床试验用得最多的盲法设计。④三盲：在双盲的基础上，对资料的收集者、分析者设盲，以避免收集区别和分析中的主观倾向造成的偏倚。临床研究中若发生了严重不良事件且又不能判断与试验干预是否有关时，可能需要提前破盲。紧急破盲应由各参加临床试验单位主要研究者负责人进行，应在病例报告表中详细记录破盲的理由、日期、处理结果并签字，并将处理结果通知所有临床研究负责人。

（4）样本量计算：样本量估计（sample size estimation），是指为满足统计的准确性和可靠性（Ⅰ类错误的控制和检验效能的保证）计算出所需的样本量，它是临床试验设计中一个极为重要的环节，直接关系到研究结论的可靠性、可重复性，以及研究效率的高低。样本量估计也是一个成本-效果和检验效能的权衡过程。ICHE9（1998）指出，临床试验的样本量必须足够大，以可靠地回答研究假设所提出的相关问题；同时又不至于太大而造成浪费。样本量的估计方法应该在研究方案中详细阐述，包括计算样本量所依据的参数，如方差、均数、反应率、阳性事件发生率、差值等。

样本量估计需考虑的主要因素涉及临床研究的各个方面。在确定临床研究的目的之后，首先考虑试验设计，包括对照的选择（如标准对照、阳性对照、安慰剂对照、剂量对照等）、比较类型（如优效性试验、非劣效性试验、等效性试验）、设计类型（如平行设计、交叉设计、析因设计、成组序贯设计等）、主要指标（定量、定生存时间）等；其次考虑统计分析方法，并提出效应量（effect size）的假定；然后根据试验特点定义统计特征，如统计分布、检验水准（significant level）、检验效能（power）、单双侧和分配比例等；再应用正确的样本量估计方法计算出样本量；最后根据协变量、试验中的脱落率、剔除率和依从性等具体情况进行适当调整。

效应量是样本量估计所需的最重要参数之一。根据不同的指标类型，常见的效应量有：均数的组间差值或标准化差值，率的组间差值或比值，或相关系数、回归系数等。效应量参数的确定可以基于源于同一项目的预试验、探索性试验（Ⅰ期或Ⅱ期临床试验）、单中心试验的结果等作为确定参数的依据。由于此类研究结果属于内部证据，因此是首选途径。也可以以公开发表的研究结果作为依据。由于此类研究结果属外部证据，因此是次选途径。如果本试验没有任何之前的研究结果可以借鉴（无论是自己的还是他人），或以往的研究数据不能得到本试验设计所需的的c参数），可以用预期的形式进行预设。

样本量估计需要考虑的统计特征中，样本量估计方法的选择与主要指标的统计分布假定密切相关，基于正态分布的假定会选择参数方法，基于非正态分布的假定会选择非参数方法。检验水准也就是Ⅰ类错误概率，用 α 表示，以双侧 0.05 的水准最为常用。检验效能用 $1-\beta$ 表示，β 代表Ⅱ类错误概率。临床试验中，检验效能通常不得低于 80%。在样本量估计过程中，可通过对检验效能的敏感性分析提供不同的样本量方案，供研究人员选择。单侧检验的样本量会明显小于双侧检验的样本量。一般而言，医学研究领域的统计检验约定俗成地使用双侧检验，如果采用单侧检验，需要给出充足的理由。需要指出，对于一般意义的检验水准 0.05 而言，如果取单侧水准为 0.025 的话，其实质仍然是双侧 0.05 水平。

根据统计学方法估计出的样本量是在给定条件下满足临床试验所需的最小样本量。实际试验过程中，由于病例的脱落和剔除、病例依从性差等原因，会导致可评价例数的减少。因此，需要在样本量估计基础上适度扩大样本量，以保证最终的有效样本量可以满足最小样本量的要求。样本具体的量调整通常会考虑不大于 20% 的脱落剔除率，脱落剔除率如何确定，将视不同的研究项目而定，确定的依据主要来自专业方面的判断，或经由以往研究数据的 meta 分析为重要参考。

目前常用的样本量估计软件有 nQueryAdvisor+nTerim, PASS, DSTPLAN, G*Power, PC-Size, PS, SASPowerandSampleSizeapplication（PSS），Stata，R。这些软件中，nQuery 和 PASS 是其中最常用的，它们涵盖了几乎所有的样本量统计方法。此外，还有大量在线的样本量估计软件或程序，但其正确性和权威性仍有待一一确定。

（5）终点指标设置：临床研究中的终点指标可分为主要终点指标和次要终点指标。在Ⅱ、Ⅲ期临床试验中主要指标一般是有效性评价指标，上市后的Ⅳ期临床试验主要指标可以是有效性评价指标，也可以是安全性评价或兼而有之。主要指标应在研究方案中明确定义，通常需根据专业知识确定，应是专业领域具有共识的或认可程度较高的指标，一般源于某一标准或指南，或源于专业领域公开发表的权威论著或专家共识等。主要指标不宜太多，一般只有一个。当主要指标有多个时，样本量估计要考虑假设检验的多重性问题。

在定义主要指标过程中，不仅要说明指标的含义，其测量时点、测量手段以及计算方法都应注明。指标的类型要明确，这一点非常重要，因为样本量估计和数据分析都需要依此进行。例如，某些指标可以有定量、定性（如有效和无效）、等级（如痊愈、显效、有效、无效）、生存时间等不同类型。对应于指标的不同类型，样本量估计方法亦不相同。所以，方案中对主要指标的定义要具体到指标类型上。

次要终点指标是与主要临床试验目的相关的重要支持性疗效指标，或与次要目的相关的疗效指标。次要疗效指标，包括其详细定义、对这些指标在解释临床试验结果中的作用以及相对重要性等也应该在临床试验设计阶段确定，并在试验方案中明确规定。次要指标可以为主要结论提供支持，但不能作为疗效确证性依据。在一项临床试验中，除了需要设定好主要疗效指标外，也应该根据临床试验的主要目的和次要目的预先设定好次要疗效指标，次要疗效指标可以是多个，可以不对Ⅰ类错误进行控制，但次要指标也不宜过多，足以达到试验目的即可。探索性试验可以与主要终点指标高度相关的次要疗效指标为主探索药物的有效性和量效关系。

（6）临床研究设计遵循的国际规范：临床研究的质量控制是研究的核心环节。临床研究涉及面复杂，需要尽最大可能减少或避免偏倚，呈现临床真实信息，所以临床研究的规范性至关重要。目前国际上的临床研究规范多达23种，常见的有CONSORT规范（适用于随机对照试验），STROBE规范（适用于观察性临床研究），STARD规范（适用于诊断试验）。

表1　CONSORT 2010 checklist for _____ (title)

位置	编号	项目说明	页码	附例
Title and abstract				
	1a	题目中说明研究的性质，如随机对照双盲研究	☐	
	1b	结构式摘要，按期刊要求	☐	
Introduction（前言部分）				
	2a	研究背景、并说明理由	☐	
	2b	明确的研究目的与假说	☐	
Methods（方法学部分）				
Trial design 试验设计	3a	描述试验设计（诸如平行、析因）包括人数分配比例	☐	
	3b	Important changes to methods after trial commencement（such as eligibility criteria）, with reasons 对研究开始后方法上的重要改变进行解释，比如试验开始后纳入标准的改变	☐	
Participants 受试者	4a	Eligibility criteria for participants 受试者的纳入、排除和退出标准	☐	
	4b	Settings and locations where the data were collected 数据收集的环境及地点	☐	
	4c	伦理学至上原则	☐	

续表

位置	编号	项目说明	页码	附例
Interventions 干预方法	5	The interventions for each group with sufficient details to allow replication, including how and when they were actually administered 详述每组干预的细节（以便其他研究者的复制）及实际实施情况，包括实施时间和实施方式		
Outcomes 结局指标	6a	Completely defined pre-specified primary and secondary outcome measures, including how and when they were assessed 明确定义预先指定的首要和次要结局变量，包括了解如何和何时进行评价		
	6b	Any changes to trial outcomes after the trial commenced, with reasons 如果在试验开始后对结局变量进行修改，必须说明原因		
Sample size 样本量大小	7a	How sample size was determined 如何确定样本量		
	7b	When applicable, explanation of any interim analyses and stopping guidelines 必要时，解释期中分析及试验终止原则		
Randomisation: 随机化				
Sequence generation 随机序列产生的方法	8a	Method used to generate the random allocation sequence 序列产生；分配遮蔽；实施		
	8b	Type of randomisation; details of any restriction (such as blocking and block size) 随机化形式，以及描述随机细节（如是否有区组化，有的话，区组是多少？）		
Allocation concealment mechanism 遮蔽实施的细节	9	Mechanism used to implement the random allocation sequence (such as sequentially numbered containers), describing any steps taken to conceal the sequence until interventions were assigned 遮蔽的细节		
Implementation 随机实施方法	10	Who generated the random allocation sequence, who enrolled participants, and who assigned participants to interventions 随机化序列如何产生，谁招募受试者，谁干预实施		
Blinding 盲法	11a	If done, who was blinded after assignment to interventions (for example, participants, care providers, those assessing outcomes) and how 若使用了盲法，需指明谁是干预的被盲者（例如受试者、干预给予者、结果评价者）以及如何设盲		
	11b	If relevant, description of the similarity of interventions 如若涉及，描述每组干预的相似性		
Statistical methods 统计方法	12a	Statistical methods used to compare groups for primary and secondary outcomes 用于比较组间主要和次要结局的统计学方法		
	12b	Methods for additional analyses, such as subgroup analyses and adjusted analyses 附加分析的统计学方法，比如亚组分析和校正分析		

续表

位置	编号	项目说明	页码	附例
Results 结果部分				
Participant flow（a diagram is strongly recommended）受试者纳入流程图	13a	For each group, the numbers of participants who were randomly assigned, received intended treatment, and were analysed for the primary outcome 报告随机分配到每一组的受试者，接受治疗的例数以及进行首要结果分析的病例数	□	
	13b	For each group, losses and exclusions after randomisation, together with reasons 报告进行随机化后每组的退出和排除情况及原因	□	
Recruitment 招募情况	14a	Dates defining the periods of recruitment and follow-up 明确招募受试者的时间和随访时间	□	
	14b	Why the trial ended or was stopped 说明为何试验结束或终止	□	
Baseline data 基线数据	15	A table showing baseline demographic and clinical characteristics for each group 有详细，规范的 CRF 表记录患者详细的基线资料	□	
Numbers analysed 试验人群的数量	16	For each group, number of participants（denominator）included in each analysis and whether the analysis was by original assigned groups 需要明确临床试验分析，按 ITT 人群，还是 PP 人群，还是全分析集，都需要明确	□	
Outcomes and estimation 结局	17a	For each primary and secondary outcome, results for each group, and the estimated effect size and its precision（such as 95% confidence interval） 主要终点。对每个主要和次要结局给出各组的结果、估计的效应大小及其精度（如 95% 置信区间）	□	
	17b	For binary outcomes, presentation of both absolute and relative effect sizes is recommended 如果是双终点，都要分别呈现	□	
Ancillary analyses 辅助分析	18	Results of any other analyses performed, including subgroup analyses and adjusted analyses, distinguishing pre-specified from exploratory 报告所有其他进行的分析，包括亚组分析和校正分析，说明哪些是预先设定的，哪些是探索性的	□	
Harms 不良反应	19	All important harms or unintended effects in each group（for specific guidance see CONSORT for harms） 所有重要的有害和意料之外的效应。详细记录 AE 以及严格报告 SAE	□	
Discussion 讨论部分				
Limitations 局限性	20	Trial limitations, addressing sources of potential bias, imprecision, and, if relevant, multiplicity of analyses 着重潜在偏倚的来源、不精确性和有关多重分析问题	□	
Generalisability 可适性	21	Generalisability（external validity, applicability）of the trial findings 普适性（外部真实性、可应用性）	□	
Interpretation 诠释结果	22	Interpretation consistent with results, balancing benefits and harms, and considering other relevant evidence 解释与结果相协调，权衡利和弊，考虑其他证据	□	

续表

位置	编号	项目说明	页码	附例
Other information 其他信息				
Registration 注册	23	Registration number and name of trial registry 注册号和试验的注册名需要提供	☐	
Protocol 研究方案公开	24	Where the full trial protocol can be accessed, if available 研究方案在哪里可以读到	☐	
Funding 资金资助	25	Sources of funding and other support（such as supply of drugs），role of funders 基金来源和其他支持（如提供药品），资助者所起作用	☐	

表 2　STROBE 声明针对 case-control studies

	条目	Recommendation 建议
Title and abstract 题目与摘要	1	（a）Indicate the study's design with a commonly used term in the title or the abstract 在题目或摘要中用常用术语表明研究所采用的设计
		（b）Provide in the abstract an informative and balanced summary of what was done and what was found 在摘要中对所做工作和获得的结果做一个简要的总结
Introduction 前言部分		
Background/rationale	2	Explain the scientific background and rationale for the investigation being reported 解释研究的科学背景，以及研究动因
Objectives	3	State specific objectives, including any prespecified hypotheses 阐明具体研究的目的，包括任何预先设定的假设
Methods 方法部分		
Study design	4	Present key elements of study design early in the paper 尽早陈述研究设计的关键内容
Setting	5	Describe the setting, locations, and relevant dates, including periods of recruitment, exposure, follow-up, and data collection 描述研究机构，即研究地点及相关资料，包括招募患者的时间范围（起止时间），暴露，随访和数据收集等
Participants	6	（a）Give the eligibility criteria, and the sources and methods of case ascertainment and control selection. Give the rationale for the choice of cases and controls 给出纳入标准，病例和对照的来源及确认病例和选择对照的方法，病例和对照选择原理
		（b）For matched studies, give matching criteria and the number of controls per case 如果是配对设计，应说明配对标准和每个病例配对的对照数
Variables	7	Clearly define all outcomes, exposures, predictors, potential confounders, and effect modifiers. Give diagnostic criteria, if applicable 明确定义结局、暴露、预测因子、可能的混杂因素及效应修饰因素，如果相关，给出诊断标准
Data sources/measurement	8*	For each variable of interest, give sources of data and details of methods of assessment（measurement）. Describe comparability of assessment methods if there is more than one group 对每个有意义的变量，给出数据来源和详细的测量方法，如果有一个以上的组，描述各组之间测量方法的可比性
Bias	9	Describe any efforts to address potential sources of bias 描述解决潜在偏倚的方法
Study size	10	Explain how the study size was arrived at 描述样本量确定的方法
Quantitative variables	11	Explain how quantitative variables were handled in the analyses. If applicable, describe which groupings were chosen and why 解释定量变量是如何分析的，如果相关，描述分组的方法和原因
Statistical methods	12	（a）Describe all statistical methods, including those used to control for confounding 描述所用的所有统计方法，包括减少混杂因素的方法
		（b）Describe any methods used to examine subgroups and interactions 描述所有分析亚组和交互作用的方法
		（c）Explain how missing data were addressed 解释如何解决数据缺失

续表

	条目	Recommendation 建议
Statistical methods	12	(d) If applicable, explain how matching of cases and controls was addressed 如果相关,描述如何对病例和对照进行配对
		(e) Describe any sensitivity analyses 描述所有的敏感性分析方法
Results 结果部分		
Participants	13*	(a) Report numbers of individuals at each stage of study—eg numbers potentially eligible, examined for eligibility, confirmed eligible, included in the study, completing follow-up, and analysed 报告研究各阶段参与的人数,如可能合格的人数,参与合格性检查的人数,证实合格的人数,纳入研究的人数,完成随访的人数及完成分析的人数
		(b) Give reasons for non-participation at each stage 解释在各阶段参与者退出研究的原因
		(c) Consider use of a flow diagram 建议使用流程图
Descriptive data	14*	(a) Give characteristics of study participants (eg demographic, clinical, social) and information on exposures and potential confounders 描述参与者的特征(人口学特征,临床与社会特征)以及暴露和潜在混杂因素的相关信息
		(b) Indicate number of participants with missing data for each variable of interest 描述每一个待测变量而言,缺失的数据的参与者人数
Outcome data	15*	Report numbers in each exposure category, or summary measures of exposure 报告各种暴露类别的人数或暴露综合指标
Main results	16	(a) Give unadjusted estimates and, if applicable, confounder-adjusted estimates and their precision (eg, 95% confidence interval). Make clear which confounders were adjusted for and why they were included 报告未校正的估计值。如果相关,给出混杂因素校正后的估计值及其精确度(如95%CI),指明按照哪些混杂因素进行了校正以及选择这些因素进行校正的原因
		(b) Report category boundaries when continuous variables were categorized 如对连续变量进行分组,要报告每组观察值的范围
		(c) If relevant, consider translating estimates of relative risk into absolute risk for a meaningful time period 对有意义的危险因素,最好把相对危险转化成针对有意义的时间范围和绝对危险度
Other analyses	17	Report other analyses done—eg analyses of subgroups and interactions, and sensitivity analyses 报告进行过的其他分析,如亚组分析,交互作用分析和灵敏性分析
Discussion		
Key results	18	Summarise key results with reference to study objectives 根据研究目标概括关键结果
Limitations	19	Discuss limitations of the study, taking into account sources of potential bias or imprecision. Discuss both direction and magnitude of any potential bias 讨论研究的局限性,包括潜在的偏倚或不准确的来源、讨论任何潜在的偏倚的方向和大小
Interpretation	20	Give a cautious overall interpretation of results considering objectives, limitations, multiplicity of analyses, results from similar studies, and other relevant evidence 结合研究目标,研究局限性,多重分析,相似研究的结果和其他相关证据,谨慎给出一个总体的结果解释
Generalisability	21	Discuss the generalisability (external validity) of the study results 讨论研究结果的普适性(外部真实性)
Other information		
Funding	22	Give the source of funding and the role of the funders for the present study and, if applicable, for the original study on which the present article is based 提供研究资金的来源和资助机构在研究中的作用,如果相关,提供资助机构在本文基于的初始研究中的作用

*Give information separately for cases and controls.

第三节　怎样做好科学研究

一、硬件建设：实验室建设和技术平台建设

我国麻醉学科的实验室建设主要有两种模式，独立的归属于麻醉科的实验室和学校或医院公共实验室的麻醉学研究单元。目前独立的成规模的麻醉学科实验室数量不多，主要分布在医科大学的附属医院；多数麻醉科还是使用学校或医院的公共实验室。为了与国际接轨，建立独立的麻醉学科实验室是我国麻醉学界未来的主要方向。医科大学附属医院在麻醉学科实验室建设方面应起到引领作用。学科带头人应着眼于学科发展前沿，募集科学领域的优秀人才队伍，积极引进先进的研究设备，积极采取教学、科研、临床三者相结合的发展模式，培养适应未来麻醉学领域发展的高端研究人才和临床专业技术人才。

按照基础常规，综合应用和创新研究 3 个层次，对不同层次师生和科研工作者提供相应的无偿服务。基础常规为本科生实习，服务目标是普及实验室各仪器设备的常规使用方法和细胞学基础和技术方法；综合应用层次对象为硕士研究生、部分青年教师和科研工作者、参加科技创新活动的部分本科生，普及实验室仪器设备、细胞学知识和技术方法的综合应用；创新研究层次对象为博士研究生和承担专项研究项目的教师和科研人员，普及实验室各仪器设备及细胞学知识和技术方法的综合交叉应用，探索各仪器设备、细胞学知识和技术方法的创新运用和研究。

实验室人财物的管理、科研工作的有序开展、实验室运行效益的评估等都必须有相应的规章制度进行约束和指导，做到从人到物、事无巨细有章可循、有章必循、违章必究，才能保证实验室工作正常开展。

1. 分子生物学技术平台　分子生物学是在分子水平上研究生命现象的科学。通过研究生物大分子（核酸、蛋白质）的结构、功能和生物合成等方面来阐明各种生命现象的本质。分子生物学技术作为现代生物技术中最为先进的实验手段之一，已经广泛渗透到生命科学的各个领域，对于基础医学和临床医学研究起到了至关重要的作用。它包含了生物大分子制备和分析常用技术、蛋白质与核酸的提取与分离、PCR 技术、分子杂交与印迹技术、分子克隆技术、外源基因转移技术、蛋白质表达技术、分子标记技术、分子改造技术、测序及人工合成技术、基因组学技术、蛋白质组学技术、生物芯片技术、RNA 研究技术等。

（1）人员结构：实验技术人员队伍是实验室建设的基础，应该由高学历的实验技术人员组成。

（2）硬件设备：实验设备是科学研究、科技创新的必要设施。设备应该在有限的使用期内，发挥最大的使用效率。常用的主要设备有：RT-PCR 仪，双通道普通 PCR 仪，荧光发光仪、电泳仪、凝胶成像系统、低温冷冻离心机、普通台式离心机、移液器、摇床、恒温培养箱、水浴锅、冰箱（4℃，-20℃和-80℃）、制冰机、纯水机、电转仪、恒温水箱、混匀器等。

（3）运行特点：分子生物学实验室有大量的高值仪器和精密仪器，需要使用者要严格遵守仪器操作规则。实验平台每年新生入学后，实验室的技术人员要对他们进行仪器使用的培训。每台仪器都有专人负责，定期要进行仪器的维护和保养。所有大型仪器使用实行登记制度。平时由实验技术人员管理仪器，定期保养、维护。为了使仪器安全和方便使用，应制定仪器使用规章制度挂于墙上醒目地方，每台仪器均标明操作流程、注意事项，进行人文化管理。仪器实行由技术人员专门管理，管理人员首先要熟悉掌握该仪器的性能、工作原理、操作过程。了解零部件结构以及容易出现的故障。对初次应用该仪器的人员，要负责教会其使用，了解注意事项。负责仪器的日常保养、维护，检查仪器的使用、登记情况。使用人员是否遵守规章制度，严格按操作流程进行操作，是否爱惜仪器，注意清洁卫生等，发现问题及时处理。若仪器出现重大故障，在最短的时间内与设备处或修理部门联系，尽快修理，以保证教学、科研的正常应用。对于不遵守规章制度，不严格按操作流程进行使用而出现仪器故障者，轻者或初犯者进行教育警告，重者或屡犯者停止其使用该仪器。这样既能防止个别不守规矩的人影响工作，又能保证仪器最大化、最安全化的正常使用。

2. 动物手术平台 围绕疾病所开展的基础研究已成为当今生物医学研究领域中的主要内容，而利用模式动物建立疾病的动物模型已是其研究的非常重要的手段，对疾病的基础研究和转化研究均具有重要意义，已成为影响生命科学领域发展的一个关键因素。特别是基因工程小鼠和大鼠，在基因功能研究、人类生理病理机制研究及新药研发中起着不可替代的作用。

（1）硬件设备：动物饲养按照 SPF 级动物标准进行质量控制，动物房配有 SPF 级动物观察室、实验室，洗消间，传递窗口以及清洁走廊，以及进入动物房必经的一更、二更、手消毒和风淋室。为保证动物的健康生存，动物房内还配备有风机、中央空调、动物饮水机、加湿器以及 UPS 备用电源，以维持动物生存所需的温度、湿度、洁净度等条件。每天对动物房卫生进行消毒清洁，统计人员进出状况，同时对每一位进入动物房的人员要求并监督其更换衣物，以保证动物房的卫生状况。每周定时对动物笼具进行消毒并更换清洁笼具，每季度更换空调滤网，以使动物达到要求级别。

手术平台配备有恒温手术室、小动物行为记录分析系统及遥控系统、大小鼠定向头架、大小鼠脑立体定向仪、小动物呼吸机、手术显微镜、牙科钻、微透析分析系统、高效液相色谱分析系统、NO 分析仪、各种动物组织离心机、搅碎机、红外成像分析系统、多功能气体分析仪及图像分析系统等现代化的仪器设备。

（2）运行特点：动物手术室是制备疾病动物模型的重要场所，模型制作的成功与否直接影响着科学研究的进展，因此洁净整洁的手术环境至关重要。手术室技术管理员对整个手术室内的工作人员和器械进行管理。其职责包括制定手术室内的每一个人的职责以及需要合作的工作，组织新人进行动物模型制备培训，制定培训计划。

3. 电生理技术平台 膜片钳技术是一个应用范围广泛的电生理学技术，是一种以记录通过细胞膜上的各种离子通道的离子电流来反映细胞膜上单一的或多个的离子通道活动的技术。作为一种先进的细胞电生理技术，膜片钳一直被奉为研究离子通道的"金标准"。

（1）硬件设备：设备包括有膜片钳放大器、膜片钳数据分析系统、防震工作台、倒置显微镜、微操纵器、微电极拉制仪、微电极抛光仪、体视显微镜、恒流泵、振动切片机、冷光源、恒温水浴箱等。

（2）运行特点：膜片钳不仅能用来记录细胞膜离子通道的电生理活动，还可以与其他生物学方法结合应用，如可观察药物对离子通道的影响、分析药物在靶离子通道或受体上的作用位点；与激光共聚焦技术结合，通过膜片钳电极向细胞内注入荧光探针，观察细胞内某标记物的浓度及其变化。膜片钳技术为阐明离子通道病的发病机制并预防治疗的新途径提供有效的方法。

4. 动物行为学技术平台 动物行为学是一门研究动物行为的科学，通过对动物行为学的研究得出的规律，能够以观察、实验的方式了解动物状态、需求等。近些年来，动物行为学的研究获得了蓬勃的发展，主要是把动物行为与生命科学中许多其他分支学科相互结合，从不同的角度进行了完整、系统地阐述动物行为的原因、机制、发生发育、进化与功能适应等问题。

（1）硬件设备：自发运动观测：可测定小鼠的探究行为及情绪反应；迷宫系列检测情绪和记忆能力包括 Morris 水迷宫、高架十字迷宫、八臂迷宫、Y 迷宫、O 型迷宫等；旷场检测能对动物对新异环境的兴奋性、适应性、探究、紧张、记忆等多种行为进行评价；明 - 暗箱实验检测位置偏爱；强迫性游泳；穿梭箱实验、一次性跳台实验、转轮实验以及检测脊髓感觉和运动功能的光痛检测实验、甩尾实验、爬坡实验等。实验过程中禁止实验人员或其他人员在实验室内或实验室门外频繁进出，避免在同一间实验室内同时进行两项或两项以上的实验，尽可能消除实验人员对实验动物的影响。

（2）运行特点：行为学实验一般要求两人双盲合作，其中一人对实验要求及分组一无所知，以符合行为学的双盲判定要求。同时对仪器所附带的软件及分析方法予以细致的演示，特别是实验初始数据以及对照组的采集是关键。对于仅进行一次性实验诸如高架迷宫、跳台、旷场等实验要严格执行，以保证实验的客观性。

二、软件建设：人才及团队建设和制度建设

1. 科室科研管理 随着科技体制改革的不断深化，科学研究领域的竞争也日益激烈。科研管理是

将基础研究和应用研究的结果和社会需求有机结合，并对其进行引导、规划和控制的综合性工作。具有开展科学研究，知识创新和科技转化的职能，对内部的各种资源进行合理配置、优化组织、协调控制，达到科学成果产出和转化的效率最大化。麻醉科的科研管理要求我们做好组织、协调和建设工作，为科研人员创造条件、提供服务的工作。同时也一定要加强过程管理，包括开展课题的可行性讨论、科学研究的原始记录管理制度、课题进展的检查等。

2. 学术团队合理结构及管理模式　学术团队是以学术带头人为核心的学术研究单元，由数名研究人员、实验技术人员以及研究生组成，原则上对应于重点实验室学科方向规划中的一个研究方向，特别重要的和范围较大的研究方向可以组成两个，甚至多个学术团队。学术团队设立在科室学科方向规划的研究方向上，有明确的科研任务和目标。学术团队的规模可以根据所承担的科研任务动态调整，但应有确定的带头人、经常性的学术活动和共同承担的研究任务，研究覆盖面一般不超过重大项目所涵盖的学术范围，以保障落实到研究人员和具体任务的管理。学术团队要努力争取国家各类重点、重大科研项目，创造科研业绩，提高在本领域的学术声誉和地位。

学术团队带头人应在所属领域具有知名度和影响力，同时具有良好的组织协调和对外交往能力，办事公正，为人正派。团队带头人一般为教授，或学术上非常活跃的副教授。学术团队带头人负责所领导团队的科研工作，自主承担科研项目和筹措科研经费，管理单位指定的公有资源，有权调度团队范围的人员、仪器设备及办公用房等资源，对团队集体争取到的大型和重点科研项目经费的使用拥有支配权，对主要是团队成员个体争取到的一般科研项目，如自然科学基金面上项目、青年项目等经费的使用具有指导和建议权。团队带头人有义务执行学校和医院的各项政策和规章制度，保障团队成员的正当权益，组织团队成员完成好教学任务和社会工作，按规定交纳应负担的公共管理费用。

学术团队成员有义务遵守学校和医院的各项规定，在科研和团队事务中接受团队带头人的领导，完成团队带头人布置的任务，同时在团队内享有规定的权益和待遇。对团队集体争取到，名义由本人担任主持人的大型和重点科研项目经费的使用须接受团队统筹使用的安排，但对主要是本人个体争取到的一般科研项目，如自然科学基金面上项目、青年项目等经费的使用具有支配权，但接受团队带头人的指导。

医院和科室所明确各学术团队管理的房屋和设备等公有资产的范围和时间。团队带头人在遵守医院和科室的相关规定，承担安全、卫生、运行、资产与环境保护等职责，按规定交纳水电、管理和资源占用等费用的前提下，自主使用和管理所属范围的房屋和设备等。团队解散时，按照医院和科室相关规定，由科室接管其公有资产。

3. 学术团队培养模式　在麻醉学术团队的培养环境中，需要将培养目标、培养对象的选拔、培养方式、质量评价等多个要素按照一定的关系组合，并遵循一定方式运行。

培养目标指通过培养活动使作为培养对象的团队成员在知识、能力、素质结构上所要达到的标准。它规定着团队成员的培养方向，是整个培养活动的出发点和归宿，具有导向作用，制约着团队成员培养模式的选择与构成，对培养对象的选拔、培养方式、质量评价等要素具有统摄作用；学术团队课题的研究方向，是培养对象选拔的方向。根据被选拔对象的知识结构、个性特征和已取得的科研成果，综合考虑选拔合适的培养对象；培养方式是指根据培养目标及培养对象的特征，对培养对象进行培养的过程中所采取的基本方法。学术团队成员的培养方式，一般是由导师指导，必要课程的学习和产学研结合的教学方式。同时还需有意地在领导能力上，给培养对象创造条件，进行锻炼；质量评价是指以培养目标为依据，对培养过程进行监控和对培养结果进行检验所采取的有关措施。质量评价通过收集培养过程中各方面的信息，依据一定的标准对培养过程及所培养的人才的质量与效益作出客观衡量和科学判断，并及时进行反馈与调节，以实现和达到既定的目标。学术团队成员的评价标准主要包括产出科研项目及成果的质量和个人的综合素质。

4. 研究生管理制度　研究生是科研工作的主力军，其科研能力已逐渐成为实验室培养研究生越来越重视的指标。研究生科研能力指的是研究生在独立、顺利完成一项科学研究活动过程中所必须具备的个性心理特征，而研究生的科研能力是其应具备的基本素质之一。研究生的科研能力主要包括：发现科学问题的能力、科学实践能力、研究论文的写作能力。研究生培养质量已经成为目前高等教育的重要工作，而研究生培养质量合格与否，其科研能力高低起着至关重要的作用。

研究生学习，不能仅仅是以按要求顺利毕业为目的，而应该着力自身综合能力的提升，为将来实现自己的理想和充分展现自身的价值打下坚实的基础。因此，在营造主动和创新氛围时，要求围绕研究生这个目标，提供给研究生展示创新能力的平台，营造创新氛围，同时注意对其合理施压，引导学生解决困难，让实现目标的过程成为形成主动创新能力的过程。因此实验室长期坚持对研究生实行科研工作汇报进展和科研文献学习汇报工作。

（1）读书报告制度

1）每周一次，硕士10分钟/人，博士15分钟/人，提问5～10分钟。

2）必须阅读指定文献，未经负责人许可不得调换及更改。

3）读书报告管理和主讲人由实验室工作人员负责安排，由各研究生组长安排通知（提前两周）查找文献，文献全文提前发送至公共邮箱及科主任邮箱内。

4）每次读书报告结束后，采取评分制，评选优秀讲者。

5）要求幻灯简洁美观，背景介绍言简意赅。

（2）课题进展汇报制度

1）依照研究方向及实验室管理要求将进展汇报分组，进行组内汇报。

2）以幻灯形式汇报近期试验进展。

3）对结果的优劣进行分析，总结。

4）提出实验中遇到的问题、难题，解决的方案，寻求帮助。

5）对进一步试验的方案、方法、时间节点进行安排。

6）如无特殊情况，相关研究生导师和辅导老师必须参加进展汇报。

（3）中期检查管理制度

1）从课题进展、实验中期结果、论文发表三方面对研究生进行评估考核，按考核综合成绩评选优良差，表现优秀者予以奖励，对于考核不及格予以警告。

2）针对课题进展遇到问题研究生，分析原因，解决问题，工作人员予以指导帮助。

3）对研究生实验原始记录本进行检查，评估其工作量和认真程度，择优奖励。

5. 实验室管理制度

（1）实验室工作人员岗位责任制

1）实验室总负责人对实验室日常管理工作负全责。

2）实验室专职教授帮助研究生对发表文章进行审核，未经审核通过者不予发表。

3）实验室技术人员对所管理实验单元的操作流程，仪器设备使用及保养，安全及卫生负全责。

4）实验室技术人员在实验室总负责人指导下开展工作。

5）实验室管理工作由管理人员全权行使，除管理人员外其他人员不赋予责任。

（2）实验室仪器管理制度

1）操作人员要熟悉仪器用途、使用方法，严格按照使用说明书的要求操作，遵守操作规程。

2）实验仪器由管理员定期检查维护，保证清洁和性能完好，防止由于保管不当或对仪器不熟悉而造成损坏。

3）使用大型仪器前必须进行专业培训，由技术人员签字授予使用权。如有违规现象，一次口头警告；两次书面检讨；三次停止使用该仪器。使用前必须进行预约，未经预约不得擅自使用。

4）仪器使用过程中，应注意仪器的保养和维修，随时注意仪器性能和工作状态，如发生故障，必须及时汇报各实验单元负责人，申请专业维修人员及时维修。

5）与实验仪器相关的计算机不得私自下载与实验无关的各种程序。实验室会定期清除数据，请及时拷贝。如有丢失，概不负责。

6）实验室仪器严格实行使用登记制度，登记要求认真、正确、真实。

（3）SPF级动物房饲养管理制度　除动物房工作人员外，任何人未经允许不得进入动物房。工作日期间取送动物由工作人员代为操作。特殊情况下需研究生自行进入动物房须严格遵守以下规定：

1）进入动物房之前，请先确保动物手术室房门关闭。

2）开门后先穿好鞋套，进入洗消间，严禁穿鞋直接进入。

3）进入洗消间后，按顺序依次戴好手套、口罩、穿好一次性手术衣。

4）确定穿戴好工作服后方可进入动物饲养室，切记要同时开两扇门操作。

5）进入动物房拿到动物后迅速离开，勿长时间逗留，四处走动。禁止穿白大衣进入动物房。

三、保障条件：经费—基金申请

申请科研基金是研究者必须掌握的"技能"。基金就好比科研团队的能源库，没有经费，研究无从谈起。所以科研团队的主导者最重要的就是获得充足的科研经费以支撑研究工作的正常进行，而在经费充足的情况下，开展探索性的研究才有可能。申请科研基金就像一个浓缩的科学研究过程，既要全面展示背景意义，科学问题，独创的解决方法，也涉及缜密的研究设计，和对研究结果的预估这一整个过程。

首先，科学问题的提出必须具有深刻的意义，可以是对新发生现象的解答，也可以是对已有问题解决方法的探索。科学问题的提出是否吸引项目评审过程中的评委至关重要，项目必须有一个关键的切入点，并能提出创新性的解决问题的方法。延续性的研究则要充分说明与以往课题的关系，延展的必要性和成果可能带来的意义。摘要与科学问题的提出所凝练出来的关键的一句话要反复凝练、提取，用最精练的文字清晰地展示该基金的主题。

在课题设计和研究方法方面，科技项目不同于文学作品，文学作品通过大量的描述使读者在脑内形成属于自己的形象、环境与事件。但科技项目则要通过简练、明确的语言和图示清晰准确地传达申请者对研究的设想。逻辑要清晰，能够用流程图和机制关系图阐释的地方，要能够简洁、突出主题地把握机会赢得评审者的认可。而在研究方法描述中也要用科学的语言，成熟的技术方法，准确的数字设计一步步将实现设想的实验环环相扣、有条理地表示出来。书写内容越具体，越能表现出设计者实力与能力，也越能征服项目评审专家。在技术方法和实验设计方面如果有独创或新颖的内容，要重点进行描述，并设法放在显眼的地方或突出显示，能够设计出令人拍案叫绝的研究方法也好，具有竞争者不具备的技术平台也好，都要抓住特点充分展示出来。令审阅人不仅对科学问题和研究假说具有深刻的印象，而且对设计和方法的创新之处也能反复回味，而不是将出彩的地方埋没在冗长、千篇一律的技术文字中。

此外，能够打动评审人的部分就是扎实的研究基础。要充分展示课题假设的研究依据，最好是自己团队已有的、对假设具有直接支撑作用的预实验或前期研究结果，但又要注意不能展示过多的数据，过多的数据会冲淡申请新基金的必要性；依托单位的平台足够强大也是一个重要因素，课题组成员既要有经验丰富的研究者，也要有踏实干活的一线研究人员，课题成员的研究背景最好与课题相关，或是掌握课题所需的关键技术。若技术平台包括一些前沿的研究设备和方法，也要作为强调的重点，以尽量给评委留下"这个团队是能够解决这一问题的最佳候选"的印象。最后就是对于自己前期工作的精华式总结，能够在极短的描述内展示团队的研究实力。

当然，项目申请也分很多种，从院校、市级基金，省部级基金，到国家级不同级别的基金，青年、面上、重点、重大，合作项目或人才项目都各有偏重，也有不同的写法。反复书写、修改、课题组论证不仅可以提高书写能力，对科研思路也是一种整理和磨炼。写基金的过程也是一个集中查阅和复习文献的过程，在这一过程中，思路的形成与打磨对于一个成熟的基金是必不可少的，在磨炼中升级，才有可能成为高手，最终得到认可，而这样完整的基金也才可能真正作为一个课题的"说明书"去指引课题组进行研究。

最后，基金申请必须反复斟酌，是不断形成、修改、推翻、再修改的反复完善的过程。一定要有充足的时间，提早入手，及时开展预实验以获得初步的研究结果，待成文后也要反复琢磨提炼，整个内容似剧情跌宕起伏、推理严密、层层深入。

第四节　科学研究的成果

一、论文发表

长久以来,在西方科学界流传一句话"publish or perish",可想而知,一项科学实验只有成果被发表,才算真正完成,也才会产生效应。目前中国麻醉学研究日渐成熟,研究范围涵盖麻醉学相关的基础、临床麻醉与监测、危重病医学、疼痛诊疗等多个领域。据初步统计,我国麻醉学者 2015 年共发表被 Pubmed 收录的各类论文 2093 篇,在麻醉学论文发表方面已经积累了很多经验,但我们在文章质量、接受率和高影响因子杂志发表率方面还有很大的提高空间。

总结麻醉学论文发表失败的经验,常见原因有:①研究目的不明确;②资料不全,缺乏对照;③统计方法和数据分析有误;④语言不过关,文章词不达意;⑤未对结果进行深入分析;⑥文章格式与杂志要求不符。而其中大部分因素可以通过投稿前的充分准备而予以避免。

投稿前,首先应该了解所做研究的类型和拟投文章的类型,确定读者群和目标杂志。常见的麻醉学英文论文的类型有:Articles,Case report,Reviews,Technical communications,Correspondences,Editorials 和其他。杂志类型根据研究内容可以划分为基础与临床两个类别,这里仅列举临床相关的杂志。与临床麻醉相关的杂志主要有:Anesthesiology,British Journal of Anaesthesia,European Journal of Anaesthesiology,Anesthesia & Analgesia,Journal of Cardiothoracic & Vascular Anesthesia,Journal of Neurosurgical Anesthesiology,The International Journal of Anesthesia,International Journal of Obstetric Anesthesia,Canadian Journal of Anesthesia,Anaesthesia,Paediatric Anaesthesia,Chinese Medical Journal of Anesthesiology 等。与重症医学相关期刊:Critical Care Medicine,Resuscitation,Journal of Critical Care,Pediatric Critical Care Medicine 等。疼痛相关杂志:Pain,Clinical Journal of Pain,European Journal of Pain,Journal of Pain,Journal of Pain and Symptom Management,Pain Clinic,Pain Forum,Pain Medicine,Pain Research & Management,Regional Anesthesia and Pain Medicine 等。国内麻醉相关杂志:中华麻醉学杂志,国际麻醉学与复苏杂志,临床麻醉学杂志,重症与监护,麻醉与监护杂志,中国危重病急救医学,中国疼痛医学杂志,实用疼痛学杂志等。

如此繁多的杂志,应该如何正确地选择呢?选择期刊时应该综合考虑期刊的专业范围、期刊的声望(影响因子也是其一)、期刊的读者群、期刊的发行量、论文的出版费用等一系列因素。可以通过相关的数据库检索系统评估期刊的学术质量和权威性,并了解自己论文的主题是否在期刊的征稿范围内。

确定杂志后应认真学习"投稿须知",注意栏目设置,确定拟投稿件的类型、要求及格式。对于一些特别重要的问题,可主动与编辑部或主编联系寻求帮助。可征求同仁意见,特别是本专业专家对拟选期刊的建议。可以学习最新出版的拟投期刊中与自己论文相似的文章,看"须知"中的要求如何在这些文章中体现,并以这些文章为写作样本。在开始写作后,严格按照拟投杂志的格式要求进行书写。总体而言,论文应包括前言(introduction)、方法(methods)、结果(results)和讨论(discussion)四个大部分,其中结果部分是文章的重点。而有经验的科学写作家都认为,撰写论文从"材料和方法"部分开始,以"摘要、文题、作者"结束,可以使写作更为快捷而有效,并且可以明显减少以后的修改工作。

书写过程中还要特别注意对伦理和统计方法的描述。以人为对象的实验报告,应说明实验程序是否符合(所在单位或地区)人体实验委员会制定的伦理道德标准以及是否符合赫尔辛基宣言(Helsinki Declaration)。不要使用患者姓名、首字母缩写名,或医院代号,尤其在说明性材料中应注意。以动物为对象的实验报告,应说明是否遵循所在单位或国家研究委员会有关实验动物保护与使用的准则,或任何有关国家法律。实验方法部分应该详细描述研究中所采用的统计学手段。在结果部分应尽可能定量描述统计结果,而非仅定性说明 P 值小于(或大于)α。可以通过描述 P 值的具体数值(或可信区间)、统计学意义和生物学意义来阐述实验结果。在讨论部分应具体讨论实验对象的选择是否合适,详述随机化方法,描述盲法的可靠性等内容。

论文初稿完成以后，应仔细检查包括参考文献（References）在内的全部内容的准确性和格式。稿件的认真程度体现了科学研究的严谨性，所以投稿时必须做到书写无错、格式正确、材料完整。通常杂志会提供一份"稿件对照检查表"（checklist），应该严格按照要求，仔细查对，切勿大意。材料齐备后可以考虑投稿，投稿的同时还应准备一份投稿信（cover letter），主要是向编辑简要介绍作者和论文的信息。

大多数期刊会在稿件投出后给作者发一份正式的、收到稿件的回执（acknowledgment of receipt）。如果稿件的质量和格式都符合杂志的要求，会进入同行评议（peer review），一般在4~6周内决定是否接受（不同杂志略有差异）。如果作者在投稿后8周未得到任何有关稿件的回复，可写信询问。收到修改意见后应该认真对待编辑和审稿专家的意见，尽量在有效期限内完成补充实验和文章修改。提交修改稿时，应该逐一回答审稿人的每一条意见和建议，对于某些无法完成的实验或不正确的建议，可以委婉的拒绝。

在整个实验研究和论文撰写、投稿过程中，麻醉科室和实验室应予以足够重视，特别是对于初次参与的研究生（或研究人员），研究生导师、辅导老师和课题负责人应给予耐心指导，在论文的科学性和客观性予以把关，在图表呈现方面给予技术支持，并对语言进行反复修改、润色。必要时，可以请相关的专业人员予以帮助，但一定要保证论文内容真实可靠。一方面严格控制论文质量，另一方面大力培养相关的人才，只有这样，我国的麻醉学论文才有可能在质量和数量上有更大的突破。

二、成果申报与专利申请

为了提高学科的创新实力、核心竞争力和知名度，也为了培养科技人才，很多研究成果最终都将进行科技成果申报。而在麻醉学领域，科技成果主要是指在围手术期对于患者本身、麻醉药物和疾病现象等的新见解、新发现，以及改善其相互作用结果的手段或技术方案，具有创新性、科学性、系统性、先进性和实用性等特点。

各级成果申报的内容虽然略有不同，但其核心部分都在于成果申报书，这也是评审的基本技术文件和主要依据，要求内容真实、客观、准确，格式规范、美观。其内容包括：

1. 简明、准确地反映成果特征、内容和应用的项目名称，既不能太抽象概括，也不要过于具体，应力求准确、完整。

2. 申报书的"序言"，即项目简介，这也是向社会公开、接受社会监督的主要内容，应可公开宣传。项目简介应提纲挈领地对项目情况进行整体概述，力求重点突出、主题明确，客观、严谨、准确、精练，并包括以下内容：项目研究的目的意义、需要解决的核心问题；主要创新点，如研究的主要发现、关键检测指标、突破的关键技术等；成果产生的价值，如知识产权情况、形成的技术标准和指南、推广应用情况、直接和间接经济效益、社会效益、促进科技进步的作用等。

3. 主要科技创新是申报项目的核心内容，也是评价项目、遴选专家、处理异议的重要依据，主要包含两部分内容：一是简要介绍研究背景、研究目的和总体思路；二是分段阐述主要科技创新点及其主要内容，也就是成果的核心内容。每个创新点要相对独立，按重要程度排序，并标明序号；应以高度浓缩和精练的主要发现、发明、创新内容为标题，如发现了……规律，创建了……学说/策略，解决了……关键技术问题等；进而详细阐述成果的关键点、解决的主要问题，其先进程度，国内外应用比较等。本部分中要特别注重创新水平和价值的体现，但应以支持项目科技创新内容成立的旁证材料为依据，如论文、知识产权、第三方评价、引用情况、检测报告等；力争用词规范准确，慎用国际/国内领先/先进等词语；有描述、有结果、有对比，尤其注意文字、数据的一致。

4. 要提供经济、社会效益及推广应用情况。其中直接经济效益是所有项目参与完成单位在近3~5年应用该成果过程中取得的经济效益总和，应以各财务部门核准的数据为基本依据，加盖财务专用章，汇总后加盖第一完成单位财务专用章。间接经济效益指非本项目完成单位应用本项目技术成果取得的经济效益，填写的数额应有相应证明材料。社会效益指其对患者健康、社会生活等的影响，以及解决行业内发展相关问题对于科技发展和社会进步的意义。推广应用情况则应就项目的应用、推广、生产、产业化等情况进行阐述。

5. 主要完成单位情况,应该是在项目研究应用过程中提供技术、设备和人员,对成果完成具有实质性贡献,并具有独立法人资格的单位(不能是部门)。单位名称必须与单位公章完全一致,单位联系人、项目联系人信息准确,完成单位按贡献大小排序。根据要求准备相应书面材料并加盖单位公章。

6. 主要完成人情况:完成人数为最多可录入申报奖励等级的约定人数,按贡献大小排序,其手机、邮箱等个人信息均需准确核实。工作单位为完成人所在法人单位,与公章一致;二级单位指法人单位的下一级单位;曾获科技奖励情况中不包括"先进工作者"等个人荣誉。对本项目的实质性贡献必须明确指出对第几"创新点"做出了贡献,并注明旁证材料。所有完成人必须亲笔签名,并字迹清晰、书写规范。

7. 主要证明材料包括知识产权证明文件、成果形成的标准文件、第三方评价证明文件、直接经济效益证明文件、应用证明文件、代表性论文、著作。其中,知识产权证明必须为已授权的,前三个专利为核心专利,其发明人若非项目完成人,必须提交知情同意书;发明专利的发明人必须至少有一人为项目完成人。

总之,科技成果的获得是一个长期的过程,更是一个系统的工程。希望麻醉学科的研究者们能够在研究早期就明确具有重大社会影响力的研究方向;加强研究合作,及时收集、保存原始研究数据,进行高水平论文撰写,并关注同行引用情况;积极将成果进行推广应用,以取得良好的经济和社会效益;注重知识产权的保护,及时进行专利申报、取得新药证书等;最终能将一个个的科研结果转化为能够为医疗和社会进步作出贡献的科技成果。

（吕　岩　参编）

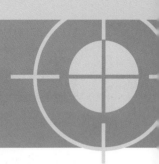

第三十章

麻醉科医疗质量的管理与控制

王国林　天津医科大学总医院

麻醉科作为临床二级学科，承担着临床麻醉、急救复苏、重症监护、疼痛治疗等临床工作和相应的教学、科研任务，其业务场所包括手术室内和手术室外。随着临床医学的发展，麻醉科在医疗机构中的重要作用越来越凸显，特别是在医疗安全保障、运行效率方面发挥着平台和枢纽作用。在追求手术效率的同时，手术患者安全不应该被忽视。此外麻醉相关性死亡率统计多局限于术后 48h 内，但临床患者及其家属最为关心的是患者能否安全出院及其术后长程（如 30d）转归问题，因此麻醉安全和质量仍有很大的提升空间。麻醉学科应以提高患者安全和改善麻醉质量为核心，进一步完善学科建设，通过加强麻醉安全和质量管理，最终实现临床麻醉安全和质量的持续改进。

第一节　麻醉科医疗质量管理

麻醉科医师的重要基础性工作是临床麻醉，临床麻醉的服务对象是接受手术治疗的患者和为患者施行的外科手术操作。对于患者来说，临床麻醉要达到安全、舒适、利于患者康复的目的。对于手术本身来说，临床麻醉要为手术操作创造满意的患者生理环境（如肌肉松弛、隔离肺通气、低体温状态、控制性低血压状态等）以方便手术进行。因此麻醉医疗质量高低直接关乎患者安危并成为外科手术能否顺利进行的先决条件。加强麻醉科医疗质量现代化管理和控制任务紧迫。

一、麻醉质量管理的发展和国内现状

（一）质量管理概念的形成及医疗质量管理特点

质量管理的概念最初形成于工业生产过程，其基本目的在于通过一种乃至多种方法使产品满足所要求的特性。早期，人们对质量管理认识一般局限在对产品质量的检验。20 世纪 30 年代，美国科学家 W.A.Shewhart、H.F.Dodge 和 H.G.Romig 首先把数理统计引入质量管理领域，开始将质量管理的重心由事后检验转移到生产过程，甚至准备阶段。直至 1961 年美国 A.V.Feigenbaum 提出全面质量管理的观点，强调全员参与、全程管理，才使质量管理真正步入系统科学的统计质量控制的现代管理阶段。

全球的医疗质量管理是在学习和应用工业质量管理的理论和经验中发展起来的。传统的医疗质量是指医疗服务的及时性、安全性和有效性，通过临床技术科室和医务人员遵循医疗管理规章制度，执行操作规程和技术规范，实施自我评价和控制所达到的医疗技术和医疗效果。而现代医疗质量是指在现有医学知识的基础上，医疗服务提高满意结果可能性的程度和降低不满意结果可能性的程度。因此其工作目标是医疗质量的持续改进（Continuous Quality Improvement, CQI），强调增加患者满意度、加强医疗质量可比性及公开化。

（二）我国麻醉质量管理的发展历程

1987 年江苏省率先在全国制定《江苏省县级以上医院麻醉科建设管理规范和常用技术操作常规》，明确了麻醉科的工作范畴和建设要求，这对麻醉学科的发展起到显著推动作用，在全国产生很大影响。卫生部 1989 年 5 月 3 日以卫医字〔1989〕第 12 号文件发布了《卫生部关于将麻醉科改为临床科室的通

知》，明确提出："我国医院临床麻醉学科有了较大的发展，其工作性质、职责范围已超出了原"麻醉"词义的范畴，这主要表现在：麻醉科工作领域，由原来的手术室逐步扩大到了门诊与病房；业务范围，由临床麻醉逐步扩大到急救、心肺脑复苏、疼痛的研究与治疗；临床麻醉的工作重点将逐步转向人体生理机能的监测、调节、控制及麻醉并发症的治疗等。为进一步推动麻醉学科的发展并借鉴其国内外发展经验，在中华医学会的倡议下，经我部研究，同意医院麻醉科由原来的医技科室改为临床科室"。当年浙江省最早成立了麻醉质量控制中心。随后天津、上海、陕西、山东等省市在各级卫生行政部门的领导下相继建立了麻醉质控中心。据统计截止到 2012 年年底，全国 93% 以上的省、自治区、直辖市已建立了麻醉科医疗质量控制中心（简称麻醉质控中心）。麻醉质控中心作为我国医疗质量管理中的专业质量管理模式日益受到广泛认可，为提高麻醉医师的知识和技能水平、提高麻醉质量和麻醉安全性以及提高患者满意度和降低麻醉风险，发挥了重要作用。国家卫生和计划生育委员会麻醉质量控制中心（以下简称卫计委麻醉质控中心）于 2012 年正式成立。作为国家级质控中心，卫计委麻醉质控中心肩负着面向全国开展麻醉质量控制工作的重要任务。

（三）我国麻醉质量管理现状

麻醉质控中心作为我国医疗质量管理中的专业质量管理模式日益受到广泛认可。麻醉质控中心旨在提升麻醉医师的知识和技能水平，提高麻醉质量和麻醉安全性以及改善患者满意度和降低麻醉风险，并在为患者提供更高水平的医疗服务和努力实现麻醉质量全面管理的同时，推动麻醉学科的整体发展。但是由于地域之间麻醉学科水平、经济发展状况，以及卫生行政部门认识程度等因素存在的差异，麻醉质量管理体系的发展并不平衡，许多省市或地区麻醉质量管理系统并没有形成有效的网络机制，而仍然处于以科室或医院为主体的初级管理阶段。面临这种不均衡的发展局面，在完善已经建立的和加快正在建设的网络的同时，应当高度重视发展中存在的问题：①麻醉科作为医院中一级诊疗科目，从其组织结构、工作内涵到运行模式还远不够健全与充实，全国各医院麻醉科的建设与发展差异较大；②麻醉专业人员的数量及学历结构虽有很大的提高，高级职称的数量明显增加，但仍缺乏相当数量的亚专科学术带头人及在全国具有影响的高端人才；③麻醉科的科室管理还不够规范，规章制度亟待完善；④特别是当前出现的不良医疗事件反映确实存在比较严重的医疗隐患，对保障患者安全不利，要认真对待。因此，如何加快我国医院麻醉科的建设与发展，强化临床一级诊疗科室的内涵与地位，形成麻醉学科与相关临床学科之间相互支撑、良性循环的发展势态，更好地为提高医疗质量、保障患者安全服务已是刻不容缓的问题。

二、麻醉科医疗质量管理目标

国内多数区县以下的乡镇医院未具备麻醉科建制，已经建立的省级麻醉质量控制网络大多以县（区）级即二级（含）以上医院构成主体，并以此为学术和业务平台向网络内的专业人员和科室进行监控管理，成熟并完善的质量控制网络可以通过这个平台向乡镇医院麻醉从业人员实施指导和管理。因此就目前现状而言，科室是构成麻醉质量控制网络的最基本单元，也是决定麻醉质量控制网络完整程度重要指标。

在已经建立麻醉质量控制网络的省市或地区，由于网络所发挥的相互制约、相互激励、相互借鉴的作用，科室可以迅速地较大幅度地改善和提高自身质量管理水平。对于尚未建立质量控制中心网络所在地区的科室而言，来自于科室或医院以外的激励和制约作用十分薄弱。这些科室的麻醉质量控制主要取决于自身对医疗质量管理理念的认识程度及其所具备的管理水平。麻醉科医疗质量管理目标可以归纳为：①建立健全麻醉质量标准化、规范化管理，坚持以患者为中心，以医疗质量为生命的质控制度；②强化质量意识，定期开展基础质量、环节质量和终末质量的分析，评价或结合典型病例、差错事故等进行质量意识教育；③对进修医师、轮转医师、实习学生和新上岗医师，必须进行岗前教育和培训，重点是医德规范，规章制度和工作质量保证，并在实际工作中认真执行；④按照麻醉质控要求，每月进行麻醉质量统计、分析，每季度进行一次全面的麻醉质量检查、评价，并通报全科；⑤对麻醉质量存在的突出问题，要抓紧时间调查、处理、纠正，并提出整改意见，除在科室及时贯彻执行外，并向医务处及质控中心报告。真正做到问题已调查清楚，当事人已接受教训，整改措施已完全落实，思想认识已得到提高；⑥提高麻醉前评估和各种麻醉记录单的书写质量，保证麻醉记录单的准确性、及时性、完整性、整洁性和一致性。麻醉管理的目的是保障患者平稳渡过围手术期，避免或减少并发症，提高手术患者康复质量。因此，麻醉管理应当是麻醉活动的全部，需强调：①始于术前，全程管理；②抓住重点，分级管理；③因人而异，目标管理；④调查研究，信息管理；⑤按章办事，规范管理。

三、麻醉科医疗质量管理机构人员组成和职责

（一）全国麻醉医疗质量管理与控制体系的建立和职责

权威性的质量管理机构是实行质量管理的必要条件。质量管理机构不仅要通过主管部门授予的行政权力和专家的学术地位获得管理的权威性，还应该通过定期发布公正的质控评审信息来巩固和发展管理机构的权威性。根据我国国情，建立赋予相应行政职能的各级麻醉质控中心是实行麻醉专业管理的有效方法。卫计委麻醉质控中心于2012年正式成立。作为国家麻醉质控中心，卫计委麻醉质控中心肩负着面向全国开展麻醉质量控制工作，是需要覆盖全国的管理机构。为更好、更快地开展工作，麻醉质控中心迅速构建了其组织机构。由中心主任主持全面工作，并与中心副主任组成决策机构，负责组织协调工作，同时将各省、自治区、直辖市麻醉质控中心负责人纳入到麻醉质控中心专家指导委员会。形成了卫计委部署、麻醉质控中心主任主抓、麻醉质控中心办公室具体布置、各省市贯彻落实的全国麻醉质量管理体系。在成立伊始，卫计委就对卫计委麻醉质控中心进行准确定位并界定了工作导向。麻醉质控中心的定位涵盖五个方面：①卫生行政主管部门职能的延伸机构；②政府行政部门与临床一线安全的枢纽；③卫生主管部门提高政策执行力的抓手；④发挥专家特长，协助政府决策的平台；⑤保障临床麻醉安全十分重要的举措。

在中心定位的基础上，界定了麻醉质控中心的工作导向即职责：①切实贯彻落实卫生主管部门政策和指示精神；②保持卫生行政主管部门的政令畅通；③搭建上传下达的行业规范管理的平台；④致力于提高我国临床麻醉安全的整体水平。

（二）省、自治区、直辖市麻醉质控中心架构和职责

各省、自治区、直辖市根据本地区地理特点及医疗资源分布现状，建立省、自治区、直辖市麻醉专业质控中心，一般由卫计委医政处质控办具体管理。并由建立省、市（区）、县级质控中心组成的三级麻醉质控网络体系。要及时收集、总结、上报本地区质控信息。省级质控中心主要职责为：①拟定麻醉专业的质控方法和程序、提出本地区麻醉专业质控标准、质标体系和评估方法的具体意见和要求；②在本地区卫生计生委的指导下，负责本地区麻醉专业质控工作的实施。定期对各级医疗机构进行麻醉专业质量考核，科学、客观、公正的出具质控报告并提出整改意见；③组建麻醉专业质控网络，指导下属市、区、县质控组织开展工作；④建立麻醉专业质控信息化平台，采集质量敏感指标，定期收集、汇总、分析、评价与反馈质控信息，完善信息资料数据库；⑤从事质控研究与学术交流，参与市内外医疗质量管理活动，承担与质控有关的教学或培训任务；⑥完成卫生计生委交办的其他工作。

（三）质控基层单位—麻醉科医疗质控小组人员组成和职责

医疗质量是麻醉科管理的核心，加强科室制度建设是提高麻醉医疗质量的保证。麻醉科应设立"科室质量与安全工作小组"。科主任（或负责人）为质量控制与安全管理的第一责任人，应有专人负责麻醉质控相关报表及登记。科室应制定相应的工作制度，定期和不定期召开质量控制小组会议并有开展工作的记录。定期开展麻醉质量评估，将麻醉并发症的预防措施与控制指标作为科室质量安全管理与评价的重点内容。

科室质控小组管理职责：①在地区质控中心、医院医疗质量管理委员会领导下，对本科室医疗质量进行常规检查、分析、汇总、整改；②科主任及质控小组成员负责结合本专业特点及发展趋势，制定及修订本科室质量管理目标、疾病诊疗常规、药物使用规范等并组织实施；③检查本科室质量管理中的薄弱环节、不安全因素，包括科室诊疗常规、操作规范、医院规章制度、核心制度落实情况，

病案质量管理、各级人员岗位职责的落实情况等，责任落实到人；④依据检查情况提出缺陷改进措施，并监督整改措施的落实，将质量目标管理、考评结果作为年终评比的依据；⑤收集与本科室有关的医疗质量问题，每季度至少召开一次科室质控小组会议，讨论内容写入科室质控小组活动记录本，内容包括分析、探讨科内医疗质量状况、存在的问题及改进措施；⑥定期向地区质控中心及医院医疗质量管理委员会报告本科室不良事件及医疗质量管理工作情况，以及对加强质量管理工作控制的意见和建议；⑦按时参加本地区质控中心及医院医疗质量控制办公室组织的会议，反映问题、提出整改措施。

第二节　麻醉医疗质量管理指标和评分标准

因各地区麻醉学科发展水平不均衡，目前尚无全国统一的麻醉质控评分标准，归纳各地区评分标准总体分为科室建设、科室管理、临床麻醉质量、仪器设备和学术活动五大项内容，并按照医院分级制定相应的评分标准：

一、三级医院

（一）麻醉科建设

1．麻醉科已根据卫生部89年12号文件设立为临床一级科室；

2．原则上科主任应具备高级技术职称；

3．从2004年起执行人员准入规定，新增麻醉医师应具有本科或本科以上学历；

4．临床麻醉手术台数与麻醉人员之比达1∶1.5～2.0，教学医院至少需达1∶2.0（PACU及疼痛诊治人员编制另计）；

5．有主任医师/副主任医师、主治医师、住院医师，有实行三级医师责任制的学术梯队；

6．有PACU和（或）ICU；

7．有疼痛诊治门诊（可有病房）；

8．有人员培训计划（包括逐步改善人员学历结构），并认真予以实施；

9．有发展规划及年度工作总结和计划；

10．手术台数应按该院手术科室床位比例设置，有与人员数量及任务相适应的麻醉工作辅助用房及办公学习生活场地和设施。

（二）麻醉科管理

1．各级医师职责明确，有麻醉医师资格分级授权制度及定期执业能力评价与再授权制度和程序，三级医师责任制得到落实；

2．坚持麻醉前访视患者制度，有麻醉前对患者病情评估的记录；

3．有麻醉前与患者、患者家属谈话和签字制度；

4．对择期或限期手术麻醉前有麻醉计划；

5．对危重疑难病例，有麻醉前讨论或向上级医师咨询的制度；

6．麻醉记录认真、清晰，能反映手术主要步骤、病情变化及处理；

7．认真落实术后随诊制度，随诊记录真实可靠，麻醉并发症能及时发现，及时处理；

8．有严重不良事件的讨论和报告制度（包括向省、自治区、直辖市质控中心及时报告，不得隐瞒不报）；

9．重视临界事故，及时组织讨论，从中吸取教训，提高麻醉质量，并及时向地区质控中心报告（略去当事者姓名，中心汇总时也略去单位名称），引起同行注意防范；

10．认真执行麻醉科医师值班制度；

11．认真执行麻醉科交接制度；

12．认真执行麻醉医师施行麻醉时的职责和有关规定；

13. 认真执行药品、输液、输血的核对制度；

14. 认真执行麻醉器材的管理和消毒制度；

15. 严格执行麻醉药品的管理制度；

16. 执行常用麻醉方法的操作规范或有关的注意事项的规定；

17. 对所实施的麻醉有分类登记，对参与科外的抢救工作有登记，对参与会诊有登记；

18. 对麻醉并发症有登记；

19. 重视医德、医风建设，有相应的评议、奖惩办法；

20. 科主任应督促并定期检查三级医师责任制以及各项规章制度的落实情况，科室应作出安排，每日有相应人员检查当日麻醉质量情况。每月（至少每季度）有对该时段内麻醉质量的回顾讨论，从中吸取经验教训，采取改进措施，并作好记录。

（三）临床麻醉质量

1. 至上年度止，5 年累计的麻醉死亡率低于 8 万分之一，以后逐年降低；

2. 尽可能杜绝麻醉事故；

3. 力争不出现医疗纠纷，如有纠纷，麻醉科确实无过错者（包括医疗态度），按无纠纷计；

4. 对全麻、硬膜外和腰麻、神经阻滞、腰 - 硬联合麻醉和连续腰麻的并发症的发生率有真实统计，其发生率逐年下降；

5. 对麻醉失败率有真实统计，失败率应逐年下降；

6. 患者对麻醉的满意率有真实统计，满意率应逐年提高；

7. 对危重疑难麻醉所占有分数有真实统计；

8. 每年有新开展的麻醉技术（包括监测技术）。

（四）麻醉科设备（最低标准）

1. 麻醉机	1 台 / 手术床
2. 监测仪	
①有 ECG、SpO_2、NIBP、体温等最基本的监测项目，1 台 / 手术床	
②温度监测	0.2～0.4 台 / 手术床
③$P_{ET}CO_2$ 监测	0.2～0.4 台 / 手术床（腔镜手术 1：1 配置）
④有创监测（压力）	1 台 /3～4 张手术床
⑤CO_2 监测	适量
⑥麻醉气体监测	适量应根据全麻比例
⑦肌松监测	≥2 台
⑧便携式监测及呼吸机（运送患者用）	适量
3. 除颤器	必备
4. 容量泵和（或）注射泵	适量

（五）医风、医德建设及学术活动

1. 重视医德、医风建设，无红包、回扣投诉

2. 科室内有下列学术活动：

（1）麻醉前讨论

（2）有定期术后病案讨论

（3）及时的死亡讨论

（4）定期专题讲座或交流

3. 应参加相关学科的学术活动；

4. 参加省和省以上麻醉学术会议；

5. 应参加有关的继续教育学习班；

6. 发表学术论文。

二、二级医院

（一）麻醉科建设

除以下各条外，余同三级医院

1. 科主任可为应具备中级以上职称麻醉主治医师或主治以上医师；

2. 如目前条件不具备，应力争在近年内建成有实行三级医师责任制的学术梯队；

3. 如尚无PACU，应尽快建立；

4. 有条件时可建立疼痛诊治门诊。

（二）麻醉科管理

除条件不具备时不能实行三级医师责任制，主治医师应担负好对下级医师的指导、督促、检查、接受咨询等外，余同三级医院。

（三）临床麻醉质量

除死亡率可略高于1/8万外，余同三级医院；处理危重疑难麻醉的能力应逐年有所提高。

（四）麻醉科设备（最低标准）

1. 麻醉机	0.5～1台/手术床
2. 监测仪	
①具有ECG、SpO_2、NIBP等最基本的监测项目	1台/手术床
②温度监测	适量
③$P_{ET}CO_2$监测	适量
④有创监测（压力）	适量
⑤肌松监测	1～2台
3. 除颤器	必备
4. 容量泵和（或）注射泵	适量

（五）医风、医德建设及学术活动

重视医德、医风建设，无红包、回扣投诉；参照三级医院，及时的死亡病例讨论（包括手术患者非麻醉原因的术中死亡）、定期的术后病案讨论，要参加省、市及省市以上学术活动，参加继续教育学习班。

三、一级医院

（一）麻醉科建设

1. 有条件者应设立麻醉科，暂不具备条件者也应成立麻醉组，由医院直接领导，有单独的负责人；如果只有个别麻醉人员，也必须是取得麻醉执业资格的执业医师；

2. 新增麻醉人员时应力争增加具有大专及大专以上学历的人员；

3. 临床麻醉手术台数与人员之比达1:1.3～1.5；

4. 余同三级医院同项中的（8）、（9）、（10）。

（二）麻醉科管理

1. 各级医师职责明确。

2. 余同三级医院同项中的（2）、（3）、（4）、（6）、（7）、（8）、（10）、（11）、（12）、（13）、（14）、（15）、（17）、（18）、（19），参照执行（20）。

（三）临床麻醉质量

1. 5年累计麻醉死亡率≤4/万。

2. 余同三级医院同项中的（2）、（3）、（4）、（5）、（6）。

3. 争取有新开展的麻醉技术。

（四）麻醉科设备

1. 麻醉机　必须至少有一台麻醉机

2. 监测仪

具有 ECG、SpO_2、NIBP 等最基本的监测项目　1 台 / 手术床

3. 除颤器必备，至少院内有一台

（五）医风、医德建设及学术活动

重视医德、医风建设，无红包、回扣投诉；参加学术活动。

● 各级医院的必备条件：以存在以下一项即为不合格

（1）无麻醉机、监护仪。

（2）从事麻醉工作而无麻醉医师（含麻醉执业助理医师）执业证书。

（3）三级医院没有独立的麻醉科。

第三节　麻醉科医疗质量管理与控制环节

医疗中质量评定是个挑战，尽管患者管理无法与工业划上等号，但二者间还是有共同点的。Avedis Donabedian 是设计医疗改进计划评估方法的专家之一。1980 年 Donabedian 提出通过观察结构（医疗机构的特点）、过程（好的医疗实践是否被实施）和预后（医疗措施对医疗状态的影响）来评定医疗质量，也就是所说的 Donabedian 医疗质量框架。这一框架可按如下方法应用于临床单位：首先，医护人员必须愿意通力协作以改进医疗质量；其次，必须对如何改进现有系统有想法或设想；再次，必须有模式来评测系统的变化并执行那些有益于改进的措施。这种评定变化的能力是所有质量改进计划的基础。

麻醉质量管理的基本内容包括结构管理、过程管理、效益（结果管理）三个部分。结构必须能足以履行职责，过程必须可操作并且有效率，两者必须对改进结果产生效益，质量持续改进的目标就是监测和提高这些质量管理的基本内容。

一、结构管理与控制

结构是提供医疗服务的各种设置，通常指人员、设备及其组织形式。麻醉学科的结构则包括麻醉医师的一般素质和业务水平、开展的业务范围和工作量、麻醉仪器及监测设备、手术室和麻醉恢复室的规模设置、麻醉科的建制、麻醉科的各项规章制度以及相应的法律法规等。结构管理是为过程管理提供基本的保证条件。麻醉结构管理就是要求符合各项麻醉基本标准的管理，也是实施麻醉质量管理的基础。

（一）人员要求

1. 人员资质

（1）从事临床麻醉及相关工作的医护人员应具有相应的资格证书、执业证书和相关岗位培训的合格证书。

（2）按照医疗机构的分级实行相应的麻醉科医师资格分级授权管理制度，并落实到每一位麻醉科医师，要求全员知晓。麻醉科医师资格分级授权管理应执行良好、无超权限操作情况。定期对麻醉科医师执业能力评价和再授权，并有相关记录。

2. 技术力量配备

（1）麻醉科医师及相关人员的数量需与麻醉科开展业务范围、手术医师数量、手术台数、年手术总量和手术台周转等情况相适应。总体上，手术室内麻醉应按照麻醉科主治及以上医师与手术医师（术者）的数量之比不低于 1 : 3 配备，手术室外麻醉及门诊需另外配备人员。每台手术的麻醉均需合理配备有效技术力量以保证麻醉的安全和质量。麻醉科医师连续工作时间应不导致过度疲劳或消耗过大的体力。

（2）手术室内麻醉：在满足麻醉科主治及以上医师与手术医师（术者）的数量之比不低于 1 : 3 的前

提下，三级医疗机构麻醉科每台麻醉均应实行主治医师负责制，即每台麻醉至少应有 1 名主治及以上麻醉医师负责；在有下级医师共同参与麻醉工作的前提下，每位主治及以上麻醉医师同时负责的手术麻醉应不超过 2 台（急诊手术麻醉不超过 3 台）；二级及以下医疗机构麻醉科至少应有主治医师负责科室临床麻醉的质量和安全。

（3）手术室外麻醉：每岗位至少配备主治及以上麻醉科医师 1 名，麻醉科护士 1 名。

（4）麻醉科门诊：应配备主治及以上麻醉科医师和麻醉科门诊护士各一名。

（5）三级医疗机构麻醉科 PACU 应配有麻醉科主治医师和住院医师；二级及以下医疗机构麻醉科 PACU 应配有麻醉科医师；PACU 护士与 PACU 床位比例不低于 1∶3。如 PACU 为 24h 开放，应相应增加人员配备。

3．岗位职责　麻醉科应建立并履行各级各类人员岗位职责，相关人员知晓本岗位的履职要求。

4．人员培训　应有相应的设施、资金和时间用于专业培训。应有各级各类人员培训方案，包括岗前培训、住院医师培训、继续教育培训等。

（二）设备要求

1．设备管理

（1）麻醉科应设专人（可兼职）负责麻醉科仪器设备的检查、保养、报修和消毒。

（2）所有仪器设备应定期检查，其中麻醉机、监护仪等设备每日麻醉前均需检查，保证处于完好状态且随时备用。麻醉科应有麻醉设备日志，设备日志需要记录：设备状态、使用情况、检测者姓名或代码、检测时间等内容。

（3）按要求对设备进行质量控制。应有任何情况下麻醉设备出现故障时的应急预案和措施，确保患者安全。

2．设备配备

（1）基本设备（必备项目）

1）手术间及手术室外麻醉场所：每一个手术间及手术室外麻醉场所应配备以下设备和设施：

A．高流量（>10L/min）供氧源及吸氧装置、麻醉机、多功能监护仪（血压、心率、心电图、脉搏血氧饱和度）、气道管理工具、吸引器、简易人工呼吸器、应急照明设施等；

B．全身麻醉需配备呼气末二氧化碳监测仪；

C．婴幼儿、高龄、危重患者、复杂疑难手术应配备体温监测及保温设备；

D．儿童和婴幼儿须配备专用的气管插管装置、可用于小儿的麻醉机和监护仪。

2）PACU：PACU 应配备如下设备：麻醉机或呼吸机（至少一台）、吸引器、急救车、气道管理工具、简易人工呼吸器等。

每张 PACU 床位须配备吸氧装置和监护仪。

（2）急救设备：每一个麻醉治疗区域均应配备急救设备并保证功能完好，包括抢救车、困难气道处理工具、除颤仪等。

（3）专用设备：根据开展临床麻醉的特色、特殊手术和患者病情的实际情况，可选择下列专用设备：有创血流动力学监测仪、心输出量监测仪、呼吸功能监测仪、体温监测及保温设备、肌松监测仪、麻醉深度监测仪、麻醉气体监测仪、血气分析仪、自体血回收机、出凝血功能监测仪、血细胞比容或血红蛋白测定仪、渗透压检测仪、血糖监测仪、超声定位引导装置、经食管心脏超声检查设备、神经刺激器、纤维支气管镜、处理气道困难的装置、转运危重患者使用的转运呼吸机和监护仪、麻醉机专用消毒机等。

（三）麻醉耗材要求

建立麻醉耗材管理制度，并指定专人负责。应严格执行 WS 310.2 的规定。

（四）麻醉药品管理

1．制定麻醉药品管理制度，对药品领用、存储、标志、发放、回收实施监管。对易混淆药品制定严格的存储规定。上述药品的管理应有医院职能部门的督导、检查、总结、反馈记录，并有改进措施。

2．建立新药使用管理制度。

3．抢救药品应由专人负责，监管药品的有效期，随时进行补充和更换。

4．建立药品安全性监测制度，发现严重、群发不良事件应及时报告并记录。

（五）麻醉科制度与规范建设

1．麻醉科制度

（1）麻醉科应建立完善的管理制度，保证日常工作高效、有序运行。各项制度装订成册，便于员工查阅和执行。

（2）重点制度应包括（但不限于）：麻醉科医师分级授权管理制度、三级医师负责制、麻醉前访视与讨论制度、患者知情告知制度、麻醉风险评估制度、麻醉前准备和检查制度、病历书写规范与管理制度、麻醉管理制度、手术安全核查制度、死亡和重症病例讨论制度、麻醉科院内感染管理控制制度、麻醉不良事件上报制度、危重患者抢救制度、临床用血管理制度、人员培训和准入制度、仪器设备维修保养制度、麻醉用具消毒保管制度、药械准入制度、新技术和新项目准入制度、毒麻药品管理制度。

（3）建立科室突发事件处理流程、制度和预案，及时有效处理各种意外事件。制定相应的逐层呼叫机制，科室成员需提供应急通讯方式，确保麻醉科应急预案与其他科室及医院应急预案的无缝对接。主要内容应包括：医疗纠纷处理，群体伤抢救，火灾、水灾、地震、爆炸、停气、停电、停水等紧急情况的处理预案。应定期对相关应急预案进行培训和演练，不断提高抵御风险的能力。

（4）应定期对制度进行增补、修订，以适应发展需要。

（5）应保证全员知晓制度并有效执行。

2．麻醉科技术规范

（1）麻醉科应有相关操作的技术规范和管理规定。

（2）各级人员应在技术规范指导下开展相关临床麻醉工作。

（3）建立技术规范的培训制度，并有相关培训记录。

（4）麻醉科应不断完善各项技术操作和麻醉管理规范。

3．流程管理

（1）建立麻醉科相关工作流程，以促进科室高效运行。包括（但不限于）门诊流程、会诊流程、暂停手术流程、接台手术流程、急诊手术流程、术后镇痛管理流程等。

（2）不断完善和优化各项流程。

4．重视继续医学教育　科研发展、技术创新、人员培养是学科腾飞的原动力。因此要开展规范的麻醉专业业务学习。通过进修、自学、业务考试、学术交流等方式，普及麻醉专业理论、提高麻醉操作技能、拓展业务范围。及时引进新的、正确的麻醉学理论，不断提高技术，改进服务质量。

二、过程管理与控制

过程管理是遵循指南或者诊疗常规实施麻醉工作的实际过程，是麻醉安全与质量管理中最为复杂、难度最大、也是最为重要的关键所在。好的过程管理是获得好结果的必要保证。过程管理应该明确定义和详细说明所有的过程，并且将过程记录在科室的服务指南或者质量管理手册上。麻醉安全与质量的过程管理可以分为术前、术中和术后三大部分。术前管理包括：术前访视及病情评估、患者知情同意、麻醉实施方案、特殊准备和伴随疾病的处理等；术中管理包括：麻醉监测、麻醉记录和麻醉实施；术后管理包括：麻醉后恢复、术后随访、并发症处理和重大事件讨论及报告等。

（一）麻醉前质量控制

1．麻醉安排　麻醉科接到手术通知单后，由专门负责的麻醉科医师根据麻醉医师资质、手术种类、麻醉难易程度、患者状况、麻醉科医师的技术水平及业务能力予以合理安排，必要时向科主任报告麻醉安排情况。

2．麻醉前评估

（1）执行麻醉前病情评估制度。

（2）对患者全身情况和麻醉风险进行分级，可参考ASA体格情况评估分级对患者进行评估。

（3）急诊患者根据病情由有资质的麻醉科医师决定术前评估内容和时间。

（4）非住院手术患者应在门诊完成术前评估，并预约手术日期。

（5）对择期手术疑难病例，手术科室应提前请麻醉科会诊或共同进行术前讨论。

（6）麻醉科医师应与患者或家属沟通，签署麻醉知情同意书。

3．上报及讨论制度

（1）术前访视患者时若发现特殊疑难情况，应及时向上级医师汇报。

（2）对术前准备不充分者应完善术前准备，必要时应推迟或暂停手术。

（3）对高危或疑难病例，应组织术前讨论。

（4）医疗机构主管部门应履行监管职责，有监管检查、反馈和改进措施。

4．麻醉前准备　包括：①麻醉方案准备；②患者准备；③麻醉药品与相关物品准备。

（二）麻醉过程中质量控制

1．不具备独立从事临床麻醉工作资质的医师应在上级医师的指导下开展相应的工作。

2．实施麻醉时，严格执行诊疗规范和技术操作常规。所实施的医疗技术应符合《医疗技术临床应用管理办法》的规定。

3．任何情况下均应确保患者气道通畅和有效通气，包括自主呼吸和人工通气。所有接受全身麻醉的患者均需供氧。

4．应按照术前拟定的计划实施麻醉。麻醉实施前变更麻醉方式、方法应有科学依据。科室应对变更麻醉方案的病例进行定期回顾、总结和分析，并有持续改进措施。

5．对所有接受麻醉的患者全程监测脉搏血氧饱和度、心电图、无创或直接动脉血压。

6．麻醉期间，麻醉医师不得擅自离开对患者实施麻醉的房间（诊室）。遇有困难或意外应及时处理，同时向上级医师汇报。

7．术中应严密监测患者，关注手术进程，随时与术者保持有效沟通。

8．建立紧急抢救情况下使用口头医嘱的制度和相关流程。

9．切实执行手术中用血的相关制度与流程，严格掌握术中输血适应证，有手术用血前评估和用血后疗效评估。合理、安全输血，积极开展自体输血。

10．建立防范患者坠床的相关制度。特别是在特殊体位下和麻醉恢复期应密切看护患者，防止发生坠床。

11．出现并发症或意外情况，应按麻醉前准备的预案采取必要的救治措施，并马上通知上级医师，全力保证患者安全。

12．应按照《病历书写基本规范》、WS 329、《手术安全核查制度》要求填写麻醉知情同意书、麻醉术前访视记录、手术安全核查表、麻醉记录和麻醉后访视记录等医疗文书。

13．临床科研项目中使用的医疗技术应严格执行相关管理制度并履行审批流程。

14．使用新开展的技术、手段和新药前，应严格执行新技术管理规定，预先做好培训，并有发生风险和并发症的处理预案。

（三）麻醉后质量控制

1．基本要求

（1）恢复场所的选择

1）所有患者麻醉后均应在适当场所进行恢复。

2）危重患者或术后需要较长时间连续监测生命体征的患者应转送至重症监护室进行恢复。

3）其他患者麻醉后应在PACU进行恢复。

4）部分非全身麻醉患者，手术结束后即达到出PACU标准，可直接送返病房观察。

（2）PACU的建设与管理（参阅第十六章）

（3）术后随访

1）麻醉科医师根据不同情况对患者进行术后随访。

2）术后随访应重点关注麻醉恢复情况、镇痛效果和并发症。

3）术后出现并发症应及时有效处理，并执行上报制度。

4）填写麻醉术后访视记录，记录生命体征、麻醉恢复情况、镇痛效果和并发症及处理情况。

（4）术后镇痛管理

1）建立术后镇痛管理相关制度和规范。

2）应有专人或实施术后镇痛的麻醉科医师进行管理。

3）术后镇痛随访重点为镇痛效果及相关并发症。应及时调整药物剂量，在确保镇痛效果的同时预防和处理相关并发症。

（5）妥善处理与麻醉相关的医疗安全（不良）事件

1）建立主动报告医疗安全（不良）事件的制度与可执行的工作流程。

2）建立网络医疗安全（不良）事件直报系统及数据库。

3）麻醉科工作人员对不良事件报告制度知晓率应达到100%。

4）需持续改进安全（不良）事件报告系统的敏感性，有效降低漏报率。对于严重不良事件，需溯源分析并制定防范措施。

处于正规化起步阶段的基层医院，必须彻底摒弃过去的观点。从"打一针"转变到系统化、科学化的现代麻醉，这是一个长期、艰苦的过程。社会的进步、科学的发展与普及、现实手术业务扩展的客观需要，都有助于麻醉的现代化进步。麻醉科必须在加强学科建设与管理中，特别是过程管理中，提高服务质量，走向全面质量管理。

三、效益（结果）管理与控制

效益（结果）管理是对结构管理、过程管理产生的医疗结果或结局进行测量、评估、分析、比较和总结。结果管理的内容应包括：①数据管理；②临床结果；③健康结果；④行为结果；⑤经济结果。

结果是患者在接受医疗服务后的健康状况的变化。对于麻醉患者安全以及医疗的运营效率而言，麻醉结果指标尤为重要。结果代表着结构管理和过程管理的最后效果。结果管理是对结果的指标进行测量、分析、评估和比较，并且经过结果反馈，进一步改进结构管理和（或）过程管理中存在的问题。

（一）麻醉专业医疗质量控制指标（2015年版）中的结果指标

1. 麻醉开始后24小时内死亡率

定义：麻醉开始后24小时内死亡患者数占同期麻醉患者总数的比例。患者死亡原因包括患者本身病情严重、手术、麻醉以及其他任何因素。

意义：麻醉后24小时内死亡与患者本身的病情轻重、手术质量和麻醉质量密切相关，是反映医疗机构医疗质量管理的重要结果指标之一。

2. 麻醉开始后24小时内心搏骤停率

定义：麻醉开始后24小时内心搏骤停是指麻醉开始后24小时内非医疗目的的心脏停跳，如体外循环心脏停跳。麻醉开始后24小时内心搏骤停率，是指麻醉开始后24小时内心搏骤停患者数占同期麻醉患者总数的比例。患者心搏骤停原因包括患者本身病情严重、手术、麻醉以及其他任何因素。

意义：麻醉开始后24小时内心搏骤停是围手术期的严重并发症，是反映医疗机构医疗质量管理的结果指标之一。

3. 麻醉期间严重过敏反应发生率

定义：严重过敏反应是指发生循环衰竭和（或）严重气道反应（痉挛、水肿），明显皮疹，需要使用肾上腺素治疗的过敏反应。麻醉期间严重过敏反应是指麻醉期间各种原因导致的严重过敏反应。麻醉期间严重过敏反应发生率，是指麻醉期间严重过敏反应发生例数占同期麻醉总例数的比例。

意义：严重过敏反应是围手术期的严重并发症，是反映医疗机构医疗质量管理的重要结果指标之一。

4. 椎管内麻醉后严重神经并发症发生率

定义：椎管内麻醉后严重神经并发症，是指在椎管内麻醉（连续硬膜外、腰麻和联合麻醉）后新发的重度头痛局部感觉异常（麻木或异感）、运动异常（肌无力甚至瘫痪等），持续超过 72 小时，并排除其他病因者。椎管内麻醉后严重神经并发症发生率，是指椎管内麻醉后严重神经并发症发生例数占同期椎管内麻醉总例数的比例。

意义：椎管内麻醉后严重神经并发症是反映医疗机构麻醉质量管理的重要结果指标之一。

5. 中心静脉穿刺严重并发症发生率

定义：中心静脉穿刺严重并发症是指由中心静脉穿刺、置管引起的气胸、血胸、局部血肿、导管或导丝异常等，需要外科治疗或血管介入治疗（如血管封堵器置入）的并发症。中心静脉穿刺严重并发症发生率，是指中心静脉穿刺严重并发症发生例数占同期中心静脉穿刺总例数的比例。

意义：中心静脉穿刺严重并发症是反映医疗机构麻醉质量管理的重要结果指标之一。

6. 全麻气管插管拔管后声音嘶哑发生率

定义：全麻气管插管拔管后声音嘶哑，是指新发的、在拔管后 72 小时内没有恢复的声音嘶哑，排除咽喉、颈部以及胸部手术等原因。全麻气管插管拔管后声音嘶哑发生率，是指全麻气管插管拔管后声音嘶哑发生例数占同期全麻气管插管总例数的比例。

意义：全麻气管插管拔管后声音嘶哑是围手术期的严重并发症，是反映医疗机构麻醉质量的重要结果指标之一。

7. 麻醉后新发昏迷发生率

定义：麻醉后新发昏迷是指麻醉前清醒患者麻醉手术后没有苏醒，持续昏迷超过 24 小时；昏迷原因可包括患者本身疾患、手术、麻醉以及其他任何因素，除外因医疗目的给予镇静催眠者。麻醉后新发昏迷发生率，是指麻醉后新发昏迷发生例数占同期麻醉总例数的比例。

意义：麻醉后新发昏迷是围手术期的严重并发症，是反映医疗机构医疗质量管理的结果指标之一。

（二）质控数据库的建立

宏观上，医疗工作中问题要以数据来体现，质控整改措施也是针对数据所体现的问题来分析、调整及改进。措施是否得当、取得结果，也要依靠数据来说话。因此医疗质量相关数据既是质控工作的依据；同时获得一个好的质控数据，如降低麻醉相关死亡率和并发症发生率，又是质控工作重要目标。"三级综合医院评审标准（2011 年版）"对此做出了明确要求：应建立麻醉质量数据库，以获得麻醉质量与安全相关数据；定期分析指标的数据变化趋势和原因，形成年度麻醉质量安全报告，并根据分析结果制定提高麻醉质量的各项措施。"麻醉科质量控制专家共识（2014）"指出：要建立麻醉信息系统并纳入医院信息系统，并以此为麻醉科质量控制的技术平台。麻醉科质量控制小组应对涉及麻醉质量的相关指标建立月年度统计档案，并促进各项指标不断改进和提高。

我国目前绝大部分省质控中心均有数据上报制度，多数省市麻醉质控中心已经建立了麻醉质控网站。随着麻醉信息系统的普及，一些麻醉质控中心开始实行了麻醉质控数据网络上报并形成数据库。而卫计委麻醉质控中心制定的《麻醉科医疗质量管理与控制指标》则为麻醉质控数据的标准化和规范化提供了保障。对于各医院麻醉科而言，坚持客观、及时报告各种数据，对于专业资源共享、相互促进、相互提高十分重要，而且也有助于其他地区麻醉质量管理水平的提高。

第四节　持续质量改进

麻醉质量的持续改进（continous quality improvement，CQI）是由美国医疗机构联合评审委员会（Joint Commission on Accreditation of Healthcare Organizations，JCAHO）提出的管理新概念。CQI 是继质量控制（quality control，QC）和质量保证（quality assurance，QA）之后的新观念。QC 与 QA 均以结构管理和结果管理为重点，CQI 则是注重麻醉的全过程，以重视消费者对麻醉的满意程度为管理目标。目前质量管理通常采用 Donabedian 三联体模式。它包括结构管理、过程管理和结果管理。CQI 的重点就是监测和提高三联体的基本组成部分。

一、持续质量改进定义及特点

CQI 是在全面质量管理的基础上发展起来的，更注重过程管理、环节质量控制的一种新的质量管理理论。它以系统论为理论基础，强调持续的、全程的质量管理。核心是全员参与、人人树立质量意识、动态观察、随时改进。CQI 是一项管理方法，是一个评价工具，更是一种文化，涉及观念的更新，强调以顾客的需求为导向，通过质量的不断改进来提高顾客的满意度。

CQI 通过"制订计划和政策（结构管理）—实施（过程管理）—检查和改进（结果管理）"循环模式，最终达到持续质量改进、降低医疗风险、确保患者安全，以最小成本获取最大利益（包括患者利益、经济效益和社会效益）的目标。持续质量改进包括以下特点：①以服务对象为中心，即围绕为患者及家属服务的全过程进行的质量评估和改进活动；②测量标准作为最低起点，提倡超越目前的观点，要持续不断改进质量进行全面管理；③通过层层授权，尽可能使全体人员充分发挥潜能，提高质量；④重预防而非监督。在计划实施的各个阶段，预防差错的发生，而不是监督问题的出现；⑤改进是循环、持续向上、永不停止的过程，是建立在新基础上的突破。美国首先于 1985 年将 CQI 运用于医疗卫生领域，之后瑞典、法国、俄罗斯等国家均开始实施，使得这些国家的卫生水平和卫生系统绩效都取得一定的改善。JCAHO 于 1992 年正式将 CQI 活动列入评鉴项目。持续质量改进是现代质量管理的精髓和核心，它代表着不断进取、改进、完善以及不满足现状、精益求精的创新精神。

二、持续质量改进方法

PDCA 循环又称为"戴明环"，最早由美国质量统计控制之父休哈特（Waiter A.Shewhart）提出的PDS（Plan Do See）演化而来。在 1950 年由美国质量管理专家戴明（Edwards Deming）加以广泛宣传和运用于持续改善产品质量的过程中。PDCA 循环管理是全面质量管理所应遵循的科学程序。P、D、C、A 四个英文字母所代表的意义如下：P（Plan）计划，包括方针和目标的确定以及活动计划的制订。D（Do）执行，具体实施计划的内容；C（Check）检查，就是检查执行计划的效果，分清哪些对了，哪些错了，明确效果，找出问题。A（Act）行动，对总结检查的结果进行处理，成功的经验加以肯定并适当推广、标准化；失败的教训加以总结。未解决的问题放到下一个 PDCA 循环里，在下一个循环中解决、提高。PDCA 作为实施质量管理的基础工具，可以贯穿在医疗质控工作的方方面面，而且处于持续不断的循环过程中，有利于在麻醉质量管理中建立一套完整的合乎实际的医疗质量管理体系。

任何管理模式都不可能尽善尽美，也不会一成不变，任何已有的和常规的管理模式都将被创新的管理模式所取代。管理创新是管理的主旋律，持续改进是医疗发展的动力。医疗管理者应紧随我国医疗卫生事业和国内外医院管理发展的动态与趋势，不断地调整、完善和改进医疗质量管理模式，为向更高的质量目标迈进，地方麻醉质控中心还应在以下方面继续深化和提高：①探索建立适合本地区各医院麻醉科的医疗质量评价指标体系，定期对科室间医疗质量进行横向、纵向对比，并为麻醉医疗质量管理先进科室的评选提供科学、公正、可行的评价标准；②持续开发和增强麻醉信息系统的质量控制、统计分析等功能，以充分发挥其对医疗质量管理的引领和支撑作用；③质量文化的培育和传承是一项战略任务。欧洲质量组织第 33 届年会指出，自 20 世纪 90 年代以来，全面质量管理从强调全员参加管理、强调最高领导者亲自领导正逐步扩展到强调发展质量文化。医疗质量文化是医务人员在长期医疗保健服务过程和医学科学研究实践中形成的涉及质量空间、具有持续改进作用的意识、规范、价值取向、思维方式、道德水平、行为准则、法律观念，以及风俗习惯和传统惯例等"软件"的总和。质量文化是医疗文化的核心，是医疗行为的内在约束，在质量管理理念上，质量文化将起引领性作用。医疗服务提供与消费同时发生的特性使得医务人员的自我管理与控制显得尤为重要，将医疗质量管理当做一种文化进行持续性的培育和建设，可以在医务人员中形成潜移默化的质量意识，通过文化的力量将质量从单纯的规章、制度、检查标准等转变为一种自觉的规则。

培育现代质量意识、创建麻醉医疗质量文化，是改进麻醉质量管理的长远之计。从一定意义上讲，文化管理应是科室、医院及医疗管理的最高境界。推行任何形式的质量管理体系,首先不在于它的方法技术,而是法人理念、价值观念和引领团队的文化力量,即质量文化精神。应把以人为本、全方位提高医务人员素质作为质量文化建设的基本内涵,通过加强全员质量教育与培训,大力营造人人重视质量、参与质量改进的文化氛围;将质量文化渗透在医疗运作的每一个环节之中,体现在医务人员的一言一行、一举一动之中。

（王海云　参编）

参 考 文 献

1. Merry AF, Webster CS. Has anesthesia care become safer and is anesthesia-related mortality decreasing? F1000 Med Rep. 2009,14:1.

2. 曾因明. 进一步加强我国麻醉科建设促进医院整体发展. 中国医院. 2010,14(1):22-24.

3. 邓小明,姚尚龙,于布为,黄宇光. 现代麻醉学. 第4版. 人民卫生出版社,2014.

4. 国家卫生计生委. 麻醉专业医疗质量控制指标(2015年版).

5. 中华人民共和国卫生行业标准:麻醉科质量控制.

6. 黄宇光,李天佐等. 麻醉科质量控制专家共识. 2014麻醉学指南与专家共识. 人民卫生出版社,2014.

7. 中华人民共和国卫生行业标准:麻醉记录单.

8. 中华人民共和国卫生行业标准:麻醉技术操作.

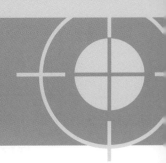

第三十一章 麻醉科医疗质量指标体系

曾因明 徐州医科大学附属医院

从科室管理而言，质控工作必须抓住结构管理、环节（过程）管理及终末管理三个基本内涵，并理清三者之间的关系：没有结构管理就没有相应的过程（环节）管理，没有严密规范的过程（环节）管理就没有优秀的结果，没有结果就不能评估、分析、反馈与持续改进。在整个管理过程中，目标与指标、程序与规范、信息与台账、科室文化与执行力是最重要的着力点。这也是制定医疗质量指标体系及其管控最重要、最基本的出发点。

第一节　麻醉科医疗质量标准

制定医疗质量标准是质控工作重要的基础，因为没有标准就没有质量，没有标准就没有同质化，没有标准就没有质控工作。因此，确定医疗质量标准（即医疗质量管理与控制指标体系，以下简称质量标准）是质控工作的重要基础，也是医疗质量信息化管理工作的重要基础。

制定质量标准的关键是"三性"，即针对性、必要性及可行性：针对性是指标能确切反映医疗质量，必要性是现阶段必须纳入质量管控的指标，可行性是经过努力可以实现的指标。由于我国幅员辽阔，不同地区医院间差距显著，制定符合"三性"的"少而准"质量标准是一项难度较大的工作，制定质量标准的关键是"要从实际出发而高于实际，要区分法规性与指导性"。法规性是必须做到的，是同质化的最低标准与要求，指导性是经过努力可以做到的。因此，建立质量标准不是一蹴而就，也不是永恒不变的，我们要通过"制定→实践→再制定→再实践"，使之不断完善并与时俱进。

麻醉学科是一个发展中学科，所谓发展中学科就是从其组织结构、工作内涵到建设管理均未定型与成熟。医疗质量信息的收集、汇总与分析工作刚刚起步，可以说是从"零"开始，本着实事求是的原则，首先要把这件工作开展起来，在起步时既要能确保信息的质量，又要能方便科室上报，不致半途而废或流于形式。现将主要医疗质量指标叙述如下。

一、基本指标

（一）一般指标

主要包括以下 10 项：

1. 医院及科室主任、信息员的一般信息。

2. 手术台数及床位数　包括：①住院部手术台数；②日间手术台数；③无痛内镜诊疗台数；④介入手术麻醉台数；⑤PACU 床位数；⑥AICU 床位数；⑦疼痛病房床位数等。

3. 本院编制的麻醉科医师数。

4. 本院编制的麻醉科护士数。

（二）工作量指标

主要包括以下 10 项：

1. 麻醉例（次）数

（1）住院部手术室麻醉总数（例次）：包括：①住院部手术室麻醉总数（例次）；②按 ASA 分级（含急

诊)统计;③按麻醉方法分类统计;④按专科麻醉分类统计。

(2)日间(门诊)手术室麻醉数(含介入手术治疗,例次)。

(3)无痛内镜深度镇静、麻醉数(例次)。

(4)无痛分娩及无痛人工流产数(例次)。

2. 收住或诊治患者数(例次)　包括:①PACU;②AICU;③疼痛病房等。

二、医疗质量指标

主要包括以下各项:

1. 麻醉科医患比　反映医生工作负荷,是否有职业耗竭现象。

2. 麻醉成功率(%)　包括:①神经干(丛)阻滞成功率(%);②硬膜外阻滞成功率(%);③困难气道处理成功率(%)。

3. 超声引导穿刺覆盖率(%)　暂限深静脉及神经丛穿刺。

4. 麻醉开始后手术取消率(%)。

5. 非计划二次气管插管率(%)。

6. 患者出手术室低体温率(%)。

7. 麻醉相关死亡率(%)。

8. 麻醉严重并发症发生率和(或)抢救成功率(%)　主要有:

(1)麻醉期间心搏骤停:①发生例数;②抢救成功例数。

(2)麻醉期间严重过敏反应:①发生例数;②抢救成功例数。

(3)椎管内麻醉后严重神经并发症发生例数。

(4)深静脉穿刺严重并发症发生例数。

(5)苏醒延迟发生例数。

(6)全麻术中知晓发生例数。

9. 术中自体血回输率(%)。

10. 术后镇痛率(%)。

11. 麻醉后随访率(%)。

12. 术后严重并发症发生率(%)　主要有:

(1)手术后心肌梗死发生例数。

(2)手术后新发昏迷发生例数。

(3)手术后肺栓塞发生例数。

第二节　质量指标信息的收集与评估

一、信息上报

信息采集主要有两种方式:①手(人)工采集;②从手术麻醉监护信息系统自动采集。信息上报可采用"互联网+"的模式进行(图31-1)。

(一)上报时间

一般指标可每年上报1～2次,如1月上报一次,或6月、12月各上报一次,工作量指标和质量指标应每月上报。应力争做到全国、至少各省(市、自治区)有统一的上报时间及要求。

(二)补报时间

为确保信息上报的完整性,各省(市、自治区)质控中心下载原始上报数据后,对未按期上报的单位应给予限期补报的时间,补报时间一般为7天,期间可以短讯方式进行催报,至少应催报2次。

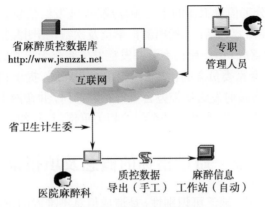

图 31-1　信息上报模拟图

（三）漏报

凡经催报仍逾期不报者将不列入统计范畴,按漏报处理。对于漏报,每月应予以公示并上报省质控办、质控单位院长办公室和(或)省(市、自治区)卫计委医政处,以能引起领导重视并督促做好信息上报工作。

二、信息收集

为确保信息数据的及时性、完整性,各省(市、自治区)质控中心一般应在信息上报截止日期登录相关网站,下载相关信息数据。

目前我国信息采集的方式主要以手工为主,自动采集较少,今后要大力发展自动采集上报,从根本上保证数据采集的及时性与准确性。为达到这一要求,要力争在全国三级医院率先建立手术麻醉监护信息系统,在各医院手术麻醉监护信息系统的建设中,必须要明确提出要求,即必须把质控指标体系纳入信息平台的软件之中,确保信息及时采集与上报。

三、信息汇总

根据各省(市、自治区)的具体情况,信息汇总可按下列 3 种方式进行。

（一）月报

下载后的数据可根据实际需要进行格式转换、逻辑纠错、漏报分析、指标运算及汇总排版等工作,并完成"麻醉质控中心医疗质量信息汇总月报表(＿＿年＿月)"。月报表原则上应包括下列三部分内容,即①"质控对象单位信息上报情况";②"信息统计分析"和③附件:"原始信息资料"。统计周期一般为 10 个工作日。

（二）季报

每个季度将月报表数据汇总,并提取相关重要信息生成"麻醉质控中心质控信息季报表(＿＿年第＿季度)"。季报表原则应由①"麻醉质控单位月信息上报情况一览表";②"质控指标统计"及③"评估、分析"三个部分组成。统计周期一般为 5 个工作日,评估与分析一般为 5 个工作日。在评估与分析中要充分发挥专家委员会的作用,季报表经中心领导审核批准后要及时呈送上级主管部门。

（三）年报

年报汇总一般在第四季度末月进行,由于统计工作的滞后性,一般只能统计上一年 11 月至当年 10 月的月报数据;也可在次年 2 月进行,统计周期为当年 1 月至 12 月的月报数据。经汇总整理后形成论文格式的信息年报,并以文件形式呈报上级主管部门。

上述报表均应送质控中心领导成员及专家委员会主任、副主任,并在质控网站上公示,供质控单位查询,以能交流与提高。

四、评估分析

一般按季进行,方法是季度信息资料汇总完成后,第一时间将上述"麻醉质控中心质控信息季报表"的第一、二部分资料发给分工信息工作的中心领导成员,或发给信息督查组组长,由组长主持完成第三部分"评估与分析"。主要内容包括:①指出漏报单位及次数,指明漏报原因与纠正意见;②对质控指标数据进行分析,特别要注意成功率、死亡率及并发症发生率有无异常的情况,要注意将信息工作与督查工作相结合,并充分发挥专家委员会的作用;③指出存在问题,提出相应建议,以能对信息做出评估、分析与纠偏。上述资料均应按时发送质控办公室等相关部门,并在网上公示,给予质控对象查阅的权利与方法,对部分需要纠偏的内容,应及时转至纠偏相关单位,进行纠偏并持续追踪。

第三节 质量指标的概念及填报说明

质量指标的概念(定义)不清,缺乏可识别性,是造成信息不准确的重要原因之一。为此必须重视质量指标的概念及填报说明,与此同时还要加强就此专题对科主任及信息员的培训,以能统一认识,从实践中提出质疑,并不断改进。

一、基本指标

(一)一般指标

1. 医院及科室主任、信息员一般信息

(1)在医院性质中须标明综合医院或专科医院,公立医院或民营医院,在医院级别中必须标明三甲或三乙,专科医院须标明其专科性质,如肿瘤医院、胸科医院、脑科医院、传染病医院及精神卫生医院等。

(2)为健全三级质控网络,请务必填报科主任及信息员的姓名及联系方式(手机、E-mail)。

2. 手术台数及床位数

(1)手术台数由以下五个部分组成:

1)住院部手术室实际使用(开放)的手术台台数。如个别新建医院其手术台虽有30个,实际使用只有22个,则应填写22个。

2)日间手术中心手术台数。主要指日间手术中心或门诊手术室实际使用(开放)的手术台台数;

3)介入治疗需要进行麻醉处理的台数。若该院介入治疗手术台较多,但并非每台介入手术均需麻醉,应按需要麻醉(或需要麻醉科医师主持镇静或MAC)的台数填报。

4)内镜诊疗需麻醉或无痛/镇静(深度镇静)的台数。若医院内镜诊疗是分散到每个专科管理的,应尽可能分别统计并有总数,至少应填报总数。

5)无痛人工流产及无痛分娩的台数,此部分也可纳入日间手术台数统计。

(2)床位设置数由以下四部分组成:

1)麻醉后监护室(PACU):PACU一律称麻醉后监护室,不再用"麻醉后恢复室"或"麻醉恢复室"的名称。凡三级医院必须建立麻醉后监护室(PACU)。

2)麻醉科ICU(AICU):凡三级甲等医院以及三级医院的临床重点专科(麻醉科)及部分有条件医院的麻醉科均应建有麻醉科重症监护病房(AICU)。凡未命名为AICU,但ICU或外科ICU(SICU)明确由麻醉科管理或由麻醉科与外科共同管理者也应填写上报。

3)麻醉科疼痛门诊与病房:凡三级医院及有条件的二甲医院均应建有麻醉科疼痛诊疗门诊,疼痛门诊应建有诊室、治疗室、治疗准备室等,根据需要与条件建立病房。

4)日间手术麻醉后恢复室(Day Case Recovery Room, DCRR):DCRR指病房手术外所有麻醉/深度镇静患者的恢复室,包括门诊手术室、介入治疗室等。

3. 本院编制的麻醉科医师数。

4. 本院编制的麻醉科护士数。

在上报医师与护士人员情况时,应特别注意以下事项:①临床麻醉应包含PACU,但不包含AICU、疼痛诊疗的人员,AICU及疼痛诊疗应分别统计。若麻醉科无AICU及疼痛病房则不必填写。②医师、护士人数均指列入医院(本院)编制的正式职工。其中含作为单位人的住院医师及研究生,不含作为社会人的住院医师及研究生,不含进修及实习医师。所谓单位人与社会人的概念是正在读研究生或参加规范化住院医师培训者,他(她)的编制在本单位为单位人,若编制不在本单位者为社会人。③麻醉科护士虽无定编,但却是麻醉科工作不可缺少的重要组成部分。

(二)工作量指标

1. 麻醉例(次)数

(1)住院部手术室麻醉总数(例次)。包括:①麻醉总例(次)数;②按 ASA 分级(含急诊)统计;③按麻醉方法分类统计。麻醉方法分类为全身麻醉、椎管内麻醉、神经干(丛)阻滞麻醉和其他麻醉(MAC 等)4 项,全身麻醉分为吸入、静脉、静吸(复合)及联合 4 种,椎管内麻醉分为腰麻、硬膜外及腰硬联合 3 种,骶管内麻醉统计入硬膜外麻醉,其他主要指 MAC;这 4 项统计总数应与 ASA 分级手术麻醉总数相一致(表 31-1)。

表 31-1　ASA 分级标准

分级	ASA 分级标准	原卫生部行业标准
Ⅰ级:	无生理、身体、心理异常的健康人	健康患者
Ⅱ级:	伴有轻度系统性病变,日常活动不受限	轻度系统性疾病,无功能受限
Ⅲ级:	伴有严重系统性疾病,但器官功能可代偿,活动受限	重度系统性疾病,有一定功能损害
Ⅳ级:	伴有严重系统性疾病,经常威胁着生命	重度系统性疾病,终身需要不间断治疗
Ⅴ级:	濒临死亡患者,无论手术与否,存活不超过 24h	濒死患者,无论手术与否,在 24h 内不太可能存活
Ⅵ级:	确证为脑死亡,其器官拟用于器官移植手术	未设Ⅵ级

1)按 ASA 分级,所有麻醉患者数中"Ⅰ~Ⅱ级所占比例(%)"的计算公式:

$$Ⅰ~Ⅱ级麻醉患者所占比例 = \frac{Ⅰ~Ⅱ级麻醉患者数量之和}{同期Ⅰ~Ⅴ级麻醉患者总数} \times 100\%$$

2)按 ASA 分级,所有麻醉患者中"Ⅲ~Ⅴ级所占比例(%)"的计算公式:

$$Ⅲ~Ⅴ级麻醉患者所占比例 = \frac{Ⅲ~Ⅴ级麻醉患者数量之和}{同期Ⅰ~Ⅴ级麻醉患者总数} \times 100\%$$

3)所有麻醉患者数中"E 级"(急诊麻醉)所占比例(%)的计算公式:

$$急诊麻醉所占比例 = \frac{急诊麻醉的数量}{同期Ⅰ~Ⅴ级麻醉患者总数} \times 100\%$$

4)各类麻醉方法比例(%)的计算公式:

$$各类麻醉方法比例 = \frac{该麻醉方法数量}{同期所有麻醉数量} \times 100\%$$

复合麻醉是指两种及其以上的全身麻醉药物的复合使用,常用的是静吸复合麻醉。联合麻醉是指两种不同麻醉方法的联合应用,常用的是全身麻醉与硬膜外麻醉联合,其归属:全身麻醉 + 硬膜外列入全身麻醉;腰硬联合使用时列入到椎管内麻醉之中,不列为联合麻醉。静吸复合麻醉列入全身麻醉。一般将椎管内 + 全身麻醉为联合麻醉,统计入全身麻醉。基础麻醉 + 硬膜外麻醉统计入硬膜外麻醉。

若小儿采用氯胺酮麻醉,是列入基础麻醉,还是列入静脉全麻?一般认为若主要依靠静脉全麻药氯胺酮来完成,则可列入静脉全麻;若仅是发挥其镇静及镇痛作用,必须依靠应用阻滞麻醉等完成手术,则应按完成手术的主要麻醉方法决定归类,如氯胺酮基础麻醉 + 硬膜外,则应列入硬膜外麻醉。

5)按专科麻醉分类统计:

专科麻醉主要包括①脑外科麻醉;②胸外科麻醉;③心血管外科麻醉;④产科麻醉;⑤小儿麻醉和⑥老年麻醉等,各医院根据实际情况可有所差别。关于小儿麻醉的年龄界限应定为≤12 岁。因为≤1 月称新生儿，≤1岁称婴儿，≤12岁称小儿，4～14岁称儿童。应当指出：年龄>12岁的儿童，其解剖、生理功能已基本与成人相同。一般而言，小儿麻醉和儿童麻醉名称可通用，习惯用"小儿麻醉"。

小儿麻醉的统计不局限于小儿外科，应统计临床各科手术中小儿麻醉的例次数。即应包括外科以外各手术科室的所有小儿手术麻醉，如眼科、耳鼻喉科、口腔科、神经外科等。注意：小儿麻醉的年龄界限是患者年龄为≤12岁。老年麻醉系指年龄≥65岁的患者。从统计而言，应逐步规范化，如乳腺手术在没有乳腺外科的医院应归为普外科，心脏及血管手术最好能与普胸分开统计。产科麻醉主要指剖宫产，无痛分娩及无痛人工流产应分别统计。

各"专科麻醉比例"的计算公式：

$$各专科麻醉的比例 = \frac{各专科麻醉数量}{同期所有麻醉数量} \times 100\%$$

（2）日间（门诊）手术室麻醉数（含介入手术治疗，例次），无痛内镜深度镇静、麻醉数（例次），无痛分娩及无痛人流数（例次）。

临床麻醉的工作领域不仅限于住院部（病房）手术室内，日间手术麻醉以及内镜诊疗等的麻醉、镇痛与深度镇静正快速发展，已成为临床麻醉一个重要发展领域，必须充分重视与统计。住院部手术室以外的麻醉（无痛、深度镇静）可概括为：①日间（门诊）手术麻醉；②有创或无创性检查与治疗的麻醉（无痛或深度镇静）、③介入手术治疗的麻醉等三部分。

这些工作是临床麻醉未来发展的新领域，应认真加以统计，以能洞察我国目前开展的情况并引导正确的发展方向。

2. 收住或诊治患者数（例次） 收住或诊治患者是指PACU、AICU及麻醉科疼痛病房收住的患者数。PACU收治患者数指手术麻醉后进入PACU观察处理的患者总数。

二、质量指标

（一）麻醉科医患比

定义：麻醉科在编在岗（本院）医师总数占同期麻醉科完成麻醉总例次数的比例。麻醉科医患比计算方法如下：

麻醉科医患比 = 麻醉科在编在岗（本院）医师总数/同期麻醉科完成麻醉总例次数之比，如20人/8000例=1/400。

意义：是反映医疗机构麻醉医疗质量的重要结构性指标之一。统计一般按年计算，也可按半年计算。

（二）麻醉成功率（%）

1. 神经干（丛）阻滞成功率（%） 包括臂丛、尺神经等各种神经丛或神经干阻滞麻醉。

成功标准：阻滞相应区域基本无痛，不需要补加局麻和（或）使用全麻药和（或）改为全麻即可完成手术。

神经阻滞效果评级标准（颈丛、臂丛、及神经阻滞），Ⅰ～Ⅱ级为阻滞成功，Ⅲ级为失败。

级别	评级标准
Ⅰ级	相应范围阻滞完善，患者无痛、安静，能为手术提供良好条件
Ⅱ级	相应范围阻滞欠完善，肌松效果欠满意，患者有疼痛表情，适量辅助镇静药或镇痛药即可完成手术，但不需要加用局麻或全麻药
Ⅲ级	相应范围阻滞不完善，疼痛较明显，患者出现呻吟、躁动，辅助用药后，情况有所改善，但不够理想，需加用局麻药和（或）使用全身麻醉药，或改全麻后才能完成手术

神经干（丛）阻滞成功率（%）计算公式：

$$神经干（丛）阻滞成功率（\%） = \frac{同期神经干（丛）阻滞成功（Ⅰ、Ⅱ级）例次数}{同期神经干（丛）阻滞总例次数} \times 100\%$$

2．硬膜外阻滞成功率（%）

成功标准：阻滞相应区域基本无痛，不需要补加局麻和（或）改为全麻即可完成手术。

椎管内麻醉（硬、腰、骶）效果评级标准如下，Ⅰ、Ⅱ级为阻滞成功，Ⅲ级为阻滞失败。

级别	评级标准
Ⅰ级	麻醉完善、无痛、肌松良好、安静，为手术提供良好条件
Ⅱ级	麻醉欠完善，有轻度疼痛表现，肌松欠佳，有内脏牵引痛，适量应用镇静药或镇痛药即可完成手术
Ⅲ级	麻醉不完善，疼痛明显，呻吟躁动，辅助用药后，情况有所改善，但不够理想，需加用局麻药和（或）使用全身麻醉药，或改全麻后才能完成手术

硬膜外阻滞成功率（%）计算公式：

$$硬膜外阻滞成功率（\%）=\frac{同期硬膜外阻滞成功（Ⅰ、Ⅱ级）例次数}{同期硬膜外阻滞总例次数}×100\%$$

3．困难气道处理成功率（%）

困难气道的定义（ASA）：经过规范化训练的麻醉科高年资（≥3年）住院医师行面罩通气和（或）气管插管困难者。

成功标准：经处理能进行面罩通气和（或）气管插管通气，并能完成手术者。

困难气道处理成功率（%）计算公式：

$$困难气道处理成功率（\%）=\frac{同期困难气道处理成功例数}{同期困难气道总例数}×100\%$$

在困难气道处理成功率的计算中，应以经实际操作证明是困难气道者为准，如此可排除按预期困难气道（评估）与实际发生困难气道之间的差异；对个别病例经处理后虽能进行通气，但因对气道控制无把握，考虑到患者安全，患者又送回病房择期再手术者应属于"未成功"病例。

（三）超声引导穿刺（限深静脉、硬膜外及神经丛穿刺）覆盖率（%）

定义：经超声引导进行穿刺的患者占深静脉及神经丛穿刺患者的比例（%）。

超声引导穿刺覆盖率（%）计算公式：

$$超声引导穿刺覆盖率（\%）=\frac{同期超声引导穿刺总例数}{同期深静脉、硬膜外及神经丛穿刺总数}×100\%$$

（四）麻醉开始后手术取消率（%）

定义：麻醉开始是指麻醉科医师已经给予患者麻醉药物。麻醉开始后手术取消率是指麻醉开始后手术开始前手术取消的例数占同期麻醉总数的比例。

麻醉开始后手术取消率（%）计算公式：

$$麻醉开始后手术取消率（\%）=\frac{同期麻醉开始后手术开始前手术取消的例数}{同期麻醉总数}×100\%$$

麻醉后手术取消的原因是多方面的，因此，此指标体现的是医院的整体管理水平，是反映医疗机构医疗质量的一个重要指标，与麻醉医疗质量并无必然的联系，但此指标对分析原因、有针对性地改进医院工作、改进麻醉前评估及麻醉处理工作、提高医疗质量有益。

（五）非计划二次气管插管率（%）

定义：非计划二次气管插管是指患者在气管插管拔除后短期内，在麻醉前无再次插管的预计下，再次行气管插管术。非计划二次气管插管率是指非计划二次气管插管患者数占同期气管插管拔除患者总例数的比例。

非计划二次气管插管率（%）计算公式：

$$非计划二次气管插管率（\%）=\frac{同期非计划二次气管插管患者数}{同期术后气管插管拔除患者总数}×100\%$$

非计划二次气管插管提示,在麻醉前评估与计划中虽无二次气管插管的需要,但由于患者出现病情变化或对于拔管指征的掌握可能存在问题,需要再次进行气管插管,是反映麻醉科医疗质量重要指标。至于"短期"如何界定,暂按≤2小时为宜。

(六)患者出手术室低体温率(%)

定义:患者出手术室入PACU或入ICU或回普通病房后即时测量一次体温,若体温≤35.5℃,则为低体温。患者出手术室低体温率是指患者出手术室时低体温患者数占同期手术麻醉患者总数的比例。

患者出手术室低体温率(%)计算公式:

$$患者出手术室低体温率(\%)=\frac{同期手术麻醉患者出手术室体温≤35.5℃的例数}{同期手术麻醉患者总数}×100\%$$

体温监测反映的是手术期间体温保护情况,是麻醉科医疗质量的重要指标。体温测量的常用部位是鼻咽部、鼓膜、食管,可根据各医院具体情况选用。

(七)麻醉相关死亡率(%)

本统计仅限于与麻醉相关的死亡率,不含与麻醉无关的死亡。这不仅符合国际标准,也能确切反映麻醉医疗安全与质量。

定义:是由麻醉科医师实施的麻醉,因麻醉选择、药物使用、麻醉与监测实施以及麻醉期诊疗处理不当等因素导致患者死亡者。应注意的要点是:①麻醉科医师才可实施麻醉,若由非麻醉科医师实施麻醉属于违法,不属于麻醉相关死亡,应追究相关医疗机构和(或)行政管理部门的责任;②麻醉期间发生死亡其病因主要包括患者病情、医疗技术及违规(法)等方面的因素。其中麻醉选择和(或)药物使用不当、麻醉与监测操作的实施失误、对病情的诊断(判断)与处理错误等导致的死亡是麻醉相关死亡的重要原因,即有技术因素、责任因素及技术责任混合因素。若无违反流程、规范与法规,无诊疗与操作重大失误者则不属于麻醉相关死亡的统计范围,要认真分析、如实填报。

麻醉相关死亡率(%)计算公式:

$$麻醉相关死亡率(\%)=\frac{同期麻醉相关死亡病例数}{同期麻醉总例数}×100\%$$

(八)麻醉严重并发症发生率(%)及抢救成功率(%)

1. 麻醉期间心搏骤停发生率(%)及抢救成功率(%)

心搏骤停(cardiac arrest,CA)的定义:CA是指心脏因急性原因突然丧失其有效泵血功能而导致循环与呼吸功能停止的临床死亡状态。麻醉期间CA的时限是从患者入手术室始,至患者转出手术室为止。

CA可能有四种形式:①心室颤动(VF),②无脉性室性心动过速,③心电机械分离,④心脏静止。下列推荐诊断标准可供参考,凡符合下列条件者均可诊断为CA:清醒患者神志突然丧失,呼之不应,或保留自主呼吸患者呼吸突然停止或呈喘息样呼吸。同时符合下列条件之一者即可诊断为麻醉期间心搏骤停(CA):大动脉搏动消失或有创性监测动脉内压为0;或心电图呈VF、或呈心脏静止者。

所谓"预期的心脏停搏"其准确名称应为"控制性心脏停搏",因为不仅要停搏,还要复跳,"控制性心脏停搏"与"心搏骤停(CA)"是两个概念,前者常在心脏手术时应用,不属于麻醉期间心搏骤停的范畴,不能混淆。因此"非预期"及"非医疗目的"等用词是不必要的。

麻醉期间心搏骤停发生率(%)计算公式:

$$麻醉期间心搏骤停发生率(\%)=\frac{同期心搏骤停(CA)发生例数}{同期麻醉总例数}×100\%$$

应当指出:CA发生原因是多方面的,与麻醉医疗质量的相关是相对的,而CA的抢救成功率则更可能反映麻醉科医师的诊疗水平与医疗质量,因此应同时予以统计。CA抢救成功的要求是指心脏恢复窦性心律并能维持(或在药物支持下维持)血流动力学相对稳定者,与患者最终结局无关。

麻醉期间心搏骤停抢救成功率(%)计算公式:

$$麻醉期间心搏骤停抢救成功率(\%) = \frac{同期CA抢救成功例数}{同期CA发生例数} \times 100\%$$

2. 麻醉期间严重过敏反应发生率(%)及抢救成功率(%)

判定标准：严重过敏反应是指发生循环衰竭和(或)严重气道反应(痉挛、水肿)、明显皮疹，需要使用肾上腺素治疗的过敏反应。

麻醉期间严重过敏反应是指麻醉期间由各种原因导致的严重过敏反应。麻醉期间严重过敏反应发生率(%)是指麻醉期间严重过敏反应发生例数占同期麻醉总例数的比例。

麻醉期间严重过敏反应发生率(%)计算公式：

$$麻醉期间严重过敏反应发生率(\%) = \frac{同期麻醉期间严重过敏反应发生例数}{同期麻醉总例数} \times 100\%$$

应当指出：严重过敏反应是围手术期的严重并发症，但与麻醉医疗质量的相关是相对的，而严重过敏反应的抢救成功率更可能反映麻醉科的诊疗水平与医疗质量，必须同时予以统计。

麻醉期间严重过敏反应抢救成功率(%)计算公式：

$$麻醉期间严重过敏反应抢救成功率(\%) = \frac{同期麻醉期间严重过敏反应抢救成功例数}{同期发生严重过敏反应例数} \times 100\%$$

3. 椎管内麻醉后严重神经并发症发生率(%)

判定标准：指在椎管内麻醉(硬膜外、腰麻及腰硬联合麻醉)后，在排除其他病因的情况下，在麻醉恢复期发生的阻滞区域感觉异常和运动异常，包括局部麻木、局部明显异感，以及肌无力甚至瘫痪等，持续超过48小时，需要激素治疗，甚至外科手术(或介入治疗)治疗。

椎管内麻醉后严重神经并发症发生率(%)计算公式：

$$椎管内麻醉后严重神经并发症发生率(\%) = \frac{同期椎管内麻醉后严重神经并发症发生数}{同期椎管内麻醉总例数} \times 100\%$$

4. 深静脉穿刺严重并发症发生率(%)

判定标准：深静脉穿刺主要指颈内静脉、锁骨下静脉、经上肢静脉行上腔静脉置管，以及经股静脉行下腔静脉置管等。严重并发症是指由深静脉穿刺、置管引起的气胸和(或)血胸、导管或导丝异常致断留或扭结致拔管困难，以及穿破心包致心包堵塞等，需外科手段或介入治疗干预的并发症。深静脉穿刺严重并发症发生率是指深静脉穿刺严重并发症发生例数占同期深静脉穿刺总例数的比例。深静脉穿刺严重并发症是反映麻醉质量的重要结果指标之一。

深静脉穿刺严重并发症发生率(%)计算公式：

$$深静脉穿刺严重并发症发生率(\%) = \frac{同期深静脉穿刺严重并发症发生例数}{同期深静脉穿刺总例数} \times 100\%$$

5. 苏醒延迟发生率(%)

判定标准：全麻后苏醒延迟是指麻醉前清醒患者全麻结束后2小时内没有苏醒者。不含麻醉后实施持续镇静的患者。全麻后苏醒延迟发生率(%)是指全麻后苏醒延迟发生例数占同期全麻总例数的比例。

在具体判断时应注意：在排除其他病因后，凡全身麻醉结束后超过2小时患者意识不能恢复者为苏醒延迟。至于苏醒程度也是很重要的，下面列出清醒程度分级表，凡能达到2级及以上者为苏醒，0级及1级为未苏醒(表31-2)。

表31-2 清醒程度分级表

分级	患者状态
0级	患者入睡，呼唤无任何反应
1级	患者入睡，呼唤时有肢体运动或睁眼反应
2级	患者清醒，有1级的表现，同时能按指令完成张口伸舌等动作
3级	患者清醒，有2级的表现，并能按指令说出自己的年龄或姓名
4级	患者清醒，有3级的表现，并能认识环境中的人或自己所处的位置

苏醒延迟发生率(%)计算公式:

$$苏醒延迟发生率(\%)=\frac{同期苏醒延迟发生例数}{同期全身麻醉总例数}\times100\%$$

6. 全麻术中知晓发生率(%)

判定标准:全麻术中知晓是指全麻患者术后能清晰回忆术中发生的事情者。应当注意:全麻术中知晓是指全麻患者术后能追忆或部分追忆术中所发生的事或医护人员的对话,不拘泥于"清晰回忆";小儿麻醉患者因难以分辨,暂时不予统计。

全麻术中知晓发生率(%)计算公式:

$$全麻术中知晓发生率(\%)=\frac{同期术中知晓发生例数}{同期全身麻醉总例数}\times100\%$$

(九)术中自体血回输率(%)

定义:麻醉期间接受自体血(包括自体全血及自体血红细胞)输注患者数占同期麻醉期间接受输血治疗的患者总数的比例。

在具体操作中应注意下列问题:①目前只统计回输率,即只要回输即可,不对回输量作规定;②接受输血治疗的患者数实际包括自体血回输而不需再输异体血的患者、输自体血又输异体血的患者以及输异体血而未输自体血的患者三种情况。

术中自体血回输率(%)计算公式:

$$术中自体血回输率(\%)=\frac{同期麻醉期间接受自体血输注患者数}{同期麻醉期间接受输血治疗的患者总数}\times100\%$$

(十)术后镇痛率(%)

判定标准:术后能进行 PCA 及其他计划镇痛的病例。计划镇痛是指手术结束前已确定的术后镇痛的目标与方法,如在手术结束时硬膜外给药或使用长效局麻药等,不包括因患者诉求用临时医嘱给镇痛药。

术后镇痛率(%)计算公式:

$$术后镇痛率(\%)=\frac{同期镇痛例数}{同期麻醉总例数}\times100\%$$

(十一)麻醉后随访率(%)

判定标准:有麻醉后 48 小时规范、完整的访视记录单。

麻醉后随访率(%)计算公式:

$$麻醉后随访率(\%)=\frac{同期麻醉后随访记录例数}{同期麻醉总例数}\times100\%$$

(十二)术后严重并发症发生率(%)

1. 麻醉手术后心肌梗死发生率(%)

判定标准:手术后心肌梗死指术前无心肌梗死史的患者发生心肌梗死,在麻醉后 24 小时内,经心电图及酶谱检查证实。

麻醉手术后心肌梗死发生率(%)计算公式:

$$麻醉手术后心肌梗塞发生率(\%)=\frac{同期麻醉后心肌梗死的例数}{同期麻醉总例数}\times100\%$$

2. 麻醉手术后新发昏迷发生例数

判定标准:麻醉后新发昏迷是指麻醉前清醒患者,除外因医疗目的给予镇静催眠以及因外科原因导致昏迷者,在手术麻醉结束后持续昏迷≥24 小时者。一般可因脑出血、脑梗死、严重缺氧、严重水电解质紊乱等引起。麻醉后新发昏迷发生率(%),是指麻醉后新发昏迷发生例数占同期麻醉总例数的比例。

麻醉后新发昏迷是围手术期的严重并发症,与患者病情、手术治疗及相关处理有关,关键是要分析是否与麻醉处理相关,以改进麻醉医疗质量。

麻醉后新发昏迷发生率(%)计算公式:

$$麻醉后新发昏迷发生率(\%)=\frac{同期麻醉后新发昏迷发生例数}{同期麻醉总例数}\times100\%$$

3.手术后肺栓塞发生率(%)

麻醉后 24 小时内发生的急性呼吸困难、顽固性发绀,诊断标准为 $PaO_2{\leqslant}60mmHg$,氧合指数(PaO_2/F_iO_2)$\leqslant300$,应高度警惕肺栓塞,并通气干预进行治疗。

肺栓塞是肺动脉分支被栓子堵塞后发生的肺循环障碍性疾病。肺梗死是肺栓塞后因血流阻断而发生的肺组织坏死。引起肺栓塞的常见栓子是深静脉血栓,还可有脂肪、肿瘤栓子和气体等。本统计是发生在手术后,不包括羊水栓塞,主要指深静脉血栓。这是手术后严重并发症,应引起临床高度重视。

手术后肺栓塞发生率(%)的计算公式:

$$手术后肺栓塞发生率(\%)=\frac{同期手术后肺栓塞发生例数}{同期手术麻醉总例数}\times100\%$$

第四节 质控督查工作

督查工作是质控工作的重要组成部分,特别是将已制定的流程与建设管理规范落到实处的一项重要举措,督查方法一般可分为自我督查(自评)、专项督查及飞行督查三种模式。

(一)自我督查(自评)

按国家或省卫生计生委统一要求组织实施。自评的优点是能节约人力与财力,更能自我发现问题,增强自我完善的自觉性。但必须做到实事求是,通过自评确能找出问题并探索解决问题的办法。

1.目的 自评的目的是以评促建,通过自评客观认识成绩与不足,对不足部分一方面要反馈给单位领导予以重视、支持与改善;另一方面要从科室自我检查与改进入手,以促进学科建设。通过自评还能促进科室的规范化管理,例如各种规章制度的建立与完善,按质控要求建立"台账"等。"台账"是科室管理的重要手段,"台账"要逐步向信息化管理的方向发展。

2.内容 自评内容应较全面,一般可按科室设置、人员配备、科室管理和制度、医疗技术等四方面进行;每个方面要列出具体项目,即指标体系,每个项目要列出评估办法及评分标准,要逐项自评,按评分标准、标准分、扣分、加分及得分进行评分。应当指出:表内没有单列仪器设备,仪器设备是跟随技术项目而定的,表 31-3 可供借鉴参考;由于各省(市、自治区)情况差异,因此各地区可按情况不同酌情修改与增减,或重新设计自评表;此外在每一项目的权重也应根据具体情况决定。

3.方法 对照指标体系及评分方法进行自评,自评后通过 E-mail 等方式上报省麻醉质控中心,中心汇总后按要求总结,形成报告,分别报上级及各有关部门。

4.抽查 为杜绝弄虚作假的不正之风,省麻醉质控中心将组织随机抽查,一旦发现弄虚作假将被一票否决,并上报上级领导部门予以备案处理。

(二)专项督查

1.确定专项 根据麻醉学科建设与发展中急需解决的问题,或对医疗质量有较大影响的问题,经充分考虑需要和可能后定为专项。一般程序是由负责信息督查工作的中心主任、副主任或信息督查组提出,经主任办公会讨论通过并制定具体实施计划,再上报上级领导部门同意后实施。

2.组织管理 专项督查一般宜采用属地管理的原则进行,即以省辖市为单元进行。组织管理原则如下:

(1)成立专项督查组,设组长 1 人,副组长 2 人;组员若干人,应邀请麻醉质控中心专家委员会委员参加督查工作。

(2)督查前要设计专项督查评分表。

表31-3 麻醉科医疗质量控制指标体系及自我督查评分表

项目	指标体系	督查方法及评分标准	标准分	扣分	加分	得分
一、科室设置 10分	1. 规范设置麻醉科，组织结构与其功能任务相适应					
	1-1 凡开展手术治疗的医院均应规范设置麻醉科，麻醉科列为医院一级临床科室	督查：查阅相关文件 评分：未设置者扣4分	4			
	1-2 麻醉科设以下组织架构并能开展相应工作： 1-2-1 临床麻醉（住院部手术室及日间〔门诊〕手术）； 1-2-2 麻醉后监护室（设置PACU床位达到要求）； 1-2-3 麻醉前评估与准备中心（或门诊）； 1-2-4 麻醉科重症监护病房（AICU）； 1-2-5 麻醉科疼痛诊疗中心（门诊）和（或）病房等	督查：文件、台账与实地 评分：1-2-1、1-2-2缺1项扣3分，PACU床位不达标扣2分 评分：1-2-3、1-2-4、1-2-5缺项不扣分，若已设置每项加2分	6			
	1-1 合理配置麻醉科人员，保证临床麻醉科工作（含PACU）有序进行	1-1-1 本院编制麻醉科医师数，须达到以下要求（可任选其中之一） 1-1-1-1 麻醉科医师与住院部手术台比例>2:1（卫生部标准） 1-1-1-2 每400例次手术/年有麻醉科医师1名（凡ASAⅢ级～Ⅴ级患者≥40%的医院，应增加医师编制）	督查：查阅科室医师人员名单（科室及人事处提供），不包括AICU及疼痛诊疗医师，计算人员配备率（%=实际人数/应编人数） 评分：凡≤50%扣10分；≤60%扣8分；≤70%扣6分；≤80%扣4分；≤90%扣2分（扣分填在相应空格内）	10			
	1-1-2 医学院附属医院应在上述基础上增加10%	评分：医学院附属医院未按要求增加编制者扣2分				
二、人员配备 20分	1. 人员数量与学历、专业结构	1-3 应配备麻醉科护士，麻醉科护士配备比例为： 三甲医院手术台与麻醉科护士比例为≥1:0.8 三乙医院为≥1～0.5	督查：查阅麻醉科护士人员名单 评分：配有麻醉科护士不达标者扣3分，不配备麻醉科护士者扣6分	6			
	1-2 学历结构及资质能满足麻醉科功能质量与任务的需要	1-2-1 麻醉科≤45岁的医师中，具有医学院校）本科或以上学历者，和（或）执业医师执照者，三甲医院及三乙医院均应达到100%	督查：查阅①学历证书；②执业医师执照 评分：不达标者扣2分	4			
		1-2-2 人员定期考核及CME合格率达到100%	督查：查阅①人员考核表、②CME学分证书 评分：不达标者扣2分				
		1-2-3 科主任持证上岗（科主任培训合格证书）	督查：查阅科主任培训合格证书） 评分：本项不扣分，有证加分，每人每证加1.0分				

续表

项目	指标体系			督查方法及评分标准	标准分	扣分	加分	得分
三、科室管理和制度 30分	1. 基础管理（16分）	1-1 科学制定科室建设发展规划和年度计划	1-1-1 制定有3年发展规划及年度计划，要求指标明确，举措得力，能基本完成规划指标	督查：查阅相关文件 评分：无规划扣4分；有规划未完成者扣2分	4			
		1-2 建立岗位责任制，并严格执行	1-2-1 有各级各类人员岗位责任制 1-2-2 实行主治医师负责制 1-2-3 实行主任分工负责制，科主任有明确分工	督查：查阅相关文件 评分：缺1项扣4分；有制度执行不力扣2分（扣分不设上限）	4			
		1-3 建立健全各项规章制度，并严格执行，记录完整规范，整理归档能及时	1-3-1 麻醉前访视、讨论、评估制度、访视率达100% 1-3-2 麻醉知情同意制度，知情同意书签字率100% 1-3-3 医疗事故防范、不良事件上报制度 1-3-4 毒麻药品管理制度，有专人负责、建立毒麻药品管理登记本 1-3-5 规范书写麻醉记录单、书写合格率达98%，术后随访率100% 1-3-6 危重、疑难、死亡病例讨论制度 1-3-7 仪器设备保管、保养制度、抢救设备完好率100% 1-3-8 麻醉用具消毒制度、消毒灭菌合格率达100% 1-3-9 有会诊制度 1-3-10 有进修、实习医生、研究生授课制度 1-3-11 有医生交接班制度 1-3-12 有麻醉及麻醉科医师资格分级授权管理制度，有定期对麻醉科医师执业能力评价与再授权的制度 1-3-13 有手术安全核查制度	督查：查阅医疗文件；重点：专人负责是否落实，记录是否完整规范，能否及时归档等项。 评分：因规章制度是一整体，因此，从1-3-1~1-3-13共13项中，每缺1项扣4分；记录不完整，不规范者每项扣2分；该归档而未能做到者，每1项扣1分（凡扣分者均未填入相应空格内）	8			

续表

项目	指标体系		督查方法及评分标准	标准分	扣分	加分	得分
三、科室管理和制度 30分 2. 科室质量管理（14分）	2-1 质控组织分工	2-1-1 能做到：①科主任或副主任负责质控，有明确分工；②成立质控小组并能履行职责；③有质控联络员并能履行职责	督查：查阅台账记录和（或）相关资料 评分：①②③项每缺1项扣3分（扣分不设上限）	6			
	2-2 信息统计及上报	2-2-1 按要求能做到及时统计并上报信息	督查：查阅资料，或由省麻醉质控中心核查 评分：漏报1月扣2分（扣分不设上限）	4			
	2-3 质控持续改进	2-3-1 质控小组有质控计划	督查：查阅台账记录及相关资料 评分：①无质控记录扣3分 ②无质控计划扣3分 ③每参加一次质控活动（省、全国）加1分； ④每撰写一篇论文加2分（提供论文题目及会议（期刊）名称） （扣分加分不设上限，填入相应空格内）	4			
		2-3-2 能开展质控活动（病例讨论、信息分析等）					
		2-3-3 积极参加省内外各种质控交流活动					
		2-3-4 积极撰写质控论文					
四、医疗技术 40分 1. 一般科室 【注意：一般科室与省、市级临床重点专科得分不同，从1-1到1-19共19项，一般科室得分为40分，重点专科得分为25分】	1-1 能规范进行椎管内阻滞麻醉、外周神经阻滞麻醉、全身麻醉和复合麻醉（或）联合麻醉等各种麻醉的实施与处理	1-1-1 能全面实施，有常规和（或）指南等，能执行相应医疗文件（麻醉记录单等），记录完整规范	督查： 1. 主要检查仪器设备，是否配备、台数是否符合要求 2. 检查麻醉记录单，确认是否开展项目 医疗技术反映的是麻醉科的整体水平，评分具体要求是： ①若没有配备相应的仪器设备，每项目扣4分， ②若配备有仪器设备，但数量不达标每项目扣2分， ③若配有数量足够的仪器设备而未能开展项目每项目扣3分 ④1-1、1-7、1-8、1-12、1-15、1-19六项，若一项不达标每项扣4分（扣分不设上限）	一般科室 40 重点科室 25			
	1-2 有创或无创血压、心率、心电图和脉搏血氧饱和度，能实时定量监测	1-2-1 配备有多功能监护仪（含有ECG，无创/有创BP、HR、SpO2、T等功能）与手术台比例≥1，性能良好、操作规范，熟练（每1手术台必须配1台）					
	1-3 有多功能麻醉机	1-3-1 多功能麻醉机与手术台比例≥0.8，（每1手术台至少配1台）规范，记录完整					
	1-4 有呼气末二氧化碳（PetCO2）监测	1-4-1 PetCO2监测仪与手术台的医院在三甲及列为省临床重点专科的医院应≥0.8，（每2床配1台）术台至少配4台）其他医院应≥0.5，（每4手术台至少配1台）操作规范，记录完整					
	1-5 有麻醉深度监测仪	1-5-1 全麻患者均能常规开展麻醉深度监测，麻醉深度监测仪与手术台比例，三甲医院应≥0.6（每10手术台至少配6台），其他医应≥0.2（每10手术台至少配2台）					

续表

项目	指标体系		督查方法及评分标准	标准分	扣分	加分	得分
	1-6 能常规开展血气、体温及肌松监测	1-6-1 配有血气监测仪、体温监测仪、肌松监测仪，操作规范，记录完整					
	1-7 能常规开展专科手术麻醉（包括脑外、心血管、胸外、产科、小儿等）	1-7-1 有常规和（或）指南并能执行，配有相应设备条件（按专科特点决定，如小儿麻醉机及系各种回路等），医疗文件书写完整，操作规范					
	1-8 能常规开展危重、疑难患者（休克、创伤、脏器功能不全及重大手术等）麻醉	1-8-1 有常规和（或）指南并能执行，配有相应的设备（如血流动力学监测等），医疗文件书写完整、操作规范					
	1-9 能常规开展气管内插管术、支气管内插管术	1-9-1 有常规和（或）指南并能执行，配有相应的设备（单腔及双腔导管）和技能，医疗文件书写完整，操作规范					
四、医疗技术 40分	1-10 能常规开展围手术期控制性降温、控制性降压、体外循环	1-10-1 有常规和（或）指南并能执行，配有相应的设备条件和技能（体外循环参照Ⅱ类临床技术规范执行），医疗文件书写完整，操作规范					
	1-11 能常规开展深静脉穿刺及动脉穿刺置管技术	1-11-1 有常规和（或）指南并能执行，配有相应的设备条件和技能，医疗文件书写完整，操作规范					
	1-12 能常规开展无痛分娩、无痛有创或无创性诊断检查	1-12-1 能常规开展，有常规和（或）指南，管理规范，具备相应的条件和技能					
	1-13 能常规开展慢性疼痛诊疗	1-13-1 设置有麻醉科疼痛门诊，能开展神经及神经节阻滞等治疗技术，有相应的设备条件与技能					
	1-14 能常规开展困难气道处理	1-14-1 配有喉罩、高喉头喉镜、光棒、视频喉镜、纤支镜等3种以上的设备及技术能力					
	1-15 能常规开展心肺脑复苏术	1-15-1 符合2010年指南要求					

续表

项目	指标体系		督查方法及评分标准	标准分	扣分	加分	得分
四、医疗技术40分	1-16 能常规开展除颤技术、氧治疗技术	1-16-1 配有心电除颤仪等相应设备条件，与手术台比例≥1:10，有常规或指南并能执行，操作规范、熟练					
	1-17 能常规开展呼吸支持技术	1-17-1 配备有呼吸机，能进行有创和无创通气，具有相应技能					
	1-18 能开展节约用血及血液回收技术	1-18-1 配备血液回收机，≥1台/6个术间，有相应规章制度与熟练技能					
	1-19 "三基"考核	1-19-1 麻醉医务人员 合格率100%					
	2. 临床重点专科【除临床重点专科所有条件外（得25分），重点科室还应同时具备右列技术项目（得15分）】	2-1 血流动力学监测（包括CO、BP、CVP、RAP、PAWP等）	2-1-1 配有有创BP监测仪与手术台比例≥0.8，有血流动力学监测仪（含CO、PAWP及SVV等），性能良好，操作规范（每5手术台至少配4台有创BP监测仪）	督查： 1. 主要检查仪器设备是否配备、台数是否符合要求 2. 检查麻醉记录单确认是否开展该项目 医疗技术反映的是麻醉科的整体水平，评分具体要求是： ①若没有配备相应的仪器设备，每项目扣4分 ②若配有仪器设备，但数量不达标每项目扣2分 ③若配有数量足够的仪器设备而能未开展每项目扣3分	15			
		2-2 呼吸功能监测（含呼吸力学）	2-2-1 设备与手术台比例≥0.1，性能良好，操作规范（每10手术台至少配1台呼吸力学监测仪）				
		2-3 血气和水、血电解质、酸碱分析监测	2-3-1 配有相应设备与条件，能进行血液酸碱气体分析（含电解质分析），性能良好，操作规范				
		2-4 ACT等出凝血监测	2-4-1 配有ACT监测仪，能进行ACT及其他出凝血监测，性能良好，操作规范				
		2-5 超声引导下神经阻滞	2-5-1 配有超声设备和技术，能常规开展超声引导下神经阻滞麻醉				
		2-6 围手术期体温保护设施	2-6-1 配有维持体温或加温设备，该设备与手术台比例≥1:10（每10手术台至少配1套）				
		2-7 开设疼痛病房	2-7-1 有疼痛病房				
		2-8 运用纤支镜进行困难气道处理	2-8-1 配备有纤支镜设备，具有专用人员及相应技能				
		2-9 混合静脉血氧饱和度监测	2-9-1 混合静脉血氧饱和度监测仪≥1台，具有相应技能				

（3）由省行政管理部门（或省质控办公室，或省卫生计生委医政处）发出通知，将专项督查计划转发至地级市及相关单位。

（4）督查一般采用实地督查。实地督查以地级市为单位进行，督查组到被查医院进行实地考查与评分，或由被督查单位自查填表评分后，召开会议，进行汇总、审核与分析，最终形成总结报告，即"专项督查结果分析与建议"的总结报告，上报上级有关部门，并报送相关医疗单位，作为表彰或纠偏。

（三）飞行督查

1. 飞行督查是根据信息资料汇总分析的结果，从实际需要出发组织的督查，一般是抓两头：一是质控工作很优秀的单位，如自体血回输率能达到90%的麻醉科，又如麻醉并发症发生率很低的单位，以能总结经验予以推广；二是质控工作有明显不足的单位，如部分麻醉并发症发生率明显高于标准的单位，以能理清原因，改进质控工作。

2. 飞行督查应由信息督查组或由负责信息督查工作的中心主任、副主任提出飞行督查的单位及督查项目。

3. 人员安排原则上由省级麻醉质控中心主持，随机选派专家进行督查。所在市质控中心主任（或负责人）受省麻醉质控中心委托可主持飞行督查工作。

4. 督查完成后要及时写出报告，对具有参照意义的共性问题要组织交流，以能吸取经验与教训。

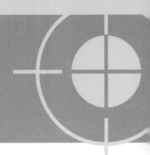

第
三
十
二
章

临床质控信息化管理

李文志　哈尔滨医科大学第二附属医院

信息化是现代科技发展的必然结果，对于各行业的变革存在巨大影响。信息化的特点在于将传统的较为繁琐的碎片化信息进行整合，智能化跟踪，并提出解决方案。医学的信息化是对患者的医疗过程进行全流程数据采集、归纳，对庞大的数据进行分析，从而在医疗质量控制过程中，及时发现问题，促进临床医疗水平的不断改进与提高。

医疗安全与质量控制是一个科学体系。麻醉科作为高风险诊疗科室，其质控工作涉及范围广，影响因素复杂。传统的医疗质量管理体系，包括基础医疗质量管理、医疗过程（环节）质量管理，以及医疗结果的质量管理。但由于不同医院的管理、技术等水平不一致，客观条件的限制，目前绝大多数医院仍实施终末质量管理模式。这种质控方式工作量大、耗时耗力，主观影响成分占主导，往往导致医疗质控的滞后和偏差。

随着医院信息系统（hospital information system，HIS）、电子病历（electronic medical record，EMR）、医学影像归档和通信系统（picture archiving and communication system，PACS）、实验室信息管理系统（laboratory information management system，LIS）、麻醉信息管理系统（anesthesia information management system，AIMS）等信息化建设的日趋成熟，使医院管理实时环节质控，全程互动质控成为可能。麻醉质量控制信息化以网络信息化为目标，实施以"环节质控"为重点的全程质量管理模式提高麻醉质量。麻醉质量控制人员一方面基于电子病历对进行手术麻醉的患者从术前访视、麻醉实施至术后随访实施全程实时质量控制，另一方面依据管理者需求，将手工化的统计报表信息化，运用麻醉电子病历的统计功能评价麻醉质量，将传统的麻醉质量"终末（结果）质控"转变为"环节（过程）质控"，使麻醉医疗质量的目标管理程序化、可操作化，提升了管理层次。这种通过信息化手段得出的统计数据更加智能、实时、真实、全面、准确、直观，有利于促进麻醉服务质量和工作效率的提升，控制整个麻醉活动过程，较好地实现麻醉质量环节控制。

麻醉质控工作信息化涉及信息采集、上报、汇总、分析、评估与反馈，是质量控制工作的重要手段，可以减少麻醉医护人员工作量，提高质控数据上报准确率，提高麻醉质量与水平，降低麻醉并发症及病死率，为更新和制定麻醉指南奠定基础。

第一节　信息采集与上报

麻醉质控平台通过准确、客观、全面地采集并存储围手术期麻醉相关信息、患者信息及麻醉科室人员、设备、管理建立三个数据库，包括质控数据库、患者信息数据库和麻醉学科基础信息数据库。

一、数据采集

1. 质控数据库用来存储质控指标，包括围手术期麻醉相关信息。

术前质控信息包括：术前访视、诊疗方案和会诊，以及三级巡诊制度的落实情况。

术中质控信息包括：

（1）手术中的麻醉情况：麻醉方法的选择、生命体征波动情况、麻醉期间严重过敏反应发生率、椎管内麻醉后严重神经并发症发生率、中心静脉穿刺严重并发症发生率、危重患者麻醉比率、非预期麻醉气管拔管后 6 小时内再插管比率、低体温发生率、全麻气管插管拔管后声音嘶哑发生率、红细胞回收比率、围麻醉期病死率、围麻醉期心搏骤停发生率等；

（2）手术中三方核查单、麻醉文书单的完整性；

（3）手术中不良事件明细：根据麻醉科的规章制度，要求一线麻醉医生将不良事件进行非惩罚性上报，保证事件的真实有效及时上报，便于做出准确的分析与处理。

术后质控信息包括：术后访视的落实情况、麻醉后监测治疗室（PACU）转出延迟率、PACU 入室低体温率、非计划转入 ICU 率、非计划二次气管插管率、麻醉开始后 24 小时内病死率、麻醉开始后 24 小时内心搏骤停率、椎管内麻醉后严重神经并发症发生率、全麻气管插管拔管后声音嘶哑发生率、麻醉后新发昏迷发生率、麻醉手术后恶心呕吐的发生率、POCD 发生率、术后镇痛效果等。

2．患者信息数据库存储患者信息，如患者基本医疗信息、诊治过程、检查结果等。

3．基础信息数据库，存储麻醉科室基本信息，如科室医生数量、职称、年龄、学历等。

二、数据上报与集成

1．现状　各级医院均已普遍建立麻醉质控制度，大量完整真实的麻醉质控信息，如能汇总分析并充分利用，对于了解国内麻醉的现状、存在问题及提出改进措施，对提高我国麻醉医疗质量与安全都相当重要。然而，目前大部分医院仍采用传统的数据汇总和统计分析方法，导致大量数据难以及时准确的上报和集成，由此严重影响了国内麻醉信息化管理的进程。此外，目前各地普遍存在的问题是数据逐层上报到各级麻醉质控中心和卫生主管部门的信息中心，但信息资源不能共享，导致难以利用相关的大数据进行有效分析。

目前，大部分医院使用的信息管理系统大多数只用于简单的文字处理、数量统计等较低层次的孤岛式信息处理工作，导致资源配置在一定程度上相互重复。而且，各系统没有统一标准和接口，系统对接困难，形成了一个个的"信息孤岛"。信息采集不全面，共享能力差，成为医院信息系统的数据上报最大的障碍。

2．三级麻醉质控信息中心的构建　实现一定区域范围内医院信息的统筹、共享以及各个系统的有效集成，可以加强信息的传输，使构建统一数据信息平台成为可能。通过建立地市级、省级和全国麻醉质控信息中心，各级医院的手术麻醉信息系统可以与全省及全国的麻醉质控中心信息系统集成。

地市级平台主要存储信息，包括：麻醉科基本信息、麻醉工作质量及不良事件上报等；省级平台存储区域内麻醉相关信息，并可随时访问市级平台，实现区域内信息资源的共享，改善信息资源的有效配置；国家级平台着重对全国的信息数据库进行数据汇总、分析、反馈，建立数据库，提供多角度、多维度的数据分析功能，帮助各级医院提高麻醉质量及麻醉质控水平。各级平台均应加强云平台及信息上报APP 的建设，以便交流信息。

建立国家级麻醉质控中心是促进麻醉质量评价的必经之路。国家级麻醉质控中心的主旨就是促进国内麻醉质量评价和改进工作的不断发展，包括建立质控评估体系、督促质控信息的集成与汇总，进而反馈质控信息促进麻醉事业的发展。

建立三级麻醉质控信息中心，要求质控管理中心应制定统一的标准和规范，以确保信息资源的统一，使得各种信息流在不同层级之间顺利流动，保证信息资源具有可比性，以完成不同层次的数据共享。同时，保障麻醉质控信息化的顺利推进需要各个信息系统的正常运行及数据质量的稳定，因此在系统运行阶段应不断地发现薄弱环节并给予加强。同时围绕信息的采集、处理、分析和利用，加强质控信息中心管理能力，建立管理制度，确定管理模式。

第二节　信息评估与分析

医院局域网 AIMS 将提取的数据库信息上报至区域麻醉质控中心，形成数据源，为麻醉质量控制提供基本数据。区域麻醉质控中心将数据库信息进行整合后，根据质控的需要生成日报表和月报表，自动生成不同时间、不同医院各指标的比对结果图或表,进一步运用统计学原理与方法,对某指标的变化及影响因素进行分析,从而达到纵向和横向评价麻醉质量的目的。

一、病历质量量化

量化麻醉文书中项目单元的完整性与规范性。

二、环节质量量化

1. AIMS 可以量化围手术期访视、三级巡诊制度的落实情况。

2. AIMS 可以统计手术分类、麻醉分类、麻醉方法更改、库血输注、自体血输注、心肺复苏事件、不良事件等麻醉科质控常规要求观测的指标。

3. 可根据 AIMS 筛选反映麻醉质量的指标,形成量化评分系统,包括麻醉方法评分、监测项目评分、生命体征参数显著波动分级量化评分、监测参数出现异常前后的用药分析、术中不良事件评分、术后麻醉后遗症情况评分等,对围麻醉期麻醉质量与安全相关数据进行分级量化评分。

三、终末质量量化

通过定期统计分析一段时间内的麻醉质量报告,形成月度、季度、年度麻醉质量安全报告,包括手术例数及分类、麻醉分类及成功率、麻醉方法更改、不良事件发生率及发生排行等情况,并根据分析结果制定提高麻醉质量的各项措施和解决方案,并录入系统。当再次遇到相同情况,系统会主动提出解决方案,避免问题重复发生。

第三节　信息反馈与追踪

区域麻醉质控中心汇总并反馈麻醉质控信息,及时地针对出现的问题进行有效的改进,帮助麻醉科医师积累经验,帮助医院提高麻醉质量,降低麻醉风险,提高患者满意度,推动麻醉学科的整体发展。

一、麻醉质量的比较与提高

使用麻醉质控信息平台,让麻醉科医护人员和管理人员及时了解麻醉质量情况,及时针对出现的问题进行"防"和"治",真正促进医疗质量的全面提高。通过麻醉质控平台,将传统终末医疗质量控制的环节前移,实现实时环节质控,全程互动质控,不仅能真正落实围手术期全程管理的问题,又能满足麻醉科高效率运行的要求,对医院的发展有重要意义。

二、回顾分析特殊病例

AIMS 中麻醉记录单的数据准确,可真实、全面地反映危重患者的生命体征变化,为术后分析病情、还原麻醉管理过程提供准确的数据,为医疗质量的改进提供科学依据。

三、建立麻醉专家知识库

根据数据库分析汇总信息,建立知识库,包括:药物临床使用说明和计算公式、危重评分标准、麻醉方法说明、设备操作使用方法等。这对于提高麻醉质量、减少麻醉不良事件的发生有着重要的临床意义。

四、建立麻醉相关设备、耗材及药品管理库

将各医院所使用的麻醉相关设备(麻醉机、监护仪等)、耗材(中心静脉导管、动静脉压力换能器等)以及所使用的药品进行登记,记录设备所使用的年限、维修保养情况等,药品使用的合理性以及与其相关的并发症发生情况等,由此可为保障麻醉安全提供相关信息。

五、制定解决方案

可以通过 AIMS 分析手术例数、麻醉成功率、不良事件发生率、不良事件发生排行等情况，并形成麻醉质量报告。进而针对报告中出现的问题，提出解决方案，并录入系统。当再次遇到相同情况，可通过查询系统制定解决方案。

第四节　电子信息的可靠性和安全性

传统的终末质控模式通常是将一定数量的质控内容分配给质控人员，定期进行自查与核查，再上报结果，存在质控流程环节多、周期长、效率低、评判标准不一等诸多弊端，常常发生质控工作的敷衍和延误，直接制约了管理策略的制定和推进。与之相比，麻醉质控信息平台自动采集、存储、评估和管理质控数据，并将质控数据标准化处理后反馈及上报给有关单位和部门。系统间数据交互中的数据转发、日志记录、错误处理等全部由集成平台统一处理。质控信息化下的环节质控模式不仅可以减少评估工作冗余，节省大量人力物力，还避免了人为评估的误差，可以保证数据的完整性与可靠性。同时，通过把临床数据集中存储到数据库中，可保证数据的重复使用，除用于各临床系统外，还可将数据用于临床科研。

电子质控信息的可靠性和安全性还具体体现在以 AIMS 为基础的术中记录功能，它可以统一围手术期记录格式，准确、实时、客观地记录患者生命体征与医务人员的各种处置，提高麻醉记录单在医疗诉讼中的法律效力。

此外，为了保证麻醉质控数据的可靠性与安全性，不仅要求质控人员心细，责任感强，还要有较深厚的临床背景和功底，更要熟悉医疗相关法律、法规及规章制度。在三级质控体系中，首先强调充分落实质控委员会的引导职能；其次，充分发挥科室质控小组的管理作用；此外强化麻醉科医生个体的麻醉质控意识同样重要。

第五节　建立区域麻醉质控信息中心与使用质控中心电子信息的注意事项

一、建立完善的质控评估体系

建立的质控评估体系应具备可操作性，在满足评估需要的前提下，尽量避免形成庞大的指标群或层次复杂的指标树。麻醉质量评估应通过后台的临床数据处理和挖掘来生成评估与改进信息，避免麻醉质量评估干扰麻醉科医生的工作流程。此外，统一、标准的评估体系是信息分享与评估的基础，区域内各单位的评估体系应规范化，使同一质控平台不同单位的质控信息具有可比性，以利于质控信息的汇总、评估与反馈。

二、保证信息采集的准确性

区域质控中心的信息来源于 AIMS，AIMS 需要复杂、繁琐的日常维护，而且若使用过程中系统出现突发软件故障，往往会影响到麻醉信息采集的顺利进行。此外，在使用过程中，AIMS 如果与麻醉机、监护仪等设备接口不合或故障，将不能获取患者病史及辅助检查结果，影响患者生命体征数据的自动采集。因此，培养有较全面的信息化知识的麻醉科医师担任 AIMS 管理员，定期检查设备连接是否良好，维持系统稳定运行，这是保证区域质控中心信息采集准确的工作基础。

三、信息集成标准化

为评估和改进各级医院麻醉质量，质控信息的集成和深层次应用尤为重要。然而麻醉质控中心信息系统需集成多家各级医院的麻醉质控信息，其数量多、复杂性大，尚需注意以下问题：

1.异构数据共享，必须解决不同系统不同数据结构间的数据共享；

2.无侵入式集成，既作好数据集成，又不影响现有系统的运行；

3.保证系统间数据一致性；

4.将临床数据集中以方便临床诊疗和科研；

5.保证系统的可扩展性和可靠性，能够满足未来发展的需要；

6.实现系统与区域及外部系统的信息交换兼容性。

为此，应规划统一的开放式信息化架构，采用国际标准和规范，构建以质控数据库为核心的大型质控统一集成平台，保证集成平台的无侵入、可靠、安全、标准化。

四、医疗信息的隐私性

质控信息平台将所有管理人员及麻醉医生的信息采集录入，按照人员的职称及级别划为不同用户，并拥有各自的用户名、密码。对于患者的医疗信息，要通过不同用户的授权和等级来体现保护患者的隐私，即每类用户有各自的访问及操作权限，用户登陆后，系统验证用户权限后开放允许访问及操作的内容。此外，质控中心查阅麻醉信息数据时，应启动自动保密设置，防止患者诊治信息拷贝和过度使用。同时，网络传输及存储密码时采用加密算法，杜绝黑客盗取密码的可能。

五、麻醉质控信息化的不断改进

信息化的目的不是用信息技术固化原有的管理模式，而是改善科室管理，提高麻醉医疗水平和效率。在进行麻醉质控信息化的过程中，要坚持质控中心主导、分级负责、公平公正的原则，将麻醉信息统计评价、书面评价结合起来，不断改善麻醉质量考核评价方法，引导麻醉科室进行科学化、精细化、专业化管理，进而不断优化麻醉医疗流程，规范麻醉医疗行为，保证患者安全，提高麻醉医疗质量。

六、质量评价是过程，质量改进是目标

当前的质量评价还处于相对初级的阶段，麻醉质控信息化的实行将把医疗质量的评价工作变成一种经常性的管理行为，而这种经常性的管理行为的目的，归根到底还是为了医疗质量的持续改进。麻醉质控中心的管理工作应从不同级别医院的麻醉质量考核评估着手，详细评估麻醉工作水平，并根据质控中心信息化数据整合后的结果分析现状，针对薄弱环节，提出规范麻醉质量管理的计划：通过各类培训提高麻醉医生的专业能力和综合素质；通过适当的行政指令，完善麻醉学科制度；制定麻醉工作制度和诊疗常规，规范麻醉质量管理；制定麻醉科基本装备要求，促进麻醉科设施和装备的建设等。

第六节　质控工作信息化的发展趋势

一、AIMS 高度智能化

目前 AIMS 尚处于自动采集、记录数据的初级应用阶段，未来将发展为能在手术全程实时提供决策帮助和纠正错误的智能化系统。具体来说，在术前，当麻醉科医生输入或从 HIS 调集患者术前信息时，自动提示麻醉过程中的注意事项，为麻醉科医生制定麻醉计划提供帮助。手术过程中，当患者生命体征及监护数据出现异常时，系统将自动报警，并分析可能导致异常的原因及提供多种解决方案，为麻醉科医师的决策提供一定的帮助。手术结束后将根据患者既往史和术中情况自动提示麻醉后访视的注意事项。这将是一个能与麻醉科医生充分交互并为麻醉科医生提供指导和帮助的高度智能化系统。

二、依托无线技术，扩展应用范围

随着信息化的飞速发展，无线医疗网络技术成为医疗信息技术的重要分支。目前 AIMS 由于有线局域网的限制，无法将术前术后访视内容及术后镇痛管理实时记录于系统。在应用麻醉质量控制系统

时，要跟上信息化发展的步伐，必然要采用无线网络通信技术。未来 AIMS 将使用便携的无线通信移动设备，不仅可以及时提供麻醉质控信息，方便质控中心管理数据，还可提高麻醉科医师的工作效率，例如通过实时记录，上级医师在下级医师访视的同时可以获悉患者情况，并直接指导下级医师完成对特殊病情患者的访视和术前准备。

三、构建多级平台信息共享

信息化医疗模式将患者个人医疗信息统一、规范地存储于各级医疗信息平台，达到以地市级为基础，区域内信息资源的共享，实现整个医疗流程的患者中心化。各医疗单位信息系统的高度融合和无缝连接使麻醉科医生可以通过信息化平台进行不同医院间的交互查询，以了解患者的相关医疗信息，包括基本医疗信息、既往病史及治疗信息、既往手术史及术中用药情况、术中不良事件等，这不仅可以简化医院间的信息交流，实现医疗信息资源的有效利用，还可以有效控制医疗成本，减轻医疗负担，减少医疗隐患，进而提高医疗工作的效率和质量，提升医院的整体管理水平。

四、建立完善的麻醉云平台及质控系统 APP

质控系统 APP 的建立，使质控信息输入端多样化和便捷化，麻醉质控信息的云平台建设，能加强质控数据的信息公开与双向交流。

总之，利用信息化手段开展麻醉质量日常监管是未来麻醉质控的发展趋势，这是基于电子信息化体系提出的一种全新的医疗质控理念和模式。随着计算机及网络技术在医疗领域的广泛应用，日渐成熟的数据挖掘技术也为海量的医疗数据进行处理分析、开展质量评价提供了一个高效、可行的途径。建设麻醉质量管理与控制信息化平台，这需要政府出台相应政策，国家应该研究解决麻醉信息化所需要的设备及费用，强制性推进此项工作，才能形成有效的信息网络，实现麻醉质控中心对麻醉医疗质量多个环节的实时监测与反馈。利用信息化手段，将麻醉质量日常监管与传统的培训督查方式相结合，是未来麻醉医疗质控管理的发展趋势，将快速推动麻醉医疗管理水平、麻醉医疗技术水平的提高，也是构建数字化医院的标志之一。

（张　兵　参编）

参 考 文 献

1. 尹欣林，罗爱静. 基于麻醉信息系统的科室管理[J]. 中国卫生信息管理杂志，2015，12（2）：165-169.

2. 苏帆，胡亮. 麻醉信息化下的质量控制管理[J]. 中国数字医学，2009，4（10）：46-48.

3. 王晓丹. 当前医疗信息化存在的问题及对策研究[J]. 医学信息学杂志，2011，32（1）：44-47.

4. 许健，查佳凌，尤超. 医疗信息化集成平台在医院的建设与思考[J]. 中国医院，2012，16（2）：5-8.

5. 梁铭会. 基于医疗信息化的医疗质量评价现状与建议[J]. 中国医院，2014，18（2）：1-3.

6. 程勇，万燕杰，徐静. 麻醉信息管理系统的临床应用[J]. 临床麻醉学杂志，2010，26（12）：1101-1103.

7. 吕锬，陈蓓. 临床麻醉信息系统在麻醉科管理中的价值[J]. 中国数字医学，2013，8（12）：101-103.

8. 中华人民共和国国家卫生和计划生育委员会. 国家卫生计生委办公厅关于印发麻醉等 6 个专业质控指标（2015 年版）的通知. http://www.nhfpc.gov.cn/yzygi/s3585/201504/5fa7461c3d044cb6a93eb6cc6eece087.shtm1. 2015-04-10.

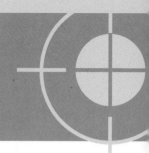

麻醉质量控制的持续改进

黄宇光　北京协和医院

第三十三章

第一节　通过质量控制工作确保麻醉工作的持续改进

一、医疗质量控制

质量控制是指为了达到质量要求所采取的规划、举措和活动，也就是说，质量控制是通过监视质量的形成过程，消除生产过程中引起不合格或不满意效果的因素，以达到质量要求而采用的各种质量管理的相关活动。医疗质量控制就是按医疗质量标准而进行的管理，即按设定的质量目标，通过一定的管理方法、措施或调整手段，以达到提高医疗品质的预期目的。

二、麻醉工作持续改进的重要性

随着医学的不断发展，麻醉学科已成为以患者基本生命功能的监测和调控为主要手段，集临床麻醉、危重病监测与治疗、疼痛治疗、相关医学教育与科学研究于一体的临床医学学科，肩负保障患者安全与无痛苦的重要责任。麻醉科已经从传统观念中的辅助学科、瓶颈学科转化为医院重要的枢纽学科，是临床工作中尤其是手术科室最重要的平台科室。在实践和经验中不断学习和提高，持续发展和改进，对麻醉学科未来的发展是十分重要的。

三、麻醉质量控制工作的主要内容

参照国家卫生计生委相关文件的要求，麻醉质量控制工作主要包括以下内容：

1. 全科人员应普遍建立麻醉的安全意识，努力降低麻醉的相关死亡率。

2. 严格执行二线负责制，确保每一例麻醉患者均有一位受过良好临床麻醉训练的主治或更高级别医师对其全部相关事宜负责，遇到紧急情况应及时通播呼叫，通过团队协助来确保安全。

3. 麻醉相关仪器设备应由专人负责，出现问题及时处理。对相关仪器设备的规范使用方法要反复培训，做到人人知晓，安全使用，定期维护检查。

4. 严格落实三方核对制度，由麻醉科医师、外科医师、手术室护士三方在患者入手术室后的麻醉诱导前、切皮前及离室前三次核对，确保临床安全。对三方核对的核查率和准确性要定期抽查，统计分析，并及时向全科人员反馈结果。

5. 对术前访视单、麻醉记录单、知情同意书、麻醉药品处方等麻醉相关文书的质量定期抽查，总结通报，提高病历质量。

6. 严格执行不良事件上报制度，每月对上报的不良事件进行总结归类，及时处理相关问题，特殊病例进行全科教学讨论。

7. 通过人性化的科室管理，建立积极向上、团结和谐的科室文化，提高职工的幸福感。

以上工作的执行和完成人人有责，由质量控制小组监督指导，并协助质量控制工作有序开展。每月应召开一次质量控制小组例会,对全部质量控制工作进行总结,找到问题,提出整改意见,最终上报科务会,通过后建立相应规章制度,严格执行,监督管理。

第二节 PDCA 的实施

一、PDCA 的定义

PDCA 由被称作质量控制之父的 W. Edwards Deming 教授首先推广,是四个英文单词首字母的缩写,即计划(Plan),实施(Do),检查(Check),处理(Act)。PDCA 循环管理遵循科学的程序,综合运用各种管理技术和方法,收集大量数据资料,通过优化流程等途径来增强系统抵御风险的能力,是目前质量控制工作持续改进的有效方法。

二、PDCA 循环的实施过程

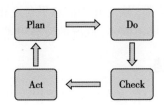

(一) P(Plan)计划

计划是 PDCA 循环中的第一步,而制定行动计划、确定方针和目标之前要进行充分的准备工作,可以简单总结为 FOCUS 五个步骤。

F(Find):发现需要改进的问题,选定改进主题。

O(Organize):组织成立质量改进小组。

C(Clarify):明确现行流程和规范,查找最新知识和有用的信息,设立改进目标。

U(Understand):了解现状与目标之间存在差距的原因。

S(Select):选择改进流程的方案。

有了充分的分析与准备,方可制定出最合适的行动计划及最明确的方针目标。

(二) D(Do)执行

执行即按照预定的行动计划和方针目标,根据已知的内外部信息,设计出具体的行动方法方案,进行布局,再根据设计方案和布局,进行具体操作,努力实现预期目标。

(三) C(Check)检查

检查是实施方案是否达到目标的确认过程。方案是否有效,目标是否完成,都需要进行效果检验才能得出结论。将采取的对策进行确认后,对采集到的证据进行总结分析,把完成情况同目标进行比较,看是否达到了预定的目标。如果没有出现预期的结果,则首先需要确认是否严格按照计划实施了对策,如果是,就意味着对策失败,需要重新进行最佳方案的确定。

(四) A(Act)处理

处理是对总结检查的结果进行处理,对成功的经验加以肯定,并予以标准化,巩固改进成果,用于指导今后的工作。对于没有解决的问题,则应进行总结,分析问题未解决原因,引起重视并提交给下一个 PDCA 循环中去解决,以寻求进一步的改进空间。

三、PDCA 在质量控制中的作用及特点

PDCA 循环是一个特殊的循环模式,它不是在同一个水平上循环,而是逐渐上升。每循环一次,就解决一部分问题,取得一部分成果,工作就前进一步,水平就进步一步。而每通过一次 PDCA 循环后进行总结,就可以提出新目标,再进行第二次 PDCA 循环,周而复始,不断达到质量的提高。

第三节 质量控制工作的发展趋势

一、质量控制工作的现状

质量控制已经成为全世界医疗发展中的重要环节,是满足不断进步的医疗发展需求的有效途径。质量管理是一门实践性较强的学科,经历近一个世纪的发展,大体分为几个阶段,即 20 世纪 20~30 年代的质量检验阶段,40 年代的统计质量控制阶段,60 年代的全面质量管理阶段和 21 世纪的社会质量管理阶段。当今,医疗质量的控制工作已全面展开,与政治、经济、科技、文化、自然环境等社会要素相互影响,同步发展,质量监督和质量法规更加完善和严密,标准认证逐步趋于国际化。

麻醉学科作为临床二级学科,近年来发展速度非常快,尤其是硬件发展,很多三级医院的硬件水平已接近发达国家。然而,我国麻醉质量控制工作的发展却相对落后,目前仍存在诸多不足。临床方面,缺乏麻醉流程规范,临床安全隐患大;人才方面,缺乏质量控制人才和规范的专业人才队伍培养建设,相关内容与国际的交流学习少;信息方面,缺乏麻醉信息平台及相应的管理分析人才,经验信息无法共享;社会方面,医疗质量控制与社会发展不同步,麻醉的发展很难赶上患者不断提高的麻醉需求。

二、质量控制工作的发展趋势

临床医疗是一项高风险的行业,而麻醉是医疗高风险行业中的高风险平台。与航空、工地、交通事故等相比,医疗和麻醉的风险更应引起人们的关注。这也是为什么国家卫生计生委强调麻醉学科在医疗质量控制中的重要性。依据目前全国麻醉学科发展不平衡的现状,国家卫生和计划生育委员会指导国家麻醉质控中心制定了麻醉安全的核心指标,对三甲医院的临床麻醉质量提出了具体的要求和考核指标。在国家麻醉质控中心的带领下,全国各省市建立了相应的麻醉质控中心,规范落实相关国家政策并反馈基层的问题。全国麻醉安全的网络系统初具规模。为提高麻醉安全的医疗质量,麻醉质控工作任重道远,面临的挑战之一就是如何将全国大医院临床安全的相关数据联网,形成自动的上报系统,获得临床第一手资料,为质控工作和决策提供依据,最终实现质控成果的共享。

2013 年起,每年都会组织国际麻醉质量控制与管理论坛,邀请来自美国宾夕法尼亚大学等多地的著名专家学者在论坛中分享先进的国际麻醉质量控制经验,并邀请全国各地的麻醉质量控制中心核心管理者参会,共同讨论与分享,旨在加强国内麻醉质控发展。相信,随着麻醉质量控制工作需求的提高及其受到重视的程度不断加强,我国麻醉质量控制工作将会全面展开,并根据我国国情,形成具有中国特色的麻醉质量控制体系。

第四节 麻醉质量控制相关指标

根据 2014 年国家卫生与计划生育委员会发布的《麻醉专业医疗质量控制指标》,麻醉质量控制主要包括如下指标:

1. 麻醉科医患比例:麻醉科固定在岗本院医师总数占同期麻醉科完成麻醉患者总数(万人次)的比例。

2. 各 ASA 分级麻醉患者比例:根据 ASA 分级,对于接受麻醉患者的病情危重程度进行分级,各 ASA 分级麻醉患者比例是指该 ASA 分级麻醉患者数量占同期所有麻醉患者数量的比例。

3. 急诊非择期麻醉占所有麻醉比例:急诊非择期手术所实施的麻醉数量占同期所有麻醉数量的比例。

4. 各类麻醉方式比例:指该麻醉方式数量(包括椎管内麻醉、插管全麻、非插管全麻、复合麻醉、其他麻醉等)占同期所有麻醉方式数量的比例。

5. 麻醉后手术取消率:麻醉开始是指由麻醉医生开始给予患者麻醉药物的时间。麻醉开始后手术开始前手术取消的数量占同期所有麻醉数量的比例。

6. 麻醉后监测治疗室（PACU）转出延迟率：如 PACU 超过 3 小时的患者数占同期入 PACU 患者总数的比例。

7. PACU 入室低体温率：PACU 入室低体温指患者入 PACU 第一次测量体温低于 35.5℃。PACU 入室低体温率指 PACU 入室低体温患者数占同期入 PACU 患者总数的比例。体温测量方式推荐为红外耳温枪。

8. 非计划转入 ICU 率：非计划转入 ICU 指开始麻醉诱导前并无术后转入 ICU 计划，而术中或术后决定转入 ICU。非计划转入 ICU 率是指非计划转入 ICU 患者数占同期转入 ICU 患者数的比例。

9. 非计划二次气管插管率：非计划二次气管插管是指患者术后气管插管拔除后 6 小时内，非计划再次行气管插管术。非计划二次气管插管率指非计划二次气管插管患者数占同期术后气管插管拔除患者总数的比例。

10. 麻醉开始后 24 小时内死亡率：麻醉开始后 24 小时内死亡患者数占同期麻醉患者总数的比例。患者死亡原因包括患者本身病情严重、手术、麻醉及其他任何因素。

11. 麻醉开始后 24 小时内心搏骤停率：麻醉开始后 24 小时内心搏骤停是指麻醉开始后 24 小时内非医疗目的的心脏停跳。麻醉开始后 24 小时内心搏骤停率是指麻醉开始后 24 小时内心搏骤停患者总数占同期麻醉患者总数的比例。患者心搏骤停原因包括患者本身病情严重、手术、麻醉以及其他任何因素。

12. 术中自体血输注率：麻醉中接受 400ml 及以上自体血（包括自体全血及自体红细胞）输注患者数占同期接受输血治疗的患者总数的比例。

13. 麻醉期间严重过敏反应发生率：严重过敏反应是指发生循环衰竭和（或）严重气道反应（痉挛、水肿），明显皮疹，需要使用肾上腺素治疗的过敏反应。麻醉期间严重过敏反应是指麻醉期间各种原因导致的严重过敏反应。麻醉期间严重过敏反应率，是指麻醉期间严重过敏反应发生例数占同期麻醉总例数的比例。

14. 椎管内麻醉严重神经并发症发生率：椎管内麻醉后严重神经并发症，是指在椎管内麻醉（连续硬膜外、腰麻和联合麻醉）后新发的重度头痛、局部感觉异常（麻木或异感）、运动异常（肌无力甚至瘫痪等），持续超过 72 小时，并排除其他病因者。椎管内麻醉后严重神经并发症发生率，是指椎管内麻醉后严重神经并发症发生例数占同期椎管内麻醉总例数的比例。

15. 中心静脉穿刺严重并发症发生率：中心静脉穿刺严重并发症是指由中心静脉穿刺、置管引起的气胸、血胸、局部血肿、导管或导丝异常等，需要外科治疗或血管介入治疗（如血管封堵器置入）的并发症。中心静脉穿刺严重并发症发生率，是指中心静脉穿刺严重并发症发生例数占同期中心静脉穿刺总例数的比例。

16. 全麻气管插管拔管后声音嘶哑发生率：全麻气管插管拔管后声音嘶哑是指新发的、在拔管后 72 小时内没有恢复的声音嘶哑，排除咽喉、颈部以及胸部手术等原因。全麻气管插管拔管后声音嘶哑发生率，是指全麻气管插管拔管后声音嘶哑发生例数占同期全麻气管插管总例数的比例。

17. 麻醉后新发昏迷发生率：麻醉后新发昏迷是指麻醉前清醒患者麻醉手术后没有苏醒，持续昏迷超过 24 小时；昏迷原因可包括患者本身疾患、手术、麻醉以及其他任何因素，除外因医疗目的给予镇静催眠者。麻醉后新发昏迷发生率，是指麻醉后新发昏迷发生例数占同期麻醉总例数的比例。

麻醉质量控制指标既是麻醉质控工作的基础，又是质控工作的目标。标准化、规范化的麻醉质控指标有助于各省市之间麻醉质量的横向比较，利于了解地区间的医疗水平差异，也有助于被国际学术界和医疗同行接受和认可。

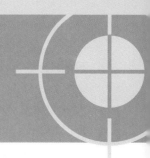

第三十四章 麻醉科院内感染的预防与控制

古妙宁　南方医科大学南方医院

随着社会的发展与科学技术的进步，医疗条件的不断改善，为了提高手术成功率及医疗质量，外科手术对手术室环境的要求也是越来越高，手术室洁净环境是关系到手术成功的重要因素之一。

洁净手术室是采用空气净化技术对微生物污染采取程度不同的控制，达到控制空间环境中空气洁净度适于各类手术的要求；并提供适宜的温湿度，为手术人员及患者的治疗提供了安全、便利、优越的条件和环境。但不论其设备多么先进，只能对送入手术间的空气进行过滤、消毒，保证空气无菌，而对手术工作人员、设备表面吸附或污染的细菌却没有杀灭作用，仍需要强化对洁净手术间环境科学规范的管理。麻醉医师长期在洁净手术室的环境中工作，必须熟知洁净手术室的布局并服从感染控制的管理要求，以降低手术感染率，提高医疗质量。

第一节　环境布局与感染控制

一、手术室环境布局

（一）手术室环境要求

1. 手术室布局应符合环境卫生学和功能流程的要求；

2. 应全方位、全过程的控制污染因素，包括手术室空气净化级别、无菌物品送发、储存，无菌技术操作及使用后物品的处理等；

3. 布局应以简明、快捷、高效为原则；

4. 符合手术室的管理要求；

5. 手术室温度应控制在 22～25℃，相对湿度为 50%～60%，噪声为 40～50 分贝，照明的平均照度为 500LX 左右。

（二）洁净手术室的分区

由洁净手术间及手术、麻醉辅助用间组成的功能区。洁净手术室可分为三区，即限制区、半限制区、非限制区，区与区之间须用门隔开，或设明显的分界标识。

（三）手术室出入通道

手术室出入通道应为多通道：工作人员出入通道、手术患者出入通道、器械敷料等供应通道、污物通道等。各通道尽量做到隔离，避免交叉感染。

二、麻醉科环境布局

（一）麻醉相关功能区与手术室的布局关系

麻醉科和手术室属同一个公共场所。无论是否是同一科室，为了麻醉的需求及患者的安全，基于感染控制要求，麻醉准备间、预备麻醉室、麻醉仪器设备间等位于手术室的半限制区。PACU、麻醉访谈室、麻醉医生办公室、休息室位于手术室的非限制区内。

(二)预备麻醉室的布局

预备麻醉室与手术室在同一建筑平面,紧邻手术间,便于麻醉后患者快速转入手术间。位于手术室的半限制区及患者入手术间的出入通道中。预备麻醉室应宽敞明亮,便于麻醉医生进行各项麻醉操作,同时便于患者步入或转运床的进出。有相应洁净度的层流及空调装置,还应配备中央供氧气、压缩空气、负压吸引及电源装置。

(三)PACU 的布局

2013 年 AAGBI(大不列颠爱尔兰麻醉学会)安全指南"麻醉后立即恢复"中指出:PACU 应处于手术室中央位置,即应紧邻手术室,并与手术室在同一建筑平面,便于麻醉医师及手术医师迅速赶到现场处理,必要时可迅速转至手术室进行进一步治疗。位于手术室的非限制区内,同时还应靠近血库、影像检查、化验室、血气检查室和 ICU 等。

PACU 应宽敞明亮,便于转运床的进出。光线充足、柔和,每张床单位至少占用 $10m^2$ 的面积;同时应设有中央工作站、麻醉物资贮藏室、仪器设备间。PACU 应为开放式,便于观察所有患者。设置一个可封闭的小间,用于隔离特殊感染患者。须有相应洁净度的层流及空调装置,根据床单位配有中央供氧气、压缩空气、负压吸引、废气排放等装置及电源装置、计算机工作站。

(四)访谈室的布局

访谈室与手术室在同一建筑平面。紧邻家属等待区,方便患者及患者家属进出,同时也方便麻醉医生从手术室内进出。配备空调装置及空气消毒装置。

(五)麻醉辅助间的布局

1. 麻醉准备间　麻醉准备间应位于手术室的半限制区内,并与手术室在同一建筑平面,宽敞明亮,便于麻醉物资放置及麻醉医师物品准备。麻醉准备间应为开放式,空调装置、空气消毒装置、冰柜、温湿度监测设备、麻醉药品及第一类精神药品保险柜、摄像监视装置、智能药柜、工作台、计算机等。

2. 麻醉设备间　麻醉设备间应位于手术室的半限制区内,并与手术室在同一建筑平面,应宽敞明亮,便于仪器设备的进出、放置,取用方便,为可封闭式,便于仪器设备的管理。内部配备空调、空气消毒、温湿度监测等装置。

3. 医生办公区　通常医生办公室应位于手术室的非限制区内,并与手术室在同一建筑平面,便于麻醉医生快速进入手术室。应宽敞明亮,便于科室病例讨论或查房,可为封闭式。科主任应有独立的办公室。医生办公室应配备医生办公系统、空调装置、办公桌、文件柜等。

三、环境感染控制管理原则

1. 工作人员进入手术室必须更换洗手衣裤和手术室提供的鞋,戴好帽子口罩,头发及自己的衣裤不可外露。女士不可用粉、头发喷雾剂和指甲油之类的化妆品。进入手术间后,不可随意走动,不可串行于多个手术间。

2. 洁净手术室的手术间必须保持一定的正压,才能起到层流的效果;

3. 保持前后门的关闭,减少开门次数;

4. 手术区域应设置专门的感染手术间(负压手术间);

5. 麻醉前应将所有的相关物品器材准备齐全,麻醉中各项操作尽量一次成功,尽量减少人员走动及频繁进出手术间;

6. 不可席地而坐,坐下站起的过程必然会带起很多细菌,增加污染的机会;

7. 外出时必须更换外出衣及外出鞋。必要时,应重新更衣进入手术间,防止将细菌带入手术间;

8. 严禁将私人物品(特别是贵重物品)和书报带入手术间;

9. 严格控制参观人数。

第二节 麻醉操作中的感染预防与控制

一、感染的预防

（一）无菌技术操作原则

1. 环境要清洁。进行麻醉无菌技术操作前半小时，须停止清扫地面等工作，避免不必要的人群与大物件的流动，防止尘埃飞扬。

2. 进行无菌操作时，衣帽穿戴要整洁。帽子要把全部头发遮盖，口罩须遮住口鼻，并修剪指甲，洗手。

3. 无菌物品与非无菌物品应分别放置，无菌物品不可暴露在空气中，必须存放于无菌包或无菌容器内，无菌物品一经开启或使用后，必须再经无菌处理后方可使用，从无菌容器中取出的物品，虽未使用，也不可放回无菌容器内。

4. 无菌包应注明物品名称、型号或规格、消毒灭菌日期、有效期，并按日期先后顺序排放，以便取用，放在固定的地方。过期应重新灭菌。

5. 拿取无菌物品时，必须用无菌钳（镊）。未经消毒的物品不可触及无菌物或跨越无菌区。

6. 进行无菌操作时，如果器械、用物疑有污染或已被污染，即不可使用，应更换或重新灭菌。

7. 一件无菌物品，只能供一个病员使用，以免发生交叉感染。

8. 医务人员戴手套时应注意未戴手套的手不可触及手套外面，而戴手套的手则不可触及未戴手套的手或另一手套的里面。戴手套后如发现破裂，应立即更换。

（二）标准预防

1. 基本原则

（1）接触患者的血液、体液、分泌物、排泄物等时均应视其具有传染性，须进行隔离，不论是否有明显的血迹污染或是否接触非完整的皮肤与黏膜，接触上述物质时，必须采取防护措施。

（2）适用于所有患者，不论是疑有或确认有感染的患者。

（3）目的在于预防感染源在医务人员和患者之间的传播。

2. 手卫生 医务人员手卫生应符合国家卫生执业标准，包括医务人员手卫生要求与管理、手卫生设施、洗手与卫生手消毒、外科手消毒、手卫生效果监测。

（1）基本要求

1）手部指甲长度不应超过指尖。

2）手部不应戴戒指等装饰物。

3）手部不应戴人工指甲、涂抹指甲油等指甲装饰物。

（2）手卫生应遵循的原则：工作人员在进行操作或接触患者时，须做好手卫生。须重视的五个手卫生指征：接触患者前、进行清洁（无菌）操作前、接触体液后、接触患者后、接触患者周围环境后。

1）当手部有血液或其他体液等肉眼可见的污染时，应用肥皂（皂液）和流动水洗手。

2）手部没有肉眼可见污染时，可以使用速干手消毒剂消毒双手代替洗手。

3）戴手套不能取代手卫生。若符合上述手卫生指征且需戴手套时，则戴手套前或脱手套后，仍须执行手卫生。

（3）洗手程序：流动水使双手充分浸湿，取皂液适量按六步洗手法揉搓双手至少15秒。

六步洗手法：

1）掌心相对，手指并拢，相互揉搓；

2）手心对手背沿指缝相互揉搓，交换进行；

3）掌心相对，双手交叉指缝相互揉搓；

4）弯曲手指使关节在另一手掌心旋转揉搓，交换进行；

5）右手握住左手大拇指旋转揉搓,交换进行;

6）将五个手指尖并拢放在另一手掌心旋转揉搓,交换进行;在流动水下彻底冲净双手,擦干,取适量护手液护肤。

3．正确使用个人防护用品　医务人员在对患者进行诊疗或护理操作过程中,使用防护用品可阻挡微生物污染手、眼睛、衣服、头发和鞋等;个人防护包括手套、防护眼镜、防护面罩、口罩、围裙、防护服、鞋套、帽子等。使用个人防护用品可以降低但不能完全消除感染的风险,防护用品不能代替基本的感染控制措施。

个人防护用品使用原则:

（1）根据暴露风险选择个人防护用品。

（2）污染的个人防护用品不能与未污染的物体表面、衣服及患者以外的人员之间有任何的接触。

（3）不可共用个人防护用品。

（4）当诊疗、护理一个患者后,进行下一个患者的诊疗、护理或开始另一项诊疗、护理操作前,每次都必须完全彻底地更换个人防护用品并洗手。

个人防护用品的使用

（1）手套

1）接触或预料可能会接触到患者的分泌物、排泄物、血液、体液等,或其他污染程度高的物质,接触不同患者之间应更换手套,脱手套后应立即洗手。

2）医务人员实施动脉、深静脉置管及尿管置入术等侵入性无菌操作时,必须带无菌乳胶手套并遵循无菌手套的使用方法。

3）医务人员手部皮肤破损,但需要接触患者或污染物品时,可戴非无菌一次性乳胶手套。

4）采集动/静脉血、注射、输液等可能发生针刺伤的操作带清洁乳胶手套,防止血源性职业暴露。

5）接触刺激性化学消毒液、配制细胞毒性化学药物、清洗污染手术、麻醉器械时宜戴双层手套。

6）为患者进行气管插管、吸痰及接触被血液、体液及粪便污染的布类时可戴一次性薄膜手套。

7）一副手套只能用于一位患者。对同一患者实施多项操作时,每完成一项操作,更换手套后方可进行下一项操作。

8）不能戴手套直接洗手,手套破损后立即更换。

（2）防护眼镜、防护面罩、口罩:进行诊疗、护理操作时;可能发生患者的血液、体液、分泌物等喷溅时;近距离接触经飞沫传染患者时;为呼吸道传染患者进行气管插管、气管切开、吸痰、动脉及深静脉置管等近距离操作时可使用口罩、防护眼镜、防护面罩进行自我防护。

（3）防护服和防护围裙

1）穿防护服可保护皮肤和衣服不被操作中可能引起的血液、分泌物、渗出物飞溅污染。

2）防护围裙可穿在防护服的最外层以隔离血液、体液、分泌物及排泄物的污染。

3）一旦防护服受到污染或变湿应尽快更换。

（4）帽子和鞋套:防止患者的血液、体液、分泌物及排泄物等飞溅或溢出,污染头发或鞋子。

4．安全注射　WHO（世界卫生组织）对安全注射的定义:对接受注射者无害,实施注射操作的医护人员不暴露于可避免的危险,注射的废弃物不对他人造成危害。

使用注射器、套管针和静脉输液系统时,应遵循下列要求。

（1）严格遵守无菌操作原则。

（2）一人一针一管一用,包括配药、皮试、皮下注射、有创动脉压力监测和中心静脉压力监测等。

（3）尽可能使用单剂量注射用药品。

（4）单剂量注射用药物不得分数次使用。

（5）多剂量包装药品每次使用时注射器（套管）和注射针筒必须无菌。

（6）保存时应按照说明书保存,疑有污染时应立即丢弃。

（7）不得多位患者共用袋装或瓶装的静脉输液。

5.可重复使用的设备或物品的处理　患者用过的可重复使用设备或物品被血液、体液、分泌物及排泄物污染时，应确保在下一个患者使用前清洁干净和进行了适当的消毒灭菌，一次性使用的部件应丢弃。尽可能的使用一次性物品。

6.预防针刺伤或锐器伤

（1）一次性的利器使用完后，应放在防刺、防渗漏的容器内按医疗废物管理规定处理。

（2）可重复使用的利器，应放在防刺伤的容器内，以便于运输、处理和防止刺伤。

（3）应用操作控制可以将潜在的刺伤事故发生率降至最低。

（4）严禁将用后的针头回帽或弯曲毁形。

二、感染控制

（一）设备使用后的处理

设备一旦被血液、体液、分泌物、排泄物污染后，应确保在下一个患者使用前清洁干净和进行适当的消毒灭菌。（详见第三节，麻醉机、监护仪的清洁与消毒）

（二）耗材使用的处理

1.为感染性疾病患者或疑似感染性疾病患者进行诊疗和护理操作时，尽可能使用一次性耗材物品。

2.可重复使用的物品或器械使用完毕，应使用双层密封袋封装，并注明感染性疾病名称，由专业人员回收集中消毒后，再进行清洁、高水平消毒和灭菌。

（三）外出急救的感染控制处理

1.备好个人防护用品，如：手套、防护眼镜（护目镜）、面罩、防护围裙、防护服、鞋套、帽子等。

2.尽可能给予患者使用一次性的物品或设备、耗材。

3.预防针刺伤或锐器伤。

4.外出用的一次性物品交予相关部门统一处理。非一次性物品使用后须消毒处理后，方可清洁、消毒灭菌。

（四）职业暴露

职业暴露是指医院工作人员在从事诊疗、护理、医疗垃圾清运等工作过程中意外被血源性传染病患者或携带者的血液、体液（包括羊水、心包液、胸腔液、腹腔液、脑脊液、滑液、阴道分泌物）等人体物质，污染了破损的皮肤或黏膜，或被含有血源性传染病患者的血液、体液污染了的针头以及其他锐器刺破皮肤，还包括被这类患者抓伤、咬伤等，有可能被血源性传染病感染的事件。

1.一般针刺伤处理流程：发生针刺伤后，立即在伤口旁轻轻挤压，尽可能挤出损伤处的血液，再用皂液和流动水清洗伤口后，用0.5%碘伏消毒，如果是黏膜则用流动清水或灭菌生理盐水冲洗。

2.职业暴露处理流程：具体处理流程见《职业暴露处置流程图》。

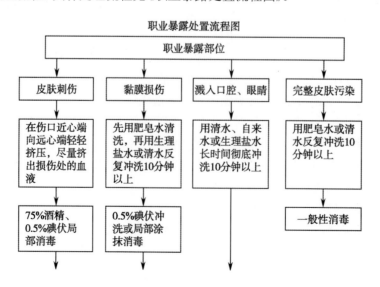

职业暴露处置流程图

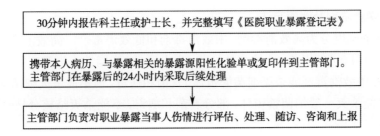

第三节　麻醉设备、器材常用的消毒与灭菌

2012 年中华人民共和国卫生部出版的《医疗机构消毒技术规范》中,消毒的定义为:杀灭或清除传播媒介上病原微生物,使其达到无害化的处理。灭菌的定义为:杀灭或清除传播媒介上一切微生物的处理。

一、消毒、灭菌的要求及选择原则

(一)消毒灭菌的基本要求

1. 重复使用的诊疗器械、器具和物品,一经使用都应行清洁和消毒灭菌。

2. 被朊病毒、气性坏疽及突发不明原因的传染病病原体污染的诊疗器械、器具和物品,应做好防护后先灭菌,再清洁,再灭菌。

3. 耐热、耐湿的器材,应首选压力蒸汽灭菌,不应采用化学消毒剂浸泡灭菌。

4. 环境与物体表面,一般情况下先清洁,再消毒;当受到患者的血液、体液等污染时,先去除污染物,再清洁与消毒。

(二)根据物品污染后导致感染的风险高低选择消毒或灭菌方法

1. 高度危险性物品,应采用灭菌方法处理;

2. 中度危险性物品,应达到中水平消毒以上效果的消毒方法;

3. 低度危险性物品,宜采用低水平消毒方法,或做清洁处理;遇有病原微生物污染时,针对所污染病原微生物的种类选择有效的消毒方法。

(三)根据消毒物品的性质选择消毒或灭菌方法

1. 耐热、耐湿的诊疗器械、器具和物品,应首选压力蒸汽灭菌;耐热的油剂类和干粉类等应采用干热灭菌。

2. 不耐热、不耐湿的物品,宜采用低温灭菌方法如环氧乙烷灭菌、过氧化氢低温等离子体灭菌或低温甲醛蒸汽灭菌等。

3. 物体表面消毒,应考虑表面性质:光滑表面宜选择合适的消毒剂擦拭或紫外线消毒器近距离照射,多孔材料表面宜采用浸泡或喷雾消毒法。

二、常用的消毒、灭菌方法

常用的消毒灭菌方法分为化学消毒灭菌法及物理消毒灭菌法。

化学消毒灭菌法是利用化学药物渗透细菌体内,使菌体蛋白凝固变性,干扰细菌酶的活性,抑制细菌代谢和生长,或损害细菌膜的结构,改变其渗透性,破坏其生理机能等,从而达到消毒灭菌的目的。方法有:熏蒸法、浸泡法、喷雾法及擦拭法。

物理消毒灭菌法是利用热力或光照等物理作用,使微生物的蛋白质及酶变性或凝固,以达到消毒灭菌的目的。其方法有:干热消毒灭菌法(燃烧法和烤箱法)、湿热消毒灭菌法(高压蒸汽灭菌法和煮沸法)及光照消毒灭菌法。

（一）常用的化学消毒剂及消毒方法

消毒剂按其杀菌的强度分为高效消毒剂、中效消毒剂和低效消毒剂。高效消毒剂能在短时间内杀灭各种细菌繁殖体、细菌芽胞、真菌、结核分枝杆菌、亲水病毒、亲脂性病毒等。如甲醛、戊二醛、过氧乙酸、含氯消毒剂等；中效消毒剂能杀灭细菌繁殖体、真菌和病毒，但不能杀灭细菌芽胞。如乙醇、酚、碘等；低效消毒剂只能杀灭一般细菌繁殖体，部分真菌和病毒，不能杀灭结核分枝杆菌，细菌芽胞，抗力较强的真菌和病毒。如苯扎氯铵、氯己定等。

1. 戊二醛

（1）属高效消毒剂，广谱、高效、毒副作用大、腐蚀性小、受有机物影响小、稳定性好。常用浓度为2%，增效的复方戊二醛可按卫生许可批件批准的浓度使用。使用于不耐热的医疗器械及精密仪器等的浸泡消毒与灭菌。

（2）优点：方便、廉价、适应于多种材料、可用化学指示卡监测有效浓度。

（3）缺点：吸入毒性损害呼吸道、过敏反应、皮炎、致畸，灭菌时间长，对血液和组织有固定作用。

（4）消毒灭菌方法：浸泡10～45分钟达到消毒水平；浸泡10小时达到灭菌水平。

（5）用于碳钢制品的医疗器械消毒或灭菌前应先加入0.5%亚硝酸钠防锈。

2. 过氧乙酸

（1）属高效消毒剂，广谱、高效、低毒、腐蚀性强、受有机物影响大、稳定性差。原液浓度为16%～20%（W/V），浓度低于12%时禁止使用。适用于物品、环境的消毒与灭菌。

（2）消毒方法：浸泡、擦拭、喷洒等。

1）浸泡法：一般污染用0.05%，细菌芽胞污染用1%。消毒作用5分钟，灭菌作用30分钟。

2）擦拭法：所用消毒液浓度和作用时间同浸泡法。

3）喷洒法：一般污染表面用0.2%～0.4%，作用30～60分钟。

3. 过氧化氢

（1）属高效消毒剂，广谱、速效、无毒、腐蚀性强、受有机物影响大，纯品稳定性好。适用于医疗用品、餐具、饮水和空气等的消毒，以及口腔含漱、外科伤口清洗。

（2）常用消毒方法有浸泡、擦拭、含漱、冲洗等。

1）浸泡法：一般用3%作用30分钟。

2）擦拭法：所用消毒剂浓度和作用时间同浸泡法。

4. 二氧化氯

（1）属高效消毒剂，广谱、速效、腐蚀性强、受有机物影响大。适用于医疗器械、餐具、食品加工、饮水和环境的消毒。

（2）优点：快速无毒使用安全；能杀灭一切微生物；使用范围广泛；消毒后不产生有害物质。

（3）缺点：有机物对该消毒剂有一定的影响；对碳钢、铝、不锈钢等手术器械有一定的腐蚀性；杀菌效果多受活化剂浓度和活化时间的影响。

（4）常用消毒方法有浸泡、擦拭、喷洒等。

1）浸泡法：低效消毒用100～250mg/L；中效消毒用500mg；高效消毒用1000mg/L，浸泡时间均为30分钟。

2）擦拭法：所用消毒剂浓度和作用时间同浸泡法。

3）喷洒法：低效消毒用500mg/L，作用30分钟；中效消毒用1000mg/L，作用60分钟。

（5）注意事项

1）消毒前将二氧化氯用10:1的枸橼酸活化30分钟才能使用；

2）活化后的二氧化氯不稳定，一般要活化后当天使用；

3）用二氧化氯消毒内镜或手术器械后，应立即用无菌蒸馏水冲洗，以免对器械有腐蚀作用；

4）配制溶液时，忌与碱或有机物相接触。

5. 含氯消毒剂

（1）属高效消毒剂，广谱、低毒、腐蚀性强、受有机物影响大、稳定性差。常用的含氯消毒剂有：次氯酸钠、二氯异氰尿酸钠、三氯异氰尿酸，适用于餐具、饮水、环境、疫源等的消毒。

（2）优点：作用迅速、杀菌效果可靠；使用方便、价格低廉。

（3）缺点：不稳定，有效氯易丧失；对织物有漂白作用；有腐蚀性；易受机物，pH 等影响。

（4）常用消毒方法有浸泡、擦拭、喷洒与干粉消毒等。

1）浸泡法：低效消毒用 250～500mg/L，作用 10 分钟以上；高效消毒用 2000～5000mg/L，作用 30 分钟以上。

2）擦拭法：所用消毒剂浓度和作用时间同浸泡法。

3）喷洒法：低效消毒用 1000mg/L，作用 30 分钟以上；高效消毒用 2000mg/L，作用 60 分钟。

4）干粉消毒法：对排泄物的消毒，用漂白粉等粉剂含氯消毒剂按排泄物的 1/5 用量加入排泄物中，略加搅拌后，作用 2～6 小时，对医院污水的消毒，用干粉按有效氯 50mg/L 用量加入污水中并搅拌均匀，作用 2 小时后排放。

6. 乙醇

（1）属中效消毒剂，速效，适用于皮肤、物品表面及医疗器械的消毒。

（2）优点：廉价、无毒、无刺激；对金属无腐蚀性。

（3）缺点：受有机物影响大；易挥发，不稳定。

（4）常用消毒方法有浸泡和擦拭。

1）浸泡法：低效消毒用 75%，作用 10 分钟以上。

2）擦拭法：用浸有 75% 乙醇的棉球或其他替代物品擦拭被消毒部位，待干。

（5）注意事项

1）应置有盖容器中保存，并及时更换；

2）勿用于手术器械的消毒灭菌；

3）勿用于涂有醇溶性涂料表面的消毒；

4）浸泡消毒时，物品必须擦干；

5）勿用于被血、脓、粪便等有机物污染表面的消毒。物品消毒前，应将表面黏附的有机物清除。

6）乙醇易燃，忌明火。必须使用医用乙醇，严禁使用工业乙醇消毒和作为原料配制。

7. 聚维酮碘（碘伏）

（1）属中效消毒剂，速效、低毒、对皮肤黏膜无刺激、不使皮肤黄染，稳定性好。能杀灭细菌繁殖体、结核分枝杆菌及真菌和病毒，但不能杀灭细菌芽孢。适用于皮肤、黏膜等消毒。

（2）优点：易溶于水，兼有消毒、洗净两种作用；使用方便，可以消毒、脱碘一次完成，不需要碘酊消毒、乙醇脱碘。

（3）缺点：受有机物影响大；对铝、铜、碳钢等二价金属有腐蚀性。

（4）常用消毒方法有擦拭和冲洗。

1）擦拭法：用浸有 0.25%～0.5% 聚维酮碘的棉球或其他替代物品擦拭被消毒皮肤部位 2～3 遍，待干；用浸有 0.05%～0.1% 聚维酮碘的棉球或其他替代物品擦拭被消毒黏膜或创面部位 2～3 遍，作用时间 3～5 分钟。

2）冲洗法：用 0.025%～0.1% 的聚维酮碘冲洗黏膜及创面，作用 3～5 分钟。

（5）注意事项

1）应于阴凉处避光、防潮、密封保存；

2）碘伏对二价金属制品有腐蚀性，不应做相应金属制品的消毒。

3）消毒时，若存在有机物，应提高药物浓度或延长消毒时间。

4）避免与拮抗药物同用。

8. 碘酊

（1）属高效消毒剂，杀菌速度快，对金属有腐蚀性，对皮肤黏膜有刺激性。不可用于金属物品消毒及破损皮肤、眼、黏膜消毒。

（2）浓度为 2% 的碘酊用于皮肤消毒时，待干后必须再用 70% 乙醇脱碘。

（3）碘过敏者禁用。

9. 胍类消毒剂（氯己定）

（1）常用的有醋酸氯己定和葡萄糖氯己定，均为低效消毒剂，但其复方制剂属中效消毒剂。可杀灭革兰阳性与革兰阴性的细菌繁殖体，但对结核分枝杆菌，某些真菌以及细菌芽孢仅有抑制作用。适用于外科手消毒、手术部位及留置导管部位皮肤、黏膜等的消毒等。

（2）优点：杀菌速效，对皮肤无刺激，对金属和织物无腐蚀性，性能稳定，抑菌效果强。

（3）缺点：易受有机物的影响；受肥皂、洗衣粉等阴性离子表面活性剂影响大；

（4）常用消毒方法有擦拭和冲洗二种方法。

1）擦拭法：用浸有 0.5% 醋酸氯己定-乙醇（70%）溶液的棉球或其他替代物品擦拭被消毒皮肤部位 2～3 遍，待干；用浸有 0.5% 醋酸氯己定次溶液的棉球或其他替代物品擦拭被消毒黏膜或创面部位 2～3 遍，作用时间 2 分钟。

2）冲洗法：用 0.05%～0.1% 的醋酸氯己定冲洗阴道、膀胱或创面，至洗液变清为止。

（5）注意事项

1）勿与肥皂、洗衣粉等阴性离子表面活性剂混合使用。

2）冲洗消毒时，若创面脓液过多，应延长冲洗时间。

10. 酸性氧化电位水

（1）属中效消毒剂，杀菌速度快。适用于手、皮肤黏膜、餐具、瓜果蔬菜及物品表面、内镜的冲洗消毒。

（2）优点：安全可靠、不留残毒、有利于环保。

（3）缺点：消毒时只能使用原液流动浸泡消毒，应现用现配制。

（4）消毒方法：手消毒流动浸泡 1 分钟；皮肤黏膜消毒流动浸泡 3 分钟；餐饮具、环境和物品表面消毒流动浸泡 10～15 分钟；胃镜消毒按卫生许可批件使用。

11. 甲醛

（1）甲醛对所有的微生物都有杀灭作用，包括细菌繁殖体、芽孢、真菌和病毒。甲醛气体灭菌效果可靠，对消毒、灭菌物品无损害。

（2）适用范围：可用于对湿、热敏感、易腐蚀的医疗用品的灭菌。

（3）优点：适用范围广、使用方便。

（4）缺点：易燃，有毒性，对皮肤及黏膜均有很强的刺激性，有致敏性。

（5）消毒方法：常用的甲醛消毒剂有甲醛溶液和多聚甲醛两种。甲醛气体可通过加热甲醛溶液或多聚甲醛获得，也可采用甲醛消毒液雾化法得到。使用甲醛消毒、灭菌，必须在甲醛消毒、灭菌箱中进行，消毒灭菌箱必须有良好的甲醛定量加入和气化装置。甲醛消毒或灭菌箱必须有可靠的密闭性能，消毒、灭菌过程中，不得有甲醛气体漏出。具体操作应按照生产厂家的操作使用说明书规定执行。

（6）注意事项

1）用甲醛消毒箱消毒物品时，不可用自然挥发法。

2）消毒箱内温度和湿度对消毒效果影响较大，消毒时应严格控制在规定范围。

3）被消毒物品应摊开放置，中间应留有一定空隙，污染表面应尽量暴露，以便甲醛气体有效地与之接触。

4）消毒后，一定要去除残留甲醛气体，用抽气通风或用氨水中和法。

5）甲醛有致癌作用，不宜用于室内空气消毒。

12. 环氧乙烷

(1) 环氧乙烷气体杀菌力强、杀菌谱广,可杀灭各种微生物,包括细菌芽孢,属灭菌剂。

(2) 适用范围:环氧乙烷不损害被灭菌的物品,且穿透力很强,故多数不宜用一般方法灭菌的物品均可用环氧乙烷消毒和灭菌。例如,电子仪器、光学仪器、医疗器械、书籍、文件、皮毛、棉、化纤、塑料制品、木制品、陶瓷及金属制品、内镜和一次性使用的诊疗用品等。环氧乙烷是目前主要的低温灭菌方法之一。

(3) 优点:高效能杀灭一切微生物;穿透力强,可穿透玻璃纸、聚乙烯或聚氯乙烯薄膜和一般硬纸盒;可用于不耐热的医疗器械的灭菌。

(4) 缺点:灭菌时间较长;环氧乙烷气体易燃易爆。

(5) 使用方法:由于环氧乙烷易燃、易爆,且对人有毒,所以必须在密闭的环氧乙烷灭菌器内进行。目前使用的环氧乙烷灭菌器种类很多,大型的容器有数十立方米,中等的有 $1\sim10m^3$,小型的有零点几至 $1m^3$。各有不同的用途。

(6) 灭菌前物品准备与包装:需灭菌的物品必须彻底清洗干净,注意不能用生理盐水清洗,灭菌物品上不能有水滴或水分太多,以免造成环氧乙烷稀释和水解。环氧乙烷几乎可用于所有医疗用品的灭菌,但不适用于食品、液体、油脂类、滑石粉和动物饲料等的灭菌。适合于环氧乙烷灭菌的包装材料有纸、复合透析纸、布、无纺布、通气型硬质容器、聚乙烯等;不能用于环氧乙烷灭菌的包装材料有金属箔、聚氯乙烯、玻璃纸、尼龙、聚酯、聚偏二氯乙烯、不能通透的聚丙烯。改变包装材料应作验证,以保证被灭菌物品灭菌的可靠性。

(7) 灭菌物品装载:灭菌柜内装载物品上下左右均应有空隙(灭菌物品不能接触柜壁),物品应放于金属网状篮筐内或金属网架上;物品装载量不应超过柜内总体积的80%。

(8) 灭菌处理:应按照环氧乙烷灭菌器生产厂家的操作使用说明书规定进行灭菌程序:

1) 环氧乙烷灭菌程序需包括预热、预湿、抽真空、通入气化环氧乙烷达到预定浓度、维持灭菌时间、清除灭菌柜内环氧乙烷气体、解析以去除灭菌物品内环氧乙烷的残留;

2) 烷灭菌时可采用100%纯环氧乙烷或环氧乙烷和二氧化碳混合气体。禁止使用环氧乙烷与氟利昂的混合气体;

3) 解析可以在环氧乙烷灭菌柜内继续进行,也可以放入专门的通风柜内,不应采用自然通风法。反复输入的空气应经过高效过滤,可滤除≥0.3μm 粒子99.6%以上。

4) 环氧乙烷残留主要是指环氧乙烷灭菌后留在物品和包装材料内的环氧乙烷和它的两个副产品氯乙醇乙烷和乙二醇乙烷;接触过量环氧乙烷残留可引起患者灼伤和刺激。环氧乙烷残留的多少与灭菌物品材料、灭菌的参数、包装材料和包装大小、装载量、解析参数等有关。聚氯乙烯导管在60℃时,解析 8 小时;50℃时,解析 12 小时。有些材料可缩短解析时间,如金属和玻璃可立即使用,有些材料需延长解析时间,如内置起搏器。灭菌物品中残留环氧乙烷应≤10μg/g;灭菌环境中环氧乙烷的浓度应低于 $2mg/m^3$。

(9) 环氧乙烷排放:医院环氧乙烷排放首选大气。安装时要求:必须有专门的排气管道系统,排气管材料必须为环氧乙烷不能通透如铜管等;距排气口 7.6m,范围内不得有任何易燃物和建筑物的入风口如门或窗;若排气管的垂直部分长度超过 3m 时必须加装集水器,勿使排气管有凹陷或回圈造成水气聚积或冬季时结冰,阻塞管道;排气管应导至室外,并于出口处反转向下,以防止水气留在管壁或造成管壁阻塞;必须请专业的安装工程师,并结合环氧乙烷灭菌器生产厂商的要求进行安装。如环氧乙烷向水中排放,整个排放系统(管道,水槽等)必须密封,否则大量带热的环氧乙烷会由水中溢出,污染周围的工作环境。

(10) 注意事项:环氧乙烷灭菌器的安装要求:环氧乙烷灭菌器必须安放在通风良好的地方,切勿将它置于接近火源的地方。为方便维修及定期保养,环氧乙烷灭菌器各侧(包括上方)应预留 51cm 空间。应安装专门的排气管道,且与大楼其他排气管道完全隔离。

环氧乙烷安全防护原则及注意事项:

1) 保证环氧乙烷灭菌器及气瓶或气罐远离火源和静电。

2）环氧乙烷存放处,应无火源,无转动之马达,无日晒,通风好,温度低于40℃,但不能将其放冰箱内。严格按照国家制定的有关易燃易爆物品储存要求进行处理。

3）投药及开瓶时不能用力太猛,以免药液喷出。

4）每半年对灭菌物品环氧乙烷残留量监测并记录;每年对环氧乙烷工作环境进行空气浓度的监测并记录。

5）应对环氧乙烷工作人员进行专业知识和紧急事故处理的培训。过度接触环氧乙烷后,迅速将患者移离中毒现场,立即吸入新鲜空气;皮肤接触后,用水冲洗接触处至少15分钟,同时脱去脏衣服;眼接触液态环氧乙烷或高浓度环氧乙烷气体至少冲洗眼10分钟,遇前述情况,均应尽快就诊。

6）按照生产厂商要求定期对环氧乙烷灭菌设备进行清洁、维修和调试。

7）环氧乙烷遇水后可形成有毒的乙二醇,故不可用于食品的灭菌。

13. 臭氧

(1)臭氧是一种广谱灭菌剂,在常温下为爆炸性气体,有特臭,为已知最强的氧化剂。臭氧在水中的溶解度较低(3%)。臭氧稳定性差,在常温下可自行分解为氧。所以臭氧不能瓶装贮备,只能现场生产,立即使用。可杀灭细菌繁殖体和芽胞、病毒、真菌等,并可破坏肉毒杆菌毒素。

(2)适用范围

1)水的消毒:医院污水和诊疗用水的消毒。

2)物体表面消毒:饮食用具、理发工具、食品加工用具、衣物、钱币、化验单、病例夹、票卷等放密闭箱内消毒。

3)空气消毒:室内空气的消毒。可用于手术室,病房,无菌室等场所的空气消毒。

(3)优点:杀菌力强,速度快,对肠道菌和病毒均有杀灭作用;对游泳池设施不造成腐蚀、毁坏;能改善水质、脱色、除臭除味,处理后的水晶莹清澈;对人无刺激,少量臭氧能使空气清新,净化空气。

(4)缺点:臭氧在水中分解快,消毒作用持续时间短,不能解决持续污染的消除。

(5)使用方法

1)诊疗用水消毒:一般加臭氧0.5~1.5mg/L,作用5~10分钟,水中保持剩余臭氧浓度0.1~0.5mg/L。对于质量较差的水,加臭氧量应在3~6mg/L。

2)医院污水处理:一般300张床位的医院,建一个污水处理能力18~20吨/小时的臭氧处理系统,采用15~20mg/L的O_3投入量,作用10~15分钟,处理后的污水清亮透明,无臭味,细菌总数和大肠菌群数均可符合国家污水排放标准。

3)空气消毒:臭氧对空气中的微生物有明显地杀灭作用,采用30mg/m³浓度的臭氧,作用15分钟,对自然菌的杀灭率达到90%以上。用臭氧消毒空气,必须是在无人条件下,消毒后至少过30分钟才能进入。

4)表面消毒:臭氧对表面上污染的微生物有杀灭作用,但作用缓慢,一般要求60mg/m³,相对湿度≥70%,作用60~120分钟才能达到消毒效果。

(6)注意事项

1)臭氧对人有毒性,国家规定大气中允许浓度为0.2mg/m³,故消毒必须在无人条件下进行。

2)臭氧为强氧化剂,对多种物品有损坏,浓度越高对物品损坏越重,可使铜片出现绿色锈斑、橡胶老化,变色,弹性减低,以致变脆、断裂,使织物漂白褪色等。使用时应注意。

3)温度和湿度可影响臭氧的杀菌效果

14. 过氧化氢等离子低温灭菌

(1)采用过氧化氢作为辅助剂,经射频电磁场激发形成低温等离子体并完成灭菌,其最终产物是少量水蒸气和氧气,无毒物残留与排出,对医务人员及患者无损害,对环境无污染。其灭菌温度为35~45℃,干性灭菌,对器械和物品无损害。

(2)优点:低温、快速、毒性残留低,环保,易操作,使用安全,有包内外指示卡进行灭菌效果监测。

（3）缺点：管道限制，必须使用专用的包装材料和容器。

（4）适用范围：对于耐湿热和不耐湿热的物品、器械均适合。尤其对非耐热电子器械如内镜、电子仪器、电池、导线等物品的灭菌处理有独具的优势。

（5）不适于纸、油、棉布、粉、水、木质材料及低于 1mm 的管径或管径小而管道长的管腔物品灭菌。

（6）注意事项

1）灭菌的物品清洁后必须完全干燥，包括管腔内。否则会造成灭菌循环终止，灭菌失败。

2）使用自配器械盒孔隙过小或含有海绵、纸类等会影响过氧化氢等离子体的均匀分布，从而影响消毒。

3）放置的灭菌物品不符合规范、超载，都会造成无法进行灭菌。装置物品应按灭菌柜 80% 左右容积正常摆放装载。

（二）常用物理消毒灭菌方法：

1. 湿热消毒灭菌法

（1）压力蒸汽灭菌：用于耐高温、耐高湿的医疗器械和物品的灭菌。不能用于凡士林等油类和粉剂的灭菌。

灭菌方法：压力蒸汽灭菌器根据排放冷空气的方式和程度不同，分为下排气式压力蒸汽灭菌器和预真空压力蒸汽灭菌器二大类。

1）下排气式压力蒸汽灭菌：手提式压力蒸汽灭菌器灭菌方法及卧式压力蒸汽灭菌器灭菌方法。

2）预真空压力蒸汽灭菌：预真空压力蒸汽灭菌方法及脉动真空压力蒸汽灭菌方法。

预真空压力蒸汽灭菌方法：预真空压力蒸汽灭菌整个过程约需 30 分钟；

脉动真空压力蒸汽灭菌方法：脉动预真空压力蒸汽灭菌整个过程需 29～36 分钟。

（2）快速压力蒸汽灭菌：快速压力蒸汽灭菌用于耐高温、耐高湿的医疗器械和物品的灭菌。不能用于凡士林等油类和粉剂的灭菌。

快速压力蒸汽灭菌器可分为：下排气、预真空和正压排气法三种。其灭菌参数如时间和温度由灭菌器性质、灭菌物品材料性质（带孔和不带孔）、是否裸露而定。一般灭菌时要求灭菌物品裸露。为了加快灭菌速度，快速灭菌法的灭菌周期一般不包括干燥阶段，因此灭菌完毕，灭菌物品往往是湿的；为了避免污染，不管是否包裹，取出的物品应尽快使用，不能储存，无有效期。

（3）煮沸法

1）适用范围：用于耐湿、耐高温的搪瓷、金属、玻璃、橡胶类物品的消毒。

2）消毒方法：将物品清洁干净，完全浸没水中后，加热煮沸，水沸开始计时，5～10 分钟可杀灭细菌繁殖体，15 分钟可将多数细菌芽胞杀灭，热抗力极强的需更长时间（如破伤风杆菌芽孢需煮沸 60 分钟才可杀灭）。在水中加入碳酸氢钠，配制成 1%～2% 的溶液后，沸点可达 105℃，可增强杀菌作用，又可去污防锈。

3）注意事项

A. 煮沸灭菌的器械必须完全浸没于水中，不可露出水面，器械上的油污必须擦净，器械的咬合部位、轴节及套盖应打开。锅底要放以纱布防止振动。

B. 煮沸时要盖好锅盖，保持沸点，灭菌时间从水沸后算起，中途加入物品应重新计时。

C. 玻璃器皿应在冷水中，逐渐加热至沸，以防破裂。丝线及橡胶类应在水沸后加入。

D. 锐利器械最好不要用此方法消毒，以免器械变钝。

2. 干热灭菌

（1）适用范围：用于高温下不损坏、不变质、不蒸发物品的灭菌；用于不耐湿热的器械的灭菌；用于蒸汽或气体不能穿透物品的灭菌，如玻璃、油脂、粉剂和金属等制品的消毒灭菌。

（2）灭菌方法

1）烧灼：用于耐高温物品、小件金属器械的灭菌。

2）干烤：用干热灭菌箱进行灭菌，灭菌条件为：160℃，2小时；或者170℃，1小时；或者180℃，30分钟。多采用机械对流型烤箱。

3）注意事项：①待灭菌的物品干热灭菌前应洗净，防止造成灭菌失败或污物炭化；玻璃器皿灭菌前应洗净并干燥；灭菌时勿与烤箱底部及四壁接触，灭菌后要待温度降到40℃以下再开箱，以防止炸裂；②物品包装不能过大，不超过10cm×10cm×20cm，物品不能超过烤箱高度的2/3，物品之间应留有充分的空间（可放入一只手），油剂、粉剂的厚度不得超过0.635cm；凡士林纱布条厚度不得超过1.3cm；3）温度高于170℃时，有机物会炭化，故有机物品灭菌时，温度不可过高。

3. 光照消毒灭菌法

（1）紫外线消毒灯：消毒使用的紫外线是C波紫外线，其波长范围是200～275nm，杀菌作用最强的波段是250～270nm，消毒用的紫外线光源必须为能够产生辐照值达到国家标准的杀菌紫外线灯。目前我国使用的紫外线消毒灯有下述几种：普通直管热阴极低压汞紫外线消毒灯；高强度紫外线消毒灯；低臭氧紫外线消毒灯；高臭氧紫外线消毒灯。

1）适用范围：用于室内空气、物体表面、水及其他液体的消毒。

2）使用方法

A．要求用于消毒的紫外线灯在电压为220V、环境相对湿度为60%、温度为20℃时，辐射的253.7nm紫外线强度（使用中的强度）不得低于70μW/cm²，测定的距离：普通30W直管紫外线灯在距灯管1m处测定，特殊紫外线灯在使用距离处测定；使用的紫外线测强仪必须经过标定，且在有效期内；使用的紫外线强度监测指示卡，应取得卫生许可批件，并在有效期内使用。

B．紫外线灯使用过程中其辐照强度逐渐降低，故应定期测定消毒紫外线的强度，一旦降到要求的强度以下时，应及时更换。

C．紫外线消毒灯的使用寿命，即由新灯的强度降低到70μW/cm²的时间（功率≥30W），或降低到来新灯强度的70%（功率<30W）的时间，应不低于1000小时。紫外线灯生产单位应提供实际使用寿命。

（2）紫外线消毒器：包括紫外线空气消毒器；紫外线表面消毒器；紫外线消毒箱。

适用范围：可以杀灭各种微生物，包括细菌繁殖体、芽孢、分枝杆菌、病毒、真菌、立克次体和支原体等，凡被上述微生物污染的表面、水和空气均可采用紫外线消毒。

1）用于物品表面的消毒

A．照射方式：最好使用便携式紫外线消毒器近距离移动照射，也可采取紫外灯悬吊式照射，对小件物品可放紫外线消毒箱内照射。

B．照射剂量和时间：杀灭一般细菌繁殖体时，照射剂量应达到10 000μW.s/cm²；杀灭细菌芽孢时应达到100 000μW.s/cm²；病毒对紫外线的抵抗力介于细菌繁殖体和芽孢之间；真菌孢子的抵抗力比细菌芽孢更强，有时需要照射到600 000μW.s/cm²，但一般致病性真菌对紫外线的抵抗力比细菌芽孢弱；在消毒的目标微生物不详时，照射剂量不应低于100 000μW.s/cm²。辐照剂量是所用紫外线灯在照射物品表面处的辐照强度和照射时间的乘积。因此，根据紫外线光源的辐照强度，可以计算出需要照射的时间。例如，用辐照强度为70μW/cm²的紫外线表面消毒器近距离照射物品表面，选择的辐照剂量是100 000μW.s/cm²，则需照射的时间是：100 000μW.s/cm²÷70μW/cm² = 1429秒÷60秒 ≌ 24分钟。

2）室内空气的消毒

A．间接照射法：首选高强度紫外线空气消毒器，不仅消毒效果可靠，而且可在室内有人活动时使用，一般开机消毒30分钟即可达到消毒合格。

B．直接照射法：在室内无人条件下，可采取紫外线灯悬吊式或移动式直接照射。采用室内悬吊式紫外线消毒时，室内安装紫外线消毒灯（30W紫外灯，在1.0m处的强度>70μW/cm²）的数量为平均每m³不少于1.5W，照射时间不少于30分钟。

3）对水和其他液体的消毒：可采用水内照射或水外照射，采用水内照射法时，紫外光源应装有石英玻璃保护罩,无论采取何种方法,水层厚度均应小于 2cm,根据紫外光源的强度确定水流速度,消毒后水必须达到国家规定标准。

紫外线消毒注意事项:

A. 在使用过程中,应保持紫外线灯表面的清洁,一般每两周用酒精棉球擦拭一次,发现灯管表面有灰尘、油污时,应随时擦拭。

B. 用紫外线灯消毒室内空气时,房间内应保持清洁干燥,减少尘埃和水雾,温度低于 20℃ 或高于 40℃,相对湿度大于 60% 时应适当延长照射时间。

C. 用紫外线消毒物品表面时,应使照射表面受到紫外线的直接照射,且应达到足够的照射剂量。

D. 不得使紫外线光源照射到人,以免引起损伤。

E. 紫外线强度计至少一年标定一次。

(三)麻醉器材、物品的消毒灭菌流程

当可重复使用的麻醉器材、物品使用完毕后,在下一位患者使用前,必须将麻醉器材、物品进行清洁、消毒、灭菌。

1. 喉镜片的清洁与消毒

(1)预处理＋回收　使用后立即用湿纱布擦去喉镜片表面污物,置于封闭、防渗漏的容器或密封袋内,由清洗消毒人员集中回收,送清洗消毒室处理。

特殊感染性疾病患者使用后的喉镜,应用双层密封包装,并注明感染性疾病名称,由清洗消毒人员单独收回或单独送清洗消毒室特殊处理。(特殊感染患者建议使用一次性喉镜)

(2)清洗

1)流动水彻底清洗并擦干。

2)将擦干后的喉镜片置于多酶洗液中浸泡 5～10 分钟。

3)喉镜片的狭窄部及弯曲部用软毛刷彻底刷洗。

特殊感染性疾病患者使用过的喉镜应先消毒灭菌后,再清洗。

(3)消毒或灭菌

1)喉镜片的消毒可用煮沸消毒法,水沸腾后计时 20 分钟;也可用清洗消毒机消毒。

2)喉镜片的灭菌可用环氧乙烷气体灭菌、过氧化氢低温等离子灭菌及化学消毒剂浸泡等方法。

(4)冲洗及干燥:浸泡消毒或灭菌后的喉镜片应用无菌水彻底冲洗。冲洗完毕后用无菌巾将镜片擦干。

(5)储存

1)带密封包装的喉镜片按无菌物品储存。

2)裸露消毒或灭菌的喉镜片应储存于密闭消毒容器内,有效期不超过 1 周。

2. 纤维支气管镜的清洁与消毒(针对密闭性能好,且能防水的纤支镜)

(1)预处理

1)使用后立即用纱布及流动水清洗表面污物,并反复用水冲洗腔内 10 秒,并用气将腔内吹干。

2)装好防水盖,盖紧减压阀,送清洗消毒间。

(2)测漏:清洗消毒前应进行测漏试验。一般选用湿测法。

(3)水洗

1)将纤维支气管镜放入水洗槽内,在流动水下彻底冲洗,用纱布擦洗镜身及操作部位。

2)取下活检口阀门、吸引按钮,用清洗刷彻底刷洗活检孔道和吸引通道(清洗刷一用一消毒)。取下的阀门、按钮用清水冲洗干净并擦干。

3)安装全管道灌洗器、管道插塞、防水帽和吸引器,连接吸引器吸清水反复抽吸活检通道及吸引通道。

4)用吸引器吸干活检孔道的水分并擦干镜身。

（4）酶洗

1）将擦干的纤维支气管镜置于酶洗槽中,用注射器抽吸含酶洗液 100ml,冲洗活检孔道及吸引通道,并使管道内充满含酶洗液,浸泡 2～5 分钟,操作部位用含酶洗液擦拭。

2）将阀门和按钮擦干后浸泡在含酶洗液中。

（5）清洗:纤维支气管镜在含酶洗液浸泡后,用高压水枪冲洗各孔道,同时冲洗镜外表面,然后用气枪将各孔道充气吹干,用干净纱布擦干镜外表面。

（6）消毒或灭菌（必须一用一灭菌）

1）进行独立包装后环氧乙烷灭菌。

2）使用内镜消毒机进行清洗消毒。

3）采用化学消毒剂浸泡消毒或灭菌时,应将清洗擦干后的纤维支气管镜置于消毒槽内并完全浸泡于消毒液中,各孔道必须灌满消毒液。采用 2% 碱性戊二醛灭菌时,浸泡时间不少于 20 分钟;结核分枝杆菌、其他分枝杆菌等特殊感染患者使用后的内镜浸泡不少于 45 分钟;需要灭菌的纤维支气管镜必须浸泡 10 小时。

（7）冲洗

1）使用消毒机消毒后,消毒人员必须更换手套将消毒好的纤维支气管镜取出后,用气枪或注射器将各孔道的消毒液吹出。然后用无菌注射用水反复冲洗孔道及镜表面。

2）化学消毒剂浸泡灭菌时,使用前必须用无菌水彻底冲洗纤维支气管镜的各孔道及镜表面。

（8）干燥:擦干镜外表面,吹干各孔道水分,用 75% 的乙醇或纯净压缩空气等方法进行干燥。

（9）消毒灭菌效果的监测

1）消毒剂浓度必须每日定时监测并做好记录,保证消毒效果。消毒剂使用的时间不得超过产品说明书规定的使用期限。

2）消毒后的内镜应当每季度进行生物学监测并做好监测记录。灭菌后的内镜应当每月进行生物学监测并做好监测记录。消毒后的内镜合格标准为:细菌总数<20cfu/ 件,不能检出致病菌;灭菌后内镜合格标准为:无菌检测合格。

3）采用化学消毒剂进行消毒或者灭菌时,应当按照使用说明进行,并进行化学监测和生物学监测。

2. 经食管超声探头的清洁与消毒

（1）预处理:使用后立即用湿软毛巾擦去进入食管部分表面污渍。

（2）清洗

1）使用流动水冲洗进入食管的探头体表面并用软毛巾擦干。

2）擦干后将探头体部分浸泡于含酶洗液中 5～10 分钟,然后用流动水冲洗,并用软毛巾轻轻将探头表面的水擦干。

（3）消毒或灭菌（必须一用一消毒或灭菌）

1）操作部位用酒精软毛巾轻轻擦拭。

2）将擦干的探头置于专业的消毒机内消毒。操作部分及电源连接部分不可置于消毒机内。

3）也可将探头进行过氧化氢低温等离子消毒。

（4）干燥及储存:消毒后的探头挂于专用的储存柜内晾干,储存。

3. 简易呼吸器的清洁与消毒

（1）清洗

1）一般患者使用后,清水清洗,并用高压气枪吹干。

2）如遇传染病患者或污染严重时,将面罩、简易呼吸器各部件依次打开,面罩及球体用 1∶500 含氯消毒剂浸泡消毒后再清洗、吹干。

3）如有被呕吐物、分泌物污染时,先快速用力压缩球体数次,将污物吹出,然后用清水冲洗干净、吹干。

（2）消毒、灭菌:消毒前各部件应完全干燥并检查有无损坏,将各部件依次组装测试完好。

1）独立包装后环氧乙烷气体灭菌。

2）独立包装后过氧化氢低温等离子灭菌。

3）使用酸性氧化电位水清洗及浸泡 3 分钟。可达到消毒效果。

4）使用专用清洗消毒机清洗消毒。

（3）干燥：使用浸泡消毒或专用清洗消毒机消毒的，使用前须用无菌注射用水进行彻底冲洗，然后晾干备用。

4. 插管导丝的清洁与消毒

（1）清洗

1）一般患者使用后，清水清洗，并擦干。

2）如遇传染病患者用 1∶500 含氯消毒剂浸泡消毒后再清洗、擦干。

（2）消毒、灭菌（达到高效消毒即可）

1）金属导丝高压蒸汽灭菌（可保存 7 天）。

2）包装后可用过氧化氢低温等离子灭菌。

3）化学消毒剂浸泡消毒。使用前需用无菌注射用水彻底冲洗后擦干或晾干。

5. 麻醉机的清洁与消毒

（1）清洁

1）麻醉机切断电源。使用湿软毛巾擦拭清洁表面、主机表面的浮灰。然后用 75% 的酒精擦拭仪器表面及主机表面。

2）可拆洗管道，可用肥皂水、洗衣粉、洗洁精等溶液清洗后再清水冲洗干净、晾干，管道中的痰痂、血渍、油污及其他污渍要彻底清洗干净。

（2）消毒

1）麻醉机内部管路部分，可用麻醉机专用清洗消毒机消毒。

2）联系麻醉机专业维护人员，将麻醉机内部管道及配件拆下清洗晾干，根据其材质选择合适的消毒或灭菌方式进行消毒、灭菌。传感器属于精密电子产品，可以酒精棉球轻轻擦拭。

3）患者所使用的管道尽可能使用经过消毒灭菌后一次性的导管，必须一人一用。非一次性的管路，清洗、晾干后，可用消毒剂浸泡法进行消毒、低温过氧化氢等离子灭菌及环氧乙烷灭菌。

6. 监护仪的清洁与消毒　关闭监护仪，断开与交流电的链接，清洁主机和外部、显示屏、电缆和传感器。然后用干爽的布擦干或风干。（清洁剂可用稀释的肥皂水）

（1）主机外部清洁：用预先浸有软性洗涤液的布擦拭主机外面然后用洁净的干布擦干。

（2）显示屏清洁：用 10% 的漂白液或肥皂水擦拭显示屏并用洁净的干布擦干。

（3）电缆的清洁：用 75% 的酒精擦拭电缆外表面，注意不要使液体流入电缆插接处。

（4）导线的清洁：使用后各连接导线可用清水擦拭晾干，若有患者分泌物污染，可先用含氯消毒液擦拭，再用清水擦拭晾干。每次使用后用 75% 的酒精清洁脉氧探头表面，不能将探头全部浸入液体中，并用洁净的干布揩干。如果导线上有胶布等的残留物，使用胶带去污剂擦拭效果较好，用后将导线妥善放置好。一次性使用的配件必须丢弃，不能洗净后准备再用。

（5）袖带的清洁及消毒方法

1）日常清洁：取出橡胶袋，用肥皂水将袖带外套清洗并漂洗干净在空气中晾干。

2）特殊情况处理时：用 75% 的酒精浸泡 30 分钟或者用含氯消毒液浸泡 15～20 分钟后，再用清水漂洗干净在空气中晾干，重新插入橡胶袋备用。

（6）电缆、导线、血压袖带均应有一套备用。

（丁　红　参编）

参 考 文 献

1. 中华人民共和国卫生部. 医疗机构消毒技术规范[S]2012

2. 中华人民共和国卫生部. 消毒技术规范[S]2008

3.　中华人民共和国卫生部. 内镜清洗消毒技术操作规范［S］2004

4.　中华人民共和国卫生部. 医院消毒供应中心第2部分: 清洗消毒及灭菌技术规范［S］2009

5.　SGNA.Standards of infection control in reprocessing of flexible gastrointestinal endoscopes［S］.2008

6.　董建英, 刘杰, 等. 酸性氧化电位水用于婴幼儿简易呼吸器消毒的效果研究［J］. 中国医院感染学杂志, 2011, 17: 3653-3654

第三十五章

麻醉科安全管理和突发事件应急预案

古妙宁　南方医科大学南方医院

医疗安全是医院运营中追求的永恒主题。麻醉科作为医院中的平台科室、桥梁科室,对围手术期患者的医疗安全负有主要且决定性的责任。近年来,国外医疗机构麻醉科手术室突发事件应急预案的引入,使我们认识了一种系统的、有步骤的应对围麻醉期危机的方法。我们将在本章详细阐述有关麻醉科安全管理及突发事件应急预案的内容。

第一节　麻醉科安全管理

麻醉科是医院中的平台科室和桥梁科室。它是连接患者、外科医生及外科护理单元的中枢单位,有着人员流动量大,工作人员结构复杂,仪器设备集中,对气源、电源、水源高度依赖,高危及精神麻醉类药品集中且保存量大等特点。麻醉科工作期间,患者相对集中,病情变化快,且缺乏对危险的自我保护,需要医护人员的时刻监护。

从以上特点中我们不难看出,麻醉科在日常工作中存在诸多安全隐患,安全事故一旦发生,后果往往较严重,且因环境复杂故处理相对困难。麻醉科医生作为患者围手术期安全的管理者,对麻醉科手术室内发生的患者安全相关事件应及时发现与处理。因此,作为麻醉科管理者,应经常分析麻醉科及手术室的安全隐患,从而有针对性地提出预防方案。

以下,我们将从麻醉科的硬件设施、药物以及患者安全管理等方面分别阐述。

一、麻醉科电源、气源的安全管理

对于麻醉科手术室电源气源的建设,《医院手术室建设标准》对气源装置种类、备用气存量、双路供电线路的敷设及配电的总负荷都做出了明确的要求。近年来,随着我国对于医院的规范化管理标准不断提高,医院基础设施水平得到了大幅的改善,绝大部分麻醉科手术室的电源、气源在建设时均已达到以上标准。但我们同时也应该认识到,部分医院麻醉科手术室因使用时间较长,电源、气源线路逐步老化,存在安全隐患。

随着医疗设备的发展,电刀、超声刀、腔镜设备、各种麻醉监护仪及液体输注设备的普及,对数年前甚至十几年前建设的手术室的供电线路提出了巨大的挑战。而电源插线板密布在使用五年以上的手术室中也属常见,在这样的情况下,电源短路、意外停电甚至漏电的风险均大大提高。

麻醉科常用的气体有氧气、压缩空气及各种麻醉气体等,具有压力高、易燃、有一定污染性等特点,而在麻醉中,某些气体(如氧气)是不可替代的,因此气体管路老化、气体钢瓶管理不善所造成的安全隐患同样是不可小觑的。

因此,应加强对电源和气源的安全管理,我们建议措施如下:

1. 科室应储备有备用发电装置、足量的备用氧气和电源线路;

2. 定期检修电源、气源,遇故障及时维修,并做好记录和标记,保证手术间内有足够可用的电源和气源;

3．电源、气源指派专人管理，定期参加培训及考核，并定期向麻醉科所有工作人员（包括担架员、卫生员及实习同学等）普及安全用电用气常识；

4．安全正确使用电源插线板等附加电源线路，避免液体滴入电源插座造成的短路及用电超负荷等；

5．所有用电设备电源线尾端应予标签标识设备名称，避免因误拔电源线造成的重要设备意外断电；

6．每日麻醉结束后应检查麻醉机气体是否关闭，避免气体的浪费及污染，遇长假应关闭非急诊手术间所有设备电源，同时切断气源，以确保安全。

二、麻醉科火灾的预防和安全管理

2011 年的国内某医院手术室火灾致一名全麻患者不幸身亡的案例引起了我们对麻醉科手术室火灾隐患的重视。由于手术室用电设备密集、电路负荷重，易燃物集中（医用酒精、无菌敷料等），氧气含量较高等特点，发生火灾的隐患较其他科室高。而麻醉科患者多处于麻醉状态、苏醒期，或处于手术进程中，一旦发生难以控制的火灾，患者转运困难，这也是前述案例发生的原因之一。

针对以上特点，麻醉科火灾的预防和安全管理应做到以下四个方面：

1．定点设置灭火设施并定期检查设施的可用性和使用期限，并做好记录和标记；

2．向麻醉科所有工作人员（包括担架员、卫生员及实习同学等）普及灭火器、消防面罩的存放位置及使用方法，明确安全通道位置及患者转运设备的使用方法（包括简易呼吸器、转运担架及转运床等），定期举行消防演习；

3．注意安全使用电源气源（如上述）；

4．注意易燃物品的储存和管理，避免将酒精和无菌敷料等易燃物一同保存；

5．手术结束应及时关闭氧气流量开关，避免手术室中氧气浓度过高；

6．注意电刀、氩气刀等设备的安全使用，避免患者烧伤。

三、麻醉科药物的安全管理

麻醉科的工作性质决定了科室中保存的药物种类多且数量较大，其中包括部分高危药品和麻醉精神类药品，这就对药品的保存和分类提出了较高的要求。鉴于目前国内麻醉护士尚未完全普及，因此围麻醉期用药医嘱下达、药物的配置和用药医嘱的执行常均由麻醉科医生完成，缺乏医护多方核查和"三查七对"的程序，在程序上容易造成用药失误而出现严重后果。另外，高危药物和麻醉精神类药品的管理也是麻醉科安全管理中不可或缺的重要环节。为此，针对用药的安全管理，提出措施如下：

1．库存药品应设置专人管理，并完善入库出库登记，保证抢救药品种类齐全、数量充足，定期查对药品有效期限，严格按照药物保管要求进行管保（如冷藏、避光等），以保证药物的有效性；

2．库存药品应按其功能类型分类存放，高危药品（如氯化钾、肌松剂等）应予以显著标识，避免误取误用，抢救药品开架存放，易于取用，一类精神麻醉药物应按国家规定保存；

3．配制好的药物应使用不同颜色的标签区分和标注，标注内容包括药品名称、剂量浓度及配置时间；

4．配药及给药时应严格执行核查程序以减少用药失误的风险。

四、围麻醉期患者的安全管理

围麻醉期患者的安全隐患来源于患者特殊的意识状态和运动状态：由于患者意识水平尚未恢复至正常或部分肢体存在感觉、本体觉的缺失从而缺乏对于伤害或危险的保护性反射；另外，由于患者可能存在肢体制动、包扎以及麻醉造成的暂时性肌力下降，使患者缺乏自我保护的能力。而患者在手术室不同空间的转换需经过多次过床转运和体位安置，这无疑增加了患者的围麻醉期安全隐患。据统计，围麻醉期患者主要存在以下三种安全隐患：

（一）患者坠床

在近年来的国内外文献中，围麻醉期患者坠床事件时有报道，虽发生率不高，但由于其造成的后果严重应予以特别重视。通过对手术室环境及围麻醉期患者特点进行综合分析，引起患者坠床的主要风险存在于以下几方面：

1. 麻醉因素　全身麻醉患者一般处于麻醉、镇静或复苏期的意识蒙眬或谵妄状态，而椎管内麻醉或神经阻滞可使患者部分肢体本体觉及肌力消失，这些都使得患者缺少对于坠床的保护性反射和防护能力。

2. 环境因素　手术床一般比较狭窄，无挡板保护，在转运及体位安置的过程中均可能出现坠床的风险。

3. 患者因素　手术室的患者中，存在一定比例的老年及年幼患者，且特定疾病可能造成患者本身活动障碍（如骨折、严重外伤等）。

4. 医务人员因素　麻醉科手术室的医务人员对于坠床的认识不足，预防措施不力增加了围麻醉期患者坠床的风险。

综合分析以上风险因素，提出预防措施如下：

1. 完善对麻醉科手术室工作人员（包括担架员）的教育和培训，加强对患者坠床风险的认识，并从细节上优化患者转运以及体位安置的流程；

2. 对处于麻醉期及苏醒期的患者应重点监护，并利用适当的工具予以约束及保护；

3. 对于坠床高危患者（年幼、老年患者及有肢体运动障碍的患者），自入手术室起应给予不间断的监护。

（二）输液管路脱落

输液管路是围麻醉期给药的重要途径，是确保患者安全的"生命线"。输液管路的脱落除了造成给药输液途径的缺失外，外周静脉置管的管路脱出可能造成药物的皮下渗漏，个别药物（如去甲肾上腺素等）渗漏可能造成周围组织的严重坏死，动脉置管的管路脱落可能造成不必要的失血，深静脉置管的管路脱出可能造成气体栓塞、颈部水肿从而出现窒息等严重后果。因此，在围麻醉期必须对输液管路的维护予以高度重视。输液管路管理是贯穿于围麻醉期的连续过程，而在患者搬动、转运及体位安置的过程往往是风险高发时刻，因此，为应对这一风险，提出以下预防措施：

1. 输液管路建立后，应用无菌敷贴和胶布严密固定，尽可能使用螺旋锁扣式的输液管路连接，以减少意外脱落的风险，经常观察输液是否流畅，穿刺点部位有无水肿、渗血及置管打折、脱出；

2. 搬动患者及安置体位时应重点保护输液管路，搬运及体位安置开始及完成时均应例行检查输液管路通畅及穿刺点完好；

3. 交接患者时（转运至PACU及病房）应例行检查并交接输液管路位置及通畅完整性；

4. 患者出现烦躁或谵妄时应重点保护输液管路，必要时予以工具束缚；儿童及无法沟通配合的患者苏醒期应早期给予适当束缚以避免输液管路脱出。

（三）气管插管脱出

与输液管路类似，气管插管及呼吸回路同样是确保患者安全的"生命线"。在围麻醉期，相较于输液管路脱落，气管插管脱出的风险更大，更快地威胁到患者的生命安全。气管插管脱出同样高发于患者搬动、转运及体位安置期间，因此，提出措施如下：

1. 气管插管建立后，应尽快听诊确定其位置正确，记录插入深度，并严密固定，术中密切观察气道压力、患者氧合情况及呼气末二氧化碳波形，以保证通气回路的通畅；

2. 搬动患者及安置体位时应重点保护气管插管，搬运及体位安置完成时应例行听诊检查气管插管位置，对俯卧位、头面部手术、面部烧伤患者等气管插管脱出风险较高的情况，应予以重点保护，必要时以缝线固定气管插管；

3. 交接患者时（转运至PACU及ICU）应例行检查并交接气管插管深度，确保呼吸道通畅；

4. 在浅麻醉及患者苏醒期应重点保护气管插管。

第二节　麻醉科内突发事件应急预案

近年来，《斯坦福麻醉手术室应急手册》在网络上广为流传并被多家医院麻醉科借鉴或采用，将国内麻醉学科带入了"应急预案时代"。现代医院中使用的应急预案的原型出现于20世纪30年代的航空领域,当时认为飞机的系统太过复杂,需要一张清单进行检查核对以确保飞机的安全运行。其后,有医生将其引入临床,用以提示在医疗环节中的重要流程和步骤,以减少遗忘和遗漏。近年来许多报道反复证明,应急预案的建立对于防范患者围手术期风险的发生及危急情况的紧急处理有着重要意义。

一、应急预案建立的目的及应急小组的建设

围麻醉期发生的突发事件往往紧急且严重,如不能及时给予正确有效的处理,可能危及患者的生命安全。在如此紧急的环境中,即使有经验的医务人员也难免有所疏漏,从而难以达到理想的救治效果。因此,广泛地普及麻醉突发事件应急预案能够帮助医务人员在紧急情况下有条不紊地实施规范、正确的处理,并且在更大程度上排除了经验的因素,使得经验尚不足够的年轻医务人员和基层医疗机构均能在紧急情况下实施最优化的医疗措施。

应急小组是应急预案的实施者,麻醉科应该建立应急小组,其人员组成及分工大致如下:

1. 组长:由行政领导、在场最高职称者或主麻医生担任,负责现场指挥抢救、总体协调处理突发事件及医嘱下达;

2. 副组长:由高年资医生担任,负责协助组长具体指挥参与抢救人员的工作分配;

3. 主要操作者:由高年资医生担任,负责重要操作及重要医嘱的执行;

4. 药物准备:由麻醉护士/手术护士担任,负责准备并配置所需药物;

5. 外围支援:由低年资医师、麻醉护士和手术护士担任,负责记录临时遗嘱及麻醉记录单,采集血样送检及报告单的传送,非常规药品准备,血液制品准备;

6. 仪器设备供给:由麻醉护士担任,负责协调和准备必要的抢救仪器设备(如除颤仪、特殊监护仪、困难气道设备等)。

二、麻醉科应急预案的建立

近年来,麻醉科乃至整个临床学科对应急预案在突发事件处理中的重大意义都给予高度的重视,通过对网络资源的检索,我们不难得到国内外各医疗单位的应急预案。而如何建立适合本科室的应急预案制度,我们将从以下几个方面说明:

(一)符合本单位实际

由于不同单位情况各异,机械性地照搬国外或者国内其他单位的应急预案,难免会出现"水土不服",在使用效果上也会受到限制甚至出现疏漏。因此,麻醉科的应急预案应符合本单位实际,切勿好高骛远、全盘搬照。如何将应急预案本土化,我们建议应着重考虑或修改以下几方面:

1. 本科室的工作流程及应急小组组织情况:如出现紧急情况应优先呼叫哪一位医生的帮助;

2. 本科室可提供的监护项目及快速检测指标:如为完善诊断,科室具备哪些床旁监测项目或快速血液检测手段,诊断的临界值是多少;

3. 本科室的常备急救药物及急救设备:如遇困难气道,科室能够提供哪些气道管理工具;

4. 呼叫其他科室帮助的流程及医院工作流程:如会诊医生的电话及上报医院的流程等。

(二)内容符合最新指南或医疗常规

应急预案一旦建立,并非奉为经典,一成不变。应急预案必须以最新的医疗指南或常规作为依据,以确保提供给患者最优的紧急处理。因此,应急预案应定期讨论修改更新。

(三)内容简洁,可操作性强

应急预案的本意是在突发事件发生的当下,提示并指导医务人员正确、有条不紊地实施抢救和处理,因此,应急预案必须内容简练,具有较强的操作性,适合各层次的医生使用和实施抢救。

(四)经常组织学习

麻醉科的突发事件出现往往很紧急,因此对应急预案的熟悉程度关系到能否及时利用应急预案实施处理。对于麻醉科的各级医生,学习应急预案应该摆在与学习"三基"同等重要的位置。应急预案应

摆放在手术室易取阅的位置,便于紧急情况下和平日里获取和阅读。

三、麻醉科突发事件应急预案的内容

为尽量涵盖围麻醉期突发事件,应急预案应包含(但不限于)以下内容:

(一)应急小组组成及通讯录

(二)围麻醉期特殊事件的应急预案

1. 心搏骤停的应急预案

2. 困难气道的应急预案

3. 严重低血压的应急预案

4. 严重过敏反应的应急预案

5. 大量失血(输血)的应急预案

6. 恶性高热的应急预案

7. 多发伤多科室联合抢救的应急预案

(三)手术室硬件设施突发事件的应急预案

1. 手术室停电的应急预案

2. 手术室失火的应急预案

3. 气源故障的应急预案

四、麻醉科应急预案示例

麻醉科应急预案的表达形式有很多种,但为了在突发事件出现时能够给予有序的处理流程建议,多采用流程图或图表形式表达。现以恶性高热和手术室失火两个应急预案为例,说明应急预案的基本形式。

1. 恶性高热应急预案(图 35-1)

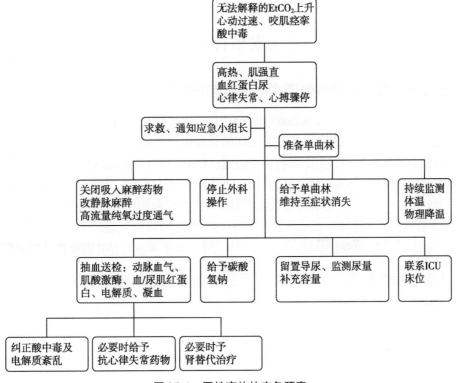

图 35-1 恶性高热的应急预案

2. 手术室失火应急预案（图 35-2）

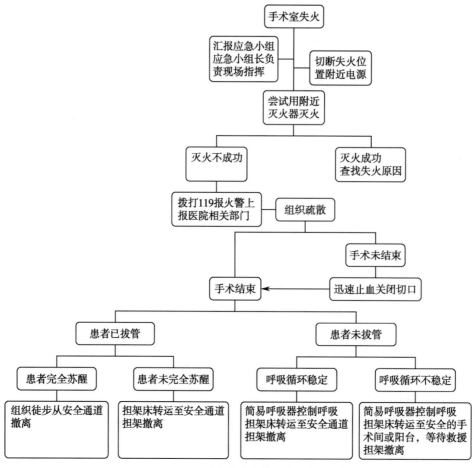

图 35-2　手术室失火的应急预案

第三节　公共突发事件中麻醉科应急预案

一、麻醉科在公共突发事件处理中的地位和作用

近年来，公共突发事件时有发生，从 2003 年"SARS"疫情暴发到 2014 年年底上海外滩踩踏事故，再到 2015 年底深圳光明新区山体滑坡事故，无论是疫病的暴发还是事故造成的大量伤员，无一不依赖着应急医疗队的紧急救治。由于麻醉科医生工作有如下特点：①具有相对平衡的内外科知识，善于识别轻重症，且熟悉心肺复苏等抢救流程；②善于建立紧急气道并维持呼吸循环稳定；③大量的伤员及病患需进入麻醉科手术室进一步处理。因此，麻醉科医生在公共突发事件的医疗救治中应处于领导地位，主要负责以下工作：①带领/配合急诊科医生进行伤员及患者的伤情分类，确定救治的先后顺序；②建立紧急气道，开放静脉通道，实施心肺复苏，维持患者呼吸循环稳定；③协调外科及手术室对患者进行进一步的手术治疗。

二、公共突发事件处理中麻醉相关物品的准备及应急队伍的建设

由于公共突发事件往往事发紧急，要求应急医疗队伍能够快速反应，及时提供医疗处理。因此，麻醉科必须常备外出抢救箱，并定期检查其中药品设备的有效期及可用性。根据公共突发事件紧急医疗处理的需要，外出抢救箱内需备有以下物品：

（一）气道设备

包括喉镜、可视喉镜、面罩、气管插管、喉罩、简易呼吸囊等。

近年来,可视技术的不断发展使得可视化气道设备小型化、便携化,而在手术室外实行的气管插管中应用可视喉镜能够显著提高插管的成功率,同时降低插管相关并发症的发生率。

喉罩自1991年美国FDA批准应用以来历经数次改良和更新,目前已广泛应用于临床麻醉中。而近年来,喉罩在院外抢救中的应用也屡次被提及,其优点在于:

1.简便易操作,便于初级急救人员学习和掌握,在现场环境不适于施行气管插管时也能通过盲探建立气道。

2.可快速处理某些外伤导致的困难气道,且刺激较小,患者耐受性良好。

3.可作为后续气管插管的引导,亦可直接连接麻醉机实施麻醉,有利于伤者的连续医疗处理。

(二)抢救用药

包括常用血管活性药物、镇静镇痛药物及晶体、胶体等静脉输注液体。

(三)诊断设备

经典的诊断设备包括听诊器、叩诊锤及手电筒等,有利于麻醉科医生快速评估心肺功能及神经系统损伤情况。而超声设备的小型化和急诊超声检查技术的发展,使得便携式超声在院外紧急救援中的应用成为可能。腹部创伤超声重点评估方案(Focused Assessment with Sonography for Trauma,FAST),是由Rozycki等人在1995年提出创伤重点超声评估法,旨在快速评估急诊创伤患者重要脏器损伤情况,如肝、脾破裂,心脏压塞,气胸及血胸等,其诊断特异性和敏感性均较高,有助于在院外实施快速、有效的伤情判别及分级。

应急医疗队伍应由以下人员组成:

1.麻醉科医生:主要负责组织实施伤情的判别、心肺复苏及气道处理;

2.急诊科医生:主要协助麻醉科医生实施伤情的判别、心肺复苏及气道处理;

3.急诊外科医生/创伤外科医生:主要负责紧急外伤的固定、止血及包扎;

4.护理人员:负责静脉通道的建立,协助医生完成心肺复苏及外科处理;

5.行政人员:负责与其他应急部门的联系,协调各项资源(包括医疗设备、药品,医疗资源等),组织伤者转运及与院内的联系;

6.担架员及护理员:负责协助伤者转运。

三、院外公共突发事件的应急预案(图35-3)

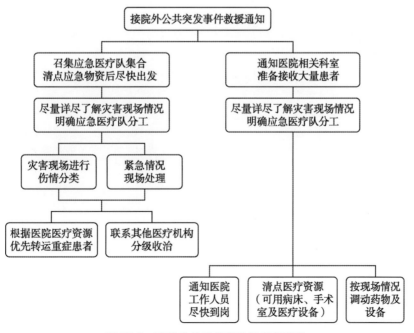

图35-3 院外公共突发事件的应急预案

四、院内绿色通道患者救治的应急预案（图35-4）

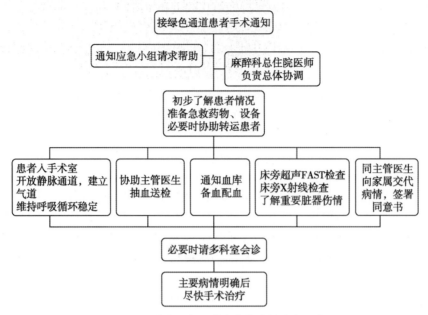

图35-4　院内绿色通道患者收治的应急预案

（姜　妤　参编）

参 考 文 献

1. Meilinger PS. When the Fortress went down. Airforce Mag 2004：78-82.

2. J Huang. The initial steps of operating room emergency checklist. Journal of Clinical Anesthesia，2015，27（8）：692-693.

3. E Vlachou，P Gosling，NS Moiemen. Hydroxyethylstarch supplementation in burn resuscitation--a prospective randomised controlled trial. Burns.2010，36（7）：984-991.

4. Michael F. Mulroy，MD，for Emergency Manual Implementation Collaborative. Emergency Manuals：The Time Has Come. Newsletter.2013. 28（1）：1-28.

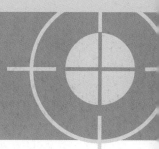

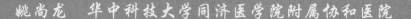

第
三
十
六
章

麻醉与医学伦理

姚尚龙　华中科技大学同济医学院附属协和医院

第一节　医学伦理

伦理学（ethics）也称为道德哲学或道德学，是对人类道德生活进行系统性思考和研究的科学；其中的道德是指社会中某一群体或某种文化所认可的所有行为准则。

医学伦理学（medical ethics）是评价人类的医疗行为和医学研究是否符合道德的科学，属于应用伦理学的一个分支学科。医学伦理是整个医学界的基本行为准则。它通过对医疗相关活动中的道德现象（即医德）的全面研究，来揭示医德现象所表现的医患关系中的各种矛盾及其变化发展的规律性，从医德伦理、医德规范和医德实践三个方面对每个医务工作者提出了全面的规范要求。

一、赫尔辛基宣言

《世界医学会赫尔辛基宣言》简称《赫尔辛基宣言》，是涉及人类受试者的医学研究伦理原则。《赫尔辛基宣言》与《纽伦堡法典》同为医学伦理的两大国际性指南（见附件）。《赫尔辛基宣言》是国际广泛认可和使用的最为重要的人类医学研究伦理准则，该宣言制定了涉及人体对象医学研究的道德原则，是一份包括以人作为受试对象的生物医学研究的伦理原则和限制条件，也是关于人体试验的第二个国际文件，比《纽伦堡法典》更加全面、具体和完善。2013年在巴西福塔雷萨召开的第64届世界医学会联合大会通过了《赫尔辛基宣言》的第九次修订。全文12小节共37条。12小节分别是前言、基本原则、风险负担和受益、弱势群体和个体、科学要求和研究方案、伦理委员会、隐私和保密、知情同意、安慰剂使用、试验后的规定、研究注册和研究结果的出版及发布、临床实践中未验证的干预措施等。

《赫尔辛基宣言》只有被研究所在国的法律文件引用，才可产生法律效力。我国《药物临床试验质量管理规范》第四条和《医疗器械临床试验规定》第四条都强调应当遵守《赫尔辛基宣言》，因此，《赫尔辛基宣言》在我国已发生法律效力。切实保护受试者权益的《赫尔辛基宣言》作为重要的国际伦理准则，一直以来都是我国保护受试者利益的重要依据。无论在我国的《药物临床试验质量管理规范》或是《医疗器械临床试验规定》等临床试验管理规范中都有明确规定：临床试验应当遵守《赫尔辛基宣言》的道德原则。《赫尔辛基宣言》经过多次修订，不断完善受试者权益保护的内容，体现出与时俱进、追求实效的特征。这个特征提醒我们，必须根据我国涉及人体的临床试验的发展方向与趋势，不断修订相关法规，进一步明晰概念、明确细则、拓展范围、完善体系，以切实保护我国受试者的权益。

2013版《赫尔辛基宣言》中对伦理委员会的资质、定位有了更明确的表述，要求委员会必须透明运作，必须独立于研究者、申办方及其他任何不当影响，并且必须有正式资质，必须考虑到本国或研究项目开展国家的法律、法规以及适用的国际规范和标准。目前我国的伦理委员会全部依附于高校、医院或者各种研究机构，至今尚未出现相对独立的，不依附于其他机构的伦理委员会。

2013版《赫尔辛基宣言》提出国家对受试者保护的义务，探索建立国家临床试验赔偿体系当受试者参加临床试验而受到损害时，如果损害与试验产品直接相关，毫无疑问，赔偿责任应该由申办方承担，如果损害是由研究者的过错而造成的，那么相应的，研究者负有赔偿受试者的责任。尽管目前临床试验开展过程中,赔偿责任方明确可辨,但是在有些情况下,受试者因参加临床试验而受到损害却得不到赔偿,比如申办方注册资金不足以承担赔偿,或者研究结束多年后出现了远期损害,而这时申办方已经不复存在等情况。2013 版《赫尔辛基宣言》为这些受试者无法索赔的情况提供了解决办法,即探索由主办国政府建立国家保障,比如国家临床试验赔偿体系,使受试者的权益不因申办方的问题而受到影响。

二、我国医学伦理学的发展

1926 年的《中国医学》刊有中华医学会制定的《医学伦理法典》,全文共 2339 个字,其中涉及对一般医疗行为的论述。此法典还明确规定:医生的职责应是实行人道主义,而非谋取经济利益。1932 年 6 月上海出版了由宋国宾主编的《医业伦理学》,这是我国第一部较系统的医学伦理学专著。

1981 年 6 月,医学与哲学编辑部、中华医学会上海分会和上海自然辩证法研究会在上海联合召开第一次医学伦理道德学术讨论会,这标志着我国医学伦理学研究的开端。1981 年 10 月,国家卫生部颁布了《中华人民共和国医院工作人员守则和医德规范》,标志着我国社会主义医学道德规范的形成。1988 年第五次全国医学伦理学学术会议上成立了中华医学会医学伦理学会(伦理学分会),会议通过《中华医学会医学伦理学会宣言》,这是我国医学伦理学建设的一件大事,使我国医学伦理学的研究和发展进入规范化轨道式发展。1988 年,西安交通大学创办了《中国医学伦理学》杂志,这是我国首次创建也是目前唯一的一本关于医学伦理学、生命伦理学的大型刊物。1988 年卫生部颁布《医务人员医德规范及实施办法》,1991 年国家教育委员会高等教育司颁布《中华人民共和国医学生誓词》,1993 年国家科学技术委员会颁布《基因工程安全管理办法(中国)》,1998 年科学技术部、卫生部颁布《人类遗传资源管理暂行办法(中国)》,1998 年,全国人民代表大会颁布《中华人民共和国执业医师法》。2000 年,中国卫生部成立卫生部医学伦理专家委员会,标志着全国性医学伦理学学术组织建设的有秩序的全面展开。

中国医学伦理学作为应用伦理学学科具有很强的实践性,在其三十多年的发展过程中,其对医学领域及生命科学领域现实问题的关注度越来越高,在我国医学教育的相关文件、医务人员的医德规范、器官移植以及试管婴儿的具体操作实施等方面,相关限制性伦理规范和要求愈来愈多地体现了伦理精神。

三、医学伦理的临床实践

医务人员在医疗实践中必须做到理性尺度和价值尺度的统一,一方面医学诊断和治疗要依据科学,要符合理性;另一方面在选择科学的医学技术和手段的同时,还要用伦理的价值尺度去审视所选择的医疗诊断或治疗技术和手段是否符合伦理要求,只有做到理性尺度和价值尺度的统一,才能真正体现以人为本、治病救人的医疗服务理念。也就是说,医学技术只解决我们"能干什么",伦理学才解决我们"该干什么"的问题。医学伦理的临床实践,一方面是用伦理要求规范医务人员的行为;另一方面就是在诊疗技术或诊疗方案理性选择的基础上,用伦理的价值尺度再进行审视和判断,通过伦理价值的判断,对理性的诊疗技术或诊疗方案进行取舍或进一步的理性修正,使之符合伦理价值的尺度,才能达到医疗临床实践活动中理性尺度与伦理价值尺度的统一,解决临床实践中我们应当"怎样做"的问题。

(一)伦理学相关知识是医学伦理临床实践的理论基础

医学伦理的临床实践必须以医学伦理的理论指导为前提,否则医学伦理的临床实践便是盲目的实践。医学伦理的价值尺度是建立在医学伦理理论基础之上的,如果医务人员缺乏医学伦理的基本知识,那么就不会在其服务理念中形成伦理的价值尺度,没有伦理的价值尺度就不会在医疗实践中进行伦理上的思考或选择,也就失去了伦理的规范作用,临床实践也就失去了人性化。目前医学伦理知识在医务人员的认知体系中还不系统、不全面,一方面我们要加强医学伦理学的教材建设,健全医学伦理教育的体系,在各类医学院校中将医学伦理课程作为必修课、重点学科,建设精品课程;另一方面还应充分利用继续医学教育的资源,多形式、多层次的系统的开展医学伦理的教育培训,同时在职业准入、任职考核、职称聘任、职称晋升等相关的平台,多层次的推进医学伦理教育的覆盖面,从而达到医务人员对医学伦理普遍认知的目的。

(二)在临床实践中要牢固树立医学伦理观

医务人员在掌握医学伦理知识的基础上,必须在医疗实践中牢固树立医学伦理观,这是自觉进行医学伦理临床实践的前提。医务工作者在医疗实践中,首先要自觉地践行医学伦理规范,用医学伦理的基本要求,规范自己的医疗行为,经常反思自己的言行,内省自强,洁身自好,高尚行医。其次是把医学伦理的一般要求与医疗实践中具体境遇的伦理相结合,也就是将医学伦理的基本要求贯穿于医疗实践活动所涉及的各个方面,与具体情境、具体问题相结合,学会从医学伦理的立场出发,发现问题、分析问题和解决问题,提高医疗实践中的伦理敏感性,将"伦理观念"体现在具体的临床实践中。

(三)在医疗临床实践中学会伦理决策

在进行伦理决策时要树立"以人为本"的理念,坚持人道主义原则,先义后利、义利统一的原则,经济效益与社会效益统一的原则;不好做出伦理决策的,可以征求患者或患者家属的意见;较难做出伦理决策的,可以咨询医院伦理委员会或由医院伦理委员会直接做出决定。对于涉及多层次、多因素的复杂的伦理学问题要慎重决策。

(四)在医疗临床实践中自觉地践行医学伦理

将医学伦理学的价值理论转化为临床伦理规范,必然要求医务人员要遵循医学伦理学的理论,时刻以患者的利益为重,千方百计为患者解除痛苦,学习医学知识,掌握精湛技术,与患者建立良好的医患关系,确保所有的临床工作都能及时、准确无误的完成,一切医疗行为均应对患者负责。用医学伦理规范医务人员的医疗行为,把握医学伦理的价值尺度。

(五)临床实践中医学伦理的审查与监督

在我国由于医学伦理学理论的长期缺位和教育的缺失,使得医院管理者和医务工作者对医学伦理学的原则不甚了解,因此,仅仅依靠医务人员的自身道德修养的约束是远远不够的,而必须形成一种体制和机制上的力量才能够使制约的力量强大和久远。所以,必须对医院的伦理委员会重新定位,明确职能、职责,健全制度和机制,规范审查与监管行为,切实发挥对临床实践中医学伦理问题的审查与监管作用。建立和完善伦理审查与监督的备案、全面定期审查与督察、随机抽查、问题整改、违规惩处、教育培训等一系列制度,使整个伦理审查与监督纳入规范化的管理体制。

第二节 麻醉相关的伦理

随着我国经济社会的发展、综合国力的增强,麻醉学得到了快速的发展与进步。如今伴随医学模式的转变,麻醉科在临床医学发展中日益彰显其重要性。在麻醉学科的快速发展与进步过程中,我们需要对新形势下围手术期中存在的伦理学问题进行深入思考。

麻醉学作为临床医学的分支学科,必然要遵守医学伦理的所有规范。但患者在麻醉期间,特别是全麻期间,由于意识的暂时消失,麻醉科医师无法与患者进行充分的沟通,因而更应注重患者以及家属的隐私权、知情权、选择决定权等医学伦理问题。

一、患者的隐私权

(一)隐私权的历史

隐私权作为一种权利被真正赋予法学涵义,最先由美国法学家沃伦(Samuel D·Warren)和布兰德斯(Louis D·Brandeis)于1890年提出。1996年我国学者邱仁宗等所著的《患者的权利》在北京出版,这是国内第一部患者权利问题专著,对患者的权利有深入的研究与探讨,其中提到患者隐私权是患者的一项重要人格权。隐私权是公民的私权利,其权利意识的成熟和权利保护的呼声伴随着社会发展、法制健全、文明进程的脚步而不断进步。

(二)隐私权研究的现状

随着我国社会经济的发展、文明程度的提高以及公民权利意识的增强,民众开始普遍关注隐私权的问题。医疗行为具有很强的技术性和较高的风险性，在医患关系中，医务人员始终处于主导地位，医方对于疾病的诊疗不仅具有丰富的医学知识和相当的医疗技术条件，而且为了实现医疗行为的目的，相关法律也赋予医师对患者身体进行检查和治疗、对其心理进行探询和追问隐私的权利，而患者作为医疗服务的对象，明显处于被动地位。这就决定了在医患关系中掌握医学知识和信息的医方与对医学知识知之甚少的患方所处的地位是不对等的。由此，带来了许多经济、法律、道德问题。而所有的伦理问题中，隐私权的问题几乎是讨论最多的。

（三）患者隐私的内容

患者的隐私是指医方在施行医疗行为时患者所表现出来的、患者自身因诊疗行为需要而被医方合法获悉的、但不得非法泄漏的个人秘密。具体说，患者的隐私包括三个方面的内容：一是患者的私人信息，主要是指涉及患者个人并与他人无关的信息。包括患者的病因信息、病历资料信息、生理信息、经济状况信息、个人历史信息以及有关性生活方面的信息等。二是患者的私人空间，主要指患者在接受医疗服务时因诊疗的需要暴露个人信息的空间和场所。如检查室、手术室、住院病房、诊疗室等。患者在这些场所接受医疗服务时，可视其为患者的私人空间，除直接从事诊疗行为的医师外，其他任何人包括与诊治无关的医师都无权介入，否则就构成对患者隐私的侵犯。三是患者的私人活动，主要是指患者在接受医疗服务时所从事的与他人无关的私人行为。如患者住院期间的饮食、起居、通讯、与探访者交谈等。从某种程度上说，患者的私人活动本质上也是一种不固定的、时常变化的私人信息。

（四）医疗中隐私被侵犯的表现

在医疗实践中，医方侵犯患者隐私权行为的表现形式，归纳起来主要有以下几种：第一，故意泄露或传播患者的隐私信息，这是侵犯患者隐私权的主要情形。一般来说，只要患者所患疾病不会损害他人利益，患者的个人意愿就应当尊重。医方应当采取合理的措施，保护患者的隐私权和人格尊严不受侵犯。第二，故意暴露患者的隐私部位。主要有两种：一是将患者充当活体教学工具进行观摩和讲解；二是非法利用患者的隐私资料。第三，非法侵入或窥视患者的隐私。第四，超出知情范围刺探患者的隐私。

（五）患者隐私权的保护

医务人员是人类生命的守护神。其自身素质对患者权利的实现至关重要。因此，医务人员平时应注重加强自身素质的提高，树立高尚的职业道德，对患者要有仁爱、同情之心，尊重患者的人格和尊严，积极维护患者的隐私权。具体表现在：

1. 医务人员应进一步强化法律意识，特别是加强卫生法知识的学习，提高法律素质。对患者隐私的保护，需要有职业道德规范的约束，需要医护患双方的尊重与信任，这是基本要求。

2. 加强职业道德教育，严格区分正常介入隐私和利用职务之便侵犯患者隐私的界限，恪守职业道德，体贴患者，不管患者具有什么样的隐私（艾滋病、同性恋、变性人等），都不应当鄙视、厌恶他们，特别是对患者生理上的缺陷与"难言之隐"的疾患，更应当给予同情、关注、精心治疗，决不能将患者的痛苦当做谈笑的话题。

3. 医护人员应严格按照技术操作规程办事，从制度和设施上保证患者的隐私权能够得到最大限度地保护。

4. 当需要患者在就诊时协助医院完成教学或科研任务，并且在此过程中有可能涉及患者的隐私时，必须事先明确告知患者，并且要经过患者的同意后方可进行。患者必须有知情同意权，医院应该履行告知义务。在总结临床工作、撰写文稿时，也不能毫无遮拦或针对性、暗示性极强的披露患者的隐私，无论何时何地都要保护患者的隐私权。

5. 由于手术操作及麻醉的需要，暴露患者隐私部分的情况时常发生。由于在手术室内医护人员较多，容易给患者造成不同程度的心理压力及心理伤害，麻醉科医师应在术前与患者进行沟通，告知其麻醉的操作流程，缓解其紧张情绪，并对可能出现的隐私部位暴露进行事先说明，告知其该操作的必要性，打消其心理障碍。

6. 对于手术患者,医护人员在缺乏对患者隐私尊重及保护意识的情况下,可能出现围手术期在患者面前谈论其病情或者缺陷的情况,使得患者感觉自身隐私被暴露及不被尊重,因此医护人员应当在患者围手术期做到严肃认真,不谈论与工作无关、涉及患者隐私的言论。

目前患者的隐私权问题已广泛存在于医疗行为中,但尚未引起全社会的充分认识和足够重视,而在国内的相关法规中,对隐私权的保护范围和侵权责任也缺乏相应规定,因此应在卫生法规中做出明确规定,让医务人员在实行诊疗时有章可循。同时医务工作者应认真学习、了解、宣传患者的隐私权知识,注意建立良好的医患关系,加强与患者的情感沟通,充分理解患者家属的不同需求,并提供个性化、人性化的隐私保护,这样才能切实维护患者的合法权益,减少医患纠纷,推进医疗事业的发展。

二、患者的知情同意权

麻醉患者的知情同意权,是指患者在麻醉前,有权知道医生对疾病的诊断结果、拟采取的麻醉方案和替代方案、麻醉的风险以及医疗费用等必要信息,以及在此基础上对医生将要实施的麻醉行为做出自主决定的权利。知情同意是临床诊疗过程中最基本的医学伦理原则。卫生法中的《医疗机构管理条例》第33条,《医疗机构管理条例实施细则》第62条,《执业医师法》第26条和《医疗事故处理条例》第11条都规定了医师有告知说明的义务和患者有知情同意的权利。患者的知情同意权是患者在就医过程中最重要的权利之一。知情同意权的履行在麻醉医疗中体现在麻醉知情同意书的签署上。麻醉知情同意书是现代医疗制度中最为重要的医疗文书之一。

患者对于麻醉科医师提供的麻醉方案享有知情同意权。知情同意权又包括了解权、被告知权、选择权、拒绝权和同意权等权利。患者有了解包括选择该麻醉方法的理由及优、缺点、麻醉风险等全部信息的权利,并可对麻醉科医师提供的麻醉方案享有同意和拒绝的权利。患者向麻醉科医师提供的信息应当真实,不隐瞒病情,并积极配合麻醉科医师实施麻醉,这是患者的义务。

麻醉知情同意书的内容大致如下:告知患者因患某种疾病,拟行某种手术治疗;同时根据患者病情需要,拟在某种麻醉方式下行手术治疗。麻醉科医师将严格遵守医疗原则,按麻醉操作规范认真操作。但是,在现在的医学科技水平条件下,仍可能出现某些无法预料或不可防范的不良后果。麻醉科医师应针对患者病情,结合既往病史、药物反应等情况,提出适合患者的麻醉方案,且向患者(代理人)充分说明选择该麻醉方式的理由及优、缺点;并将有可能出现的风险充分向患者(代理人)交代,一旦发生上述情况,可能加重病情或危及患者生命,医务人员将按医疗原则予以抢救,但仍可能出现不良后果。是否同意实施此麻醉方案,请书面表明意愿。患者和麻醉科医师都须在麻醉知情同意书上签字。在签署以上意见之前,麻醉科医师必须清楚明确地告知患者(代理人)麻醉手术期间可能出现的并发症及不良后果。

行使麻醉知情同意权表现为麻醉前的签字,包括患方和医方签字。患者在麻醉前签字,本质是患者同意或者授权其代理人行使同意权,知情同意书只是他们行使了同意权的结果记录,证明在进行麻醉手术前是经过患者或其代理人同意的,同时是为了在发生麻醉医疗损害纠纷时有据可查。麻醉知情同意书并不表示麻醉的一切风险及不良后果都与医院无关,皆由患者或家属承担,只是表明麻醉科医师履行了告知义务,患者或家属实现了知情同意。

签署麻醉知情同意书有利于医患双方的沟通、理解和信任,是构建和谐医患关系的重要基础,而签署麻醉知情同意书也是加强医患沟通、增强医患信任的重要方式。知情同意过程是一个解释、说明和交流的过程。给予患方充分理解和考虑的机会。麻醉科医师在进行麻醉前谈话时,应高度尊重患者,态度温和,言语通俗易懂,避免使用刺激语言或词语和患者不懂的医学专业词汇,避免强行要求患方接受医方的观点。麻醉科医师应运用良好的沟通技巧,根据共性与个性相结合的原则给予患者(代理人)必要的告知,同时重视告知的效果。麻醉知情同意的目的是通过向患者(代理人)提供相关的知识和信息来保护患者,使他们了解自己在治疗过程中的权利,帮助他们做出同意或拒绝的选择。麻醉知情同意书能够使患者和麻醉科医师在手术前有效交流,使患者了解麻醉的重要性和专业性,从而避免在麻醉发生意外时,将责任全部归咎于麻醉科医师的专业性不强或是技术不到位而不从自身的个体差异等角度考虑等情形的发生。麻醉知情同意书可以有效的减少医疗纠纷的发生,为构建良好的医患关系提供帮助。麻醉知情同意书的签署也可以有效的限制与规范医务人员的行为,使其更好的承担自身的责任。麻醉知情同意书还能够有效的使患者了解医疗风险,从而做出正确决定,并最终减少因医疗事故产生的纠纷。

麻醉知情同意书明确了医生和患者双方所拥有的权利以及双方需要完成的义务。麻醉知情同意书在法律层面上具备的作用并不显著,然而其依旧有许多其他效用。其一,说明本次麻醉流程皆是按照规范进行的,即本次麻醉是属于合法行为。其二,麻醉知情同意书可以在患者发生意外的情况下证明患者在手术前已经知晓风险,为麻醉科医师提供诉讼的证据和保障。对于患者来说,签署了麻醉知情同意书,表明其已了解自己即将接受的麻醉行为的具体情况,并应该配合医生的诊疗工作。

麻醉知情同意书的签署并非意味着免责,只代表患者知情同意的完成。具体医疗行为的判定仍依相关法律法规进行。

第三节　麻醉科医师的伦理责任

在围手术期,麻醉科医师伦理责任的履行与否,往往对患者的精神心理状态、疾病的治疗乃至病情的转归都具有重要的影响。

一、麻醉科医师术前的伦理责任

(一)术前访视

麻醉科医师术前要仔细检查患者、认真阅读病历,并与手术医师等进行沟通,全面了解病情,熟悉手术方式及步骤,充分估计存在的危险因素,共同商讨麻醉方式及术中必须注意的问题,从而制定全面合理的麻醉方案。对麻醉方案的选择上,要遵循最优化原则,尽可能用最小代价取得最大效果,使诊治达到最佳程度。麻醉科医师在与患者交谈时,应衣帽整洁、态度亲切和蔼,并注重沟通技巧,努力赢得患者的信任。在术前访视过程中,麻醉科医师除了要耐心地解答患者所关心的问题外,还要主动的嘱咐他们在围手术期需要注意的事宜,使患者及其家属在麻醉和手术时有充分的准备。

(二)知情同意书的签署

知情同意是临床诊治过程中最基本的医学伦理原则,麻醉科医师也应坚持。对医师而言,严格执行知情同意原则是对患者的负责,也是对患者权利的尊重;对患者而言,可在充分知情的基础上选择治疗方案,维护了自身的合法权益。这既符合医学伦理要求,也是法律所要求的;既有利于疾病的诊疗,又便于医患纠纷的解决。但是,知情同意不应流于形式,麻醉科医师应将准确、充分的治疗信息告知患者及其家属,并且应让其尽可能的理解。尽量避免造成信息失真,以免给患者造成恐惧和压力。对于临床试验,要对患者及家属予以明确告知,说明其效果有待观察以及可能存在的风险等。

(三)术前心理干预

大多数患者对手术和麻醉心存恐惧,思想负担很重,担心手术的风险、效果及是否疼痛。需要麻醉科医师在术前针对不同患者的具体情况进行心理干预。麻醉科医师要耐心向患者及家属解释有关手术、麻醉的各种疑问,消除患者的担忧,增强患者对手术的信心。在患者入室后,可将麻醉相关的注意事项、周围环境、相关人员做一简要介绍,以消除患者焦灼、紧张的情绪,从而使患者轻松地迎接手术并积极配合麻醉科医师和护士的各项操作,提高麻醉成功率。

(四)手术间的准备及核对

1. 要为手术患者创造一个良好舒适的环境。室温为 22℃～25℃,相对湿度 50% 左右。

2. 在麻醉前应再次核对患者的姓名、性别、年龄、手术部位及术式,了解患者药物过敏史,是否禁食、禁水、有无义齿等。

3. 术前检查麻醉机、监护仪等设备,还应根据患者情况准备好急救设备和急救药品。

二、麻醉科医师在麻醉期间的伦理责任

（一）严格遵守无菌原则

防止任何可能的污染及交叉感染。对于各种麻醉操作，都要严格遵守其相应的操作规范与无菌原则。

（二）保证手术患者安全

麻醉中的患者基本失去自我保护能力，尤其是全麻患者。因此，麻醉科医师责无旁贷地成为患者生命安全的保护者。这不仅要求麻醉科医师要有精湛的技术和专业知识，更应具备强烈的责任心。尽管先进的仪器设备能够监护患者的呼吸、脉搏、血压、脉搏氧饱和度等生命体征，但仪器并非万能，患者生命体征的细微变化仍需医护人员去仔细观察。因此，麻醉科医师应当以高度的责任感，像呵护自己生命一样去呵护患者的生命，切实保障患者的安全。

（三）杜绝术中出现知晓

全麻术中知晓是全球麻醉学界面临和尚未解决的重要问题。术中知晓严重违反医学伦理学原则，会给患者造成身心伤害。麻醉科医师应精通业务，熟悉所用药物和器械的性能，精确实施麻醉，密切观察患者情况，随时调整用药剂量，以有效避免这一事件的发生。

三、麻醉科医师在术后恢复期的伦理责任

（一）努力使患者舒适自然的苏醒

1. 通过改善全身状况促进患者苏醒：通过改善患者呼吸状况，补充液体量、纠正贫血、酸中毒、电解质紊乱，稳定循环系统等，使患者全身状况得到改善，这样不但能促成患者尽早苏醒，更是患者安全、平稳度过麻醉恢复期的基本保障。

2. 术后镇痛与适当镇静：术后镇痛与镇静的运用增加了患者舒适度；某些镇静剂的抗焦虑和顺行性遗忘作用还可以抚平心理创伤，避免遗留不愉快回忆，为术后康复打下一个良好的基础。

（二）心理抚慰

心理抚慰是术后人文关怀不可缺少的内容：术后的细致关怀可以减少患者的躁动与不安，稳定生命体征，提高麻醉恢复期的安全性。术后心理关怀可以消除紧张恐惧感，有利于患者的康复。

四、急危重症患者抢救过程中的伦理责任

麻醉科医师在日常工作中经常会遇到急危重症患者的抢救，麻醉科医师对患者的抢救方案及预后的判断往往会与患者及家属的期望或外科医生的治疗方案选择不一致。麻醉科医师在面临这种情况时，首先要提供一个适宜的麻醉方案和（或）治疗方案，向家属交代所选择的治疗方案存在的利弊及可能的治疗结果，并与外科医生进行沟通，了解外科医生治疗方案中的重要环节，及时调整并完善整个麻醉治疗过程。若由于时间的限制，病情危急，情况复杂，各种治疗方案难以得到最为迅速的讨论与选择时，麻醉科医师要按照医学伦理学的原则，坚持以患者及其家属的期望和价值取向为目标进行治疗，以预防可能的死亡或出现更严重的病痛，并可能由此而引发的医患纠纷。

五、术后随访中的伦理学问题

麻醉后随访是麻醉科医师的重要工作内容。在麻醉后的随访过程中，要详细了解患者的疼痛情况，麻醉相关并发症、手术后并发症及其变化、治疗措施等，并做好真实、确切的记录，必要时参与到对患者术后的诊治过程中去，提出治疗意见，促进患者康复。通过麻醉后随访，可了解、关心患者的恢复情况，不断提升临床麻醉工作的内涵和麻醉科医师被公众的认知度。同时，麻醉科医师通过随访，还可不断总结麻醉过程中有哪些方面值得肯定，哪些方面还存在不足或还有可进一步改进提高的空间，从而促进学科的发展。对那些产生不良影响或未产生不良影响的麻醉意外与并发症要进行深入的分析与讨论，认真进行经验教训的总结。

六、麻醉学临床研究中的伦理学问题

麻醉学临床研究中的伦理问题请参阅第二十九章《麻醉学科学研究》。

附件

《纽伦堡法典》

第二次世界大战以后，在德国纽伦堡组织了国际军事法庭审判纳粹战犯，《纽伦堡法典》是 1946 年审判纳粹战争罪犯的纽伦堡军事法庭决议的一部分，它牵涉人体试验的十点声明，其基本原则有二，一是必须有利于社会，二是应该符合伦理道德和法律观点，因而又称为《纽伦堡十项道德准则》。此文件的精神在某种程度上被 1964 年第十三届世界医学会通过的《赫尔辛基宣言》所接受，成为人体试验的指导方针。

1. 受试者的自愿同意绝对必要。这意味着接受试验的人有同意的合法权力；应处于有选择自由的地位，不受任何势力的干涉、欺瞒、蒙蔽、挟持、哄骗或者其他某种隐蔽形式的压制或强迫；对于实验的项目有充分的知识和理解，足以作出肯定决定之前，必须让他知道实验的性质、期限和目的；实验方法及采取的手段；可以预料得到的不便和危险，对其健康或可能参与实验的人的影响。确保同意的质量的义务和责任，落在每个发起、指导和从事这个实验的个人身上。这只是一种个人的义务和责任，并不是代表别人，自己却可以逍遥法外。

2. 实验应该收到对社会有利的富有成效的结果，用其他研究方法或手段是无法达到的，在性质上不是轻率和不必要的。

3. 实验应该立足于动物实验取得结果，对疾病的自然历史和别的问题有所了解的基础上，经过研究，参加实验的结果将证实原来的实验是正确的。

4. 实验进行必须力求避免在肉体上和精神上的痛苦和创伤。

5. 事先就有理由相信会发生死亡或残疾的实验一律不得进行，除了实验的医生自己也成为受试者的实验不在此限。

6. 实验的危险性，不能超过实验所解决问题的人道主义的重要性。

7. 必须作好充分准备和有足够能力保护受试者排除哪怕是微之又微的创伤、残疾和死亡的可能性。

8. 实验只能由科学上合格的人进行。进行实验的人员，在实验的每一阶段都需要有极高的技术和管理。

9. 当受试者在实验过程中，已经到达这样的肉体与精神状态，即继续进行已经不可能的时候，完全有停止实验的自由。

10. 在实验过程中，主持实验的科学工作者，如果他有充分理由相信即使操作是诚心诚意的，技术也是高超的，判断是审慎的，但是实验继续进行，受试者照样还要出现创伤、残疾和死亡的时候，必须随时中断实验。

《赫尔辛基宣言》

前言

1. 世界医学会（WMA）制定《赫尔辛基宣言》，是作为关于涉及人类受试者的医学研究，包括对可确定的人体材料和数据的研究，有关伦理原则的一项声明。

《宣言》应整体阅读，其每一段落应在顾及所有其他相关段落的情况下方可运用。

2. 与世界医学会的授权一致，《宣言》主要针对医生。但世界医学会鼓励其他参与涉及人类受试者的医学研究的人员采纳这些原则。

基本原则

3. 世界医学会的《日内瓦宣言》用下列词语约束医生："我患者的健康是我最首要考虑的。"《国际医学伦理标准》宣告："医生在提供医护时应从患者的最佳利益出发。"

4. 促进和保护患者的健康，包括那些参与医学研究的患者，是医生的责任。医生的知识和良心应奉献于实现这一责任的过程。

5. 医学的进步是以研究为基础的,这些研究必然包含了涉及人类受试者的研究。

6. 涉及人类受试者的医学研究,其基本目的是了解疾病的起因、发展和影响,并改进预防、诊断和治疗干预措施(方法、操作和治疗)。即使对当前最佳干预措施也必须通过研究,不断对其安全性、效果、效率、可及性和质量进行评估。

7. 医学研究应符合的伦理标准是,促进并确保对所有人类受试者的尊重,并保护他们的健康和权利。

8. 若医学研究的根本目的是为产生新的知识,则此目的不能凌驾于受试者个体的权利和利益之上。

9. 参与医学研究的医生有责任保护受试者的生命、健康、尊严、公正、自主决定权、隐私和个人信息。保护受试者的责任必须由医生或其他卫生保健专业人员承担,决不能由受试者本人承担,即使他们给予同意的承诺。

10. 医生在开展涉及人类受试者的研究时,必须考虑本国伦理、法律、法规所制定的规范和标准,以及适用的国际规范和标准。本《宣言》所阐述的任何一项受试者保护条款,都不能在国内或国际伦理、法律、法规所制定的规范和标准中被削减或删除。

11. 医学研究应在尽量减少环境损害的情况下进行。

12. 涉及人类受试者的医学研究必须由受过适当伦理和科学培训,且具备资质的人员来开展。对患者或健康志愿者的研究要求由一名能胜任的并具备资质的医生或卫生保健专业人员负责监督管理。

13. 应为那些在医学研究中没有被充分代表的群体提供适当的机会,使他们能够参与到研究之中。

14. 当医生将医学研究与临床医疗相结合时,只可让其患者作为研究受试者参加那些于潜在预防、诊断或治疗价值而言是公正的,并有充分理由相信参与研究不会对患者健康带来负面影响的研究。

15. 必须确保因参与研究而受伤害的受试者得到适当的补偿和治疗。

风险、负担和受益

16. 在医学实践和医学研究中,绝大多数干预措施具有风险,并有可能造成负担。

只有在研究目的的重要性高于受试者的风险和负担的情况下,涉及人类受试者的医学研究才可以开展。

17. 所有涉及人类受试者的医学研究项目在开展前,必须认真评估该研究对个人和群体造成的可预见的风险和负担,并比较该研究为他们或其他受影响的个人或群体带来的可预见的益处。必须考量如何将风险最小化。研究者必须对风险进行持续监控、评估和记录。

18. 只有在确认对研究相关风险已做过充分的评估并能进行令人满意的管理时,医生才可以参与到涉及人类受试者的医学研究之中。当发现研究的风险大于潜在的获益,或已有决定性的证据证明研究已获得明确的结果时,医生必须评估是继续、修改还是立即结束研究。

弱势的群体和个体

19. 有些群体和个体特别脆弱,更容易受到胁迫或者额外的伤害。所有弱势的群体和个体都需要得到特别的保护。

20. 仅当研究是出于弱势人群的健康需求或卫生工作需要,同时又无法在非弱势人群中开展时,涉及这些弱势人群的医学研究才是正当的。此外,应该保证这些人群从研究结果,包括知识、实践和干预中获益。

科学要求和研究方案

21. 涉及人类受试者的医学研究必须符合普遍认可的科学原则,这应基于对科学文献、其他相关信息、足够的实验和适宜的动物研究信息的充分了解。实验动物的福利应给予尊重。

22. 每个涉及人类受试者的研究项目的设计和操作都必须在研究方案中有明确的描述。研究方案应包括与方案相关的伦理考量的表述,应表明本《宣言》中的原则是如何得到体现的。研究方案应包括有关资金来源、申办方、隶属机构、潜在利益冲突、对受试者的诱导,以及对因参与研究而造成的伤害所提供的治疗和（或）补偿条款等。临床试验中，研究方案还必须描述试验后如何给予适当的安排。

伦理委员会

23．研究开始前，研究方案必须提交给相关伦理委员会进行考量、评估、指导和批准。该委员会必须透明运作，必须独立于研究者、申办方及其他任何不当影响之外，并且必须有正式资质。该委员会必须考虑到本国或研究项目开展各国的法律、法规，以及适用的国际规范和标准，但是本《宣言》为受试者所制定的保护条款决不允许被削减或删除。

该委员会必须有权监督研究的开展，研究者必须向其提供监督的信息，特别是关于严重不良事件的信息。未经该委员会的审查和批准，不可对研究方案进行修改。研究结束后，研究者必须向委员会提交结题报告，包括对研究发现和结论的总结。

隐私和保密

24．必须采取一切措施保护受试者的隐私并对个人信息进行保密。

知情同意

25．个人以受试者身份参与医学研究必须是自愿的。尽管与家人或社区负责人进行商议可能是恰当的，但是除非有知情同意能力的个人自由地表达同意，不然他／她不能被招募进入研究项目。

26．涉及人类受试者的医学研究，每位潜在受试者必须得到足够的信息，包括研究目的、方法、资金来源、任何可能的利益冲突、研究者组织隶属、预期获益和潜在风险、研究可能造成的不适等任何与研究相关的信息。受试者必须被告知其拥有拒绝参加研究的权利，以及在任何时候收回同意退出研究而不被报复的权利。特别应注意为受试者个人提供他们所需要的具体信息，以及提供信息的方法。

在确保受试者理解相关信息后，医生或其他合适的、有资质的人应该设法获得受试者自由表达的知情同意，最好以书面形式。如果同意不能以书面形式表达，那么非书面的同意必须进行正式记录并有证明人在场。必须向所有医学研究的受试者提供获得研究预计结果相关信息的选择权。

27．如果潜在受试者与医生有依赖关系，或有被迫表示同意的可能，在设法获得其参与研究项目的知情同意时，医生必须特别谨慎。在这种情况下，知情同意必须由一位合适的、有资质的、且完全独立于这种关系之外的人来获取。

28．如果潜在受试者不具备知情同意的能力，医生必须从其法定代理人处设法征得知情同意。这些不具备知情同意能力的受试者决不能被纳入到对他们没有获益可能的研究之中，除非研究的目的是为了促进该受试者所代表人群的健康，同时研究又不能由具备知情同意能力的人员代替参与，并且研究只可能使受试者承受最小风险和最小负担。

29．当一个被认为不具备知情同意能力的潜在受试者能够表达是否参与研究的决定时，医生在设法征得其法定代理人的同意之外，还必须征询受试者本人的这种表达。受试者的异议应得到尊重。

30．当研究涉及身体或精神上不具备知情同意能力的受试者时（比如无意识的患者），只有在阻碍知情同意的身体或精神状况正是研究目标人群的一个必要特点的情况下，研究方可开展。在这种情况下，医生必须设法征得法定代理人的知情同意。如果缺少此类代理人，并且研究不能被延误，那么该研究在没有获得知情同意的情况下仍可开展，前提是参与研究的受试者无法给予知情同意的具体原因已在研究方案中被描述，并且该研究已获得伦理委员会批准。即便如此，仍应尽早从受试者或其法定代理人那里获得继续参与研究的同意意见。

31．医生必须完全地告知患者在医疗护理中与研究项目有关的部分。患者拒绝参与研究或中途退出研究的决定，绝不能妨碍患者与医生之间的关系。

32．对于使用可辨识的人体材料或数据的医学研究，通常情况下医生必须设法征得对收集、分析、存放和（或）再使用这些材料或数据的同意。有些情况下，同意可能难以或无法获得，或者为得到同意可能会对研究的有效性造成威胁。在这些情况下，研究只有在得到一个伦理委员会的审查和批准后方可进行。

安慰剂使用

33．一种新干预措施的获益、风险、负担和有效性，必须与已被证明的最佳干预措施进行对照试

验,除非在下列情况下:

在缺乏已被证明有效的干预措施的情况下,在研究中使用安慰剂或无干预处理是可以接受的;或者有强有力的、科学合理的方法论支持的理由相信,使用任何比现有最佳干预低效的干预措施、或使用安慰剂、或无干预处理对于确定一种干预措施的有效性和安全性是必要的

并且接受任何比现有最佳干预低效的干预措施、或使用安慰剂、或无干预处理的患者,不会因未接受已被证明的最佳干预措施而遭受额外的、严重或不可逆伤害的风险。要特别注意,对这种选择必须极其谨慎以避免滥用。

试验后的规定

34. 在临床试验开展前,申办方、研究者和主办国政府应制定试验后规定,以照顾所有参加试验,并仍需要获得在试验中确定有益的干预措施的受试者。此信息必须在知情同意过程中向受试者公开。

研究注册和研究结果的出版及发布

35. 每项涉及人类受试者的研究在招募第一个受试者之前,必须在可公开访问的数据库进行登记。

36. 研究者、作者、申办方、编辑和出版者对于研究成果的出版和发布都有伦理义务。研究者有责任公开他们涉及人类受试者的研究结果,并对其报告的完整性和准确性负责。他们的报告应遵守被广泛认可的伦理指南。负面的、不确定的结果必须和积极的结果一起发表,或通过其他途径使公众知晓。资金来源、机构隶属和利益冲突必须在出版物上公布。不遵守本《宣言》原则的研究报告不应被接受发表。

临床实践中未验证的干预措施

37. 对个体的患者进行治疗时,如果被证明有效的干预措施不存在或其他已知干预措施无效,医生在征得专家意见并得到患者或其法定代理人的知情同意后,可以使用尚未被证明有效的干预措施,前提是根据医生的判断这种干预措施有希望挽救生命、重建健康或减少痛苦。随后,应将这种干预措施作为研究对象,并对评估其安全性和有效性进行设计。在任何情况下,新信息都必须被记录,并在适当的时候公之于众。

（武宙阳 参编）

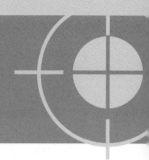

第三十七章

附件：国内相关法规文件选编

姚尚龙　华中科技大学同济医学院附属协和医院

附件一：卫生部关于将麻醉科改为临床科室的通知

[卫医字（89）第12号]

各省、自治区、直辖市、计划单列市卫生厅（局）部直属单位：

近年来，我国医院临床麻醉学科有了较大的发展，其工作性质、职责范围已超出了原"麻醉"词义的范畴，这主要表现在：

1. 麻醉科工作领域，由原来的手术室逐步扩大到了门诊与病房。

2. 业务范围，由临床麻醉逐步扩大到急救，心肺脑复苏、疼痛的研究与治疗。

3. 临床麻醉的工作重点将逐步转向人体生理机能的监测、调节、控制及麻醉合并症的治疗等。

为进一步推动麻醉学科的发展并借鉴其国内外发展经验，在中华医学会的倡议下，经我部研究，同意医院麻醉科由原来的医技科室改为临床科室。望各级卫生主管部门和医疗单位根据本通知精神，结合各地医院具体情况，按二级学科的要求与标准，切实加强麻醉科的科学管理工作，重视人员培训，注重仪器装备，努力提高技术水平，使其不断适应医学发展的需要。

1989年5月3日

附件二：医疗机构诊疗科目名录（2012）

代码	诊疗科目
01	预防保健科
02	全科医疗科
03	内科
03.01	呼吸内科专业
03.02	消化内科专业
03.03	神经内科专业
03.04	心血管内科专业
03.05	血液内科专业
03.06	肾病学专业
03.07	内分泌专业
03.08	免疫学专业
03.09	变态反应专业
03.10	老年病专业
03.11	其他
04	外科
04.01	普通外科专业
04.01.01	肝脏移植项目
04.01.02	胰腺移植项目
04.01.03	小肠移植项目
04.02	神经外科专业
04.03	骨科专业
04.04	泌尿外科专业
04.04.01	肾病移植项目
04.05	胸外科专业
04.05.01	肺脏移植项目
04.06	心脏大血管外科专业
04.06.01	心脏移植项目
04.07	烧伤外科专业
04.08	整形外科专业
04.09	其他
05	妇产科
05.01	妇科专业
05.02	产科专业
05.03	计划生育专业
05.04	优生学专业
05.05	生殖健康与不孕症专业
05.06	其他
06	妇女保健科
06.01	青春期保健专业
06.02	围产期保健专业
06.03	更年期保健专业
06.04	妇女心理卫生专业
06.05	妇女营养专业
06.06	其他

续表

代码	诊疗科目
07	**儿科**
07.01	新生儿专业
07.02	小儿传染病专业
07.03	小儿消化专业
07.04	小儿呼吸专业
07.05	小儿心脏病专业
07.06	小儿肾病专业
07.08	小儿神经病学专业
07.09	小儿内分泌专业
07.10	小儿遗传病专业
07.11	小儿免疫专业
07.12	其他
08	**小儿外科**
08.01	小儿普通外科专业
08.02	小儿骨科专业
08.03	小儿泌尿外科专业
08.04	小儿胸心外科专业
08.05	小儿神经外科专业
08.06	其他
09	**儿童保健科**
09.01	儿童生长发育专业
09.02	儿童营养专业
09.03	儿童心理卫生专业
09.04	儿童五官保健专业
09.05	儿童康复专业
09.06	其他
10	**眼科**
11	**耳鼻咽喉科**
11.01	耳科专业
11.02	鼻科专业
11.03	咽喉专业
11.04	其他
12	**口腔科**
12.01	牙体牙髓病专业
12.02	牙周病专业
12.03	口腔黏膜病专业
12.04	儿童口腔专业
12.05	口腔颌面外科专业
12.06	口腔修复专业
12.07	口腔正畸专业
12.08	口腔种植专业
12.09	口腔麻醉专业
12.10	口腔颌面医学影像专业
12.11	口腔病理专业
12.12	预防口腔专业
12.13	其他

代码	诊疗科目
13	**皮肤科**
13.01	皮肤病专业
13.02	性传播疾病专业
13.03	其他
14	**医疗美容科**
15	**精神科**
15.01	精神病专业
15.02	精神卫生专业
15.03	药物依赖专业
15.04	精神康复专业
15.05	社区防治专业
15.06	临床心理专业
15.07	司法精神专业
15.08	其他
16	**传染科**
16.01	肠道传染病专业
16.02	呼吸道传染病专业
16.03	肝炎专业
16.04	虫媒传染病专业
16.05	动物源性传染病专业
16.06	蠕虫病专业
16.07	其他
17	**结核病科**
18	**地方病科**
19	**肿瘤科**
20	**急诊医学科**
21	**康复医学科**
22	**运动医学科**
23	**职业病科**
23.01	职业中毒专业
23.02	尘肺专业
23.03	放射病专业
23.04	物理因素损伤专业
23.05	职业健康监护专业
23.06	其他
24	**临终关怀科**
25	**特种医学与军事医学科**
26	**麻醉科**
27	**疼痛科**
28	**重症医学科**
30	**医学检验科**
30.01	临床体液、血液专业
30.02	临床微生物学专业
30.03	临床化学检验专业
30.04	临床免疫、血清学专业
30.05	临床细胞分子遗传学专业
30.06	其他

代码	诊疗科目
31	**病理科**
32	**医学影像科**
32.01	X线诊断专业
32.02	CT诊断专业
32.03	磁共振成像诊断专业
32.04	核医学专业
32.05	超声诊断专业
32.06	心电诊断专业
32.07	脑电及脑血流图诊断专业
32.08	神经肌肉电图专业
32.09	介入放射学专业
32.10	放射治疗专业
32.11	其他
50	**中医科**
50.01	内科专业
50.02	外科专业
50.03	妇产科专业
50.04	儿科专业
50.05	皮肤科专业
50.06	眼科专业
50.07	耳鼻咽喉科
50.08	口腔科专业
50.09	肿瘤科专业
50.10	骨伤科专业
50.11	肛肠科专业
50.12	老年病科专业
50.13	针灸科专业
50.14	推拿科专业
50.15	康复医学专业
50.16	急诊科专业
50.17	预防保健科专业
50.18	其他
51	**民族医学科**
51.01	维吾尔医学
51.02	藏医学
51.03	蒙医学
51.04	彝医学
51.05	傣医学
51.06	其他
52	**中西医结合科**
61	**重症监护室（综合）**
79	**其他**
99	**管理科室**
99.01	感染（管理）科

附件三:三级综合医院评审标准实施细则(节选)

(2011年版)

为全面推进深化医药卫生体制改革,积极稳妥推进公立医院改革,逐步建立我国医院评审评价体系,促进医疗机构加强自身建设和管理,不断提高医疗质量,保证医疗安全,改善医疗服务,更好地履行社会职责和义务,提高医疗行业整体服务水平与服务能力,满足人民群众多层次的医疗服务需求,在总结我国第一周期医院评审和医院管理年活动等工作经验的基础上,我部印发了《三级综合医院评审标准(2011年版)》(卫医管发〔2011〕33号)为增强评审标准的操作性,指导医院加强日常管理与持续质量改进,为各级卫生行政部门加强行业监管与评审工作提供依据,制定本细则。

一、本细则适用范围

《三级综合医院评审标准实施细则(2011年版)》适用于三级综合性公立医院,其余各级各类医院可参照使用。

本细则共设置7章73节378条标准与监测指标。

第一章至第六章共67节342条636款标准,用于对三级综合医院实地评审,并作为医院自我评价与改进之用;在本说明的各章节中带"★"为"核心条款",共48项。

第七章共6节36条监测指标,用于对三级综合医院的医院运行、医疗质量与安全指标的监测与追踪评价。

二、细则的项目分类

(一)基本标准适用于所有三级综合医院。

(二)核心条款为保持医院的医疗质量与患者安全,对那些最基本、最常用、最易做到、必须做好的标准条款,且若未达到合格以上要求,势必影响医疗安全与患者权益的标准,列为"核心条款",带有★标志。

(三)可选项目主要是指可能由于区域卫生规划与医院功能任务的限制,或是由政府特别控制,需要审批,而不能由医院自行决定即可开展的项目。

表37-1 第一章至第六章各章节的条款分布

章		节	条	款	核心条款(★)
第一章	坚持医院公益性	6	31	33	4
第二章	医院服务	8	33	38	5
第三章	患者安全	10	25	26	4
第四章	医疗质量安全管理与持续改进	27	163	379	27
第五章	护理管理与质量持续改进	5	30	53	2
第六章	医院管理	11	60	107	6
合计		67	342	636	48

三、评审表述方式

(一)评审采用A、B、C、D、E五档表述方式。

A- 优秀

B- 良好

C- 合格

D- 不合格

E- 不适用，是指卫生行政部门根据医院功能任务未批准的项目，或同意不设置的项目。

判定原则是要达到"B- 良好"档者，必须先符合"C- 合格"档的要求，要到"A- 优秀"，必须先符合"B- 良好"档的要求。

（二）标准条款的性质结果

评分说明的制定遵循 PDCA 循环原理，P 即 plan，D 即 do，C 即 check，A 即 action，通过质量管理计划的制订及组织实现的过程，实现医疗质量和安全的持续改进。

由于标准条款的性质不同，结果表达如表 37-2。

表 37-2　标准条款的性质结果

A	B	C	D
优秀	良好	合格	不合格
有持续改进，成效良好	有监管有结果	有机制且能有效执行	仅有制度或规章或流程，未执行
PDCA	PDC	PD	仅 P 或全无

四、评审结果

表 37-3　第一章至第六章评审结果

项目类别	第一章至第六章基本标准			其中，48 项核心条款		
	C 级	B 级	A 级	C 级	B 级	A 级
甲等	≥90%	≥60%	≥20%	100%	≥70%	≥20%
乙等	≥80%	≥50%	≥10%	100%	≥60%	≥10%

（略）

第四章　医疗质量安全管理与持续改进

七、麻醉管理与持续改进

评审标准	评审要点
4.7.1　实行麻醉医师资格分级授权管理制度与规范，有定期能力评价与再授权的机制。	
4.7.1.1 实行麻醉医师资格分级授权管理，并有明确的制度。	【C】 1. 有麻醉医师资格分级授权管理相关制度与程序。 2. 麻醉分级授权管理落实到每一位麻醉医师，权限设置与其资格、能力相符。 3. 独立实施麻醉的医师须具备中级以上专业技术职务任职资格。 4. 麻醉医师知晓率 100%。
	【B】符合"C"，并 主管部门对授权情况实施动态管理。有监督检查、反馈、处理。
	【A】符合"B"，并 麻醉医师资格分级授权管理执行良好，无超权限操作情况。
4.7.1.2 对麻醉医师有定期执业能力评价和再授权制度。	【C】 1. 有定期对麻醉医师执业能力评价与再授权的制度，并落实。 2. 麻醉医师均能知晓。
	【B】符合"C"，并 有麻醉医师定期执业能力评价与再授权的档案资料。
	【A】符合"B"，并 公开麻醉医师权限，及时更新相关信息。

评审标准	评审要点
4.7.1.3 麻醉医师经过严格的专业理论和技能培训，完成继续教育。	【C】 1. 麻醉医师经过严格的专业理论和技能培训，考核合格。 2. 每一位麻醉医师均经心肺复苏高级教程培训，能熟练掌握。跟踪最新指南，及时更新心肺复苏流程。 【B】符合"C"，并 麻醉医师定期（至少每年）接受继续教育知识更新。 【A】符合"B"，并 麻醉医师继续教育达标率≥90%。
4.7.1.4 手术麻醉人员配置合理。	【C】 1. 人员配置合理，基本满足临床需要。 2. 有明确的岗位职责，相关人员知晓本岗位的履职要求。 【B】符合"C"，并 1. 麻醉科主任具有副高级及以上专业技术职务任职资格。 2. 护士长应当具有中级及以上专业技术职务任职资格。 【A】符合"B"，并 1. 麻醉医师人数与手术台比例应不低于2：1。 2. 手术室护理人员人数与手术台比例应不低于2.5：1。 3. 每张手术台配备一名麻醉住院医师及一名主治及以上的麻醉医师。
4.7.2　实行患者麻醉前病情评估制度，制订治疗计划/方案，风险评估结果记录在病历中。	
4.7.2.1 有患者麻醉前病情评估和麻醉前讨论制度。	【C】 1. 有患者麻醉前病情评估制度，内容包括： （1）明确患者麻醉前病情评估的重点范围。 （2）手术风险评估。 （3）术前麻醉准备。 （4）对临床诊断、拟施行的手术、麻醉方式与麻醉的风险、利弊进行综合评估。 2. 有术前讨论制度，对高风险择期手术、新开展手术或麻醉方法，进行麻醉前讨论。 【B】符合"C"，并 主管部门履行监管职责，有监管检查、反馈、改进措施。 【A】符合"B"，并 评估与讨论的病历记录完整性100%。
4.7.2.2 由具有资质和授权的麻醉医师进行麻醉风险评估，制定麻醉计划。	【C】 1. 由具有资质和授权的麻醉医师为每一位手术患者制订麻醉计划。 2. 麻醉计划记录于病历中，包括拟施行的麻醉名称、可能出现的问题与对策等。 3. 根据麻醉计划进行麻醉前的各项准备。 4. 按照计划实施麻醉，变更麻醉方法要有明确的理由，并获得上级医师的指导和同意，家属知情，记录于病历/麻醉单中。 【B】符合"C"，并 1. 科室对变更麻醉方案的病例进行定期回顾、总结、分析。 2. 主管部门履行监管职责，有定期监管检查、分析、反馈，有改进措施。 【A】符合"B"，并 对措施落实情况进行追踪评价，有持续改进。
4.7.3　患者麻醉前的知情同意，包括治疗风险、优点及其他可能的选择。	
4.7.3.1 履行麻醉知情同意。	【C】 1. 有麻醉前由麻醉医师向患者、近亲属或授权委托人进行知情同意的相关制度。 2. 向患者、近亲属或授权委托人说明所选的麻醉方案及术后镇痛风险、益处和其他可供选择的方案。 3. 签署麻醉知情同意书并存放在病历中。

续表

评审标准	评审要点
4.7.3.1 履行麻醉知情同意。	【B】符合"C",并 针对不同患者,采取通俗易懂的方式,确保知情同意的效果。
	【A】符合"B",并 1. 患者对知情同意内容充分理解。 2. 知情同意书内容完整性100%。

4.7.4 执行手术安全核查,实施麻醉操作的全过程必须记录于病历/麻醉单中。

评审标准	评审要点
4.7.4.1 执行手术安全核查,麻醉的全过程在病历/麻醉单上得到充分体现。	【C】 1. 按照规定,执行手术安全核查。 2. 按规定内容书写麻醉单。 3. 麻醉的全过程在病历/麻醉单上得到充分体现。
	【B】符合"C",并 1. 科室有专门质控人员负责定期检查、反馈。 2. 主管部门有检查、反馈、总结,有改进措施。
	【A】符合"B",并 1. 麻醉师参加手术安全核查并签字达100%。 2. 麻醉单及相关记录真实、准确、完整,符合规范,合格率100%。
4.7.4.2 有麻醉过程中的意外与并发症处理规范。	【C】 1. 有麻醉过程中的意外与并发症处理规范与流程。 (1) 有及时报告的流程。 (2) 处理过程应该得到上级医师的指导。 (3) 处理过程记录于病历/麻醉单中。 2. 麻醉医师对规范和流程的知晓率100%。 3. 各项麻醉意外与并发症的预防措施落实到位。
	【B】符合"C",并 主管部门有检查、反馈、总结,有改进措施。对麻醉意外和并发症专题讨论,定期自查、分析、整改。
	【A】符合"B",并。 有效预防麻醉意外与并发症,持续改进有成效。
4.7.4.3 有麻醉效果评定。	【C】 有麻醉效果评定的规范与流程。
	【B】符合"C",并 科室能定期对麻醉效果资料进行分析、评价、总结,有改进措施。
	【A】符合"B",并 麻醉效果优良率高。

4.7.5 有麻醉后复苏室,管理措施到位,实施规范的全程监测,记录麻醉后患者的恢复状态,防范麻醉并发症的措施到位。

评审标准	评审要点
4.7.5.1 麻醉后复苏室合理配置,管理措施到位。(★)	【C】 1. 麻醉后复苏室床位与手术台比不低于1:3。 2. 麻醉复苏室配备医护人员满足临床需要,至少有一位能独立实施麻醉的麻醉医师。 3. 复苏室每床配备吸氧设备,包括无创血压和血氧饱和度在内的监护设备,复苏室配备足够的呼吸机、抢救用药及必需设备等,满足需求。
	【B】符合"C",并 1. 对麻醉复苏室的医护人员进行定期培训与考核。 2. 对设施设备进行定期维护。
	【A】符合"B",并 配置符合规定要求,管理措施到位。

评审标准	评审要点
4.7.5.2 有麻醉复苏室患者转入、转出标准与流程。（★）	【C】 1. 有麻醉复苏室患者转入、转出标准与流程。 2. 患者在复苏室内的监护结果和处理均有记录。 3. 转出的患者有评价标准（全身麻醉患者 Steward 评分），评价结果记录在病历中。 4. 有患者转入、转出麻醉复苏室交接流程与内容规定。 5. 准确记录患者进、出麻醉术后复苏室的时间。
	【B】符合"C"，并 1. 科室定期自查、分析、整改。 2. 主管部门进行检查、反馈，有改进措施。
	【A】符合"B"，并 患者的监护和处理记录真实、准确、完整，病历记录完整率100%。
4.7.6　建立术后、慢性疼痛、癌痛患者的镇痛治疗管理的规范与流程，能有效地执行。	
4.7.6.1 建立术后、慢性疼痛、癌痛患者的镇痛治疗管理的规范与流程，能有效地执行。	【C】 1. 有术后、慢性疼痛、癌痛患者的镇痛治疗规范。 2. 对参与疼痛治疗的相关医护人员进行定期培训与考核。 3. 麻醉医师掌握操作规范与流程，并能在镇痛治疗中认真执行，镇痛治疗效果正确评价，有记录。 4. 相关器材与药品使用合理。
	【B】符合"C"，并 1. 科室定期自查、分析、整改。 2. 主管部门进行检查、反馈，有改进措施。
	【A】符合"B"，并 持续改进有成效。
4.7.7　建立麻醉科与手术科室和输血科的有效沟通，积极开展自体输血，严格掌握术中输血适应证，合理、安全输血。	
4.7.7.1 建立麻醉科与手术科室和输血科的有效沟通，严格掌握术中输血适应症，合理、安全输血。	【C】 1. 有手术中用血的相关制度与流程，手术用血有严格的指征。 2. 有麻醉科与输血科沟通的流程。 3. 积极开展自体输血。 4. 有手术用血前评估和用血疗效评估。 5. 相关人员知晓术中用血的制度与流程，并严格执行。
	【B】符合"C"，并 1. 麻醉科与与手术科室和输血科等人员能有效沟通，保障术中输血及时、合理、安全。 2. 科室定期对术中用血进行总结、分析、整改。 3. 主管部门进行检查、反馈，对存在的问题，及时整改。
	【A】符合"B"，并 符合条件的自体输血率不断提高，术中合理用血率达≥95%。
4.7.8　科主任、护士长与具备资质的人员组成的质量与安全管理团队，能用麻醉工作质量和安全管理制度、规章、岗位职责、各类麻醉技术操作规程、质量与安全指标来确保患者麻醉安全，定期评价服务质量，促进持续改进。	
4.7.8.1 由科主任、护士长与具备资质的人员组成质量与安全管理小组，开展质量与安全管理。	【C】 1. 由科主任、护士长与具备资质的人员组成质量与安全管理小组，负责科室质量与安全管理。 2. 有完善的规章制度、岗位职责、诊疗规范、操作常规。 3. 有质量与安全管理小组工作职责、工作计划和工作记录。
	【B】符合"C"，并 1. 质量与安全管理小组履行职责，定期对制度进行自查、评估、分析，有整改措施。 （1）术后随访制度。 （2）麻醉不良事件无责上报制度。 （3）手术安全核查与手术风险评估制度。 （4）麻醉药品管理制度。 2. 主管部门履行监管职责，定期进行评价、分析、反馈。
	【A】符合"B"，并 持续改进有成效。

评审标准	评审要点
4.7.8.2 开展质量与安全管理培训。	【C】 1. 依据医院质量与安全管理计划,制定本科室质量与安全培训计划并实施。 2. 相关人员知晓培训内容,掌握并执行核心制度、岗位职责、诊疗规范、技术操作常规并严格遵循。
	【B】符合"C",并 1. 对质量与安全管理制度、诊疗规范、操作常规等进行检查落实。 2. 对质量与安全管理的培训重点内容进行考核。
	【A】符合"B",并 培训覆盖率高,培训效果明显。
4.7.8.3 定期开展麻醉质量评价。	【C】 1. 定期开展麻醉质量评价。 2. 运用适宜的评价方式与工具。 3. 将麻醉并发症的预防措施与控制指标作为科室质量与安全管理与评价的重点内容。 4. 定期评价"手术安全核查与手术风险评估制度"的执行情况。
	【B】符合"C",并 根据评价结果,进行分析、总结,针对存在的问题采取改进措施。
	【A】符合"B",并 持续改进有成效,质量有提高。
4.7.8.4 建立麻醉质量管理数据库。	【C】 1. 建立麻醉质量数据库。 2. 麻醉质量与安全相关的数据。 (1) 麻醉工作量:各种麻醉例数。心肺复苏例数、麻醉复苏室例数等。 (2) 严重麻醉并发症:麻醉意外死亡、误咽、误吸引发梗阻、出麻醉复苏室全身麻醉患者 Steward 评分≥4 分的例数等。 (3) 各类术后患者自控镇痛(PCA)。
	【B】符合"C",并 1. 定期分析指标的数据变化趋势和原因,有年度麻醉质量安全报告。 2. 根据分析结果,及时制定提高麻醉质量的各项措施。
	【A】符合"B",并 通过运用监控指标分析,有效落实各项针对性的改进措施,麻醉质量与安全水平提高。

(略)

附件四:医疗质量安全事件报告暂行规定

卫生部卫医管发(2011)4 号

各省、自治区、直辖市卫生厅局,新疆生产建设兵团卫生局,部直属有关单位,部属(管)医院:

为建立健全医疗质量安全事件报告和预警制度,指导医疗机构妥善处置医疗质量安全事件,推动持续医疗质量改进,切实保障医疗安全,我部组织制定了《医疗质量安全事件报告暂行规定》。现印发给你们,请认真组织实施。

各地在贯彻实施工作中有何意见和建议,请及时联系我部医疗服务监管司。

二〇一一年一月十四日

医疗质量安全事件报告暂行规定
第一章 总则

第一条 为建立健全医疗质量安全事件报告制度，提高医疗质量安全事件信息报告的质量和效率，指导医疗机构妥善处置医疗质量安全事件，推动持续医疗质量改进，切实保障医疗安全，根据《中华人民共和国执业医师法》、《医疗机构管理条例》和《医疗事故处理条例》等法律、法规，制定本规定。

第二条 医疗质量安全事件是指医疗机构及其医务人员在医疗活动中，由于诊疗过错、医药产品缺陷等原因，造成患者死亡、残疾、器官组织损伤导致功能障碍等明显人身损害的事件。

第三条 卫生部负责全国医疗质量安全事件信息报告管理工作。

县级以上地方卫生行政部门（含中医药管理部门）负责本辖区内医疗质量安全事件信息报告管理工作。

第四条 各级各类医疗机构应当按照本规定报告医疗质量安全事件信息，不得瞒报、漏报、谎报、缓报。

第二章 报告要求

第五条 医疗质量安全事件实行网络在线直报。

卫生部建立全国统一的医疗质量安全事件信息报告系统（以下简称信息系统），信息系统为各级卫生行政部门分别设立相应权限的数据库。

第六条 根据对患者人身造成的损害程度及损害人数，医疗质量安全事件分为三级：

一般医疗质量安全事件：造成2人以下轻度残疾、器官组织损伤导致一般功能障碍或其他人身损害后果。

重大医疗质量安全事件：（一）造成2人以下死亡或中度以上残疾、器官组织损伤导致严重功能障碍；（二）造成3人以上中度以下残疾、器官组织损伤或其他人身损害后果。

特大医疗质量安全事件：造成3人以上死亡或重度残疾。

第七条 医疗机构应当设立或指定部门负责医疗质量安全事件信息报告工作，为医疗质量安全事件信息报告工作提供必要的物质条件支持，并配备专职或兼职工作人员。

第八条 医疗机构应当向核发其《医疗机构执业许可证》的卫生行政部门（以下简称有关卫生行政部门）网络直报医疗质量安全事件或者疑似医疗质量安全事件。尚不具备网络直报条件的医疗机构应当通过电话、传真等形式，向有关卫生行政部门报告医疗质量安全事件。

医疗质量安全事件的报告时限如下：

一般医疗质量安全事件：医疗机构应当自事件发现之日起15日内，上报有关信息。

重大医疗质量安全事件：医疗机构应当自事件发现之时起12小时内，上报有关信息。

特大医疗质量安全事件：医疗机构应当自事件发现之时起2小时内，上报有关信息。

第九条 医疗质量安全事件实行逢疑必报的原则，医疗机构通过以下途径获知可能为医疗质量安全事件时，应当按照本规定报告：

（一）日常管理中发现医疗质量安全事件的；

（二）患者以医疗损害为由直接向法院起诉的；

（三）患者申请医疗事故技术鉴定或者其他法定鉴定的；

（四）患者以医疗损害为由申请人民调解或其他第三方调解的；

（五）患者投诉医疗损害或其他提示存在医疗质量安全事件的情况。

第十条 医疗机构报告医疗质量安全事件或疑似的医疗质量安全事件后，有关卫生行政部门应当及时进行核对，核对时限要求如下：

一般医疗质量安全事件：有关卫生行政部门应当在5个工作日内进行核对。

重大医疗质量安全事件：有关卫生行政部门应当在12小时内进行核对。

特大医疗质量安全事件：有关卫生行政部门应当在2小时内进行核对。

重大、特大医疗质量安全事件应当分别逐级上报至省级卫生行政部门和卫生部数据库。

第十一条 有关卫生行政部门收到医疗质量安全事件或者疑似医疗质量安全事件的报告并核对后，应当及时进行网络在线直报。

医疗机构和有关卫生行政部门完成初次报告、核对后，应当根据事件处置和发展情况，及时补充、修正相关内容。

第十二条 信息系统通过语音电话、短信、电子邮件等方式对有关卫生行政部门进行提示。收到提示后，有关卫生行政部门应当及时登录系统查看相关信息。

第十三条 各省级卫生行政部门应当在每季度第一周将上一季度本辖区内各级卫生行政部门数据库中的信息进行汇总，并上报至卫生部数据库。

第三章 事件调查处理

第十四条 发生医疗质量安全事件或者疑似医疗质量安全事件的医疗机构应当积极采取措施，避免、减少医疗质量安全事件可能引起的不良后果，同时做好事件调查处理工作，认真查找事件的性质、原因，制定并落实有针对性的改进措施。

第十五条 有关卫生行政部门应当对医疗机构的医疗质量安全事件或者疑似医疗质量安全事件调查处理工作进行指导，必要时可组织专家开展事件的调查处理，并按照规定及时向上级卫生行政部门报告调查处理结果。

第十六条 对于涉及医疗事故争议的医疗质量安全事件，应当按照《医疗事故处理条例》的相关规定处理。

第四章 监督管理

第十七条 各级卫生行政部门应当建立医疗质量安全事件信息管理制度，健全医疗质量安全事件处置预案，督促辖区内医疗机构及时、完整、准确报告医疗质量安全事件信息，及时掌握并妥善处理医疗质量安全事件。

第十八条 各级卫生行政部门应当定期统计分析医疗质量安全事件信息，及时向下级卫生行政部门和医疗机构反馈，加强医疗质量安全管理指导工作。

第十九条 各级卫生行政部门应当将医疗质量安全事件信息报告情况作为重要指标纳入医疗机构等级评审和医院评优的指标体系。

第二十条 二级以上医院应当健全医疗质量管理委员会组织，建立医疗质量安全事件审评制度，针对医疗质量安全事件查找本单位在医疗质量安全管理上存在的漏洞和薄弱环节，切实加以改进，并按照规定报告改进情况。

第二十一条 对于健全医疗质量安全事件报告制度，准确上报医疗质量安全事件信息，调查处理及时，整改有力，医疗质量安全水平有显著提高的医疗机构，各级卫生行政部门可予表扬和奖励。

对瞒报、漏报、谎报、缓报医疗质量安全事件信息或对医疗质量安全事件处置不力，造成严重后果的医疗机构，各级卫生行政部门应当依法处理相关责任人，并予以通报。

第二十二条 卫生行政部门的工作人员违反本规定，利用职务便利收受他人财物或者其他利益，滥用职权，玩忽职守，未及时、认真核对医疗机构上报信息的，或者发现违法行为不予查处，造成严重后果的，依法给予行政处分；构成犯罪的，依法追究刑事责任。

第五章 附则

第二十三条 本规定所称医疗质量安全事件不包括药品不良反应及预防接种异常反应事件。有关药品不良反应及预防接种异常反应事件报告，按照相关规定执行。

第二十四条 本规定所称卫生行政部门对医疗质量安全事件信息的核对，是指卫生行政部门对医疗质量安全事件信息及时性、完整性的核对，不涉及事件性质、原因、责任等。

第二十五条 本规定由卫生部负责解释。

第二十六条 本规定自2011年4月1日起施行。《重大医疗过失行为和医疗事故报告制度的规定》（卫医发〔2002〕206号）同时废止。

附件五：手术安全核查制度

卫生部办公厅关于印发《手术安全核查制度》的通知
中华人民共和国卫生部
卫办医政发[2010]41号

各省、自治区、直辖市卫生厅局，新疆生产建设兵团卫生局：

为加强医疗机构管理，指导并规范医疗机构手术安全核查工作，保障医疗质量和医疗安全，根据《中华人民共和国执业医师法》、《医疗事故处理条例》、《医疗机构管理条例》和《护士条例》等有关法律法规，我部组织制定了《手术安全核查制度》，现印发给你们，请遵照执行。

二〇一〇年三月十七日

手术安全核查制度

一、手术安全核查是由具有执业资质的手术医师、麻醉医师和手术室护士三方（以下简称三方），分别在麻醉实施前、手术开始前和患者离开手术室前，共同对患者身份和手术部位等内容进行核查的工作。

二、本制度适用于各级各类手术，其他有创操作可参照执行。

三、手术患者均应配戴标示有患者身份识别信息的标识以便核查。

四、手术安全核查由手术医师或麻醉医师主持，三方共同执行并逐项填写《手术安全核查表》。

五、实施手术安全核查的内容及流程。

（一）麻醉实施前：三方按《手术安全核查表》依次核对患者身份（姓名、性别、年龄、病案号）、手术方式、知情同意情况、手术部位与标识、麻醉安全检查、皮肤是否完整、术野皮肤准备、静脉通道建立情况、患者过敏史、抗菌药物皮试结果、术前备血情况、假体、体内植入物、影像学资料等内容。

（二）手术开始前：三方共同核查患者身份（姓名、性别、年龄）、手术方式、手术部位与标识，并确认风险预警等内容。手术物品准备情况的核查由手术室护士执行并向手术医师和麻醉医师报告。

（三）患者离开手术室前：三方共同核查患者身份（姓名、性别、年龄）、实际手术方式，术中用药、输血的核查，清点手术用物，确认手术标本，检查皮肤完整性、动静脉通路、引流管，确认患者去向等内容。

（四）三方确认后分别在《手术安全核查表》上签名。

六、手术安全核查必须按照上述步骤依次进行，每一步核查无误后方可进行下一步操作，不得提前填写表格。

七、术中用药、输血的核查：由麻醉医师或手术医师根据情况需要下达医嘱并做好相应记录，由手术室护士与麻醉医师共同核查。

八、住院患者《手术安全核查表》应归入病历中保管，非住院患者《手术安全核查表》由手术室负责保存一年。

九、手术科室、麻醉科与手术室的负责人是本科室实施手术安全核查制度的第一责任人。

十、医疗机构相关职能部门应加强对本机构手术安全核查制度实施情况的监督与管理，提出持续改进的措施并加以落实。

附件六：中国医院协会关于发布和实施
《手术安全核查表与手术风险评估表》的通知

医协会发[2009]7号

中国医院协会各会员医院：

为减少手术失误，世界卫生组织（WHO）2008年患者安全行动是"安全手术 拯救生命"，将在全球推行严格规范外科手术各阶段的标准，并推出了一份外科手术安全指南（手术安全核查表），希望以此推动各国提高手术安全，避免每年成千上万人因手术后的并发症而死亡。

在卫生部 2008 年 5 月 12 日发布的《医院管理评价指南（2008 版）》、《2008 年"以患者为中心，以提高医疗服务质量为主题"的医院管理年活动方案》文件中都将"患者安全目标"列为重点工作。其中"患者安全目标"之五："严格防止手术患者、手术部位及术式发生错误"。

我会在卫生部医政司指导下，根据多年来开展医疗质量与安全工作评价的实践经验，参考世界卫生组织（WHO）相关资料，组织专家认真讨论提出"手术安全核查表与手术风险评估表"，作为落实重点工作"患者安全目标"之五"严格防止手术患者、手术部位及术式发生错误"的具体措施。

经研究，要求本会全体会员医院认真、积极地组织这项活动，真正保障每一位手术患者的安全，避免因手术后的并发症而死亡，最终实现保障患者健康和医疗安全的目标。

我们将择期举办相关活动，以支持医院开展此项工作。

协会网址：www.cha.org.cn

联系部门：中国医院协会评价评估部

联系人：王吉善、张振伟、张仿月

联系电话：010-84279266-8614，传真 010-84271474

联系信箱：chapg2008@163.com

附："手术安全核查表与手术风险评估表"

二〇〇九年二月十三日

CHA 手术安全核查表　　　日期：_____　科别：_____　住院号：_____　实施手术名称：_____

1. 患者麻醉手术前（开始）	2. 皮肤切开之前（暂停）	3. 患者离手术室之前（结束）
■ 手术医师、麻醉医师及护士共同确认	■ 手术医师、麻醉医师及护士共同确认	■ 手术医师、麻醉医师及护士共同确认
➤ 患者身份 □	➤ 患者身份 □	■ 记录实施手术的名称 □
➤ 手术部位 □	➤ 手术部位 □	■ 清点手术用物 □
➤ 手术方式 □	➤ 手术方式 □	数量正确 □
➤ 知情同意 □	➤ 手术体位 □	数量不正确 □（X-ray 和签名 □）
■ 手术部位标识	■ 手术风险预警：	■ 手术标本确认 □
➤ 是 □ 否 □	手术医师陈述：预计手术时间 □	患者姓名 □　病案号 □
■ 麻醉安全检查完成　□	预计失血量 □	■ 皮肤完整性检查
■ 血氧监测建立　是 □ 否 □	强调关注点 □	➤ 是 □ 否 □
■ 患者过敏史　有 □ 无 □	麻醉医师陈述：强调关注点 □	■ 引流管　有 □ 无 □
■ 气道障碍或呼吸功能障碍	应对方案 □	■ 尿管　有 □ 无 □
➤ 有 □ 设备/提供支持 □	手术护士陈述：物品灭菌合格 □	■ 其他管路：_____
➤ 无 □	应对方案 □	■ 仪器设备需要检修　是 □ 否 □
■ 静脉通道建立完成	仪器设备完好 □	■ 患者去向：
➤ 是 □ 否 □	■ 术前 60 分钟内给予预防性抗生素	➤ PACU　□
■ 皮肤完整性检查	➤ 是 □ 否 □	➤ 回病房　□
➤ 是 □ 否 □	■ 需要相关影像资料	➤ ICU　□
■ 计划自体 □/异体输血 □	➤ 是 □ 否 □	■ 其他：有 □ 无 □
➤ 是 □ 否 □	■ 其他：有 □ 无 □	
■ 假体 □/植入物 □/金属 □		
➤ 有 □ 无 □		
■ 其他：有 □ 无 □		在与核对项目相应的框内"□"打钩"√"即可完成！
手术医生签名：	麻醉师签名：	巡回护士签名：

CHA 手术风险评估表　　日期：_____　科别：_____　住院号：_____　实施手术名称：_____

1. 手术切口清洁程度		2. 麻醉分级（ASA 分级）		3. 手术持续时间	
Ⅰ类手术切口（清洁手术）	0	P1：正常的患者；除局部病变外，无系统性疾病	0	T1：手术在 3 小时内完成	0
手术野无污染；手术切口周边无炎症；患者没有进行气道、食道和 / 或尿道插管；患者没有意识障碍		P2：患者有轻微的临床症状；有轻度或中度系统性疾病	0	T2：完成手术，超过 3 小时	1
Ⅱ类手术切口（相对清洁手术）	0	P3：有严重系统性疾病，日常活动受限，但未丧失工作能力	1	随访：切口愈合与感染情况 切口甲级愈合□ 切口感染 --- 浅层感染 □ 深层感染 □ 在与评价项目相应的框内"□"打钩"√"后，分值相加即可完成！	
上、下呼吸道，上、下消化道，泌尿生殖道或经以上器官的手术；患者进行气道、食道和 / 或尿道插管；患者病情稳定；行胆囊、阴道、阑尾、耳鼻手术的患者		P4：有严重系统性疾病，已丧失工作能力，威胁生命安全	1		
		P5：病情危重，生命难以维持的濒死患者	1		
Ⅲ类手术切口（清洁 - 污染手术）	1	P6：脑死亡的患者	1		
开放、新鲜且不干净的伤口；前次手术后感染的切口；手术中需采取消毒措施的切口		4. 手术类别			
		1. 浅层组织手术	□		
Ⅳ类手术切口（污染手术）	1	2. 深部组织手术	□		
严重的外伤，手术切口有炎症、组织坏死，或有内脏引流管		3. 器官手术	□		
		4. 腔隙手术	□	急诊手术	□
手术医生签名：_____		麻醉医师签名：_____		巡回护士签名：_____	
手术风险评估：手术切口清洁程度（　分）+ 麻醉 ASA 分级（　分）+ 手术持续时间（　分）= __分，NNIS 分级：0-□　1-□　2-□ 3-□					

《手术安全核对》与《手术风险评估》(试行)使用说明

一、卫生部《2008 年医院管理年活动方案》重点工作之二"患者安全目标"中"目标五、严格防止手术患者、手术部位及术式发生错误"，是具体落实的措施。

二、各医院要将《手术安全核对》与《手术风险评估》工作制度化。根据本院实际情况，制定具体的流程。每一例手术均需执行此项工作，每个月、季、年都应进行总结，提出改进意见与措施。

三、通过采用国际上通用的"手术风险分级"方法。不但可以了解手术风险程度外，还可以准确地比较各医院之间"手术部位感染率"的差距，也可以与国际上水平作横向比较。

四、手术风险分级标准(NNIS)简介：

在国际医疗质量指标体系中是按照美国"医院感染监测手册"中的"手术风险分级标准（NNIS）"将手术分为四级，即 NNIS0 级、NNIS1 级、NNIS2 级和 NNIS3 级，然后分别对各级手术的手术切口感染率进行比较，从而提高了该指标在进行比较时的准确性和可比性。

1. 手术风险标准依据，是根据 1. 手术切口清洁程度，2. 麻醉分级，3. 手术持续时间这三个关键变量进行计算的。定义如下：

（1）手术切口清洁程度

手术风险分级标准中将手术切口按照其清洁程度分为四类：

Ⅰ类手术切口（清洁手术）：手术野无污染；手术切口无炎症；患者没有进行气道、食道和 / 或尿道插管；患者没有意识障碍

Ⅱ类手术切口（相对清洁手术）：上、下呼吸道，上、下消化道，泌尿生殖道或经以上器官的手术；患者进行气道、食道和 / 或尿道插管；患者病情稳定；行胆囊、阴道、阑尾、耳鼻手术的患者

Ⅲ类手术切口（清洁 - 污染手术）：开放、新鲜且不干净的伤口；前次手术后感染的切口；手术中需采取消毒措施（心内按摩除外）的切口

Ⅳ类手术切口（污染手术）：严重的外伤，手术切口有炎症、组织坏死，或有内脏引流管

（2）麻醉分级（ASA分级）

手术风险分级标准中根据患者的临床症状将麻醉分为六级（ASA分级）。

P1：正常的患者；P2：患者有轻微的临床症状；P3：患者有明显的系统临床症状；P4：患者有明显的系统临床症状，且危及生命；P5：如果不手术患者将不能存活；P6：脑死亡的患者

（3）手术持续时间

手术风险分级标准根据手术的持续时间将患者分为两组：即为"手术在标准时间内完成组"；"手术超过标准时间完成组"

2. 手术风险分级的计算

手术风险分为四级。具体计算方法是将手术切口清洁程度、麻醉分级和手术持续时间的分值相加，总分0分为NNIS-0级，1分为NNIS-1级，2分为NNIS-2级，3分为NNIS-3级

表1　分值分配

分值	手术切口	麻醉分级	手术持续时间
0分	Ⅰ类切口、Ⅱ类切口	P1、P2	未超出3小时
1分	Ⅲ类切口、Ⅳ类切口	P3、P4、P5	超出3小时

表2　手术风险分级计算举例

项目	患者甲		患者乙		患者丙	
	类型	评分	类型	评分	类型	评分
麻醉分级	P3	1	P4	1	P1	0
切口清洁度分级	Ⅱ类	0	Ⅲ类	1	Ⅳ类	1
手术时间	否	0	是	1	否	0
手术风险分级NNIS		1级		3级		1级

附件七：卫生部关于印发《病历书写基本规范》的通知

中华人民共和国国家卫生和计划生育委员会 2010-02-04

卫医政发〔2010〕11号

各省、自治区、直辖市卫生厅局，新疆生产建设兵团卫生局：

为规范我国医疗机构病历书写行为，提高病历质量，保障医疗质量和医疗安全，根据《医疗事故处理条例》有关规定，2002年我部印发了《病历书写基本规范（试行）》（以下简称《规范》）。《规范》实施7年多来，在各级卫生行政部门和医疗机构的共同努力下，我国医疗机构病历质量有了很大提高。

在总结各地《规范》实施情况的基础上，结合当前医疗机构管理和医疗质量管理面临的新形势和新特点，我部对《规范》进行了修订和完善，制定了《病历书写基本规范》。现印发给你们，请遵照执行。执行中遇到的情况及问题，及时报我部医政司。

附件：病历书写基本规范

二〇一〇年一月二十二日

病历书写基本规范

第一章　基本要求

第一条　病历是指医务人员在医疗活动过程中形成的文字、符号、图表、影像、切片等资料的总和，包括门（急）诊病历和住院病历。

第二条　病历书写是指医务人员通过问诊、查体、辅助检查、诊断、治疗、护理等医疗活动获得有

关资料，并进行归纳、分析、整理形成医疗活动记录的行为。

第三条 病历书写应当客观、真实、准确、及时、完整、规范。

第四条 病历书写应当使用蓝黑墨水、碳素墨水，需复写的病历资料可以使用蓝或黑色油水的圆珠笔。计算机打印的病历应当符合病历保存的要求。

第五条 病历书写应当使用中文，通用的外文缩写和无正式中文译名的症状、体征、疾病名称等可以使用外文。

第六条 病历书写应规范使用医学术语，文字工整，字迹清晰，表述准确，语句通顺，标点正确。

第七条 病历书写过程中出现错字时，应当用双线划在错字上，保留原记录清楚、可辨，并注明修改时间，修改人签名。不得采用刮、粘、涂等方法掩盖或去除原来的字迹。

上级医务人员有审查修改下级医务人员书写的病历的责任。

第八条 病历应当按照规定的内容书写，并由相应医务人员签名。实习医务人员、试用期医务人员书写的病历，应当经过本医疗机构注册的医务人员审阅、修改并签名。

进修医务人员由医疗机构根据其胜任本专业工作实际情况认定后书写病历。

第九条 病历书写一律使用阿拉伯数字书写日期和时间，采用 24 小时制记录。

第十条 对需取得患者书面同意方可进行的医疗活动，应当由患者本人签署知情同意书。患者不具备完全民事行为能力时，应当由其法定代理人签字；患者因病无法签字时，应当由其授权的人员签字；为抢救患者，在法定代理人或被授权人无法及时签字的情况下，可由医疗机构负责人或者授权的负责人签字。

因实施保护性医疗措施不宜向患者说明情况的，应当将有关情况告知患者近亲属，由患者近亲属签署知情同意书，并及时记录。患者无近亲属的或者患者近亲属无法签署同意书的，由患者的法定代理人或者关系人签署同意书。

第二章 门（急）诊病历书写内容及要求

第十一条 门（急）诊病历内容包括门（急）诊病历首页（门（急）诊手册封面）、病历记录、化验单（检验报告）、医学影像检查资料等。

第十二条 门（急）诊病历首页内容应当包括患者姓名、性别、出生年月日、民族、婚姻状况、职业、工作单位、住址、药物过敏史等项目。

门诊手册封面内容应当包括患者姓名、性别、年龄、工作单位或住址、药物过敏史等项目。

第十三条 门（急）诊病历记录分为初诊病历记录和复诊病历记录。

初诊病历记录书写内容应当包括就诊时间、科别、主诉、现病史、既往史，阳性体征、必要的阴性体征和辅助检查结果，诊断及治疗意见和医师签名等。

复诊病历记录书写内容应当包括就诊时间、科别、主诉、病史、必要的体格检查和辅助检查结果、诊断、治疗处理意见和医师签名等。

急诊病历书写就诊时间应当具体到分钟。

第十四条 门（急）诊病历记录应当由接诊医师在患者就诊时及时完成。

第十五条 急诊留观记录是急诊患者因病情需要留院观察期间的记录，重点记录观察期间病情变化和诊疗措施，记录简明扼要，并注明患者去向。抢救危重患者时，应当书写抢救记录。门（急）诊抢救记录书写内容及要求按照住院病历抢救记录书写内容及要求执行。

第三章 住院病历书写内容及要求

第十六条 住院病历内容包括住院病案首页、入院记录、病程记录、手术同意书、麻醉同意书、输血治疗知情同意书、特殊检查（特殊治疗）同意书、病危（重）通知书、医嘱单、辅助检查报告单、体温单、医学影像检查资料、病理资料等。

第十七条 入院记录是指患者入院后，由经治医师通过问诊、查体、辅助检查获得有关资料，并对这些资料归纳分析书写而成的记录。可分为入院记录、再次或多次入院记录、24 小时内入出院记录、24 小时内入院死亡记录。

入院记录、再次或多次入院记录应当于患者入院后 24 小时内完成;24 小时内入出院记录应当于患者出院后 24 小时内完成,24 小时内入院死亡记录应当于患者死亡后 24 小时内完成。

第十八条 入院记录的要求及内容。

(一)患者一般情况包括姓名、性别、年龄、民族、婚姻状况、出生地、职业、入院时间、记录时间、病史陈述者。

(二)主诉是指促使患者就诊的主要症状(或体征)及持续时间。

(三)现病史是指患者本次疾病的发生、演变、诊疗等方面的详细情况,应当按时间顺序书写。内容包括发病情况、主要症状特点及其发展变化情况、伴随症状、发病后诊疗经过及结果、睡眠和饮食等一般情况的变化,以及与鉴别诊断有关的阳性或阴性资料等。

1. 发病情况:记录发病的时间、地点、起病缓急、前驱症状、可能的原因或诱因。

2. 主要症状特点及其发展变化情况:按发生的先后顺序描述主要症状的部位、性质、持续时间、程度、缓解或加剧因素,以及演变发展情况。

3. 伴随症状:记录伴随症状,描述伴随症状与主要症状之间的相互关系。

4. 发病以来诊治经过及结果:记录患者发病后到入院前,在院内、外接受检查与治疗的详细经过及效果。对患者提供的药名、诊断和手术名称需加引号(“”)以示区别。

5. 发病以来一般情况:简要记录患者发病后的精神状态、睡眠、食欲、大小便、体重等情况。

与本次疾病虽无紧密关系、但仍需治疗的其他疾病情况,可在现病史后另起一段予以记录。

(四)既往史是指患者过去的健康和疾病情况。内容包括既往一般健康状况、疾病史、传染病史、预防接种史、手术外伤史、输血史、食物或药物过敏史等。

(五)个人史,婚育史、月经史,家族史。

1. 个人史:记录出生地及长期居留地,生活习惯及有无烟、酒、药物等嗜好,职业与工作条件及有无工业毒物、粉尘、放射性物质接触史,有无冶游史。

2. 婚育史、月经史:婚姻状况、结婚年龄、配偶健康状况、有无子女等。女性患者记录初潮年龄、行经期天数、间隔天数、末次月经时间(或闭经年龄),月经量、痛经及生育等情况。

3. 家族史:父母、兄弟、姐妹健康状况,有无与患者类似疾病,有无家族遗传倾向的疾病。

(六)体格检查应当按照系统循序进行书写。内容包括体温、脉搏、呼吸、血压,一般情况,皮肤、黏膜,全身浅表淋巴结,头部及其器官,颈部,胸部(胸廓、肺部、心脏、血管),腹部(肝、脾等),直肠肛门,外生殖器,脊柱,四肢,神经系统等。

(七)专科情况应当根据专科需要记录专科特殊情况。

(八)辅助检查指入院前所作的与本次疾病相关的主要检查及其结果。应分类按检查时间顺序记录检查结果,如系在其他医疗机构所作检查,应当写明该机构名称及检查号。

(九)初步诊断是指经治医师根据患者入院时情况,综合分析所作出的诊断。如初步诊断为多项时,应当主次分明。对待查病例应列出可能性较大的诊断。

(十)书写入院记录的医师签名。

第十九条 再次或多次入院记录,是指患者因同一种疾病再次或多次住入同一医疗机构时书写的记录。要求及内容基本同入院记录。主诉是记录患者本次入院的主要症状(或体征)及持续时间;现病史中要求首先对本次住院前历次有关住院诊疗经过进行小结,然后再书写本次入院的现病史。

第二十条 患者入院不足 24 小时出院的,可以书写 24 小时内入出院记录。内容包括患者姓名、性别、年龄、职业、入院时间、出院时间、主诉、入院情况、入院诊断、诊疗经过、出院情况、出院诊断、出院医嘱,医师签名等。

第二十一条 患者入院不足 24 小时死亡的,可以书写 24 小时内入院死亡记录。内容包括患者姓名、性别、年龄、职业、入院时间、死亡时间、主诉、入院情况、入院诊断、诊疗经过(抢救经过)、死亡原因、死亡诊断,医师签名等。

第二十二条 病程记录是指继入院记录之后,对患者病情和诊疗过程所进行的连续性记录。内容包括患者的病情变化情况、重要的辅助检查结果及临床意义、上级医师查房意见、会诊意见、医师分析讨论意见、所采取的诊疗措施及效果、医嘱更改及理由、向患者及其近亲属告知的重要事项等。

病程记录的要求及内容：

（一）首次病程记录是指患者入院后由经治医师或值班医师书写的第一次病程记录，应当在患者入院8小时内完成。首次病程记录的内容包括病例特点、拟诊讨论（诊断依据及鉴别诊断）、诊疗计划等。

1. 病例特点：应当在对病史、体格检查和辅助检查进行全面分析、归纳和整理后写出本病例特征，包括阳性发现和具有鉴别诊断意义的阴性症状和体征等。

2. 拟诊讨论（诊断依据及鉴别诊断）：根据病例特点，提出初步诊断和诊断依据；对诊断不明的写出鉴别诊断并进行分析；并对下一步诊治措施进行分析。

3. 诊疗计划：提出具体的检查及治疗措施安排。

（二）日常病程记录是指对患者住院期间诊疗过程的经常性、连续性记录。由经治医师书写，也可以由实习医务人员或试用期医务人员书写，但应有经治医师签名。书写日常病程记录时，首先标明记录时间，另起一行记录具体内容。对病危患者应当根据病情变化随时书写病程记录，每天至少1次，记录时间应当具体到分钟。对病重患者，至少2天记录一次病程记录。对病情稳定的患者，至少3天记录一次病程记录。

（三）上级医师查房记录是指上级医师查房时对患者病情、诊断、鉴别诊断、当前治疗措施疗效的分析及下一步诊疗意见等的记录。主治医师首次查房记录应当于患者入院48小时内完成。内容包括查房医师的姓名、专业技术职务、补充的病史和体征、诊断依据与鉴别诊断的分析及诊疗计划等。

主治医师日常查房记录间隔时间视病情和诊疗情况确定，内容包括查房医师的姓名、专业技术职务、对病情的分析和诊疗意见等。

科主任或具有副主任医师以上专业技术职务任职资格医师查房的记录，内容包括查房医师的姓名、专业技术职务、对病情的分析和诊疗意见等。

（四）疑难病例讨论记录是指由科主任或具有副主任医师以上专业技术任职资格的医师主持、召集有关医务人员对确诊困难或疗效不确切病例讨论的记录。内容包括讨论日期、主持人、参加人员姓名及专业技术职务、具体讨论意见及主持人小结意见等。

（五）交（接）班记录是指患者经治医师发生变更之际，交班医师和接班医师分别对患者病情及诊疗情况进行简要总结的记录。交班记录应当在交班前由交班医师书写完成；接班记录应当由接班医师于接班后24小时内完成。交（接）班记录的内容包括入院日期、交班或接班日期、患者姓名、性别、年龄、主诉、入院情况、入院诊断、诊疗经过、目前情况、目前诊断、交班注意事项或接班诊疗计划、医师签名等。

（六）转科记录是指患者住院期间需要转科时，经转入科室医师会诊并同意接收后，由转出科室和转入科室医师分别书写的记录。包括转出记录和转入记录。转出记录由转出科室医师在患者转出科室前书写完成（紧急情况除外）；转入记录由转入科室医师于患者转入后24小时内完成。转科记录内容包括入院日期、转出或转入日期，转出、转入科室，患者姓名、性别、年龄、主诉、入院情况、入院诊断、诊疗经过、目前情况、目前诊断、转科目的及注意事项或转入诊疗计划、医师签名等。

（七）阶段小结是指患者住院时间较长，由经治医师每月所作病情及诊疗情况总结。阶段小结的内容包括入院日期、小结日期，患者姓名、性别、年龄、主诉、入院情况、入院诊断、诊疗经过、目前情况、目前诊断、诊疗计划、医师签名等。

交（接）班记录、转科记录可代替阶段小结。

（八）抢救记录是指患者病情危重，采取抢救措施时作的记录。因抢救急危患者，未能及时书写病历的，有关医务人员应当在抢救结束后6小时内据实补记，并加以注明。内容包括病情变化情况、抢救时间及措施、参加抢救的医务人员姓名及专业技术职称等。记录抢救时间应当具体到分钟。

（九）有创诊疗操作记录是指在临床诊疗活动过程中进行的各种诊断、治疗性操作（如胸腔穿刺、腹腔穿刺等）的记录。应当在操作完成后即刻书写。内容包括操作名称、操作时间、操作步骤、结果及患者一般情况，记录过程是否顺利、有无不良反应，术后注意事项及是否向患者说明，操作医师签名。

（十）会诊记录（含会诊意见）是指患者在住院期间需要其他科室或者其他医疗机构协助诊疗时，分别由申请医师和会诊医师书写的记录。会诊记录应另页书写。内容包括申请会诊记录和会诊意见记录。申请会诊记录应当简要载明患者病情及诊疗情况、申请会诊的理由和目的，申请会诊医师签名等。常规会诊意见记录应当由会诊医师在会诊申请发出后48小时内完成，急会诊时会诊医师应当在会诊申请发出后10分钟内到场，并在会诊结束后即刻完成会诊记录。会诊记录内容包括会诊意见、会诊医师所在的科别或者医疗机构名称、会诊时间及会诊医师签名等。申请会诊医师应在病程记录中记录会诊意见执行情况。

（十一）术前小结是指在患者手术前，由经治医师对患者病情所作的总结。内容包括简要病情、术前诊断、手术指征、拟施手术名称和方式、拟施麻醉方式、注意事项，并记录手术者术前查看患者相关情况等。

（十二）术前讨论记录是指因患者病情较重或手术难度较大，手术前在上级医师主持下，对拟实施手术方式和术中可能出现的问题及应对措施所作的讨论。讨论内容包括术前准备情况、手术指征、手术方案、可能出现的意外及防范措施、参加讨论者的姓名及专业技术职务、具体讨论意见及主持人小结意见、讨论日期、记录者的签名等。

（十三）麻醉术前访视记录是指在麻醉实施前，由麻醉医师对患者拟施麻醉进行风险评估的记录。麻醉术前访视可另立单页，也可在病程中记录。内容包括姓名、性别、年龄、科别、病案号，患者一般情况、简要病史、与麻醉相关的辅助检查结果、拟行手术方式、拟行麻醉方式、麻醉适应证及麻醉中需注意的问题、术前麻醉医嘱、麻醉医师签字并填写日期。

（十四）麻醉记录是指麻醉医师在麻醉实施中书写的麻醉经过及处理措施的记录。麻醉记录应当另页书写，内容包括患者一般情况、术前特殊情况、麻醉前用药、术前诊断、术中诊断、手术方式及日期、麻醉方式、麻醉诱导及各项操作开始及结束时间、麻醉期间用药名称、方式及剂量、麻醉期间特殊或突发情况及处理、手术起止时间、麻醉医师签名等。

（十五）手术记录是指手术者书写的反映手术一般情况、手术经过、术中发现及处理等情况的特殊记录，应当在术后24小时内完成。特殊情况下由第一助手书写时，应有手术者签名。手术记录应当另页书写，内容包括一般项目（患者姓名、性别、科别、病房、床位号、住院病历号或病案号）、手术日期、术前诊断、术中诊断、手术名称、手术者及助手姓名、麻醉方法、手术经过、术中出现的情况及处理等。

（十六）手术安全核查记录是指由手术医师、麻醉医师和巡回护士三方，在麻醉实施前、手术开始前和患者离室前，共同对患者身份、手术部位、手术方式、麻醉及手术风险、手术使用物品清点等内容进行核对的记录，输血的患者还应对血型、用血量进行核对。应有手术医师、麻醉医师和巡回护士三方核对、确认并签字。

（十七）手术清点记录是指巡回护士对手术患者术中所用血液、器械、敷料等的记录，应当在手术结束后即时完成。手术清点记录应当另页书写，内容包括患者姓名、住院病历号（或病案号）、手术日期、手术名称、术中所用各种器械和敷料数量的清点核对、巡回护士和手术器械护士签名等。

（十八）术后首次病程记录是指参加手术的医师在患者术后即时完成的病程记录。内容包括手术时间、术中诊断、麻醉方式、手术方式、手术简要经过、术后处理措施、术后应当特别注意观察的事项等。

（十九）麻醉术后访视记录是指麻醉实施后，由麻醉医师对术后患者麻醉恢复情况进行访视的记录。麻醉术后访视可另立单页，也可在病程中记录。内容包括姓名、性别、年龄、科别、病案号，患者一般情况、麻醉恢复情况、清醒时间、术后医嘱、是否拔除气管插管等，如有特殊情况应详细记录，麻醉医师签字并填写日期。

（二十）出院记录是指经治医师对患者此次住院期间诊疗情况的总结，应当在患者出院后24小时内完成。内容主要包括入院日期、出院日期、入院情况、入院诊断、诊疗经过、出院诊断、出院情况、出院医嘱、医师签名等。

（二十一）死亡记录是指经治医师对死亡患者住院期间诊疗和抢救经过的记录,应当在患者死亡后24小时内完成。内容包括入院日期、死亡时间、入院情况、入院诊断、诊疗经过（重点记录病情演变、抢救经过）、死亡原因、死亡诊断等。记录死亡时间应当具体到分钟。

（二十二）死亡病例讨论记录是指在患者死亡一周内,由科主任或具有副主任医师以上专业技术职务任职资格的医师主持,对死亡病例进行讨论、分析的记录。内容包括讨论日期、主持人及参加人员姓名、专业技术职务、具体讨论意见及主持人小结意见、记录者的签名等。

（二十三）病重（病危）患者护理记录是指护士根据医嘱和病情对病重（病危）患者住院期间护理过程的客观记录。病重（病危）患者护理记录应当根据相应专科的护理特点书写。内容包括患者姓名、科别、住院病历号（或病案号）、床位号、页码、记录日期和时间、出入液量、体温、脉搏、呼吸、血压等病情观察、护理措施和效果、护士签名等。记录时间应当具体到分钟。

第二十三条 手术同意书是指手术前,经治医师向患者告知拟施手术的相关情况,并由患者签署是否同意手术的医学文书。内容包括术前诊断、手术名称、术中或术后可能出现的并发症、手术风险、患者签署意见并签名、经治医师和术者签名等。

第二十四条 麻醉同意书是指麻醉前,麻醉医师向患者告知拟施麻醉的相关情况,并由患者签署是否同意麻醉意见的医学文书。内容包括患者姓名、性别、年龄、病案号、科别、术前诊断、拟行手术方式、拟行麻醉方式,患者基础疾病及可能对麻醉产生影响的特殊情况,麻醉中拟行的有创操作和监测,麻醉风险、可能发生的并发症及意外情况,患者签署意见并签名、麻醉医师签名并填写日期。

第二十五条 输血治疗知情同意书是指输血前,经治医师向患者告知输血的相关情况,并由患者签署是否同意输血的医学文书。输血治疗知情同意书内容包括患者姓名、性别、年龄、科别、病案号、诊断、输血指征、拟输血成份、输血前有关检查结果、输血风险及可能产生的不良后果、患者签署意见并签名、医师签名并填写日期。

第二十六条 特殊检查、特殊治疗同意书是指在实施特殊检查、特殊治疗前,经治医师向患者告知特殊检查、特殊治疗的相关情况,并由患者签署是否同意检查、治疗的医学文书。内容包括特殊检查、特殊治疗项目名称、目的、可能出现的并发症及风险、患者签名、医师签名等。

第二十七条 病危（重）通知书是指因患者病情危、重时,由经治医师或值班医师向患者家属告知病情,并由患方签名的医疗文书。内容包括患者姓名、性别、年龄、科别,目前诊断及病情危重情况,患方签名、医师签名并填写日期。一式两份,一份交患方保存,另一份归病历中保存。

第二十八条 医嘱是指医师在医疗活动中下达的医学指令。医嘱单分为长期医嘱单和临时医嘱单。

长期医嘱单内容包括患者姓名、科别、住院病历号（或病案号）、页码、起始日期和时间、长期医嘱内容、停止日期和时间、医师签名、执行时间、执行护士签名。临时医嘱单内容包括医嘱时间、临时医嘱内容、医师签名、执行时间、执行护士签名等。

医嘱内容及起始、停止时间应当由医师书写。医嘱内容应当准确、清楚,每项医嘱应当只包含一个内容,并注明下达时间,应当具体到分钟。医嘱不得涂改。需要取消时,应当使用红色墨水标注"取消"字样并签名。

一般情况下,医师不得下达口头医嘱。因抢救急危患者需要下达口头医嘱时,护士应当复诵一遍。抢救结束后,医师应当即刻据实补记医嘱。

第二十九条 辅助检查报告单是指患者住院期间所做各项检验、检查结果的记录。内容包括患者姓名、性别、年龄、住院病历号（或病案号）、检查项目、检查结果、报告日期、报告人员签名或者印章等。

第三十条 体温单为表格式,以护士填写为主。内容包括患者姓名、科室、床号、入院日期、住院病历号（或病案号）、日期、手术后天数、体温、脉搏、呼吸、血压、大便次数、出入液量、体重、住院周数等。

第四章 打印病历内容及要求

第三十一条 打印病历是指应用字处理软件编辑生成并打印的病历（如 Word 文档、WPS 文档等）。

打印病历应当按照本规定的内容录入并及时打印，由相应医务人员手写签名。

第三十二条 医疗机构打印病历应当统一纸张、字体、字号及排版格式。打印字迹应清楚易认，符合病历保存期限和复印的要求。

第三十三条 打印病历编辑过程中应当按照权限要求进行修改，已完成录入打印并签名的病历不得修改。

第五章 其他

第三十四条 住院病案首页按照《卫生部关于修订下发住院病案首页的通知》（卫医发〔2001〕286号）的规定书写。

第三十五条 特殊检查、特殊治疗按照《医疗机构管理条例实施细则》（1994年卫生部令第35号）有关规定执行。

第三十六条 中医病历书写基本规范由国家中医药管理局另行制定。

第三十七条 电子病历基本规范由卫生部另行制定。

第三十八条 本规范自2010年3月1日起施行。我部于2002年颁布的《病历书写基本规范（试行）》（卫医发〔2002〕190号）同时废止。

附件八：关于印发《医疗机构病历管理规定（2013年版）》的通知

国卫医发〔2013〕31号

各省、自治区、直辖市卫生厅局（卫生计生委）、中医药管理局，新疆生产建设兵团卫生局：

为进一步强化医疗机构病历管理，维护医患双方的合法权益，使病历管理满足现代化医院管理的需要，国家卫生计生委和国家中医药管理局组织专家对2002年下发的《医疗机构病历管理规定》进行了修订，形成了《医疗机构病历管理规定（2013年版）》（可以从国家卫生计生委网站下载）。现印发给你们，请遵照执行。

国家卫生计生委　国家中医药管理局
2013年11月20日

医疗机构病历管理规定
（2013年版）
第一章 总则

第一条 为加强医疗机构病历管理，保障医疗质量与安全，维护医患双方的合法权益，制定本规定。

第二条 病历是指医务人员在医疗活动过程中形成的文字、符号、图表、影像、切片等资料的总和，包括门（急）诊病历和住院病历。病历归档以后形成病案。

第三条 本规定适用于各级各类医疗机构对病历的管理。

第四条 按照病历记录形式不同，可区分为纸质病历和电子病历。电子病历与纸质病历具有同等效力。

第五条 医疗机构应当建立健全病历管理制度，设置病案管理部门或者配备专（兼）职人员，负责病历和病案管理工作。医疗机构应当建立病历质量定期检查、评估与反馈制度。医疗机构医务部门负责病历的质量管理。

第六条 医疗机构及其医务人员应当严格保护患者隐私，禁止以非医疗、教学、研究目的泄露患者的病历资料。

第二章 病历的建立

第七条 医疗机构应当建立门（急）诊病历和住院病历编号制度，为同一患者建立唯一的标识号码。已建立电子病历的医疗机构，应当将病历标识号码与患者身份证明编号相关联，使用标识号码和身份证明编号均能对病历进行检索。

门(急)诊病历和住院病历应当标注页码或者电子页码。

第八条　医务人员应当按照《病历书写基本规范》、《中医病历书写基本规范》、《电子病历基本规范(试行)》和《中医电子病历基本规范(试行)》要求书写病历。

第九条　住院病历应当按照以下顺序排序：体温单、医嘱单、入院记录、病程记录、术前讨论记录、手术同意书、麻醉同意书、麻醉术前访视记录、手术安全核查记录、手术清点记录、麻醉记录、手术记录、麻醉术后访视记录、术后病程记录、病重(病危)患者护理记录、出院记录、死亡记录、输血治疗知情同意书、特殊检查(特殊治疗)同意书、会诊记录、病危(重)通知书、病理资料、辅助检查报告单、医学影像检查资料。

病案应当按照以下顺序装订保存：住院病案首页、入院记录、病程记录、术前讨论记录、手术同意书、麻醉同意书、麻醉术前访视记录、手术安全核查记录、手术清点记录、麻醉记录、手术记录、麻醉术后访视记录、术后病程记录、出院记录、死亡记录、死亡病例讨论记录、输血治疗知情同意书、特殊检查(特殊治疗)同意书、会诊记录、病危(重)通知书、病理资料、辅助检查报告单、医学影像检查资料、体温单、医嘱单、病重(病危)患者护理记录。

第三章　病历的保管

第十条　门(急)诊病历原则上由患者负责保管。医疗机构建有门(急)诊病历档案室或者已建立门(急)诊电子病历的，经患者或者其法定代理人同意，其门(急)诊病历可以由医疗机构负责保管。住院病历由医疗机构负责保管。

第十一条　门(急)诊病历由患者保管的，医疗机构应当将检查检验结果及时交由患者保管。

第十二条　门(急)诊病历由医疗机构保管的，医疗机构应当在收到检查检验结果后 24 小时内，将检查检验结果归入或者录入门(急)诊病历，并在每次诊疗活动结束后首个工作日内将门(急)诊病历归档。

第十三条　患者住院期间，住院病历由所在病区统一保管。因医疗活动或者工作需要，须将住院病历带离病区时，应当由病区指定的专门人员负责携带和保管。

医疗机构应当在收到住院患者检查检验结果和相关资料后 24 小时内归入或者录入住院病历。患者出院后，住院病历由病案管理部门或者专(兼)职人员统一保存、管理。

第十四条　医疗机构应当严格病历管理，任何人不得随意涂改病历，严禁伪造、隐匿、销毁、抢夺、窃取病历。

第四章　病历的借阅与复制

第十五条　除为患者提供诊疗服务的医务人员，以及经卫生计生行政部门、中医药管理部门或者医疗机构授权的负责病案管理、医疗管理的部门或者人员外，其他任何机构和个人不得擅自查阅患者病历。

第十六条　其他医疗机构及医务人员因科研、教学需要查阅、借阅病历的，应当向患者就诊医疗机构提出申请，经同意并办理相应手续后方可查阅、借阅。查阅后应当立即归还，借阅病历应当在 3 个工作日内归还。查阅的病历资料不得带离患者就诊医疗机构。

第十七条　医疗机构应当受理下列人员和机构复制或者查阅病历资料的申请，并依规定提供病历复制或者查阅服务：

(一)患者本人或者其委托代理人；

(二)死亡患者法定继承人或者其代理人。

第十八条　医疗机构应当指定部门或者专(兼)职人员负责受理复制病历资料的申请。受理申请时，应当要求申请人提供有关证明材料，并对申请材料的形式进行审核。

(一)申请人为患者本人的，应当提供其有效身份证明；

(二)申请人为患者代理人的，应当提供患者及其代理人的有效身份证明，以及代理人与患者代理关系的法定证明材料和授权委托书；

(三)申请人为死亡患者法定继承人的，应当提供患者死亡证明、死亡患者法定继承人的有效身份证明，死亡患者与法定继承人关系的法定证明材料；

（四）申请人为死亡患者法定继承人代理人的，应当提供患者死亡证明、死亡患者法定继承人及其代理人的有效身份证明，死亡患者与法定继承人关系的法定证明材料，代理人与法定继承人代理关系的法定证明材料及授权委托书。

第十九条　医疗机构可以为申请人复制门（急）诊病历和住院病历中的体温单、医嘱单、住院志（入院记录）、手术同意书、麻醉同意书、麻醉记录、手术记录、病重（病危）患者护理记录、出院记录、输血治疗知情同意书、特殊检查（特殊治疗）同意书、病理报告、检验报告等辅助检查报告单、医学影像检查资料等病历资料。

第二十条　公安、司法、人力资源社会保障、保险以及负责医疗事故技术鉴定的部门，因办理案件、依法实施专业技术鉴定、医疗保险审核或仲裁、商业保险审核等需要，提出审核、查阅或者复制病历资料要求的，经办人员提供以下证明材料后，医疗机构可以根据需要提供患者部分或全部病历：

（一）该行政机关、司法机关、保险或者负责医疗事故技术鉴定部门出具的调取病历的法定证明；

（二）经办人本人有效身份证明；

（三）经办人本人有效工作证明（需与该行政机关、司法机关、保险或者负责医疗事故技术鉴定部门一致）。

保险机构因商业保险审核等需要，提出审核、查阅或者复制病历资料要求的，还应当提供保险合同复印件、患者本人或者其代理人同意的法定证明材料；患者死亡的，应当提供保险合同复印件、死亡患者法定继承人或者其代理人同意的法定证明材料。合同或者法律另有规定的除外。

第二十一条　按照《病历书写基本规范》和《中医病历书写基本规范》要求，病历尚未完成，申请人要求复制病历时，可以对已完成病历先行复制，在医务人员按照规定完成病历后，再对新完成部分进行复制。

第二十二条　医疗机构受理复制病历资料申请后，由指定部门或者专（兼）职人员通知病案管理部门或专（兼）职人员，在规定时间内将需要复制的病历资料送至指定地点，并在申请人在场的情况下复制；复制的病历资料经申请人和医疗机构双方确认无误后，加盖医疗机构证明印记。

第二十三条　医疗机构复制病历资料，可以按照规定收取工本费。

第五章　病历的封存与启封

第二十四条　依法需要封存病历时，应当在医疗机构或者其委托代理人、患者或者其代理人在场的情况下，对病历共同进行确认，签封病历复制件。

医疗机构申请封存病历时，医疗机构应当告知患者或者其代理人共同实施病历封存；但患者或者其代理人拒绝或者放弃实施病历封存的，医疗机构可以在公证机构公证的情况下，对病历进行确认，由公证机构签封病历复制件。

第二十五条　医疗机构负责封存病历复制件的保管。

第二十六条　封存后病历的原件可以继续记录和使用。

按照《病历书写基本规范》和《中医病历书写基本规范》要求，病历尚未完成，需要封存病历时，可以对已完成病历先行封存，当医师按照规定完成病历后，再对新完成部分进行封存。

第二十七条　开启封存病历应当在签封各方在场的情况下实施。

第六章　病历的保存

第二十八条　医疗机构可以采用符合档案管理要求的缩微技术等对纸质病历进行处理后保存。

第二十九条　门（急）诊病历由医疗机构保管的，保存时间自患者最后一次就诊之日起不少于15年；住院病历保存时间自患者最后一次住院出院之日起不少于30年。

第三十条　医疗机构变更名称时，所保管的病历应当由变更后医疗机构继续保管。医疗机构撤销后，所保管的病历可以由省级卫生计生行政部门、中医药管理部门或者省级卫生计生行政部门、中医药管理部门指定的机构按照规定妥善保管。

第七章　附则

第三十一条　本规定由国家卫生计生委负责解释。

第三十二条　本规定自2014年1月1日起施行。原卫生部和国家中医药管理局于2002年公布的《医疗机构病历管理规定》（卫医发〔2002〕193号）同时废止。

附件九：关于发布《电子病历共享文档规范 第1部分：病历概要》等57项卫生行业标准的通告

国卫通〔2016〕12号

现发布《电子病历共享文档规范 第1部分：病历概要》等57项卫生行业标准，其编号和名称如下：

WS/T 500.1-2016 电子病历共享文档规范 第1部分：病历概要

WS/T 500.2-2016 电子病历共享文档规范 第2部分：门（急）诊病历

WS/T 500.3-2016 电子病历共享文档规范 第3部分：急诊留观病历

WS/T 500.4-2016 电子病历共享文档规范 第4部分：西药处方

WS/T 500.5-2016 电子病历共享文档规范 第5部分：中药处方

WS/T 500.6-2016 电子病历共享文档规范 第6部分：检查报告

WS/T 500.7-2016 电子病历共享文档规范 第7部分：检验报告

WS/T 500.8-2016 电子病历共享文档规范 第8部分：治疗记录

WS/T 500.9-2016 电子病历共享文档规范 第9部分：一般手术记录

WS/T 500.10-2016 电子病历共享文档规范 第10部分：麻醉术前访视记录

WS/T 500.11-2016 电子病历共享文档规范 第11部分：麻醉记录

WS/T 500.12-2016 电子病历共享文档规范 第12部分：麻醉术后访视记录

WS/T 500.13-2016 电子病历共享文档规范 第13部分：输血记录

WS/T 500.14-2016 电子病历共享文档规范 第14部分：待产记录

WS/T 500.15-2016 电子病历共享文档规范 第15部分：阴道分娩记录

WS/T 500.16-2016 电子病历共享文档规范 第16部分：剖宫产记录

WS/T 500.17-2016 电子病历共享文档规范 第17部分：一般护理记录

WS/T 500.18-2016 电子病历共享文档规范 第18部分：病重（病危）护理记录

WS/T 500.19-2016 电子病历共享文档规范 第19部分：手术护理记录

WS/T 500.20-2016 电子病历共享文档规范 第20部分：生命体征测量记录

WS/T 500.21-2016 电子病历共享文档规范 第21部分：出入量记录

WS/T 500.22-2016 电子病历共享文档规范 第22部分：高值耗材使用记录

WS/T 500.23-2016 电子病历共享文档规范 第23部分：入院评估

WS/T 500.24-2016 电子病历共享文档规范 第24部分：护理计划

WS/T 500.25-2016 电子病历共享文档规范 第25部分：出院评估与指导

WS/T 500.26-2016 电子病历共享文档规范 第26部分：手术知情同意书

WS/T 500.27-2016 电子病历共享文档规范 第27部分：麻醉知情同意书

WS/T 500.28-2016 电子病历共享文档规范 第28部分：输血治疗同意书

WS/T 500.29-2016 电子病历共享文档规范 第29部分：特殊检查及特殊治疗同意书

WS/T 500.30-2016 电子病历共享文档规范 第30部分：病危（重）通知书

WS/T 500.31-2016 电子病历共享文档规范 第31部分：其他知情告知同意书

WS/T 500.32-2016 电子病历共享文档规范 第32部分：住院病案首页

WS/T 500.33-2016 电子病历共享文档规范 第33部分：中医住院病案首页

WS/T 500.34-2016 电子病历共享文档规范 第34部分：入院记录

WS/T 500.35-2016 电子病历共享文档规范 第35部分：24小时内入出院记录

WS/T 500.36-2016 电子病历共享文档规范 第36部分：24小时内入院死亡记录

WS/T 500.37-2016 电子病历共享文档规范 第37部分：住院病程记录 首次病程记录

WS/T 500.38-2016 电子病历共享文档规范 第38部分：住院病程记录 日常病程记录

WS/T 500.39-2016 电子病历共享文档规范 第39部分：住院病程记录 上级医师查房记录

WS/T 500.40-2016 电子病历共享文档规范 第40部分：住院病程记录 疑难病例讨论记录

WS/T 500.41-2016 电子病历共享文档规范 第41部分：住院病程记录 交接班记录

WS/T 500.42-2016 电子病历共享文档规范 第42部分：住院病程记录转科记录

WS/T 500.43-2016 电子病历共享文档规范 第43部分：住院病程记录 阶段小结

WS/T 500.44-2016 电子病历共享文档规范 第44部分：住院病程记录 抢救记录

WS/T 500.45-2016 电子病历共享文档规范 第45部分：住院病程记录 会诊记录

WS/T 500.46-2016 电子病历共享文档规范 第46部分：住院病程记录 术前小结

WS/T 500.47-2016 电子病历共享文档规范 第47部分：住院病程记录 术前讨论

WS/T 500.48-2016 电子病历共享文档规范 第48部分：住院病程记录术后 首次病程记录

WS/T 500.49-2016 电子病历共享文档规范 第49部分：住院病程记录 出院记录

WS/T 500.50-2016 电子病历共享文档规范 第50部分：住院病程记录 死亡记录

WS/T 500.51-2016 电子病历共享文档规范 第51部分：住院病程记录 死亡病例讨论记录

WS/T 500.52-2016 电子病历共享文档规范 第52部分：住院医嘱

WS/T 500.53-2016 电子病历共享文档规范 第53部分：出院小结

WS/T 501—2016 电子病历与医院信息平台标准符合性测试规范

WS/T 502—2016 电子健康档案与区域卫生信息平台标准符合性测试规范

WS/T 517—2016 基层医疗卫生信息系统基本功能规范

WS/T 526—2016 妇幼保健服务信息系统基本功能规范

上述标准自2017年2月1日起施行。

特此通告。

国家卫生计生委

2016年8月23日

附件十：关于印发电子病历应用管理规范（试行）的通知

国卫办医发〔2017〕8号

各省、自治区、直辖市卫生计生委、中医药管理局，新疆生产建设兵团卫生局：

为贯彻落实全国卫生与健康大会精神及深化医药卫生体制改革有关要求，规范电子病历临床使用与管理，促进电子病历有效共享，推进医疗机构信息化建设，国家卫生计生委、国家中医药管理局组织制定了《电子病历应用管理规范（试行）》。现印发给你们（可从国家卫生计生委官方网站"医政医管"栏目下载），请遵照执行。

国家卫生计生委办公厅　国家中医药管理局办公室

2017年2月15日

电子病历应用管理规范（试行）

第一章　总则

第一条　为规范医疗机构电子病历（含中医电子病历，下同）应用管理，满足临床工作需要，保障医疗质量和医疗安全，保证医患双方合法权益，根据《中华人民共和国执业医师法》、《中华人民共和国电子签名法》、《医疗机构管理条例》等法律法规，制定本规范。

第二条　实施电子病历的医疗机构，其电子病历的建立、记录、修改、使用、保存和管理等适用本规范。

第三条　电子病历是指医务人员在医疗活动过程中，使用信息系统生成的文字、符号、图表、图形、数字、影像等数字化信息，并能实现存储、管理、传输和重现的医疗记录，是病历的一种记录形式，包括门（急）诊病历和住院病历。

第四条　电子病历系统是指医疗机构内部支持电子病历信息的采集、存储、访问和在线帮助，并围绕提高医疗质量、保障医疗安全、提高医疗效率而提供信息处理和智能化服务功能的计算机信息系统。

第五条　国家卫生计生委和国家中医药管理局负责指导全国电子病历应用管理工作。地方各级卫生计生行政部门（含中医药管理部门）负责本行政区域内的电子病历应用监督管理工作。

第二章　电子病历的基本要求

第六条　医疗机构应用电子病历应当具备以下条件：

（一）具有专门的技术支持部门和人员，负责电子病历相关信息系统建设、运行和维护等工作；具有专门的管理部门和人员，负责电子病历的业务监管等工作；

（二）建立、健全电子病历使用的相关制度和规程；

（三）具备电子病历的安全管理体系和安全保障机制；

（四）具备对电子病历创建、修改、归档等操作的追溯能力；

（五）其他有关法律、法规、规范性文件及省级卫生计生行政部门规定的条件。

第七条　《医疗机构病历管理规定（2013年版）》、《病历书写基本规范》、《中医病历书写基本规范》适用于电子病历管理。

第八条　电子病历使用的术语、编码、模板和数据应当符合相关行业标准和规范的要求，在保障信息安全的前提下，促进电子病历信息有效共享。

第九条　电子病历系统应当为操作人员提供专有的身份标识和识别手段，并设置相应权限。操作人员对本人身份标识的使用负责。

第十条　有条件的医疗机构电子病历系统可以使用电子签名进行身份认证，可靠的电子签名与手写签名或盖章具有同等的法律效力。

第十一条　电子病历系统应当采用权威可靠时间源。

第三章　电子病历的书写与存储

第十二条　医疗机构使用电子病历系统进行病历书写，应当遵循客观、真实、准确、及时、完整、规范的原则。

门（急）诊病历书写内容包括门（急）诊病历首页、病历记录、化验报告、医学影像检查资料等。

住院病历书写内容包括住院病案首页、入院记录、病程记录、手术同意书、麻醉同意书、输血治疗知情同意书、特殊检查（特殊治疗）同意书、病危（重）通知单、医嘱单、辅助检查报告单、体温单、医学影像检查报告、病理报告单等。

第十三条　医疗机构应当为患者电子病历赋予唯一患者身份标识，以确保患者基本信息及其医疗记录的真实性、一致性、连续性、完整性。

第十四条　电子病历系统应当对操作人员进行身份识别，并保存历次操作印痕，标记操作时间和操作人员信息，并保证历次操作印痕，标记操作时间和操作人员信息可查询、可追溯。

第十五条　医务人员采用身份标识登录电子病历系统完成书写、审阅、修改等操作并予以确认后，系统应当显示医务人员姓名及完成时间。

第十六条　电子病历系统应当设置医务人员书写、审阅、修改的权限和时限。实习医务人员、试用期医务人员记录的病历，应当由具有本医疗机构执业资格的上级医务人员审阅、修改并予确认。上级医务人员审阅、修改、确认电子病历内容时，电子病历系统应当进行身份识别、保存历次操作痕迹、标记准确的操作时间和操作人信息。

第十七条　电子病历应当设置归档状态，医疗机构应当按照病历管理相关规定，在患者门（急）诊就诊结束或出院后，适时将电子病历转为归档状态。电子病历归档后原则上不得修改，特殊情况下确需修改的，经医疗机构医疗部门批准后进行修改并保留修改痕迹。

第十八条　医疗机构因存档等需要可以将电子病历打印后与非电子化的资料合并形成病案保存。具备条件的医疗机构可以对知情同意书、植入材料条形码等非电子化的资料进行数字化采集后纳入电子病历系统管理，原件另行妥善保存。

第十九条　门（急）诊电子病历由医疗机构保管的，保存时间自患者最后一次就诊之日起不少于15年；住院电子病历保存时间自患者最后一次出院之日起不少于30年。

第四章　电子病历的使用

第二十条　电子病历系统应当设置病历查阅权限，并保证医务人员查阅病历的需要，能够及时提供并完整呈现该患者的电子病历资料。呈现的电子病历应当显示患者个人信息、诊疗记录、记录时间及记录人员、上级审核人员的姓名等。

第二十一条　医疗机构应当为申请人提供电子病历的复制服务。医疗机构可以提供电子版或打印版病历。复制的电子病历文档应当可供独立读取，打印的电子病历纸质版应当加盖医疗机构病历管理专用章。

第二十二条　有条件的医疗机构可以为患者提供医学影像检查图像、手术录像、介入操作录像等电子资料复制服务。

第五章　电子病历的封存

第二十三条　依法需要封存电子病历时，应当在医疗机构或者其委托代理人、患者或者其代理人双方共同在场的情况下，对电子病历共同进行确认，并进行复制后封存。封存的电子病历复制件可以是电子版；也可以对打印的纸质版进行复印，并加盖病案管理章后进行封存。

第二十四条　封存的电子病历复制件应当满足以下技术条件及要求：

（一）储存于独立可靠的存储介质，并由医患双方或双方代理人共同签封；

（二）可在原系统内读取，但不可修改；

（三）操作痕迹、操作时间、操作人员信息可查询、可追溯；

（四）其他有关法律、法规、规范性文件和省级卫生计生行政部门规定的条件及要求。

第二十五条　封存后电子病历的原件可以继续使用。电子病历尚未完成，需要封存时，可以对已完成的电子病历先行封存，当医务人员按照规定完成后，再对新完成部分进行封存。

第六章　附则

第二十六条　本规范所称的电子签名，是指《电子签名法》第二条规定的数据电文中以电子形式所含、所附用于识别签名人身份并表明签名人认可其中内容的数据。"可靠的电子签名"是指符合《电子签名法》第十三条有关条件的电子签名。

第二十七条　本规范所称电子病历操作人员包括使用电子病历系统的医务人员，维护、管理电子病历信息系统的技术人员和实施电子病历质量监管的行政管理人员。

第二十八条　本规范所称电子病历书写是指医务人员使用电子病历系统，对通过问诊、查体、辅助检查、诊断、治疗、护理等医疗活动获得的有关资料进行归纳、分析、整理形成医疗活动记录的行为。

第二十九条　省级卫生计生行政部门可根据本规范制定实施细则。

第三十条　《电子病历基本规范（试行）》（卫医政发〔2010〕24号）、《中医电子病历基本规范（试行）》（国中医药发〔2010〕18号）同时废止。

第三十一条　本规范自2017年4月1日起施行。

附件十一：医疗机构临床用血管理办法

中华人民共和国卫生部令第85号

《医疗机构临床用血管理办法》已于2012年3月19日经卫生部部务会议审议通过，现予以公布，自2012年8月1日起施行。

部长：陈竺

二〇一二年六月七日

医疗机构临床用血管理办法

第一章 总则

第一条 为加强医疗机构临床用血管理，推进临床科学合理用血，保护血液资源，保障临床用血安全和医疗质量，根据《中华人民共和国献血法》，制定本办法。

第二条 卫生部负责全国医疗机构临床用血的监督管理。县级以上地方人民政府卫生行政部门负责本行政区域医疗机构临床用血的监督管理。

第三条 医疗机构应当加强临床用血管理，将其作为医疗质量管理的重要内容，完善组织建设，建立健全岗位责任制，制定并落实相关规章制度和技术操作规程。

第四条 本办法适用于各级各类医疗机构的临床用血管理工作。

第二章 组织与职责

第五条 卫生部成立临床用血专家委员会，其主要职责是：

（一）协助制订国家临床用血相关制度、技术规范和标准；

（二）协助指导全国临床用血管理和质量评价工作，促进提高临床合理用血水平；

（三）协助临床用血重大安全事件的调查分析，提出处理意见；

（四）承担卫生部交办的有关临床用血管理的其他任务。

卫生部建立协调机制，做好临床用血管理工作，提高临床合理用血水平，保证输血治疗质量。

第六条 各省、自治区、直辖市人民政府卫生行政部门成立省级临床用血质量控制中心，负责辖区内医疗机构临床用血管理的指导、评价和培训等工作。

第七条 医疗机构应当加强组织管理，明确岗位职责，健全管理制度。医疗机构法定代表人为临床用血管理第一责任人。

第八条 二级以上医院和妇幼保健院应当设立临床用血管理委员会，负责本机构临床合理用血管理工作。主任委员由院长或者分管医疗的副院长担任，成员由医务部门、输血科、麻醉科、开展输血治疗的主要临床科室、护理部门、手术室等部门负责人组成。医务、输血部门共同负责临床合理用血日常管理工作。其他医疗机构应当设立临床用血管理工作组，并指定专（兼）职人员负责日常管理工作。

第九条 临床用血管理委员会或者临床用血管理工作组应当履行以下职责：

（一）认真贯彻临床用血管理相关法律、法规、规章、技术规范和标准，制订本机构临床用血管理的规章制度并监督实施；

（二）评估确定临床用血的重点科室、关键环节和流程；

（三）定期监测、分析和评估临床用血情况，开展临床用血质量评价工作，提高临床合理用血水平；

（四）分析临床用血不良事件，提出处理和改进措施；

（五）指导并推动开展自体输血等血液保护及输血新技术；

（六）承担医疗机构交办的有关临床用血的其他任务。

第十条 医疗机构应当根据有关规定和临床用血需求设置输血科或者血库，并根据自身功能、任务、规模，配备与输血工作相适应的专业技术人员、设施、设备。

不具备条件设置输血科或者血库的医疗机构，应当安排专（兼）职人员负责临床用血工作。

第十一条 输血科及血库的主要职责是：

（一）建立临床用血质量管理体系，推动临床合理用血；

（二）负责制订临床用血储备计划，根据血站供血的预警信息和医院的血液库存情况协调临床用血；

（三）负责血液预订、入库、储存、发放工作；

（四）负责输血相关免疫血液学检测；

（五）参与推动自体输血等血液保护及输血新技术；

（六）参与特殊输血治疗病例的会诊，为临床合理用血提供咨询；

（七）参与临床用血不良事件的调查；

(八)根据临床治疗需要,参与开展血液治疗相关技术;

(九)承担医疗机构交办的有关临床用血的其他任务。

第三章 临床用血管理

第十二条 医疗机构应当加强临床用血管理,建立并完善管理制度和工作规范,并保证落实。

第十三条 医疗机构应当使用卫生行政部门指定血站提供的血液。

医疗机构科研用血由所在地省级卫生行政部门负责核准。医疗机构应当配合血站建立血液库存动态预警机制,保障临床用血需求和正常医疗秩序。

第十四条 医疗机构应当科学制订临床用血计划,建立临床合理用血的评价制度,提高临床合理用血水平。

第十五条 医疗机构应当对血液预订、接收、入库、储存、出库及库存预警等进行管理,保证血液储存、运送符合国家有关标准和要求。

第十六条 医疗机构接收血站发送的血液后,应当对血袋标签进行核对。符合国家有关标准和要求的血液入库,做好登记;并按不同品种、血型和采血日期(或有效期),分别有序存放于专用储藏设施内。

血袋标签核对的主要内容是:

(一)血站的名称;

(二)献血编号或者条形码、血型;

(三)血液品种;

(四)采血日期及时间或者制备日期及时间;

(五)有效期及时间;

(六)储存条件。

禁止将血袋标签不合格的血液入库。

第十七条 医疗机构应当在血液发放和输血时进行核对,并指定医务人员负责血液的收领、发放工作。

第十八条 医疗机构的储血设施应当保证运行有效,全血、红细胞的储藏温度应当控制在2~6℃,血小板的储藏温度应当控制在20~24℃。储血保管人员应当做好血液储藏温度的24小时监测记录。储血环境应当符合卫生标准和要求。

第十九条 医务人员应当认真执行临床输血技术规范,严格掌握临床输血适应证,根据患者病情和实验室检测指标,对输血指证进行综合评估,制订输血治疗方案。

第二十条 医疗机构应当建立临床用血申请管理制度。

同一患者一天申请备血量少于800毫升的,由具有中级以上专业技术职务任职资格的医师提出申请,上级医师核准签发后,方可备血。

同一患者一天申请备血量在800毫升至1600毫升的,由具有中级以上专业技术职务任职资格的医师提出申请,经上级医师审核,科室主任核准签发后,方可备血。

同一患者一天申请备血量达到或超过1600毫升的,由具有中级以上专业技术职务任职资格的医师提出申请,科室主任核准签发后,报医务部门批准,方可备血。

以上第二款、第三款和第四款规定不适用于急救用血。

第二十一条 在输血治疗前,医师应当向患者或者其近亲属说明输血目的、方式和风险,并签署临床输血治疗知情同意书。

因抢救生命垂危的患者需要紧急输血,且不能取得患者或者其近亲属意见的,经医疗机构负责人或者授权的负责人批准后,可以立即实施输血治疗。

第二十二条 医疗机构应当积极推行节约用血的新型医疗技术。

三级医院、有条件的二级医院和妇幼保健院应当开展自体输血技术,建立并完善管理制度和技术规范,提高合理用血水平,保证医疗质量和安全。

医疗机构应当动员符合条件的患者接受自体输血技术,提高输血治疗效果和安全性。

第二十三条　医疗机构应当积极推行成分输血,保证医疗质量和安全。

第二十四条　医疗机构应当加强无偿献血知识的宣传教育工作,规范开展互助献血工作。

血站负责互助献血血液的采集、检测及用血者血液调配等工作。

第二十五条　医疗机构应当根据国家有关法律法规和规范建立临床用血不良事件监测报告制度。临床发现输血不良反应后,应当积极救治患者,及时向有关部门报告,并做好观察和记录。

第二十六条　各省、自治区、直辖市人民政府卫生行政部门应当制订临床用血保障措施和应急预案,保证自然灾害、突发事件等大量伤员和特殊病例、稀缺血型等应急用血的供应和安全。

因应急用血或者避免血液浪费,在保证血液安全的前提下,经省、自治区、直辖市人民政府卫生行政部门核准,医疗机构之间可以调剂血液。具体方案由省级卫生行政部门制订。

第二十七条　省、自治区、直辖市人民政府卫生行政部门应当加强边远地区医疗机构临床用血保障工作,科学规划和建设中心血库与储血点。

医疗机构应当制订应急用血工作预案。为保证应急用血,医疗机构可以临时采集血液,但必须同时符合以下条件:

(一)危及患者生命,急需输血;

(二)所在地血站无法及时提供血液,且无法及时从其他医疗机构调剂血液,而其他医疗措施不能替代输血治疗;

(三)具备开展交叉配血及乙型肝炎病毒表面抗原、丙型肝炎病毒抗体、艾滋病病毒抗体和梅毒螺旋体抗体的检测能力;

(四)遵守采供血相关操作规程和技术标准。

医疗机构应当在临时采集血液后10日内将情况报告县级以上人民政府卫生行政部门。

第二十八条　医疗机构应当建立临床用血医学文书管理制度,确保临床用血信息客观真实、完整、可追溯。医师应当将患者输血适应证的评估、输血过程和输血后疗效评价情况记入病历;临床输血治疗知情同意书、输血记录单等随病历保存。

第二十九条　医疗机构应当建立培训制度,加强对医务人员临床用血和无偿献血知识的培训,将临床用血相关知识培训纳入继续教育内容。新上岗医务人员应当接受岗前临床用血相关知识培训及考核。

第三十条　医疗机构应当建立科室和医师临床用血评价及公示制度。将临床用血情况纳入科室和医务人员工作考核指标体系。

禁止将用血量和经济收入作为输血科或者血库工作的考核指标。

第四章　监督管理

第三十一条　县级以上地方人民政府卫生行政部门应当加强对本行政区域内医疗机构临床用血情况的督导检查。

第三十二条　县级以上地方人民政府卫生行政部门应当建立医疗机构临床用血评价制度,定期对医疗机构临床用血工作进行评价。

第三十三条　县级以上地方人民政府卫生行政部门应当建立临床合理用血情况排名、公布制度。对本行政区域内医疗机构临床用血量和不合理使用等情况进行排名,将排名情况向本行政区域内的医疗机构公布,并报上级卫生行政部门。

第三十四条　县级以上地方人民政府卫生行政部门应当将医疗机构临床用血情况纳入医疗机构考核指标体系;将临床用血情况作为医疗机构评审、评价重要指标。

第五章　法律责任

第三十五条　医疗机构有下列情形之一的,由县级以上人民政府卫生行政部门责令限期改正;逾期不改的,进行通报批评,并予以警告;情节严重或者造成严重后果的,可处3万元以下的罚款,对负有责任的主管人员和其他直接责任人员依法给予处分:

（一）未设立临床用血管理委员会或者工作组的；

（二）未拟定临床用血计划或者一年内未对计划实施情况进行评估和考核的；

（三）未建立血液发放和输血核对制度的；

（四）未建立临床用血申请管理制度的；

（五）未建立医务人员临床用血和无偿献血知识培训制度的；

（六）未建立科室和医师临床用血评价及公示制度的；

（七）将经济收入作为对输血科或者血库工作的考核指标的；

（八）违反本办法的其他行为。

第三十六条　医疗机构使用未经卫生行政部门指定的血站供应的血液的，由县级以上地方人民政府卫生行政部门给予警告，并处3万元以下罚款；情节严重或者造成严重后果的，对负有责任的主管人员和其他直接责任人员依法给予处分。

第三十七条　医疗机构违反本办法关于应急用血采血规定的，由县级以上人民政府卫生行政部门责令限期改正，给予警告；情节严重或者造成严重后果的，处3万元以下罚款，对负有责任的主管人员和其他直接责任人员依法给予处分。

第三十八条　医疗机构及其医务人员违反本法规定，将不符合国家规定标准的血液用于患者的，由县级以上地方人民政府卫生行政部门责令改正；给患者健康造成损害的，应当依据国家有关法律法规进行处理，并对负有责任的主管人员和其他直接责任人员依法给予处分。

第三十九条　县级以上地方卫生行政部门未按照本办法规定履行监管职责，造成严重后果的，对直接负责的主管人员和其他直接责任人员依法给予记大过、降级、撤职、开除等行政处分。

第四十条　医疗机构及其医务人员违反临床用血管理规定，构成犯罪的，依法追究刑事责任。

第六章　附则

第四十一条　本办法自2012年8月1日起施行。卫生部于1999年1月5日公布的《医疗机构临床用血管理办法（试行）》同时废止。

附件十二：临床输血技术规范

各省、自治区、直辖市卫生厅（局），新疆生产建设兵团及计划单列市卫生局：

为在各级医疗机构中推广科学、合理用血技术，杜绝血液的浪费和滥用，保证临床用血的质量和安全，我部根据《医疗机构临床用血管理办法（试行）》组织专家制订了《临床输血技术规范》，现印发给你们，请遵照执行。

附件：《临床输血技术规范》

卫生部办公厅

二〇〇〇年六月二日印发

第一章　总则

第一条　为了规范、指导医疗机构科学、合理用血，根据《中华人民共和国献血法》和《医疗机构临床用血管理办法》（试行）制定本规范。

第二条　血液资源必须加以保护、合理应用，避免浪费，杜绝不必要的输血。

第三条　临床医师和输血医技人员应严格掌握输血适应证，正确应用成熟的临床输血技术和血液保护技术，包括成分输血和自体输血等。

第四条　二级以上医院应设置独立的输血科（血库），负责临床用血的技术指导和技术实施，确保贮血、配血和其他科学、合理用血措施的执行。

第二章　输血申请

第五条　申请输血应由经治医师逐项填写《临床输血申请单》，由主治医师核准签字，连同受血者血样于预定输血日期前送交输血科（血库）备血。

第六条　决定输血治疗前，经治医师应向患者或其家属说明输同种异体血的不良反应和经血传播疾病的可能性，征得患者或家属的同意，并在《输血治疗同意书》上签字。《输血治疗同意书》入病历。无家属签字的无自主意识患者的紧急输血，应报医院职能部门或主管领导同意、备案，并记入病历。

第七条　术前自身贮血由输血科（血库）负责采血和贮血，经治医师负责输血过程的医疗监护。手术室的自身输血包括急性等容性血液稀释、术野自身血回输及术中控制性低血压等医疗技术由麻醉科医师负责实施。

第八条　亲友互助献血由经治医师等对患者家属进行动员，在输血科（血库）填写登记表，到血站或卫生行政部门批准的采血点（室）无偿献血，由血站进行血液的初、复检，并负责调配合格血液。

第九条　患者治疗性血液成分去除、血浆置换等，由经治医师申请，输血科（血库）或有前科室参加制订治疗方案并负责实施，由输血科（血库）和经治医师负责患者治疗过程的监护。

第十条　对于 Rh（D）阴性和其他稀有血型患者，应采用自身输血、同型输血或配合型输血。

第十一条　新生儿溶血病如需要换血疗法的，由经治医师申请，经主治医师核准，并经患儿家属或监护人签字同意，由血站和医院输血科（血库）提供适合的血液，换血由经治医师和输血科（血库）人员共同实施。

第三章　受血者血样采集与送检

第十二条　确定输血后，医护人员持输血申请单和贴好标签的试管，当面核对患者姓名、性别、年龄、病案号、病室／门诊、床号、血型和诊断，采集血样。

第十三条　由医护人员或专门人员将受血者血样与输血申请单送交输血科（血库），双方进逐项核对。

第四章　交叉配血

第十四条　受血者配血试验的血标本必须是输血前 3 天之内的。

第十五条　输血科（血库）要逐项核对输血申请单、受血者和供血者血样，复查受血者和供血者ABO 血型（正、反定型），并常规检查患者 Rh（D）血型（急诊抢救患者紧急输血时 Rh（D）检查可除外），正确无误时可进行交叉配血。

第十六条　凡输注全血、浓缩红细胞、红细胞悬液、洗涤红细胞、冰冻红细胞、浓缩白细胞、手工分离浓缩血小板等患者，应进行交叉配血试验。机器单采浓缩血小板应 ABO 血型同型输注。

第十七条　凡遇有下列情况必须按《全国临床检验操作规程》有关规定作抗体筛选试验：

交叉配血不合时；

对有输血史、妊娠史或短期内需要接收多次输血者。

第十八条　两人值班时，交叉配血试验由两人互相核对；一人值班时，操作完毕后自己复核，并填写配血试验结果。

第五章　血液入库、核对、贮存

第十九条　全血、血液成分入库前要认真核对验收。核对验收内容包括：运输条件、物理外观、血袋封闭及包装是否合格，标签填写是否清楚齐全（供血机构名称及其许可证号、供血者姓名或条型码编号和血型、血液品种、容量、采血日期、血液成分的制备日期及时间，有效期及时间、血袋编号／条形码，储存条件）等。

第二十条　输血科（血库）要认真做好血液出入库、核对、领发的登记，有关资料需保存十年。

第二十一条　按 A、B、O、AB 血型将全血、血液成分分别贮存于血库专用冰箱不同层内或不同专用冰箱内，并有明显的标识。

第二十二条　保存温度和保存期如下：

品种	保存温度	保存期
浓缩红细胞（CRC）	4±2℃	ACD: 21 天 CPD: 28 天 CPDA: 35 天
少白细胞红细胞（LPRC）	4±2℃	与受血者 ABO 血型相同
红细胞悬液（CRCs）	4±2℃	（同 CRC）

续表

品种	保存温度	保存期
洗涤红细胞（WRC）	4±2℃	24 小时内输注
冰冻红细胞（FTRC）	4±2℃	解冻后 24 小时内输注
手工分离浓缩血小板（PC-1）	22±2℃（轻振荡）	24 小时（普通袋）或 5 天（专用袋制备）
机器单采浓缩血小板（PC-2）	（同 PC-1）	（同 PC-1）
机器单采浓缩白细胞悬液（GRANs）	22±2℃	24 小时内输注
新鲜液体血浆（FLP）	4±2℃	24 小时内输注
新鲜冰冻血浆（FFP）	−20℃以下	一年
普通冰冻血浆（FP）	−20℃以下	四年
冷沉淀（Cryo）	−20℃以下	一年
全血	4±2℃	（同 CRC）

其他制剂按相应规定执行

当贮血冰箱的温度自动控制记录和报警装置发出报警信号时，要立即检查原因，及时解决并记录。

第二十三条　贮血冰箱内严禁存放其他物品；每周消毒一次；冰箱内空气培养每月一次，无霉菌生长或培养皿（90mm）细菌生长菌落<8CFU/10 分钟或<200CFU/m³ 为合格。

第六章　发血

第二十四条　配血合格后，由医护人员到输血科（血库）取血。

第二十五条　取血与发血的双方必须共同查对患者姓名、性别、病案号、门急诊／病室、床号、血型有效期及配血试验结果，以及保存血的外观等，准确无误时，双方共同签字后方可发出。

第二十六条　凡血袋有下列情形之一的，一律不得发出：

1. 标签破损、漏血；

2. 血袋有破损、漏血；

3. 血液中有明显凝块；

4. 血浆呈乳糜状或暗灰色；

5. 血浆中有明显气泡、絮状物或粗大颗粒；

6. 未摇动时血浆层与红细胞的界面不清或交界面上出现溶血；

7. 红细胞层呈紫红色；

8. 过期或其他须查证的情况。

第二十七条　血液发出后，受血者和供血者的血样保存于 2～6℃冰箱，至少 7 天，以便对输血不良反应追查原因。

第二十八条　血液发出后不得退回。

第七章　输血

第二十九条　输血前由两名医护人员核对交叉配血报告单及血袋标签各项内容，检查血袋有无破损渗漏，血液颜色是否正常。准确无误方可输血。

第三十条　输血时，由两名医护人员带病历共同到患者床旁核对患者姓名、性别、年龄、病案号、门急诊／病室、床号、血型等，确认与配血报告相符，再次核对血液后，用符合标准的输血器进行输血。

第三十一条　取回的血应尽快输用，不得自行贮血。输用前将血袋内的成分轻轻混匀，避免剧烈震荡。血液内不得加入其他药物，如需稀释只能用静脉注射生理盐水。

第三十二条　输血前后用静脉注射生理盐水冲洗输血管道。连续输用不同供血者的血液进，前一袋血输尽后，用静脉注射生理盐水冲洗输血器，再接下一袋血继续输注。

第三十三条　输血过程中应先慢后快，再根据病情和年龄高速输注速度，并严密观察受血者有无输血不良反应，如出现异常情况应及时处理：

1. 减慢或停止输血，用静脉注射生理盐水维持静脉通路；

2. 立即通知值班工程师和输血科（血库）值班人员，及时检查、治疗和抢救，并查找原因，做好记录。

第三十四条 疑为溶血性或细菌污染性输血反应，应立即停止输血，用静脉注射生理盐水维护静脉通路，及时报告上级医师，在积极治疗抢救的同时，做以下核对检查：

1. 核对用血申请单、血袋标签、交叉配血试验记录；

2. 核对受血者及供血者 ABO 血型、Rh（D）血型。用保存于冰箱中的受血者与供血者血样、新采集的受血者血样、血袋中血样，重测 ABO 血型、RH（D）血型、不规则抗体筛选及交叉配血试验（包括盐水相和非盐水相试验）；

3. 立即抽取受血者血液加肝素抗凝剂，分离血浆，观察血浆颜色，测定血浆游离血红蛋白含量；

4. 立即抽取受血者血液，检测血清胆红素含量、血浆游离血红蛋白含量、血浆结合珠蛋白测定、直接抗人球蛋白试验并检测相关抗体效价，如发现特殊抗体，应作进一步鉴定；

5. 如怀疑细菌污染性输血反应，抽取血袋中血液做细菌学检验；

6. 尽早检测血常规、尿常规及尿血红蛋白；

7. 必要时，溶血反应发生后 5～7 小时测血清胆红素含量。

第三十五条 输血完毕，医护人员对有输血反应的应逐项填写患者输血反应回报单，并返还输血科（血库）保存。输血科（血库）每月统计上报医务处（科）。

第三十六条 输血完毕后，医护人员将输血记录单（交叉配血报告单）贴在病历中，并将血袋送回输血科（血库）至少保存一次。

第三十七条 本规范由卫生部负责解释。

第三十八条 本规范自 2000 年 10 月 1 日起实施

附件十三：麻醉药品和精神药品管理条例

中华人民共和国国务院令第 442 号

《麻醉药品和精神药品管理条例》已经 2005 年 7 月 26 日国务院第 100 次常务会议通过，现予公布，自 2005 年 11 月 1 日起施行。

总理：温家宝

二〇〇五年八月三日

第一章 总则

第一条 为加强麻醉药品和精神药品的管理，保证麻醉药品和精神药品的合法、安全、合理使用，防止流入非法渠道，根据药品管理法和其他有关法律的规定，制定本条例。

第二条 麻醉药品药用原植物的种植，麻醉药品和精神药品的实验研究、生产、经营、使用、储存、运输等活动以及监督管理，适用本条例。麻醉药品和精神药品的进出口依照有关法律的规定办理。

第三条 本条例所称麻醉药品和精神药品，是指列入麻醉药品目录、精神药品目录（以下称目录）的药品和其他物质。精神药品分为第一类精神药品和第二类精神药品。目录由国务院药品监督管理部门会同国务院公安部门、国务院卫生主管部门制定、调整并公布。上市销售但尚未列入目录的药品和其他物质或者第二类精神药品发生滥用，已经造成或者可能造成严重社会危害的，国务院药品监督管理部门会同国务院公安部门、国务院卫生主管部门应当及时将该药品和该物质列入目录或者将该第二类精神药品调整为第一类精神药品。

第四条 国家对麻醉药品药用原植物以及麻醉药品和精神药品实行管制。除本条例另有规定的外，任何单位、个人不得进行麻醉药品药用原植物的种植以及麻醉药品和精神药品的实验研究、生产、经营、使用、储存、运输等活动。

第五条 国务院药品监督管理部门负责全国麻醉药品和精神药品的监督管理工作，并会同国务院农业主管部门对麻醉药品药用原植物实施监督管理。国务院公安部门负责对造成麻醉药品药用原植物、麻醉药品和精神药品流入非法渠道的行为进行查处。国务院其他有关主管部门在各自的职责范围内负责与麻醉药品和精神药品有关的管理工作。省、自治区、直辖市人民政府药品监督管理部门负责本行政区域内麻醉药品和精神药品的监督管理工作。县级以上地方公安机关负责对本行政区域内造成麻醉药品和精神药品流入非法渠道的行为进行查处。县级以上地方人民政府其他有关主管部门在各自的职责范围内负责与麻醉药品和精神药品有关的管理工作。

第六条　麻醉药品和精神药品生产、经营企业和使用单位可以依法参加行业协会。行业协会应当加强行业自律管理。

第二章　种植、实验研究和生产

第七条　国家根据麻醉药品和精神药品的医疗、国家储备和企业生产所需原料的需要确定需求总量，对麻醉药品药用原植物的种植、麻醉药品和精神药品的生产实行总量控制。国务院药品监督管理部门根据麻醉药品和精神药品的需求总量制定年度生产计划。国务院药品监督管理部门和国务院农业主管部门根据麻醉药品年度生产计划，制定麻醉药品药用原植物年度种植计划。

第八条　麻醉药品药用原植物种植企业应当根据年度种植计划，种植麻醉药品药用原植物。麻醉药品药用原植物种植企业应当向国务院药品监督管理部门和国务院农业主管部门定期报告种植情况。

第九条　麻醉药品药用原植物种植企业由国务院药品监督管理部门和国务院农业主管部门共同确定，其他单位和个人不得种植麻醉药品药用原植物。

第十条　开展麻醉药品和精神药品实验研究活动应当具备下列条件，并经国务院药品监督管理部门批准：

（一）以医疗、科学研究或者教学为目的；

（二）有保证实验所需麻醉药品和精神药品安全的措施和管理制度；

（三）单位及其工作人员2年内没有违反有关禁毒的法律、行政法规规定的行为。

第十一条　麻醉药品和精神药品的实验研究单位申请相关药品批准证明文件，应当依照药品管理法的规定办理；需要转让研究成果的，应当经国务院药品监督管理部门批准。

第十二条　药品研究单位在普通药品的实验研究过程中，产生本条例规定的管制品种的，应当立即停止实验研究活动，并向国务院药品监督管理部门报告。国务院药品监督管理部门应当根据情况，及时作出是否同意其继续实验研究的决定。

第十三条　麻醉药品和第一类精神药品的临床试验，不得以健康人为受试对象。

第十四条　国家对麻醉药品和精神药品实行定点生产制度。国务院药品监督管理部门应当根据麻醉药品和精神药品的需求总量，确定麻醉药品和精神药品定点生产企业的数量和布局，并根据年度需求总量对数量和布局进行调整、公布。

第十五条　麻醉药品和精神药品的定点生产企业应当具备下列条件：

（一）有药品生产许可证；

（二）有麻醉药品和精神药品实验研究批准文件；

（三）有符合规定的麻醉药品和精神药品生产设施、储存条件和相应的安全管理设施；

（四）有通过网络实施企业安全生产管理和向药品监督管理部门报告生产信息的能力；

（五）有保证麻醉药品和精神药品安全生产的管理制度；

（六）有与麻醉药品和精神药品安全生产要求相适应的管理水平和经营规模；

（七）麻醉药品和精神药品生产管理、质量管理部门的人员应当熟悉麻醉药品和精神药品管理以及有关禁毒的法律、行政法规；

（八）没有生产、销售假药、劣药或者违反有关禁毒的法律、行政法规规定的行为；

（九）符合国务院药品监督管理部门公布的麻醉药品和精神药品定点生产企业数量和布局的要求。

第十六条　从事麻醉药品、第一类精神药品生产以及第二类精神药品原料药生产的企业，应当经所在地省、自治区、直辖市人民政府药品监督管理部门初步审查，由国务院药品监督管理部门批准；从事第二类精神药品制剂生产的企业，应当经所在地省、自治区、直辖市人民政府药品监督管理部门批准。

第十七条　定点生产企业生产麻醉药品和精神药品，应当依照药品管理法的规定取得药品批准文号。国务院药品监督管理部门应当组织医学、药学、社会学、伦理学和禁毒等方面的专家成立专家组，由专家组对申请首次上市的麻醉药品和精神药品的社会危害性和被滥用的可能性进行评价，并提出是否批准的建议。未取得药品批准文号的，不得生产麻醉药品和精神药品。

第十八条　发生重大突发事件，定点生产企业无法正常生产或者不能保证供应麻醉药品和精神药品时，国务院药品监督管理部门可以决定其他药品生产企业生产麻醉药品和精神药品。重大突发事件结束后，国务院药品监督管理部门应当及时决定前款规定的企业停止麻醉药品和精神药品的生产。

第十九条　定点生产企业应当严格按照麻醉药品和精神药品年度生产计划安排生产，并依照规定向所在地省、自治区、直辖市人民政府药品监督管理部门报告生产情况。

第二十条　定点生产企业应当依照本条例的规定，将麻醉药品和精神药品销售给具有麻醉药品和精神药品经营资格的企业或者依照本条例规定批准的其他单位。

第二十一条　麻醉药品和精神药品的标签应当印有国务院药品监督管理部门规定的标志。

第三章　经营

第二十二条　国家对麻醉药品和精神药品实行定点经营制度。国务院药品监督管理部门应当根据麻醉药品和第一类精神药品的需求总量，确定麻醉药品和第一类精神药品的定点批发企业布局，并应当根据年度需求总量对布局进行调整、公布。药品经营企业不得经营麻醉药品原料药和第一类精神药品原料药。但是，供医疗、科学研究、教学使用的小包装的上述药品可以由国务院药品监督管理部门规定的药品批发企业经营。

第二十三条　麻醉药品和精神药品定点批发企业除应当具备药品管理法第十五条规定的药品经营企业的开办条件外，还应当具备下列条件：

（一）有符合本条例规定的麻醉药品和精神药品储存条件；

（二）有通过网络实施企业安全管理和向药品监督管理部门报告经营信息的能力；

（三）单位及其工作人员2年内没有违反有关禁毒的法律、行政法规规定的行为；

（四）符合国务院药品监督管理部门公布的定点批发企业布局。麻醉药品和第一类精神药品的定点批发企业，还应当具有保证供应责任区域内医疗机构所需麻醉药品和第一类精神药品的能力，并具有保证麻醉药品和第一类精神药品安全经营的管理制度。

第二十四条　跨省、自治区、直辖市从事麻醉药品和第一类精神药品批发业务的企业（以下称全国性批发企业），应当经国务院药品监督管理部门批准；在本省、自治区、直辖市行政区域内从事麻醉药品和第一类精神药品批发业务的企业（以下称区域性批发企业），应当经所在地省、自治区、直辖市人民政府药品监督管理部门批准。专门从事第二类精神药品批发业务的企业，应当经所在地省、自治区、直辖市人民政府药品监督管理部门批准。全国性批发企业和区域性批发企业可以从事第二类精神药品批发业务。

第二十五条　全国性批发企业可以向区域性批发企业，或者经批准可以向取得麻醉药品和第一类精神药品使用资格的医疗机构以及依照本条例规定批准的其他单位销售麻醉药品和第一类精神药品。全国性批发企业向取得麻醉药品和第一类精神药品使用资格的医疗机构销售麻醉药品和第一类精神药品，应当经医疗机构所在地省、自治区、直辖市人民政府药品监督管理部门批准。国务院药品监督管理部门在批准全国性批发企业时，应当明确其所承担供药责任的区域。

第二十六条　区域性批发企业可以向本省、自治区、直辖市行政区域内取得麻醉药品和第一类精神药品使用资格的医疗机构销售麻醉药品和第一类精神药品；由于特殊地理位置的原因，需要就近向其他省、自治区、直辖市行政区域内取得麻醉药品和第一类精神药品使用资格的医疗机构销售的，应当经国务院药品监督管理部门批准。省、自治区、直辖市人民政府药品监督管理部门在批准区域性批发企业时，应当明确其所承担供药责任的区域。区域性批发企业之间因医疗急需、运输困难等特殊情况需要调剂麻醉药品和第一类精神药品的，应当在调剂后2日内将调剂情况分别报所在地省、自治区、直辖市人民政府药品监督管理部门备案。

第二十七条 全国性批发企业应当从定点生产企业购进麻醉药品和第一类精神药品。区域性批发企业可以从全国性批发企业购进麻醉药品和第一类精神药品；经所在地省、自治区、直辖市人民政府药品监督管理部门批准，也可以从定点生产企业购进麻醉药品和第一类精神药品。

第二十八条 全国性批发企业和区域性批发企业向医疗机构销售麻醉药品和第一类精神药品，应当将药品送至医疗机构。医疗机构不得自行提货。

第二十九条 第二类精神药品定点批发企业可以向医疗机构、定点批发企业和符合本条例第三十一条规定的药品零售企业以及依照本条例规定批准的其他单位销售第二类精神药品。

第三十条 麻醉药品和第一类精神药品不得零售。禁止使用现金进行麻醉药品和精神药品交易，但是个人合法购买麻醉药品和精神药品的除外。

第三十一条 经所在地设区的市级药品监督管理部门批准，实行统一进货、统一配送、统一管理的药品零售连锁企业可以从事第二类精神药品零售业务。

第三十二条 第二类精神药品零售企业应当凭执业医师出具的处方，按规定剂量销售第二类精神药品，并将处方保存 2 年备查；禁止超剂量或者无处方销售第二类精神药品；不得向未成年人销售第二类精神药品。

第三十三条 麻醉药品和精神药品实行政府定价，在制定出厂和批发价格的基础上，逐步实行全国统一零售价格。具体办法由国务院价格主管部门制定。

第四章 使用

第三十四条 药品生产企业需要以麻醉药品和第一类精神药品为原料生产普通药品的，应当向所在地省、自治区、直辖市人民政府药品监督管理部门报送年度需求计划，由省、自治区、直辖市人民政府药品监督管理部门汇总报国务院药品监督管理部门批准后，向定点生产企业购买。药品生产企业需要以第二类精神药品为原料生产普通药品的，应当将年度需求计划报所在地省、自治区、直辖市人民政府药品监督管理部门，并向定点批发企业或者定点生产企业购买。

第三十五条 食品、食品添加剂、化妆品、油漆等非药品生产企业需要使用咖啡因作为原料的，应当经所在地省、自治区、直辖市人民政府药品监督管理部门批准，向定点批发企业或者定点生产企业购买。科学研究、教学单位需要使用麻醉药品和精神药品开展实验、教学活动的，应当经所在地省、自治区、直辖市人民政府药品监督管理部门批准，向定点批发企业或者定点生产企业购买。需要使用麻醉药品和精神药品的标准品、对照品的，应当经所在地省、自治区、直辖市人民政府药品监督管理部门批准，向国务院药品监督管理部门批准的单位购买。

第三十六条 医疗机构需要使用麻醉药品和第一类精神药品的，应当经所在地设区的市级人民政府卫生主管部门批准，取得麻醉药品、第一类精神药品购用印鉴卡（以下称印鉴卡）。医疗机构应当凭印鉴卡向本省、自治区、直辖市行政区域内的定点批发企业购买麻醉药品和第一类精神药品。设区的市级人民政府卫生主管部门发给医疗机构印鉴卡时，应当将取得印鉴卡的医疗机构情况抄送所在地设区的市级药品监督管理部门，并报省、自治区、直辖市人民政府卫生主管部门备案。省、自治区、直辖市人民政府卫生主管部门应当将取得印鉴卡的医疗机构名单向本行政区域内的定点批发企业通报。

第三十七条 医疗机构取得印鉴卡应当具备下列条件：

（一）有专职的麻醉药品和第一类精神药品管理人员；

（二）有获得麻醉药品和第一类精神药品处方资格的执业医师；

（三）有保证麻醉药品和第一类精神药品安全储存的设施和管理制度。

第三十八条 医疗机构应当按照国务院卫生主管部门的规定，对本单位执业医师进行有关麻醉药品和精神药品使用知识的培训、考核，经考核合格的，授予麻醉药品和第一类精神药品处方资格。执业医师取得麻醉药品和第一类精神药品的处方资格后，方可在本医疗机构开具麻醉药品和第一类精神药品处方，但不得为自己开具该种处方。医疗机构应当将具有麻醉药品和第一类精神药品处方资格的执业医师名单及其变更情况，定期报送所在地设区的市级人民政府卫生主管部门，并抄送同级药品监督管理部门。医务人员应当根据国务院卫生主管部门制定的临床应用指导原则，使用麻醉药品和精神药品。

第三十九条　具有麻醉药品和第一类精神药品处方资格的执业医师，根据临床应用指导原则，对确需使用麻醉药品或者第一类精神药品的患者，应当满足其合理用药需求。在医疗机构就诊的癌症疼痛患者和其他危重患者得不到麻醉药品或者第一类精神药品时，患者或者其亲属可以向执业医师提出申请。具有麻醉药品和第一类精神药品处方资格的执业医师认为要求合理的，应当及时为患者提供所需麻醉药品或者第一类精神药品。

第四十条　执业医师应当使用专用处方开具麻醉药品和精神药品，单张处方的最大用量应当符合国务院卫生主管部门的规定。对麻醉药品和第一类精神药品处方，处方的调配人、核对人应当仔细核对，签署姓名，并予以登记；对不符合本条例规定的，处方的调配人、核对人应当拒绝发药。麻醉药品和精神药品专用处方的格式由国务院卫生主管部门规定。

第四十一条　医疗机构应当对麻醉药品和精神药品处方进行专册登记，加强管理。麻醉药品处方至少保存3年，精神药品处方至少保存2年。

第四十二条　医疗机构抢救患者急需麻醉药品和第一类精神药品而本医疗机构无法提供时，可以从其他医疗机构或者定点批发企业紧急借用；抢救工作结束后，应当及时将借用情况报所在地设区的市级药品监督管理部门和卫生主管部门备案。

第四十三条　对临床需要而市场无供应的麻醉药品和精神药品，持有医疗机构制剂许可证和印鉴卡的医疗机构需要配制制剂的，应当经所在地省、自治区、直辖市人民政府药品监督管理部门批准。医疗机构配制的麻醉药品和精神药品制剂只能在本医疗机构使用，不得对外销售。

第四十四条　因治疗疾病需要，个人凭医疗机构出具的医疗诊断书、本人身份证明，可以携带单张处方最大用量以内的麻醉药品和第一类精神药品；携带麻醉药品和第一类精神药品出入境的，由海关根据自用、合理的原则放行。医务人员为了医疗需要携带少量麻醉药品和精神药品出入境的，应当持有省级以上人民政府药品监督管理部门发放的携带麻醉药品和精神药品证明。海关凭携带麻醉药品和精神药品证明放行。

第四十五条　医疗机构、戒毒机构以开展戒毒治疗为目的，可以使用美沙酮或者国家确定的其他用于戒毒治疗的麻醉药品和精神药品。具体管理办法由国务院药品监督管理部门、国务院公安部门和国务院卫生主管部门制定。

第五章　储存

第四十六条　麻醉药品药用原植物种植企业、定点生产企业、全国性批发企业和区域性批发企业以及国家设立的麻醉药品储存单位，应当设置储存麻醉药品和第一类精神药品的专库。该专库应当符合下列要求：

（一）安装专用防盗门，实行双人双锁管理；

（二）具有相应的防火设施；

（三）具有监控设施和报警装置，报警装置应当与公安机关报警系统联网。

全国性批发企业经国务院药品监督管理部门批准设立的药品储存点应当符合前款的规定。麻醉药品定点生产企业应当将麻醉药品原料药和制剂分别存放。

第四十七条　麻醉药品和第一类精神药品的使用单位应当设立专库或者专柜储存麻醉药品和第一类精神药品。专库应当设有防盗设施并安装报警装置；专柜应当使用保险柜。专库和专柜应当实行双人双锁管理。

第四十八条　麻醉药品药用原植物种植企业、定点生产企业、全国性批发企业和区域性批发企业、国家设立的麻醉药品储存单位以及麻醉药品和第一类精神药品的使用单位，应当配备专人负责管理工作，并建立储存麻醉药品和第一类精神药品的专用账册。药品入库双人验收，出库双人复核，做到账物相符。专用账册的保存期限应当自药品有效期期满之日起不少于5年。

第四十九条　第二类精神药品经营企业应当在药品库房中设立独立的专库或者专柜储存第二类精神药品，并建立专用账册，实行专人管理。专用账册的保存期限应当自药品有效期期满之日起不少于5年。

第六章 运输

第五十条 托运、承运和自行运输麻醉药品和精神药品的，应当采取安全保障措施，防止麻醉药品和精神药品在运输过程中被盗、被抢、丢失。

第五十一条 通过铁路运输麻醉药品和第一类精神药品的，应当使用集装箱或者铁路行李车运输，具体办法由国务院药品监督管理部门会同国务院铁路主管部门制定。没有铁路需要通过公路或者水路运输麻醉药品和第一类精神药品的，应当由专人负责押运。

第五十二条 托运或者自行运输麻醉药品和第一类精神药品的单位，应当向所在地省、自治区、直辖市人民政府药品监督管理部门申请领取运输证明。运输证明有效期为1年。运输证明应当由专人保管，不得涂改、转让、转借。

第五十三条 托运人办理麻醉药品和第一类精神药品运输手续，应当将运输证明副本交付承运人。承运人应当查验、收存运输证明副本，并检查货物包装。没有运输证明或者货物包装不符合规定的，承运人不得承运。承运人在运输过程中应当携带运输证明副本，以备查验。

第五十四条 邮寄麻醉药品和精神药品，寄件人应当提交所在地省、自治区、直辖市人民政府药品监督管理部门出具的准予邮寄证明。邮政营业机构应当查验、收存准予邮寄证明；没有准予邮寄证明的，邮政营业机构不得收寄。省、自治区、直辖市邮政主管部门指定符合安全保障条件的邮政营业机构负责收寄麻醉药品和精神药品。邮政营业机构收寄麻醉药品和精神药品，应当依法对收寄的麻醉药品和精神药品予以查验。邮寄麻醉药品和精神药品的具体管理办法，由国务院药品监督管理部门会同国务院邮政主管部门制定。

第五十五条 定点生产企业、全国性批发企业和区域性批发企业之间运输麻醉药品、第一类精神药品，发货人在发货前应当向所在地省、自治区、直辖市人民政府药品监督管理部门报送本次运输的相关信息。属于跨省、自治区、直辖市运输的，收到信息的药品监督管理部门应当向收货人所在地的同级药品监督管理部门通报；属于在本省、自治区、直辖市行政区域内运输的，收到信息的药品监督管理部门应当向收货人所在地设区的市级药品监督管理部门通报。

第七章 审批程序和监督管理

第五十六条 申请人提出本条例规定的审批事项申请，应当提交能够证明其符合本条例规定条件的相关资料。审批部门应当自收到申请之日起40日内作出是否批准的决定；作出批准决定的，发给许可证明文件或者在相关许可证明文件上加注许可事项；作出不予批准决定的，应当书面说明理由。确定定点生产企业和定点批发企业，审批部门应当在经审查符合条件的企业中，根据布局的要求，通过公平竞争的方式初步确定定点生产企业和定点批发企业，并予公布。其他符合条件的企业可以自公布之日起10日内向审批部门提出异议。审批部门应当自收到异议之日起20日内对异议进行审查，并作出是否调整的决定。

第五十七条 药品监督管理部门应当根据规定的职责权限，对麻醉药品药用原植物的种植以及麻醉药品和精神药品的实验研究、生产、经营、使用、储存、运输活动进行监督检查。

第五十八条 省级以上人民政府药品监督管理部门根据实际情况建立监控信息网络，对定点生产企业、定点批发企业和使用单位的麻醉药品和精神药品生产、进货、销售、库存、使用的数量以及流向实行实时监控，并与同级公安机关做到信息共享。

第五十九条 尚未连接监控信息网络的麻醉药品和精神药品定点生产企业、定点批发企业和使用单位，应当每月通过电子信息、传真、书面等方式，将本单位麻醉药品和精神药品生产、进货、销售、库存、使用的数量以及流向，报所在地设区的市级药品监督管理部门和公安机关；医疗机构还应当报所在地设区的市级人民政府卫生主管部门。设区的市级药品监督管理部门应当每3个月向上一级药品监督管理部门报告本地区麻醉药品和精神药品的相关情况。

第六十条 对已经发生滥用，造成严重社会危害的麻醉药品和精神药品品种，国务院药品监督管理部门应当采取在一定期限内中止生产、经营、使用或者限定其使用范围和用途等措施。对不再作为药品使用的麻醉药品和精神药品，国务院药品监督管理部门应当撤销其药品批准文号和药品标准，并予以公布。

药品监督管理部门、卫生主管部门发现生产、经营企业和使用单位的麻醉药品和精神药品管理存在安全隐患时，应当责令其立即排除或者限期排除；对有证据证明可能流入非法渠道的，应当及时采取查封、扣押的行政强制措施，在 7 日内作出行政处理决定，并通报同级公安机关。药品监督管理部门发现取得印鉴卡的医疗机构未依照规定购买麻醉药品和第一类精神药品时，应当及时通报同级卫生主管部门。接到通报的卫生主管部门应当立即调查处理。必要时，药品监督管理部门可以责令定点批发企业中止向该医疗机构销售麻醉药品和第一类精神药品。

第六十一条　麻醉药品和精神药品的生产、经营企业和使用单位对过期、损坏的麻醉药品和精神药品应当登记造册，并向所在地县级药品监督管理部门申请销毁。药品监督管理部门应当自接到申请之日起 5 日内到场监督销毁。医疗机构对存放在本单位的过期、损坏麻醉药品和精神药品，应当按照本条规定的程序向卫生主管部门提出申请，由卫生主管部门负责监督销毁。对依法收缴的麻醉药品和精神药品，除经国务院药品监督管理部门或者国务院公安部门批准用于科学研究外，应当依照国家有关规定予以销毁。

第六十二条　县级以上人民政府卫生主管部门应当对执业医师开具麻醉药品和精神药品处方的情况进行监督检查。

第六十三条　药品监督管理部门、卫生主管部门和公安机关应当互相通报麻醉药品和精神药品生产、经营企业和使用单位的名单以及其他管理信息。各级药品监督管理部门应当将在麻醉药品药用原植物的种植以及麻醉药品和精神药品的实验研究、生产、经营、使用、储存、运输等各环节的管理中的审批、撤销等事项通报同级公安机关。麻醉药品和精神药品的经营企业、使用单位报送各级药品监督管理部门的备案事项，应当同时报送同级公安机关。

第六十四条　发生麻醉药品和精神药品被盗、被抢、丢失或者其他流入非法渠道的情形的，案发单位应当立即采取必要的控制措施，同时报告所在地县级公安机关和药品监督管理部门。医疗机构发生上述情形的，还应当报告其主管部门。

公安机关接到报告、举报，或者有证据证明麻醉药品和精神药品可能流入非法渠道时，应当及时开展调查，并可以对相关单位采取必要的控制措施。药品监督管理部门、卫生主管部门以及其他有关部门应当配合公安机关开展工作。

第八章　法律责任

第六十五条　药品监督管理部门、卫生主管部门违反本条例的规定，有下列情形之一的，由其上级行政机关或者监察机关责令改正；情节严重的，对直接负责的主管人员和其他直接责任人员依法给予行政处分；构成犯罪的，依法追究刑事责任：

（一）对不符合条件的申请人准予行政许可或者超越法定职权作出准予行政许可决定的；

（二）未到场监督销毁过期、损坏的麻醉药品和精神药品的；

（三）未依法履行监督检查职责，应当发现而未发现违法行为、发现违法行为不及时查处，或者未依照本条例规定的程序实施监督检查的；

（四）违反本条例规定的其他失职、渎职行为。

第六十六条　麻醉药品药用原植物种植企业违反本条例的规定，有下列情形之一的，由药品监督管理部门责令限期改正，给予警告；逾期不改正的，处 5 万元以上 10 万元以下的罚款；情节严重的，取消其种植资格：

（一）未依照麻醉药品药用原植物年度种植计划进行种植的；

（二）未依照规定报告种植情况的；

（三）未依照规定储存麻醉药品的。

第六十七条　定点生产企业违反本条例的规定，有下列情形之一的，由药品监督管理部门责令限期改正，给予警告，并没收违法所得和违法销售的药品；逾期不改正的，责令停产，并处 5 万元以上 10 万元以下的罚款；情节严重的，取消其定点生产资格：

（一）未按照麻醉药品和精神药品年度生产计划安排生产的；

（二）未依照规定向药品监督管理部门报告生产情况的；

（三）未依照规定储存麻醉药品和精神药品，或者未依照规定建立、保存专用账册的；

（四）未依照规定销售麻醉药品和精神药品的；

（五）未依照规定销毁麻醉药品和精神药品的。

第六十八条　定点批发企业违反本条例的规定销售麻醉药品和精神药品，或者违反本条例的规定经营麻醉药品原料药和第一类精神药品原料药的，由药品监督管理部门责令限期改正，给予警告，并没收违法所得和违法销售的药品；逾期不改正的，责令停业，并处违法销售药品货值金额 2 倍以上 5 倍以下的罚款；情节严重的，取消其定点批发资格。

第六十九条　定点批发企业违反本条例的规定，有下列情形之一的，由药品监督管理部门责令限期改正，给予警告；逾期不改正的，责令停业，并处 2 万元以上 5 万元以下的罚款；情节严重的，取消其定点批发资格：

（一）未依照规定购进麻醉药品和第一类精神药品的；

（二）未保证供药责任区域内的麻醉药品和第一类精神药品的供应的；

（三）未对医疗机构履行送货义务的；

（四）未依照规定报告麻醉药品和精神药品的进货、销售、库存数量以及流向的；

（五）未依照规定储存麻醉药品和精神药品，或者未依照规定建立、保存专用账册的；

（六）未依照规定销毁麻醉药品和精神药品的；

（七）区域性批发企业之间违反本条例的规定调剂麻醉药品和第一类精神药品，或者因特殊情况调剂麻醉药品和第一类精神药品后未依照规定备案的。

第七十条　第二类精神药品零售企业违反本条例的规定储存、销售或者销毁第二类精神药品的，由药品监督管理部门责令限期改正，给予警告，并没收违法所得和违法销售的药品；逾期不改正的，责令停业，并处 5000 元以上 2 万元以下的罚款；情节严重的，取消其第二类精神药品零售资格。

第七十一条　本条例第三十四条、第三十五条规定的单位违反本条例的规定，购买麻醉药品和精神药品的，由药品监督管理部门没收违法购买的麻醉药品和精神药品，责令限期改正，给予警告；逾期不改正的，责令停产或者停止相关活动，并处 2 万元以上 5 万元以下的罚款。

第七十二条　取得印鉴卡的医疗机构违反本条例的规定，有下列情形之一的，由设区的市级人民政府卫生主管部门责令限期改正，给予警告；逾期不改正的，处 5000 元以上 1 万元以下的罚款；情节严重的，吊销其印鉴卡；对直接负责的主管人员和其他直接责任人员，依法给予降级、撤职、开除的处分：

（一）未依照规定购买、储存麻醉药品和第一类精神药品的；

（二）未依照规定保存麻醉药品和精神药品专用处方，或者未依照规定进行处方专册登记的；

（三）未依照规定报告麻醉药品和精神药品的进货、库存、使用数量的；

（四）紧急借用麻醉药品和第一类精神药品后未备案的；

（五）未依照规定销毁麻醉药品和精神药品的。

第七十三条　具有麻醉药品和第一类精神药品处方资格的执业医师，违反本条例的规定开具麻醉药品和第一类精神药品处方，或者未按照临床应用指导原则的要求使用麻醉药品和第一类精神药品的，由其所在医疗机构取消其麻醉药品和第一类精神药品处方资格；造成严重后果的，由原发证部门吊销其执业证书。执业医师未按照临床应用指导原则的要求使用第二类精神药品或者未使用专用处方开具第二类精神药品，造成严重后果的，由原发证部门吊销其执业证书。未取得麻醉药品和第一类精神药品处方资格的执业医师擅自开具麻醉药品和第一类精神药品处方，由县级以上人民政府卫生主管部门给予警告，暂停其执业活动；造成严重后果的，吊销其执业证书；构成犯罪的，依法追究刑事责任。处方的调配人、核对人违反本条例的规定未对麻醉药品和第一类精神药品处方进行核对，造成严重后果的，由原发证部门吊销其执业证书。

第七十四条　违反本条例的规定运输麻醉药品和精神药品的，由药品监督管理部门和运输管理部门依照各自职责，责令改正，给予警告，处2万元以上5万元以下的罚款。收寄麻醉药品、精神药品的邮政营业机构未依照本条例的规定办理邮寄手续的，由邮政主管部门责令改正，给予警告；造成麻醉药品、精神药品邮件丢失的，依照邮政法律、行政法规的规定处理。

第七十五条 提供虚假材料、隐瞒有关情况，或者采取其他欺骗手段取得麻醉药品和精神药品的实验研究、生产、经营、使用资格的，由原审批部门撤销其已取得的资格，5年内不得提出有关麻醉药品和精神药品的申请；情节严重的，处1万元以上3万元以下的罚款，有药品生产许可证、药品经营许可证、医疗机构执业许可证的，依法吊销其许可证明文件。

第七十六条 药品研究单位在普通药品的实验研究和研制过程中，产生本条例规定管制的麻醉药品和精神药品，未依照本条例的规定报告的，由药品监督管理部门责令改正，给予警告，没收违法药品；拒不改正的，责令停止实验研究和研制活动。

第七十七条 药物临床试验机构以健康人为麻醉药品和第一类精神药品临床试验的受试对象的，由药品监督管理部门责令停止违法行为，给予警告；情节严重的，取消其药物临床试验机构的资格；构成犯罪的，依法追究刑事责任。对受试对象造成损害的，药物临床试验机构依法承担治疗和赔偿责任。

第七十八条 定点生产企业、定点批发企业和第二类精神药品零售企业生产、销售假劣麻醉药品和精神药品的，由药品监督管理部门取消其定点生产资格、定点批发资格或者第二类精神药品零售资格，并依照药品管理法的有关规定予以处罚。

第七十九条 定点生产企业、定点批发企业和其他单位使用现金进行麻醉药品和精神药品交易的，由药品监督管理部门责令改正，给予警告，没收违法交易的药品，并处5万元以上10万元以下的罚款。

第八十条 发生麻醉药品和精神药品被盗、被抢、丢失案件的单位，违反本条例的规定未采取必要的控制措施或者未依照本条例的规定报告的，由药品监督管理部门和卫生主管部门依照各自职责，责令改正，给予警告；情节严重的，处5000元以上1万元以下的罚款；有上级主管部门的，由其上级主管部门对直接负责的主管人员和其他直接责任人员，依法给予降级、撤职的处分。

第八十一条 依法取得麻醉药品药用原植物种植或者麻醉药品和精神药品实验研究、生产、经营、使用、运输等资格的单位，倒卖、转让、出租、出借、涂改其麻醉药品和精神药品许可证明文件的，由原审批部门吊销相应许可证明文件，没收违法所得；情节严重的，处违法所得2倍以上5倍以下的罚款；没有违法所得的，处2万元以上5万元以下的罚款；构成犯罪的，依法追究刑事责任。

第八十二条 违反本条例的规定，致使麻醉药品和精神药品流入非法渠道造成危害，构成犯罪的，依法追究刑事责任；尚不构成犯罪的，由县级以上公安机关处5万元以上10万元以下的罚款；有违法所得的，没收违法所得；情节严重的，处违法所得2倍以上5倍以下的罚款；由原发证部门吊销其药品生产、经营和使用许可证明文件。药品监督管理部门、卫生主管部门在监督管理工作中发现前款规定情形的，应当立即通报所在地同级公安机关，并依照国家有关规定，将案件以及相关材料移送公安机关。

第八十三条 本章规定由药品监督管理部门作出的行政处罚，由县级以上药品监督管理部门按照国务院药品监督管理部门规定的职责分工决定。

第九章 附则

第八十四条 本条例所称实验研究是指以医疗、科学研究或者教学为目的的临床前药物研究。经批准可以开展与计划生育有关的临床医疗服务的计划生育技术服务机构需要使用麻醉药品和精神药品的，依照本条例有关医疗机构使用麻醉药品和精神药品的规定执行。

第八十五条 麻醉药品目录中的罂粟壳只能用于中药饮片和中成药的生产以及医疗配方使用。具体管理办法由国务院药品监督管理部门另行制定。

第八十六条 生产含麻醉药品的复方制剂，需要购进、储存、使用麻醉药品原料药的，应当遵守本条例有关麻醉药品管理的规定。

第八十七条 军队医疗机构麻醉药品和精神药品的供应、使用，由国务院药品监督管理部门会同中国人民解放军总后勤部依据本条例制定具体管理办法。

第八十八条 对动物用麻醉药品和精神药品的管理，由国务院兽医主管部门会同国务院药品监督管理部门依据本条例制定具体管理办法。

第八十九条 本条例自 2005 年 11 月 1 日起施行。1987 年 11 月 28 日国务院发布的《麻醉药品管理办法》和 1988 年 12 月 27 日国务院发布的《精神药品管理办法》同时废止。

附件十四：卫生部关于印发《麻醉药品、精神药品处方管理规定》的通知

中华人民共和国国家卫生和计划生育委员会

卫医发（2005）436 号

各省、自治区、直辖市卫生厅局，新疆生产建设兵团卫生局：

为加强医疗机构麻醉药品、精神药品处方管理，保证患者正常医疗需求，防止麻醉药品、精神药品流入非法渠道，根据《麻醉药品和精神药品管理条例》和《处方管理办法（试行）》，我部制定了《麻醉药品、精神药品处方管理规定》。现印发给你们，请遵照执行。

二〇〇五年十一月十四日

麻醉药品、精神药品处方管理规定

一、为加强麻醉药品、精神药品处方开具、使用、保存管理，保证正常医疗需要，防止流入非法渠道，根据《麻醉药品和精神药品管理条例》和《处方管理办法（试行）》，制定本规定。

二、开具麻醉药品、精神药品使用专用处方。

三、具有处方权的医师在为患者首次开具麻醉药品、第一类精神药品处方时，应当亲自诊查患者，为其建立相应的病历，留存患者身份证明复印件，要求其签署《知情同意书》（附后）。病历由医疗机构保管。

四、麻醉药品注射剂仅限于医疗机构内使用，或者由医疗机构派医务人员出诊至患者家中使用。

五、医疗机构应当要求使用麻醉药品非注射剂型和第一类精神药品的患者每 4 个月复诊或者随诊一次。

六、麻醉药品非注射剂型和第一类精神药品需要带出医疗机构外使用时，具有处方权的医师在患者或者其代办人出示下列材料后方可开具麻醉药品、第一类精神药品处方：

（一）二级以上医院开具的诊断证明；

（二）患者户籍簿、身份证或者其他相关身份证明；

（三）代办人员身份证明。医疗机构应当在患者门诊病历中留存代办人员身份证明复印件。

七、麻醉药品、精神药品处方格式由三部分组成：

（一）前记：医疗机构名称、处方编号、患者姓名、性别、年龄、身份证明编号、门诊病历号、代办人姓名、性别、年龄、身份证明编号、科别、开具日期等，并可添列专科要求的项目。

（二）正文：病情及诊断；以 Rp 或者 R 标示，分列药品名称、规格、数量、用法用量。

（三）后记：医师签章、药品金额以及审核、调配、核对、发药的药学专业技术人员签名。

八、麻醉药品和第一类精神药品处方的印刷用纸为淡红色，处方右上角分别标注"麻"、"精一"；第二类精神药品处方的印刷用纸为白色，处方右上角标注"精二"。

九、麻醉药品、精神药品处方由医疗机构按照规定的样式统一印制。

十、麻醉药品、第一类精神药品注射剂处方为一次用量；其他剂型处方不得超过 3 日用量；控缓释制剂处方不得超过 7 日用量。

十一、第二类精神药品处方一般不得超过 7 日用量；对于某些特殊情况，处方用量可适当延长，但医师应当注明理由。

十二、为癌痛、慢性中、重度非癌痛患者开具的麻醉药品、第一类精神药品注射剂处方不得超过 3 日用量；其他剂型处方不得超过 7 日用量。

十三、对于需要特别加强管制的麻醉药品，盐酸二氢埃托啡处方为一次用量，药品仅限于二级以上医院内使用；盐酸哌替啶处方为一次用量，药品仅限于医疗机构内使用。

十四、麻醉药品处方至少保存3年，精神药品处方至少保存2年。

麻醉药品、第一类精神药品使用知情同意书

《麻醉药品和精神药品管理条例》于2005年11月1日实施。为了提高疼痛及相关疾病患者的生存质量，方便患者领用麻醉药品和第一类精神药品（以下简称麻醉和精神药品），防止药品流失，在首次建立门诊病历前，请您认真阅读以下内容：

一、患者所拥有的权利：

（一）有在医师、药师指导下获得药品的权利；

（二）有从医师、药师、护师处获得麻醉和精神药品正确、安全、有效使用和保存常识的权利；

（三）有委托亲属或者监护人代领麻醉药品的权利；

（四）权利受侵害时向有关部门投诉的权利。

受理投诉卫生行政主管部门：

电话：

二、患者及其亲属或者监护人的义务：

（一）遵守相关法律、法规及有关规定；

（二）如实说明病情及是否有药物依赖或药物滥用史；

（三）患者不再使用麻醉和精神药品时，立即停止取药并将剩余的药品无偿交回建立门诊病历医院；

（四）不向他人转让或者贩卖麻醉和精神药品。

三、重要提示：

（一）麻醉和精神药品仅供患者因疾病需要而使用，其他一切用作他用或者非法持有的行为，都可能导致您触犯刑律或其他法律、规定，要承担相应法律责任。

（二）违反有关规定时，患者或者代办人均要承担相应法律责任。以上内容本人已经详细阅读，同意在享有上述权利的同时，履行相应的义务。

医疗机构（章）：　　　　　　　　　　　　患者（家属）签名：

经办人签名：

年　月　日　　　　　　　　　　　　　　　年　月　日

附件十五：国家卫生计生委办公厅关于印发麻醉等6个专业质控指标（2015年版）的通知

中华人民共和国国家卫生和计划生育委员会

国卫办医函〔2015〕252号

各省、自治区、直辖市卫生计生委，新疆生产建设兵团卫生局：

为进一步加强医疗质量管理，规范临床诊疗行为，促进医疗服务的标准化、同质化，我委组织麻醉、重症医学、急诊、临床检验、病理、医院感染6个专业国家级质控中心，制定了相关专业的质控指标（可从国家卫生计生委网站医政医管子站下载）。现印发给你们，供各级卫生计生行政部门、质控中心和医疗机构在医疗质量管理控制工作中使用。

各省级卫生计生行政部门要加强对辖区内质控中心和医疗机构的培训指导，加强指标应用、信息收集和反馈工作。指标应用过程中有关情况和问题及时报我委医政医管局。

2015-04-13

麻醉专业医疗质量控制指标（2015年版）

一、麻醉科医患比

定义：麻醉科固定在岗（本院）医师总数占同期麻醉科完成麻醉总例次数（万例次）的比例。

计算公式:

麻醉科医患比=麻醉科固定在岗(本院)医师总数/同期麻醉科完成麻醉总例次数(万例次)×100%

意义:反映医疗机构麻醉医疗质量的重要结构性指标之一。

二、各 ASA 分级麻醉患者比例

定义:根据美国麻醉医师协会(ASA)分级标准,对于接受麻醉患者的病情危重程度进行分级。各 ASA 分级麻醉患者比例是指该 ASA 分级麻醉患者数占同期各 ASA 分级麻醉患者总数的比例。

计算公式:

各 ASA 分级麻醉患者比例=该 ASA 分级麻醉患者数/同期各 ASA 分级麻醉患者总数×100%

意义:体现医疗机构接诊不同病情危重程度患者所占比重,是反映医疗机构麻醉医疗质量的重要结构性指标之一。

三、急诊非择期麻醉比例

定义:急诊非择期手术所实施的麻醉数占同期麻醉总数的比例。

计算公式:

急诊非择期麻醉比例=急诊非择期手术所实施的麻醉数/同期麻醉总数×100%

意义:反映医疗机构麻醉医疗质量的重要结构性指标之一。

四、各类麻醉方式比例

定义:各类麻醉方式比例是指该麻醉方式数占同期各类麻醉方式总数的比例。

计算公式:

各类麻醉方式比例=该麻醉方式数/同期各类麻醉方式总数×100%

意义:体现医疗机构应用各类麻醉方式所占比重,是反映医疗机构麻醉医疗质量的重要结构性指标之一。

注:麻醉方式分为5类:

(一)椎管内麻醉:包括硬膜外麻醉,腰麻,腰硬联合麻醉,骶麻,鞍麻;

(二)插管全麻:包括支气管插管全麻,气管插管全麻,喉罩全麻,喉罩+气管插管全麻;

(三)非插管全麻;

(四)复合麻醉:包括插管全麻+椎管内麻醉,非插管全麻+椎管内麻醉;插管全麻+神经阻滞,非插管全麻+神经阻滞,椎管内麻醉+神经阻滞;

(五)其他麻醉方式:包括神经阻滞,局麻强化 MAC;

五、麻醉开始后手术取消率

定义:麻醉开始是指麻醉医师开始给予患者麻醉药物。麻醉开始后手术取消率是指麻醉开始后手术开始前手术取消的数占同期麻醉总数的比例。

计算公式:

麻醉开始后手术取消率=麻醉开始后手术开始前手术取消的数/同期麻醉总数×1000‰

意义:体现麻醉计划性和管理水平,是反映医疗机构医疗质量的重要过程指标之一。

六、麻醉后监测治疗室(PACU)转出延迟率

定义:入 PACU 超过 3 小时的患者数占同期入 PACU 患者总数的比例。

计算公式:

麻醉后监测治疗室(PACU)转出延迟率=超过 3 小时的患者数/同期患者总数×1000‰

意义:体现手术和麻醉管理水平,是反映医疗机构医疗质量的重要过程指标之一。

七、PACU 入室低体温率

定义:PACU 入室低体温是指患者入 PACU 第一次测量体温低于 35.5℃。PACU 入室低体温率,是指 PACU 入室低体温患者数占同期入 PACU 患者总数的比例。体温测量的方式推荐为红外耳温枪。

计算公式:

PACU 入室低体温率=入室低体温患者数/同期入室患者总数×100%

意义：反映围手术期体温保护情况，是反映医疗机构麻醉医疗质量的重要过程指标之一。

八、非计划转入 ICU 率

定义：非计划转入 ICU 是指在开始麻醉诱导前并无术后转入 ICU 的计划，而术中或术后决定转入 ICU。非计划转入 ICU 率，是指非计划转入 ICU 患者数占同期转入 ICU 患者总数的比例。

计算公式：

$$非计划转入 ICU 率 = 非计划转入 ICU 患者数 / 同期转入 ICU 患者总数 × 100\%$$

意义：反映医疗机构医疗质量的重要结果指标之一。

九、非计划二次气管插管率

定义：非计划二次气管插管是指在患者术后气管插管拔除后 6 小时内，非计划再次行气管插管术。非计划二次气管插管率，是指非计划二次气管插管患者数占同期术后气管插管拔除患者总数的比例。

计算公式：

$$非计划二次气管插管率 = 非计划二次气管插管患者数 / 同期术后气管插管拔除患者总数 × 100\%$$

意义：非计划二次气管插管提示在麻醉复苏阶段，对于拔管指征的掌握可能存在问题，或者患者出现其他问题需要再次进行气管插管，是反映医疗机构麻醉质量管理和 / 或手术质量的重要过程指标之一。

十、麻醉开始后 24 小时内死亡率

定义：麻醉开始后 24 小时内死亡患者数占同期麻醉患者总数的比例。患者死亡原因包括患者本身病情严重、手术、麻醉以及其他任何因素。

计算公式：

$$麻醉开始后 24 小时内死亡率 = 麻醉开始后 24 小时内死亡患者数 / 同期麻醉患者总数 × 100\%$$

意义：麻醉开始后 24 小时内死亡与患者本身病情轻重、手术质量和麻醉质量等密切相关，是反映医疗机构医疗质量的重要结果指标之一。

十一、麻醉开始后 24 小时内心跳骤停率

定义：麻醉开始后 24 小时内心跳骤停是指麻醉开始后 24 小时内非医疗目的的心脏停跳。麻醉开始后 24 小时内心跳骤停率，是指麻醉开始后 24 小时内心跳骤停患者数占同期麻醉患者总数的比例。患者心跳骤停原因包括患者本身病情严重、手术、麻醉以及其他任何因素。

计算公式：

$$麻醉开始后 24 小时内心跳骤停率 = 麻醉开始后 24 小时内心跳骤停患者数 / 同期麻醉患者总数 × 100\%$$

意义：麻醉开始后 24 小时内心跳骤停是围手术期的严重并发症，是反映医疗机构医疗质量的重要结果指标之一。

十二、术中自体血输注率

定义：麻醉中，接受 400ml 及以上自体血（包括自体全血及自体血红细胞）输注患者数占同期接受 400ml 及以上输血治疗的患者总数的比例。

计算公式：

$$术中自体血输注率 = 麻醉中接受 400ml 及以上自体血（包括自体全血及自体血红细胞）$$
$$输注患者数 / 同期麻醉中接受 400ml 及以上输血治疗的患者总数 × 100\%$$

意义：自体血的应用可以显著降低异体输血带来的风险，是反映医疗机构医疗质量的重要结构性指标之一。

十三、麻醉期间严重过敏反应发生率

定义：严重过敏反应是指发生循环衰竭和 / 或严重气道反应（痉挛、水肿），明显皮疹，需要使用肾上腺素治疗的过敏反应。麻醉期间严重过敏反应是指麻醉期间各种原因导致的严重过敏反应。麻醉期间严重过敏反应发生率，是指麻醉期间严重过敏反应发生例数占同期麻醉总例数的比例。

计算公式：

$$麻醉期间严重过敏反应发生率 = 麻醉期间严重过敏反应发生例数 / 同期麻醉总例数 × 1000‰$$

意义：麻醉期间严重过敏反应是围手术期的严重并发症，是反映医疗机构医疗质量的重要结果指标之一。

十四、椎管内麻醉后严重神经并发症发生率

定义：椎管内麻醉后严重神经并发症，是指在椎管内麻醉后新发的重度头痛、局部感觉异常（麻木或异感）、运动异常（肌无力甚至瘫痪）等，持续超过 72 小时，并排除其他病因者。椎管内麻醉后严重神经并发症发生率，是指椎管内麻醉后严重神经并发症发生例数占同期椎管内麻醉总例数的比例。

计算公式：

椎管内麻醉后严重神经并发症发生率 = 椎管内麻醉后严重神经并发症发生例数 / 同期椎管内麻醉总例数 ×1000‰

意义：反映医疗机构麻醉医疗质量的重要结果指标之一。

十五、中心静脉穿刺严重并发症发生率

定义：中心静脉穿刺严重并发症是指由中心静脉穿刺、置管引起的气胸、血胸、局部血肿、导管或导丝异常等，需要外科手段（含介入治疗）干预的并发症。中心静脉穿刺严重并发症发生率，是指中心静脉穿刺严重并发症发生例数占同期中心静脉穿刺总例数的比例。

计算公式：

中心静脉穿刺严重并发症发生率 = 中心静脉穿刺严重并发症发生例数 / 同期中心静脉穿刺总例数 ×1000‰

意义：反映医疗机构麻醉医疗质量的重要结果指标之一。

十六、全麻气管插管拔管后声音嘶哑发生率

定义：全麻气管插管拔管后声音嘶哑，是指新发的、在拔管后 72 小时内没有恢复的声音嘶哑，排除咽喉、颈部以及胸部手术等原因。全麻气管插管拔管后声音嘶哑发生率，是指全麻气管插管拔管后声音嘶哑发生例数占同期全麻气管插管总例数的比例。

计算公式：

拔管后声音嘶哑发生率 = 全麻气管插管拔管后声音嘶哑发生例数 / 全麻气管插管同期全麻气管插管总例数 ×1000‰

意义：全麻气管插管拔管后声音嘶哑是围手术期的严重并发症，是反映医疗机构麻醉医疗质量的重要结果指标之一。

十七、麻醉后新发昏迷发生率

定义：麻醉后新发昏迷是指麻醉前清醒患者麻醉手术后没有苏醒，持续昏迷超过 24 小时；昏迷原因可包括患者本身疾患、手术、麻醉以及其他任何因素，除外因医疗目的给予镇静催眠者。麻醉后新发昏迷发生率，是指麻醉后新发昏迷发生例数占同期麻醉总例数的比例。

计算公式：

麻醉后新发昏迷发生率 = 麻醉后新发昏迷发生例数 / 同期麻醉总例数 ×1000‰

意义：麻醉后新发昏迷是围手术期的严重并发症，是反映医疗机构麻醉医疗质量的重要结果指标之一。

附件十六：中华人民共和国侵权责任法（节选）

中华人民共和国主席令

第二十一号

《中华人民共和国侵权责任法》已由中华人民共和国第十一届全国人民代表大会常务委员会第十二次会议于 2009 年 12 月 26 日通过，现予公布，自 2010 年 7 月 1 日起施行。

中华人民共和国主席　胡锦涛

2009 年 12 月 26 日

中华人民共和国侵权责任法

（2009年12月26日第十一届全国人民代表大会常务委员会第十二次会议通过）

目录

第一章　一般规定

（略）

第七章　医疗损害责任

第五十四条　患者在诊疗活动中受到损害，医疗机构及其医务人员有过错的，由医疗机构承担赔偿责任。

第五十五条　医务人员在诊疗活动中应当向患者说明病情和医疗措施。需要实施手术、特殊检查、特殊治疗的，医务人员应当及时向患者说明医疗风险、替代医疗方案等情况，并取得其书面同意；不宜向患者说明的，应当向患者的近亲属说明，并取得其书面同意。

医务人员未尽到前款义务，造成患者损害的，医疗机构应当承担赔偿责任。

第五十六条　因抢救生命垂危的患者等紧急情况，不能取得患者或者其近亲属意见的，经医疗机构负责人或者授权的负责人批准，可以立即实施相应的医疗措施。

第五十七条　医务人员在诊疗活动中未尽到与当时的医疗水平相应的诊疗义务，造成患者损害的，医疗机构应当承担赔偿责任。

第五十八条　患者有损害，因下列情形之一的，推定医疗机构有过错：

（一）违反法律、行政法规、规章以及其他有关诊疗规范的规定；

（二）隐匿或者拒绝提供与纠纷有关的病历资料；

（三）伪造、篡改或者销毁病历资料。

第五十九条　因药品、消毒药剂、医疗器械的缺陷，或者输入不合格的血液造成患者损害的，患者可以向生产者或者血液提供机构请求赔偿，也可以向医疗机构请求赔偿。患者向医疗机构请求赔偿的，医疗机构赔偿后，有权向负有责任的生产者或者血液提供机构追偿。

第六十条　患者有损害，因下列情形之一的，医疗机构不承担赔偿责任：

（一）患者或者其近亲属不配合医疗机构进行符合诊疗规范的诊疗；

（二）医务人员在抢救生命垂危的患者等紧急情况下已经尽到合理诊疗义务；

（三）限于当时的医疗水平难以诊疗。

前款第一项情形中，医疗机构及其医务人员也有过错的，应当承担相应的赔偿责任。

第六十一条　医疗机构及其医务人员应当按照规定填写并妥善保管住院志、医嘱单、检验报告、手术及麻醉记录、病理资料、护理记录、医疗费用等病历资料。

患者要求查阅、复制前款规定的病历资料的，医疗机构应当提供。

第六十二条　医疗机构及其医务人员应当对患者的隐私保密。泄露患者隐私或者未经患者同意公开其病历资料,造成患者损害的,应当承担侵权责任。

第六十三条　医疗机构及其医务人员不得违反诊疗规范实施不必要的检查。

第六十四条　医疗机构及其医务人员的合法权益受法律保护。干扰医疗秩序,妨害医务人员工作、生活的,应当依法承担法律责任。

（杨　磊　参编）

索　引

58检